OSTEOSSÍNTESE INTRAMEDULAR

OSTEOSSÍNTESE INTRAMEDULAR

Princípios Básicos e Aplicação Prática

Segunda Edição

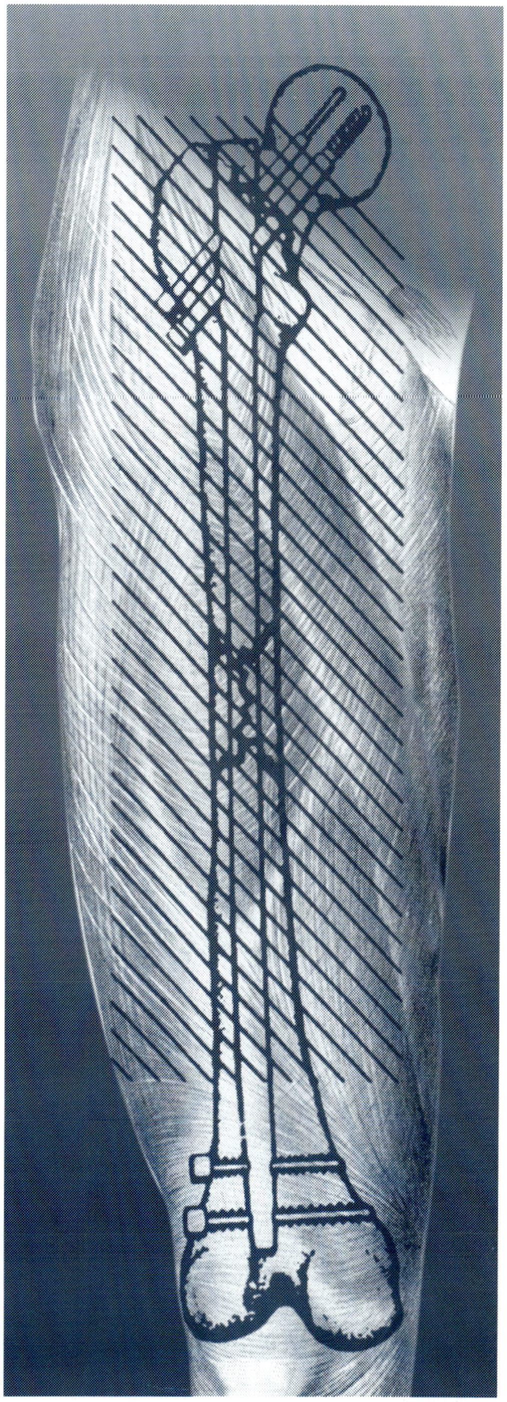

Bruce D. Browner, MD
Gray Gossling Professor and Chairman
Department of Orthopaedic Surgery
University of Connecticut Health Center
School of Medicine
Farmington, Connecticut

Director
Department of Orthopaedic Surgery
Hartford Hospital
Hartford, Connecticut

Prefácio e Revisão Técnica
Roberto Guarniero
Livre-Docente do Departamento de Ortopedia e
Traumatologia da Faculdade de Medicina da
Universidade de São Paulo
Membro da Comissão Científica da Sociedade
Brasileira de Ortopedia Pediátrica

REVINTER

Título original em inglês:
The Science and Practice of Intramedullary Nailing

A precisão das indicações, as reações adversas e as relações de dosagem para as drogas fornecidas neste livro podem sofrer alterações.
Solicitamos ao leitor que examine a bula e a data de fabricação dos medicamentos mencionados.
Envidamos todos os esforços para nos mantermos fiéis ao material recebido.
Caso, inadvertidamente, tenha havido alguma omissão, faremos os ajustes necessários, de bom grado, na primeira oportunidade.

ISBN 85-7309-317-X

Tradução:
Edianez Chimello

Revisão Técnica:
Roberto Guarniero
Livre-Docente do Departamento de Ortopedia e Traumatologia da Faculdade de Medicina da Universidade de São Paulo
Membro da Comissão Científica da Sociedade Brasileira de Ortopedia Pediátrica

Livraria e Editora REVINTER Ltda.
Rua do Matoso, 170 — Tijuca
20270-130 — Rio de Janeiro, RJ
Tel.: (21) 502-9988
Fax: (21) 502-6830
E-mail: livraria@revinter.com.br
http: //www.revinter.com.br

Dedico a Bárbara,
que com amor e sabedoria
tem me suportado e guiado
por vinte e cinco anos.

Agradecimentos

Agradecemos aos autores e a seus assistentes pela contribuição na compilação do texto e das ilustrações. Como a redação de um capítulo recebe um reconhecimento acadêmico formal muito pequeno, sua disposição em compartilhar suas experiências e apresentar discussões organizadas sobre este tema representa um verdadeiro compromisso em ensinar. Agradecemos a Darlene Cooke, Editora Executiva deste projeto, por nos ter convencido a produzir a segunda edição de *The Science and Pratice of Intramedullary Nailing*. Sua sensibilidade, paciência e profissionalismo constituíram uma fonte de apoio e orientação durante todas as fases da elaboração desta segunda edição.

Nossos agradecimentos especiais a Fran Klass, Diretor Geral, cujo trabalho em conjunto com Laurie Michaud, em nosso escritório, dedicado à comunicação, através de inúmeras cartas, fax e telefonemas para os autores e seus assistentes manteve o trabalho dentro do cronograma e garantiu os componentes necessários dos manuscritos, ilustrações e autorizações necessárias. Gostaríamos também de agradecer a Susan Sfarra, Editora de Produção deste livro, cuja habilidade como editora de redação resultou em aperfeiçoamentos gramaticais e de estilo em nossa redação, preservando seu conteúdo científico.

Prefácio

A primeira edição deste livro, publicada em 1987, foi conseqüência de uma reunião intitulada "Intramedullary Nailing — An Advanced Course and Symposium", realizada em Baltimore, Maryland, nos dias 7 e 8 de maio de 1982. A classe profissional incluía os criadores dos pinos de fixação mais modernos e importantes dos Estados Unidos e da Europa. Mais de 300 cirurgiões ortopédicos vindos de 42 Estados compareceram a essa reunião para ouvir as conferências e participar de grupos de trabalho supervisionados por esses líderes na arte da fixação intramedular. Embora os capítulos que posteriormente formaram o texto representassem a ciência básica e os tópicos clínicos das conferências, os manuscritos do texto foram preparados como capítulos separados de um livro-texto, e não na forma em que foram apresentados no referido simpósio. Experiência clínica adicional foi incorporada a esses capítulos, que foram escritos durante os quatro anos seguintes à reunião. O texto é uma reflexão precisa sobre o que havia de mais moderno e atual na arte da fixação intramedular na época.

Quase uma década se passou desde que a primeira edição deste livro foi escrita. A disponibilidade dos pinos de fixação, que haviam ampliado as indicações para a fixação intramedular fechada de todos os ossos longos, conduziu à adoção ampla e disseminada dessas técnicas para tratamento de fraturas do fêmur, da tíbia e do úmero. Muitos fabricantes produziram variações dos pinos originais. Enquanto alguns mantiveram desenhos que lembram muito de perto a secção em forma de trevo criada por Küntscher, outros criaram implantes com secção que não mais utilizam a fenda longitudinal. Algumas empresas trocaram o aço inoxidável por novas ligas contendo titânio e outros metais. Certos implantes que eram utilizados intensamente na época da publicação dessa primeira edição passaram a ser utilizados com menor freqüência, pois os cirurgiões passaram a adotar a técnica de fixação intramedular fechada empregando esses implantes mais recentes. Os pinos de Ender, usados no início dos anos 80 para tratamento de fraturas do fêmur proximal e das diáfises do fêmur, da tíbia e do úmero, foram abandonados por quase todos os cirurgiões nos Estados Unidos. Os capítulos relacionados a essas técnicas não foram incluídos na segunda edição. Os pinos desenvolvidos por Dana Street, M.D. e Robert Zickel, M.D., e que não eram canulados, foram prematuramente usados com uma técnica de fixação aberta. Por essa razão, esses dispositivos foram substituídos, na maioria dos hospitais, pelos pinos travados canulados, que podem ser inseridos por meio de técnicas de fixação fechada. Os capítulos originais sobre essas técnicas, agora menos populares, também não foram incluídos nesta segunda edição.

Uma segunda geração de pinos intramedulares travados do fêmur foi desenvolvida para reduzir a possibilidade de falha do implante e aperfeiçoar a fixação e a velocidade de união de fraturas complexas do fêmur proximal. O "Reconstruction Nail"* desenvolvido por Thomas Russell, M.D. e Charles Taylor, M.D., é o primeiro dispositivo desta categoria. Desde sua utilização original, um grande número de fabricantes vem desenvolvendo implantes semelhantes. A maioria desses dispositivos contém dois canais diagonais na extremidade proximal, através dos quais parafusos de esponjosa são inseridos em sentido proximal no colo e cabeça do fêmur. O diâmetro proximal aumentado e a espessura maior das paredes desses pinos é projetada para resistir às forças elevadas que agem na área

*N. do T.: pino de Reconstrução.

subtrocantérica. A segunda geração de pinos travados do fêmur permite a fixação segura das fraturas mais proximais que aquelas que podiam ser tratadas com a primeira geração desses dispositivos. As forças deformantes exercidas pela tração muscular sobre as fraturas subtrocantéricas e as diferenças sutis na geometria do implante e instrumentação entre os dispositivos produzidos por diferentes fabricantes tornou a utilização dessa segunda geração de pinos mais complexa e exigente que a fixação intramedular fechada padrão para as fraturas da diáfise do fêmur. Quando corretamente utilizados, estes dispositivos conduziram a excelentes resultados no tratamento destas fraturas historicamente problemáticas.

Stuart Green, M.D., David Seligson, M.D. e Steven Henry, M.D., desenvolveram um pino supracondilar travado especial que é inserido em sentido retrógrado em relação à extremidade distal do fêmur. Este implante, cujo desenho é semelhante ao pino de Huckstep, permite uma fixação intramedular fechada de fraturas num sítio mais distal que aquelas anteriormente fixadas com a primeira geração padrão de pinos. Muitas dessas fraturas eram, antigamente, tratadas por meio de redução aberta, utilizando-se placas, parafusos condilares distais ou barras condilares de suporte. Embora essas técnicas tenham proporcionado resultados excelentes, o pino supracondilar pode ser inserido com menos dissecção, tendo a vantagem teórica de índices menores de infecção e taxas mais altas de união bem-sucedida.

Desde a última edição, pinos travados com diâmetro menor têm sido desenvolvidos para inserção na tíbia, sem broqueamento. Depois de um certo número de relatórios referentes ao uso desta técnica no tratamento de fraturas expostas da tíbia, houve uma diminuição no uso de fixação externa, pois os cirurgiões mudaram para a nova técnica. Num retrospecto, devido à grande consistência nos resultados prematuros obtidos por Otto Lottes, M.D., em sua extensa série de fixações tibiais sem broqueamento, e que continham um grande número de casos de fraturas expostas, o capítulo escrito por ele para a primeira edição foi conservado, apesar de o dispositivo que leva seu nome ter deixado de ser usado com tanta freqüência.

Nos últimos 10 anos uma grande variedade de dispositivos intramedulares especiais tem sido desenvolvida, incluindo o parafuso intramedular do quadril, os pinos travados para o úmero, implantes para o rádio e a ulna, o pino de alongamento para o fêmur e o pino autodirecionado, projetado para eliminar as dificuldades associadas à inserção do parafuso de transfixação distal com os pinos travados padrão da primeira geração, já mencionados. Os capítulos cobrindo estas técnicas foram incluídos na segunda edição. A seção de ciência básica, no início do livro, também foi revisada para refletir as informações mais atuais sobre vascularização óssea, biomecânica e embolia gordurosa.

Os autores discutem a base lógica do projeto, as indicações, a técnica cirúrgica, os imprevistos e as complicações, e os resultados do uso de cada um dos dispositivos intramedulares. Vários fabricantes produziram pinos travados para as diáfises do fêmur, da tíbia e do úmero. Embora os capítulos sobre estas regiões possam incluir ilustrações de um implante em particular, os comentários dos autores deverão ser interpretados como sendo aplicados a uma categoria completa de pinos dos quais o dispositivo ilustrado serve como um exemplo genérico. Embora os princípios gerais discutidos possam ser pertinentes, um cirurgião que queira utilizar um outro dispositivo similar terá de seguir de perto a técnica cirúrgica do fabricante, para evitar imprevistos relacionados ao sistema específico. Acreditamos que este texto apresenta um excelente equilíbrio entre as informações teóricas e práticas e esperamos que esta obra seja de grande utilidade para os cirurgiões ortopédicos e em traumatologia, tanto no treinamento como na prática.

Bruce D. Browner

Prefácio da Edição Brasileira

Conta a história, através da revista "TIME", de 1942, que médicos americanos ficaram surpresos ao radiografar uma fratura do fêmur de um soldado que retornava da Guerra na Alemanha, pela presença de um "longo pino metálico" no interior do canal medular do osso. Desde então, o interesse pela osteossíntese intramedular foi, definitivamente, despertado. Na Ortopedia e Traumatologia, são clássicos os trabalhos a respeito da osteossíntese intramedular, como os de Lambotte (1907), Rush (1937) e Kuntscher (1940); no nosso meio, Pires de Camargo (1952) foi um defensor deste tipo de tratamento das fraturas dos ossos longos, principalmente as do fêmur. Entretanto, nas décadas seguintes (1960 – 1970), foi grande o entusiasmo pela aplicação das osteossínteses com as placas metálicas e parafusos, em decorrência dos trabalhos experimentais e clínicos do denominado "Grupo AO" da Suíça, liderados por Müller (1966), Weber (1969), Algower e Spiegel (1979), entre outros.

Ultimamente, graças ao desenvolvimento e à implementação de novas técnicas de osteossíntese intramedular e, também, com a idealização de novos tipos de hastes, está ocorrendo um aumento na indicação e na utilização deste tipo de osteossíntese para o tratamento das fraturas dos ossos longos. Importantes avanços, tais como os diversos tipos de travamento e bloqueio das hastes intramedulares, bem como a possibilidade de técnicas operatórias para a fixação da fratura "a foco fechado", com a utilização do intensificador de imagens no centro cirúrgico e sem a necessidade da abertura do foco de fratura, contribuem para o aumento da disseminação das técnicas de fixação óssea intramedulares.

Portanto, é de extrema importância a edição do livro do Prof. Bruce Browner, da Faculdade de Medicina de Houston, da Universidade do Texas, USA, pela Editora Revinter, obra de fundamental importância não só para os médicos residentes de Ortopedia e Traumatologia, ou para estudantes de medicina, como para os especialistas que necessitam de atualização, principalmente sobre as vantagens e as desvantagens das técnicas de osteossíntese intramedular.

O Prof. Browner é um grande defensor das técnicas de fixação intramedular, com ou sem travamento, tendo inúmeros trabalhos publicados sobre as técnicas, os possíveis erros na utilização e as complicações encontradas com a aplicação do método. O autor sempre se preocupou em ensinar e divulgar a forma correta de indicação e de aplicação da metodologia. Neste livro, reúne a experiência prática de mais de dez anos, mostrando aos mais jovens e demais interessados no assunto a maneira correta de implantação do método, levando à diminuição de problemas e complicações, melhorando o prognóstico no tratamento de fraturas graves como são as fraturas diafisárias do fêmur, por exemplo, e, finalmente, melhorando a qualidade do atendimento aos diversos pacientes.

Prof. Dr. Roberto Guarniero

Colaboradores

Samuel G. Agnew, M.D.
Assistant Professor
Head, Section of Trauma
Department of Orthopaedic Surgery
University of Arkansas for Medical Sciences
Little Rock, Arkansas

Samir N. Azer, M.D.
Associate Professor Orthopaedic Surgery
Howard University
Chief of Orthopaedic Surgery
Greater Southeast Community Hospital
Washington, DC
Chief of Orthopaedic Surgery
Fort Washington Hospital
Fort Washington, Maryland

Joan E. Bechtold, Ph.D.
Director, Orthopaedic Biomechanics Laboratory
Midwest Orthopaedic Research Foundation
Hennepin County Medical Center
Assistant Professor, Department of Orthopaedic Surgery
University of Minnesota
Associate Professor, Department of Biomedical Engineering
University of Minnesota
Minneapolis, Minnesota

Frederick S. Bennett, M.D.
On Staff in Orthopaedic Surgery
University of Tennessee Medical Center
Knoxville, Tennessee
Courtesy Staff Privileges in Orthopaedic Surgery
Fort Sanders Regional Medical Center
Academic Faculty, University of Tennessee Medical Center at Knoxville
Clinical Instructor, Department of Surgery
Knoxville, Tennessee

Bruce D. Browner, M.D.
Gray Gossling Professor and Chairman
Department of Orthopaedic Surgery
University of Connecticut Health Center
School of Medicine
Farmington, Connecticut
Director, Department of Orthopaedics
Hartford Hospital
Hartford, Connecticut

Michael W. Chapman, M.D.
Professor and Chairman, Department of Orthopaedic Surgery
University of California, Davis
Chief, Orthopaedic
Trauma Service, UCD Medical Center
Davis, California

J. Dean Cole, M.D.
Matthews Orthopaedic Clinic
Orlando, Florida

Charles M. Court-Brown, M.D., F.R.C.S.(E.D.) Orth.
Consultant Orthopaedic Surgeon
Edinburgh Orthopaedic Trauma Unit
Royal Infirmary of Edinburgh
Edinburgh, Scotland

William G. DeLong, Jr., M.D.
Associate Professor of Surgery
Robert Wood Johnson Medical School
Chief, Division of Orthopaedic Surgery
Cooper Hospital/University Medical Center
Adjunct Clinical Assistant Professor of Orthopaedic Surgery
Hospital of the University of Pennsylvania
Adjunct Clinical Assistant Professor of Orthopaedic Surgery
Thomas Jefferson Hospital
Philadelphia, Pennsylvania

William R. Dobozi, M.D.
Professor of Orthopaedic Surgery
Loyola University Medical Center
Maywood, Illinois

Victor H. Frankel, K.N.O., M.D., Ph.D.
President, Hospital for Joint Diseases
Orthopaedic Institute
Professor, Orthopaedic Surgery
New York University
New York, New York

Robert F. Hall, Jr., M.D.
Associate Professor of Orthopaedic Surgery
University of Illinois
Chairman, Department of Orthopaedic Surgery
Cook County Hospital
Chicago, Illinois

Sigvard T. Hansen, Jr., M.D.
Professor and Chairman Emeritus
Department of Orthopaedics
University of Washington and Harborview Medical Center
Seattle, Washington

M. Bradford Henley, M.D.
Associate Professor, Orthopaedic Surgery
Harborview Medical Center
Department of Orthopaedic Surgery
University of Washington
Seattle, Washington

James F. Kellam, B.Sc., M.D., F.R.C.S.(C.), F.A.C.S.
Vice Chairman of Orthopaedic Surgery
Carolina Medical Center
Charlotte, North Carolina

Klaus Klemm, M.D.
Head of the Department of Posttraumatic Osteomyelitis
BG-Unfallklinik Frankfurt Am Main
Germany

Kenneth J. Koval, M.D.
Orthopaedic Fracture Service
Hospital for Joint Diseases
Orthopaedic Institute
New York, New York

William R. Krause, Ph.D.
Adjunct Associate Professor
Department of Mechanical Engineering
Department of Orthopaedic Surgery
University of Virginia
Charlottesville, Virginia

Frederick Kummer, Ph.D.
Associate Director, Bioengineering (HJD-OI)
Research Professor, Department of Orthopaedics
New York University Medical School
New York, New York

Richard F. Kyle, M.D.
Chairman, Department of Orthopaedic Surgery
Hennepin County Medical Center
Associate Professor, Department of Orthopaedic Surgery
University of Minnesota
Minneapolis, Minnesota

J. Otto Lottes, M.D.*
St. Louis, Missouri
*Deceased

Keith Mayo, M.D.
Department of Orthopaedics
Hutzel Hospital
Detroit, Michigan

Sven Olerud, M.D.
Professor Emeritus
Former Head of the Orthopaedic Department
University Hospital
Uppsala, Sweden

Hans Christophe Pape, M.D.
Department of Trauma Surgery
Hannover Medical School
Hannover, Germany

Stephan M. Perren, M.D.
Professor Dr. Med. Dr. Sci.(H.C.) Chirurgie FMH
Davos, Switzerland

Gerd Regel, M.D.
Department of Trauma Surgery
Hannover Medical School
Hannover, Germany

Barry L. Riemer, M.D.
Professor of Orthopaedic Surgery
Director, Division of Orthopaedic Fractures
Medical College of Pennsylvania/Hahnemann University
Allegheny General Hospital
Pittsburgh, Pennsylvania

Thomas A. Russell, M.D.
Associate Professor of Orthopaedic Surgery
University of Tennessee Center for Health Science
Staff Surgeon, Methodist Hospital
Memphis, Tennessee

David Seligson, M.D., F.A.A.O.S., F.A.C.S.
Professor and Vice Chairman
Department of Orthopaedics
University of Louisville
Chief, Fracture Service
University of Louisville Hospital
Attending Orthopedist, Louisville Baptist Hospital, Norton's Hospital and Kosair Children's Hospital
Louisville, Kentucky

Dana M. Street, M.D.
Professor Emeritus of Orthopaedic Surgery
Loma Linda and UCLA Universities
Courtesy Staff, Orthopaedic Hospital
Los Angeles, California

Harald Tscherne, M.D.
Professor and Director
Department of Trauma Surgery
Hannover Medical School
Hannover, Germany

Robert G. Veith, M.D.
Clinical Associate Professor
University of Washington
Department of Orthopaedic Surgery
Seattle, Washington

Robert A. Winquist, M.D.
Clinical Professor of Orthopaedics
University of Washington
Seattle, Washington

Mark Wolgin, M.D.
Clinical Instructor, Adult Foot and Ankle Orthopaedic Clinic
Harbor/UCLA Medical Center
Private Practice
Torrance, California

Daniel M. Zinar, M.D.
Chief, Division of Orthopaedic Surgery
Chief, Orthopaedic Trauma Service
Harbor/UCLA Medical Center
Associate Clinical Professor
Department of Orthopaedics
UCLA School of Medicine
Los Angeles, California

Sumário

OSTEOSSÍNTESE INTRAMEDULAR

1

Evolução da Fixação Intramedular

Dana M. Street

A fixação intramedular representa um dos maiores avanços deste século no tratamento de fraturas. Embora tenha havido um desenvolvimento considerável desta técnica na primeira década, também durante a sexta e a última décadas do século pudemos observar progressos. Foi nosso privilégio nos tornarmos, em primeira mão, observadores e participantes deste desenvolvimento.

Antes do uso dos pinos de metal, a fixação intramedular era executada esporadicamente. O primeiro caso foi relatado pelos conquistadores no séc. XVI. Eles observaram que os incas e os astecas usavam pinos de madeira resinosa no canal medular dos ossos longos para o tratamento das pseudo-artroses.[1] Este relatório foi encontrado num pequeno parágrafo dos arquivos dos espanhóis, mas não fornece detalhes da técnica, do número de pinos empregado ou dos resultados. Até o momento nenhuma escavação descobriu ossos que pudessem confirmar o relatório dos conquistadores.

Pinos de marfim foram utilizados por Bircher[2] e outros em 1886, sendo novamente mencionados por König, da Alemanha, em 1913.[3] Os enxertos com estes dispositivos eram aparentemente bem-sucedidos se uma assepsia rigorosa fosse mantida. Esses pinos não se tornavam encapsulados como um corpo estranho, tal como uma bala de arma de fogo, mas sofriam reabsorção gradual depois de um certo período. Hoglund relatou o uso de osso, ao invés de pinos de marfim, em 1917.[4]

Na Bélgica, aproximadamente em 1907, Lambotte aplicou pinos com ranhuras na clavícula e também parafusos longos inseridos na ponta do grande trocanter, estendendo-se para o interior do canal medular do terço proximal do fêmur, para tratar fraturas inter e subtrocantéricas. Esta técnica foi apresentada em seu livro, em 1913[5], e por Soeur[6] em 1946, que cita o uso, por Joly, dos fios de Kirschner na clavícula e nos ossos menores, e a utilização desses fios por Danis, no antebraço. Watson-Jones credita a Nicolaysen, da Noruega, o título de pai da fixação intramedular. Ele elaborou os princípios desse procedimento numa publicação de 1897[7], enfatizando a necessidade de se preencher o canal com pinos de comprimento máximo. Seu trabalho, entretanto, parece ter ficado confinado ao colo do fêmur, ao invés da diáfise.

A primeira utilização de hastes que preenchiam o canal medular por toda a extensão dos ossos longos parece ter sido executada por Schöne, da Clínica Kiel, na Alemanha. Em seu relatório de 1913[8] ele descreve o uso de hastes de prata, com 3 e 4 mm quadrados, no rádio e na ulna, detalhando como esses dispositivos controlavam a rotação. A prata tendia a controlar qualquer contaminação bacteriana. Esse relatório também fazia menção a um extrator adequado. Aparentemente, este relatório passou despercebido por investigadores posteriores, que falam da grande dificuldade em se tratar o antebraço, em especial o rádio.

Na Inglaterra, Hey Groves utilizou a técnica da fixação intramedular em fraturas do fêmur causadas por tiros durante a Primeira Guerra Mundial. Em um dos casos usou um enxerto cortical longo. Entretanto, em três casos os pinos usados lembravam de perto os dispositivos que se usam atualmente. Hey Groves tinha três padrões: um tubo perfurado, uma haste com secção em forma de X e uma haste sólida (presumivelmente redonda), que preferia, por não ter fendas que pudessem abrigar infecções.[9] Os pinos preenchiam o canal mas se estendiam somente cerca de 3 polegadas no interior do fragmento distal. Todos os pinos falharam, o paciente do enxerto ósseo morreu após a amputação e o autor aparentemente abandonou o método sem experiências adicionais, uma vez que não se encontrou mais nenhum relatório a respeito.

Em 1937, L.V. Rush e H.L. Rush contribuíram com a primeira descrição americana de fixação intramedular desde o relatório dos Conquistadores. Estes profissionais utilizaram os pinos intramedulares de Steinman para fraturas da ulna[10] e, mais tarde (1939), relataram a fixação com pinos, também, para fraturas do fêmur.[11] L.V. Rush começou a desenvolver um sistema de pinos flexíveis, incluindo quatro diferentes diâmetros para uso em todas as partes do corpo e que foram descritos em seu livro, publicado em 1956.[12] Outros relatórios mais antigos sobre o uso de fios intramedulares incluem os escritos de Lambrinudi[13] (antebraço e fêmur) em 1940, de Murray[14] (clavícula) em 1940 e do cirurgião americano Dickson (antebraço) em 1944.[15]

A fixação intramedular bem-sucedida, como a conhecemos, começou durante a Segunda Guerra Mundial com o trabalho de Küntscher, cuja primeira publicação apareceu em 1940.[16] No período a seguir a história e a evolução da técnica de fixação intramedular são divididas em seis décadas, que servem como períodos convenientes para os vários desenvolvimentos.

PRIMEIRA DÉCADA (1940 a 1949)

O trabalho inicial de Küntscher com animais usou pinos de três abas, semelhantes àqueles utilizados para o colo do fêmur. Entretanto a primeira apresentação do método utilizado com os humanos descrevia um pino em forma de V que preenchia o canal e também exercia pressão, fornecendo um ajuste apertado para maior estabilidade. Na época da primeira publicação, o método de Küntscher já estava bem adiantado e já incluía o pino em forma de Y para as fraturas intertrocantéricas.

Embora na Alemanha outros ortopedistas tenham, a princípio, resistido ao conceito da fixação intramedular, considerando-o não-fisiológico,[17] as vantagens do método eram tão evidentes que logo acabaram cedendo e os relatórios dos colegas de Küntscher começaram a aparecer. Sob o ímpeto da Segunda Guerra, o método se espalhou rapidamente pela Alemanha e Áustria e, mais tarde, pela França e Itália. No final de 1942 foram publicadas 38 referências à técnica de fixação intramedular na literatura européia, por 20 cirurgiões, como comprovado por Böhler e Küntscher.

É digno notificar que entre os relatórios iniciais havia um elaborado por seu superior, Fischer, e outro pelo associado, Maatz, descrevendo a instrumentação para o método.[18] Tal *armamentarium* incluía um extrator em forma de gancho, um extrator em forma de C, que se tornou padrão (Fig. 1-1), e também um aparelho de tração em forma de gancho. Maatz, que antes de estudar Medicina já possuía graduação em Engenharia, era um inventor e, de acordo com Alvis,[19] desempenhou papel significativo no desenvolvimento dos princípios corretos do método e no desenho dos pinos e da instrumentação adequada. Entre outros colaboradores estava também Stör, cujo extrator consistia em um bastão com um gancho em uma das extremidades, o qual era inserido no olho do pino, e de uma junta rústica e pesada que deslizava ao longo do bastão, impactando contra um ponto na outra extremidade.[20]

O primeiro livro de autoria de Küntscher e Maatz sobre este assunto foi preparado para ser publicado em 1942, mas devido à Guerra essa publicação só se concretizou em 1944.[21] O texto sobre fixação intramedular teve uma edição limitada de apenas 1.000 cópias, cuja metade desapareceu. [19] No prefácio desse livro, escrito por Fischer, seu supervisor clínico em Kiel, existe uma clara demonstração da essência do método de Küntscher.

> "A característica essencial do método de Küntscher é a introdução de um corpo estranho proveniente de um local distante do sítio da fratura, o que difere de todos os outros métodos de tratamento operatório. Através da utilização de um aparelho muito estável e apropriadamente construído em forma de haste, que forja uma união elástica com a superfície interna da cavidade medular, obtém-se a maior estabilidade possível da fratura, de modo a não ser necessária a aplicação de suporte posterior por meio de molde de gesso ou aparelho de tração. Evita-se assim, com esta técnica, a desvantagem de uma imobilidade prolongada."

A parte mais difícil do procedimento de fixação fechada, que é a redução dos fragmentos para alinhar o canal, foi inicialmente executada utilizando-se correias em forma de circunferência acima e abaixo da fratura. Essas correias eram posicionadas em sentido transversal, em direção oposta, por meio de cordas ancoradas em ganchos fixos nas paredes da sala de cirurgia[18] (Fig. 1-2). Entretanto a redução podia ser mais facilmente obtida com o aparelho de Linsmayer,[22] no qual a tração lateral era aplicada por meio de correias em um quadro (montagem) que permitia livre acesso à mesa de operação (Fig. 1-3). Obtinha-se um efeito semelhante com o aparelho de redução de Wittmoser,[23]

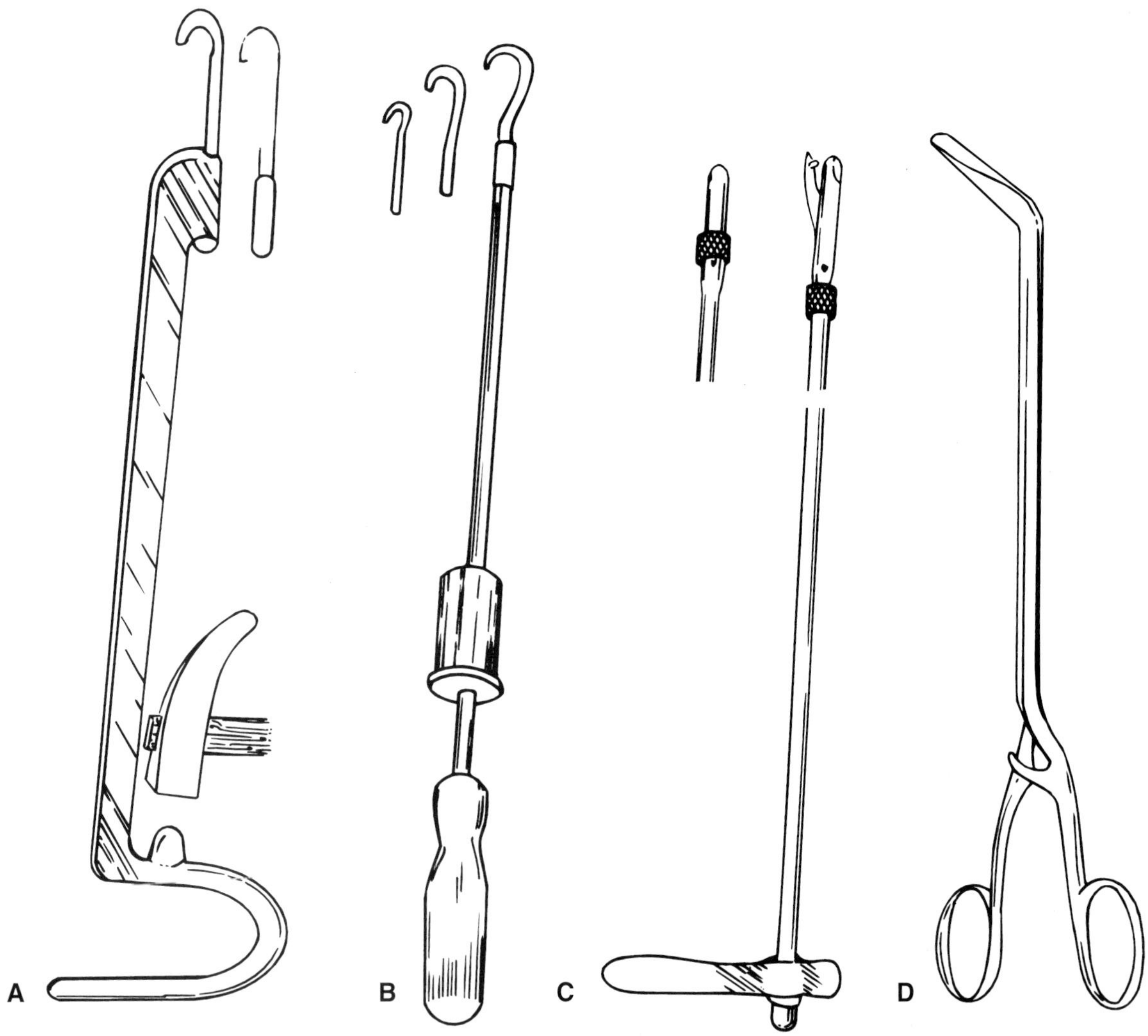

Fig. 1-1. *A*, Extrator em forma de C, projetado por Maatz. *B*, Extrator com peso deslizante, criado por Stör. *C*, Extrator com dente, criado por Westerborn. *D*, Tesoura intramedular projetada por Maatz.

que utilizava anéis controlados por engrenagens (Fig. 1-4). Entretanto, a menos que os anéis fossem bem acolchoados, parece que causavam contusão nos músculos quando aplicados durante um longo período de tempo.

Mais tarde, Küntscher usou uma muleta com uma correia aplicada próximo ao fragmento ósseo maior (Fig. 1-5), a qual controlaria ambos os fragmentos, utilizando a muleta como braço de alavanca. Esse procedimento aparece em seu livro em 1962.[49] Atualmente estamos utilizando duas raquetes de tênis com a tela removida. As raquetes deslizam sobre o membro quando este é colocado sob tração. Quando posicionadas acima e abaixo do sítio da fratura as raquetes de metal mostram desempenho melhor que as de madeira quando visualizadas no amplificador de imagens (Fig. 1-6).

Por volta de 1943 a maioria dos padrões de aparelhos e pinos havia sido projetada, incluindo a mudança do pino em forma de V para o de forma de trevo para o tratamento de fraturas do fêmur. O pino em trevo fornece maior resistência e acompanha melhor um fio-guia.

No final de 1944 um grupo de 60 pesquisadores já havia publicado 150 artigos sobre o sistema de fixação de Küntscher. Böhler[24] revisou mais de 500 casos, incluindo 236 de sua própria clínica, tendo publicado, em 1994, o volume III de seu livro *The Technique of Fracture Treatment in Peace and War*, dedicado inteiramente à fixação medular de Küntscher. Ele achou que já era hora de restringir o entusiasmo por esse novo método e chamar a atenção para complicações graves.

Küntscher e Maatz tinham desenvolvido procedimentos de fixação intramedular para fraturas do fêmur, da tíbia, do úmero e do antebraço. Embora Böhler reconhecesse as grandes vantagens desse método para o fêmur, ele restringiu sua utilização, em sua clínica, para o tratamento de todos os outros ossos.[25] Acreditava-se que as fatalidades atribuídas à embolia gordurosa que ocorria logo após

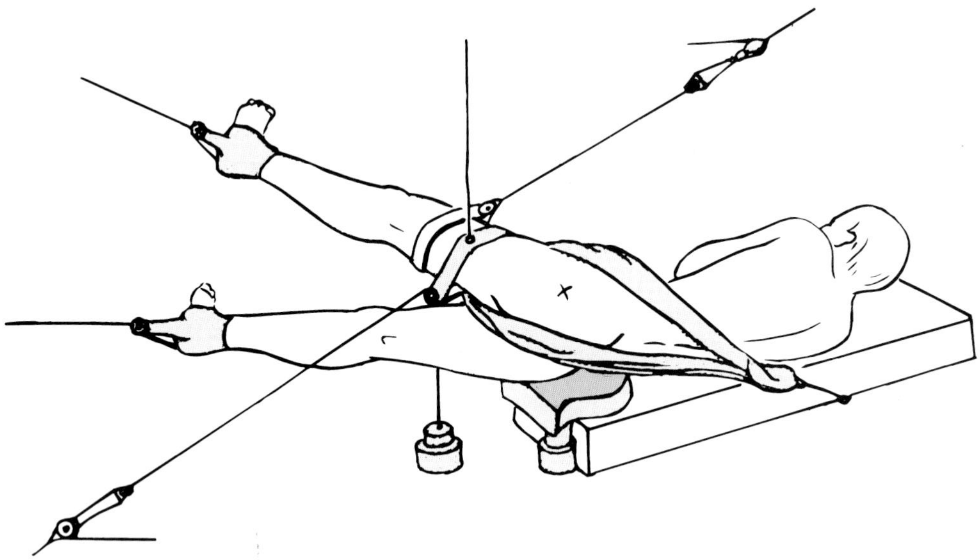

Fig. 1-2. Redução fechada primária executada com o uso de vários dispositivos de tração.

um procedimento de fixação aberta resultavam da combinação dessa embolia com o choque inicial da lesão e o trauma de uma cirurgia demorada. Assim, decidiu que um procedimento de fixação aberta não deveria ser executado numa situação de emergência, recomendando a fixação depois que as condições gerais do paciente estivessem estáveis. Böhler sentiu que o procedimento inicial de fixação fechada era aceitável e retardou a fixação de fraturas abertas até após o debridamento.

Em resumo, ao final dos cinco primeiros anos, Küntscher havia estabelecido um método com instrumentação altamente desenvolvida e que já havia sido experimentada em centenas de casos na Europa, embora pouco se conhecesse dele na América do Norte. Esse método se baseava em dois princípios: primeiramente o procedimento proporcionava uma fixação estável que permitia a volta imediata do paciente às atividades normais. Conseguia-se esta condição utilizando-se pregos mais longos que os de Hey Groves e maiores que os parafusos de Müller-Meernach.[26] Esses pinos podiam ser comprimidos para fornecer um ajuste compacto. Küntscher comparava o poder de fixação de seu dispositivo ao de um prego inserido na madeira, onde a madeira compressível prende o prego mantendo-o firme; de modo semelhante, o pino compressível se fixa no osso firme (Fig. 1-7). Esse princípio, entretanto, só é válido quando fixamos fraturas do istmo, onde o pino obtém o ajuste compacto nos dois lados.

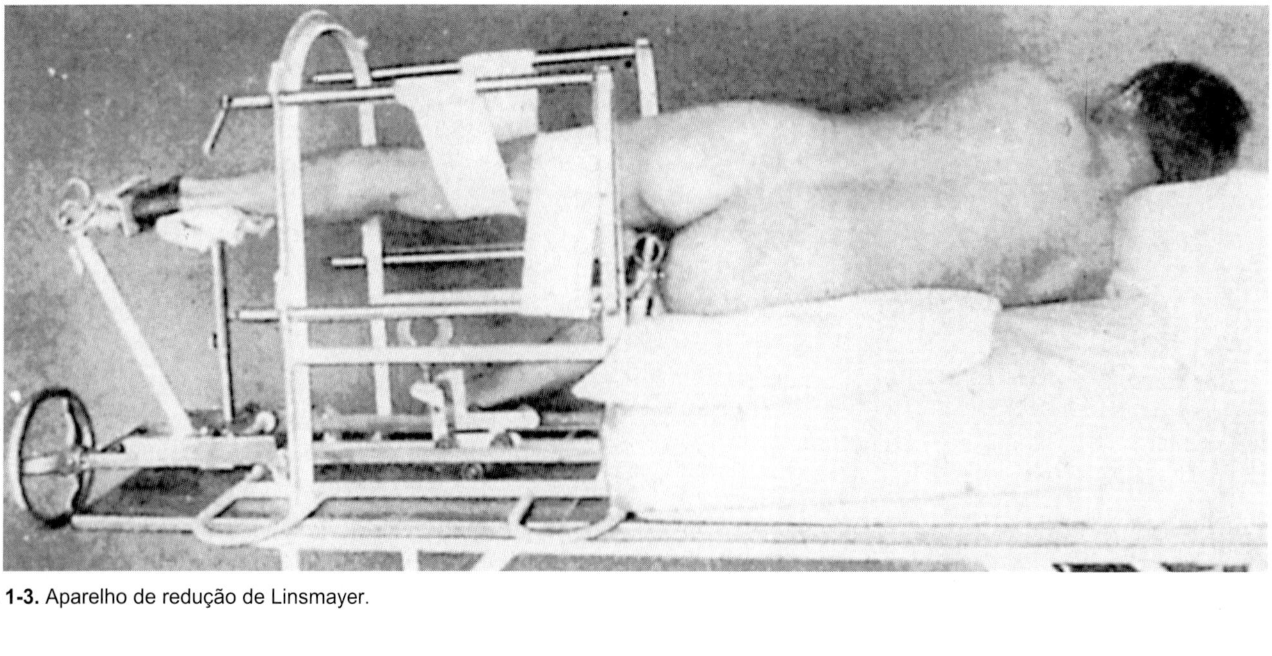

Fig. 1-3. Aparelho de redução de Linsmayer.

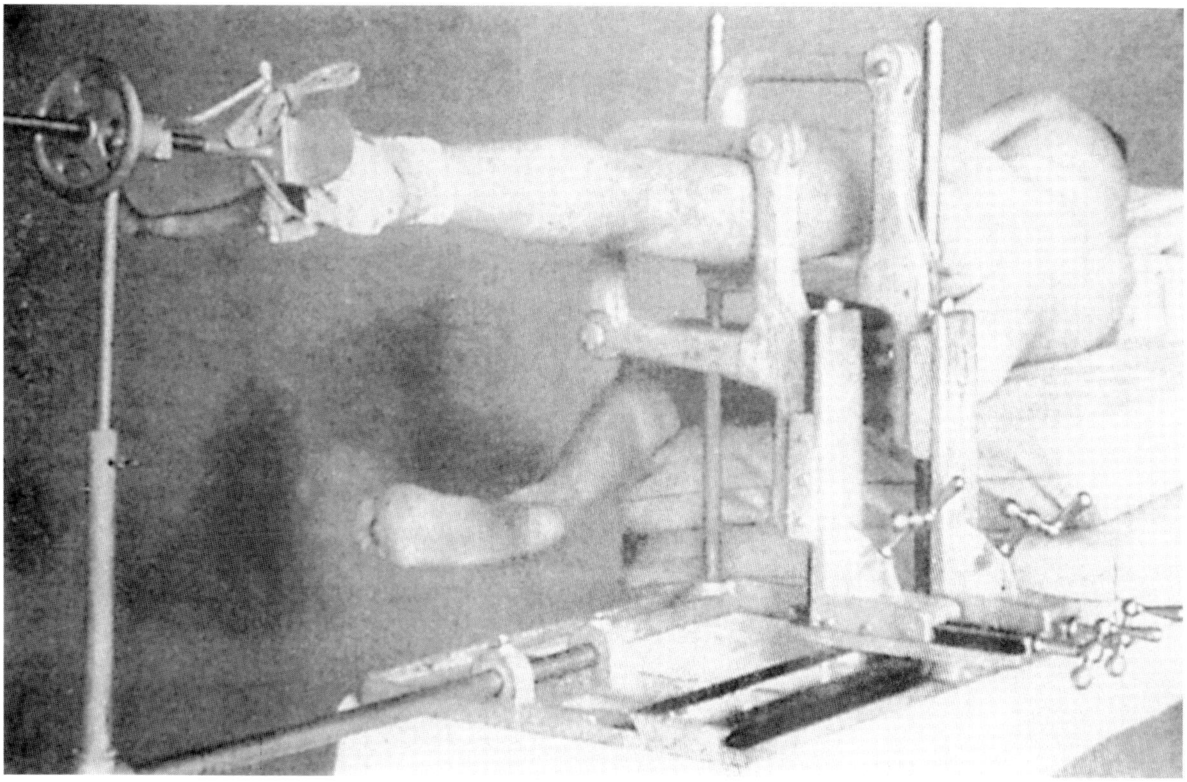

Fig. 1- 4. Aparelho de redução de Wittmoser.

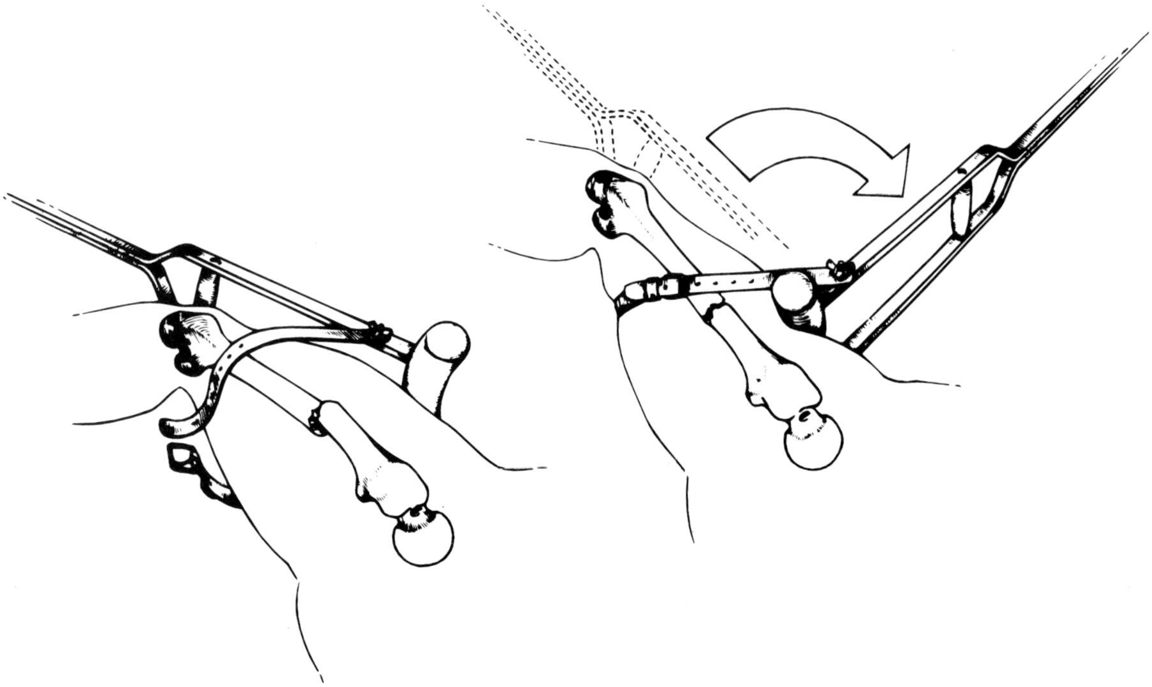

Fig. 1-5. Método de redução de Küntscher, usando muleta e correia.

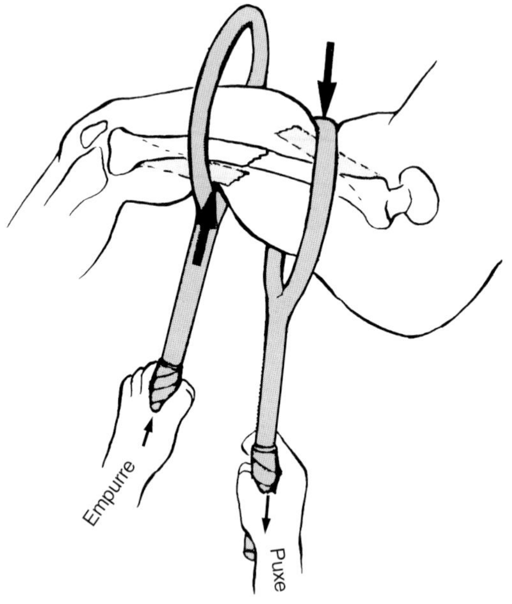

Fig. 1-6. Redução executada com duas raquetes de tênis, empurrando-se uma delas e puxando-se a outra.

O segundo princípio era o da fixação fechada, com o ponto de inserção bem distante do sítio da fratura. O procedimento da fixação fechada limita o prejuízo aos tecidos moles parosteais e ao suprimento de sangue, reduzindo assim o risco de infecção e de pseudo-artrose. Antes do desenvolvimento do amplificador de imagens, o controle radiográfico das fixações e das reduções exigia o uso do fluoroscópio de cabeça (Fig. 1-8). O uso desse equipamento expunha a tireóide do cirurgião à radiação excessiva.

Outros pinos semelhantes desenvolvidos durante a Segunda Guerra Mundial foram os de Soeur e Westerborn. Os pinos de Soeur[27] eram barras de aço V2A arredondadas, com ranhuras (essencialmente como os de Küntscher, em forma de U), com uma ponta oblíqua e afiada em uma extremidade e um olho na outra. Eram dispositivos relativamente pequenos, com menos de 9 mm para o fêmur, mas retos e, por isso, entalavam no canal curvo e irregular. Os pinos eram suficientemente longos para atravessar todo o comprimento do osso (Fig. 1-9).

Soeur usou o extrator de Stör e um direcionador recentemente desenvolvido, munido de uma junta que continha um trocater com graduações que mostrava a penetração do pino (e também a extensão da protuberância do dispositivo acima do osso). Ele começou a executar fixações intramedulares em 1943, e na época da publicação de seu relatório, em 1946, já havia tratado uma série de 55 casos, incluindo 23 casos de fixação de fraturas de fêmur, 10 de tíbia, 9 de úmero e 16 de antebraço.

Westerborn, de Gothenburg, Suécia, também começou a executar fixações intramedulares em 1943. Em 1944 ele já havia apresentado seus primeiros 28 casos,[28] mas notou, posteriormente, que havia muito pouca informação sobre "fixação medular" na literatura americana. Assim, veio a publicar sua série aumentada de 100 casos no *Annals of Surgery*, em 1948,[29] tendo discutido livremente as três principais preocupações dos primeiros pesquisadores e do procedimento, a saber: os riscos da embolia gordurosa, da osteomielite e de uma possível anemia. A perda de medula tinha pouco significado, uma vez que muitos amputados haviam perdido muito mais medula sem qualquer efeito prejudicial. A embolia gordurosa, embora de certo risco, podia ser provocada ou pela própria fratura ou pela fixação. A osteomielite como infecção extensa era rara. Westerborn confirmou as experiências de Küntscher, Fischer, Böhler e de outros pesquisadores quanto ao fato de que quando ocorria uma infecção profunda, ela permanecia como uma osteíte local no sítio da fratura devido ao pus que escapava ao longo do pino, impedindo assim uma elevação da pressão óssea. É também digna de nota a recomendação de Küntscher para drenar a área deixando o pino estável no lugar. Ele relatou uma série de procedimentos de fixação óssea incluindo 22 de fêmur, 32 de tíbia, 31 de úmero, 13 de antebraço e 2 metacarpos.

Westerborn manteve o pino em forma de V para o fêmur assim como para outros ossos. Embora a fixação compacta fosse considerada obrigatória, uma vantagem do

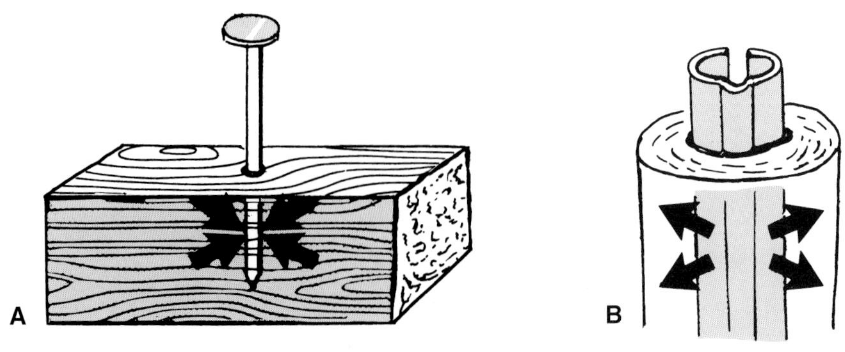

Fig. 1-7. *A*, O pino consegue fixação na madeira através da compressão elástica da mesma. *B*, O pino em trevo de Küntscher obtém fixação no istmo através da expansão elástica do pino comprimido.

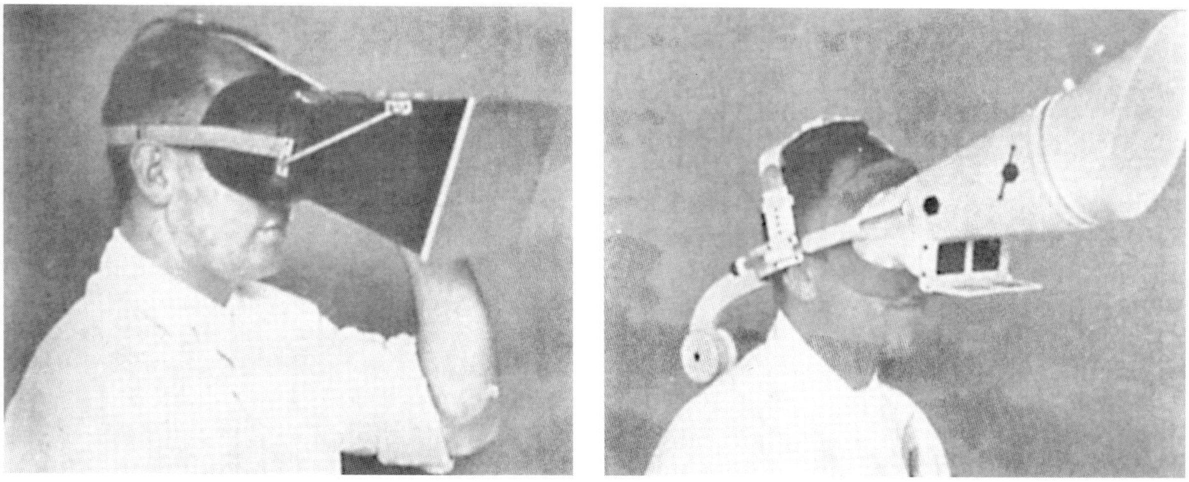

Fig. 1- 8. Fluoroscópios antigos, usados na cabeça do cirurgião.

pino em V era o fato de que, no caso de um pino não ser suficientemente apertado, um segundo dispositivo poderia ser direcionado na ranhura do primeiro, particularmente nos casos de fratura da tíbia e do úmero. Esta foi a base para o uso continuado do pino em V também por outros cirurgiões.[30]

Os pinos de aço inoxidável desenvolvidos por Westerborn e fabricados em Gothenburg tinham uma série de seis orifícios espaçados na extremidade mais grossa, o que permitiria o encurtamento do pino e ainda manter um orifício para extração (Fig. 1-10). Ele usava um extrator peculiar em forma de mandíbula de cobra com um único dente que engatava no orifício do pino e era travado por um anel descendente.

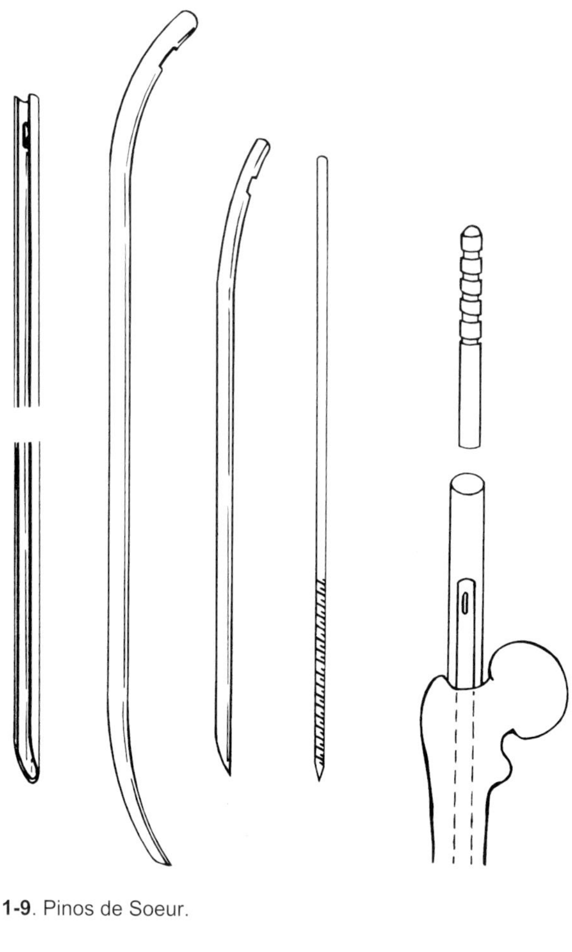

Fig. 1-9. Pinos de Soeur.

Os cirurgiões norte-americanos tomaram conhecimento do método de Küntscher em 1945, quando os prisioneiros de guerra voltaram da Europa carregando pinos dentro de fêmures e tíbias muito bem consolidados, com poucas ou mesmo nenhuma seqüela. Sua primeira reação foi a de choque e descrença. O método foi imediatamente estigmatizado como não-fisiológico, surgindo prognósticos de problemas como a anemia.

Na literatura americana, a primeira publicação que discutia o uso de pinos, ao invés de fios, nos ossos longos foi escrita por Tordoir e Moeys,[31] em julho de 1945. Nessa época surgiram, na América, os pinos desenvolvidos por Hansen e Street, MacAusland e outros.

Em 1945, eu e Harvey C. Hansen estávamos trabalhando juntos no Exército. Ele havia removido um pino arredondado de uma tíbia que consolidara com 17° de rotação externa. Hansen achava que um pino em formato de diamante poderia controlar a rotação. Tinha os pinos fabricados na oficina da base e juntos executamos a fixação em quatro casos, com sucesso, os quais foram apresentados em 1947.[32] Esses dispositivos se transformaram no pino de Hansen-Street.

Em 1947, nós e nossos residentes começamos um estudo comparativo tratando fraturas do fêmur com tração esquelética, placa dupla, fixação intramedular aberta e fixação fechada (Fig. 1-11), mas logo abandonamos a tração e placa dupla, consideradas procedimentos inferiores. Apesar dos bons resultados iniciais com a fixação intramedular fechada, abandonamos esta técnica em favor da fixação aberta devido à exposição do cirurgião à radiação e

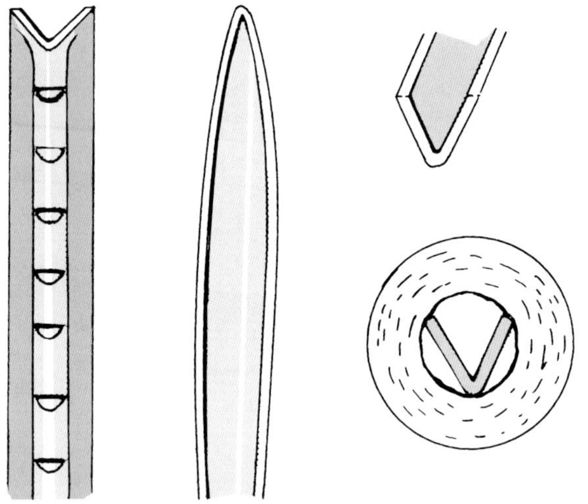

Fig. 1-10. Pino em V, de Westerborn.

após observar uma queimadura por irradiação excessiva na pele de um paciente.[33] O procedimento de fixação aberta foi simplificado pela inserção retrógrada do prego no sítio da fratura.

No final dos anos 40, na América, surgiu um pino de tântalo desenvolvido por MacAusland[34] e em forma de C ou pinos tubulares separados apresentados por Wiggins.[35] Estes dispositivos nunca foram amplamente aceitos devido à fraqueza inerente do projeto do pino em C e à fragilidade do tântalo.

Na segunda metade da década Lottes projetou pinos com três abas, para o fêmur e a tíbia. O dispositivo para o fêmur nunca foi amplamente utilizado, mas aquele para a tíbia se tornou o único pino tibial extensivamente utilizado na América. Ambos os modelos empregavam um extrator-direcionador com parafuso.[36,37]

Entre 1947 e 1950 as fixações intramedulares fechadas eram executadas, nos Estados Unidos, principalmente nos centros universitários. Tais centros, porém, logo abandonaram esse método por várias razões. Uma preocupação fundamental era a extensiva exposição do cirurgião à radiação ao usar o pequeno fluoroscópio (visto na Fig. 1-8), necessário para permitir a manipulação do membro. Embora a inserção fechada das barras minimizasse a infecção, os americanos se sentiam mais seguros utilizando a penicilina, que não estava disponível aos alemães durante a Segunda Guerra. Uma terceira preocupação era a duração imprevisível do procedimento de fixação fechada. Enquanto um indivíduo magro, submetido a tração esquelética adequada antes da operação, poderia ter uma fratura fixada com rapidez, o paciente musculoso e atarracado com tração insuficiente representava um exercício prolongado. Essas "lutas romanas" adicionadas ao choque inicial e a uma possível embolia gordurosa levaram aos casos de morte durante a cirurgia, ocorridos no início da aplicação deste método.

Primeiramente havia a preocupação de que a introdução retrógrada do pino iria explodir o trocanter. No início pensamos que seria necessário cortar o córtex na região da margem anterior da fossa trocantérica com um osteótomo de 1/4, girando-o então a 90° e direcionando-o nova-

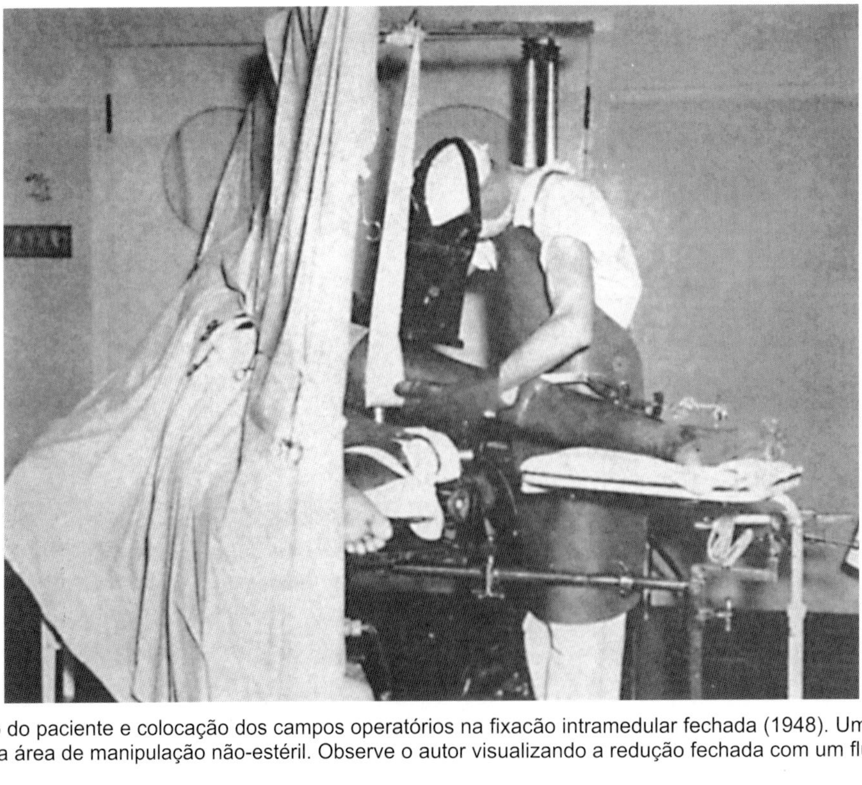

Fig. 1-11. Posicionamento do paciente e colocação dos campos operatórios na fixacão intramedular fechada (1948). Uma cortina vertical separa o campo operatório estéril da área de manipulação não-estéril. Observe o autor visualizando a redução fechada com um fluoroscópio de cabeça.

mente. Em 1948 (ainda não conhecíamos o trabalho de J. Otto Lottes), substituímos o olho na extremidade do pino por um parafuso roscado sem cabeça para receber um extrator-direcionador com parafuso, eliminando o extrator em gancho, que já nos havia trazido muitos problemas. Se o gancho fosse muito maleável ele ficaria reto e se fosse muito duro não endireitaria e quebraria. Além disso, era sempre difícil localizar o olho no fundo de uma exposição pequena. Assim, com a extremidade afiada do pino achamos que não seria mais necessário o corte do córtex. No começo utilizamos uma ponta em flecha no parafuso, que se desenroscava após ter direcionado o pino para fora através do trocanter (Fig. 1-12). Depois descobrimos que uma ponta afiada no parafuso levantaria apenas uma pequena lasca do córtex.

Ao final da primeira década, o procedimento de fixação intramedular aberta do fêmur já estava bem estabelecido na América por meio de duas técnicas principais, uma utilizando o pino em forma de trevo e a outra usando o pino em forma de diamante. O pino único de Rush para tratamento de fraturas da diáfise do fêmur não teve muitos seguidores, pois aparentemente ele exigia do paciente um período de seis semanas em decúbito dorsal para permitir um bom começo de consolidação antes de enfrentar o esforço do exercício de caminhar.

O pino de Küntscher foi promovido na América por dois projetos principais. Um deles pela Marinha, sob o comando do Capitão Alvis, que passou um tempo considerável com Küntscher e o convenceu a escrever um livro de aproximadamente oito volumes em folhas soltas, com aproximadamente 200 folhas mimeografadas cada um. O outro projeto foi desenvolvido pelo Exército e pelo Conselho Nacional de Pesquisa, sob o comando de Hugh Smith.

O pino em trevo, baseado num ajuste apertado no istmo, obteve boa fixação no fragmento proximal, diferentemente da fixação insatisfatória no fragmento distal, nas fraturas abaixo do istmo. Sendo reto, o pino se estendia até o pólo superior da patela para evitar uma possível penetração do córtex anterior, embaixo da rótula. Era necessário dispor de uma variedade de pinos com vários diâmetros, brocas e fios-guia, além de um batedor, um conjunto completo de pinos e um extrator. O custo total desse conjunto era de aproximadamente 400 dólares em 1950. Smith colocou esse conjunto em cerca de 12 universidades diferentes.

Em contraste, o pino em forma de diamante se baseava no poder de fixação do osso esponjoso nas duas extre-

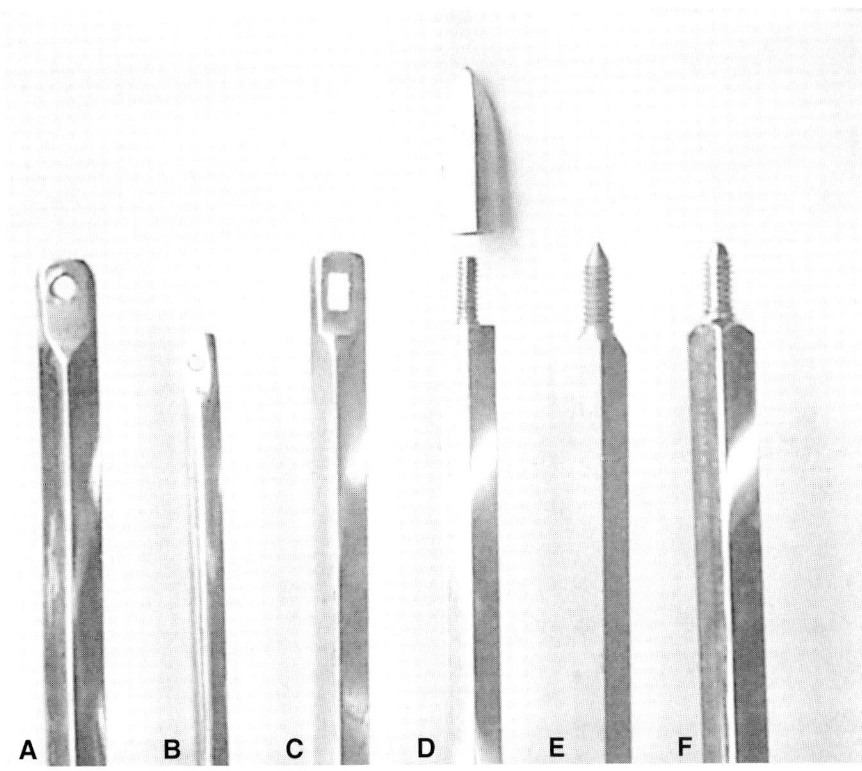

Fig. 1-12. *A,B,* Pinos originais de Hansen-Street: com 12,5 mm para o fêmur e 7 mm para o úmero, ambos com orifícios arredondados para a extração. *C,* Modelo posterior (1948): pino de 11 mm com orifício retangular, para um gancho mais forte de extração. *D,* Ponta em flecha parafusada na cabeça rosqueada de 1/2 polegada, quando o pino é passado em sentido retrógrado através do trocanter (1949). *E,* Ponta cônica na cabeça rosqueada, de 1/2 polegada (1951). *F,* Ponta em bala ou hemisférica para menor irritação dos músculos glúteos (1954).

midades e na rotação controlada, devido ao padrão do pino. Esse conceito enfatizava a extensão máxima ao invés do ajuste no istmo. Os pinos eram curvados para aproximar o arco anterior do fêmur,[38] aplicando-se um pino de apenas um tamanho (11 mm x 8 mm). Um pino menor, de 9 mm, também foi fabricado, embora não recomendado para tratamento do fêmur, pois foi considerado muito fraco. O pino de 13 mm só foi produzido em 1957.

Os cirurgiões que executavam a fixação intramedular aberta usando o pino em trevo de Küntscher inseriam um fio-guia em direção retrógrada, fresavam a partir de cima, removiam o fio-guia, reduziam a fratura e então reinseriam o fio-guia de cima para baixo seguido pelo pino. Na fixação intramedular de fraturas altas, problemas ocorriam quando o fio-guia retrógrado batia na cortical medial e saía em uma região muito medial do colo do fêmur, fazendo com que a fresa (broca) angulasse lateralmente e dilatasse demasiadamente o córtex lateral, provocando fragmentação ao se dirigir o pino. Ao contrário, quando o córtex lateral era atingido, o fio-guia saía na ponta do trocanter, provocando fragmentação do córtex medial. (Isto não ocorria quando se inseria o pino em diamante em sentido retrógrado.) Para evitar esse problema foi inventado um recurso constituído por uma série de tubos aninhados, como furadores de cortiça, que eram colocados no canal do fragmento proximal.

Nunca entendemos a razão, até recentemente, pela qual Küntscher e seus seguidores europeus utilizavam a ponta do grande trocanter como sítio para a inserção do pino. Acreditávamos ser por motivo de conveniência. Entretanto temiam um distúrbio na circulação da cabeça do fêmur e uma possível necrose avascular ou risco de infecção envolvendo a articulação do quadril, caso utilizassem uma abordagem mais medial.

Tendo utilizado fixação intramedular retrógrada praticamente desde o início de nossa experiência cirúrgica e observando a não-ocorrência de necrose avascular após o uso de um ponto de inserção mais medial (nem tendo ouvido falar dela em centenas de casos), não consideramos o procedimento arriscado. O mesmo se aplica à infecção da articulação do quadril, mesmo após uma infecção superficial ou drenagem no ponto de inserção ou no caso de uma infecção crônica no foco da fratura. Com relação à vascularização, encontra-se muito pouco sangramento ao abordar a junção colo-trocanter a partir de um ponto diretamente acima.

Küntscher reservou o termo "nagel" para o implante que poderia exercer pressão contra um osso mais rígido, como o pino em trevo, e poderia denominar o pino em "diamante" de "parafuso". Por outro lado, em comparação com um pino sólido, o osso tem elasticidade, igual a um prego na madeira. O pino em "diamante" tem fixação no osso esponjoso, em ambas as extremidades, que exerce pressão ou fricção sobre o pino independentemente do nível da fratura. Essa é a razão pela qual é difícil remover o pino após quatro meses, mas mais fácil após a reabsorção óssea, com um ano após a fixação.

SEGUNDA DÉCADA (1950 a 1959)

No início desta segunda década, uma contribuição importante foi o mandril desenvolvido por Stryker, como alternativa para a fresagem/broqueamento. Ele já havia sugerido este dispositivo em 1950 e o fabricou tanto no padrão em trevo como em diamante[39] (Fig. 1-13). Adotamos imediatamente para o pino mecânico em diamante, pois permitia o uso em canais menores com resistência adequada (11 mm) ao tamanho. O dispositivo fornecia máximo poder de ajuste para resistir ao torque, e evitava também a fresagem em toda a circunferência do canal. O modelo do mandril em trevo nunca foi aceito, o que, em nossa opinião

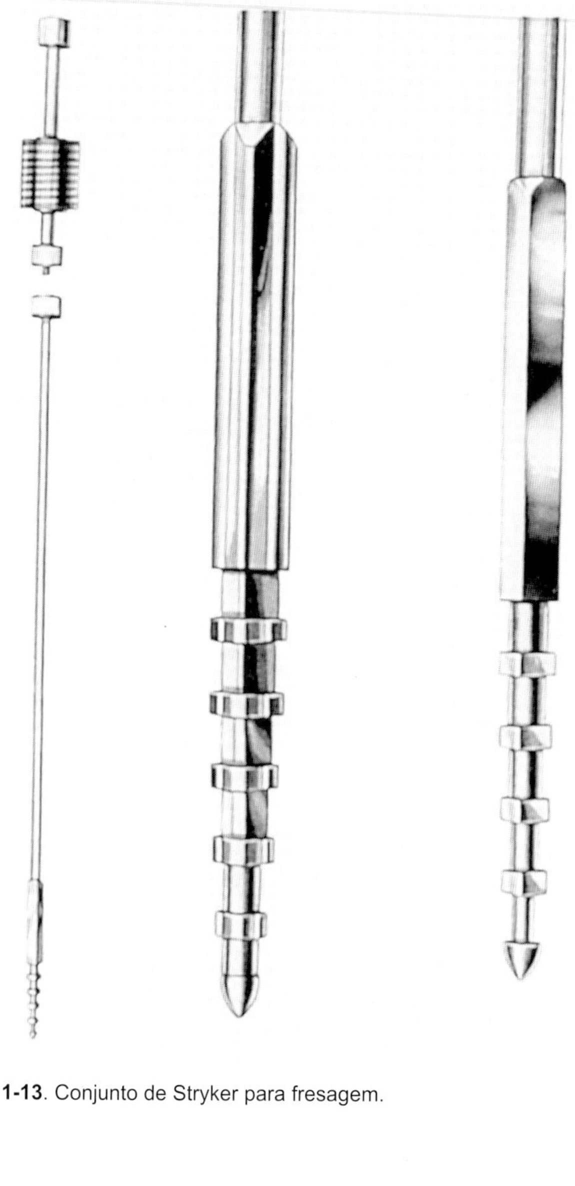

Fig. 1-13. Conjunto de Stryker para fresagem.

é um erro, pois ele teria fornecido melhor controle do torque que a fresagem do canal.

Uma revisão abrangente das complicações da fixação intramedular, elaborada por 12 cirurgiões, foi publicada por Watson-Jones em 1950.[40] Esse relatório tinha como tema a fixação intramedular fechada. Além dos problemas discutidos anteriormente, o trabalho chamava a atenção para as complicações do mal posicionamento do fio-guia, que provocava danos à artéria femoral ou ao nervo radial, dos pinos encravados no osso, do afastamento no foco que conduzia a uma consolidação demorada, dos pinos muito justos quebrando a diáfise, dos pinos encurvados e quebrados pelo pequeno diâmetro ou do metal maleável e da migração dos pinos.

Num estudo multicêntrico de 1951 envolvendo 700 pacientes, Smith[41] declarou que a incidência de pinos quebrados era duas vezes mais freqüente com o padrão trevo do que com o em diamante (i.e., 1,3% *vs* 0,6%), enquanto pinos tortos eram três vezes mais comuns com o padrão diamante do que com o trevo. Esses problemas foram amplamente superados com o uso de pinos maiores e metais mais resistentes. Tivemos o privilégio de analisar os dados deste estudo com a ajuda de F. James Funk durante seu período de residência médica. Utilizamos o método do cartão perfurado. Hoje, sem dúvida, o trabalho seria feito por computação.

No início desta década surgiram vários novos pinos. A barra de Livingston, uma viga curta em forma de I, com ponta nas duas extremidades, tinha pequenas fendas para fixação adicional por meio de parafusos[42] (Fig. 1-14). Este foi provavelmente o primeiro pino travado. Era feito em Vitallium e projetado para permanecer indefinidamente no osso. A falta de aceitação foi provavelmente pelo risco de infecção e dificuldade de remoção. O dispositivo era inserido no sítio da fratura em um dos fragmentos, depois voltado para o outro até emparelhá-los igualmente. Um outro dispositivo que utilizava a mesma técnica mas não tinha os parafusos foi projetado mais ou menos na mesma

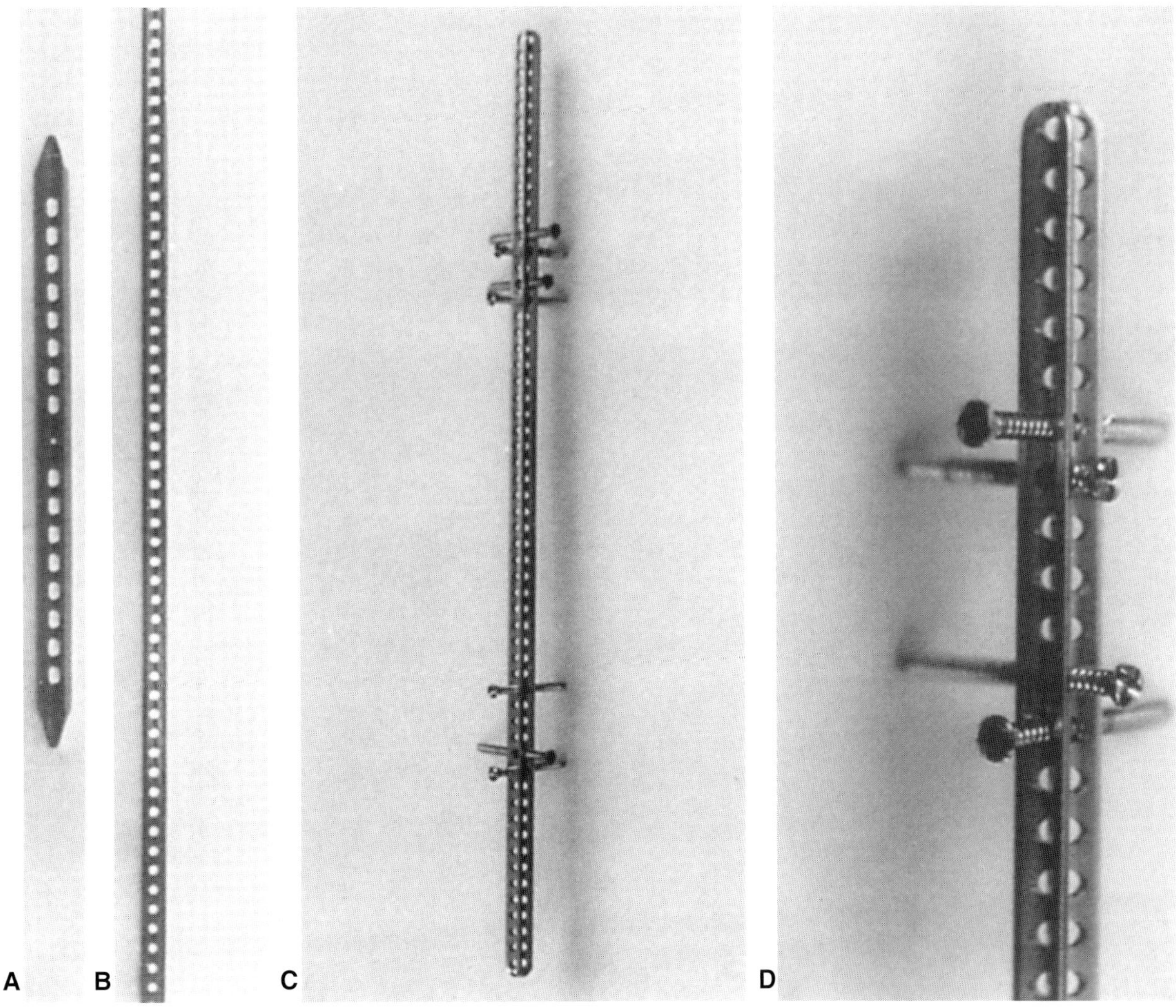

Fig. 1-14. Pinos antigos para parafusos de transfixação. *A*, Barra de Livingston. *B*, Pino de Modny. *C*, Pinos de Modny com parafusos inseridos. *D*, Visão em maior aumento do pino de Modny.

época por Breck, para tratamento de fraturas do úmero.[43] Esse pino tinha a forma de L e 1/4 de polegada de espessura, mas do modo como foi construído provou ser muito fraco. Um terceiro modelo, que permitia a fixação com parafusos que se estendiam pelo comprimento total do canal, foi projetado por Modny e apresentado em 1953.[44] Esse pino tinha uma secção em forma de X com orifícios em toda a sua extensão, espaçados a cada 1 cm. Os orifícios eram arredondados e localizados no centro do X, de modo que os parafusos podiam ser passados através deles em quaisquer dos dois planos, em ângulos de 90° um ao outro. Este modelo mostrou ser extremamente vantajoso para fraturas supracondilares e para fraturas fragmentadas, nas quais eram necessários parafusos suplementares. O pino era também útil na manutenção do espaço de alongamento do fêmur ou para manter o contato no fêmur encurtado.

Em 1951, Schneider projetou o pino que leva seu nome (Fig. 1-15), o qual possuía cabeça nas duas extremidades e características de autoperfuração.[45] O pino era também estriado com uma secção quadrada. O processo da autoperfuração foi mais tarde incorporado no pino quadrado de Street para fraturas do antebraço, em 1956, e fornecia controle da força do torque não encontrado no então popular pino de Rush.

Em 1952, Schneider fez uma apresentação na reunião da AAOS ilustrando o uso de seu dispositivo para artrodese do quadril.[46] Aqui o pino era inserido na espinha ilíaca posterior e cruzava o acetábulo até o interior da cabeça e para baixo em direção ao colo e diáfise do fêmur. Para evitar a flexão e abdução excessivas, o pino deveria ser inserido na crista ilíaca, lateralmente à espinha ilíaca póstero-superior. Usamos esta técnica com sucesso com o padrão diamante, que aqui tinha alguma vantagem em relação ao pino quadrado, pois o menor dos dois diâmetros se encaixava melhor no estreito espaço entre as tábuas do ilíaco.

Um outro dispositivo, de McElvenney, é uma placa em forma de uma chave que encaixa um sulco no córtex, em ambos os lados da fratura, sendo inserida sobre o fio-guia e mantida no lugar pelo pino em trevo[47] (Fig. 1-16). Esta

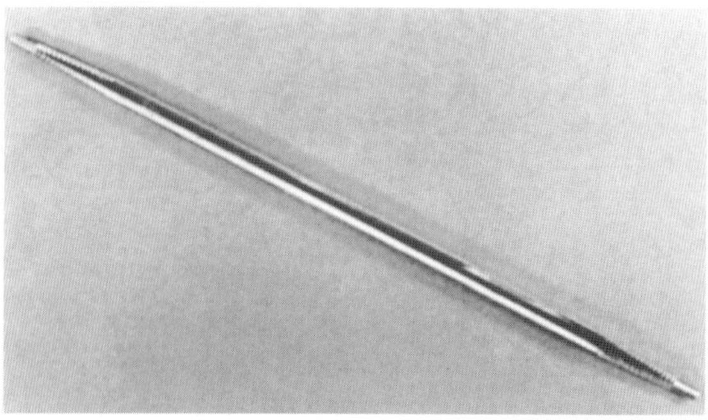

Fig. 1-15. Pino de Schneider.

placa se parece com o pino de Küntscher,[48] só que ficava para fora do dispositivo. Um equipamento semelhante foi utilizado para o pino em diamante, consistindo em um trocanter de várias voltas de metal chapeado enrolado ao redor do pino para aumentar seu diâmetro em canais mais largos. Caso o pino ainda estivesse muito solto, a camada exterior poderia ser dilatada, ou se muito apertado, parte de uma volta poderia ser removida (Fig. 1-17). A última volta poderia terminar em uma barbatana que encaixava um sulco no córtex.

Na reunião dos Cirurgiões Ortopédicos da Associação Americana (AAOS), em 1957, Küntscher era o orador convidado e sua palestra despertou novo interesse pelo pino em forma de trevo. Apresentou brocas flexíveis e recomendou a fresagem para permitir o uso de pinos mais largos e obter uma área maior de contato pino-osso. Küntscher também afirmou que uma fresagem significativa era bem tolerada porque o periósteo depositava nova camada óssea ao redor do pino. Suas alterações no equipamento e na técnica foram publicadas em seu livro, em 1962.[49]

Em 1958, eu e Vesely pensamos, independentemente um do outro, em dividir ao meio o pino em diamante. Pensamos em separar a porção mediana para o úmero e Vesely teve a idéia de separar a extremidade distal para fraturas supracondilares do fêmur. Ambos procuramos Frank Wright para fabricar o dispositivo e ele disse que tínhamos tido a mesma idéia e que deveríamos combinar nossos esforços; daí surgiu o pino de Vesely-Street. Juntos separamos, a mão, os pinos com um serrote e os testamos em fêmures de cadáveres. Apresentamos nossos trabalhos na reunião da AAOS em 1959[50] e 1961, e um trabalho posterior com 103 casos na reunião da AAOS em 1962[2] (Fig. 1-18). Mais tarde Vesely pensou no pino de separação dupla para fraturas subtrocantérica e supracondilar combinadas. A técnica do pino no úmero foi apresentada por Vesely em 1965,[51] e no fêmur, tíbia e úmero por Street em 1970.[52]

TERCEIRA DÉCADA (1960 A 1969)

Os anos 60 deram origem a várias técnicas que não se enraizaram até a década seguinte. A melhor dessas novas técnicas foi o uso do amplificador de imagens, que se tornou disponível por volta de 1967. Esse equipamento reduzia o risco de exposição à radiação e permitia um retorno ao procedimento de fixação intramedular fechada, com sua invasão fisiológica menor, menor risco de infecção e melhor consolidação. Usamos essa fixação fechada com o pino em diamante, enquanto Clawson, Smith e Hansen, de Seattle, usaram o pino em trevo e o prego de Schneider.[53]

Na última parte dos anos 60, entretanto, houve um período no qual a fixação com placas de compressão estava varrendo o mundo e a fixação intramedular não era mais o interesse principal no tratamento de fraturas. Por essa

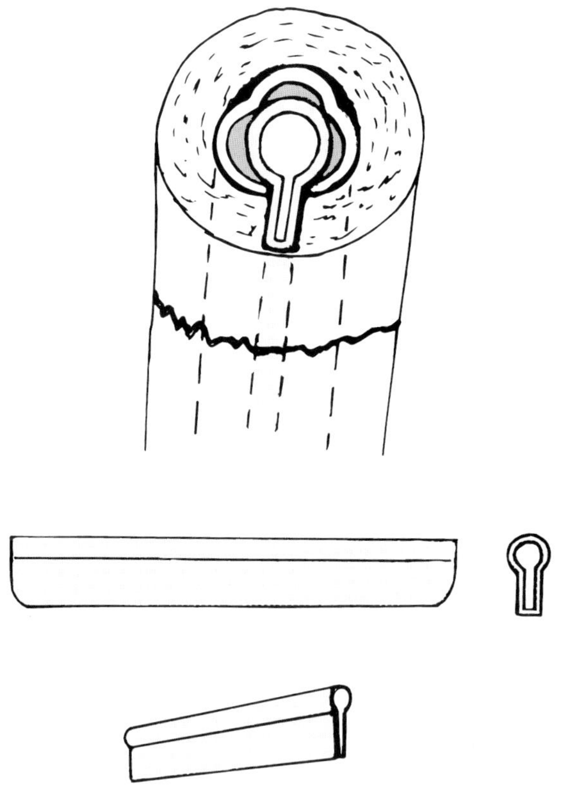

Fig. 1-16. Barra de McElvenney usada como coadjuvante ao pino em trevo para controlar a rotação.

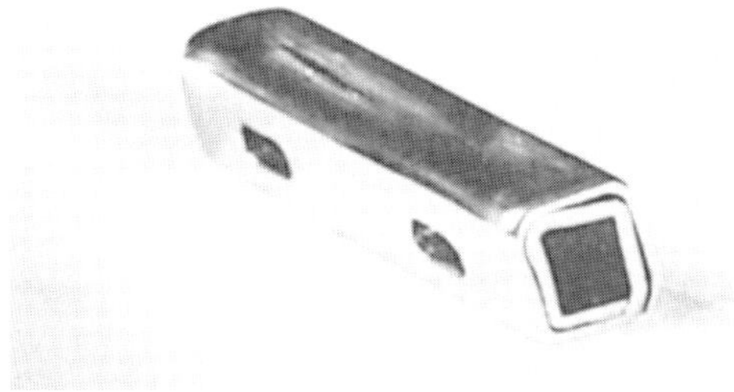

Fig. 1-17. Luva para preencher um canal grande. Pode alargar a última volta para aumentar de volume ou remover com fio para ficar menor.

razão a contribuição de Kaessman[54] sobre a fixação intramedular por compressão em 1966 também atraiu pouco interesse. Kaessman empregou um bastão de ligação no interior do pino de Küntscher (Fig. 1-19), o qual era ancorado por parafuso transversal no fragmento distal. Mantinha-se então a pressão na extremidade proximal do pino por um tipo de braçadeira com um parafuso regulador após aplicação de pressão com um dispositivo em mola para tensão. Um trabalho americano utilizando este pino só foi apresentado em 1977.[55]

A técnica da compressão também foi empregada de maneira independente por nós e por Huckstep em 1967. Ao invés de utilizarmos um bastão separado, efetuamos um travamento com parafusos na extremidade distal do pino de Hansen-Street e fizemos a compressão parafusando uma capa na extremidade proximal rosqueada do pino, capa esta que permanecia no lugar (Fig. 1-20). Uma apresentação feita na reunião da AAOS em 1971 foi publicada mais tarde, no mesmo ano.[56] No método de Huckstep, utilizando seu próprio pino quadrado e sólido, o travamento era efetuado na porção distal com um ou mais parafusos, aplicando a compressão no fragmento proximal e a seguir travando o pino com parafusos na porção proximal à fratura. Esta técnica foi apresentada em 1972.[57] Um outro pino de compressão para a tíbia foi apresentado por Derweduven, da Bélgica, em 1979.[58]

O procedimento de fixação por placas de compressão só começou a perder valor em meados de 1970, em favor

A

B

C

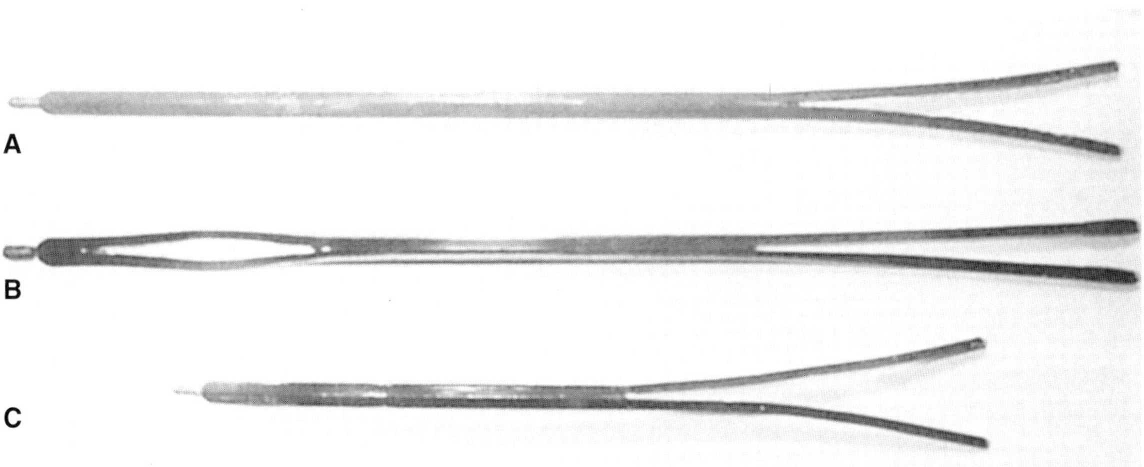

Fig. 1-18. *A*, Um dos pinos originais separado a mão com serrote (11 mm). *B*, Separação dupla para fraturas femorais altas e supracondilares (13 mm). *C*, Pino tibial separado (11 mm).

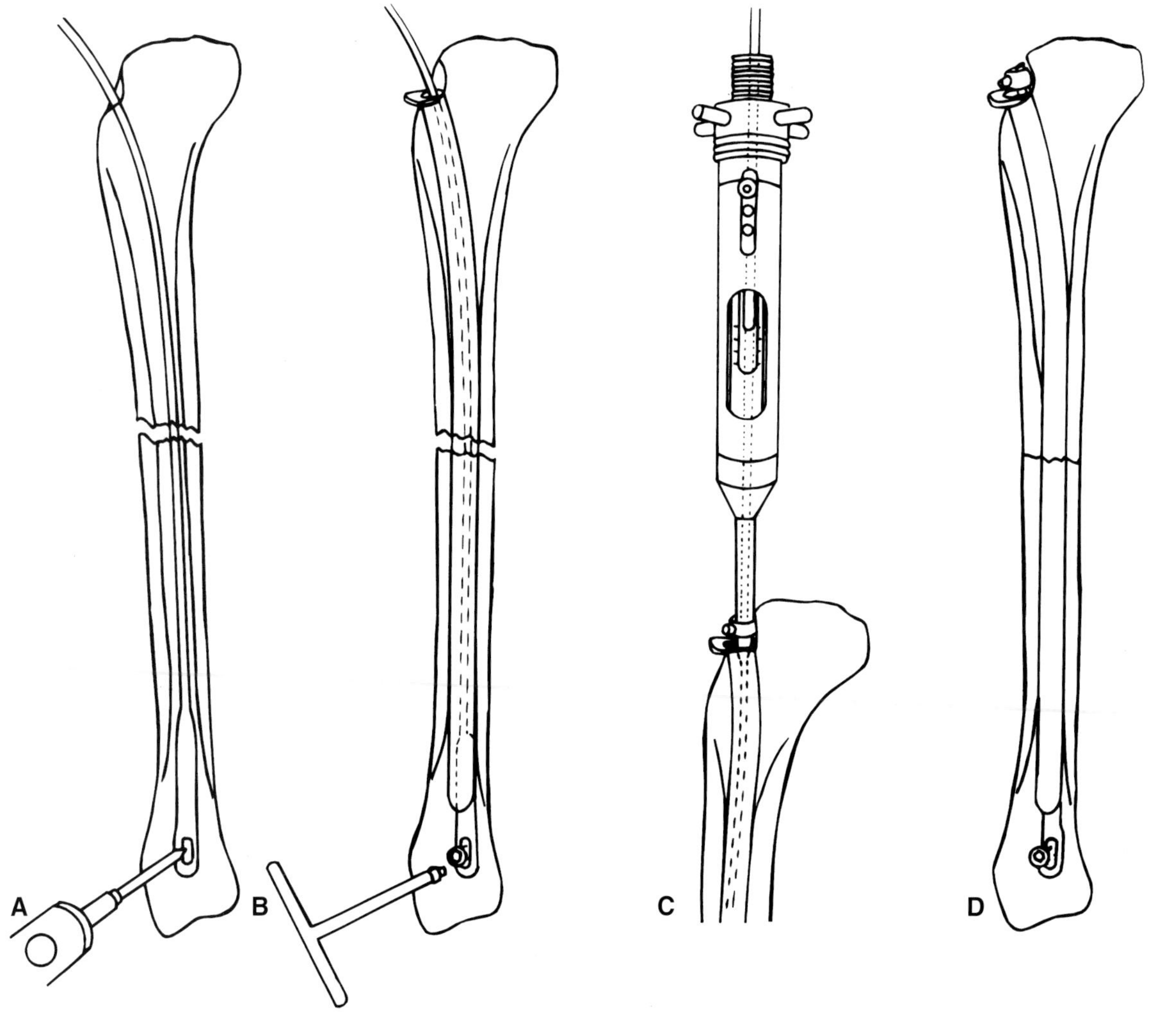

Fig. 1-19. Pino de compressão de Kaessmann. *A*, Localizando o orifício no mandril. *B*, Inserção do parafuso transverso através do mandril seguido pela inserção do pino em forma de C. *C*, Compessão aplicada por um dispositivo de compressão especialmente calibrado. O parafuso na cúpula de travamento proximal é então preso ao mandril para segurar a compressão. *D*, Fratura fixada comprimida com o implante no lugar.

novamente da fixação intramedular do fêmur, que voltou a ser o tratamento escolhido. Qualquer pino está comprimido enquanto estiver suportando peso, desde que não esteja travado com parafusos acima e abaixo da fratura. Entretanto um pino de compressão tem algumas vantagens nas primeiras semanas após a fixação, pois fornece maior estabilidade antes da cicatrização dos tecidos moles e antes que comece o apoio. Esse dispositivo tem também nítida vantagem no encurtamento femoral, onde a frouxidão dos músculos encurtados permite o afastamento, sendo também vantajoso no controle da rotação antes da cicatrização dos tecidos moles, em fraturas do terço inferior.

A terceira técnica, iniciada nos anos 60 mas só desenvolvida na década seguinte, foi a da fixação condilocefálica das fraturas intertrocantéricas e subtrocantéricas. Em 1950, Lezius[59] apresentou uma técnica para inserir um pino curto através de uma janela alta no córtex medial do fêmur. O método só se tornou prático quando Küntscher abaixou o ponto de inserção para o côndilo medial, facilitando assim a abordagem. Küntscher relatou a utilização de um pino em trevo pré-curvado, relativamente leve, em 1966, na Alemanha,[60] seguido por um relatório em inglês, apresentado em 1970.[61] A técnica de Küntscher foi posteriormente relatada por Collada e outros na Espanha, em 1968 e 1973.[62,63] Começamos a utilizar o pino de Hansen-Street como um dispositivo condiloencefálico em 1973, o que levou ao desenvolvimento do pino de Harris, em 1975. Paralelamente ao projeto do pino condiloencefálico de Küntscher, J. Ender introduziu o pino múltiplo e flexível pré-curvado, tendo apresentado esta técnica em 1970[64-66] que mais tarde foi aperfeiçoada e popularizada por seu filho, H.G.Ender.[67,68]

Em 1967, Zickel apresentou seu dispositivo para fraturas subtrocantéricas.[69] O projeto deste pino incluía uma

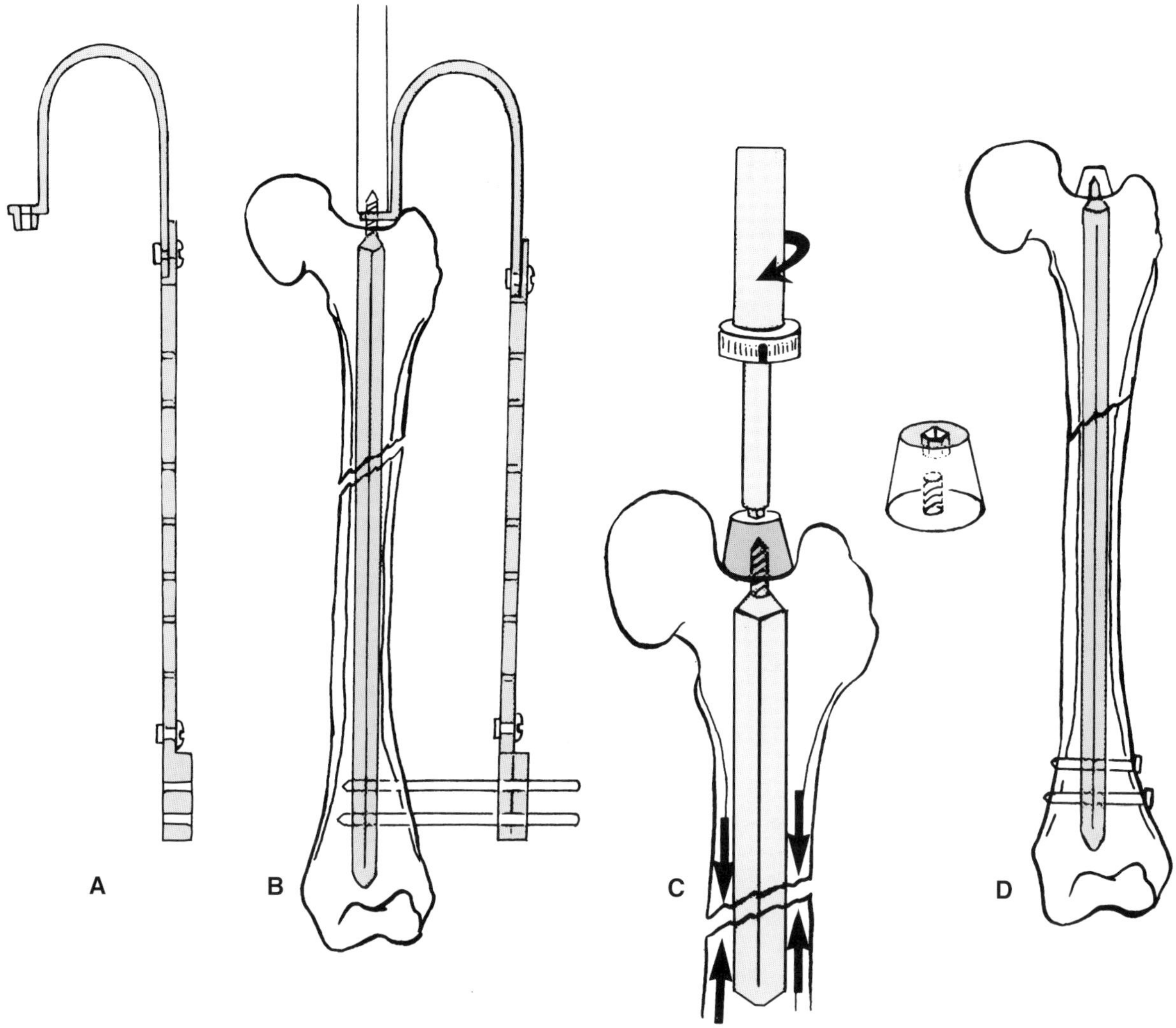

Fig. 1-20. Pino de compressão de Street. *A*, Dispositivo alvo montado no pino para inserção distal do parafuso de transfixação. *B*, Dispositivo alvo distal em uso. *C*, A aplicação da capa de compressão ao parafuso sem cabeça na ponta do pino produz compressão no foco da fratura. *D*, Fratura fixada comprimida com implante no lugar.

extremidade proximal dilatada contendo um túnel através do qual um pino com abas se estendia até o interior do colo e da cabeça do fêmur. Evitava-se que o pino saísse da posição e escapasse por meio de um parafuso regulador posicionado na extremidade da diáfise do pino (Fig. 1-21). Para este tipo de fratura, Küntscher já havia tentado introduzir um pino pequeno, de colo do fêmur, através de um orifício na extremidade proximal de um pino em trevo, mas este procedimento foi abandonado devido à dificuldade de inserção. Posteriormente ele desenvolveu o pino em Y para tratamento de fraturas do fêmur proximal (Fig. 1-22). Neste tipo de implante, um pino em trevo, para a diáfise, passa através de um orifício inserido na cabeça e no colo. Em princípio, o pino de Zickel se parece com o primeiro pino em Y.

O dispositivo de Zickel para fraturas supracondilares apareceu mais tarde (Fig. 1-23).[70] Este pino é usado em pares, à maneira da colocação dupla de pinos de Rush, e um diâmetro aumentado da extremidade basal dos pinos permite a existência de um orifício para um parafuso que estabiliza ainda mais as fraturas fragmentadas e evita que os pinos voltem para trás. Este procedimento corrige a principal desvantagem da colocação dupla de Rush, na qual a migração distal do pino medial tem sido a principal dificuldade.

Uma outra técnica que surgiu nos anos 60 mas se desenvolveu na década de 70 foi a dos pinos travados. Küntscher apresentou o pino "Detensor"em 1968,[71] utilizando um único parafuso cruzado, acima e abaixo, de uma fratura cominutiva. Esta técnica também foi mencionada por Maatz,[48] que também dá crédito a Herzog, que usou este princípio em 1949 para manter o comprimento de um fêmur. Küntscher trabalhou nessa idéia em conjunto com Klemm, e ambos concordaram com o termo *interlocking* ("pino travado").

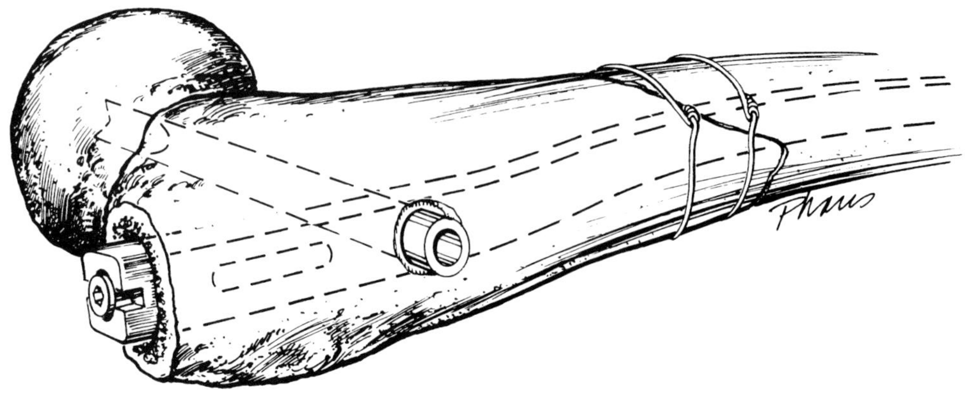

Fig. 1-21. Fixação acessória de fratura oblíqua com fios de cerclagem.

QUARTA DÉCADA (1970 A 1979)

Este período se caracterizou pelo declínio na utilização das placas de compressão e pelo firme restabelecimento da fixação intramedular para o fêmur, com o retorno à técnica de fixação fechada. O procedimento de fixação condilocefálica se desenvolveu completamente, com o uso dos pinos de Ender, tendo sido expandido até o ponto de incluir as fraturas da diáfise.

Klemm apresentou sua série de "pinos travados" com Schellman, em 1972.[72] Grosse e Kempf aperfeiçoaram ainda mais esse dispositivo alterando o ângulo do parafuso proximal dos 60° de Klemm para 45° e movendo os parafusos distais para mais perto da ponta.[73]

Ainda nesta década surgiram outros pinos novos, como o modelo desenvolvido por Halloran[74] num padrão em forma de I, o qual, similarmente ao pino de Modny e ao de Hansen-Street, podia fornecer mais espaço para a circulação endosteal que o de ajuste apertado de Küntscher (Fig. 1-24). Acreditava-se que com a série de fendas curtas era mais fácil de executar o travamento com os parafusos do que com os orifícios arredondados. Esse pino era potencialmente um dispositivo de travamento, como o de Modny, mas apareceu antes da popularização da técnica *interlocking* e não teve muitos seguidores.

O pino estriado de Samson,[75] um dispositivo tubular circular fechado com oito orifícios igualmente espaçados entre bordas afiadas, apareceu no começo da década, tendo sido aclamado como a haste mais forte de todas. Um outro modelo, com o diâmetro aumentado em sentido proximal, foi apresentado no final da década para o tratamento de fraturas subtrocantéricas.[76]

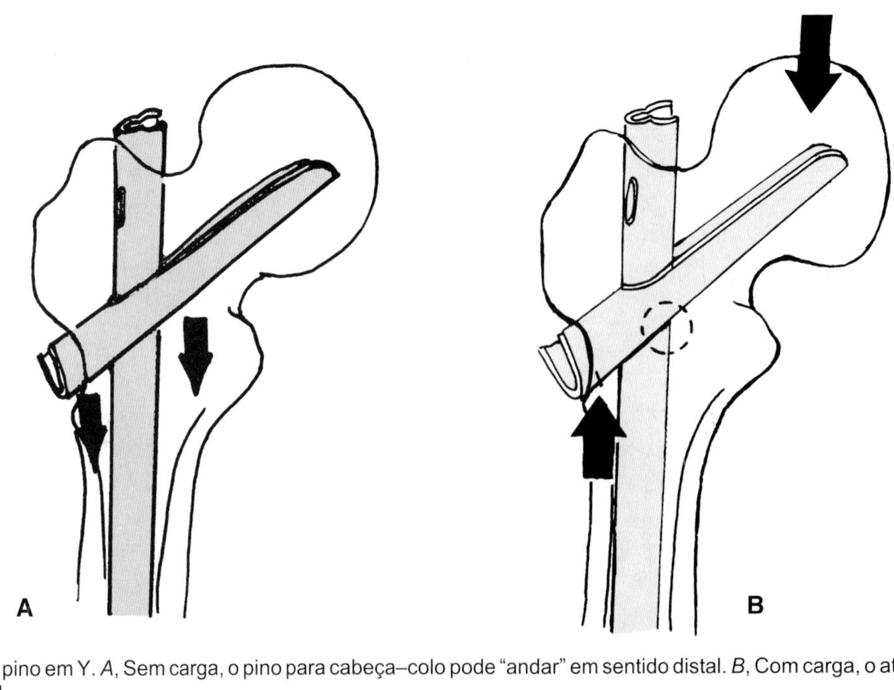

Fig. 1-22. O princípio do pino em Y. *A*, Sem carga, o pino para cabeça–colo pode "andar" em sentido distal. *B*, Com carga, o atrito trava o pino para cabeça–colo no pino femoral.

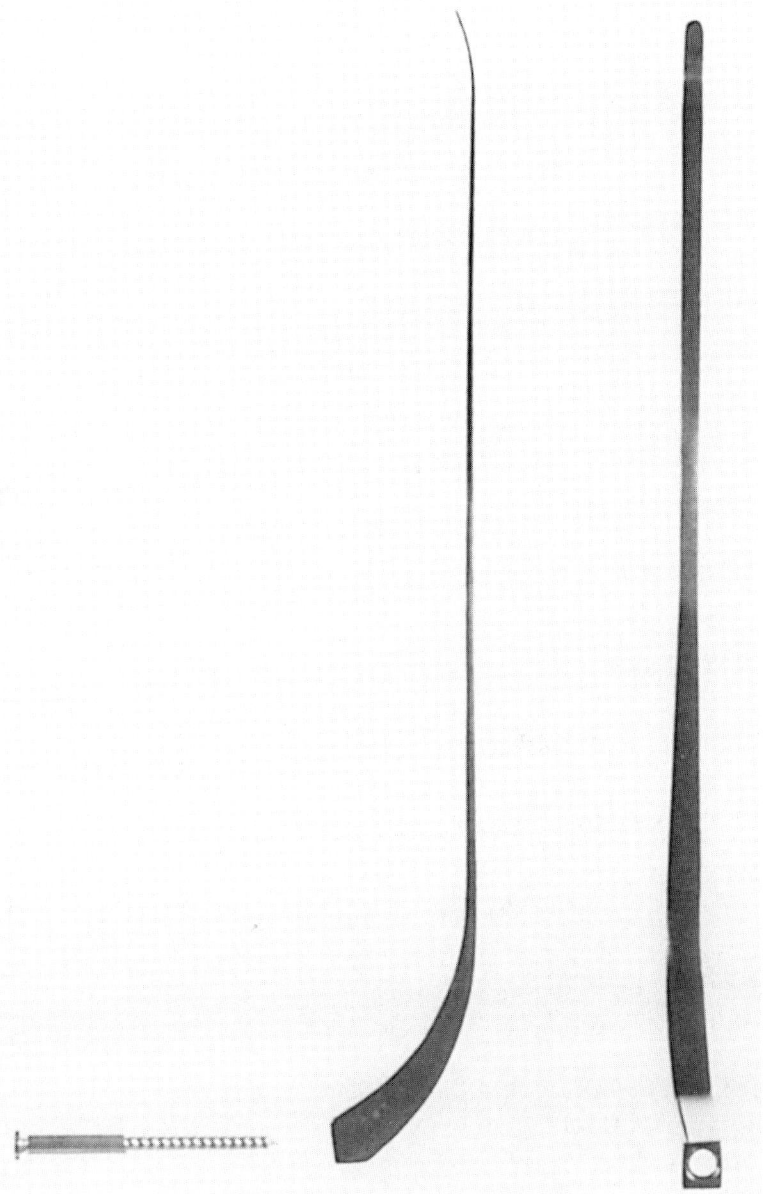

Fig. 1-23. Bastonete supracondilar de tamanho médio (duas vistas) e parafuso de compressão.

QUINTA DÉCADA (1980 A 1989)

Nesta quinta década encontramos um total de 234 trabalhos sobre fixação intramedular, dos quais 165 se relacionavam ao fêmur, 50 à tíbia, 15 ao úmero e quatro ao antebraço. Embora esses dados não sejam estritamente precisos, mostram o nível de interesse na técnica de fixação intramedular para esses ossos, respectivamente.

A quinta década foi caracterizada pela rápida disseminação da técnica do pino em trevo, aperfeiçoado pela ponta cônica e afiada e encurvado para aproximar ao arco do fêmur,[77] e com colocação de pinos com parafusos, como nos de Klemm-Schellman, Grosse-Kempf e AO. Embora Küntscher e Klemm tenham criado o termo "pino travado" e dado início a um intenso desenvolvimento das técnicas de fixação intramedular, não foram eles os primeiros a utilizar este princípio. Maatz citava o uso dessa técnica por Herzog, já em 1950,[48] Modny usou travamento em 1953,[44] e no ano seguinte nós e Basom[78] utilizamos o de Hansen-Street para o travamento de fraturas supracondilares. Com orifícios roscados no pino e parafusos rosqueados em toda a extensão, o parafuso proximal no fragmento distal voltava para trás imediatamente (SARA). Por essa razão foram empregados pinos lisos para o dispositivo de compressão.

Nos anos 80 apareceram outros oito pinos de fêmur que não funcionavam e, portanto, foram abandonados ou se tornaram obsoletos. O pino de Ender, como um disposi-

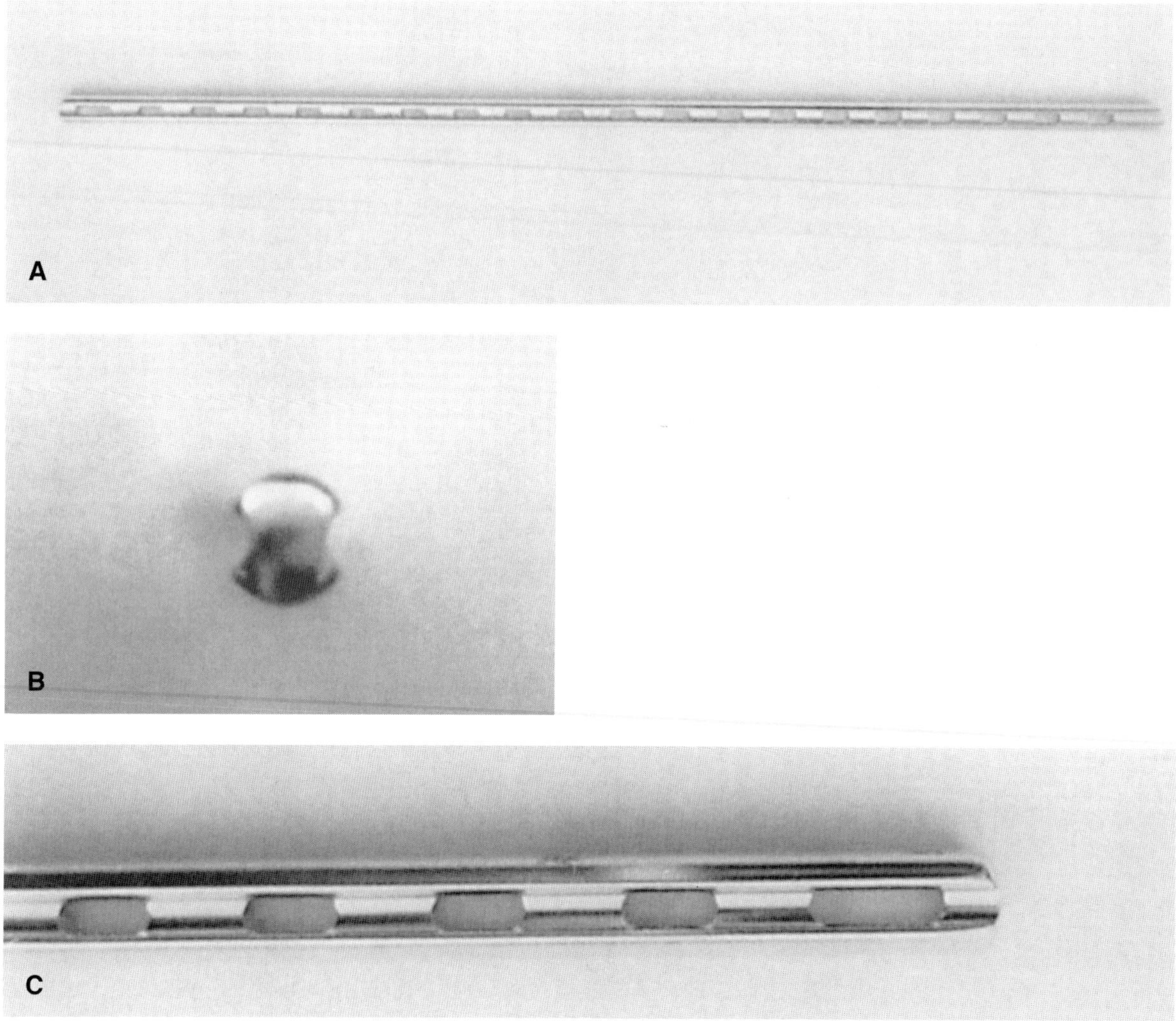

Fig. 1-24. Pino de Halloran. *A*, Vista lateral. *B*, Vista da ponta. *C*, Vista lateral com orifícios sulcados.

tivo condilocefálico, apareceu em 13 trabalhos no idioma inglês na primeira metade da quinta década, em quatro trabalhos na segunda metade dessa mesma década e em um trabalho já na sexta década. Esse pino foi abandonado para tratamento de fraturas subtrocantéricas e da diáfise, pois fixados estaticamente não controlavam o encurtamento por complicações como migrações e perda de fixação. Os pinos de Ender têm sido recomendados somente para fraturas intertrocantéricas estáveis nos pacientes idosos.[79]

O pino condilocefálico de Harris aparentemente nunca vingou, pois encontramos somente três trabalhos, dois elaborados por Harris[80,81] no início da primeira metade da década e um trabalho negativo na segunda metade; este é um fato surpreendente, pois o procedimento parecia ser seguro. A técnica, entretanto, é exata e precisa ser perfeita com a inserção do pino em diamante, que não pode ser girado mas é muito estável. Os resultados excelentes de Harris em 185 casos, com um tempo de operação de 22 minutos, indica uma curva de aprendizado que contrasta com o terceiro trabalho, onde o procedimento foi abandonado após 35 tentativas.[82] Minha experiência em 55 casos com pino de Hansen-Street encurvado para uso condilocefálico também indicava que este era um bom procedimento para o paciente de alto risco com uma fratura intertrocantérica estável [83] (e muito estável quando combinada com dois pinos de Ender). Os bons resultados com a experiência são confirmados por Navarro-Quilis, que relataram resultados positivos com o pino condilocefálico de Küntscher em 2.660 casos na Espanha.[84]

O pino estriado de Samson recebeu, pelo que sabemos, somente cinco publicações na quinta década e um trabalho na sexta década. Groh[85] tinha uma série grande com excelentes resultados, mas Star[86] relatou casos de quebra e dificuldade de remoção do pino. Heiple[87] relatou excelentes resultados em fixação aberta de pseudo-artrose do fêmur; entretanto a remoção não era procedimento de rotina. Achamos que sempre foi um enigma o fato de os projetistas do pino terem dificuldade para adicionar um orifício para o extrator em gancho quando o pino tem a extremidade rosqueada que pode receber um extrator parafusado. O modelo parafusado funcionou bem para o pino de Hansen-Street durante 30 anos e o tipo para aparafusar durou 45 anos. Também os pinos de Grosse-Kempf e AO tinham a ponta proximal rosqueada circular para esta finalidade. O pino era considerado muito duro, aumentando a fragmentação. Se as estrias se estendessem por toda a extensão do pino, se o anexo fosse omitido e fosse feito de titânio, para maior flexibilidade, ele ainda seria um dispositivo útil.

O pino de Rush nunca teve sucesso como um dispositivo único para a diáfise do fêmur. Ele foi apresentado para fixação intramedular dupla de fraturas supracondilares do fêmur.[88] Este é o tipo mais versátil de pino e tem sido utilizado para qualquer osso longo do corpo.

O pino de Hansen-Street foi mencionado em poucos trabalhos, embora ainda seja fabricado e utilizado em algumas regiões. Os bons resultados verificados na primeira série, no início da quinta década,[89] são surpreendentes, pois os pesquisadores usaram pinos de 9 mm, os quais nós e nossos residentes geralmente consideramos muito fracos para o fêmur.

Na segunda metade da década[90] surgiram três trabalhos sobre o pino de Modny, apresentando 261 casos. Embora utilizado como pino travado, nunca teve muitos seguidores, possivelmente por causa do procedimento aberto muito complicado para a sua inserção. Com uma técnica de fixação intramedular fechada ainda poderia ser útil, pois os parafusos são fáceis de inserir e podem ser colocados em dois planos.

O pino subtrocantérico de Zickel, muito popular nos anos 70 e início dos anos 80, foi gradativamente abandonado, tendo gerado quatro publicações na quinta década e uma publicação no período seguinte. Além de não ser do tipo travado, ocorriam refraturas iatrogênicas durante a remoção por causa do ângulo na extremidade proximal, necessário devido ao ponto de inserção na ponta do grande trocanter.[91] A proeminência do pino neste local também provocava dor enquanto permanecia no lado afetado. O pino de Zickel para fraturas supracondilares também foi substituído por pinos travados.

As alternativas para o dispositivo de Zickel foram o pino estriado, com uma extremidade proximal alargada, o trocanter de Street com uma barbatana no trocanter (que nunca foi fabricado) e um novo pino, o de Scherfel[92] (um pino de Küntscher com três barbatanas na extremidade proximal, utilizado principalmente na Europa). Outras alternativas incluíram os pinos travados em Y de Küntscher e, mais tarde, um pino em Y criado por Williams.[93] O uso do pino de Küntscher também decaiu gradativamente. Embora continuasse a ser usado para fraturas estáveis do fêmur durante a quinta década, atualmente ele foi substituído pelos pinos travados.

Não obstante estes últimos modelos travados tenham sobrepujado os outros na década, as técnicas eram mais exatas e demoradas, com uma dificuldade potencial para inserção dos parafusos distais. As saliências para a localização dos orifícios distais não funcionaram, pois os pinos sulcados tendem a deformar quando são direcionados. Funcionavam melhor para pinos sólidos e circulares.

O pino de Brooker-Wills (Fig. 1-25) apareceu em 11 publicações na quinta década e em duas no período seguinte. Houve dificuldade na colocação das barbatanas distais,[94] menor fixação e resistência que a obtida com parafusos com carregamento axial,[95] além da ocorrência comprovada de quebra do bastão central ao remover as barbatanas.[96] Embora tal sistema parecesse ter algumas vantagens com a eliminação dos parafusos distais mas com inserção um pouco árdua de parafusos, não aconteceu ampla utilização, apesar de ainda ser fabricado pela Orthopedic Equipment Company.

Mais tarde surgiram complicações com os pinos travados, particularmente com as fraturas do terço distal ocorrendo perto da área mais proximal dos parafusos distais. O aumento do fluxo de força causado pelo orifício proximal conduzia a uma fratura de fadiga do pino, como relatado

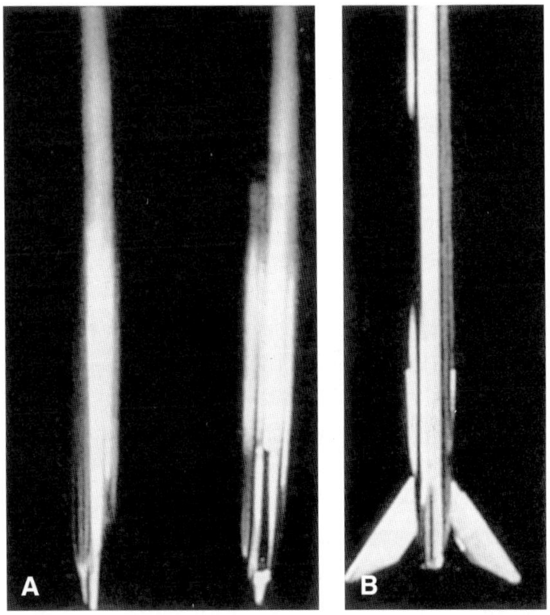

Fig. 1-25. *A*, Comparação das extremidades distais de um pino padrão de Küntscher e o de Brooker-Wills, com fendas. *B*, Fixador transverso distal desdobrado por meio de fendas distais.

por Buckholz em sete casos.[97] Este pesquisador recomendou que se retardasse o início do apoio até que houvesse evidência da consolidação e a necessidade do uso de pinos mais largos do que 12 ou 13 mm, ou pinos com orifícios menores que 6,3 mm, orifícios reforçados ou com paredes mais espessas. A quebra de parafusos também foi registrada. Esses problemas foram tratados pelos novos pinos que surgiram na década seguinte.

Deve-se fazer menção aqui à fixação intramedular de compressão menos complicada. Este procedimento permite o início da carga mais cedo, através da melhor estabilidade das fraturas estáveis, o que se consegue mantendo-se contato firme das superfícies entrelaçadas em todas as osteotomias com exceção das transversas e planas. O primeiro pino de compressão, projetado por Kaessmann, foi novamente mencionado por Böstman, em 1984,[98] utilizado na tíbia. Um novo pino, o de Derby, foi mencionado por Papagiannopoulos em 1986.[99] Trata-se de um pino tubular de 12 mm com um bastão central de 6 mm que enrosca para baixo e espalha asas em sentido distal, tendo um colar colocado em sentido proximal. Huckstep, cujo trabalho original foi publicado em 1972, mencionou este dispositivo em 1980, 1983 e duas vezes em 1986.[100] Seus modelos de pinos para o fêmur, tíbia e úmero tanto comprimem quanto travam. O pino de compressão de Vicenzi[101] é um pino de Küntscher travado comprimido por um parafuso e arruela em sentido proximal. O pino de Street talvez seja o mais simples, com um único parafuso cruzado em sentido distal, uma capa que enrosca na cabeça do pino para o fêmur e um parafuso com arruela que enrosca em um orifício na extremidade proximal do pino tipo II para a tíbia e o úmero. Este modelo tem a vantagem de, utilizando-se um orifício roscado com 2 cm de profundidade, se o pino for muito comprido, poder-se-á reduzi-lo sem remoção em até cerca de 1,5 cm e ainda contar com campo suficiente para a extração.

Em relação à tíbia, durante a quinta década houve interesse primeiro nos pinos flexíveis múltiplos de Ender e de Rush para o tratamento de fraturas agudas,[102] embora o sistema de Küntscher com o ângulo de Herzog tenha tido sucesso nas fraturas fechadas do terço médio.[103] Logo se tornou evidente que a fresagem era mais grave na tíbia que no fêmur, por causa da menor cobertura por partes moles e da facilidade com que a circulação perióstea podia ser prejudicada. Devido ao fato de as vantagens do procedimento de fixação intramedular sobre o tratamento não cirúrgico, como os gessos de marcha ou órtese funcional, não serem tão aparentes como no caso do fêmur, o desenvolvimento foi mais vagaroso para as fraturas e ainda mais lento para casos de pseudo-artrose, consolidação viciosa e fraturas expostas. Entretanto, nas fraturas fechadas instáveis, os resultados com o procedimento de fixação intramedular fechada broqueada foram superiores àqueles obtidos por outros métodos,[104] desde que se pudesse manter uma técnica adequada de assepsia. Alguns pesquisadores chegaram a relatar bons resultados com fraturas abertas dos tipos I e II.[105]

A contenção servia mais para as fraturas expostas e quando a fixação intramedular aberta era necessária. O sucesso duradouro do pino não broqueado de Lottes despertou o interesse pelos pinos travados sem fresar e novos modelos de dispositivos surgiram até o final da década.

O pino de Chandler é essencialmente um pino travado de Lottes que pode ser vantajoso quando se colocam os parafusos cruzados somente em uma extremidade, numa fratura alta ou baixa, confiando-se na configuração do pino para o controle da rotação no fragmento maior. Um protótipo deste dispositivo foi construído por Neufeld em 1984, mas o pino foi apresentado por Chandler em 1987, tendo sido submetido a uma experiência clínica bem-sucedida em 1988.[106] Os dois parafusos proximais ficavam no plano sagital e o pino não conseguiu adeptos.

A fixação do úmero não era comum, pois o tratamento conservador exige menor confinamento que na tíbia e no fêmur, sendo geralmente satisfatório. Os principais incentivos à fixação interna foram a perda da redução, a união incompleta, a pseudo-artrose e o comprometimento nervoso. A fixação intramedular fechada com os pinos múltiplos de Ender ou Rush teve sucesso em casos agudos selecionados,[107] tais como em pacientes idosos ou com tumores que exigiam a fixação para alívio da dor. Estes pinos tinham a vantagem de inserção rápida e podiam ser inseridos fora da superfície da articulação, evitando distúrbio do manguito rotador.

O pino de Hackethal, de diâmetro um pouco menor que o de Ender, foi usado para preencher o canal do úmero para a fixação intramedular, principalmente na Europa.[108] Um outro pino para aplicação no úmero foi apresentado por Gallagher em 1985.[109] Este é travado na extremidade proximal com uma capa, que é parafusada no pino e no osso esponjoso com passos largos da rosca do parafuso, um princípio utilizado mais tarde com o pino de True/Felix. Ainda um outro para o úmero foi o desenvolvido por Mouradian, um pino supracondilar de Zickel modificado, que tinha uma curvatura permitindo a sua inserção na grande tuberosidade e dois parafusos através dela no sentido da cabeça do úmero.[110]

A fixação do antebraço recebeu pouca atenção, com apenas seis referências na quinta década, duas das quais de nossa autoria, e quatro na década seguinte.[111,112] Entretanto acreditamos que isso deve mudar, dadas as vantagens do procedimento no antebraço.

Um outro modelo que surgiu ao final dos anos 80 foi o pino de Inyo, utilizado especificamente para a fíbula distal.[113] Esse dispositivo se expande amplamente para preencher a distância entre os córtices em sentido distal e se afila nitidamente para o estreito canal na diáfise. Um pino de Rush executa um bom trabalho nesta área, pois o osso é esponjoso no fragmento distal que segura o pino. Esse dispositivo, entretanto, exige um ponto preciso de inserção para se obter uma redução satisfatória, além de poder ser travado para fornecer estabilidade e evitar o retrocesso, o que pode ser garantido pelo pino de Inyo.

SEXTA DÉCADA (1990 A 1995)

Este período continua a mostrar uma literatura em expansão com mais de 208 referências em inglês, quase tanto quanto o que foi produzido na quinta década, e ainda estamos na metade dela. A proporção para os diferentes ossos é quase a mesma: 132 para o tratamento de fraturas do fêmur, 55 para a tíbia, 17 para o úmero e quatro para o antebraço, na última contagem.

Vários dispositivos-alvo têm sido desenvolvidos para a inserção dos parafusos distais,[114] sendo um deles a *laser*, proclamando 97% de precisão,[115] e outro usando ultra-som, para hospitais que não disponham de amplificador de imagens.[116] Esse desenvolvimento também poderia ter o mérito de eliminar o risco da irradiação para toda a equipe cirúrgica.[117] Outros pesquisadores, porém, consideram o direcionamento manual satisfatório, depois de suficiente experiência no procedimento.[118] Algumas vezes procuramos o alvo sem o amplificador de imagens por meio de medição cuidadosa, perfuramos o orifício lateral e sentimos o orifício no pino por meio de um arame de Kirschner. Esta manobra pode exigir um ligeiro ajuste na posição do pino e não é recomendada para um pino em trevo. O "pino autodirecionador",[119] um pino tubular sem sulcos, em forma de diamante, posiciona os parafusos distais com uma saliência externa mais eficiente. Até o momento desconhecemos qualquer publicação a respeito.

Nas fraturas da diáfise proximal pode ser utilizado um único parafuso distal.[120] Nestes casos um único parafuso é suficiente em sentido proximal, a menos que a fratura esteja acima do istmo. Nas fraturas distais são necessários dois parafusos para evitar a oscilação do fragmento distal.

Um pino subtrocantérico conhecido como *gamma nail* é um parafuso revestido que se estende até o colo, num ângulo reto de 135°, com colocação cruzada de parafusos em sentido distal e terminando aproximadamente na metade do fêmur. Esse dispositivo tem uma angulação proximal que permite sua inserção na ponta do trocanter. De acordo com Stapert,[121] esse pino já foi usado em mais de 1.500 casos, nos Países Baixos. Esse pesquisador discute complicações como a fratura do fêmur pelo aumento do fluxo de força dos parafusos distais e menciona o *gamma nail* comprido, estendendo-se até o fêmur distal, o qual, por ser reto também pode fraturar o fêmur durante o direcionamento.

No tratamento das fraturas subtrocantéricas fragmentadas com o pino de Grosse-Kempf, Wiss reverteu o lado pelo qual o dispositivo era usado para colocar o parafuso proximal para cima, até o colo femoral, mencionando dois parafusos quebrados nos casos em que não foi feita essa reversão.[122] Os pinos de reconstrução de segunda geração são atualmente utilizados para fraturas neste nível. Estes e outros pinos são discutidos mais tarde, em outras seções deste livro.

Um outro pino para utilização no fêmur e na tíbia é o de Marchetti-Vicenzi.[123] Esse dispositivo tem uma porção proximal tubular, na qual são posicionados os parafusos de travamento, com um parafuso oblíquo semelhante ao de Grosse-Kempf. Na região mais distal se divide em cinco segmentos flexíveis para a fixação em feixes, na diáfise. Küntscher teria denominado esse dispositivo de pino-escova.

Para o tratamento da tíbia, uma colocação secundária de pinos intramedulares após fixação externa inicial tornou-se popular para os casos de fraturas expostas, pois as infecções eram mais comuns nesse tipo de fratura e nos tratamentos envolvendo a fixação intramedular aberta após a fresagem,[124,125] embora as fraturas dos tipos I e II tenham sido tratadas com sucesso através da fixação intramedular broqueada.[105] O procedimento sem fresagem é atualmente recomendado para todas as fraturas tibiais expostas.[126] Os pinos de Russell-Taylor e Delta foram introduzidos na quinta década, embora tenham sido mencionados somente na década seguinte.[127] O pino tibial da AO é sólido e basicamente triangular, mas, diferentemente do dispositivo de Chandler, tem os cantos consideravelmente arredondados.

Os pinos da tíbia não estão isentos de complicações. Os modelos de Grosse-Kempf e de Chandler tinham parafusos proximais no plano sagital, o que representava uma complicação potencial de lesão ao nervo tibial posterior ou aos vasos poplíteos decorrente do excesso de brocagem ou de um parafuso sagital proximal muito longo.[128] Os pinos atuais posicionam ambos os parafusos proximais transversalmente ou também permitem um ou dois parafusos sagitais. Outras complicações são a formação heterotópica do osso, que pode ocorrer em sentido proximal à extremidade do pino,[129,130] e também a quebra dos pinos e dos parafusos. Parafusos roscados somente para o córtex distante têm sido recomendados para maior reforço do núcleo para um determinado diâmetro, permitindo que o pino tenha um orifício menor e seja mais potente. Este é o modelo ilustrado por Hempel.[131] Parafusos roscados em toda a extensão têm sido recomendados como dispositivos mais fáceis de se remover e menos aptos a retrocederem,[132] sendo atualmente muito populares nos Estados Unidos.

Para o úmero, embora os pinos flexíveis permitam inserção rápida nos casos de pacientes idosos e em risco, a fixação é menos segura que aquela feita com os pinos travados como o modelo de Seidel,[133] um pino tubular de 9 mm, com fendas, com três aletas distais distribuídas com uma chave-de-fenda e que emprega dois parafusos proximais. O uso isolado do parafuso transverso proximal foi recomendado para se evitar a lesão do nervo radial.[134] Entretanto não controla a rotação com a mesma eficiência que os travados com parafusos distais. Algum controle de rotação distal era fornecido pela ponta do tipo "chave de parafuso" no pino de Hansen-Street, conforme modificação executada por Watanabi.[135] Atualmente o procedimento com pino travado broqueado é recomendado por Ingman,[136] que utiliza a fixação intramedular retrógrada para a reabilitação mais rápida do ombro e posiciona os parafusos distais no plano sagital, visando menor risco de lesão ao nervo radial.

O uso da posição supina para fixação do fêmur, ao invés da posição lateral, vem sendo cada vez mais constante. Esse procedimento traz vantagens para o paciente com múltiplas lesões, é mais fácil, mais rápido e rotineiro e melhor para o anestesista e para os pacientes com lesões pulmonares. Entretanto exige uma adução significativa, que pode provocar deformidade emvaro em fraturas proximais e causar dificuldade na localização do ponto de inserção, particularmente nos pacientes obesos.[137] Além disso, atropela todo procedimento estéril de se direcionar o pino próximo ao tronco do paciente e da cabeceira da mesa. Se a artrite limitar a adução, o quadril poderá ser fletido.[138] Entretanto, com o uso de um pino longo e a necessidade de extensão para girar o bastão em linha com a diáfise do fêmur, esta posição tornaria difícil o trabalho com respeito aos campos operatórios. Num hospital que adotou a posição supina como rotina, surgiram grandes problemas com um paciente excessivamente obeso.[139] Provavemente a posição lateral seja a melhor rotina.

Tais dificuldades, entretanto, ocorrem com a fixação intramedular femoral em direção anterior. O pino GHS[140] para fraturas supracondilares é inserido em sentido retrógrado através do joelho, na posição supina. Utilizamos esta abordagem transgenicular sete vezes em circunstâncias excepcionais, sem qualquer seqüela ao joelho a curto prazo. Ainda não se sabe se a hemartrose ou o desbridamento provocarão problemas a longo prazo. Existe também a questão relativa ao pino tubular que não conduz o fluido sinovial ao sítio da fratura e atrasa a consolidação, condição essa considerada por Key e Conwell[141] como uma de nove causas.

O processo demorado e algumas vezes complicado de inserção dos parafusos distais continua, e alguns cirurgiões estão voltando a utilizar os pinos não-travados para fraturas estáveis, tais como o modelo de Hansen-Street, suplementando-o com parafusos quando necessário.[142]

Atualmente existe interesse pelos pinos de núcleo sólido.[143] Um cirurgião chega a relatar uma série de fraturas de fêmur tratadas com o pino tibial AO.[144] Existe, também, uma referência muito positiva para o pino de Hansen-Street nesta década.[145] Esse modelo talvez devesse ser do tipo travado. No momento a fixação intramedular continua a ser uma linha de procedimentos cirúrgicos excitante, benéfica e em franco desenvolvimento.

REFERÊNCIAS BIBLIOGRÁFICAS

1. Farill, J.: Orthopedics in Mexico. J. Bone Joint Surg. *34A*:506, 1952.
2. Bircher, H.: Eine Neue Methode unmittelbarer retention bei Fracturen der Röhrenknochen. Arch. Klin. Chir. *34*:410, 1886.
3. König, F.: Ueber die Implantation von Elfenbein zum Erzatz von Knochen und Gelenkenden. Nach experimentellen und klinischen Beobachtungen. Beitr. Klin. Chir. *85*:91, 1913.
4. Hoglund, E.J.: New intramedullary bone implant. Surg. Gynecol. Obstet. *24*:243, 1917.
5. Lambotte, A.: Chirurgie Operatoire des Fractures. Paris, Masson, et Cie, 1913.
6. Soeur, R.: Intramedullary pinning of diaphyseal fractures. J. Bone Joint Surg. *28*:309, 1946.
7. Nicolaysen, J.: Nordiskt medicinskt Ackiv. *8*:16, 1897.
8. Schöne, G.: Behandlung fur Vorderarmfrakturen mit Bolzung. Münch. Med. Wochenschr. *60*:2327, 1913.
9. Groves, E.W.H.: Ununited fractures with special reference to gunshot injuries and the use of bone grafting. Br. J. Surg. *6*:203, 1918.
10. Rush, L.V., Rush, H.L.: A reconstruction operation for comminuted fractures of the upper third of the ulna. Am. J. Surg. *38*:332, 1837.
11. Rush, L.V., Rush, H.L.: Technique for longitudinal pin fixation of certain fractures of the ulna and of the femur. J. Bone Joint Surg. *21*:619, 1939.
12. Rush, L.V.: Atlas of Rush pin techniques. Meridian, Berivon Company, 1956.
13. Lambrinudi, C.: Intramedullary Kirschner wires in the treatment of fractures. Proc. R. Soc. Med. *33*:153, 1940.
14. Murray, G.: Method of fixation of fractures of clavicle. J. Bone Joint Surg. *22*:616, 1940.
15. Dickson, J.A.: Intramedullary fixation of certain fractures of both bones of forearm: Report of two cases. Cleve. Clin. Q. *11*:62, 1944.
16. Küintscher, G.: Die Marknagelung von Knochenbrüchen. Arch. Klin. Chir. *200*:443, 1940.
17. Nordmann, L.: (discussion of paper by Küntscher). Arch. Klin. Chir. *200*:443, 1940.
18. Fischer, A.W., Maatz R.: Weitere Erfahrungen mit der Marknagelung nach Küntscher. Arch. Klin. Chir. *203*: 531, 1942.
19. Alvis, H.J.: Project II, U.S. Fleet, U.S. Naval Forces, German Technical Section (Medical).
20. Stör, O.: Uber ein instrument zum ziehen der Knochenagel nach Küntscher. Zentralbl. Chir. *70*:754, 1943.
21. Küntscher, G., Maatz, R.: Die technic der Marknagelung, Leipzig. Thieme, 1945.

22. Linsmayer, H.: Ein Gerät für die Marknagelung nach Küintscher. Chirurg *15*:48, 1943.
23. Wittmoser, R.: Enistellgerät fur die Marknagelung. Chirurg *15*:52, 1943.
24. Böhler, L.: Die Technik der Knochenbruchbehandlung im Frieden und im Kriege. Wien, Verlag Wilhelm Maudrich, 1942.
25. Böhler, L.: Medullary Nailing of Küntscher. (Translation by Hans Tretter), Baltimore, Williams & Wilkins, 1948.
26. Müller-Meernach: Bolzung der Brüche der langen Röhrenknochen. Zentralbl. Chir. *29*:1718, 1933.
27. Soeur, R.: Intramedullary pinning of diaphyseal fractures. J. Bone Joint Surg. *28*:309, 1946.
28. Westerborn, A.: Nailing in the marrow cavity in cases of recent fractures and pseudarthrosis. Report of 28 cases. Acta Chir. Scand. *90*:89, 1944.
29. Westerborn, A.: Marrow nailing of recent fractures pseudarthrosis and bone plastic. Experiences in 100 cases. Ann. Surg. *127*:377, 1948.
30. Romney, H.: Personal communication, 1950.
31. Tordoir, B.M., Moeys, E.J.: The treatment of certain types of fractures with a V A steel nail in the medullary cavity. JAMA. *128*:792, 1945.
32. Street, D.M., Hansen, H.C., Brewer, B.J.: The medullary nail. Presentation of a new type and report of 4 cases. Arch. Surg. *35*:423, 1947.
33. Street, D.M.: Medullary nailing of the femur. JAMA. *147*:709, 1950.
34. MacAusland, W.R.: Medullary nailing of fractures of long bones. Surg. Gynecol. Obstet. *84*:85, 1947.
35. Wiggins, H.E., Lewis, G.B.: Intramedullary fixation of fractures of the femur. Naval Med. Bull. *48*:161, 1948.
36. Lottes, J.O.: Treatment of fractures of the femur with a heavy, large cored, three-flanged medullary nail. Surgery *29*:668, 1951.
37. Lottes, J.O.: Blind nailing technique for the insertion of the triflanged medullary nail. JAMA. *155*:1039, 1954.
38. Street, D.M.: Medullary nailing of the femur. In AAOS Instructional Course Lectures Vol. 10, Ann Arbor, J.W. Edwards, 1953.
39. Stryker, H.H.: A broaching tool to facilitate intramedullary nailing. J. Bone Joint Surg. *34A*:30, 1952.
40. Watson-Jones, R.: Medullary nailing of fractures after 50 years. J. Bone Joint Surg. *32B*:694, 1950.
41. Smith, H.: Symposium on medullary fixation. In AAOS Instructional Course Lectures. Vol. 8, Ann Arbor, J.W. Edwards, 1951.
42. Livingston, Austenal Co. advertisement. J. Bone Joint Surg. *34A*: 1952.
43. Breck, L.W.: Personal communication, 1954.
44. Modny, M.T., Bambora, J.: The perforated cruciate intramedullary nail: Preliminary report of its use in geriatric patients. J. Am. Geriatr. Soc. *1*:579, 1953.
45. Schneider, H.W.: Use of the 4-flanged self-cutting intramedullary nail for fixation of femoral fractures. Clin. Orthop. *60*:29, 1968.
46. Schneider, H.W.: Hip fusion using intramedullary nail fixation. J. Bone Joint Surg. *39A*:714, 1957.
47. McElvenney, R.T.: Personal communication, 1954.
48. Maatz, R., Lentz, W., Arens, W., Beck, H.: Intramedullary nailing and other intramedullary osteosyntheses. (Translated by Karl H. Mueller), Philadelphia, W. B. Saunders Co., 1986.
49. Küntscher, G.: Praxis der Marknagelung. Stuttgart, Schattauer, 1962.
50. Street, D.M., Vesely, D.C.: The split diamond nail. J. Bone Joint Surg. *41A*:1361, 1959.
51. Vesely, D.G.: The use of the split diamond nail for fractures of the humerus. Clin. Orthop. *41*:145, 1965.
52. Street, D.M.: Medullary fixation in multiple injuries. Orthop. Clin. N. Am. *1*:169, 1970.
53. Clawson, K., Smith, R.F., Hansen, S.T.: Closed intramedullary nailing of the femur. J. Bone Joint Surg. *53A*:681, 1971.
54. Kaessman, H.J.: Stabile Osteosynthese durch den Kompressionsnagel. Chirurg *37*:272, 1966.
55. Hutter, C.G., Oden, R., Kirk R.: The intramedullary compression rod. Clin Orthop. *122*:165, 1977.
56. Street, D.M.: Compression nailing (Exhibit at meeting AAOS, 1971). J. Bone Joint Surg. *53A*:1242, 1971.
57. Huckstep, R.L.: Rigid intramedullary fixation of femoral shaft fractures with compression. J. Bone Joint Surg. *54B*:204, 1972.
58. Derweduven, J.: A new intramedullary compression device for fractures and pseudarthroses of the long bones. Acta Orthop. Belg. *45*:659, 1979.
59. Lezius, A.: Intramedullary nailing of intertrochanteric and subtrochanteric fractures with curved nail. J. Int. Coll. Surg. *13*:569, 1950.
60. Küntscher, G.: Zur operativen Behandlung der pertrochanteren Fraktur. Zentralbl. Chir. *9*:281, 1966.
61. Küntscher, G.: A new method of treatment of pertrochanteric fractures. Proc. R. Soc. Med. *63*:1120, 1970.
62. Collado, H., Mijiers, G.: Anales de Medicina *55*:578, 1969.
63. Collado, F., Vila, J., Beltran, J.E.: Condylocephalic nail fixation for trochanteric fractures of the femur. J. Bone Joint Surg. *55B*:774, 1973.
64. Ender, J.: Probleme beim frischen per-und subtrochanteren Oberschenkelbruch. Hefte Unfallheilkd *106*:2,1970.
65. Ender, J., Simon-Weidner, R.: Die fixierung der trochanterer Brüche mit runden elastischen condylennageln. Acta Chir. Austriaca *1*:40,1870.
66. Ender, J., Simon-Weidner, R.: Die fixierung der Brüche der Trochantermassivs mit elastischen Rundnageln. Aktuel. Chir. 9:71,1974.
67. Ender, H.G.: Fixierung trochanterer frakturen mit elastischen Kondylennageln. Chir. Praxis *18*:81,1974.
68. Ender, H.G., Schneider, H.: Subtrochantere Brüche des Oberschenkels: behandlung mit Federnageln. Aktuel. Chir. 9:359, 1974.
69. Zickel, R.E.: A new fixation device for subtrochanteric fractures of the femur. Clin. Orthop. *54*:115, 1967.
70. Zickel, R.E.: A new intramedullary device for the distal third of the femur. Clin. Orthop. *122*:165, 1977.
71. Küntscher, G.: Die marknagelung des trümmerbruches. Langenbecks Arch. Klin. Chir. *322*:1063, 1968.
72. Klemm, K.M., Schellmann, W.D.: Dynamische und statische verriegelung des Marknagels. Monatschrift Unfallheilkunde *75*:568, 1972.
73. Kempf, L., Grosse, A., Lafforgned, L.: L'enclouae avec blocage de la rotation on "clou bloque" principles, technique, indications et premiers resultants. Communication a la journee d'hiver Sofcot, 1976.
74. Halloran, W.X.: The slotted femoral rod increases vascularity, thus promoting early fracture healing and faster rehabilitation. Orthop. Rev. *9*:1057, 1980.
75. Allen, W.C., Heiple, K.G., Burstein, A.H.: A fluted femoral intermedullary rod. J. Bone Joint Surg. *60A*: 506, 1978.
76. Heiple, K.G., Brooks, D.B., Samson, B.L., Burstein, A.H.: A fluted intramedullary rod for subtrochanteric fractures. J. Bone Joint Surg. *61A*:730, 1979.

77. Seiler, J.O. III, et al.: A prospective evaluation of the AO/ASIF universal nail in the treatment of traumatic and reconstructive problems of the femur. J. Trauma *31*:121, 1991
78. Basom, W.C.: Personal communication, 1954
79. Levy, R.N., Siegel, M., Sedlin, E.D., Siffert, R.S.: Complications of Ender pin fixation in basicervical, intertrochanteric and subtrochanteric fractures of the hip. J. Joint Surg. *65A*:66, 1983.
80. Harris, L.J.: Condylocephalic nailing of intertrochanteric and subtrochanteric fractures of the femur. AAOS Instructional Course Lectures. Vol. 29, St. Louis, C.V. Mosby Co., 1980.
81. Harris, L.J.: Condylocephalic nailing of proximal femoral fractures. AAOS Instructional Course Lectures Vol 32, St. Louis, C.V. Mosby Co., 1983.
82. Sherk, H.H., Foster, M.D.: Hip fractures, condylocephalic rod versus compression screw. Clin. Orthop. *192*:255, 1985.
83. Street, D.M.: Condylocephalic nailing of intertrochanteric fractures. AAOS Instructional Course Lectures Vol. 29, St. Louis, C.V. Mosby Co. 1980.
84. Navarro-Quilis, A., Carrera, L.L., Pellise, F., Aguirre, M.: Condylocephalic nailing in pertrochanteric fractures. Clin. Orthop. *283*:90, 1992.
85. Groh, G.I.: Fractures of the femur treated intramedullary nailing using the fluted rod. A report of 193 consecutive cases. Clin. Orthop. *225*:223, 1992.
86. Star, A.M., et al.: Difficulties during removal of fluted intramedullary rods. J. Bone Joint Surg. *71A*:341, 1989.
87. Heiple, K.G., Figgie III, H.E., Lacey, S.H., Figgie, M.P.: Femoral shaft nonunion treated by a fluted intramedullary rod. Clin. Orthop. *194*:218, 1985.
88. Shelburn, K.D., Brueckman, F.R.: Rush pin fixation of supracondylar and intercondylar fractures of the femur. J. Bone Joint Surg. *64A*:161, 1982.
89. Hogh, J., et al.: Hansen-Street nailing of fractures of the femoral shaft. A study of 70 consecutive cases. Injury *14*:440, 1983.
90. Modny, M.T., et al.: Transfixion intramedullary nail. Orthop. Rev. *15*:83,1986.
91. Yelton, C., Low, W.: Iatric subtrochanteric fracture: a complication of Zickel nails. J. Bone Joint Surg. *68A*: 1237, 1986.
92. Scherfel, T.: A new type of intramedullary nail for internal fixation of subtrochanteric fractures of the femur. Int. Orthop. *8*:255, 1985.
93. Henry, S.L., Werner, J., Seligson, D.: Intramedullary fixation of subtrochanteric fractures with the Williams Y nail. J. Orthop. Trauma *2*:139, 1988.
94. Browner, B.D.: Pitfalls, errors and complications in the use of locking Küntscher nails. Clin. Orthop. *212*: 192, 1986.
95. Bankston, A.B., Keating, E.M., Saha, S.: The biomechanical evaluation of intramedullary nails in distal femoral shaft fractures. Clin. Orthop. *276*:277, 1992.
96. Ebraheim, N.A., Miller, C.A., Jackson, W.T.: Complications in removal of the distal locking device of Brooker-Wills. Clin. Orthop. *290*:275, 1993.
97. Buckholz, R.W.: Fatigue fractures of the interlocking nail for the femur. J. Bone Joint Surg. *69A*:391, 1987.
98. Böstman, O., et al.: Infra-isthmal longitudinal fractures of the tibial diaphysis: results of treatment using closed intramedullary compression nailing. J. Trauma *24*:964, 1984.
99. Papageannopoulos, G., Karpinski, M.R., Nowton, G., Cargill, A.O'R.: Medullary femoral nailing of pathological fractures using the Derby nail. A report of 22 cases. Injury *17*:240, 1986.
100. Huckstep, R.L.: The Huckstep intramedullary compression nail. Indications, technique and results. Clin. Orthop. *212*:48, 1986.
101. Vicenzi, G., Graci, A., Moroni, A., Toni, A.: Intramedullary compression osteosynthesis for fractures of the femur. Ital. J. Orthop. Traumatol. *10*:61, 1984.
102. Pankovich, A.M., Tarabishy, I.E., Yelda S.: Flexible intramedullary nailing of tibial-shaft fractures. Clin Orthop. *160*:185, 1981.
103. Babin, S.R., et al.: The risk non-union following closed-focus nailing and reaming. Results in 1059 interventions using the Küntscher method. Int. Orthop. 7:133, 1993.
104. Olerud, S., Karlstrom, C.: The spectrum of intramedullary nailing of the tibia. Clin. Orthop. *212*: 101, 1986.
105. Henley, M.B.: Intramedullary devices for tibial fracture stabilization. Clin. Orthop. *240*:87, 1989.
106. Chandler, R.W.N.: Personal communication, 1995.
107. Pritchett, J.W.: Delayed union of humeral shaft fractures treated by closed flexible intramedullary nailing. J. Bone Joint Surg. *67B*:715, 1985.
108. Durbin, R.A., Gottesman, M.J., Saunders, K.C: Hackethal stacked nailing of humeral shaft fractures. Clin. Orthop. *179*:168, 1983.
109. Gallagher, J.E., Black, R.J.: Humeral medullary nailing–a new implant. Injury *16*:374, 1985.
110. Mouradian, W.H.: Displaced proximal humeral fractures. Clin. Orthop. *212*:209, 1986.
111. Street, D.M.: Intramedullary forearm fractures. Clin. Orthop. *212*:219, 1986.
112. Zanasi, R., Franceschini, R., Rotolo, F., Romano, P., Galmarini, V., Zanasi, L.: Intramedullary osteosynthesis. 4. Küntscher nailing in the ulna. Ital. J. Orthop. Traumatol. *16*:369, 1990.
113. McLennan, M.G., Ungersma, J.: Evaluation of the treatment of ankle fractures with the Inyo nail. J. Orthop. Trauma *2*:272, 1988.
114. Browner, B.D., Wiss, D.A.: Grosse-Kempf locking nail for the femur. The Science and Practice of Intramedullary Nailing. Philadelphia, Lea & Febiger, 1987.
115. Goulet, J.A., Londy, F., Saltzman, C.L., Matthews, L.S.: An improved method of screw placement combining image intensifier and laser light. Clin. Orthop. *281*:199, 1992.
116. Mahaisavariya, B., Laupallarakasem, W.: Ultra sound or image intensifier for closed femoral nailing. J. Bone Joint Surg. *75B*:66, 1993.
117. Miller, M.E., Davis, M.L., MacClean, Davis, J.G., Smith, B.L., Humphries, J.R.: Radiation exposure and associated risks to operating room personnel during use of fluoroscopic guidance for selected orthopaedic surgical procedures. J. Bone Joint Surg. *65A*:1, 1983.
118. Wiss, D.A., Fleming, C.H., Maria, J.M., Clark, D.: Comminuted and rotational unstable fractures of the femur treated with an interlocking nail. Clin. Orthop. *212*: 35, 1986.
119. Azer, S.N., Krause, W.R., Salman, N.N.: Self guiding interlocking nail. A new device. AAOS Exhibit, Anaheim 1991.
120. Hajek, P.D., Bicknell, H.R. Jr., Bronson, W.E., Albright, J.A., Subrata, S.: The use of one compared with two distal screws in the treatment of femoral shaft fractures with interlocking intramedullary nails. J. Bone Joint Surg. *75A*:519,1993.
121. Stapert, J.W., Geesing, C.L., Jacobs, P.B., DeWit, R.J., Vierhout, P.A.: First experience and complications with the long gamma nail. J. Trauma *34*:394, 1993.
122. Wiss, D.A., Brien, W.A, Stetson, W.B.: Interlocking nailing for the treatment of segmental fractures of the femur. J. Bone Surg. *72A*:724, 1990.
123. Marchetti, P.G., Vicenzi, G.: Made by Zimmer UK Ltd., England.

124. Wheelwright, E.F., Court-Brown, C.M.: Primary external fixation and secondary intramedullary nailing in the treatment of tibial fractures. Injury *83*:373, 1992.
125. Wu, C.C., Shih, C.H.: Complicated open fractures of the distal tibia treated by secondary interlocking nailing. J. Trauma *34*:792, 1993.
126. Boynton, M.D., Schmeling, G.J.: Nonreamed intramedullary nailing of open tibial fractures. J. AAOS. *2*:107, 1994.
127. Wittle, A.B., Russell, T.A., Taylor, J.C., Lavelle, D.G.: Treatment of open tibial fractures with the use of intramedullary locked nails without reaming. J. Bone Joint Surg. *74A*:1162, 1992.
129. Tornetti, P., Barbera, C.: Severe heterotoptic bone formation in the knee after tibial intramedullary nailing. J. Orthop. Trauma 6:113, 1992.
130. Gosselin, R.A., Belzer, P., Contreras, D.M.: Hetertopic ossification of the patellar tendon following intramedullary nailing of the tibia. J. Trauma *34*:161, 1993.
131. Hemple, D., Fischer, S.: Intramedullary Nailing. (Translation by Hans Koening & Thomas Koening) New York, Thieme-Stratton, 1982.
132. Winquist, R.A.: Locked femoral nailing. J.AAOS *1*:95, 1993.
133. Seidel, H.: Humeral interlocking nail: A preliminary report. Orthopedics *12*:219, 1989.
134. Riemer, B.L., Butterfield, S.R., D'Ambrosia, R., Kellam, J.: Seidel intramedullary nailing of humeral diaphyseal fractures: A preliminary report. Orthopedics *14*:239, 1991.
135. Watanabe, R.S.: Intramedullary fixation of complicated fractures of the humeral shaft. Clin. Orthop. *292*:255, 1993.
136. Ingman, A.M., Waters, D.A.: Locked intramedullary nailing of humeral shaft fractures. Implant design, surgical technique, and clinical results. J. Bone Joint Surg. *76B*:23, 1994.
137. Wiss, D.A., Matta, J.M.: Comminuted and rotational unstable fractures of the femur treated with an interlocking nail. Clin. Orthop. *212*:35, 1986.
138. Moran, C.J., Gibson, M.J., Cross, A.T.: Intramedullary locking nails for femoral shaft fractures in elderly patients. J. Bone Joint Surg. *72B*:19, 1990.
139. McKee, M.D., Waddell, J.P.: Intramedullary nailing femoral fractures in morbidly obese patients. J. Trauma *2*:208, 1994.
140. Lucas, S.E., Seligson, D., Henry, S.L.: Intramedullary supracondylar nailing of femoral of femoral fractures. A preliminary report of the GSH supracondylar nail. Clin. Orthop. *296*:200, 1993.
141. Key, Conwell: Fractures, Dislocations and Sprains. St. Louis, C.V. Mosby Co., 1937.
142. Funk, F.J., Wells, R.E., Street, D.M.: Supplementary fixation of femoral fractures. Clin. Orthop. *60*:41, 1968.
143. Sanders, R., Koval, K.J., DiPasquali, T., Nelfet, D.L., Frankle, M.: The treatment of open tibial shaft dractures using an interlocking intramedullary nail without reaming. J. Orthop. Trauma *8*:504, 1994.
144. Mahaisavariya, B., Kesprayura, S., Laupattarakasem W., Suthiyuth, T.: Subtrochanteric fractures: Fixation using the AO tibial nail. Injury *23*:231, 1992.
145. Grimberg, B.: The use of the Hansen-Street intramedullary nail in mid shaft fractures of the femur. Bull. Hosp. Jt. Dis. *53*:45, 1993.

2

Papel da Fixação Intramedular no Tratamento de Fraturas

Michael W. Chapman

A base lógica para o uso da fixação intramedular no tratamento de fraturas está intrinsecamente ligada às indicações para fixação interna de fraturas em geral.[1-5] O procedimento de fixação intramedular é, por definição, confinado aos ossos longos; portanto discutiremos aqui a fixação do fêmur, da tíbia, do úmero, do rádio e da ulna. Devido ao risco inerente da anestesia e às complicações inevitáveis do procedimento de fixação interna, a fixação intramedular das fraturas dos ossos longos deverá ser executada somente quando os benefícios desse procedimento forem suficientemente melhores que aqueles do tratamento não-operatório e quando os riscos forem justificados.[6-7] O procedimento de fixação intramedular de fraturas vem se tornando mais comum porque a taxa de complicações, especialmente quando se aplicam técnicas de operação fechadas, é relativamente baixa.[8-9] Esse método, especialmente quando se utilizam parafusos de travamento cruzado e outros dispositivos mais estáveis, elimina quase completamente a necessidade de fixação externa ou de proteção gessada. Além disso, é sempre possível uma reabilitação precoce, com o reforço muscular e exercícios de amplitude completa de movimento da articulação. Se for obtido um bom contato ósseo, o suporte do peso será possível.

TÉCNICA ABERTA *VERSUS* FECHADA

Diz-se que a fixação intramedular é aberta quando o foco da fratura é aberto diretamente através do envelope muscular ao redor, para se obter a redução e a inserção do pino. A técnica é fechada quando o envelope muscular não é aberto, a fratura é reduzida por meio de manipulação externa e o pino é inserido através de uma das extremidades do osso.

Abrir a fratura é geralmente um processo mais rápido que as técnicas de fixação fechadas, exceto quando se leva em consideração o tempo requerido para se fechar o ferimento. Além disso, a fixação pode geralmente ser obtida sem a assistência de um fluoroscópio, assumindo-se que o travamento, utilizando-se as técnicas atuais, não seja necessário. As desvantagens da fixação aberta são a perda de sangue, que é geralmente maior, e a ruptura do envelope de tecido mole, além da exposição da fratura ao ambiente da sala de cirurgia, o que aumenta a taxa de infecção e reduz o suprimento sangüíneo para o foco da lesão, aumentando assim a taxa de pseudo-artrose. As técnicas fechadas são mais difíceis freqüentemente é necessário usar mesas especiais e sempre exigem visualização por fluoroscopia. Esse procedimento nem sempre é possível, porque o paciente traumatizado está numa mesa inadequada ou numa posição inapropriada. A fixação intramedular utilizando a técnica fechada apresenta, porém, vantagens distintas, incluindo menor perda sangüínea, menor taxa de infecção e maior índice de consolidação, além de, em alguns casos, uma cirurgia mais rápida.

Uma revisão da literatura em língua inglesa, *Closed Intramedullary Nailing of the Femur*, na primeira edição da publicação de *The Science and Practice of Intramedullary Nailing*, mostrou uma experiência acumulada de 1.499 casos de fixação intramedular.[10-31] A taxa de infecção nesses relatórios está na média de 0,4% e a incidência de pseudo-artrose foi de apenas 1%. Os resultados funcionais relatados foram geralmente excelentes. A fixação intramedular utilizando as técnicas abertas mostrou resultado menos favorável, particularmente nos casos de fraturas expostas. De um total de 1.950 fraturas de fêmur tratadas pela técnica aberta, a taxa de infecção profunda ficou na média de 3,5%, que é quatro vezes maior que a taxa verificada com a técnica fechada.[15,32-45] A taxa de infecção na fixação intramedular aberta imediata de fraturas expostas ficou em média em 17,7%. A fixação intramedular aberta apresentou uma taxa de pseudo-artrose de 2,1%. Os resultados globais superiores da fixação intramedular utilizando a técnica fechada, quando comparados à fixação intramedular aberta, justificam a complexidade e a dificuldade da fixação fechada.[46]

Por outro lado, uma técnica modificada de fixação intramedular aberta, em especial no caso do fêmur, é extremamente útil em pacientes com múltiplas lesões e, em nossa experiência, não tem causado uma taxa de complicações maior que a das técnicas fechadas. No caso de um paciente com lesões múltiplas é sempre necessário que o cirurgião do trauma o envie à sala de operação para os procedimentos de socorros urgentes envolvendo o risco de vida e relacionados ao tórax e ao abdome. Por essa razão o cirurgião ortopédico freqüentemente tem o primeiro encontro com esses pacientes após a laparotomia e/ou procedimentos respiratórios, em posição supina sobre uma mesa normal de cirurgia que pode ou não ser radiolucente. A transferência desses pacientes para uma mesa de fraturas especial para a fixação intramedular do fêmur, utilizando-se técnicas fechadas, leva muito tempo e, às vezes, poderá ser arriscada, especialmente se o paciente apresentar tendência a uma instabilidade hemodinâmica. Uma técnica aberta modificada é o procedimento ideal para tais pacientes. O controle fluoroscópico é obtido colocando-se o aparelho em forma de C através do topo da mesa, em posição invertida. Isso fornece uma visão ântero-posterior excelente (AP) de todo o comprimento do fêmur. Colocando-se a perna em posição "de rã" *(frog)*, obter-se-á uma visão lateral razoável (Fig. 2-1).

O paciente é colocado em posição de decúbito lateral com o fêmur fraturado mais elevado. Todo o membro inferior é preparado e coberto, incluindo-se as nádegas, como se fosse para uso no caso de uma fixação intramedular tradicional. O procedimento será mais rápido se dois cirurgiões puderem trabalhar simultaneamente. Um deles abre a fratura através de uma pequena incisão lateral suficientemente adequada para inserir os dedos da mão sem realmente expor a fratura, a menos que seja absolutamente necessário. Uma incisão média tem 4 polegadas de comprimento.* Após incisar a fáscia profunda, geralmente é encontrado um defeito no quadríceps, que significa um rasgo no músculo provocado pelos fragmentos da fratura. Pode ser separado sem corte, com um elevador periósteo ou com os dedos, para expor as extremidades dos fragmentos. Com esta técnica evita-se o trauma adicional causado pela separação cirúrgica do músculo num sítio diferente. A exposição é extremamente rápida. Neste ponto não há necessidade de se reduzir a fratura. O hematoma da lesão é mantido no lugar e a fratura não é irrigada. Se for verificado que o músculo está "espetado" nas extremidades dos fragmentos, ele deverá ser removido com uma cureta.

Simultaneamente, o segundo cirurgião executa uma incisão de separação do glúteo, de aproximadamente 4 polegadas de comprimento, começando na ponta do grande trocanter e se estendendo em sentido proximal. O sítio usual para a inserção do pino é preparado diretamente acima do canal intramedular, na junção do colo do fêmur com o grande trocanter e um pouco em direção ao seu aspecto posterior. Preferimos colocar primeiro um fio-guia de 3,2 mm e então proceder à fresagem ao redor dele com uma fresa canulada de 14 mm. Este procedimento é mais fácil e preciso do que utilizar um furador. Desde que a posição pode ser observada no fluoroscópio antes de iniciar a fresagem, evita-se qualquer lesão ao colo femoral. A seguir, desliza-se um fio-guia com a ponta em esfera, para baixo, até o sítio da fratura. O cirurgião que trabalha no sítio da fratura deverá ter um dedo sobre a ponta da extremidade aberta do fragmento proximal e sentir esse fio orientador à medida que ele sai do fragmento. Em muitos casos a fratura é reduzida com facilidade e o fio-guia é então passado manualmente para o fragmento distal por meio de manipulação executada pelo cirurgião no foco da fratura. Em fraturas curtas ou transversas com acavalgamento, a redução pode ser um processo difícil. Será mais bem obtida colocando-se um gancho ósseo na ponta de cada fragmento, angulando-se a fratura para varo, para que os cantos mediais fiquem opostos, alinhando-se então a fratura à medida que o fio-guia é empurrado para o interior do fragmento distal. Esse procedimento é mais fácil nas fraturas fragmentadas (cominutivas). Verifique a posição adequada do fio-guia de orientação com o fluoroscópio.

Em fraturas muito cominutivas e também nas transversas com acavalgamento, nas quais já se sabe que a redução será difícil, a aplicação de um distrator femoral AO reforça em muito a passagem do fio-guia. Ocasionalmente, nas mãos de um cirurgião muito hábil, a redução pode até ser

*N. do T.: aproximadamente 10 cm.

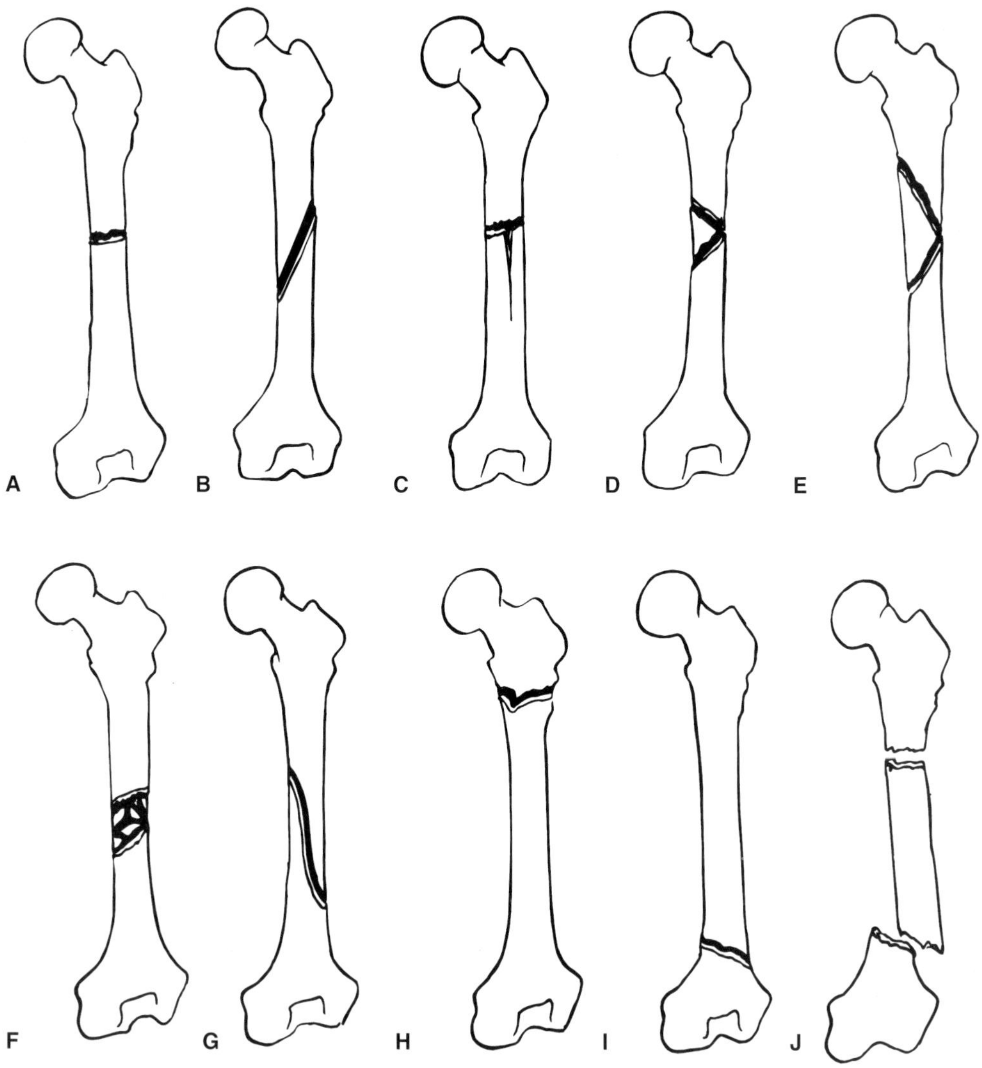

Fig. 2-1. Configurações de fraturas adequadas para o procedimento de fixação intramedular.

obtida utilizando-se uma técnica fechada. Uma vez passado o fio-guia, o cirurgião fecha rapidamente o ferimento da coxa em camadas enquanto o outro cirurgião continua com a fresagem. Essa fresagem deverá ser feita utilizando-se técnicas fechadas de modo que os materiais resultantes desse processo sejam contidos ao redor do sítio da fratura formando um enxerto ósseo.

Se o pino for posicionado para baixo, em direção ao osso subcondral no joelho, pode-se obter um bom controle da rotação com freqüência. Em todos os pinos travados intramedulares, existentes atualmente no mercado, o bloqueio proximal do pino poderá ser obtido com um guia que elimina a necessidade de radiografias, exceto quando há necessidade de verificar a posição adequada e o comprimento do parafuso. Esse procedimento deverá ser sempre executado. Num paciente com lesões múltiplas pode-se postergar o bloqueio distal até que suas condições gerais fiquem mais estáveis. Caso a fratura seja instável, o tratamento pós-operatório com um imobilizador para o joelho e um dispositivo para impedir a rotação do pé será suficiente. Se o bloqueio distal for desejável, ele poderá ser obtido flexionando-se o quadril para trazer a perna para fora da mesa de fratura, de modo a se conseguir o acesso para o fluoroscópio em forma de C. Se o paciente puder ser instalado numa mesa de operação completamente radiolucente, e muitos centros de traumatologia dispõem desse recurso rotineiramente, isso será uma grande vantagem.

Uma técnica alternativa para casos nos quais o fluoroscópio não pode ser utilizado, senão quando se comprova a necessidade absoluta e essencial do travamento, é apresentada a seguir. Durante o direcionamento do pino, certifique-se de que os orifícios para o bloqueio distal estejam localizados diretamente na linha média da face lateral do fêmur. Posicione então um pino de comprimento idêntico ao lado da coxa, com sua extremidade superior nivelada com a do interior do fêmur e marque o nível dos orifícios do bloqueio na coxa distal. Faça uma incisão para baixo, no sentido do fêmur, nessa área. Usando o outro pino como guia, marque no fêmur a localização dos parafusos para o bloqueio. Escolha uma broca apropriada de pelo menos 1/4 de polegada de diâmetro e faça um orifício no aspecto lateral do fêmur, diretamente na região onde se possa acreditar que o orifício do pino está situado. Usando então um fio de Kirschner, procure perceber o orifício no pino. Na maioria dos casos, ele é facilmente identificado. Se o orifício inicial não estiver exatamente na localização correta, aumente-o de modo que fique diretamente sobre o orifício do pino. A seguir, insira a broca de tamanho adequado e perfure o córtex oposto. Os parafusos de travamento poderão, então, ser facilmente inseridos. Esta técnica tem a desvantagem de sacrificar a fixação ideal no córtex adjacente, mas numa situação de risco de vida, este poderá ser um preço pequeno a ser pago. O enxerto ósseo proveniente do sítio de entrada no grande trocanter pode ser agrupado ao redor do parafuso, caso seja necessário.

VANTAGENS DA FIXAÇÃO INTRAMEDULAR

O procedimento de fixação intramedular, em especial o que utiliza técnicas fechadas, fornece estabilidade óssea satisfatória com exposição limitada de tecido mole e pouca dissecção. A preservação do envelope muscular ao redor da fratura preserva o suprimento sangüíneo extra-ósseo ao osso. Esta condição reforça a revascularização do osso lesado e promove a formação do calo perióste o. A ausência de lesão adicional aos músculos reforça o potencial de reabilitação mais rápida da articulação e do músculo.

A fixação intramedular, seja por meio de técnicas com ou sem fresagem, interfere de fato no suprimento sangüíneo endosteal do osso.[47-49] Rhinelander[50] mostrou que esse suprimento sangüíneo se reconstitui rapidamente por si mesmo após a fixação intramedular com pinos sem fresagem, tais como os pinos de Rush,[51] os pinos de Street e os de Lottes.[52] A fresagem obstrui a artéria nutriente e o suprimento sangüíneo endosteal, mas este se reconstituirá por si mesmo se o pino tiver canais ao longo de sua extensão para permitir a revascularização. Rhinelander também demonstrou que o pino de Küntscher permite uma revascularização mínima quando comparado aos com estrias. Esta vantagem, entretanto, tem vida curta à medida que o suprimento sangüíneo normal se torna centrípeto e o osso se revasculariza rapidamente a partir da superfície perióstea para a cavidade da medula. Este fenômeno pode reforçar a formação perióstea do calo e ser vantajoso para a consolidação do osso.

Quando comparados às placas e parafusos,[53-55] os pinos intramedulares têm a vantagem de serem dispositivos de compartilhamento de carga. Em fraturas onde a configuração da lesão fornece estabilidade axial, é possível o suporte prematuro de peso. A carga é recebida inicialmente pelo osso, ao invés do pino. A evidência sugere que esta condição promove a consolidação da fratura, evita a osteoporose pelo desuso e reduz os efeitos de proteção da pressão. Por essas razões, a quebra de pinos intramedulares não é comum, quando comparada às placas e aos parafusos.

A remoção de pinos intramedulares envolve geralmente menos cirurgia que a de placas e parafusos. A ausência da osteoporose por desuso e de orifícios de parafusos próximos à fratura significa que os problemas com a refratura após a remoção do pino intramedular são raros.

FIXAÇÃO COM E SEM FRESAGEM

De modo geral, a fixação intramedular com fresagem fornece melhor estabilidade devido ao maior contato entre o pino e o canal medular. Uma vez que pinos maiores podem ser usados, estes são geralmente mais fortes e têm menor probabilidade de falha devida a fadiga. Pinos não-fresados são geralmente mais fáceis de usar e podem ser inseridos mais rapidamente, mas seu diâmetro menor fornece uma fixação menos sólida. No fêmur foram relatados resultados igualmente satisfatórios com fixação dos dois tipos. Com o processo envolvendo a fresagem os problemas mecânicos foram menores. Com o advento da fixação travada, a técnica com fresagem tornou-se o tratamento escolhido para fraturas da diáfise do fêmur e de fraturas fechadas da diáfise da tíbia. Na tíbia, a fixação sem broqueamento é o procedimento preferido para fraturas expostas devido ao suprimento sangüíneo insuficiente ao osso e à sua localização subcutânea. Se houver infecção, as complicações com os pinos não-fresados serão menos graves. Excelentes resultados com pinos sem fresagem, como os modelos de Lottes, Ender e, mais recentemente, com os pinos travados, têm sido apresentados.[56-65] Devido às dimensões reduzidas dos ossos do antebraço, a fresagem é tecnicamente difícil e, portanto, a técnica sem fresagem tem sido geralmente utilizada. Os pinos sem fresagem apresentam vantagens especiais no úmero devido aos problemas de acesso às extremidades proximal e distal do osso. Os pinos com fresagem são úteis para os casos de pseudo-artrose do úmero, mas problemas com o manguito rotatório no ponto de entrada são mais freqüentes.

Estudos recentes[66-68] mostraram que, com a fresagem, ocorre uma embolização significativa dos conteúdos da medula para o coração e os pulmões, além da pressurização do canal intramedular do fêmur. Pape e seus colegas[69-71] mostraram que essa condição pode aumentar a incidência da síndrome de angústia respiratória do adulto, SARA (ARDS, em inglês — *adult respiratory distress syndrome*) — em pacientes com lesões múltiplas que tenham sofrido também uma lesão pulmonar. Por essa razão, houve um renascimento recente do interesse pelo processo de fixação intramedular do fêmur sem fresagem. Pinos travados feitos de ligas de titânio são particularmente vantajosos para esta aplicação devido à sua maior flexibilidade e dureza. A eficácia de se mudar para os pinos sem fresagem no fêmur de um paciente com lesões múltiplas ainda não ficou comprovada, embora a evidência seja altamente sugestiva de que esta possa ser uma consideração importante.

PINO TRAVADO *VERSUS* NÃO-TRAVADO

Existem atualmente no mercado pinos intramedulares que permitem o uso de parafusos de bloqueio para uso em todos os principais ossos longos. Todos esses modelos podem ser usados com técnica sem bloqueio e, por isso, não há provavelmente razão para se usarem pinos não-travados no momento, exceto talvez por seu custo reduzido. Os pinos lisos e sem fresagem como os de Ender e os de Rush são exceções, pois estes modelos ainda têm indicações especiais que serão discutidas mais tarde. Embora os pinos travados forneçam uma fixação reforçada que pode quase sempre garantir a não-ocorrência de encurtamento, angulação ou má rotação inesperadas, os orifícios nos pinos realmente causam um gradiente de forças e, portanto, aumentam a incidência de quebra dos mesmos. Bucholz[72] mostrou que este é um problema importante especialmente nas fraturas supracondilares do fêmur, nas quais pode ocorrer a falha através do orifício do parafuso mais proximal do pino, particularmente quando uma fratura instável é submetida ao suporte prematuro de peso. Estes problemas podem ser diminuídos com o uso de pinos com diâmetro maior, com preenchimento de todos os orifícios com parafusos, com a colocação dos parafusos o mais longe possível do sítio da fratura e pelo retardamento do suporte do peso. A falha do parafuso também constitui uma preocupação. Parafusos especiais, projetados especialmente para o bloqueio transversal, estão disponíveis no mercado e são mais fortes que os parafusos corticais padrão, completamente roscados. Pinos menores e não-fresados são um problema especial no que diz respeito aos parafusos de bloqueio que, por necessidade, devem ser muito menores em diâmetro, variando, em média, entre 3,5 e 4 mm de diâmetro. Índices de falha acima de 30% têm sido relatados com parafusos de aço inoxidável usados na tíbia, e acima de 7% com parafusos de 4 mm feitos de titânio. Por essa razão, na tíbia somos propensos a passar uma ou duas fresas suavemente, no esforço para sempre colocar um pino de 10 mm de diâmetro que suportará parafusos de bloqueio padrão, de 4,5 a 5 mm de diâmetro.

INDICAÇÕES GERAIS

A fixação intramedular deve ser considerada quando as vantagens do alinhamento anatômico, do suporte prematuro do peso e da reabilitação mais rápida e sem restrições da articulação e dos músculos sejam consideradas benéficas para o paciente.[73-84] Em pacientes com lesões múltiplas,[85,86] a síndrome da angústia respiratória do adulto será prevenida de maneira mais satisfatória se as fraturas de ossos longos forem estabilizadas e o paciente for imediatamente mobilizado.[87-90] Esse procedimento melhora a atenção com o sistema cardiopulmonar e pode otimizar a resposta inflamatória sistêmica que conduz à falha pulmonar. Essa condição é particularmente verdadeira para fraturas do fêmur e menos válida para fraturas do úmero.

Um quadril flutuante (fratura da pelve ou do acetábulo e da diáfise do fêmur)[91] e um joelho flutuante são outras fortes indicações para o procedimento de fixação intramedular. Fraturas combinadas do fêmur e da tíbia podem apresentar problemas na manutenção do alinhamento, e a reabilitação do joelho é extremamente difícil com fraturas ipsilaterais concomitantes[92,93] acima e abaixo. Estas são melhor tratadas pela fixação interna do fêmur e da tíbia, embora em alguns casos o tratamento não-operatório da tíbia seja possível. A mesma base lógica se aplica ao cotovelo flutuante, onde a fixação do úmero por meio de um pino e a fixação do antebraço com uma placa são vantajosas.[94]

Em lesões vasculares que exigem reparação, particularmente se a lesão vascular foi causada pela fratura, a estabilização da fratura poderá ser indicada. Para proteger a reparação vascular, a maioria dessas estabilizações será feita utilizando-se a técnica aberta, especialmente se for executada no mesmo momento em que se faz a reparação vascular.

CONFIGURAÇÃO DA FRATURA

Quando utilizamos pinos convencionais (não-travados) com ou sem fresagem, particularmente nos ossos que suportam o peso, a configuração da fratura deve proporcionar estabilidade rotacional e axial suficientes para ser fixada sem o bloqueio. Somente uma fratura curta e oblíqua, sem fragmentação ou microrrachaduras ocultas, poderá oferecer esse tipo de estabilidade. Freqüentemente as pequenas frestas não podem ser visualizadas; porém, mesmo em padrões de fratura aparentemente estáveis, pode ocorrer um aumento de tamanho tardio da lesão, com perda da estabilidade. Por essa razão usamos, rotineiramente, pinos travados, independentemente do padrão da fratura. As indicações para utilização de pinos não-travados pode ser modificada se for necessário que a fratura seja protegida após a cirurgia por tração, aparelho gessado ou ausência do peso (não apoiar o membro inferior). Esse procedimento é raramente prático ou recomendável.

As configurações de fratura adequadas à aplicação da técnica de fixação intramedular estão ilustradas na Fig. 2-1. Quando pinos travados são aplicados, as indicações para a fixação intramedular podem ser ampliadas. Pinos deste tipo estão agora disponíveis para todos os principais ossos longos. As configurações ilustradas na Fig. 2-1 podem geralmente ser transportadas para a tíbia e para o úmero. Fraturas no quarto proximal de qualquer um dos ossos longos principais representam indicações ampliadas para a fixação intramedular. A fixação dessas fraturas requer experiência considerável. Uma angulação ou a fixação inadequada com os parafusos de bloqueio pode ser um problema desafiador. Ao fixar fraturas próximas às extremidades dos ossos longos, o cirurgião precisa estar seguro de que não existam rachaduras dirigidas para o interior da área justa-articular que possam vir a comprometer a fixação com os parafusos de bloqueio.

Fraturas extremamente fragmentadas, particularmente aquelas que representam uma combinação de lesões, são bem tratadas pela fixação intramedular fechada; entretanto um grande fragmento em asa de borboleta pode permanecer bem deslocado, deixando um defeito considerável na diáfise média do fêmur, especialmente quando é utilizada a técnica fechada de fixação intramedular. Nestes casos, não é raro que a fratura se consolide com um grande defeito. Nessas circunstâncias vale a pena a aplicação de um enxerto ósseo intramedular; uma outra alternativa seria abrir a fratura para posicionar o fragmento desviado no lugar por meio de cerclagem. Esta última técnica é arriscada, pois pode provocar uma desvascularização considerável. Exige-se, assim, uma técnica delicada. Apesar da fragmentação, essas fraturas geralmente consolidam-se satisfatoriamente.

FRATURAS EXPOSTAS

Até recentemente, acreditava-se que a fixação intramedular com fresagem imediata de fraturas expostas fosse contra-indicada devido ao maior risco de infecção e desvascularização adicional provocada pela destruição do suprimento sangüíneo endosteal. A experiência clínica, entretanto, mostrou que esse procedimento é possível para fraturas expostas no fêmur e no úmero, com um mínimo aumento no risco de infecção.[95-99] A fixação intramedular imediata oferece vantagens significativas no tratamento do paciente com lesões múltiplas e para as lesões de partes moles. Existe pouca controvérsia sobre a fixação intramedular com fresagem imediata de fraturas expostas de Gustilo dos graus I a IIIa. Entretanto algumas autoridades ainda manifestam reservas sobre a fixação intramedular com fresagem imediata de fraturas expostas de grau IIIb.[96]

Na fratura exposta da tíbia os riscos de infecção e desvascularização são muito maiores em função do envelope insatisfatório de tecido mole sobre o aspecto ântero-medial do osso. Devido aos bons resultados dos pinos sem fresar na tíbia, o padrão de cuidados, no momento, é o de se proceder à fixação intramedular imediata sem fresagem, ao invés do procedimento com fresagem.[100]

Não é preciso dizer que a irrigação meticulosa e o debridamento, além de uma apropriada e alta dosagem de antibióticos bactericidas intravenosos, é necessária para diminuir o risco de infecção. A fixação intramedular imediata de fraturas expostas não deverá ser executada por cirurgiões que não sejam experientes e que não estejam intimamente familiarizados com os cuidados necessários dos tecidos moles, para prevenir a infecção nessas lesões.

A principal vantagem da fixação intramedular de fraturas expostas é o fato de que a estabilidade obtida é geralmente superior àquela da fixação externa, além de exigir menos excisão de tecidos moles que o processo de fixação com placas e parafusos. Se houver complicações nesse tecido, estas serão mais facilmente controladas com um pino intramedular bem posicionado do que com uma placa ou parafusos que podem ficar expostos. O tratamento dos tecidos moles é muito mais simples com um pino intramedular quando comparado ao processo da fixação externa, pois o cirurgião não precisa lidar com os pinos de fixação externa. Esses pinos apresentam risco de infecção do ferimento e de si mesmos, podendo interferir nos procedimentos dedicados aos tecidos moles, tais como os retalhos microvascularizados locais e livres.

O retardamento da fixação intramedular, especialmente com os pinos com fresagem, é defendido por alguns como um método para reduzir o risco imediato de infecção e para o tratamento de consolidações potencial ou realmente retardadas ou mesmo pseudo-artroses.[101-104] Na conversão do procedimento de fixação externa para a colocação de pinos intramedulares deve-se cuidar para que o risco de infecção seja diminuído.[105-107] O melhor protocolo é efetuar essa conversão prematuramente, antes que os trajetos dos pinos da fixação externa fiquem infectados ou que os pinos fiquem soltos. Quando os pinos de uma fixação externa ficam soltos ou infectados, o risco de infecção com a fixação intramedular subseqüente é extremamente elevado. Alguns médicos consideram a conversão para esse último procedimento contra-indicada. Por outro lado, a remoção do fixador externo com a limpeza e curetagem para o tratamento de quaisquer pinos potencialmente infectados, seguida por um intervalo de tempo adequado, com ausência de infecção, poderá diminuir os riscos, assumindo-se que as vantagens da conversão para um pino intramedular sejam realmente esperadas.

Do ponto-de-vista técnico, é recomendável proceder à irrigação inicial e ao desbridamento no primeiro tempo cirúrgico. A seguir, executa-se uma segunda preparação cirúrgica e disposição dos campos operatórios estéreis; a fixação intramedular deverá então ser executada com um novo conjunto de instrumentos. Tal procedimento diminui muito o risco de contaminação.

FÊMUR

Tendo treinado e praticado na era do tratamento não-operatório de fraturas do fêmur, e após 25 anos de experiência com a técnica da fixação intramedular fechada, acreditamos, como a grande maioria de outros cirurgiões, que todas as fraturas da diáfise do fêmur em adultos deveriam ser tratadas com o procedimento de fixação intramedular fechada, desde que as condições gerais do paciente assegurassem o procedimento e que o padrão da fratura assim o permitisse.[108-126] Na época da primeira publicação deste livro, pinos como os modelos AO, os de Küntscher, de Schneider e de Street[52] eram de uso comum. Pelo fato de nenhum desses dispositivos oferecer proteção adequada contra o encurtamento e a rotação indesejável em fraturas instáveis, essas complicações e mais a de angulação anuviaram a excelente experiência até então obtida com a fixação intramedular do fêmur. Com o desenvolvimento dos primeiros pinos intramedulares verdadeiramente travados, nos trabalhos desenvolvidos por Klemm e Schellman e por Grosse e Kempf, no final dos anos 70, a estabilidade da fixação foi muito aperfeiçoada, causando o quase total desaparecimento das complicações inesperadas de encurtamento, má rotação e angulação.[123-128] Tais novos pinos foram introduzidos na América do Norte no início dos anos 80 e, devido a seu alto índice de sucesso, a fixação intramedular do fêmur se transformou no tratamento de escolha para fraturas desse osso. A grande maioria dos cirurgiões aprendeu a executar a fixação intramedular utilizando técnicas fechadas. Os pinos intramedulares fechados desenvolvidos posteriormente eram mais fortes, continham seções fechadas e utilizavam materiais diferentes, tais como as ligas de titânio. Dois parafusos de bloqueio transversal permaneceram como padrão; entretanto foram desenvolvidas configurações diferentes para o bloqueio proximal, das quais a mais comum atualmente é a que utiliza dois parafusos transversais. Mais tarde, foi desenvolvida uma segunda geração de pinos travados que permitia a fixação na cabeça e no colo. Isso ampliou as indicações da fixação intramedular para incluir as fraturas subtrocantéricas e as complexas envolvendo o fêmur proximal, as fraturas intertrocantérico-subtrocantéricas e as fraturas ipsilaterais concomitantes do colo e da diáfise do fêmur.[129-131] Com esses pinos, praticamente todos os padrões de fratura no fêmur podem agora ser tratados por meio da fixação intramedular, incluindo-se aqui as fraturas supracondilares extremamente distais. As únicas limitações para o uso desta técnica são a qualidade insatisfatória do osso e a ausência de osso intacto suficiente, tanto distal quanto proximal, para permitir a fixação adequada dos parafusos no pino para o bloqueio.

Os avanços nas técnicas de fixação intramedular do fêmur reforçaram enormemente nossa habilidade para tratar pacientes com lesões múltiplas. Bone e outros profissionais[87-90] mostraram que a estabilização imediata de fraturas da diáfise femoral em pacientes com lesões múltiplas reduz em muito a incidência de complicações pulmonares, o tempo de tratamento na unidade de terapia intensiva e a incidência de morte. Nenhuma autoridade questiona os avanços significativos que vêm ocorrendo nos cuidados de pacientes com múltiplas lesões pela introdução da fixação intramedular imediata do fêmur. Por outro lado, a embolização dos conteúdos da medula óssea causados pelo broqueamento e direcionamento do pino intramedular tem sido bem demonstrada. Recentemente surgiu uma evidência que sugere que essa embolização em um paciente ferido e com comprometimento pulmonar pode aumentar a incidência de SARA.[67-71] Por essa razão, vem aumentando o interesse no uso de pinos travados sem a fresagem, pois estes reduzem a incidência de embolização. A dificuldade com estes pinos menores é a maior probabilidade de falha mecânica do dispositivo e de pseudo-artrose. Pode-se recomendar a conversão primária para pinos maiores e mais fortes. Esta evidência, porém, ainda não é suficientemente forte para recomendar o uso dos pinos travados sem a fresagem em lugar dos fresados quando se tratar de pacientes com lesões múltiplas. No momento nossa recomendação para tais pacientes portadores de lesão pulmonar preexistente é a utilização de pinos intramedulares não fresados ou com mínima fresagem. Será necessário um acompanhamento cuidadoso desses pacientes, com ausência de apoio do peso corporal, e a conversão para um pino maior e com fresagem poderá ser necessária depois que tais pacientes tenham se recuperado da lesão pulmonar, assumindo o alto risco de falha do pino.

Nosso pensamento sobre a dinamização dos pinos intramedulares travados também mudou durante a última década. No início temíamos que esses dispositivos pudessem se transformar em máquinas causadoras de pseudoartrose, devido ao potencial de afastamento no sítio da fratura. Por essa razão, inicialmente foi recomendado que em padrões de fraturas estáveis os parafusos de bloqueio fossem removidos de um e de outro lado do pino para permitir a compressão prematura da fratura durante o tratamento. Brumback[125] mostrou que a dinamização não é necessária para se obter a união e que a grande maioria das fraturas consolidará satisfatoriamente com os parafusos de bloqueio posicionados no lugar. Entretanto, apesar desta experiência, a maioria das pseudo-artroses da diáfise do fêmur observadas foi causada pelo bloqueio com afastamento no foco ou por falha óssea na fratura devido à fragmentação. Alguns projetos recentes de pinos incluem orifícios com ranhuras para os parafusos de bloqueio, para permitir a dinamização automática. Ainda não se sabe se isso é necessário ou mesmo prudente.

Na Universidade da Califórnia, em Davis, a prática tem sido a de, no momento da fixação inicial, impactar todos os tipos de fraturas com contato ósseo suficiente para permitir a compressão imediata. Esse resultado pode ser obtido ou por meio do martelo deslizante direcionador no pino "Alta" ou com desenho e projeto semelhante, ou pela colocação do trator femoral "AO" cruzando o foco da fratura e comprimindo antes do bloqueio.

No primeiro caso, a compressão é obtida efetuando-se primeiramente o bloqueio do pino no segmento distal, impactando a fratura em seguida, e, então, travando o pino no segmento proximal. No segundo caso, usamos um parafuso de Schanz bicortical no segmento distal e um parafuso monocortical no proximal, com o trator para efetuar a compressão no foco. Quando o contato ósseo entre os fragmentos distal e proximal for maior que 50%, e quando não houver nenhuma fissura longitudinal ameaçando a estabilidade da fixação, "o apoio precoce do membro inferior (com a distribuição da carga corporal) será possível". A maioria dos pacientes estará apta ao apoio com reabilitação satisfatória do quadríceps em seis semanas. Em padrões de fraturas instáveis recomendo que se deixe o pino estaticamente travado até que ocorra a consolidação. Se a fratura foi exposta e apresentou perda óssea, ou se há evidência de retardo de consolidação depois de 12 semanas, deve-se então considerar um enxerto ósseo.

As contra-indicações à fixação intramedular fechada de fraturas do fêmur são poucas e incluem aquelas lesões envolvendo o colo e a área intertrocantérica, as quais são demasiadamente fragmentadas para se obter a fixação adequada, particularmente quando a qualidade do osso não for satisfatória, tal como ocorre no caso da osteoporose senil. Por outro lado, os pinos do tipo de reconstrução intramedular podem ser os únicos dispositivos que terão efeito nesse tipo de fraturas. As fraturas supracondilares baixas nas quais dois parafusos de bloqueio não poderão ser colocados representam uma contra-indicação relativa à fixação intramedular fechada. Nas mãos de cirurgiões experientes e habilidosos, mesmo as fraturas em "T", intra-articulares e supracondilares do fêmur, são ocasionalmente tratadas através da técnica da fixação intramedular. A porção intra-articular da fratura pode ser inicialmente fixada com parafusos intrafragmentares posicionados anterior e posteriormente para evitar colisão com o pino intramedular. O pino poderá, então, ser colocado para baixo no sentido do osso subcondral do joelho, o que permitirá, com alguns tipos de pino, pelo menos três corticais de apoio e algumas vezes quatro corticais de fixação com parafusos. A fixação retrógrada é defendida por alguns profissionais.[132,133]

A contra-indicação primária à fixação intramedular são as lesões de pele infectadas nas nádegas ou em outras áreas, o que tornaria o risco de infecção excessivamente alto. Uma infecção sistêmica ativa com um microorganismo que pudesse infectar o sítio de operação também representa uma contra-indicação. Sob determinadas condições, a fixação intramedular femoral pode ser desnecessária.[38,109-120] As fraturas da diáfise do fêmur em pacientes quadriplégicos, por exemplo, poderão com freqüência ser tratadas por meio de apoio com travesseiros.

TÍBIA

Com a introdução dos pinos intramedulares travados sem fresagem para o tratamento das fraturas da tíbia, as indicações e uso de fixação intramedular para fraturas deste osso aumentaram substancialmente na década passada, particularmente nos casos de fraturas expostas.[62-65]

A maioria das fraturas simples da diáfise da tíbia pode ser tratada por redução fechada e com imobilização com aparelho gessado — com ou sem apoio para a marcha.[75] Em fraturas fechadas as recomendações para o procedimento de fixação intramedular são os casos de (1) joelho flutuante, com uma fratura associada do fêmur; (2) lesão associada ligamentar do joelho, na qual a estabilidade da tíbia é necessária para a reabilitação; (3) lesões associadas do pé ou tornozelo, nas quais se aplica uma filosofia semelhante; e (4) fraturas fechadas instáveis, nas quais não se pode obter ou manter uma redução satisfatória.

Os pacientes de hoje são menos tolerantes com relação à consolidação viciosa que os do passado. Os trabalhadores em atividades pesadas precisam apresentar um bom desempenho para serem competitivos e os empregados sedentários são, freqüentemente, atléticos e muito ativos. É sempre perigoso generalizarmos, mas consideraríamos a execução de fixação intramedular travada quando houvesse encurtamento de mais de 1 cm, varo ou valgo de mais de 10°, e desvio rotacional acima de 10° que não possa ser controlado por técnicas não-operatórias. A fixação intramedular travada é ideal para fraturas que ocorram no terço médio da tíbia. À medida que se tornam mais proximais e distais em relação ao istmo, as fraturas se tornam mais difíceis de fixar em condições anatômicas, e a fixação com os parafusos de travamento se torna gradativamente precária. Lesões nos quartos proximal e distal da tíbia representam contra-indicações relativas à fixação intramedular travada. A maioria dos pinos travados fornece dois parafusos transversais distais de bloqueio que podem controlar um pequeno fragmento distal se o pino for posicionado bem distante; entretanto a qualidade do osso deve ser boa, não deve haver rachaduras e o cirurgião precisa ser hábil com a técnica e garantir o resultado de um alinhamento aceitável. Na área proximal, quando se puxa o tendão da patela, isso tende a soltar e angular anteriormente o fragmento proximal no sítio da fratura. O bloqueio com no mínimo dois parafusos sólidos, e preferivelmente três, deverá ser obtido para controlar o fragmento proximal. A fixação dessas fraturas poderá ser muito difícil e deverá ser manejada somente por aqueles cirurgiões experientes e habilidosos com a técnica. Algumas fraturas intra-articulares não deslocadas da extremidade distal ou proximal da tíbia podem ser tratadas por meio de fixação percutânea com parafuso canulado combinado com a fixação intramedular, mas isso certamente representa uma extensão da técnica a ser usada somente por aqueles profissionais altamente qualificados. Esteja alerta para o fato de que uma fragmentação não reconhecida poderá conduzir à falha deste tipo de fixação.

As indicações para o uso dos pinos sem fresagem e não-travados para a tíbia, tais como os modelos de Lottes e Ender, são muito limitadas devido à versatilidade dos pinos travados.[51,56,58,59] A grande vantagem desses pinos é o seu baixo custo e a instrumentação simples. As fraturas precisam ser estáveis. Até a consolidação completa, recomenda-se o uso de proteção externa com gesso e limitação do apoio do membro. Por essa razão, a maioria dos cirurgiões utiliza pinos travados. Podem ser usados tanto com ou sem fresagem. A maioria dos sistemas pode ser usada com qualquer uma das técnicas, dependendo do tamanho do pino requerido. Em fraturas fechadas executamos sempre um broqueamento suficientemente grande para colocar um pino que permitirá o uso dos maiores parafusos possíveis de bloqueio, que geralmente ficam entre 4,5 e 5 mm de diâmetro. Esse procedimento diminui o risco de falha dos parafusos de bloqueio na eventualidade de o paciente apoiar o membro inferior contra as recomendações ou quando ocorre uma pseudo-artrose. A taxa de rompimento dos parafusos de bloqueio de dimensões menores (3,5 a 4 mm de diâmetro) nos pinos sem fresagem é significativa, tendo sido relatada em até 7% em pinos de titânio e 30% em pinos de aço inoxidável.

A indicação elementar para o tratamento de fraturas com pinos travados sem fresagem na tíbia são as fraturas expostas. Relatórios recentes têm mostrado resultados comparáveis ou até melhores que aqueles obtidos com a fixação externa, que foi o padrão de cuidados no passado.[62-65, 100-107] As vantagens da fixação intramedular, quando comparadas à fixação externa, são idênticas àquelas já discutidas. Um trabalho recente elaborado por Swiontkowski e seus associados ao estudar o fluxo de sangue na tíbia de um carneiro por meio do doppler a *laser* mostra que a fresagem da tíbia compromete a circulação para a diáfise no início do período após a fratura, quando comparada com os pinos sem fresagem.[134]

Por essa razão não utilizamos pinos completamente fresados como fixação primária em fraturas expostas da tíbia. Se possível, usamos um pino sem fresar; quando for necessário obter um espaço para parafuso de bloqueio com 5 mm, executaremos uma fresagem mínima e suave, com um ou dois dilatadores. Em geral isso envolve o aumento do tamanho do canal medular para 9 a 10 mm. Alguns estudiosos tiveram experiências satisfatórias com pinos fresados em fraturas expostas da tíbia, mas essa não foi a experiência geral na América do Norte.[62] Existem controvérsias sobre se os pinos devem ser usados em todas as fraturas de grau IIIb da tíbia. Desde 1988 temos executado a fixação intramedular dessas fraturas rotineiramente na Universidade da Califórnia, em Davis, com resultados comparáveis aos obtidos com a fixação externa no que diz respeito à infecção e superiores a estes em relação a pseudoartrose e consolidação viciosa. Os pinos de titânio apresentam uma vantagem especial na tíbia devido à maior resistência e flexibilidade observadas com os pinos de menor tamanho e sem fresar.

ÚMERO

Como na tíbia, a maioria das fraturas da diáfise e da metáfise do úmero poderá ser tratada por meios não-operatórios; se, porém, for necessário abrir a fratura para livrar o nervo radial, por exemplo, uma placa com parafusos interfragmentários é o método usual de fixação interna.[136] Quando não houver necessidade de redução aberta, a fixação por placa será menos desejável ainda nos casos onde for contra-indicada uma grande dissecção, necessária para a exposição cirúrgica. Por outro lado, a fixação intramedular do úmero nunca foi um procedimento popular porque a fixação é freqüentemente instável e os sítios de entrada para se atingir o osso ou são difíceis ou interferem na função articular em qualquer uma das extremidades deste osso. Apesar disso, muitos dispositivos de fixação intramedular têm sido defendidos para o tratamento de fraturas do úmero, como os pinos de Rush,[137] os pinos de Küntscher,[138] os fios de Steinmann, de Supramid, os pinos de Stack (Hackethal), os pinos de Ender, os pinos sulcados de Sampson, os pinos de Street e os de Lottes.

A indicação mais comum para a fixação intramedular fechada de uma fratura de úmero é a inabilidade em se conseguir um alinhamento satisfatório da fratura por meio das técnicas conservadoras não-operatórias. O alinhamento poderá ser um problema quando a fratura ocorrer bem distal ao tubérculo deltóide, onde o músculo deltóide age como a principal força deformante sobre o fragmento proximal. Uma situação semelhante poderá ocorrer em fraturas do colo cirúrgico, nas quais o ato de puxar o *pectoralis major* poderá ser um problema. Outras indicações incluem as fraturas do úmero em pacientes com lesões múltiplas, particularmente o trauma do tórax, condição na qual o tratamento não-operatório da fratura de úmero interferiria nos cuidados pulmonares. Do mesmo modo, a fixação poderá ser necessária para o paciente inconsciente que se apresenta agitado e ameaça expor uma fratura fechada do úmero (tornar exposta a fratura fechada).

Do mesmo modo que com os outros ossos longos, a introdução recente dos pinos intramedulares travados para o úmero ampliou significativamente as indicações para este procedimento.[139-143] Métodos mais inteligentes para o bloqueio dos pinos, sem o uso de parafusos transversais distais (tal como no pino de Seidel), têm sido desenvolvidos. Em nossa experiência, essas técnicas de travamento ainda não provaram ser suficientemente confiáveis, pois a instabilidade rotacional freqüentemente persiste, o que poderá culminar em pseudo-artrose se a imobilização externa não for usada até a consolidação da fratura. Por essa razão foram desenvolvidos pinos travados mais tradicionais, usando parafusos de bloqueio distal e proximal para o tratamento de fraturas do úmero. Preferimos o pino "Alta" porque sua curvatura permite que seja inserido com o mínimo de colisão durante a inserção pelo manguito rotatório. As desvantagens desses pinos são as condições em que as forças induzidas pela inserção proximal poderão provocar fraturas longitudinais. Acreditamos que rachaduras ocultas freqüentemente estão presentes antes da operação. O bloqueio distal continua a ser um desafio, devendo geralmente ser executado por via aberta devido ao perigo de lesão às estruturas neurovasculares ao redor do cotovelo.

FRATURAS DO RÁDIO E DA ULNA

Nos adultos as fraturas com desvio da diáfise radial, isoladas ou em combinação com fraturas da ulna, geralmente exigem a redução anatômica e a fixação interna. As fraturas isoladas da ulna raramente exigem a fixação interna. Pelo fato de a fixação com placas oferecer melhor estabilidade, uma posição mais anatômica e um baixo índice de falha, praticamente abandonamos a fixação intramedular de fraturas do antebraço. Entretanto, em situações onde a fixação por placas for contra-indicada, tal como quando a pele está em condições insatisfatórias, a fixação por meio de hastes intramedulares representa uma boa alternativa.[144] Da mesma forma, a fixação fechada de fraturas do antebraço merece ser considerada quando as condições gerais do paciente não permitem a magnitude dos procedimentos exigidos para a fixação por placas.

Os dispositivos usados para fixação intramedular do antebraço são as hastes de Rush,[145] os pinos de Sage,[146-148] os pinos de Street e os fios de Kirschner ou os fios de Steinmann. Para a fixação intramedular do rádio, o pino de Sage é indiscutivelmente o melhor, pois é especialmente projetado para as curvaturas anatômicas do rádio. Para a ulna, quase todos os dispositivos intramedulares são suficientes, mas temos usado o pino de Rush com maior freqüência. A fixação de ambos os ossos por meio de hastes intramedulares geralmente exige proteção continuada com aparelho de gesso ou tala gessada por causa da instabilidade rotacional. Se os pinos rodarem, haverá uma tendência para o colapso da membrana interóssea. Abandonamos a fixação por placas para o rádio e a fixação por pinos para a ulna por causa da elevada incidência de pseudo-artrose na ulna.

Nos últimos anos, os pinos intramedulares feitos de titânio, que oferecem capacidade limitada de travamento, foram introduzidos para o tratamento de fraturas do rádio e da ulna. Não há razão para se duvidar do sucesso desse procedimento. No momento não temos experiência com esses dispositivos e a literatura existente ainda não dá suporte à fixação intramedular das fraturas do antebraço por pinos. Os benefícios óbvios na possibilidade de tratar fraturas complexas do antebraço sem precisar executar uma redução aberta e uma fixação interna são evidentes. O tempo dirá se esses dispositivos oferecerão segurança e estabilidade suficientes para igualar os resultados superiores obtidos pelos métodos atuais de fixação por meio de placas e parafusos.[149]

FRATURAS PATOLÓGICAS

A fixação intramedular, especialmente quando combinada com metacrilato de metila para preencher defeitos e obter melhor fixação óssea, é uma técnica excelente para o tratamento de fraturas patológicas da diáfise dos ossos longos. Devido ao fato de os tumores provenientes de doença metastática freqüentemente envolverem áreas múltiplas dos ossos longos, a fixação por placas tem a desvantagem de produzir um gradiente de força em qualquer extremidade da placa, onde poderá ocorrer uma futura fratura patológica. Essa condição é particularmente verdadeira nos ossos longos que suportam peso na extremidade inferior. Por esta razão, a fixação intramedular é a técnica de escolha, quando possível.

Mais recentemente, os aloenxertos se tornaram mais populares para o tratamento de fraturas patológicas nas quais a extração radical do tumor é necessária para salvar a vida do paciente mas onde o salvamento do membro é preferido. Estes casos que envolvem a substituição somente da diáfise de um osso longo, em oposição também à substituição da superfície articular da extremidade do osso, tendem a ser mais bem-sucedidos. A chave para o sucesso com a fixação intramedular de fraturas patológicas incorporando aloenxertos de diáfise é a fixação interna rígida e o enxerto de osso na junção aloenxerto-hospedeiro, para estimular a consolidação e reforçar a resistência neste ponto. A revascularização de aloenxertos de diáfise leva muitos anos e uma fratura mais tarde não é incomum. Por essa razão, o pino intramedular utilizado deverá ser grande, para diminuir o risco de falha por fadiga. Costumamos utilizar um enxerto ósseo em toda a volta do osso e uma pequena placa na junção alo-autoenxerto, assim como eliminar os micromovimentos e reforçar a incorporação.

FIXAÇÃO INTRAMEDULAR EM CRIANÇAS E ADOLESCENTES

As fraturas de ossos longos em crianças, com fises abertas, são geralmente tratadas com procedimentos não-operatórios, pois sua capacidade de consolidação e a remodelação não exigem a redução mais anatômica e a fixação mais firme necessárias para obter bons resultados nas fraturas dos pacientes adultos. Além disso, pinos intramedulares inseridos através da extremidade do osso podem ameaçar o crescimento da placa, resultando em deformidade. Por essas razões, essencialmente nunca se executa a fixação intramedular no membro superior em crianças com centros de crescimento abertos. No membro inferior a mesma base lógica é aplicada para as fraturas da tíbia. Caso seja necessário algum tipo de fixação para o tratamento de uma fratura exposta grave, geralmente a técnica da fixação externa é escolhida.

Uma possível exceção podem ser as fraturas da diáfise do fêmur. É possível usar um pino intramedular não-fresado com pequeno diâmetro ou um modelo com fresagem de pequeno tamanho no fêmur a partir da extremidade proximal sem interferir significativamente no potencial geral de crescimento do osso. Posicionando-se o dispositivo na área proximal à fise distal/femoral pode-se também evitar uma possível lesão a essa fise. Existem algumas indicações para o procedimento de fixação de fraturas do fêmur por meio de pinos intramedulares em adolescentes, em particular, e em algumas crianças.[150-152] As fraturas que ocorrem na diáfise do fêmur de pacientes homens acima de 15 anos e em mulheres acima dos 12 ou 13 anos de idade poderão ser essencialmente tratadas como as dos adultos, pois o potencial de crescimento remanescente no osso é mínimo e o tamanho da criança torna benéfica a fixação interna na maioria dos casos. No adolescente mais jovem a necessidade de fixação intramedular do fêmur é orientada primariamente pelo tamanho e maturidade do paciente e pelas lesões associadas.

Em crianças com lesões múltiplas graves, e lesões graves no crânio, o tratamento da fratura da diáfise femoral poderá ser extremamente difícil. A necessidade de mobilização prematura, para evitar complicações pulmonares, e a necessidade de evitar a consolidação viciosa na criança agitada e com lesão na cabeça, poderão exigir algum tipo de fixação. As escolhas são a fixação por placa, a fixação externa e a fixação intramedular. Esta última, em geral, funciona melhor. Timmerman e Rab[92] demonstraram que a incidência de consolidação viciosa e a duração do período de hospitalização desses pacientes podem ser significativamente reduzidas pela fixação intramedular precoce.

REFERÊNCIAS BIBLIOGRÁFICAS

1. Lam, S.J.: The place of delayed internal fixation in the treatment of fractures of the long bones. J. Bone Joint Surg. *46B*:393-399, 1964.
2. Loomer, R., Meek, R., DeSommer, F.: Plating of femoral shaft fractures: The Vancouver experience. J. Trauma *20*:1039-1042, 1980.
3. Magerl, R., et al.: Plate osteosynthesis of femoral shaft fractures in adults. Clin. Orthop. *138*:62-73, 1979.
4. Roberts, J.B.: Management of fractures and fracture complications of the femoral shaft using the ASIF compression plate. J. Trauma *17*:20—28, 1977.
5. Smith, J.E.M.: The results of early and delayed internal fixation of fractures of the shaft of the femur. J. Bone Joint Surg. *46B*:28-31, 1964.
6. Brown, P.E., Preston, E.T.: Ambulatory treatment of femoral shaft fractures with a cast brace. J. Trauma *15*:860-868, 1973.
7. Browner, B.D., Kenzora, J.E., Edwards, C.E.: The use of modified Neufeld traction in the management of femoral fractures in polytrauma. J. Trauma *21*:779-787, 1981.
8. Bucholz, R.W., Jones A.: Fractures of the shaft of the femur. J. Bone Joint Surg. *73A*:1561-1566, 1991. (UI: 92084756)
9. Benirschke, S.K., Melder, I., Henley M.B., Routt M.L., Smith D.G., Chapman, J.R., Swiontkowski, M.F.: Closed interlocking nailing of femoral shaft fractures: Assessment of technical complications and functional outcomes by comparison of a prospective database with retrospective review. J. Orthop. Trauma, 1993, 7:118-122. Abstract available. (UI: 93210578)

10. Böhler, J.R.: Closed intramedullary nailing of the femur. Clin. Orthop. *60*:51-67, 1968.
11. Chapman, M.W., Blackman, R.C.: Closed intramedullary nailing of femoral shaft fractures: A comparison of two techniques. J. Bone Joint Surg. *58A*:732, 1976.
12. Christensen, N.O.: Technique, errors, and safeguards in modern Küntscher nailing. Clin. Orthop. *115*:182-188, 1976.
13. Clawson, D.K., Smith, R.F., Hansen, S.T.: Closed intramedullary nailing of the femur. J. Bone Joint Surg. *53A*:681-682, 1971.
14. Cloke, J.H.: Closed nailing of femoral shaft fractures. J. Bone Joint Surg. *52B*:774-775, 1970.
15. Dencker, H.: Shaft fractures of the femur. A comparative study of the results of various methods of treatment in 1003 cases. Acta Chir. Scand. *130*:173-184, 1965.
16. Eriksson, E.: Ender nailing in fractures of the diaphysis of the femur. J. Bone Joint Surg. *61A*:1175-1181, 1979.
17. Fedders, O.: Femoral shaft fractures treated with closed intramedullary nailing. Acta Orthop. Scand. *50*:104, 1979.
18. Hansen, S.T., Winquist, R.A.: Closed intramedullary nailing of the femur. Clin. Orthop. *138*:56-57, 1979.
19. King, K.F., Rush, J.: Closed intramedullary nailing of femoral shaft fractures: A review of one hundred and twelve cases treated by the Küntscher technique. J. Bone Joint Surg. *63A*:1319-1322, 1981.
20. Küntscher, G.: Die Marknagelung von Knochenbruchen. Arch. Klin. Chir. *200*:443, 1940.
21. Küntscher, G.: The intramedullary nailing of fractures. Clin. Orthop. *60*:5-12, 1968.
22. McMaster, W.C.: Closed insertion technique for the prebent Sampson femoral rod. Clin. Orthop. *138*:238-242, 1979.
23. Pankovich, A.M., Goldflies, N.L., Pearson, R.L.: Closed Ender nailing of femoral shaft fractures. J. Bone Joint Surg. *61A*:222-232, 1979.
24. Rascher, J.J., et al.: Closed nailing of femoral shaft fractures. J. Bone Joint Surg. *54A*:534-544, 1972.
25. Rothwell, A.G., Fitzpatrick, C.B.: Closed Küntscher nailing of femoral shaft fractures. J. Bone Joint Surg. *60B*:504-509, 1978.
26. Stryker, W.S., Fussell, M.E., West, H.E.: Comparison of the results of operative and nonoperative treatment of diaphyseal fractures of the femur at the Naval Hospital, San Diego, over a 5-year period. J. Bone Joint Surg. *52A*:815, 1970.
27. Weller, S., Kuner, E., Schweikert, C.H.: Medullary nailing according to Swiss study group principles. Clin. Orthop. *138*:45-55, 1979.
28. Wilber, M.C., Evans, M.D.: Fractures of the femoral shaft treated surgically. J. Bone Joint Surg. *60*:489-491, 1978.
29. Winquist, R.A., Hansen, S.T., Jr.: Comminuted fractures of the femoral shaft treated by intramedullary nailing. Orthop. Clin. North Am. *11*:633-648, 1980.
30. Winquist, R.A., Hansen, S.T.: Segmental fractures of the femur treated by closed intramedullary nailing. J. Bone Joint Surg. *60A*:934-993, 1978.
31. Zravkovic, D., Damholt, V.: Quadriceps function following indirect nailing of femoral shaft fractures. Acta Orthop. Scand. *49*:73-77, 1978.
32. Allen, W.C., Heiple, K.C., Burstein, A.H.: A fluted femoral intramedullary rod. J. Bone Joint Surg. *60A*:506-515, 1978.
33. Carpenter, E.G., Couk, D.E.: Complications of intramedullary nailing of the femur. J. Bone Joint Surg. *52A*:815-816, 1970.
34. Dencker, H.: Technical problems of medullary nailing. A study of 435 nailed shaft fractures of the femur. Acta Chir. Scand. *130*:185-189, 1965.
35. Jensen, J.S.: Middle third femoral fractures treated with medullary nailing or AO compression plating. Injury *8*:174-181, 1977.
36. Kamdar, B.A., Arden, G.P.: Küntscher nail for fractured femoral shaft. J. Bone Joint Surg. *55B*:882, 1973.
37. Kovacs, A., Richard, L.B., Miller, J.: Infection complicating intramedullary nailing of the fractured femur. J. Bone Joint Surg. *55A*:1306, 1973.
38. Nichols, P.J.R.: Rehabilitation after fractures of the shaft of the femur. J. Bone Joint Surg. *45B*:96-102, 1963.
39. Patterson, A.H., Scott, W.N.: Ten years' experience with femoral shaft fractures. J. Trauma *15*:348-355, 1975.
40. Peace, P.K.: Five year review of Küintscher nailing for femoral shaft fractures with emphasis on complications. Acta Orthop. Belg. *41*:346-354, 1975.
41. Rokkanen, P., Slätis, P., Vankka, E.: Closed and open intramedullary nailing of femoral fractures. A comparison with conservatively treated cases. J. Bone Joint Surg. *51B:313-323,* 1979.
42. Sage, F.P.: The second decade of experience with the Küntscher medullary nail in the femur. Clin. Orthop. *60*:77-85, 1968.
43. Schneider, H.W.: Use of the four-flanged self-cutting intramedullary nail for fixation of femoral fractures. Clin. Orthop. *60*:29-39, 1968.
44. Warmbrod, J.G., Helton, C.L., Weiss, A.B.: Intramedullary nailing of femoral shaft fractures. Clin. Orthop. *114:282-286,* 1976.
45. Wickshrom, J., Corban, M.S., Vise, G.T., Jr.: Complications following intramedullary fixation of 324 fractured femurs. Clin. Orthop. *60*:103-113, 1968.
46. Küntscher, G.: Practice of Intramedullary Nailing. Springfield, IL, Charles C. Thomas, 1967.
47. Aginsky, J., Reis, N.D.: The present state of medullary nailing of the femur: Biomechanical limitations and problems of blood supply to the fractures due to reaming. Injury *11*:109-197, 1980.
48. Charnley, J., Guindy, A.: Delayed operation in the open reduction of fractures of the long bones. J. Bone Joint Surg. *43B*:664-671, 1971.
49. Rand, J.A., An, K.N., Chao, E.Y., Kelly, P.J.: A comparison of the effect of open intramedullary nailing and compression-plate fixation on fracture-site blood flow and fracture union. J. Bone Joint Surg. *63A*:427-442, 1981.
50. Rhinelander, F.W.: Effects of medullary nailing on the normal blood supply of diaphyseal cortex, AAOS. Instructional Course Lectures. St. Louis, C.V. Mosby Co., 1973.
51. Rush, L.V.: Atlas of Rush Pin Technics. Meridian, Berivon Co., 1976.
52. Street, D.M.: One hundred fractures of the femur treated by means of the diamond-shaped medullary nail. J. Bone Joint Surg. *33A*:659-669, 1951.
53. Grontvedt, R., Wilhelmsen, T.: One hundred ASIF-plated fractures of the femoral shaft. Acta Orthop. Scand. *48*:344, 1977.
54. Müller, M.E., Allgöwer, M., Schneider, R., Willenegger, H.: Manual of Internal Fixation. New York, Springer-Verlag, 1979.
55. Rüedi, T.P., Luscher, J.N.: Results after internal fixation of comminuted fractures of the femoral shaft with DC plates. Clin. Orthop. *138*:74-76, 1979.
56. d'Aubigne, R.M., Maurer, P., Zucman, J., et al.: Blind intramedullary nailing for tibial fractures. Clin. Orthop. *105:267,* 1974.
57. Bayne, L.G., Morris, H., Wickshrom, J.: Evaluation of intramedullary fixation of the tibia with the Lottes nail. South. Med. J. *53*:1429, 1960.
58. Lottes, J.O.: Medullary nailing of the tibia with the Triflange Nail. Clin. Orthop. *105*:253, 1974.

59. Sedlin, E.D., Zitner, D.T.: The Lottes nail in the closed treatment of tibia fractures. Clin. Orthop. *192*:185, 1985.
60. Solheim, K., Bo, O.: Intramedullary nailing of tibial shaft fractures. Acta Orthop. Scand. *44*:323, 1973.
61. Velazco, A., Whitesides, T.E., Fleming, L.L.: Open fractures of the tibia heated with Lottes nail. J. Bone Joint Surg. *65A*:879, 1983.
62. Court-Brown, C.M., McQueen, M.M., Quaba, A.A., Christie, J.: Locked intramedullary nailing of open tibial fractures. J. Bone Joint Surg. *73B*:959 — 964, 1991.
63. Melcher, G.A., Ryf, C., Leutenegger, A., Ruedi, T.: Tibial fractures treated with the AO unreamed tibial nail. Injury, *24*:407-410, 1993.
64. Piccioni, L., Guanche, C.A.: Clinical experience with unreamed locked nails for open tibial fractures. Orthop. Rev. *21*: 1213-1219, 1992.
65. Whittle, A.P., Russell, T.A., Taylor, J.C., Lavelle, D.G.: Treatment of open fractures of the tibial shaft with the use of interlocking nailing without reaming. J. Bone Joint Surg. *74A*:1162-1171, 1992.
66. Kerr, P.S., Jackson, M., Atkins, R.M.: Cardiac arrest during intramedullary nailing for femoral metastases. J. Bone Joint Surg. *75B*:972-973, 1993. (UI: 94064745)
67. Pell, A.C., Christie, J., Keating, J.F.: Sutherland GR. The detection of fat embolism by transoesophageal echocardiography during reamed intramedullary nailing. A study of 24 patients with femoral and tibial fractures. J. Bone Joint Surg. *75B*:921-925, 1993.
68. Blitzer, C.M.: Hamilton L. Oxygen saturation during reaming and intramedullary nailing of the femur. Orthopedics *15*:1403-1405, 1992. Abstract available. (UI: 93096717)
69. Pape, H.C., Auf'm'Kolk, M., Paffrath, T., Regel, G., Sturm, J.A., Tscherne H.: Primary intramedullary femur fixation in multiple trauma patients with associated lung contusion — a cause of posttraumatic ARDS? J. Trauma *34*:540-547; discussion 547—548, 1993.
70. Pape, H.C., Dwenger, A., Regel, G., et al.: Pulmonary damage after intramedullary femoral nailing in traumatized sheep — is there an effect from different nailing methods? J. Trauma *33*:574-581, 1992.
71. Pape, H.C., Regel, G., Dwenger, A., et al.: Influences of different methods of intramedullary femoral nailing on lung function in patients with multiple trauma. J. Trauma *35*:709-716, 1993.
72. Bucholz, R.W., Ross, S.E., Lawrence, K.L.: Fatigue fracture of the interlocking nail in the treatment of fractions of the distal part of the femoral shaft. J. Bone Joint Surg. *69A*:1391-1399, 1987.
73. Adair, I.V.: The use of plaster casts in the treatment of fractures of the femoral shaft. Injury 7:194-201, 1976.
74. Andersen, R.L.: Conservative treatment of fractures of the femur. J. Bone Joint Surg. *49A*:1371-1375, 1967.
75. Carr, C.R., Wingo, C.H.: Fractures of the femoral diaphysis. A retrospective study of the results and costs of treatment of intramedullary nailing and by traction and a Spica cast. J. Bone Joint Surg. *55A*:690-700, 1973.
76. Colley, J.D.: Experience in the treatment of femoral shaft fractures using a vitrathene cast-brace. Prosthet. Orthot. Int. *2*:76-78, 1928.
77. Connolly, J.F., Dehne, E., Lafollette, B.: Closed reduction and early cast-brace ambulation in the treatment of femoral fractures. J. Bone Joint Surg. *55A*:1581-1599, 1973.
78. Crotwell, W.A.: The thigh lacer: Ambulatory nonoperative treatment of femoral shaft fractures. J. Bone Joint Surg. *60A*:112-117, 1978.
79. Gillquist, J., Liljedahl, S.O., Rieger, A.: Fracture of the femur diaphysis. Traction or nailing? Acta Chir. Scand. *137*:515-520, 1971.
80. Griffith, T.G., Albertson, C.E., Lafollette, D.F.: Hinged cylinder cast management of femoral shaft fractures. Presentation at Western Orthopaedic Association. October 1975.
81. Hardy, A.E., Nicholson, O.R.: Cast brace application and early ambulation as a treatment for femoral shaft fractures. N. Z. Med. J. *83*:111-114, 1976.
82. Hardy, A.E., White, P., Williams, J.R.: The treatment of femoral fractures by cast-brace and early walking. J. Bone Joint Surg. *61B*:151-154, 1979.
83. Heater, R.D., Christensen, J.L., Riggins, R.S.: Review of management of fractures of the femur. J. Bone Joint Surg. 57A:135, 1975.
84. Lafollette, B.F., Cantu-Lara, R.: The nonoperative early ambulatory management of adult femoral shaft fractures. J. Bone Joint Surg. *56A*:1309, 1974.
85. Alawneh, I.: Immediate management of femoral shaft fracture in multiply injured children. Med. Welt *27*:1895-1899, 1976.
86. Beam, H.P., Jr., Seligson, D.: Nine cases of bilateral femoral shaft fractures: A composite view. J. Trauma *20*:399 402, 1980.
87. Bone, L., Johnson, J., Weigelt, J., et al.: Early versus delayed femoral fracture stabilization: A prospective randomized study. J. Bone Joint Surg. *71A*:336, 1989.
88. Border, J.R., Hassett, J., LaDuca, J., et al.: The gut origin septic states in blunt multiple trauma (ISS-40) in the ICU Ann. Surg. *206*:427, 1987.
89. Johnson, K.D., Cadambi, A., Seibert, G.B.: Incidence of adult respiratory distress syndrome in patients with multiple musculoskeletal injuries: Effect of early operative stabilization of fractures. J. Trauma *25*:375, 1985.
90. Seibel, R., LaDuca, J., Hassett, J.M., et al.: Blunt multiple trauma (ISS 36), femur traction, and the pulmonary failure-septic state. Ann. Surg. *202*:283, 1985.
91. Liebergall, M., Lowe, J., Whitelaw, G.P., Wetzler, M.J., Segal D.: The floating hip. Ipsilateral pelvic and femoral fractures. J. Bone Joint Surg. *74B*:93-100, 1992.
92. Pintore, E., Maffulli, N., Petricciuolo, F.: Interlocking nailing for fractures of the femur and tibia. Injury *23*:381-386, 1992.
93. Anastopoulos, G., Assimakopoulos, A., Exarchou, E., Pantazopoulos, T.: Ipsilateral fractures of the femur and tibia. Injury *23*: 439-441, 1992.
94. Langer, R.H., Foster, R.J.: Skeletal management of humeral shaft fractures associated with forearm fractures. Clin. Orthop. *195*:173, 1985.
95. Bergman, M., Tornetta, P., Kerina, M., et al.: Femur fractures caused by gunshots: Treatment by immediate reamed intramedullary nailing. J. Trauma *34*:783-785, 1993.
96. Brumback, R.L., Ellison, P.S., Jr., Poka, A., Lakatos, R., Bathon, G.H., Burgess, A.R.: Intramedullary nailing of open fractures of the femoral shaft. J. Bone Joint Surg. *71A*:1324, 1989.
97. Grosse, A., Christie, J., Taglang, G., Court-Brown, C., McQueen, M.: Open adult femoral shaft fracture treated by early intramedullary nailing. J. Bone Joint Surg. *75B*:562-565, 1993.
98. Lhowe, D., Hansen, S.T., Jr.: Immediate nailing of open fractures of the femoral shaft. J. Bone Joint Surg. *70A*:812, 1988.
99. Wright, D.G., Levin, J.S., Esterhai, J.L., Heppenstall, R.B.: Immediate internal fixation of low-velocity gunshot-related femoral fractures. J. Trauma *35*:678-681; discussion 681-682, 1993.
100. Tornetta, P. III, Bergman, M., Watnik, N., Berkowitz, G., Steuer, J.: Treatment of grade-IIIb open tibial fractures. A prospective

randomized comparison of external fixation and non-reamed locked nailing. J. Bone Joint Surg. *76B*:13-19, 1994.

101. Court-Brown, C.M., Christie, J., McQueen, M.M.: Closed intramedullary tibial nailing: Its use in closed and type I open fractures. J. Bone Joint Surg. *72B*:605, 1990.

102. Johnson, E.E., Simpson, L.A., Helfet, D.L.: Delayed intramedullary nailing after failed external fixation of the tibia. Clin. Orthop. *253*:251, 1990.

103 Siebenrock, K.A., Schillig, B., Jakob, R.P.: Treatment of complex tibial shaft fractures. Arguments for early secondary intramedullary nailing. Clin. Orthop. *290*:269-274, 1993.

104. Wu, C.C., Shih, C.H.: Complicated open fractures of the distal tibia treated by secondary interlocking nailing. J. Trauma *34*:792-796, 1993.

105. Mauter D.J., Morkow, R.L., Gustilo, R.B.: Infection after intramedullary nailing of severe open tibial fractures initially treated with external fixation. J. Bone Joint Surg. *71A*:835, 1989.

106. Riemer, B.L., Butterfield, S.L.: Comparison of reamed and nonreamed solid core nailing of the tibial diaphysis after external fixation: A preliminary report. J. Orthop. Trauma *7*:279-285, 1993.

107. Wheelwright, E.F., Court-Brown, C.M.: Primary external fixation and secondary intramedullary nailing in the treatment of tibial fractures. Injury *23*:373-376, 1992.

108. Miller, C.W., Anderson, L., Grossman, J.: Comparison of three treatments for fractures of the diaphysis of the femur. Surg. Gynecol. Obstet. *146*:572-576, 1978.

109. Lesin, B.E., Mooney, V., Ashby, M.E.: Cast bracing for fractures of the femur. J. Bone Joint Surg. *59A*:917-923, 1977.

110. Mital, M.A., Bonadio, O.: Fractures of the shaft of the femur: Progress in treatment (1961-1971) experience with conservative traction with ambulatory cast-brace treatment in seventy-five patients. Am. J. Surg. *127*: 434-441, 1974.

111. Moll, J.: The cast-brace walking treatment for open and closed femoral fractures. South Med. J. *66*:345, 1973.

112. Mooney, V.: Cast bracing. Clin. Orthop. *102*:159-166, 1974.

113. Mooney, V., et al.: Cast-brace treatment for fractures of the distal part of the femur. J. Bone Joint Surg. *52A*: 1563-1578, 1970.

114. Ramey, E.E., Jr.: Femoral shaft fractures. A study of closed reduction and open treatment. California Med. *92*:150-154, 1960.

115. Sarmiento, A., Latta, L.L.: Closed Functional Treatment of Fractures. New York, Springer-Verlag, 1981.

116. Scully, T.J.: Ambulant, nonoperative management of femoral shaft fractures. Part II. Clin. Orthop. *100:* 204-210, 1974.

117. Schweigel, J.F., Gropper, P.T.: A comparison of ambulatory versus nonambulatory care of femoral shaft fractures. J. Trauma *14*:474-481, 1974.

118. Seligson, D., Harman, K.: Negative experiences with pins-in-plaster for femoral fractures. Clin. Orthop. *138*:243-245, 1979.

119. Wardlaw, D.: The cast-brace treatment of femoral shaft fractures. J. Bone Joint Surg. *59B*:411-416, 1977

120. Weiss, A.B.: Cast bracing for femoral shaft fractures. South Med. J. *69*:326-330, 1976.

121. Cameron, C.D., Meek, R.N., Blachut, P.A., O'Brien, P.J., Pate, G.C.: Intramedullary nailing of the femoral shaft: A prospective, randomized study. J. Orthop. Trauma, *6*:448-451, 1992.

122. Lhowe, D.W., Hansen, S.T.: Immediately nailing of open fractures of the femoral shaft. J. Bone Joint Surg. *70A*:812, 1988.

123. Browner, B.: Pitfalls, errors, and complications in the use of locking Küntscher nails. Clin. Orthop. *212*:192, 1986.

124. Brumback, R.J., Reilly, J.P., Poka, A., Lakatos, R.P., Bathon, G.H., Burgess, A.R.: Intramedullary nailing of femoral shaft fractures. Part I. Decision making errors with interlocking fixation. J. Bone Joint Surg. *70A*: 1441, 1988.

125. Brumback, R.J., Uwagie-Ero, S., Lakatos, R.P., Poka, A., Bathon, G.H., Burgess, A.R.: Intramedullary nailing of femoral shaft fractures. Part II. Fracture-healing with static interlocking fixation. J. Bone Joint Surg. *70A*:1453, 1988.

126. Winquist, R., Clawson, D.K., Hansen, S.T.: Closed intramedullary nailing of femoral fractures. J. Bone Joint Surg. *66A*:529, 1984.

127. Kempf, I., Grosse, A., Beck, G.: Closed locked intramedullary nailing. J. Bone Joint Surg. *67A*:709, 1985.

128. Klemm, K., Schellmann, W.D.: Dynamische und Statische Verriegelung des Marknagels. Monatsschr. Unfallheilk. *75*:568, 1972.

129. Bennett, F.S., Zinar, D.M., Kilgus, D.J.: Ipsilateral hip and femoral shaft fractures. Clin. Orthop. *296*:168-177, 1993.

130. Leung, K.S., So, W.S., Lam, T.P., Leung, P.C.: Treatment of ipsilateral femoral shaft fractures and hip fractures. Injury *24*:41-45, 1993.

131. Wiss, D.A., Brien, W.W.: Subtrochanteric fractures of the femur. Results of treatment by interlocking nailing. Clin. Orthop. *283*:231-236, 1992.

132. Lucas, S.E., Seligson, D., Henry, S.L.: Intramedullary supracondylar nailing of femoral fractures. A preliminary report of the GSH supracondylar nail. Clin. Orthop. *296*:200-206, 1993.

133. Sanders, R., Koval, K.J., DiPasquale, T., Helfet, D.L., Frankle, M.: Rehrograde reamed femoral nailing. J. Orthop. Trauma *7*:293-302, 1993.

134. Schewitsch, E.H., Kowalski, W.J., Swiontkowski, M.F., Hamington, R.M., Senft, D.: Effects of reamed versus unreamed locked nailing on collus blood flow and early strength of union in a fractured sheep tibia model. J. Bone Joint Surg. *18*:145, 1994.

135. Reis, N.D., Aginsky, J.: A double-compression medullary nail: Preliminary report of an early clinical trial. Injury 11:197-202, 1980.

136. Mast, J.W., et al.: Fractures of the humeral shaft. Clin. Orthop. *112*:254, 1975.

137. Weseley, M.S., Barenfeld, P.A., Eisenstein, A.L.: Rush pin intramedullary fixation for fractures of the proximal humerus. J. Trauma *17*:29, 1977.

138. Christensen, N.O.: Küntscher intramedullary reaming and nail fixation for nonunion of the humerus. Clin. Orthop. *116*:222, 1976.

139. Barnes, C.E., Shuler, T.E.: Complications associated with the Seidel nail. Orthop. Rev. *22*:699-706, 1993.

140. Crolla, R.M., de Vries, L.S., Clevers, G.J.: Locked intramedullary nailing of humeral fractures. Injury *24*:403-406, 1993

141. Dalton, J.E., Salkeld, S.L., Satterwhite, Y.E., Cook, S.D.: A biomechanical comparison of intramedullary nailing systems for the humerus. J. Orthop. Trauma *7*:367-374, 1993.

142. Ingman, A.M., Waters, D.A.: Locked intramedullary nailing of humeral shaft fractures. Implant design, surgical technique, and clinical results. J. Bone Joint Surg. *76B*:23-29, 1994.

143. Watanabe, R.S.: Intramedullary fixation of complicated fractures of the humeral shaft. Clin. Orthop. *292*: 255-263, 1993.

144. Mazul, R.: Intramedullary fixation in the arm and the forearm. Clin. Orthop. *2*:75, 1958.

145. Rush, L.V., Rush, H.L.: A technique for longitudinal pin fixation of certain fractures of the ulna and of the femur. J. Bone Joint Surg. *21*:619, 1939.

146. Sage, F.P.: Medullary fixation of fractures of the forearm: A study of the medullary canal of the radius and a report of 50 fractures of the radius treated with a prebent triangular nail. J. Bone Joint Surg. *41A*:1489, 1959.

147. Sage, F.P.: Fractures of the Shaft of the Radius and Ulna in the Adult. In Current Practice in Orthopaedic Surgery. 1st Ed. Edited by J.P. Adams. St. Louis, C.V. Mosby Co., 1963.

148. Smith, H., Sage, F.F.: Medullary fixation of forearm fractures. J. Bone Joint Surg. *39A*:91, 1957.

149. Chapman, M.W., Gordon, J.E., Zissiumos, A.G.: Compression plate fixation of acute fractures of the diaphysis of the radius and ulna. J. Bone Joint Surg. *71A*:139, 1989.

150. Maruenda-Paulino, J.I., Sanchis-Alfonso, V., Gomar-Sancho, F., Darder-Prats, A., Gasco-Gomez de Membrillera, J.: Küntscher nailing of femoral shaft fractures in children and adolescents. Int. Orthop. *17*:158-161, 1993.

151. Timmerman, L.A., Rab, G.T.: Intramedullary nailing of femoral shaft fractures in adolescents. J. Orthop. Trauma *7*:331-337, 1993.

152. Heinrich, S.D., Drvafic, D., Darr, K., MacEwen, G.D.: Stabilization of pediatric diaphyseal femur fractures with flexible intramedullary nails (a technique paper). J. Orthop. Trauma 6:452-459, 1992.

3

Resposta Vascular do Osso à Fixação Interna

J. Dean Cole

A consolidação das fraturas dos ossos longos é um processo dinâmico influenciado por numerosas variáveis e freqüentemente inter-relacionadas. Entre essas variáveis, a estabilização da fratura e a manutenção ou restauração de um suprimento sangüíneo adequado constituem os dois aspectos mais importantes de reparação da lesão.[1] A obtenção da união óssea é, portanto, em última instância, dependente do meio biológico e do ambiente mecânico do local da fratura.

Os médicos têm a habilidade de controlar muitas das condições que afetam a biologia e a mecânica da consolidação óssea através da escolha que fazem entre as intervenções operatórias e as não-operatórias. As decisões de tratamento relacionadas ao tipo e ao tempo de intervenção, tratamento dos tecidos moles, abordagem cirúrgica e método de fixação afetam tanto o ambiente mecânico do local da fratura quanto a vascularização óssea. Finalmente, tais decisões de tratamento afetam a recuperação do paciente, a consolidação da fratura ou o desenvolvimento de complicações.

Assim sendo, uma compreensão completa do fluxo sangüíneo do osso e da mecânica de estabilização da fratura é necessária e deverá servir como base fundamental de conhecimento para orientar os ortopedistas em sua seleção de opções de tratamento para fraturas de ossos longos. Quando se determina o melhor plano de tratamento considerado, deve-se levar em conta o efeito de qualquer intervenção sobre o fluxo sangüíneo do osso. As decisões deverão estar fundamentadas na compreensão dos estudos científicos básicos relacionados à vascularização óssea, em oposição à confiabilidade de um pensamento criativo, aos resultados de séries de casos não controlados e aos projetos de estudos não- experimentais, à opinião de *experts* ou à experiência cirúrgica de nossos mentores e de nós mesmos.[2,3] Com esses pontos em mente, este capítulo foi elaborado para servir como guia de referência à pesquisa sobre a vascularização óssea aplicável do ponto-de-vista médico.

SUPRIMENTO SANGÜÍNEO NORMAL DO OSSO

O conhecimento do suprimento sangüíneo normal dos ossos longos constitui a base para a compreensão da resposta vascular à fratura. Esse suprimento pode ser classificado de acordo com a fisiologia do fluxo ou em termos da vasculatura anatômica do osso longo. Nos seres humanos essa rede vascular apresenta tanto similaridades quanto diferenças. Essa disparidade, porém, não impede a generalização de uma discussão sobre o suprimento sangüíneo dos ossos longos e a resposta vascular desses ossos a uma fratura e à sua fixação intramedular. Em geral, todos os ossos longo possuem suprimentos sangüíneos separados, embora anastomóticos, para a metáfise e para a diáfise; esta é suprida principalmente por uma ou mais artérias nutrientes; e uma porção (membrana) extra-óssea de tecido mole fornece uma fonte abundante de vasos do periósteo que se concentram ao redor dos anexos da fáscia. Na tíbia, porém, uma única e principal artéria nutriente supre aproximadamente 70% do sangue arterial para a diáfise.[4] Numerosos vasos nutrientes suprem sangue arterial ao fêmur e ao úmero. Estes dois ossos também possuem uma membrana de tecido mole extra-ósseo abundante e circular. A tíbia anterior, por outro lado, não possui esta fonte vascular adicional. (Este fato é de extrema importância em fraturas expostas.)

Rhinelander defendeu a classificação (de suprimento sangüíneo ósseo normal) em termos de fluxo sangüíneo fisiológico. Em primeiro lugar, reconheceu a direção do fluxo sangüíneo normal do osso através do córtex da diáfise do osso longo como sendo centrífuga, fluindo a partir da medula para o periósteo. O autor também descreveu três componentes funcionais do suprimento sangüíneo ósseo: (1) o sistema vascular aferente carrega nutrientes e oxigênio para todas as partes do osso, (2) o sistema vascular eferente leva os resíduos inúteis para longe do osso, e (3) o sistema vascular intermediário, que funciona como um elo de ligação entre os dois outros sistemas no interior do osso cortical. A função do sistema vascular intermediário é semelhante ao da rede capilar dos tecidos moles ou do osso esponjoso.

"O sistema vascular aferente possui três componentes: o sistema da artéria nutriente, as arteríolas metafisárias e os vasos do periósteo".[1] A artéria nutriente principal fornece aproximadamente 70% do suprimento sangüíneo à diáfise da tíbia. Essa artéria, ou as artérias nutrientes, atravessa o córtex do osso longo, penetra na cavidade medular e se divide em ramos ascendente e descendente. Esses ramos dão origem aos canais laterais dispostos em sentido radial, que podem penetrar na superfície endosteal do córtex da diáfise ou ramificar para fora, em pequenos segmentos de vasos paraendosteais ascendentes e descendentes, que correm paralelos ao eixo longitudinal do osso longo.[5] As artérias condutoras laterais e as arteríolas penetram na superfície endosteal do córtex em vários graus e dão origem a bifurcações ascendentes e descendentes que penetram nos ósteons (circulação osteal de todo o córtex) circundantes. Nos seres humanos, esses segmentos bifurcados tendem a ter apenas alguns milímetros de comprimento. Isso contrasta com vasos similares em animais de cascos, nos quais as arteríolas que penetram no córtex se ramificam em longos segmentos de vasos ascendentes e descendentes no interior da circulação osteal.

Na tíbia as arteríolas periosteais penetram no córtex em anexos fasciais firmes ao longo do eixo longitudinal do osso longo. Esses vasos penetram no córtex em profundidades variáveis, suprindo sangue arterial para o terço externo do córtex (Fig. 3-1). Embora a circulação periosteal da diáfise seja bem independente da circulação endosteal, esses dois sistemas são capazes de suplementar um ao outro se uma das rotas estiver comprometida. Entretanto é importante compreender que este processo não ocorre imediatamente, nem envolve um reverso do fluxo periosteal através de anastomoses entre os dois sistemas. Ao contrário, existe um intervalo de tempo durante o qual deve ocorrer a neovascularização e o crescimento interno de vasos periosteais em direção ao *endosteum*, ou de vasos endosteais em direção ao periosteum (Fig. 3-2).[6]

Secção da diáfise de osso longo

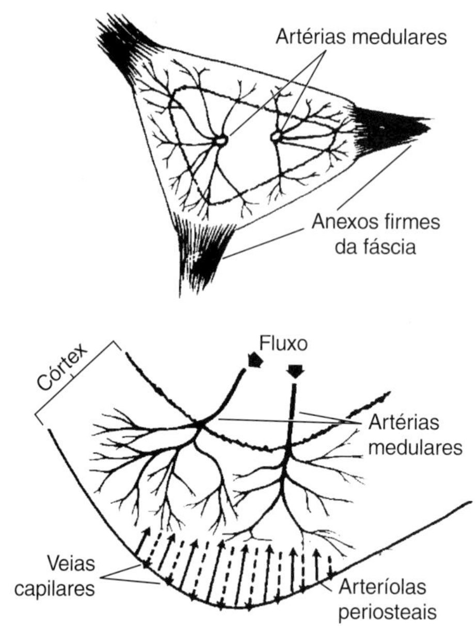

Imagem aumentada do ponto de ligação da fáscia no osso

Fig. 3-1. Desenhos da secção de osso longo adulto. Observamos que ramificações das artérias medulares suprem a espessura total do córtex em todos os sentidos, exceto nos pontos de inserção da fáscia, que ficam localizados tipicamente nos cantos. A imagem aumentada demonstra que as arteríolas periosteais (setas sólidas) suprem aproximadamente o terço externo do córtex nestes pontos. Toda a drenagem venosa (setas pontilhadas) é direcionada para a superfície periosteal. (Extraído de Rhinelander, F.W. e Wilson, J.W: Suprimento sangüíneo ao osso em desenvolvimento, maduro e em processo de condolidação. Em "*Bone in Clinical Orthopaedics*", editado por G. Sumner-Smity, Filadélfia, W.B. Saunders, 1982.)

A circulação da metáfise é bem diferente do fluxo de sangue da diáfise. Um arranjo concêntrico de arteríolas metafisárias penetra na metáfise em anexos fasciais firmes nas extremidades proximal e distal do osso longo. Outras artérias ao redor da articulação podem penetrar na metáfise diretamente. Os vasos que penetram neste osso esponjoso formam um padrão em arcada, suprindo completamente a metáfise. Este sistema epifisário-metafisário faz anastomoses com o sistema da artéria nutriente da diáfise, fornecendo uma fonte adicional de sangue arterial para a circulação cortical. Por essa razão pode-se observar uma reversão de fluxo ou circulação centrípeta (do *periosteum* para a medula) nas regiões metafisárias dos ossos longos.

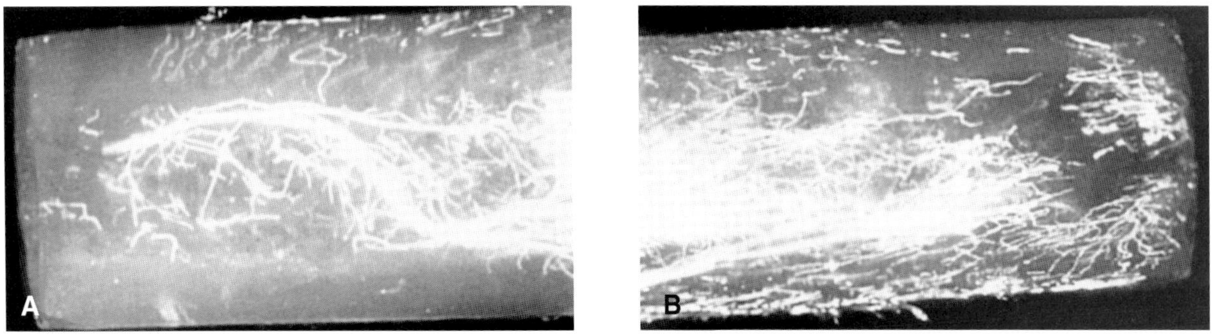

Fig. 3-2. *A*, Segmento distal de osteotomia tibial canina após 14 dias, executada com mínimo descolamento e com uma serra resfriada. Três ramos descendentes de vasos intramedulares intactos são visíveis. Existe preenchimento dos vasos, assim como dos vasos periosteais. Observamos osso avascular adjacente à área da fratura. *B*, Segmento proximal de osteotomia tibial canina com três dias. Os sistemas nutriente e intramedular estão intactos, com preenchimento aumentado. Observamos também um preenchimento aumentado da vascularização periosteal.

O sistema vascular intermediário é o elo de ligação entre os sistemas aferente e eferente. O sistema intracortical ou intermediário é composto de vasos de paredes finas, do tamanho de capilares, que se originam dos ramos segmentais do cônduto lateral e das arteríolas do periósteo. No osso cortical esses vasos parecidos com capilares ocupam ambos os canais de Havers e de Volkmann. Ao redor de cada canal de Havers existem camadas concêntricas de osteócitos. Cada osteócito ocupa um espaço chamado de lacuna. Emergindo de cada lacuna existem numerosos canais minúsculos chamados canalículos, que atravessam a densa matriz do tecido ósseo e se conectam às lacunas adjacentes (Fig. 3-3).

No interior dos canais de Havers e de Volkmann, no osso cortical, esses capilares funcionam de maneira semelhante à dos capilares no interior de outros tecidos corporais, movimentando os íons e as moléculas. Estreitos canais intercelulares permitem a passagem de íons e moléculas solúveis em água entre o sangue capilar e o fluido extracelular no interior do ósteon. O transporte intracelular via vesículas pinocíticas pode ser utilizado para transportar íons maiores, enquanto as substâncias solúveis em lipídios se difundem através das células endoteliais e para o interior do fluido intersticial do canal de Havers.[7] Nutrientes e fluido são, então, transportados para o osteócito através dos canalículos. O mecanismo para o afluxo de íons e moléculas provenientes do espaço extravascular do osso em direção retrógrada para a circulação geral através dos capilares ósseos pode ser controlado por um mecanismo de ligação dependente de concentração. O fluido intersticial em excesso pode ser absorvido mais tarde por capilares, ao longo do ósteon, mas é devolvido à circulação geral primariamente através dos vasos linfáticos, no interior dos canais de Volkmann.[8]

O sistema vascular eferente drena sangue a partir do osso longo através das veias metafisária e diafisária. Na metáfise, veias múltiplas que acompanham as artérias metafisárias drenam livremente o sangue das extremidades do osso longo. O osso cortical diafisário é drenado quase completamente por vênulas eferentes que se conectam com as veias do periósteo.[4,7] Veias periosteais abundantes também drenam fluido intersticial e "lixo" provenientes dos vasos pré-linfáticos perivasculares.[8] Entretanto o mecanismo de drenagem da medula diafisária ainda não é completamente conhecido. Alguns estudiosos acreditam

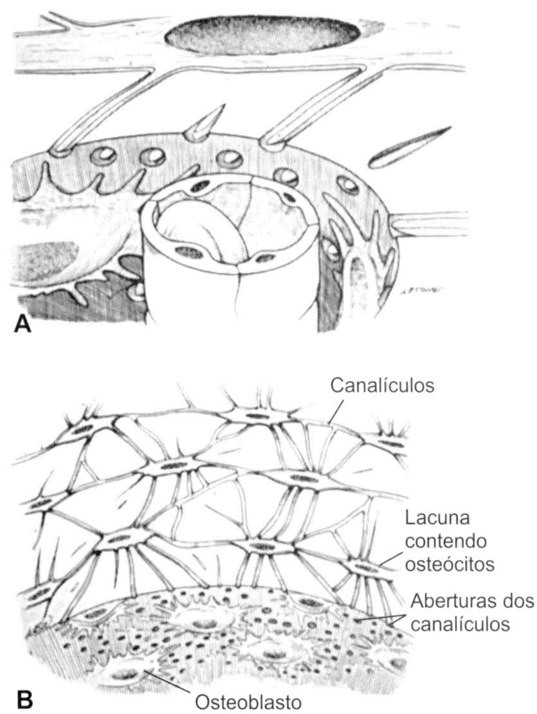

Fig. 3-3. *A*, O relacionamento entre capilares e canalículos. O fluido deixa os capilares através de ranhuras entre as células endoteliais da parede para atingir o espaço do fluido extracelular. *B*, Diagrama de osteócitos e osteoblastos. (Extraído de Kelly, P.J.: Vias de transporte no osso. Em: "*Handbook of Physiology*". Editado por Shephard e Abboud, Baltimore, Williams & Wilkins, 1983.)

que sinusóides existentes no interior da cavidade medular se esvaziam num grande *sinus* medular central.[4,7,9] Oni *et al.* sugeriram que a medula representa um sistema circulatório aberto com margens mal definidas.[8] Acredita-se que o "lixo" medular do *sinus* central ou da cavidade medular seja drenado por centrifugação por meio de grandes veias transcorticais emissárias que se ligam diretamente ao sistema venoso periósteo em qualquer uma das extremidades do osso longo ou por veias nutrientes.[4,7-9] Por isso deve existir um elo direto entre o canal intramedular e o sistema venoso.

MÉTODOS EXPERIMENTAIS

Raskob *et al.* alertaram para o risco da introdução entusiástica e prematura de novas terapias na prática médica. Os autores sugerem que, com freqüência, tais terapias posteriormente provam ser só parcialmente eficientes, ineficientes ou mesmo perigosas.[2] Duas razões principais para a aceitação prematura de uma terapia cirúrgica na prática médica foram delineadas. Primeiro, uma nova terapia poderá ser considerada clinicamente benéfica com base no conhecimento fisiopatológico, o que se aceita sem qualquer crítica, como evidência suficiente de eficácia clínica. Uma segunda razão poderá ser a falta de conhecimento, entre os pesquisadores clínicos, sobre as características essenciais do projeto em estudo, necessárias para uma avaliação adequada da eficiência de um procedimento.

Numerosos estudos clínicos e experimentais já documentaram que a vascularização do foco da fratura é um componente chave do processo de consolidação, e que o sucesso de qualquer regime terapêutico pode depender do seu efeito sobre a vascularização desse local. Existe disponível uma quantidade abundante de informações sobre o tema do suprimento sangüíneo do osso e da resposta vascular desse osso a uma fratura. Esses estudos experimentais formam a base para a avaliação de regimes terapêuticos na vascularização do foco de fratura. Entretanto a aplicabilidade de tais estudos científicos básicos à prática médica deverá ser cuidadosamente avaliada antes da sua aceitação generalizada (e aplicação clínica). Uma compreensão das vantagens e limitações de métodos experimentais para avaliar o suprimento sangüíneo do osso num modelo de fratura ajuda o médico a avaliar os diversos estudos clínicos, na busca do melhor método de tratamento para qualquer tipo de fratura, ocorrida num osso longo.

Para aplicar os resultados da pesquisa científica básica a uma situação clínica, é importante que o investigador esteja alerta sobre as variáveis essenciais do projeto em estudo que possam impedir a extrapolação, ou generalização, desses resultados. As características que podem ser consideradas nos estudos sobre o fluxo sangüíneo ósseo incluem o modelo do animal, o modelo de fratura e o método experimental utilizado.

Modelo Animal

O modelo animal escolhido para o estudo pode influenciar significativamente a aplicabilidade dos resultados a uma situação clínica envolvendo seres humanos. Os modelos animais mais comumente utilizados para estudos sobre a vascularização óssea são ratos, coelhos, carneiros e cães. Nesses estudos o tipo de osso e de vascularização anatômica do animal deverá lembrar, o melhor possível, as características existentes nos seres humanos.

O osso cortical pode diferir muito de uma espécie para outra. Em animais pequenos o osso cônico consiste em camadas de osso lamelar chamado de osso compacto. Neste osso compacto não existe uma configuração especial da rede vascular.[5] Em animais de casco, o osso cortical é chamado de osso plexiforme. Este osso consiste em camadas de osso lamelar e trançado, com uma abundância de canais vasculares localizados principalmente no osso trançado.[5] O rápido crescimento ósseo, com acúmulo de grandes quantidades de tecido ósseo em um curto espaço de tempo, pode ser inerente à configuração do osso plexiforme. Um plexo vascular intracortical elaborado é também observado nos modelos de animais maiores, de casco.[5] O osso cortical canino consiste em um arranjo complexo de osso lamelar cercando circunferencialmente um canal neurovascular ou de Havers. Este tipo de osso cortical é semelhante ao dos seres humanos, sendo muito mais complexo que aquele dos animais de casco, dos ratos ou de coelhos. As diferenças existentes na estrutura e vascularização do osso cortical entre as várias espécies animais e a humana podem limitar a aplicabilidade, aos seres humanos, dos estudos envolvendo esses animais. O modelo canino, portanto, é excelente para procedimentos experimentais referentes à vascularização óssea. A tíbia canina é semelhante à tíbia humana em termos de vascularização medular e cortical e da diferenciação do canal de Havers. A forma do canal, a presença da fíbula e o grau de remodelamento também são comparáveis.

Os padrões de consolidação e remodelagem no modelo animal também devem ser levados em consideração. A consolidação de uma fratura em qualquer mamífero ocorre no periósteo e no endósteo.[7,10] O remodelamento no osso humano pode ocorrer nas superfícies endosteal e periosteal ou, então, intersticialmente.[7] Essa condição contrasta com o remodelamento ósseo em ratos e coelhos. Nestas espécies não ocorre um remodelamento intersticial (de Havers) significativo. Os modelos de roedores são, assim, inadequados para estudos sobre o fluxo sangüíneo ósseo destinados à aplicação diretamente nos ossos humanos. Por outro lado o cão é um bom modelo para tais estudos, pois a consolidação e o remodelamento são muito semelhantes aos do osso humano.[7,11]

Modelo de Fratura

Os resultados da pesquisa experimental devem orientar os médicos no tratamento das fraturas que eles encontram na população de pacientes. O tipo de fratura utilizado nos experimentos animais deverá portanto, ser considerado ao se determinar a aplicabilidade desses estudos às situações clínicas envolvendo seres humanos. Entre as variáveis do local da fratura a ser consideradas pelo médico estão a energia da lesão, o mecanismo da fratura, ou osteotomia, e a condição dos tecidos moles adjacentes, incluindo-se o *periosteum*, o músculo, a fáscia, os tecidos subcutâneos e a pele.

De modo geral, a produção de fraturas experimentais pode ser considerada de baixa energia. Em ratos ou coelhos, cria-se o foco de fratura geralmente direcionando um furador, percutaneamente, através do osso, seguido pela quebra manual do osso enfraquecido.[12] A maioria dos estudos sobre fluxo sangüíneo do osso em um grande modelo de fratura animal controla a consolidação de uma osteotomia transversal na diáfise de um osso longo.[13,14] O preconceito contra tais estudos é diminuído pela utilização desses tipos reprodutíveis de modelos de fratura; entretanto a aplicabilidade dos resultados desses estudos a fraturas problemáticas que poderão ser encontradas em uma situação clínica é limitada. Embora fraturas diafisárias transversais, de baixa energia, possam ocorrer na população humana, o tratamento de tais lesões constitui uma atividade de rotina.

Por outro lado, o tratamento de lesões problemáticas, expostas ou fechadas, de alta energia, com padrões de fratura fragmentada, ainda é controvertido. Estudos experimentais de exclusão são extremamente úteis na avaliação e compreensão da consolidação, do fluxo sangüíneo e dos efeitos de vários métodos de fixação nesses tipos de lesões. Os estudos de exclusão empregam o trauma cirúrgico que imita o prejuízo potencial que pode ocorrer ao tecido em ferimentos clínicos no momento da fratura ou da fixação.[15] Uma ou mais vias circulatórias (periosteal, extra-óssea, endosteal ou metafisária) ficam bloqueadas, e os mecanismos vasculares compensatórios das vias intactas são avaliados. Estudos de fluxo sangüíneo do osso, tanto qualitativos como quantitativos, foram conduzidos desta maneira.

Métodos Qualitativos

Uma revisão histórica de pesquisas sobre vascularização de fraturas de ossos longos revela uma progressão na metodologia a partir da análise histológica qualitativa e microangiográfica para o uso de técnicas quantitativas sofisticadas. A microangiografia, cujo pioneiro foi Trueta e seus associados, tem sido extensivamente utilizada durante os últimos 30 anos para investigar a revascularização do osso em diferentes estágios de consolidação da fratura e o uso de implantes de vários tipos.[16] A preparação dos tecidos para a microangiografia envolve a injeção intravascular de microopaco (sulfato de bário primorosamente dividido) no membro objeto do estudo. O animal hospedeiro é então sacrificado e o membro armazenado. Fatias com um milímetro de espessura de amostras descalcificadas do foco da fratura são utilizadas para a microangiografia.[17] A avaliação histológica da resposta celular e matricial à fratura e aos vários tipos de fixação é, com freqüência, desenvolvida simultaneamente para correlacionamento com a investigação microangiográfica das amostras.

Embora a microangiografia e a histologia sejam amplamente utilizadas em estudos de vascularização do foco da fratura, existem numerosas limitações a essas técnicas. Estudos que as utilizam são geralmente delineados para analisar espécimens em tempo contínuo, por exemplo, um dia, sete dias, 14 dias e 21 dias após a operação. A preparação de espécimes, em cada um desses momentos, exige o sacrifício do animal hospedeiro. As diferenças qualitativas no fluxo sangüíneo em vários intervalos de tempo só podem ser inferidas a partir da quantidade de ramificações dos vasos ou das diferenças no tamanho dos vasos de um espécimen para outro. As diferenças do hospedeiro, incluindo a idade do animal e a heterogeneidade do fluxo sangüíneo, podem influenciar os resultados. Uma outra limitação à técnica é o fato de que a direção do fluxo só poderá ser determinada examinando-se os padrões de ramificação vascular. A análise de secções finas exigidas para a microangiografia limita a visualização dos padrões anastomóticos tridimensionais responsáveis pelo fluxo sangüíneo do osso no modelo de fratura. Os vasos freqüentemente se ramificam em sentido perpendicular ao plano da secção microscópica e, portanto, não são passíveis de observação utilizando-se essas técnicas bidimensionais.

A dissecção estereoscópica utilizando técnicas de injeção e modelagem com Microfil (FlowTek; Boulder, CO) pode oferecer algumas vantagens sobre a microangiografia bidimensional para definir a nova arquitetura vascular e os padrões do fluxo circulatório do foco da fratura. O procedimento envolve a injeção de Microfil no animal sob estudo. Os espécimens são, então, armazenados, descalcificados e desidratados para fins de análise. A dissecção estereoscópica do espécimen permite o reconhecimento adequado da rede tridimensional do foco da osteotomia e do calo circundante. Além disso, apesar desta vantagem sobre as técnicas bidimensionais, os estudos com Microfil, como as pesquisas microangiográficas e histológicas, são qualitativos e podem ser influenciados por diferenças do hospedeiro, tal como a heterogeneidade do fluxo sangüíneo ou a idade do animal.

A coloração intravital também tem sido usada para avaliar indiretamente os efeitos dos vários métodos de fixação sobre a circulação cortical. A técnica envolve infusão intravenosa ou a administração oral de corantes químicos que tenham afinidade com o osso em estágio de consolidação. A coloração poderá ser executada de uma só vez ou seqüencialmente por um período de vários dias, utilizando dois ou mais corantes diferentes. Após a coloração, o membro é armazenado e os espécimes do osso são seccionados em incrementos de 0,1 mm, para avaliação em microscópio fluorescente. São tiradas fotomicrografias fluorescentes para aumento do contraste digital dos espécimens coloridos. De modo ideal, os pesquisadores que utilizam coloração vital tentam, quantitativamente, identificar diferenças na quantidade de (destruição cortical ou) formação de calo no foco da fratura durante um determinado período de tempo.

Este tipo de análise quantitativa, porém, apresenta várias limitações. Além das inevitáveis diferenças de hospedeiro, a absorção óssea do corante pode variar. Embora a maioria dos corantes injetados seja absorvida pelo osso novo, é difícil estimar a absorção de corante por um osso velho. Este é um aspecto de importância fundamental nos estudos sobre a injeção de corantes múltiplos. A massa do foco da fratura poderá mudar significativamente durante o curso de vários dias. Embora a maioria dessas alterações possa ocorrer após a atividade osteoblástica, também pode ocorrer a atividade osteoclástica, tornando impossível a avaliação da quantidade de osso remodelado no foco da fratura.[7] Embora as alterações qualitativas na massa da fratura possam ser analisadas com esta técnica, as tentativas de quantificar os resultados dos estudos de coloração intravital podem ser infrutíferas.

Métodos Quantitativos

Embora os estudos microangiográficos, histológicos e de coloração vital sejam úteis na identificação de vasos no foco de fratura, são de pouco valor para determinar as diferenças do fluxo sangüíneo em vários modelos de fratura. Técnicas sofisticadas utilizando microsferas marcadas com isótopos radioativos e a fluxometria por *doppler* (a *laser*) podem ser mais apropriadas para análise quantitativa do fluxo sangüíneo no local sob investigação.

Microsferas Marcadas com Isótopos Radioativos

Desde o final dos anos 40, microsferas com várias composições vêm sendo utilizadas para estudar os padrões circulatórios.[18] As primeiras microsferas marcadas com elementos radioativos foram produzidas pelo bombardeamento de nêutron em microsferas de vidro que transformava o sódio do vidro em sódio-24 radioativo.[19] A introdução das microsferas de cerâmica marcadas com isótopos veio logo a seguir, para o estudo dos padrões circulatórios.[20] Estas microsferas "pesadas" tendiam a pousar rapidamente, pois suas gravidades específicas eram muito maiores do que as das células sangüíneas vermelhas.[21,22] Esta limitação foi superada pelo desenvolvimento de microsferas de plástico marcadas por elemento radioativo (tal como ^{46}Sc, ^{85}Sr, ^{141}Ce, ^{95}Nb, ^{113}Sn e ^{125}I) incorporado ao plástico inerte.[21,23]

A técnica para medição do fluxo sangüíneo do osso utilizando as microsferas radioativas foi descrita em detalhes.[21,24] Em resumo, a técnica envolve, primeiramente, a colocação de três cateteres de longa duração. Um cateter intracardíaco, posicionado no interior do ventrículo esquerdo através da artéria carótida direita, serve como local para injeção da microsfera. Um outro cateter é posicionado na aorta descendente e um terceiro no sistema jugular, para o acesso venoso. Microsferas de 15 μm de diâmetro são injetadas no ventrículo esquerdo do animal sob experimentação. De modo ideal, as microsferas devem se misturar uniformemente com o sangue no interior do ventrículo e, após a dispersão, ficam presas na microcirculação de todos os tecidos. Imediatamente antes da injeção e em intervalos subseqüentes que continuam até alguns minutos após a injeção de microsfera, amostras do sangue arterial são recolhidas da aorta descendente. (O débito cardíaco é medido utilizando-se a primeira amostra como referência.) As amostras de referência são colocadas em frascos de dosagem para o ensaio radionuclear. Ao final da experiência, o animal hospedeiro é sacrificado e o membro sob investigação é armazenado. As amostras são limpas e colocadas em frascos de dosagem. Amostras adicionais de tecido (incluindo fígado, rins, pulmão, intestino, músculo etc.) são obtidas para a comparação da resposta vascular em outros órgãos. Um espectômetro gama é usado para o ensaio dos espécimes. O fluxo sangüíneo para as amostras de tecido ósseo e para os outros tecidos é então quantificados. A distribuição das microsferas no osso e nos tecidos reflete a distribuição do débito cardíaco e permite a mensuração do fluxo sangüíneo através de todo o osso ou do órgão de referência sob estudo.

Nos últimos anos, aperfeiçoamentos metodológicos nas técnicas de microsfera levaram ao uso disseminado do método para a avaliação quantitativa do fluxo sangüíneo do osso. Entretanto, não sem limitações. Os princípios metodológicos *devem ser obrigatoriamente seguidos* para diminuir a variação entre as medidas de fluxo sangüíneo: (1) as microsferas precisam ser de um tamanho apropriado para impedir a derivação através de anastomoses arteriovenosas no osso;[25-28] (2) as esferas devem ser uniformes em tamanho e em radioatividade por esfera;[21,24] (3) as esferas devem ser adequadamente misturadas com o sangue arterial;[22,25,29,30] e (4) a dosagem de esferas não deverá obstruir a circulação microvascular normal do osso até a um ponto em que possa ocorrer uma distorção artificial do fluxo sangüíneo.[29]

A injeção de microsferas e os métodos de contagem são, portanto, indubitavelmente exigentes e passíveis de erros técnicos. McGrory e seus associados avaliaram o índice de reprodução de injeções seriadas de microsferas em um modelo canino anestesiado e relataram sua margem de erro total (i.e., erro fortuito mais erro causado por contagem, mistura e amostragem), usando suas amostras mais confiáveis, como sendo de 10%.[24] Esse índice coincide com cálculos de erro relatados por outros investigadores.[30-32] As despesas representam um outro fator que deverá ser considerado quando se utilizam microsferas para avaliação quantitativa de fluxo sangüíneo do osso. Essas microsferas são muito dispendiosas e também exigem ambientes de laboratório refinados, com sofisticados programas computadorizados e equipamentos de investigação nuclear para reduzir essa margem de erro técnico.

A heterogeneidade inerente entre animais experimentais diferentes também deverá ser controlada. Numerosos fatores afetam a resposta vascular do animal a um estímulo de investigação e muitos desses fatores são específicos para o animal estudado. Tais fatores incluem a idade, as condições gerais de saúde e nutrição, a resposta simpática do animal à anestesia e ao ambiente e as reações emocionais. Num modelo canino, a formação e reabsorção ósseas variam muito, dependendo da idade do cão.[7,33] Por essas razões a idade da cobaia deverá ser padronizada para medir precisamente a consolidação da fratura, a remodelação óssea e o fluxo de sangue do osso em um modelo canino. A variabilidade que resulta da experimentação com muitos animais poderá ser diminuída pela comparação, aos pares (utilizando o membro contralateral), de um único animal experimental, para obter os cálculos de fluxo durante todo o estudo.

Uma das principais vantagens da técnica das microsferas é o fato de permitir, quando desejado, determinações múltiplas de fluxo sangüíneo durante um período especificado de tempo, em um único animal experimental. Até seis medições separadas de fluxo sangüíneo são possíveis com um único animal.[24,29] Se desejarmos medições em série, utilizaremos microsferas com rótulos de radioisótopos variados, e os isótopos emissores de raios gama são separados por espectroscopia diferencial. Isto reduz significativamente as influências inerentes das comparações entre os grupos. Deve-se ainda considerar o efeito sistêmico que ocorre após a fratura e o aumento potencial no fluxo sangüíneo para o membro contralateral em estudos que utilizam comparações aos pares. Em estudos que utilizam injeções seriadas de microsferas, os efeitos físicos e psicológicos de tratamento no animal experimental podem ser significativos; ainda, o método exige que a condição do animal permaneça estável durante a experiência.[34]

Embora as medidas de fluxo sangüíneo possam ser obtidas em animais conscientes, os resultados podem variar de maneira significativa. Em animais conscientes pode ser difícil obter níveis basais verdadeiros. O nervosismo, o excitamento ou o desconforto do animal podem introduzir variações hemodinâmicas.[27] Jones *et al.* elaboraram a hipótese de que as variáveis psicológicas que afetam o fluxo sangüíneo do osso podem ser controladas anestesiando-se o animal.[27] Entretanto, embora a anestesia possa render os dados mais reprodutíveis e confiáveis, seu efeito deverá ser considerado. Jones *et al.* relataram medidas de fluxo sangüíneo ósseo ligeiramente mais baixas em cães anestesiados que em animais conscientes.[27] McGrory *et al.* também encontraram um decréscimo significativo no fluxo sangüíneo ósseo durante certo tempo em modelo canino sob anestesia.[24] Sugeriram que estimativas seriadas de fluxo sangüíneo ósseo só podem ser interpretadas se os resultados forem normalizados em relação ao membro contralateral ou a um grupo ósseo controle. Esses estudiosos sugeriram ainda que um grupo de animais controle deveria ser incluído nas experiências com microsferas sobre o fluxo sangüíneo do osso. As medições desse fluxo também podem variar dependendo do estado de consciência do animal.

Fluxometria por Doppler (a laser*)*

Esta é outra técnica (FDL) quantitativa para medir o fluxo sangüíneo do osso *in vivo*. A FDL se baseia na conversão do desvio doppler de um feixe de luz monocromático, que é refletido das células sangüíneas em movimento para um sinal elétrico.[35] A maioria das sondas ósseas consiste em três fibras óticas: uma fibra eferente para a fonte de *laser* e duas fibras aferentes que conduzem a luz refletida para fotodetectores que a convertem em sinais elétricos.[36] Um canal de fluxo impede a formação de trombos na câmara de visualização.

A FDL tem sido usada para medir o fluxo sangüíneo dos ossos esponjosos em estudos experimentais que envolvem modelos caninos, suínos e ovinos.[36-39] Lausten *et al.* encontraram uma elevada correlação entre a FDL e o método da microsfera para medir o fluxo sangüíneo dos ossos esponjosos em um modelo suíno. A FDL também tem sido utilizada como ferramenta clínica na avaliação do fluxo sangüíneo ósseo nos seres humanos. Desde que Swiontkowski *et al.* estudaram pela primeira vez a osteonecrose da cabeça do fêmur em seres humanos, em 1985, a FDL tem sido aplicada para avaliar intra-operatoriamente o fluxo sangüíneo do ligamento cruzado anterior, a vascularização de uma pseudoartrose e a perfusão óssea durante o desbridamento em pacientes portadores de osteomielite.[40-42]

A utilidade da técnica para medir o fluxo sangüíneo cortical pode, entretanto, ser limitada pela profundidade na qual a sonda doppler (a *laser*) pode avaliar esse fluxo. Nötzli *et al.* relataram que a profundidade máxima na qual a sonda doppler pode avaliar o fluxo, em osso cortical, deverá ser 2,9 ± 0,2 mm.[36] Além disso, o procedimento exige exposição repetida do osso para obter as medições. Isso poderá afetar negativamente o novo calo que se formou. Portanto, embora a FDL represente uma técnica simples de estimativa de alterações na perfusão microvascular de um osso, estudos adicionais ou modificações no projeto das sondas doppler podem ser necessários antes da aceitação generalizada deste método como uma ferramenta experimental para avaliar o fluxo sangüíneo do osso cortical.

SUPRIMENTO SANGÜÍNEO ÓSSEO EM UM MODELO DE FRATURA

Devido ao relacionamento íntimo e dinâmico existente entre o osso e seu fluxo sangüíneo, com a interrupção desse osso (fratura) o suprimento de sangue também é afetado. Em geral, a resposta vascular do osso à fratura ocorre em cinco fases: (1) o fluxo sangüíneo é interrompido após o rompimento ou esmagamento dos vasos, logo em seguida à ocorrência da fratura; (2) em resposta à lesão surge a vasoconstrição; (3) observa-se um fluxo sangüíneo intensificado após o reforço e/ou hipertrofia dos vasos; (4) o osso é revascularizado e (5) o remodelamento acontece.

Imediatamente após uma lesão e interrupção da vascularização óssea, o fluxo sangüíneo para o foco da fratura é significativamente reduzido. Essa condição é demonstrada em vários estudos. Grundnes e Reikerås estudaram o fluxo sangüíneo em fêmures de ratos utilizando microsferas radioativas.[12,43] Após a osteotomia transversal da região médio-diafisária descobriram uma redução no fluxo sangüíneo total de 50%, e uma redução no fluxo cortical de 40%. Atribuíram essa redução a uma vasoconstrição fisiológica dos vasos do periósteo e do endósteo em resposta ao trauma. Smith *et al.* também relataram uma redução de 50% no fluxo sangüíneo ósseo 10 minutos após a execução de uma osteotomia num cão, e uma redução de 29% após um período de quatro horas.[44] Gross *et al.* demonstraram uma resposta vasomotora semelhante em modelo canino reagindo à hemorragia.[26] Embora a duração desta queda inicial na intensidade do fluxo possa variar, dependendo da natureza da lesão e das variáveis preexistentes do hospedeiro, ela é, em geral, de curta duração.

Uma das seqüelas mais notadas da lesão é o aumento no suprimento sangüíneo observado no local da fratura, que atinge o pico entre cinco e 14 dias após a ocorrência da fratura.[45] Inicialmente, nos primeiros três dias após a lesão, o aumento no fluxo sangüíneo do osso resulta do reforço (perfusão de capilares em repouso) e dilatação dos componentes existentes na árvore vascular normal. Essa condição foi demonstrada em grande número de experiências *in vivo*. Hughes *et al.* utilizaram estudos de diluição de um indicador em tíbias de cães para demonstrar que o padrão de fluxo sangüíneo nos ossos não é uniforme e que após a fratura o aumento de fluxo para o osso é obtido por reforço.[46] Numa grande série de experimentos com cães, Kelly e Bronk estudaram o relacionamento entre a pressão venosa aumentada e a formação do novo osso periostal.[47] Um ponto comum a todos esses estudos foi a dilatação de capilares e sinusóides no osso como resposta a essa pressão venosa aumentada. Os estudos microangiográficos de Rhinelander sobre fraturas com desvio do rádio em modelos caninos permite a abordagem qualitativa da dilatação dos vasos em resposta à fratura (Fig. 3-4).

A neovascularização microcirculatória também contribui para o aumento do fluxo sangüíneo ósseo após a fratura. Tradicionalmente, nossa compreensão sobre a neoangiogênese é, em sua essência, descritiva. Isso quer dizer que somos capazes de identificar uma neoangiogênese quando ela ocorre após uma fratura. Entretanto o mecanismo desencadeante responsável pelo fenômeno ainda não está muito bem esclarecido. Embora uma seqüência bem regulada de respostas vasculares já tenha sido documentada, os mediadores responsáveis pela ocorrência da revascularização ainda não foram definidos. Acredita-se que fatores bioquímicos locais sejam responsáveis pelo aumento da revascularização do osso cortical após a fratura.[13,48-50] O fator estimulante da célula endotelial (FECE) é

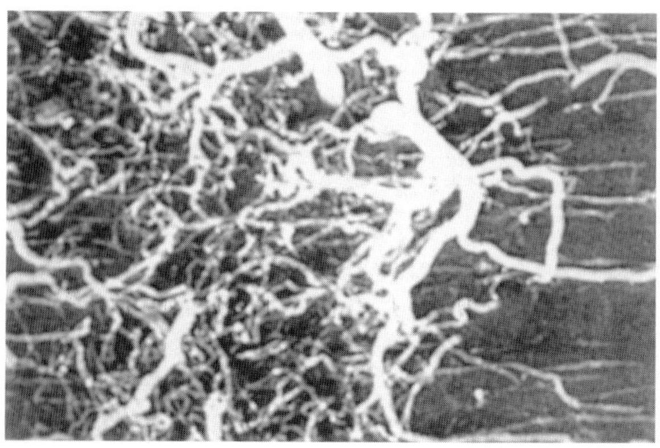

Fig. 3-4. Rádio canino adulto duas semanas após fratura diafisária fechada sem desvio. Microangiografia aumentada mostrando a grande resposta vascular no estreito espaço da fratura (x 35). (Extraído de Rhinelander, F.W. e Baragry, R.A: Microangiografia na consolidação óssea. Em "*Undisplaced closed fractures*". J. Bone Joint Surg, 44A: 1273, 1962.)

um exemplo de fator de crescimento intersticial que parece ser específico na promoção da angiogênese capilar *in vivo*. Wallace *et al.* encontraram elevados níveis de FECE em um pequeno grupo de pacientes com fraturas tibiais que foi comparado a um grupo de voluntários sadios.[49] As prostaglandinas E1 e E2 (PGE1 e PGE2) possuem a capacidade de induzir o crescimento capilar a partir das veias e podem contribuir para angiogênese.[51] O fator de crescimento básico de fibroblastos (βbFGF), o fator de transformação beta-(TGFβb) angiogenina e "SIKAV" também foram considerados indutores da formação de novos vasos sangüíneos.[52-56] Pelo que sei, porém, o papel desses fatores bioquímicos na revascularização cortical não foi previamente investigado.

Além dos estímulos bioquímicos, a resposta da rede vascular do osso a estímulos fisiológicos, neurológicos e humorais e à estase venosa também foi estudada.[26,47] A estase venosa, que resulta numa pressão venosa aumentada, foi associada ao aumento na formação de novo osso periostal em modelo de fratura. Não foi descoberto, porém, um elo direto entre a estase venosa, a pressão venosa aumentada, PO_2, PCO_2 ou pH e a revascularização do foco de fratura.[47] Naturalmente, investigações mais extensas são necessárias para determinar os mediadores exatos que podem estimular uma neoangiogênese e um aumento do fluxo sangüíneo no local de uma fratura.

Revascularização do Foco de Fratura

A revascularização do foco de fratura é possível por várias maneiras: pode ocorrer no periósteo, no endósteo ou ser intracortical. Além disso, um fluxo sangüíneo extra-ósseo novo e transitório pode ser derivado dos tecidos moles que circundam a fratura. Esse suprimento sangüíneo extra-ósseo é completamente distinto do suprimento sangüíneo normal do periósteo e serve para nutrir o calo periósteo e os fragmentos destacados da fratura.[1] A resposta de tais ramos vasculares individuais à fratura poderá ser estudada com técnicas experimentais de exclusão. Esses estudos de exclusão empregam o trauma cirúrgico que inibe a circulação periosteal, extra-óssea ou endosteal para fins de avaliação dos mecanismos vasculares de compensação das vias não comprometidas.[15] A partir dos resultados de tais estudos, alguns pesquisadores elaboraram uma hipótese segundo a qual o suprimento sangüíneo aumentado para uma fratura da diáfise em processo de consolidação é derivado principalmente dos tecidos extra-ósseos e do *periosteum* durante o período de reparação inicial da lesão.[15,17,57,58] Estudos qualitativos conduzidos em minha instituição apóiam a contribuição inicial da circulação periosteal ao processo de revascularização. Estudos de injeção com Microfil permitem a abordagem qualitativa do processo de revascularização já no terceiro dia após a ocorrência da fratura. Sob condições normais os vasos do periósteo suprem sangue em sentido centrípeto para o terço externo do córtex. Após a fratura, existe um intervalo de tempo durante o qual os vasos do periósteo sofrem uma neoangiogênese e crescem para o interior da superfície endosteal do córtex. A situação microvascular, após 14 dias, do córtex de uma osteotomia canina tratada com imobilização gessada é ilustrada na Fig. 3-2A. Os vasos injetados representam os vasos do periósteo preexistentes ou vasos novos extra-ósseos que cresceram para cruzar o córtex tibial e suprir a superfície endosteal do osso fraturado. Além da neovascularização do periósteo aqui demonstrada, pode também ocorrer a neovascularização endosteal, como ilustrado na Fig. 3-2B. Novos vasos endosteais atravessam o córtex para suprir a superfície periosteal. Portanto os sistemas periosteal e endosteal suplementam-se mutuamente, não através da reversão imediata da direção de seus fluxos, mas por meio de um processo de revascularização através do córtex do osso longo. Essa evidência vai contra a teoria segundo a qual esses sistemas são anastomóticos e se suplementam um ao outro imediatamente, através de uma reversão no fluxo quando uma das rotas fica comprometida.[59]

Os sistemas vasculares metafisário e diafisário endosteal, embora amplamente independentes, são anastomóticos e também podem suplementar um ao outro quando uma das rotas está comprometida.[1,6]

Estudos Qualitativos

Os efeitos da fixação com e sem fresagem na revascularização do foco da fratura foram estudados numa série de experimentos em tíbias caninas. Os estudos de injeção de Microfil foram utilizados para identificar os padrões anastomóticos responsáveis pela manutenção e/ou restauração da vascularização endosteal após o procedimento de fixação intramedular. Os moldes tridimensionais de Microfil dos vasos forneceram um modelo ilustrativo da vascularização do foco da fratura. Nesta série de experimentos com modelos caninos foram executadas osteotomias bilaterais da tíbia. Uma tíbia foi tratada com pino intramedular sulcado e fresado, de 6,4 mm, e na tíbia contralateral utilizou-se um pino não-fresado e sólido, de 4 mm. Os pinos foram travados com parafusos proximais e distais. As injeções de Microfil foram feitas um, três, seis, nove e 12 dias após a osteotomia. Estudos adicionais de fluxo foram conduzidos em um dos cães 18 e 23 dias após a osteotomia. Moldes vasculares das fraturas tibiais dos cães revelaram que a fixação não-fresada poupava os vasos paraendosteais, assegurando um fluxo sangüíneo cortical contínuo na diáfise.[6]

Embora os vasos medulares tenham sido completamente destruídos nas fraturas com fresagem da diáfise, a revascularização do *endosteum* se restaurou rapidamente. A Fig. 3-5A é a fotografia estereoscópica e a Fig. 3-5B é o diagrama linear correspondente de um foco de osteotomia com fresagem três dias após a cirurgia. Embora a vascularização endosteal tenha sido eliminada, uma grande quantidade de vasos periosteais penetra parcialmente no córtex do periósteo. Por volta do sexto dia após a osteotomia, esses vasos continuam a penetrar através do córtex, mas ainda não atingiram a superfície endosteal. Entretanto, por volta do nono dia, já ocorreu uma neovascularização completa através do córtex tibial. Os vasos do periósteo penetram no córtex endosteal; suas ramificações terminais representam botões vasculares recentemente formados. A Fig. 3-5G mostra a situação microvascular 12 dias após osteotomia e fixação intramedular com fresagem. Uma abundância de vasos periosteais penetrou completamente através do córtex em direção à superfície do endósteo. Essas ramificações demonstram uma pletora de novos botões vasculares. Observa-se o restabelecimento prematuro de um fluxo longitudinal entre os novos ramos vasculares no córtex endosteal. A Fig. 3-5H mostra uma outra fratura com 12 dias. Observe os grandes vasos longitudinais estabelecidos no canal. Numerosos botões microvasculares também são visíveis na interface entre o pino e o osso.

Desses experimentos duas conclusões significativas foram tiradas. Primeiro, ficou evidente que o fluxo sangüíneo através do córtex de fraturas tratadas com fixação intramedular com fresagem não envolveu uma reversão imediata de direção centrífuga para centrípeta, através de anastomoses entre as vias vasculares do periósteo e do endósteo. Não se observaram anastomoses significativas entre os dois sistemas, mesmo nos espécimes com um dia após a osteotomia. Em vez disso, a reversão do fluxo sangüíneo ósseo normal envolve a neovascularização ou a formação de novos vasos periosteais que penetraram através do córtex dando origem à formação de uma nova circulação medular.

Além disso, embora os vasos medulares estivessem completamente destruídos pelo processo de fresagem, a revascularização do canal medular se desenvolveu satisfatoriamente já nos 12 dias após a osteotomia. Nesta série de experimentos, a rápida revascularização foi facilitada pela criação de uma fratura de baixa energia com uma membrana de tecido mole intacta. Portanto, em fraturas com suprimento abundante de tecido mole, como o existente clinicamente no fêmur ou no úmero, a relutância em executar a fresagem pode ser injustificável. A fixação intramedular com fresagem de fraturas tibiais, particularmente quando lesões expostas, pode estar associada aos elevados índices de infecção e pseudo-artrose subseqüentes. Devido à falta de tecidos moles cobrindo a tíbia anterior, as respostas vasculares extra-óssea e do periósteo podem ficar inibidas. Dessa forma, o método de fixação deverá poupar a vascularização endosteal. Por essas razões, a fixação intramedular sem fresagem poderá ser vantajosa no tratamento de fraturas da diáfise da tíbia.

Estudos Quantitativos

Estudos quantitativos do fluxo sangüíneo no foco de uma fratura após a execução de um procedimento de fixação intramedular com ou sem fresagem, utilizando um modelo canino, foram conduzidos pelo método das microsferas radioativas. Osteotomias tibiais bilaterais foram executadas em cinco cães mestiços adultos. Novamente, uma tíbia foi tratada com um pino intramedular com fresagem e sulcado de 6,4 mm, e a outra com um pino sem fresagem sólido de 4 mm. Foram empregados parafusos para bloqueio proximal e distal. Injeções seriadas de microsferas foram executadas com o animal sob sedação intravenosa, imediatamente após o procedimento de osteotomia, após 24 horas e três, seis, nove e 12 dias após a cirurgia. Os resultados desses estudos de fluxo sangüíneo são apresentados nos Quadros 3-1 a 3-3. O fluxo sangüíneo para o córtex do endósteo era semelhante em três dos cães. Logo após a fixação intramedular, o fluxo sangüíneo ósseo diminuiu em ambos os modelos, com o fluxo na tíbia com fresagem igual a aproximadamente metade daquele existente no osso sem fresagem. No início das experiências, o fluxo sangüíneo para o córtex interno era significativamente mais baixo nas fraturas tratadas com a fixação intramedular com fresagem. Após duas semanas, o fluxo do endósteo estava essencialmente igual entre os dois grupos.

O fluxo sangüíneo para o córtex externo também diminuiu imediatamente após a fixação intramedular com fresagem ou não. Entretanto, após o sexto dia da cirurgia, o fluxo sangüíneo do córtex periosteal era maior nas fraturas com fresagem quando comparado ao dos ossos sem fresar. De fato, uma reação periosteal maior foi posta à tona em resposta à destruição aumentada da medula, provocada pela fresagem. Em todos os modelos, por volta do sexto dia após a operação, todo o fluxo sangüíneo ósseo era maior ou igual aos valores basais. Além disso, as diferenças no fluxo sangüíneo ósseo entre as fraturas com e sem fresagem não duravam muito tempo nos modelos caninos submetidos à osteotomia para fins do estudo.

As proporções entre os fluxos sangüíneos das amostras com e sem fresagem também foram comparadas (Figs. 3-6 até 3-8). Comparando essas proporções no córtex interno, verificamos uma diferença significativa no início (prematura), com fluxo duas ou quatro vezes maior nos ossos que tinham pinos sem fresar. No córtex externo o fluxo sangüíneo

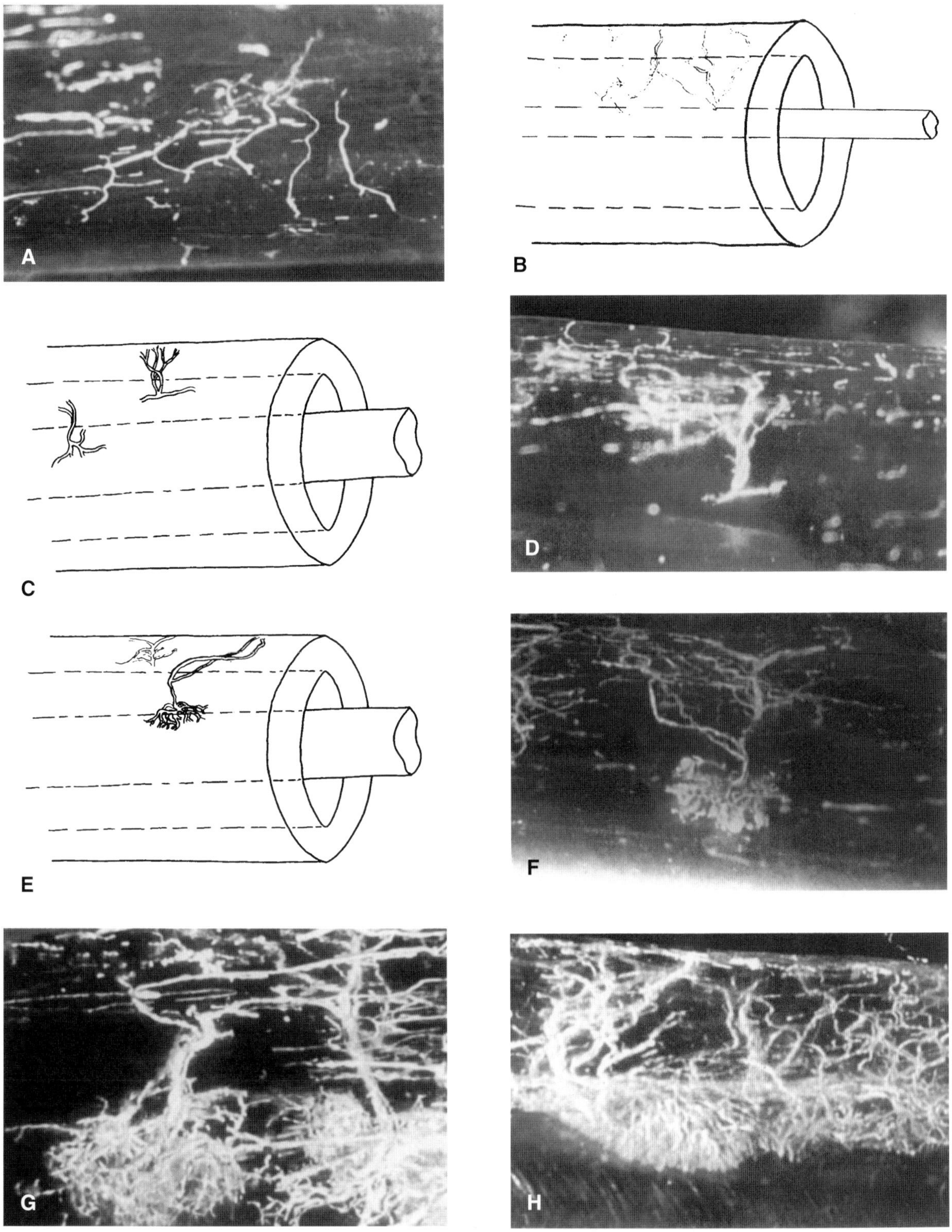

Fig. 3-5. Estágios de revascularização após procedimento de fixação intramedular com fresagem. *A,B*, Estágio 1: três dias após a osteotomia observamos preenchimento aumentado dos vasos periosteais e penetração desses vasos no córtex. O fluxo sangüíneo inicia uma direção centrípeta. *C,D*, Estágio 2: seis dias após a osteotomia observamos ramificações prematuras de vasos periosteais. Múltiplos ramos menores desses vasos começam a transportar sangue em direção centrípeta para o canal medular, onde um novo calo endosteal está sendo produzido. *E,F*, Estágio 3: seis a nove dias após a osteotomia observamos a formação de ilhas vasculares nas quais os ramos periosteais centripetamente direcionados penetram o canal intramedular. *G*, Estágio 4: doze dias após a operação observamos a formação de interconexões entre as ilhas vasculares. *H*, Estágio 5: observamos o restabelecimento dos vasos intramedulares com diâmetro maior.

Quadro 3-1. Fluxo sangüíneo cortical interno após a fixação intramedular

		Fluxo Sangüíneo em mL/min/100 g								
Cão nº	*Método de Fixação*	*Basal*	*Dia 1*	*Dia 3*	*Dia 6*	*Dia 9*	*Dia 12*	*Dia 15*	*Dia 18*	*Dia 23*
2.617	Com fresagem	4,34	0,40	1,05		53,81			57,64	45,49
	Sem fresagem	4,18	0,96	3,62		118,04			50,51	20,42
2.743	Com fresagem	1,19	0,24	0,81	23,58	2,68	1,50	1,49		
	Sem fresagem	1,23	0,69	3,95	86,88	10,50	6,14	6,49		
2.805	Com fresagem	5,04	1,07	1,46	3,09	3,20	14,22			
	Sem fresagem	5,74	2,03	5,10	8,91	7,19	14,95			

ósseo era nitidamente dominado pela reação periosteal em resposta à fixação com fresagem. Observando-se a proporção entre o fluxo sangüíneo das fraturas sem fresagem *versus* aquelas com fresagem (examinando o osso em sua totalidade), a diferença notada era muito pequena.

FATORES QUE AFETAM O FLUXO SANGÜÍNEO NO FOCO DE FRATURA

A obtenção da consolidação após uma fratura depende, no final das contas, da estabilização e da manutenção ou restauração de um suprimento sangüíneo adequado ao foco dessa lesão. Uma vez que a revascularização constitui um aspecto importante do processo de consolidação, as diretrizes a serem seguidas pelos médicos em sua seleção de tratamento para fraturas dos ossos longos deverá ter como base um conhecimento abrangente dos fatores que afetam o fluxo sangüíneo do foco de fratura em questão. Um grande número de variáveis inter-relacionadas afeta o processo de revascularização, a saber: as variáveis relacionadas à lesão em si, os fatores próprios do hospedeiro, os fatores biológicos locais implícitos na neoangiogênese e o processo de consolidação, além das variáveis do tratamento.[59]

O ambiente biomecânico de qualquer foco de fratura e, por fim, a consolidação dessa lesão são afetados pelas decisões do tratamento relativas ao método de fixação, ao tratamento dos tecidos moles, à via de acesso cirúrgico e ao ritmo da intervenção. Embora atualmente os médicos sejam hábeis em controlar apenas as variáveis relacionadas a esse ritmo, o efeito dos fatores locais e do hospedeiro sobre a vascularização do foco da fratura deve ser considerado na determinação de um plano de tratamento para fraturas em qualquer um dos ossos longos.

Variáveis Relacionadas ao Hospedeiro

As condições preexistentes ou concorrentes do hospedeiro podem afetar, positiva ou negativamente, o suprimento sangüíneo ósseo e a consolidação da fratura. Os hormônios, incluindo-se aqui os estrogênios, os corticosteróides, o hormônio da tireóide e a calcitonina, podem exercer um efeito inibidor do processo de consolidação. A presença de uma condição patológica como diabetes, insuficiência vascular ou um distúrbio metabólico pode provocar uma redução sistêmica no fluxo sangüíneo ósseo "normal" do paciente e inibir o fluxo sangüíneo intensificado. A existência de catabolismo após o trauma pode resultar em fluxo sangüíneo reduzido, ao passo que uma revascularização mais intensa e um processo de formação óssea têm sido documentados em pacientes com lesões cranianas graves (Fig. 3-9).[60]

Quadro 3-2. Fluxo sangüíneo cortical externo após a fixação intramedular

		Fluxo Sangüíneo em mL/min/100 g								
Cão nº	*Método de Fixação*	*Basal*	*Dia 1*	*Dia 3*	*Dia 6*	*Dia 9*	*Dia 12*	*Dia 15*	*Dia 18*	*Dia 23*
2.617	Com fresagem	4,02	0,89	4,31		305,25			141,40	64,27
	Sem fresagem	4,15	0,97	5,33		191,31			77,02	41,96
2.743	Com fresagem	1,95	1,01	6,89	208,87	27,69	13,88	10,15		
	Sem fresagem	2,15	1,29	5,97	232,67	20,72	12,55	13,56		
2.805	Com fresagem	5,36	1,48	2,75	6,60	5,02	16,49			
	Sem fresagem	5,21	1,61	1,62	3,63	3,41	12,54			

Quadro 3-3. Fluxo sangüíneo cortical total após a fixação intramedular

		Fluxo Sangüíneo em mL/min/100 g								
Cão nº	*Método de Fixação*	*Basal*	*Dia 1*	*Dia 3*	*Dia 6*	*Dia 9*	*Dia 12*	*Dia 15*	*Dia 18*	*Dia 23*
2.617	Com fresagem	4,11	0,75	3,37		223,36			117,12	58,83
	Sem fresagem	4,16	0,97	4,78		69,79			68,51	35,04
2.743	Com fresagem	1,70	0,76	4,89	147,88	9,80	9,80	7,30		
	Sem fresagem	1,78	1,05	5,16	174,41	9,99	9,99	7,40		
2.805	Com fresagem	5,22	1,30	1,93	5,06	15,50	15,50			
	Sem fresagem	5,44	1,79	3,05	5,85	13,57	13,57			

Variáveis Relacionadas à Lesão

O mecanismo e a energia da lesão, a localização da fratura, o grau de fragmentação e as condições dos tecidos moles circundantes afetam o fluxo sangüíneo do foco da fratura. Em lesões expostas, o corte do periósteo e dos tecidos moles em tiras não só interrompe o suprimento sangüíneo periosteal do córtex mas também afeta a revascularização do foco. Os tecidos do periósteo desempenham um papel fundamental no processo de revascularização e, portanto, o rompimento da circulação periosteal ou a excisão extensa do periósteo impedem a formação do calo periosteal.[15,59,61,62] Whiteside e Lesker estudaram os efeitos da transecção muscular e extraperiosteal ou dissecção subperiosteal na consolidação de osteotomias tibiais em coelhos e descobriram que os prejuízos aos tecidos extra-ósseos, tais como o músculo, também podem retardar o processo.[59]

As fraturas expostas são, em geral, mais suscetíveis à infecção do que as lesões fechadas. O trauma altera as circulações arterial, venosa e linfática do osso e dos tecidos moles adjacentes.[63] O vazamento capilar provoca edema, que por sua vez reduz a resistência vascular. O fluxo de sangue venoso diminui e a resposta imunológica é retardada, resultando em colonização bacteriana rápida de ferimentos abertos não-tratados.

Controvérsias Atuais: Fixação Intramedular com Fresagem *versus* sem Fresagem

Uma boa dose de controvérsia gira em torno do tema fixação intramedular de fraturas de ossos longos com fresagem *versus* sem fresagem. Acreditamos que ainda não se

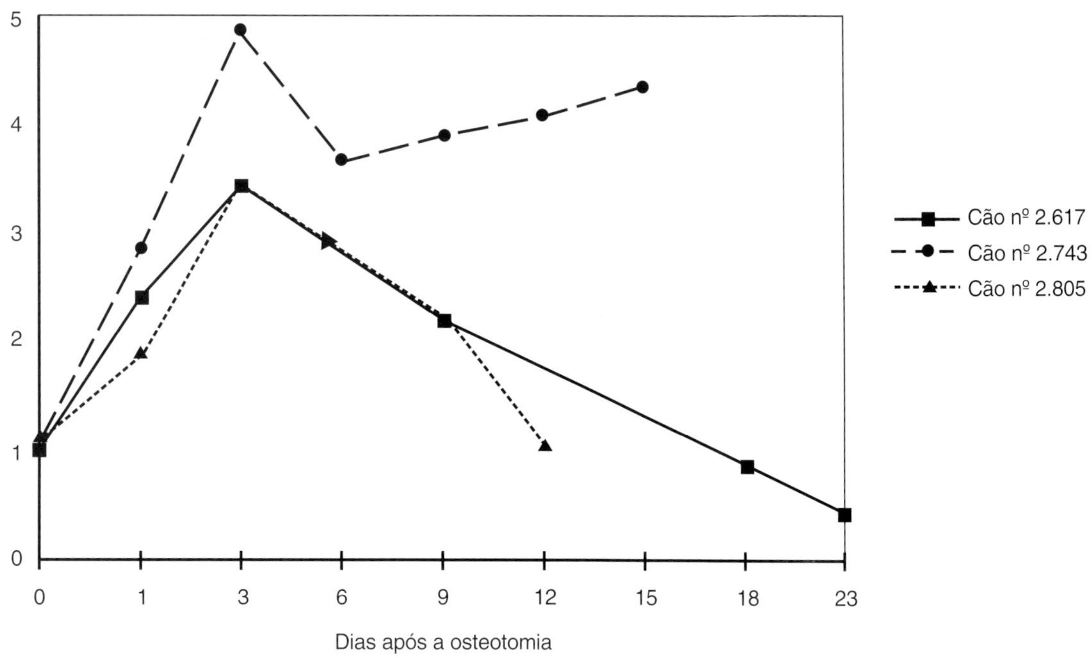

Fig. 3-6. Fluxo sangüíneo cortical interno após fixação intramedular (sem fresagem/com fresagem).

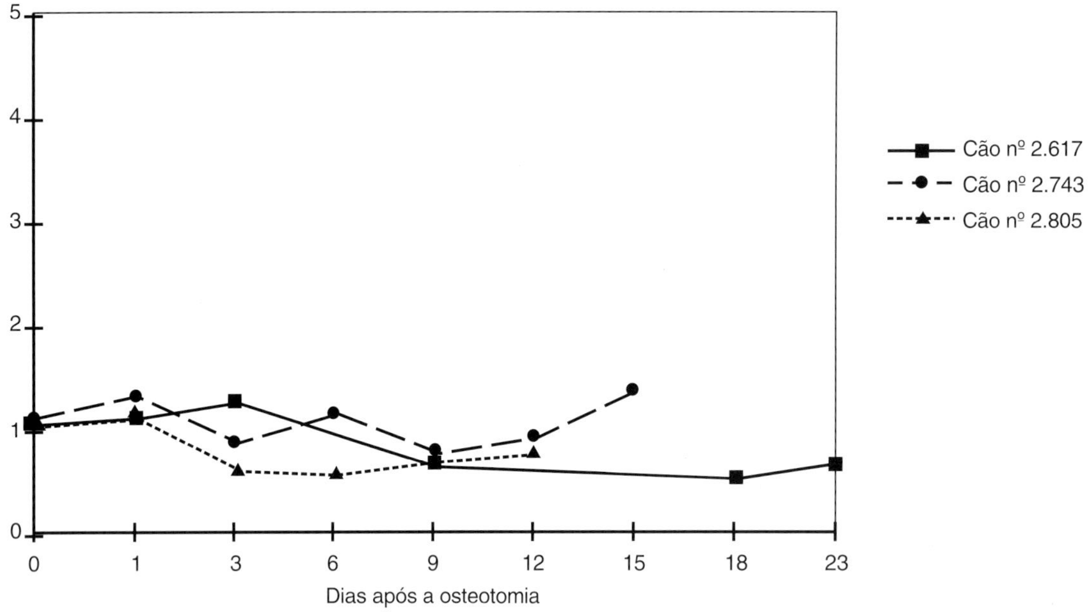

Fig. 3-7. Fluxo sangüíneo cortical externo após fixação intramedular (sem fresagem/com fresagem).

chegou a um consenso sobre o uso apropriado de uma técnica de fixação intramedular em particular, em parte por causa das dificuldades encontradas para estudar os efeitos desses tipos de fixação em ambiente clínico. Embora o prejuízo vascular ocorra sempre que um pino é direcionado para baixo, em direção à cavidade medular de um osso longo, a extensão e o significado desse prejuízo variam, dependendo de um certo número de fatores. É difícil determinar o efeito de variáveis individuais sobre alterações no fluxo sangüíneo do foco de fratura, na consolidação dessa lesão e no desenvolvimento de complicações, que podem ser influenciadas por fatores não relacionados à técnica de fixação. Em segundo lugar, os parâmetros disponíveis para medição do fluxo sangüíneo e do tempo de consolidação exigem uma interpretação qualitativa por parte do investigador. Por essas razões é particularmente difícil estudar os efeitos da fixação intramedular com fresagem *versus* sem fresagem em determinada situação clínica.

Além disso, devido às diferenças discutíveis das vantagens de uma técnica sobre a outra, dependendo do osso longo sob investigação, é benéfico discutirmos as vantagens e desvantagens de cada uma em termos do osso sob

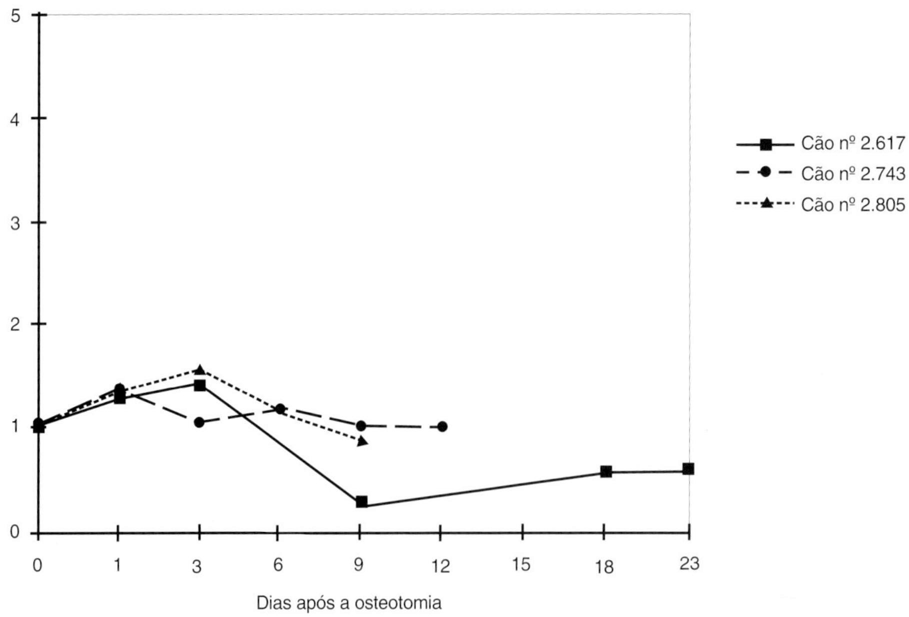

Fig. 3-8. Fluxo sangüíneo cortical total após fixação intramedular (sem fresagem/com fresagem).

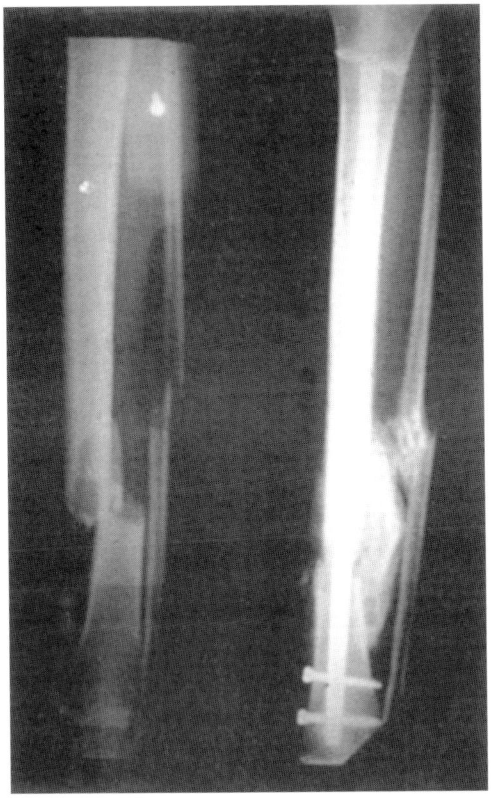

Fig. 3-9. Formação abundante de calo com oito semanas após a operação em paciente com fratura da diáfise da tíbia e traumatismo craniano.

estudo. As controvérsias atuais reconhecem os efeitos das técnicas de fixação intramedular com fresagem *versus* sem fresagem para a tíbia ou para o fêmur.

Desde o aparecimento dos pinos travados sem fresagem com diâmetro menor, os cirurgiões têm discutido os argumentos sobre qual a melhor técnica cirúrgica para garantir uma consolidação superior das fraturas tibiais. Nas deliberações sobre o tratamento da fratura da tíbia, os fatores mais importantes a ser considerados pelo cirurgião são os efeitos "locais" da técnica cirúrgica, com ou sem fresagem sobre (1) a vascularização esquelética, (2) a consolidação e (3) a susceptibilidade à infecção (desenvolvida após a cirurgia). O cirurgião também deve ter conhecimento do fato de que os efeitos da fixação intramedular com ou sem fresagem variam dependendo da localização da fratura, na diáfise ou metáfise tibial.

No fêmur, a controvérsia corrente está centralizada nos fatores extra-esqueléticos, tais como os efeitos sistêmicos da fresagem sobre a função pulmonar e nos efeitos potencialmente menos deletérios da fixação intramedular sem fresar. Os efeitos locais da fresagem, porém, também devem ser considerados.

Vantagens da Fresagem: Fraturas Tibiais

Como em qualquer procedimento cirúrgico, os benefícios e os riscos potenciais da fixação intramedular com fresagem *versus* sem fresagem devem ser pesados antes da aceitação ou da rejeição generalizada. A fresagem pode oferecer uma série de vantagens de ordem mecânica, anatômica, biológica e técnica sobre o uso de pinos sem fresar. Uma das vantagens primárias é o fato de esse procedimento permitir a inserção de um implante de tamanho maior. No tratamento de uma fratura de qualquer osso longo, o diâmetro do pino deverá ser suficiente para permitir o apoio e a função articular durante o processo de consolidação. Essa característica é especialmente importante nas fraturas metafisárias da tíbia. A maioria das falhas do material de síntese em pacientes tratados com pinos tibiais ocorre nos pacientes com esse tipo de fratura quando tratados por pinos com diâmetro menor. O diâmetro mínimo considerado aceitável para o pino é de 9 milímetros para o tratamento de fraturas metafisárias. Se possível, devem ser usados pinos com 10 milímetros. Isso é necessário para reduzir a possibilidade de falha do implante e melhorar a função durante a consolidação. Com a inserção de um pino maior, a ocorrência de falha do implante, exceto nos orifícios dos parafusos, é rara. Os parafusos também podem ser menos propensos à falha porque a proporção entre o tamanho do orifício do parafuso e o pino fica maior, permitindo o uso de parafusos maiores. A inserção de um implante maior tem, com freqüência, um efeito positivo nas habilidades de trabalho do paciente e para executar as atividades do dia-a-dia durante a consolidação, reduzindo assim a possibilidade de falha do implante. Uma boa redução fixada com um implante travado e forte poderá melhorar a função e a satisfação do paciente durante a fase inicial da consolidação.

A fresagem nas fraturas dos ossos longos também melhora o contato cortical entre o pino e o osso durante a vida útil do implante e direciona os fragmentos da fratura para uma posição mais anatômica. Esta vantagem anatômica tem importância especial em fraturas abaixo do istmo, onde a fresagem poderá ser necessária para o melhor contato possível entre o osso e o implante.

Do ponto-de-vista biológico, a fresagem é vantajosa, pois os fatores sistêmicos que promovem a mitose das células do broto osteogênico e estimulam a osteogênese são liberados no processo. Finalmente, o canal fresado oferece a vantagem técnica sobre a síntese sem fresar, pois reduz o risco de ocorrência de fratura iatrogênica ou de um aumento de fratura, que pode ocorrer quando um implante muito grande for usado em direção ao canal medular do paciente, ou pela inserção do pino sem usar um fio-guia para direcionar o implante.

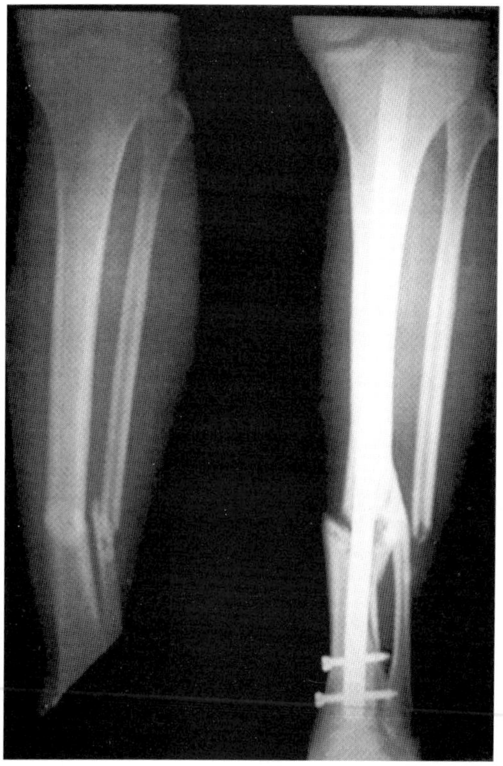

Fig. 3-10. Homem de 30 anos de idade com fratura da diáfise de tíbia ocorrida em acidente com motocicleta. A fresagem durante a preparação do canal resultou em uma redução ruim desta fratura.

Desvantagens da Fresagem: Fraturas Tibiais

Embora não haja desvantagens de natureza mecânica ou técnica no uso de um pino intramedular sem fresar, existem fatores anatômicos e biológicos que podem favorecer o uso de fixação intramedular sem fresagem nas fraturas da tíbia. Se uma fratura tibial não for adequadamente reduzida durante a fresagem, esse procedimento pode piorar a posição incorreta da fratura (Fig. 3-10). A fresagem também destrói todos os vasos sangüíneos medulares, resultando na diminuição inicial no fluxo sangüíneo do endósteo. Essa diminuição acarretará resposta imunológica reduzida, podendo mesmo retardar a consolidação precoce dos córtices envolvidos.

A fresagem também pode ser desvantajosa na presença de certas lesões expostas. Devido à interrupção direta do suprimento sangüíneo que ocorre regularmente na presença de fratura em todos os ossos longos, é normal a presença de osso avascular ou não-viável (morto) em todos os focos de fratura (Fig. 3-11). A quantidade de osso não-viável depende do grau de interrupção avascular nesse ponto. Os pinos sem fresar têm sido considerados um método de fixação relativamente mais seguro (se comparados à técnica de fixação intramedular com fresagem) para o tratamento de fraturas expostas. Embora a fresagem seja um tratamento padrão para o fêmur e para as fraturas fechadas da tíbia, elevadas taxas de complicação têm sido documentadas quando as indicações para a fixação intramedular com fresagem são estendidas para todas as fraturas expostas. Essas complicações resultam, mais provavelmente, do aumento de osso não-viável, o qual é incapaz de resistir à infecção. A Fig. 3-11B e C é um exemplo de uma lesão de alta energia associada ao corte excessivo dos tecidos moles. Diante de tal quantidade de osso morto, a tíbia fica particularmente susceptível à infecção. Executando um desbridamento adequado e cobrindo a fratura cuidadosamente, a possibilidade de infecção fica significativamente reduzida. Utilizando um pino sem fresar, a circulação endosteal permanece viável na presença de uma circulação periosteal comprometida. Essa condição, junto com a oposição dos fragmentos da fratura, aumenta a possibilidade de uma rápida revascularização e consolidação precoce da lesão.

Não é seguro, entretanto, assumir que, pelo fato de os pinos sem fresar pouparem a vascularização endosteal muito mais que os com fresagem, poucas serão as complicações. Num estudo desenvolvido nossa instituição executamos biópsias ósseas corticais em 10 pacientes portadores de fraturas tibiais de grau IIIB. Todos os pacientes foram tratados com cobertura imediata por tecidos moles e rápida fixação intramedular sem fresagem. As amostras usadas para o estudo foram extraídas da região média da diáfise, entre sete e 10 dias após a operação, sendo feita a análise histológica padrão dessas amostras. Embora todas as fraturas tenham sido tratadas com fixação intramedular sem fresar, três dos pacientes apresentaram osso avascular em todas as amostras de biópsia (desde o córtex periosteal até o endosteal).

Quando a fresagem rompe a circulação intramedular, o osso não-viável surge no foco da fratura. Ao contrário, a fixação intramedular sem fresar, com a inserção de um implante adequado e solto, pode poupar o suprimento sangüíneo do córtex e reduzir a quantidade de osso morto nesse ponto. Intuitivamente, isso significa que a fixação sem fresar pode ser a técnica apropriada para o tratamento de fraturas expostas, nas quais a contaminação é provável, e que a técnica com fresagem, a qual está associada a um grande córtex não-viável, pode ser inadequada para tratar esse tipo de fratura. Devemos, entretanto, julgar cuidadosamente e ter cautela com a aplicação de fixação intramedular sem fresar em fraturas expostas causadas por traumatismos de alta energia.

Como demonstrado pelas lacunas vazias observadas na Fig. 3-11A, independentemente da utilização ou não de pino sem fresagem e de uma excelente técnica cirúrgica, ao defrontar com uma fratura exposta o cirurgião deve lidar com um osso morto que pode, com muita probabilidade, servir como ninho para uma infecção. Já surgiu a hipó-

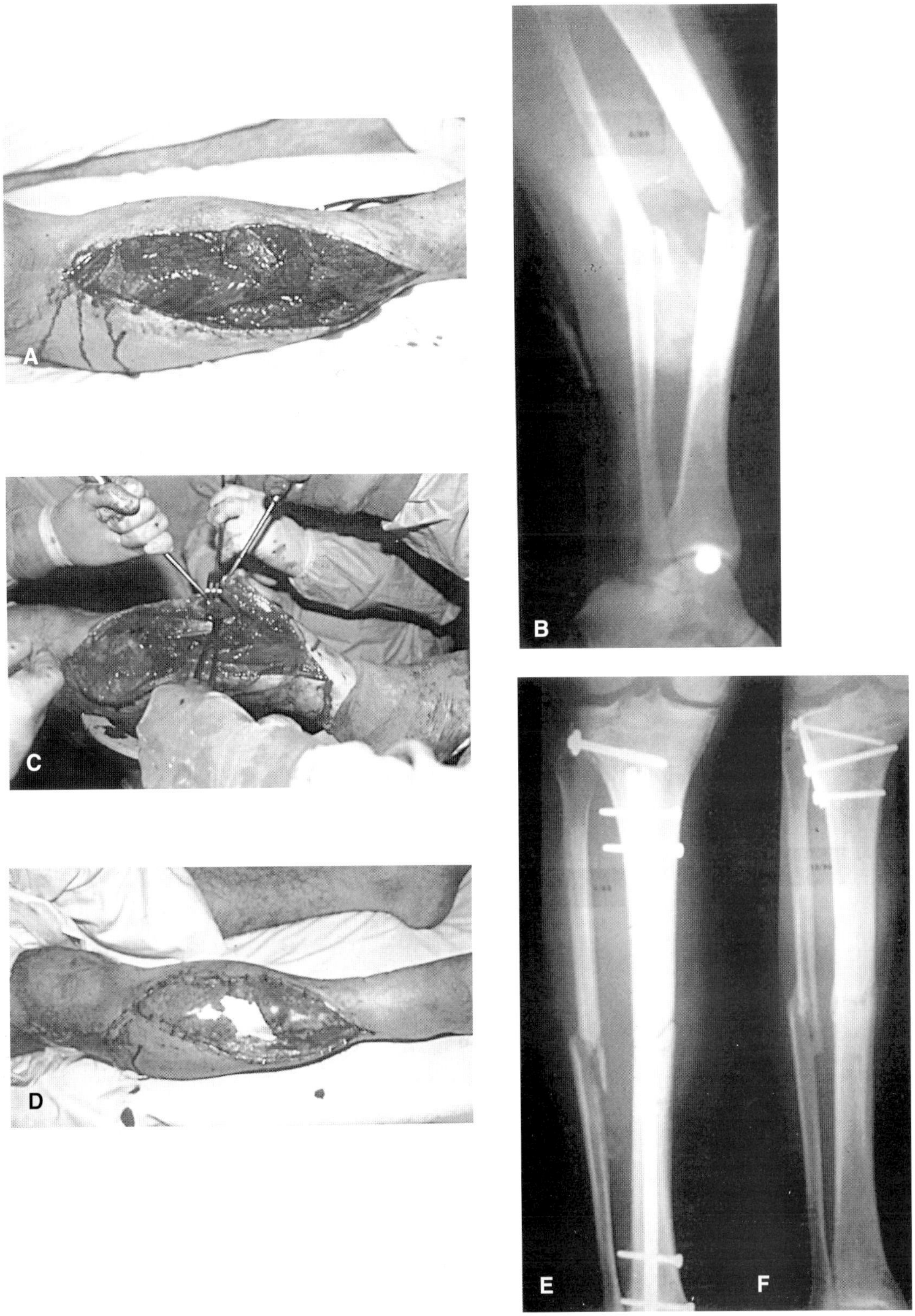

Fig. 3-11. *A*, Exemplo com sete dias após fratura da tíbia e a fixação intramedular mostra osso cortical com lacunas vazias. Observamos a presença nítida de grande quantidade de osso morto, apesar da cobertura cutânea imediata e o uso de um pino de pequeno diâmetro inserido com técnica sem fresar. *B*, Radiografia imediatamente antes da cirurgia mostra um padrão de fratura difisária não-fragmentada associada a uma lesão grave dos tecidos moles. *C, D*, A cobertura imediata do ferimento foi obtida com retalhos do gastrocnêmio medial e hemisóleo medial. *E,F*, Radiografia AP pós-operatória demonstrando a fixação intramedular; radiografia após 16 meses da cirurgia mostrando a fratura com formação mínima de calo. (*Figura continua.*)

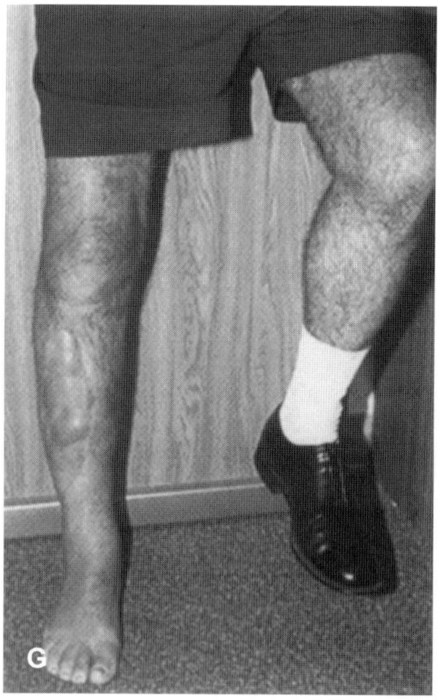

Fig. 3-11. *(continuação) G*, Paciente com recuperação funcional satisfatória oito meses após a lesão.

tese de que as infecções nos implantes ocorrem devido à contaminação da prótese com quantidades muito pequenas de bactérias.[64,65] Essas bactérias podem ficar protegidas nos interstícios do pino intramedular por um biofilme de glicocálice, onde há pouca probabilidade de serem expostas à ação dos antibióticos parenterais ou afetadas pelo desbridamento.[64,65] Portanto, quando uma lesão resulta em grande quantidade de osso morto, será muito melhor cobrir a ferida rapidamente para reduzir o risco de contaminação hospitalar posterior e ajudar na resposta imunológica, permitindo a cicatrização da membrana de tecidos moles antes de executar a fixação da fratura.

Fixação Tibial Intramedular com Fresagem versus *sem Fresagem: Circulação Metafisária* versus *Diafisária*

Os efeitos vasculares da fresagem em uma fratura metafisária são muito diferentes daqueles encontrados após fresar uma lesão na diáfise. Para demonstrar as diferenças entre a circulação metafisária e a diafisária e a resposta vascular de cada uma delas à fixação intramedular dividiu-se a tíbia de dois cães adultos na metáfise distal por meio de uma osteotomia, com uma serra de Stryker. A Fig. 3-12 mostra os achados vasculares três dias após a osteotomia e a fixação. A Fig. 3-12A mostra uma osteotomia metafisária tratada com fixação intramedular sem fresar. A anatomia microvascular estereoscópica é semelhante àquela da osteotomia metafisária tratada com fixação intramedular com fresagem. O fluxo de sangue através da metáfise não ficou gravemente comprometido pela fixação ou pela dilatação do canal.

O fluxo sangüíneo cortical da metáfise difere em muito do diafisário. Isso tem um significado especial para o médico que está tratando fraturas tibiais metafisárias. O diâmetro do pino tibial deverá ser suficientemente grande para permitir o apoio do membro e reduzir a possibilidade de falha do implante. O uso de pinos intramedulares maiores freqüentemente necessita de dilatação do canal intramedular. Entretanto, como essa condição não deverá ser considerada desfavorável, os efeitos de dilatar uma fratura metafisária são consideravelmente diferentes daqueles observados com a dilatação de uma fratura da diáfise. Pelo fato de as primeiras estarem localizadas em grande parte em ossos esponjosos, têm menor probabilidade de sofrer deficiência circulatória ou necrose decorrente do superaquecimento que se segue à dilatação.[66] Além disso, enquanto o fluxo sangüíneo diafisário é centrífugo, as artérias metafisárias suprem o sangue em sentido centrípeto para toda a metáfise. As artérias metafisárias também desempenham um papel importante na revascularização cor-

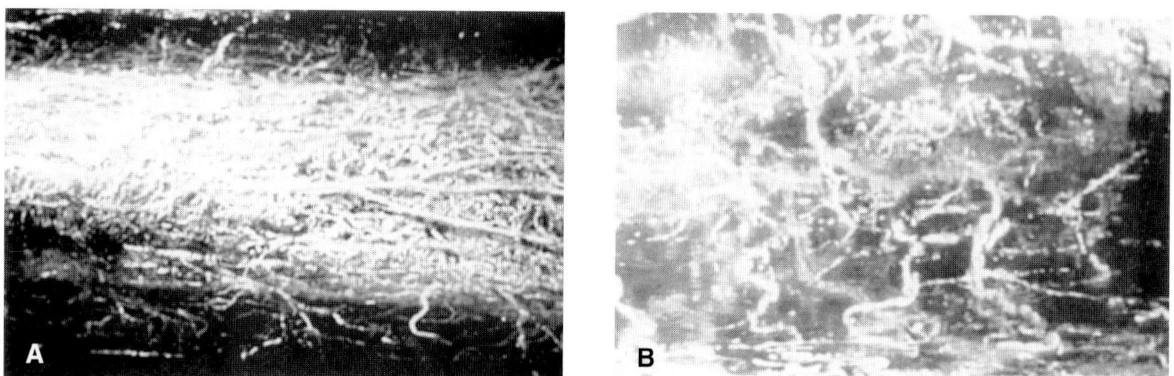

Fig. 3-12. *A*, Metáfise tibial canina (adulto) três dias após osteotomia e fixação intramedular sem fresar. O fluxo sangüíneo metafisário está intacto. *B*, Metáfise tibial canina (adulto) três dias após a osteotomia e a fixação intramedular com fresagem (visão ampliada). O fluxo sangüíneo metafisário não está gravemente comprometido pela fresagem e inserção do pino.

tical por manter a perfusão do canal intramedular após a dilatação e a ruptura subseqüente da artéria nutriente.[67] Por estas razões não há justificativa para a relutância em se dilatarem fraturas metafisárias proximais ou distais.

Fresagem de Fratura Femoral: Vantagens e Desvantagens

As vantagens mecânicas, anatômicas, biológicas e técnicas da fresagem intramedular delineada para fraturas tibiais são igualmente aplicáveis à dilatação de fraturas do fêmur. Mais ainda, apesar das vantagens da fixação com fresagem, a técnica intramedular em fresar para o fêmur ganhou popularidade, tornando-se um procedimento da moda nos anos 90. A dilatação destrói a vascularização do endósteo e tem sido associada a elevações significativas na pressão intramedular e na necrose térmica do córtex. A dilatação também tem sido citada como a causa de complicações sistêmicas, mais notadamente a síndrome da embolia gordurosa e a SARA.

Pape *et al.* investigaram os efeitos da fixação intramedular primária do fêmur com e sem fresagem sobre a função pulmonar e a hemodinâmica em 31 pacientes portadores de traumas múltiplos.[68] Os pacientes incluídos no estudo não apresentavam traumas de tórax significativos e foram submetidos à estabilização cirúrgica da fratura em 24 horas. Os investigadores descobriram que a função pulmonar deteriorava intra-operativamente durante a fresagem e as proporções da oxigenação melhoravam somente após 48 horas. A pressão da artéria pulmonar (PAP) também aumentava nos pacientes com pinos com fresagem inseridos no fêmur, mas voltava ao normal após uma hora. Em pacientes submetidos à fixação sem dilatação não foram observadas alterações na PAP ou nas proporções de oxigenação. Diante desses resultados, os investigadores sugeriram que a estabilização intramedular não-dilatada de fraturas do fêmur causa menos efeitos deletérios no pulmão. Na presença de uma contusão pulmonar concorrente, a fixação não-dilatada pode reduzir a incidência de SARA pós-operatória. Entretanto, em pacientes portadores de traumas múltiplos submetidos a uma intervenção cirúrgica, deve-se julgar cuidadosamente o significado patogênico da dilatação óssea. Embora essa dilatação possa causar um efeito negativo sobre as proporções de oxigenação e PAP, os fatores bioquímicos e imunológicos também podem contribuir para o desenvolvimento de SARA nesses pacientes.

Pell *et al.* controlaram intra-operatoriamente os efeitos da fixação utilizando pinos intramedulares com fresagem em um estudo clínico de fraturas de 17 tíbias e 7 fêmures de seres humanos.[72] Com o uso da ecocardiografia transesofágica, apresentaram três diferentes grupos de pacientes: (1) com leve, ou mesmo ausência de fenômenos embólicos, (2) com acúmulo intermitente de material ecogênico de 1 a 10 mm de diâmetro, e (3) com evidência sonográfica de êmbolos de 1 a 8 cm de diâmetro. Em um primeiro exame, essas figuras mostraram um quadro horrível da fresagem da fratura diafisária. Entretanto um exame mais apurado dos resultados revelou que os êmbolos do grupo II geralmente apareciam no átrio direito nos primeiros 10 segundos a contar do início do procedimento de redução fechada da fratura. Acúmulos sucessivos de êmbolos também foram associados com a abertura do canal medular, com a fresagem e com a inserção do pino. Isto dá suporte à hipótese de que, em pacientes que não tenham sofrido lesões pulmonares concorrentes, o desenvolvimento da síndrome de embolia gordurosa pode ser atribuído à fratura ou à sua redução, ao invés da fresagem.[70] Certamente estudos adicionais são necessários para determinar as contribuições individuais da fratura, da redução e da inserção de pinos com e sem fresagem no desenvolvimento da síndrome de embolia gordurosa ou de SARA.

Como em qualquer procedimento cirúrgico, os riscos potenciais e os benefícios da fixação intramedular com fresagem *versus* sem fresagem devem ser pesados antes de sua aceitação ou rejeição generalizadas. O reconhecimento dos efeitos potencialmente prejudiciais da fixação intramedular com fresagem não justifica a conclusão de que a técnica sem fresar seja uma forma preferencial de tratamento para todas as fraturas de ossos longos. Pelo contrário, a decisão de fresar ou não qualquer fratura deve ser baseada numa série de considerações, incluindo o risco de infecção, as necessidades funcionais do paciente, o potencial de revascularização, a qualidade do osso e o padrão da fratura. O uso de boas técnicas de fresagem também pode reduzir a incidência de complicações associadas ao broqueamento de fraturas do fêmur.

TÉCNICA DE FRESAGEM

A passagem de uma broca descendente pelo canal medular apertado pode ser representada como um pistão dentro de um cilindro. À medida que a broca avança para o interior da cavidade medular, vai produzindo calor e pressão hidráulica, destruindo a superfície do endósteo e esmagando o conteúdo da cavidade medular. O processo também pode danificar o osso cortical, num prejuízo que dependerá amplamente da técnica de fresagem executada pelo cirurgião. A quantidade de pressão que se desenvolve durante a fresagem depende da taxa de fluxo do conteúdo medular para fora da cavidade. Boa técnica de fresar facilita a passagem desse material para fora do canal, previne os aumentos de temperatura cortical e evita aumentos significativos na pressão intramedular.

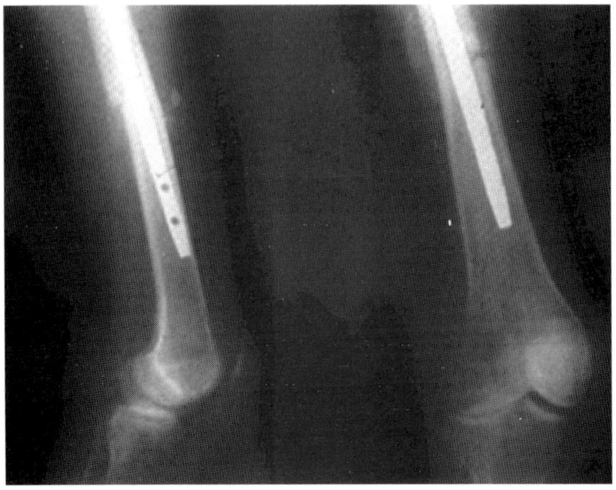

Fig. 3-13. O pino femoral sem fresagem penetrou o córtex anterior e iniciou uma fratura intercondilar. A fresagem do canal é necessária para a preparação adequada do fêmur para a fixação.

Nas fraturas do fêmur a inserção de um pino intramedular maior obtém um contato melhor no foco da fratura e reduz o risco de penetração cortical do osso causada pela inserção de um pino sólido, sem fresagem (Fig. 3-13). Entretanto deve-se tomar cuidado para evitar a superdilatação, pois isso poderia deformar o foco da fratura. A dilatação deve ter continuidade não só para a passagem do fio-guia mas também durante cada passagem de broca. Isso é necessário para evitar a dilatação excêntrica e o alinhamento não-anatômico. A Fig. 3-14 mostra radiografias de um jovem de 21 anos de idade com uma fratura tratada pela técnica da fixação intramedular fresada. A dilatação rápida utilizando brocas com ponta romba causou uma reação periosteal significativa distante do foco da fratura, mas limitou a reação periosteal no foco. Observa-se também ausência de osteopenia reativa. Depois de algum tempo, a presença de

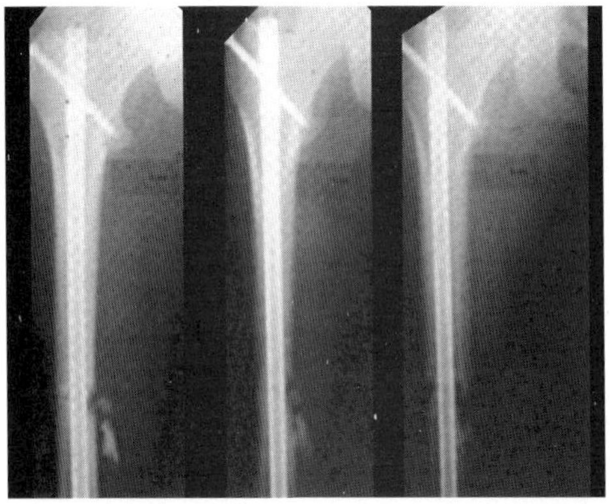

Fig. 3-14. Fratura fragmentada da diáfise do fêmur em jovem de 21 anos, tratada por um pino intramedular com fresagem e impactação no foco. As radiografias subseqüentes mostram óbvio córtex femoral inviável com densidade aumentada e reabsorção cortical do periósteo. A "superfresagem" destruiu o osso cortical e o resultado foi uma pseudo-artrose.

alterações do tipo reabsorção nas radiografias significa que a vascularização estava sendo restabelecida. Isto, entretanto, estava ocorrendo de maneira não-uniforme. A fratura evoluiu para pseudo-artrose e consolidou após a colocação de enxerto ósseo autógeno.

Teoricamente, algumas intervenções podem reduzir os aumentos de pressão e de temperatura associados à fresagem:

1. Devem ser usadas brocas/fresas com cabeças afiadas, pois as com ponta romba aumentam tanto a pressão intramedular como a temperatura cortical e produzem uma força tangencial mais elevada sobre a diáfise.[71-72]
2. As cabeças das brocas devem ser projetadas para permitir a propagação, para limitar a quantidade de resíduos que permanece enfiada nas estrias e para dispersar grande quantidade de fluido medular. As estrias longas e profundas facilitam a passagem de uma quantidade maior dos conteúdos da medula após a passagem da cabeça cortante (broca), quando comparada com brocas com estrias mais curtas.[71] A taxa de fluxo é diretamente proporcional, enquanto o aumento na pressão intramedular é inversamente proporcional ao diâmetro da broca e ao diâmetro da haste de direção. Portanto, à medida que a diferença nos diâmetros diminui, a taxa de fluxo também diminui, resultando em pressão intramedular aumentada (enquanto a pressão intramedular aumenta).[71-73]
3. O avanço do eixo da broca deve ser vagaroso, com rotação máxima. Esse procedimento pode evitar a necrose do córtex e a propagação de rachaduras. Caso se encontre uma resistência muito grande, deve-se parar a dilatação, retirando suavemente a broca do canal. A dilatação prossegue delicadamente, com movimentos repetidos para a frente e para trás, com base na quantidade de fricção encontrada. Conforme a broca se aproxima do sítio da fratura, deve-se reduzir a velocidade da rotação e do avanço, para garantir que os fragmentos da fratura sejam alinhados anatomicamente, evitando dilatação excêntrica.
4. O foco da fratura, por si só, oferece uma abertura efetiva para a liberação do conteúdo medular. O uso de um orifício distal também pode contribuir para a redução da pressão. Entretanto, a viscosidade do material medular determina sua habilidade em passar através do orifício. Este deve ser controlado continuamente para prevenir o entupimento com os fragmentos da fresagem.
5. Finalmente, torniquetes vasculares devem permanecer desinflados durante a fresagem para permitir a circulação do sangue e o esfriamento do canal medular. Torniquetes inflados impedem este fluxo sangüíneo vital.

Controvérsias Atuais: Fluxo Sangüíneo Ósseo nas Pseudo-Artroses

A vascularização adequada tem sido considerada um dos aspectos mais importantes da reparação da fratura.[1] Conseqüentemente, fraturas com um suprimento sangüíneo inadequado podem não consolidar ou resultar em união retardada. O que é, porém, um suprimento sangüíneo inadequado? Ou, quanto a isso, o que é vascularização adequada? A presença de um suprimento sangüíneo adequado garante a consolidação? Fraturas com fluxo sangüíneo ósseo reduzido sempre resultam em consolidação retardada ou pseudo-artrose? Até que ponto o fluxo sangüíneo ósseo reduzido é suficientemente significativo para retardar a consolidação? Na verdade, algumas questões importantes permanecem sem resposta.

Embora sejam poucas as revisões ou estudos de pesquisa disponíveis sobre o tema do suprimento vascular das pseudo-artroses dos ossos longos, eu descobri que a presença de um suprimento sangüíneo adequado ao foco da fratura nem sempre assegura a consolidação (Fig. 3-15). Existem fatores acessórios obviamente envolvidos nesse processo. Intuitivamente, tais fatores são liberados no momento da fratura e circulam sistemicamente por um período de tempo indefinido, antes de serem metabolizados. Se uma fratura progrediu para uma pseudo-artrose, muito provavelmente os fatores sistêmicos que estimulam a consolidação da lesão se dissiparam. A fresagem no caso de pseudo-artrose é vantajosa, pois pode, uma vez mais, liberar os fatores necessários para a união ocorrer.

Os efeitos da fresagem em uma pseudo-artrose, particularmente na diáfise, são muito diferentes daqueles resultantes do processo aplicado a uma fratura fresca. O osso cortical ao redor do foco de pseudo-artrose pode não estar tão suscetível à fresagem. Isto pode ser causado pela situação vascular alterada no foco. O osso cortical destes casos não se apresenta necessariamente avascular. De fato, o córtex na pseudo-artrose pode ser mais vascular que aquele dos ossos sadios, como resultado do crescimento interno de vasos periosteais através do córtex ou da presença de uma rede intracortical de canais vasculares. Um padrão de fluxo sangüíneo centrípeto, semelhante ao padrão da circulação metafisária, pode existir em pseudartroses de ossos longos. A fresagem de uma pseudo-artrose diafisária pode, portanto, estar associada ao fluxo sangüíneo reduzido por causa do fluxo centrípeto de sangue do córtex periosteal para o endosteal.

Controvérsias Atuais: Fixação Imediata *versus* Retardada — Fraturas Agudas

O tempo de fresagem pode afetar a vascularização, a consolidação e o desenvolvimento de complicações sistê-

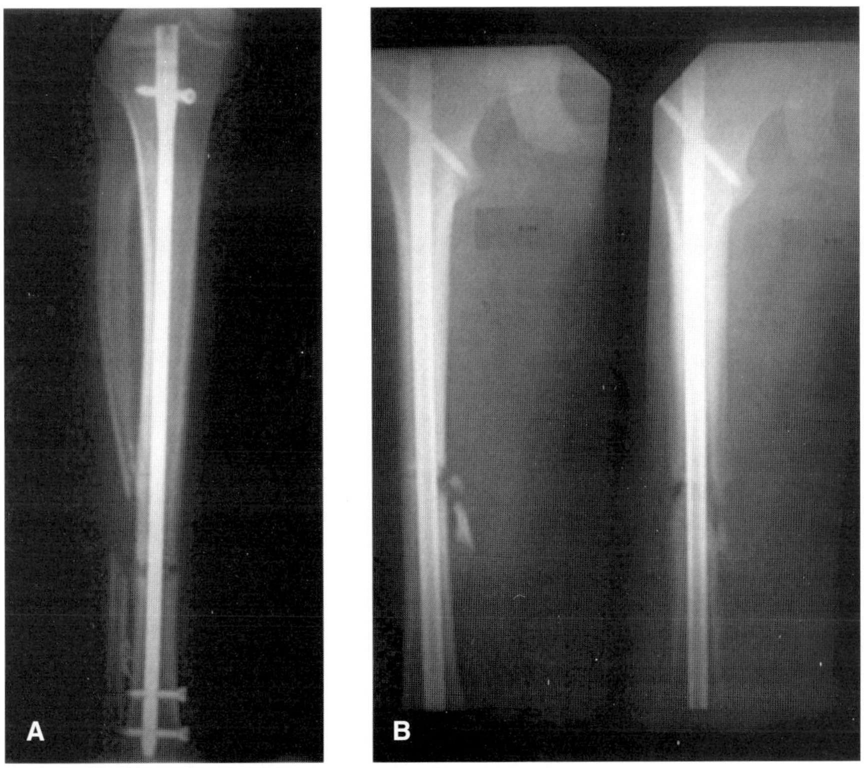

Fig. 3-15. *A*, Radiografia pós-operatória de fratura tibial exposta por alta energia que resultou em pseudo-artrose. *B*, Fluxo sangüíneo cortical abundante foi observado no foco da fratura. A presença de vascularização adequada não assegurou a consolidação da lesão.

micas no foco de fratura. Numa fratura simples, a fixação deverá ser executada imediatamente. Numa fratura problemática (i.e., uma lesão exposta, com cortes periosteais excessivos ou com contaminação, ou uma fratura fechada com tecidos moles seriamente prejudicados), a fixação interna deverá ser retardada. Como as circulações extra-óssea e periosteal são vitais para a revascularização do córtex, a fixação definitiva deverá ser retardada nestes tipos de lesão até que se obtenha uma cobertura do foco de fratura por uma camada viável de tecidos moles, melhorando assim ao máximo o meio biológico nesse local.

Se a fresagem for indicada, pode ser vantajoso operar no momento em que ocorre a neo-angiogênese dos vasos periosteais que crescem em direção ao *endosteum*. A fresagem libera fatores que estimulam a neo-osteogênese e a consolidação da fratura. Por intuição, se a fresagem for retardada por nove a 10 dias, surgirá uma boa quantidade de tecidos moles e de vasos corticais suficientes para transportar os mediadores bioquímicos que podem ser liberados durante esse processo. Além disso, uma vez que a revascularização da fratura se torna visível já no terceiro dia após a ocorrência da lesão, retardando-se o processo de fresagem poderá haver uma queda na quantidade de osso morto no foco da fratura. Essa queda é particularmente importante diante de um quadro de contaminação.

As vantagens vasculares do atraso da fixação com fresagem devem ser pesadas em relação às complicações potenciais associadas com o procedimento. O tempo de fresagem ou de fixação tem importância especialmente em pacientes com fraturas nos ossos longos (particularmente no fêmur) e lesões pulmonares associadas. Pell *et al.* utilizaram a ecocardiografia transesofágica para controlar intra-operatoriamente os fenômenos embólicos durante a redução da fratura e a fixação intramedular com fresagem.[69] Grande quantidade de material ecogênico e os sintomas clínicos mais graves foram vistos em dois pacientes cuja fixação foi retardada por mais de 48 horas (três e 10 dias). Num trabalho prospectivo, um estudo ao acaso comparando os resultados da estabilização precoce *versus* retardada de fraturas agudas do fêmur, Bone *et al.* documentaram incidência maior de SARA e de síndrome de embolia gordurosa, com períodos mais longos de hospitalização, maior necessidade de cuidados intensivos e custos hospitalares maiores, quando a estabilização da fratura do fêmur foi retardada por mais de 48 horas após a ocorrência da lesão.[74] Em estudos retrospectivos, vários investigadores, incluindo Riska e Myllynen, Border, Goris *et al.*, Jonson et al., LeDuca e Seibel, também documentaram a correlação entre a demora na estabilização da fratura e a incidência maior de complicações respiratórias.[73-79] Tais fatores devem ser considerados na determinação do melhor plano de tratamento para qualquer fratura de um osso longo.

Controvérsias Atuais: Procedimento Aberto *versus* Fechado

A técnica cirúrgica usada durante a fixação intramedular também poderá influenciar a vascularização do osso. O uso de uma técnica aberta permite a manipulação direta e a redução dos fragmentos da fratura. Entretanto esse procedimento exige maior dissecção e cortes dos fragmentos ósseos. O impacto sobre o fluxo sangüíneo e a consolidação, quando se utiliza uma técnica aberta *versus* outra fechada, foi estudado em ratos, por Grundnes e Reikerås.[12] Descobriram que as fraturas do fêmur tratadas por fixação intramedular fechada consolidavam melhor nas 12 primeiras semanas, quando comparadas com as tratadas por fixação intramedular aberta. É interessante notar que o fluxo sangüíneo ósseo para o calo aumentou entre a 4ª e a 8ª semana nos ossos tratados com procedimento aberto.

Controvérsias Atuais: Tratamento das Partes Moles

Os efeitos da desvascularização periosteal têm sido estudados pelas técnicas de exclusão tecidual. Wallace *et al.* examinaram quantitativamente o efeito da desvascularização periosteal na consolidação de osteotomia da tíbia de carneiro mantida por fixação externa.[13,58] Os autores descobriram um fluxo cortical significativamente mais baixo nas osteotomias do grupo desvascularizado, em comparação com o grupo padrão. Testes mecânicos *post-mortem* evidenciaram que as osteotomias bem vascularizadas exibiam maior resistência às forças de torção, sugerindo que a desvascularização pode retardar consolidação precoce. Oni *et al.* estudaram as contribuições da medula óssea e do *periosteum* como fontes de calo ósseo em coelhos.[61] Observaram redução progressiva na vascularização medular após descolamento do periósteo e a colocação de uma camada de Silastic ao redor da diáfise tibial. Ao final de quatro semanas, não houve consolidação em nenhuma osteotomia. Ao contrário, intensa atividade periosteal proliferativa resultando na consolidação ocorria antes de duas semanas nos coelhos tratados com a preservação do periósteo e a destruição inicial da circulação endosteal por meio de fresagem e fixação intramedular. O trabalho de Triffitt *et al.* dá suporte adicional ao significado do papel dos tecidos extra-ósseos e periosteais durante o período inicial de consolidação da fratura da diáfise.[15]

Em nenhum lugar o conhecimento adequado dos efeitos da lesão das partes moles sobre a vascularização do foco de fratura é mais importante do que para o tratamento de fraturas da tíbia. A tíbia anterior, em particular, não é pródiga em cobertura músculo-cutânea (extra-óssea) abundante.

Como os vasos periosteais e os tecidos moles extra-ósseos desempenham um papel vital no restabelecimento da circulação cortical, a vascularização do foco de fratura e a consolidação podem ser afetados pelos extensos cortes periosteais, como observado nas fraturas expostas. Richards e Schemitsch sugeriram que a cobertura precoce com retalho muscular pode influenciar positivamente o fluxo sangüíneo ósseo de fraturas tibiais desvascularizadas.[80] Ao contrário, Paeimont *et al.* demonstraram que a cobertura precoce com um retalho livre não aumenta substancialmente o fluxo sangüíneo do periósteo. Em fraturas tibiais expostas, a prevenção de infecção talvez seja mais importante que o precoce restabelecimento do fluxo sangüíneo periosteal e a fixação da fratura. O desbridamento adequado e a cobertura imediata do ferimento por meio de intervenções que não sacrifiquem ainda mais o fluxo sangüíneo periosteal ou extra-ósseo poderão ser mais úteis na prevenção de uma contaminação hospitalar ou na colonização de tecidos contaminados pelo traumatismo.

Controvérsias Atuais: Efeitos do Apoio (Carga) do Membro Inferior e da Técnica Cirúrgica sobre o Fluxo Sangüíneo no Foco de Fratura

A resposta vascular do osso à fratura e à fixação interna tem sido descrita em grande número de estudos de pesquisas clínicas e experimentais. Entretanto, apesar dessa abundância de informações, uma série de questões importantes ainda permanece sem resposta. E, o mais importante, os exatos mecanismos que estimulam o processo de revascularização permanecem obscuros e um pouco controvertidos.

Vários investigadores já sugeriram que o fluxo sangüíneo para o foco de fratura representa um indicador da taxa metabólica do tecido.[14,82] Em outras palavras, o fluxo sangüíneo ósseo é determinado pelas necessidades metabólicas do paciente, com a quantidade desse fluxo sendo proporcional à quantidade de atividade anabólica no foco. Essa atividade anabólica depende de vários fatores, mais notadamente do grau de estabilidade permitida pelo método de fixação durante o apoio do membro. Em estudos conduzidos na clínica Mayo, pesquisadores descobriram que os fluxos sangüíneos para fraturas caninas fixadas com hastes intramedulares seriam maiores que aqueles para as fraturas fixadas com placas.[81] Eles notaram que um calo de ligação externo e forte se formava em resposta à reduzida estabilidade permitida pelos bastões, em comparação com as fraturas tratadas por placas. Inicialmente, os investigadores sugeriram que este aumento representava um mecanismo de compensação para aumentar o fluxo sangüíneo para o osso, pois a circulação medular estava bloqueada pela haste intramedular.

Num relatório posterior, o fluxo sangüíneo aumentado para as fraturas fixadas com hastes foi atribuído às necessidades metabólicas mais altas de nutrição para o calo.[81,82] É interessante notar que, apesar do aumento no fluxo sangüíneo observado em fraturas tratadas com hastes intramedulares, foi documentado um atraso correspondente na maturação biomecânica. Resultados semelhantes foram relatados por Wallace *et al.* após estudarem os efeitos do micromovimento axial em carneiros tratados com osteotomias e fixadores externos de flexibilidade axial variada.[13] Após 14 dias, documentaram um calo periosteal de tamanho maior e um aumento quatro vezes maior no fluxo sangüíneo no foco de fratura do grupo semi-rígido, quando comparado ao grupo de fixação rígida. A resposta vascular precoce é, portanto, muito sensível ao ambiente mecânico inicial do foco de fratura.[13]

Em estudos separados conduzidos na Clínica Mayo, O'Sullivan *et al.* compararam os efeitos da carga mecânica reduzida, aumentada e básica em processos de consolidação precoce em um modelo de tíbia canina adulta.[14] Tanto a formação óssea periosteal quanto o fluxo sangüíneo aumentavam no foco de fratura com carga mecânica aumentada, em comparação com as outras duas condições de carga. Tais experiências não evidenciaram os exatos mecanismos biofísicos e bioquímicos que estimulam e regulam a resposta vascular a alterações no metabolismo, no micromovimento e a outros estímulos no foco de fratura. De modo evidente, estudos adicionais nesta área são necessários. Entretanto os resultados dos estudos da clínica Mayo dão suporte adicional à descoberta de que fluxo sangüíneo aumentado pode se seguir às necessidades metabólicas aumentadas nesse local. Tais descobertas são particularmente relevantes à prática médica, pois apontam para a importância do apoio do peso corporal na promoção de uma resposta vascular aumentada à fratura e, muito possivelmente, à consolidação. Em resumo, os pesquisadores demonstraram que o ambiente mecânico do foco de fratura afeta o fluxo sangüíneo ósseo e que a carga mecânica nas fraturas aumenta a atividade metabólica nesse ponto. Na presença de tecido extra-ósseo viável e adequado, os métodos de fixação que mantêm o contato cortical mas permitem movimento limitado em resposta a uma pressão mecânica (tal como é o suporte do peso) melhoram a formação do calo e a consolidação da fratura. Portanto o tratamento cirúrgico de uma fratura em qualquer osso longo deverá permitir o suporte do peso corporal e a promoção da consolidação de fratura.

Através da escolha do método de fixação, o cirurgião afeta o ambiente mecânico no foco de fratura e, por fim, a recuperação do paciente. Em vista disso, os cirurgiões deverão se empenhar para a obtenção e a manutenção da redução da fratura e escolher um implante que permita o suporte precoce do peso corporal entre uma ampla variedade de fraturas dos ossos longos. Com o uso dos pinos travados intramedulares para a fixação dessas fraturas é possível obter a fixação adequada para promover o suporte do peso corporal e manter o contato cortical, enquanto é permitido um movimento apenas limitado no foco de fratura.

AGRADECIMENTO

O autor agradece a Samuel Weirich, MD, por sua valiosa contribuição aos estudos com animais executados na Universidade do Texas, em Houston, e a Lori J. Ansel, RN, por sua assistência na preparação deste capítulo. Esta pesquisa foi patrocinada, em parte, pelos fundos educacionais de Smith and Nephew Richards and Howmedica, Inc.

REFERÊNCIAS BIBLIOGRÁFICAS

1. Rhinelander, F.W.: Vascular response of bone to internal fixation. In The Science & Practice of Intramedullary Nailing. 1st Ed. Edited by B.D. Browner and C.C. Edwards. Philadelphia, Lea & Febiger, 1987.
2. Cowell, H.R., Curtiss, P.H.: Editorial. The randomized clinical trial. J. Bone Joint Surg. *67A*:1151-1152, 1985.
3. Rudicel, S., Esdaile, J.: The randomized clinical trial in orthopaedics: Obligation or Option? J. Bone Joint Surg. *67A*:1284-1293, 1985.
4. Wilson, J.W.: Vascular supply to normal bone and healing fractures. Semin. Vet. Med. Surg. (Small Anim) 6:26-30, 1991.
5. Kaplan, F.S., Hayes, W.C., Keaveny, T.M., Boskey, A., Einhorn, T.A., Iannotti, J.P.: Form and function of bone. In Orthopaedic Basic Science. Edited by S. R. Simon. American Academy of Orthopaedic Surgeons, 1994.
6. Cole, J.D.: The effects of reamed and unreamed intramedullary nailing on fracture site vascularity. Proceedings of the Japanese Orthopaedic Association. Kobe, Japan. April, 1994.
7. Kelly, P.J., Montgomery, R.J., Bronk, J.T.: Reaction of the circulatory system to injury and regeneration. Clin Orthop. *254*:275, 1990.
8. Oni, O.O., Stafford, H., Gregg, P.J.: An investigation of the routes of venous escape from the diaphyseal marrow of the canine and rabbit long bones. Int. J. Microcirc. Clin. Exp. 7:31-41, 1988.
9. Brookes, M.: The blood supply of bone. An approach to bone biology. London, Butterworths, 1971.
10. McLean, F.C., Urist, M.R.: Fracture healing. *In* An Introduction to the Physiology of Skeletal Tissue. 2nd Ed. Edited by P.P.H. DeBruyn. Chicago, University of Chicago Press, 1961.
11. Morris, M.A., Kelly, P.J.: Use of tracer microspheres to measure bone blood flow in conscious dogs. Calcif. Tissue Int. 32:69-76, 1980.
12. Grundnes, O., Reikerås, O.: Closed versus open medullary nailing of femoral fractures. Blood flow and healing studied in rats. Acta Orthop. Scand. *63*:492-496, 1992.
13. Wallace, A.L., Draper, E.R.C., Strachan, R.K., McCarthy, I.D., Hughes, S.P.F.: The vascular response to fracture micromovement. Clin. Orthop. *301*:281-290, 1994.
14. O'Sullivan, M.E., Bronk, J.T., Chao, E.Y.S., Kelly, P.J.: Experimental study of the effect of weight bearing on fracture healing in the canine tibia. Clin. Orthop. *302*:273-283, 1994.
15. Triffitt, P.D., Cieslak, C.A., Gregg, P.J.: A quantitative study of the routes of blood flow to the tibial diaphysis after an osteotomy. J. Orthop. Res. *11*:49-57, 1993
16. Trueta, J.: Blood supply and the rate of healing of tibial fractures. Clin. Orthop. *105*:11-26, 1974.
17. Rhinelander, F.W.: Microangiography in bone healing. I. Undisplaced closed fractures. J. Bone Joint Surg. *44A*:1273-1298, 1962.
18. Prinzmetal, M., Simkin, B., Bergman, H.C., Kruger, H.E.: Studies on the coronary circulation. The collateral circulation of the normal human heart by coronary perfusion with radioactive erythrocytes and glass spheres. Am. Heart J. *33*:420-442, 1947.
19. Grim, E., Lindseth, E.O.: Distribution of blood flow to the tissues of the small intestines of the dog. Univ. Minn. Med. Bull. *30*:138-145, 1958.
20. Hamlin, R.L., Marsland, W.P., Smith, C.K., et al: Fractional distribution of right ventricular output in the lungs of dogs. Circ. Res. *10*:763-766, 1962.
21. Heymann, M.A., Payne, B.D., Hofmman, J.I.E., Rudolph, A.M.: Blood flow measurements with radionuclide-labeled particles. Prog. Cardiovasc. Dis. *20*:55-79, 1977.
22. Hoffbrand, B.I., Forsyth, R.P.: Validity studies of the radioactive microsphere method for the study of the distribution of cardiac output, organ blood flow, and resistance in the conscious rhesus monkey. Cardiovasc. Res. *3*:426-432, 1969.
23. Rudolph, A.M., Heymann, M.A.: The circulation of the fetus in utero. Circ. Res. *21*:163-184, 1967.
24. McGrory, B.J., Moran, C.G., Bronk, J., Weaver, A.L., Wood, M.B.: Canine bone blood flow measurements using serial microsphere injections. Clin. Orthop. *303*:264-279, 1994.
25. Buckberg, G.D., Luck, J.C., Payne, D.B., Hofmman, J.I.E., Archie, J.P., Fixler, D.E.: Some sources of error in measuring regional blood flow with radioactive microspheres. J. Appl. Physiol. *31*:598-608, 1971.
26. Gross, P.M., Heistad, D.D., Marcus, M.L.: Neurohumoral regulation of blood flow to bones and marrow. Am. J. Physiol. *237*: H440-H448, 1979.
27. Jones, L.C., Niv, A.I., Davis, R.F., Hungerford, D.S.: Bone blood flow in the femora of anesthetized and conscious dogs in a chronic preparation, using the radioactive tracer microsphere method. Clin. Orthop. *170*:286-295, 1982.
28. Tothill, P., Hooper, G., McCarthy, I.D., Hughes, S.P.F.: The pattern of distribution of blood flow in dog limb bones measured using microspheres. Clin. Phys. Physiol. Meas. *8*:239-247, 1987.
29. Gross, P.M., Marcus, M.L., Heistad, D.D.: Measurement of blood flow to bone and marrow in experimental animals by means of the microsphere technique. J. Bone Joint Surg. *63A*:1028-1031, 1981.
30. Kaihara, S., Van Heerden, P.D., Migita, T., Wagner, H.N.: Measurement of distribution of cardiac output. J. Appl. Phys. *25*: 696-700, 1968.
31. Li, G., Bronk, J.T., Kelly, P.J.: Canine bone blood flow estimated with microspheres. J. Orthop. Res. *7*:61-76, 1989.
32. Neutze, J.M., Wyler, F., Rudolph, A.M.: Use of radioactive microspheres to assess distribution of cardiac output in rabbits. Am. J. Physiol. *215*:486-495, 1968.
33. Pinto, M.R., Gorski, J.P., Penniston, J.T., Kelly, P.J.: Age-related changes in composition and Ca^{2+} - binding capacity of canine cortical bone extracts. Am. J. Physiol. *255*:H101-H110, 1988.
34. Davis, T.R.C., Holloway, I., Pooley, J.: The effect of anaesthesia on the bone blood flow of the rabbit. J. Orthop. Res. *8*:479-484, 1990.
35. Lausten, G.S., Kiaer, T., Dahl, B.: Laser Doppler flowmetry for estimation of bone blood flow: Studies of reproducibility and corre-

lation with microsphere technique. J. Orthop. Res. *11*: 573-580, 1993.

36. Nötzli, H.P., Swiontkowski, M.F., Thaxter, S.T., Carpenter, G.K., Wyatt, R.: Laser doppler flowmetry for bone blood flow measurements: Helium-neon laser light attenuation and depth of perfusion assessment. J. Orthop. Res. *7*:413-424, 1989.
37. Hellem, S., Jacobsson, L.S. Nilsson, G.E., Lewis, D.H.: Measurement of microvascular blood flow in cancellous bone using laser Doppler flowmetry and ^{133}Xeclearance. Int. J. Oral Surg. *12*:165-177, 1983.
38. Schemitsch, E.H., Kowalski, M., Swiontkowski, M.F., Senft, D.: Effects of reamed versus unreamed locked intramedullary nailing on bone blood flow in a fractured sheep tibia model. Orthop. Trans. *17*:1042, 1993-1994.
39. Schuurman, A.H., Bos, K.E.: Laser Doppler bone probe: An experimental study in dogs. Microsurgery *12*:246-251, 1991.
40. Sanders, R.W., Swiontkowski, M.F., Schlehr, F.: The evaluation of non-union using LDF. Orthop. Trans. *11*:464-465, 1987.
41. Schlehr, F., Limbird, T., Swiontkowski, M.F., Keller, T.: The use of laser Doppler flowmetry in evaluating anterior cruciate blood flow. J. Orthop. Res. *5*:150-153, 1987.
42. Swiontkowski, M.F., Tepic, S., Ganz, R., Perren, S.M.: Laser Doppler flowmetry for measurement of femoral heal blood flow: Experimental investigation and clinical application. Helv. Chir. Acta. *53*:55-59, 1986.
43. Grundnes, O., Reikeras, O.: Blood flow and mechanical properties of healing bone. Femoral osteotomies studied in rats. Acta Orthop. Scand. *63*:487-491, 1992.
44. Smith, S.R., Bronk, J.T., Kelly, P.J.: Effect of fracture fixation on cortical bone blood flow. J. Orthop. Res. *8*:471-478, 1991.
45. Paradis, G.R., Kelly, P.J.: Blood flow and mineral deposition in canine tibial fractures. J. Bone Joint Surg. *57A*:220-226, 1975.
46. Hughes, S., Khan, R., Davies, R., Lavender, P.: The uptake by the canine tibia of the bone-scanning agent ^{99}mTc-MDP before and after an osteotomy. J. Bone Joint Surg. *60B*:579-582, 1978.
47. Kelly, P.J., An, K., Chao, E.Y.S., Rand, J.A.: Fracture healing: Biomechanical, fluid dynamic and electrical considerations. In Bone and Mineral Research. 3rd Ed. Edited by W. A. Peck. New York, Elsevier, 1985.
48. Hughes, S., Davies, R., Khan, R., Kelly, P.J.: Fluid space in bone. Clin Orthop. *134*:332-341, 1978.
49. Wallace, A.L., McLaughlin, B., Weiss, J.B., Hughes, S.P.F.: Increased endothelial cell stimulating angiogenesis factor in patients with tibial fractures. Injury. *22*:375-376, 1991.
50. Zetter, B.R.: Angiogenesis. State of the art. Chest. *93*:1595-1665, 1988.
51. Diaz-Flores, L., Gutierrez, R., Valladares, F., Varela, H., Perez, M.: Intense vascular sprouting from rat femoral vein induced by prostaglandins E1 and E2. Anatomic Record *238*:68-76, 1994.
52. Eppley, B.L., Doucet, M., Connolly, D.T., Feder, J.: Enhancement of angiogenesis by bFGF in mandibular bone graft healing in the rabbit. J. Oral Maxillofac. Surg. *46*:391-398, 1988.
53. Fett, J.W., Olson, K.A., Rybak, S.M.: A monoclonal antibody to human angiogenin. Inhibition of ribonucleolytic and angiogenic activities and localization of the antigenic epitope. Biochemistry *33*:5421-5427, 1994.
54. Gajdusek, C.M., Luo, Z., Mayberg, M.R.: Basic fibroblast growth factor and transforming growth factor beta-l synergistic mediators of angiogenesis in vitro. J. Cell. Physiol. *157*:133-144, 1993.
55. Kibbey, M.C., Corcoran, M.L., Wahl, L.M., Kleinman, H.K.: Laminin SIKVAV peptide-reduced angiogenesis in vivo is potentiated by neutrophils. J. Cell. Physiol. *160*:185-193, 1994.
56. Phillips, G.D., Whitehead, R.A., Knighton, D.R.: Inhibition by methylprednisolone acetate suggests an indirect mechanism for TGF-B induced angiogenesis. Growth Factors 6:77-84, 1992.
57. Strachan, R.K., McCarthy, I., Fleming, R., Hughes, S.P.F.: The role of the tibial nutrient artery. Microsphere estimation of blood flow in the osteotomised canine tibia. J. Bone Joint Surg. *72B*:391-394, 1990.
58. Wallace, A.L., Draper, E.R.C., Strachan, R.K., McCarthy, I.D., Hughes, S.P.F.: The effect of devascularization upon early bone healing in dynamic external fixation. J. Bone Joint Surg. *73B*:819-825, 1991.
59. Whiteside, L.A., Lesker, P.A.: The effects of extraperiosteal and subperiosteal dissection on fracture healing. J. Bone Joint Surg. *60A*:26-30, 1978.
60. Goitz, R.J., Goitz, H.T., Armstrong, L.J., Tisdale, N.A., Wang, G.J., Jane, J.A.: Severe head injury and fracture healing—a quantitative assessment. Orthop. Trans. *15*:639, 1991.
61. Oni, O.O.A., Stafford, H., Gregg, P.J.: A study of diaphyseal fracture repair using tissue isolation techniques. Injury. 23:467-470, 1992.
62. Rhinelander, F.W.: Tibial blood supply in relation to fracture healing. Clin. Orthop. *105*:34-81, 1974.
63. Oestern, H.J., Tscherne, H.: Pathophysiology and classification of soft tissue injuries associated with fractures. In Fractures with Soft Tissue Injuries. Edited by H. Tscherne and L. Gotzen. New York, Springer, 1984, 10-32.
64. Gristina, A.G., Costerton, J.W.: Bacterial adherence to biomaterials and tissue: The significance of its role in clinical sepsis. J. Bone Joint Surg. *67A*:264-273, 1985.
65. Gristina, A.G., Naylor, P.T., Myrvik, Q.N.: Musculoskeletal infection, microbial adhesion, and antibiotic resistance. Infect Dis. Clin. North. Am. *4*:391-408, 1990.
66. Cole, J.D., Latta, L.L.: Fatigue failure of interlocking tibial nail implants. Orthop. Trans. *16*:663, 1992.
67. Court-Brown, C.M., Keating, J.F., McQueen, M.M.: Infection after intramedullary nailing of the tibia. Incidence and protocol for management. J. Bone Joint Surg. *74B*:770-774, 1992.
68. Pape, H., Regel, G., Dwenger, A., Krumm, K., Schweitzer, G., Krettek, C., Sturn, J.A., Tscherne, H.: Influences of different methods of intramedullary femoral nailing on lung function in patients with multiple trauma. J. Trauma *35*:709-716, 1993.
69. Pell, A.C.H., Christie, J., Keating, J.F., Sutherland, G.R.: The detection of fat embolism by transoesophageal echocardiography during reamed intramedullary nailing. A study of 24 patients with femoral and tibial fractures. J. Bone Joint Surg. 75B:921-925, 1993.
70. Rokkanen, P., Slätis, P., Vankka, E.: Closed or open intramedullary nailing of femoral shaft fractures: A comparison with conservatively treated cases. J. Bone Joint Surg. *51B*:313, 1969.
71. Müller, C., Rahn, B.A., Pfister, U., Weller, S.: Extent of bluntness and damage to reamers from hospitals. Injury 24:S31-S35,1994.
72. Müller, C., McIff, T., Rahn, B.A., Pfister, U., Weller, S.: Intramedullary pressure, strain on the diaphysis and increase in cortical temperature when reaming the femoral medullary cavity-a comparison of blunt and sharp reamers. Injury *24*:S22-S30, 1994.
73. Peter, R.E, Selz, T., Koestli, A.: Influence of the reamer shape on intraosseus pressure during closed intramedullary nailing of the unbroken femur: A preliminary report. Injury *24*:S48-S55, 1994.

74. Bone, L.B., Johnson, K.D., Weigelt, J., Scheinberg, R.: Early versus delayed stabilization of femoral fractures. A prospective randomized study. J. Bone Joint Surg. *71A*:336-340, 1989.
75. Border, J., LaDuca, J., Seibel, R.: Priorities in the management of the patient with polytrauma. Prog. Surg. *14*:84-120, 1975.
76. Goris, R., Gimbrere, J., Van Neikerk, J., et al.: Early osteosynthesis and prophylactic mechanical ventilation in the multitrauma patient. J. Trauma *22*:895-903, 1982.
77. Johnson, K.D., Cadambi, A., Seibert, G.B.: Incidence of adult respiratory distress syndrome in patients with multiple musculoskeletal injuries: Effect of early operative stabilization of fractures. J. Trauma *25*:375-385, 1985.
78. LaDuca, J., Bone, L., Seibel, R., et al.: Primary open reduction and internal fixation of open fractures. J. Trauma *20*:580-586, 1980.
79. Riska, E.B., von Bonsdorff, H., Hakkinen, S., Jaroma, H., Kiviluoto, O., Paavilainen, T.: Prevention of fat embolism by early internal fixation of fractures in patients with multiple injuries. Injury. *8*:110-116, 1976.
80. Richards, R.R., Schemitsch, E.H.: Effect of muscle flap coverage on bone blood flow following devascularization of a segment of tibia. An experimental investigation in the dog. J. Orthop. Res. *7*:550-557, 1989.
81. Rand, J.A., An, K.N., Chao, E.Y.S., Kelly, P.J.: A comparison of the effect of open intramedullary nailing and compression-plate fixation on fracture-site blood flow and fracture union. J. Bone Joint Surg. *63A*:427-442, 1981.
82. Smith, S.R., Bronk, J.T., Kelly, P.J.: Effect of fracture fixation on cortical bone blood flow. J. Orthop. Res. *4*: 471-478, 1990.

4

Efeitos da Fresagem Intramedular

Sven Olerud

A fresagem provoca, naturalmente, a total destruição dos conteúdos da cavidade medular. Empiricamente, este traumatismo medular não parece ter quaisquer outros grandes efeitos adversos. Se, entretanto, considerarmos o processo mais de perto, vários aspectos fisiopatológicos interessantes virão à tona. Essa observação mais acurada poderá induzir a uma maneira melhor e mais segura de executar os procedimentos de fixação intramedular. O traumatismo medular, por óbvias razões, é grande na artroplastia total, e, portanto, deverá também ter implicações em ambos os procedimentos, tanto o quadril como o joelho, desde que a cavidade medular esteja envolvida.

A cavidade contém medula óssea e vasos sangüíneos. Desse modo, após a total destruição medular, a função deste tecido deixará de existir. Considerando o seu papel como órgão gerador de sangue, as reservas de medula em outros ossos são tão grandes, que a lesão causada em uma cavidade medular não tem impacto geral significativo para o corpo humano.

A lesão direta ao canal medular afetará a circulação do osso cortical nas vizinhanças e provocará maior ou menor avascularidade total da camada interna desse osso. Este efeito colateral, extensivamente discutido por Rhinelander em 1982,[1] não será tratado neste texto.

O procedimento de fresagem também rompe todas as conexões vasculares por onde os vasos penetram no osso cortical. Após esse rompimento, podem surgir aberturas amplas para o interior do leito vascular. O fechamento desses vasos abertos só ocorre quando o sangue coagula nos canais do osso cortical. Antes de tal fato acontecer, é muito possível que haja um processo de troca e comunicação livre entre, por um lado, a cavidade medular e, por outro, o leito vascular e a circulação geral.

Durante o procedimento de fresagem vários fatores ocorrem e precisam ser considerados. Os dois principais são a pressão no interior da cavidade medular (e a sua variação) e o tecido medular prejudicado, que consiste em componentes do sangue, células esmagadas e gordura livre.

A consideração desses dois fatores combinados é motivo para a seguinte questão: esses produtos do debridamento penetram na circulação geral durante as fases de pressão intramedular elevada? Isso parece ser altamente possível. Então, dois questionamentos adicionais podem ser feitos:

1. Se houver tal invasão interna, até que ponto ela pode se estender e qual será o seu significado?
2. Terá ela apenas efeito local no osso cortical ou poderá manifestar um efeito à distância, de extensão maior sobre o corpo, ou ambos?

PRESSÃO INTRAMEDULAR

A cavidade medular é revestida por paredes duras e inflexíveis. Quando uma fresa é empurrada para baixo, no interior da cavidade, funcionará como um pistão. Se a fresagem não for suave, a pressão aumentará paralelamente ao aumento da velocidade da fresa. Essa pressão foi calculada durante o processo de fresagem em experiências com coelhos,[2] com o registro de pressões altas até 300 mmHg. A pressão intramedular também foi estimada em seres humanos durante o processo de inserção do componente femoral na artroplasia total do quadril.[3] Aumentos de pressão acima de 1.000 mmHg ocorrem facilmente nesses casos. Descobriu-se que o uso de uma fenda, na forma de um orifício distal na cavidade medular, reduzia esta pressão tanto em animais como em seres humanos.

CONTEÚDO MEDULAR

A pressão aumentada e a abrasão mecânica causada pelas brocas destruirá os conteúdos medulares, reduzindo-os a um conjunto liquefeito de debris celulares, proteínas e enzimas. Após a primeira fresagem, o ar também estará presente na cavidade.

A rapidez e a facilidade com que esses elementos da medula penetram e passam através do osso cortical podem ser provadas experimentalmente de duas maneiras:

1. Pela observação da tíbia de coelho com o periósteo intacto durante a fresagem. Assim que se gera uma pressão no interior da cavidade medular, o periósteo se separará do osso devido à formação de um hematoma subperiosteal.[4]
2. Pela observação da drenagem sangüínea da perna do coelho durante a fresagem. Isso é feito examinando-se visualmente a passagem da corrente sangüínea através de um cateter de plástico inserido na veia femoral. Logo após a fresagem notamos a passagem de conglomerados de componentes medulares e de ar.[4]

Essas experiências demonstraram que dois efeitos colaterais importantes do processo de fresagem da cavidade medular podem ocorrer, a saber: o efeito sobre o osso cortical, no qual alguns conteúdos medulares ficarão presos, e um efeito generalizado, com a penetração dos conteúdos medulares na circulação geral. Uma vez na circulação, os elementos da medula podem ficar retidos no leito vascular do pulmão, que é semelhante a um filtro.

EFEITOS NO OSSO CORTICAL APÓS A FRESAGEM

Após fresar a cavidade medular em cães e coelhos, sem reduzir a pressão intramedular por meio de uma fenda distal, Danckwardt-Lilliestrom (1969) pesquisaram o córtex à procura de gordura. Em muitas áreas encontraram todos os canais corticais cheios de gotas de gordura. Uma quantidade considerável dessa substância também havia se acumulado na região subperiosteal (Fig. 4-1). Para testar

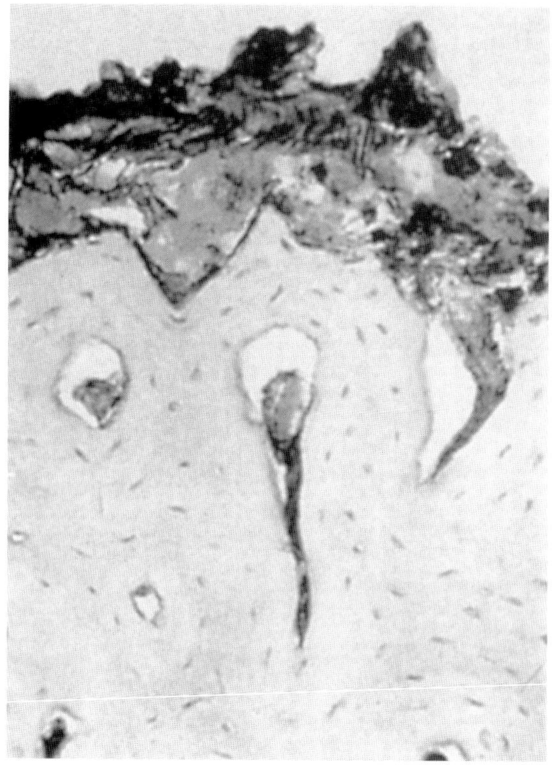

Fig. 4-1. Corte transversal de osso cortical incluindo o periósteo correspondente. Observamos a presença de material gorduroso tanto nos sistemas vasculares haversianos como na região subperiosteal.

a hipótese de que a gordura seria reabsorvida muito mais vagarosamente que os trombos, calcularam o tempo de revascularização do osso cortical na tíbia do coelho. Os animais nos quais a fresagem fora executada com a ajuda de uma fenda distal (i.e., aqueles nos quais provavelmente não havia entupimento do osso cortical com o material medular) foram comparados com aqueles submetidos à fresagem sem quaisquer precauções (Fig. 4-2).[5] Descobriram que a circulação cortical havia sido restaurada cerca de quatro semanas mais cedo nas tíbias com fendas do que nas outras sem o orifício de auxílio (Fig. 4-3). Nesses dois grupos de coelhos a consolidação ocorreu suavemente e sem acidentes, em contraste com o grupo cuja fresagem fora feita sem a fenda distal, onde foi comum ocorrer pseudartrose (Fig. 4-4). Neste último grupo era comum a formação de seqüestros a partir do lado interno do córtex (Fig. 4-5). Esta formação de seqüestros não foi observada uma única vez nas tíbias com as fendas distais.

EFEITOS INDIRETOS DA FRESAGEM

Como já mencionado, os "debris" medulares são facilmente forçados para o interior da circulação geral. Na primeira parte de uma série de experiências em coelhos, com a fixação tibial após a fresagem intramedular, e nas quais foi executada sem a fenda distal,[4] houve 25% de taxa de mortalidade. Na segunda parte da série, porém, quando

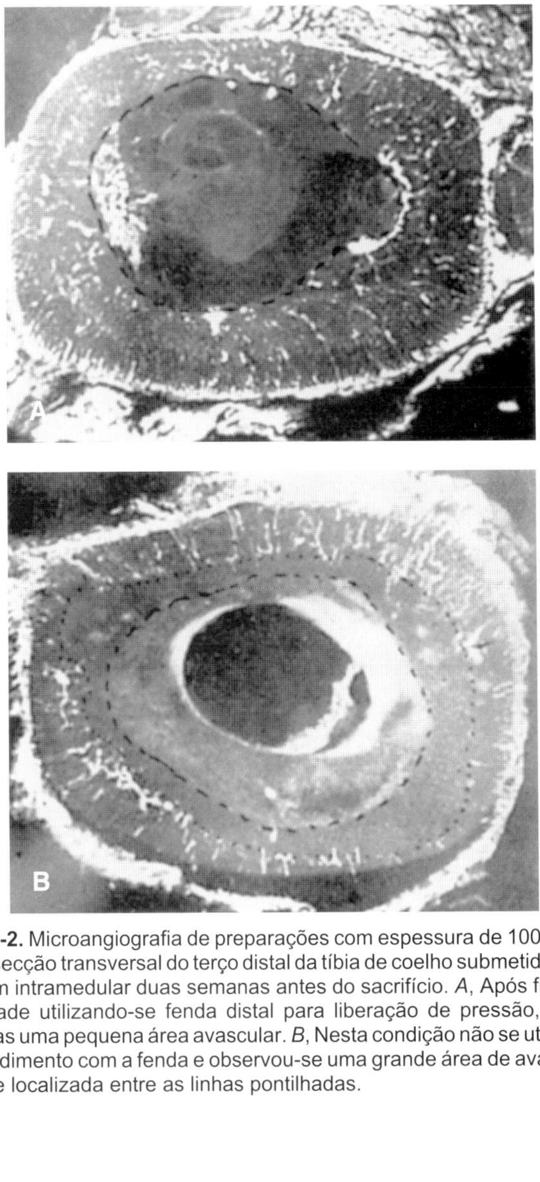

Fig. 4-2. Microangiografia de preparações com espessura de 100 μm de uma secção transversal do terço distal da tíbia de coelho submetida à fresagem intramedular duas semanas antes do sacrifício. *A*, Após fresar a cavidade utilizando-se fenda distal para liberação de pressão, existe apenas uma pequena área avascular. *B*, Nesta condição não se utilizou o procedimento com a fenda e observou-se uma grande área de avascularidade localizada entre as linhas pontilhadas.

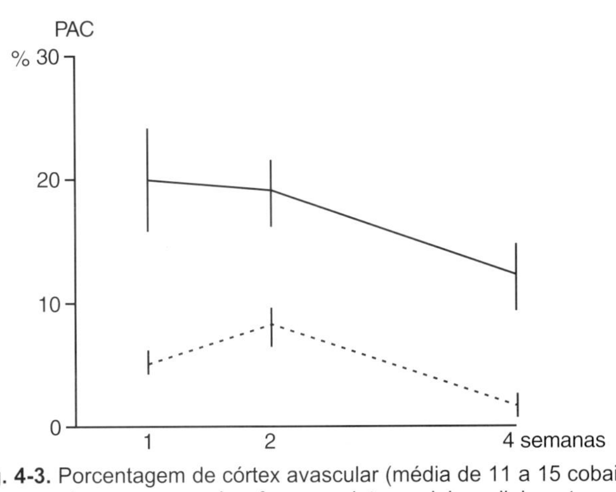

Fig. 4-3. Porcentagem de córtex avascular (média de 11 a 15 cobaias) uma a quatro semanas após a fresagem intramedular; a linha reta representa o procedimento sem sucção; a linha pontilhada representa a sucção simultânea da cavidade medular. As barras indicam os erros padrão da média.

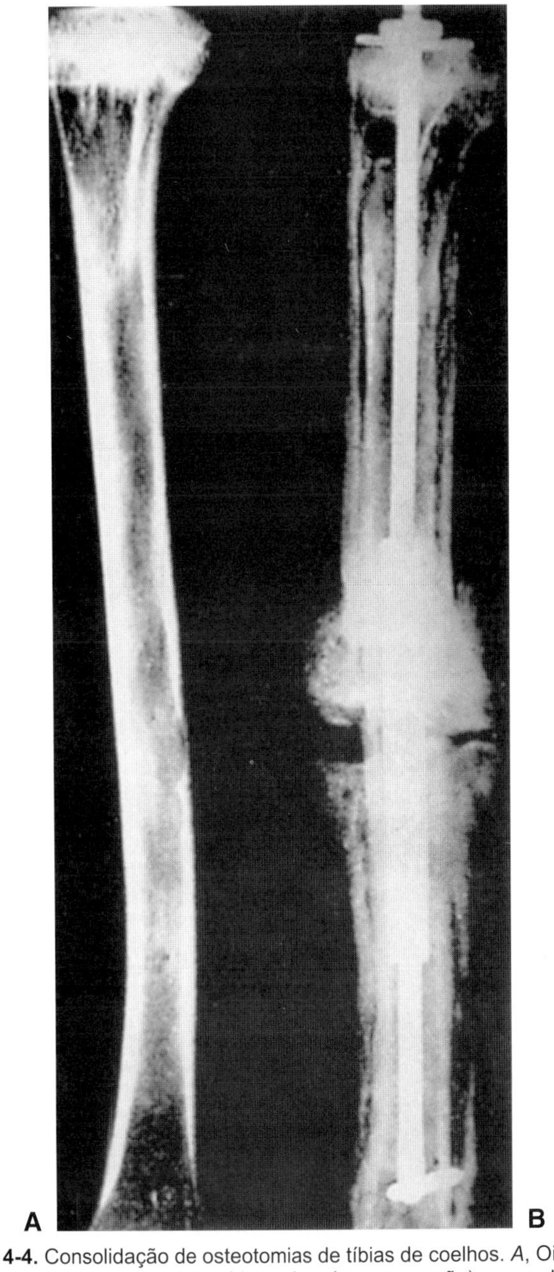

Fig. 4-4. Consolidação de osteotomias de tíbias de coelhos. *A*, Oito semanas após a cirurgia (extraído o pino de compressão) em coelho no qual a sucção foi executada durante o procedimento de fresagem. *B*, A mesma experiência mostrada em "*A*". O pino de compressão que fixa a osteotomia ainda está no lugar. Desenvolveu-se um calo periosteal significativo, mas não há consolidação cortical devido à avascularidade desenvolvida após a fresagem.

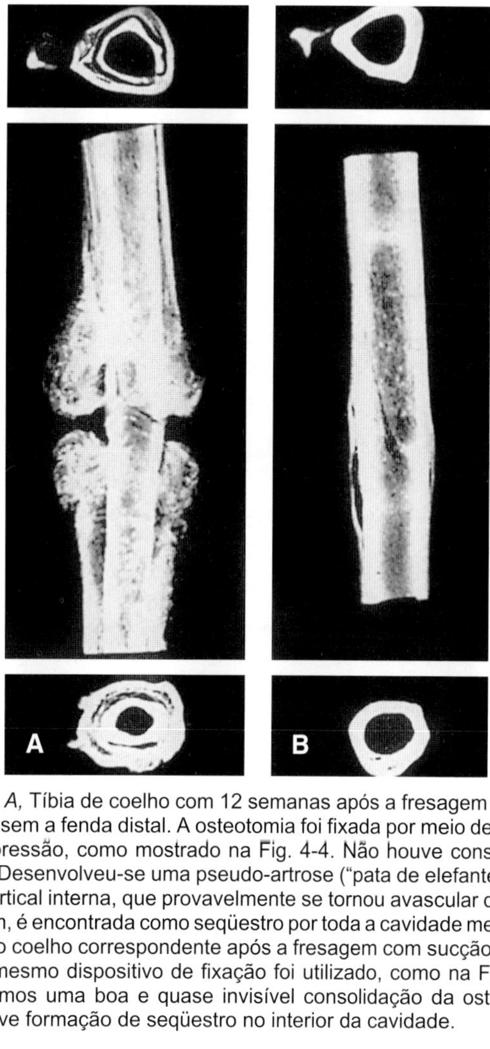

Fig. 4-5. *A*, Tíbia de coelho com 12 semanas após a fresagem do canal medular sem a fenda distal. A osteotomia foi fixada por meio de um pino de compressão, como mostrado na Fig. 4-4. Não houve consolidação cortical. Desenvolveu-se uma pseudo-artrose ("pata de elefante"). A camada cortical interna, que provavelmente se tornou avascular durante a fresagem, é encontrada como seqüestro por toda a cavidade medular. *B*, A tíbia do coelho correspondente após a fresagem com sucção simultânea. O mesmo dispositivo de fixação foi utilizado, como na Fig. 4-4B. Observamos uma boa e quase invisível consolidação da osteotomia. Não houve formação de seqüestro no interior da cavidade.

foi utilizado o recurso do orifício distal, não houve nenhum caso fatal. As mortes poderiam ter sido causadas pelos êmbolos, quando estes ficavam presos nos pulmões, ou serem devidas a uma reação enzimática. A suspeita dessa última possibilidade surgiu quando estávamos estudando a quantidade de gordura que poderia ser recolhida pelo sangue durante a fresagem de uma fratura femoral em seres humanos. A veia femoral foi canulada em um paciente e recolheram-se amostras antes e durante a fase final de cada procedimento de fresagem. Após cinco fresagens, tínhamos 10 tubos de teste cheios com 20 mL de sangue. Notamos então que em todos os segundos tubos (i.e., naqueles com sangue recolhido logo após o procedimento de fresagem) o sangue estava coagulado. Concluiu-se que o desbridamento medular deve ser rico em produtos de tromboplastina.[6] Essa condição pode ter sido a explicação para a alta taxa de mortalidade ocorrida na série de experiências com os coelhos submetidos à fresagem intramedular sem a ajuda de uma fenda distal.

Com base na hipótese de que o desbridamento medular pudesse causar um efeito tão alto de tromboplastina, iniciou-se uma investigação em pacientes submetidos à artroplastia total do quadril. Em muitos aspectos, o traumatismo medular foi semelhante ao dos procedimentos de fresagem aplicados no tratamento das fraturas do fêmur e as pressões intramedulares geradas foram elevadas.[3]

Nesta série experimental a artéria pulmonar foi cateterizada a fim de se obterem amostras de sangue pré-pulmonares. O nível de tromboplastina foi avaliado como o tempo de recalcificação do sangue. A quantidade de glóbulos de gordura no sangue também foi avaliada, junto com os vários tipos de células medulares nas lâminas contendo esfregaços sangüíneos. As amostras foram coletadas durante cinco fases diferentes da operação do quadril,[6] em 13 pacientes (veja Quadro 4-1). Durante o processo de cimentação do componente femoral sem o uso de um cateter que funcionaria como uma fenda (o procedimento original de Charnley), que representava a quarta fase do procedimento (i.e., o momento em que a pressão intramedular estava no máximo), o tempo de recalcificação do sangue era muito rápido. O motivo foi o fato de que uma grande quantidade de enzimas ativadoras de tromboplastina havia penetrado na corrente sangüínea, o que também provocaria hipercoagulação. A tensão do oxigênio arterial no sangue, que fora controlada durante toda a operação, também se apresentou em níveis muito baixos nessa quarta fase, a de cimentação do

Quadro 4-1. Medida da coagulabilidade (tempo de recalcificação) durante as várias fases de uma artroplastia total do quadril

Número de Pacientes 13	*Fresagem do Acetábulo I*	*Cimentação do Acetábulo II*	*Fresagem do Fêmur III*	*Cimentação do Fêmur IV*	*Redução e Teste de Movimento do Quadril V*
Média	147	135	138	123,3	139,8
Desvio padrão	13,9	21,1	19,3	23,6	23,1
Diferença da média em relação à fase I		– 12,0	– 9,5	– 23,3	– 7
Diferença da média em relação à fase anterior		12,6	2,5	15,7	16,5

fêmur (Fig. 4-6). Quando, durante essa fase, foi utilizado o recurso da fenda, com um cateter liberador de pressão posicionado na parte inferior do leito destinado ao componente femoral, houve, estatisticamente, uma captação de oxigênio pelo sangue significativamente melhor. Esta descoberta provou que com o uso de uma fenda para prevenir pressão intramedular elevada, menos "debris" medulares foram pressionados para fora e, conseqüentemente, uma quantidade menor de enzimas de tromboplastina.

Esfregaços de sangue extraídos da artéria pulmonar apresentaram até células medulares, incluindo células mitóticas. Considerou-se que esta era uma prova definitiva de que os conteúdos medulares tinham sido forçados para fora da cavidade medular e para o interior da circulação geral durante o procedimento de fresagem. Entretanto não houve correlação entre a quantidade de gordura encontrada no sangue arterial pulmonar e o efeito da tromboplastina.[7] Esta investigação também demonstrou uma relação íntima entre a hipercoagulação (i.e., o tempo reduzido de recalcificação do sangue) e uma queda na pressão sangüínea durante a fase de cimentação do fêmur. Casos de morte súbita descritos após a cimentação do componente femoral em artroplastias totais do quadril podem ser mais bem explicados pelo efeito rápido dos produtos da tromboplastina gerando a síndrome da microembolia pulmonar seguida por disfunção circulatória e pulmonar.[8] Verificou-se que essa síndrome ocorre em conexão com a impactação da prótese femoral.[6] Estudos tanto clínicos[7] quanto experimentais[9] fornecem evidência definitiva contra o monômero metilmetacrilato (cimento) como o agente causador de tais reações.

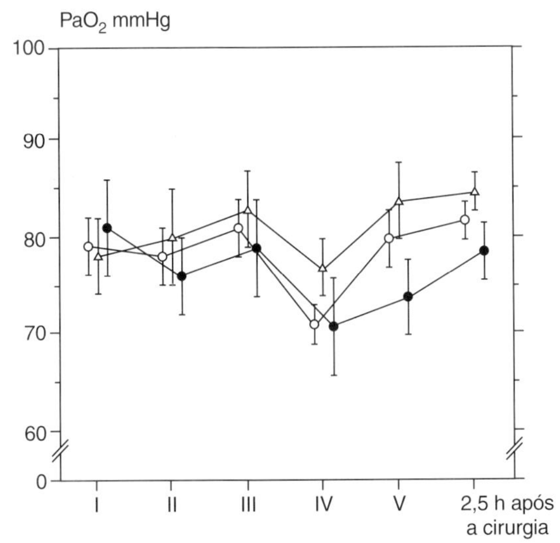

Fig. 4-6. Mensuração em série da pressão de oxigênio arterial (PaO_2) feita durante artroplastia total do quadril mostra redução estatisticamente significativa na PaO_2 durante a cimentação do componente femoral (IV) em dois casos (● e O) sem ventilação, quando comparado ao terceiro caso (Δ), com a fenda para ventilação.

O elevado índice de mortalidade nas séries de experimentações anteriormente discutidas, onde as tíbias dos coelhos eram fresadas sem uma fenda de ventilação, também pode ser explicado por esta seqüência de eventos. A explicação fisiológica para a causa da morte parece ser provocada por uma resistência vascular pulmonar aumentada conduzindo a um débito cardíaco reduzido do ventrículo esquerdo, simultaneamente a uma vasodilatação sistêmica, condições essas que dão origem a uma redução profunda do fluxo sangüíneo coronário. A esse quadro adiciona-se ainda mistura venosa pulmonar aumentada (i.e., desvio intrapulmonar aumentado de sangue) conduzindo a uma redução na oxigenação arterial. A ocorrência simultânea de todos esses eventos dá origem a uma grave isquemia miocárdica e à falha cardíaca.[10]

Na maioria dos casos de fratura em que o fêmur é fresado, os eventos acima descritos podem ocorrer, embora muito provavelmente só com efeitos mínimos e não especialmente óbvios. Por outro lado, em casos frescos, onde existem traumas múltiplos e nos quais a hipercoagulação e o choque podem estar presentes, a fresagem intramedular pode ser perigosa se o cirurgião não estiver absolutamente ciente dos possíveis efeitos adversos do trauma medular. Antes da execução da fresagem, o paciente deve apresentar um bom equilíbrio hemodinâmico, pois, caso contrário, os efeitos negativos do procedimento de fresagem serão adicionados à microcirculação já insatisfatória e colocar em perigo o resultado da operação.

CONCLUSÕES

1. O traumatismo medular da fresagem da cavidade medular óssea pode gerar pressão intramedular elevada. Um orifício distal de ventilação reduz essa ocorrência.
2. A pressão intramedular elevada faz com que os componentes medulares sejam forçados para o interior do osso cortical e para a circulação geral do corpo.
3. Os componentes medulares, incluindo-se a gordura, ficarão presos na parede do córtex. Já existe evidência experimental de que a revascularização do osso cortical sob tais circunstâncias é demorada e também de que a consolidação normal do osso é perturbada.
4. Quando a pressão intramedular é elevada, os componentes medulares penetrarão na corrente sangüínea, provocando a síndrome da microembolia pulmonar seguida por baixa oxigenação arterial e disfunção circulatória. Pode, portanto, ser recomendável a ventilação do espaço medular no fragmento distal durante a fresagem, a menos que se empregue um sistema canulado de fresagem que forneça a descompressão adequada do canal intramedular.

REFERÊNCIAS BIBLIOGRÁFICAS

1. Rhinelander, F.W., Wilson, J.W.: Blood supply to developing, mature, and healing bone. In Bone in Clinical Orthopaedics. A Study in Comparative Osteology. Edited by G. Sumner-Smith. Philadelphia, W.B. Saunders Co., 1982.
2. Danckwardt-Lilliestrom, G.: Reaming of the medullary cavity and its effect on diaphyseal bone. A fluorochromic, microangiographic and histologic study on the rabbit tibia and dog femur. Acta Orthop. Scand. Suppl. *128*, 1969.
3. Hallin, G., Modig, J., Nordgren, L., Olerud, S.: The intramedullary pressure during the bone marrow trauma of total hip replacement surgery. Ups. J. Med. Sci. *79*:51-54, 1974.
4. Danckwardt-Lilliestrom, G., Lorenzi, G.L., Olerud, S.: Intramedullary nailing after reaming. An investigation on the healing process in osteotomized rabbit tibias. Acta Orthop. Scand. Suppl. *134*, 1970a.
5. Danckwardt-Lilliestrom, G., Lorenzi, G.L., Olerud, S.: Intracortical circulation after intramedullary reaming with reduction of pressure in the medullary cavity. A microangiographic study on the rabbit tibia. J. Bone Joint Surg. *52A*:1390-1394, 1970b
6. Modig, J., Busch, C., Olerud, S., Saldeen, T.: Pulmonary microembolism during intramedullary orthopaedic trauma. Acta Anesthesiol. Scand. *18*:133-143, 1974.
7. Modig, J., Busch, C., Olerud, S., Saldeen, T., Waernbaum, G.: Arterial hypotension and hypoxemia during total hip replacement: The importance of thromboplastic products, fat embolism and acrylic monomers. Acta Anaesthesiol. Scand. *19*:28-43, 1975a.
8. Modig, J., Olerud, S., Maimberg, P.: Sudden pulmonary dysfunction in prosthetic hip replacement surgery. A case report. Acta Anaesthesiol. Scand. *17*:276-282, 1973.
9. Modig, J., Busch, C., Waernbaum, G.: Effects of graded infusions of monomethylmethacrylate on coagulation, blood lipids, respiration, and circulation. Clin. Orthop. *113*:187-197, 1975b
10. Modig, J., Malmberg, P.: Pulmonary and circulatory reactions during total hip replacement. Acta Anaesthesiol. Scand. *19*:219-237, 1975.

5

Complicações Pulmonares após a Estabilização Intramedular do Fêmur

Hans Christophe Pape, Gerd Regel e Harald Tscherne

Os efeitos colaterais intra-operatórios em pacientes submetidos à osteossíntese intramedular com fresagem para fraturas do fêmur foram descritos em detalhe por Küntscher. O autor assumiu que as complicações cardiovasculares intra-operatórias poderiam ser atribuídas à liberação dos conteúdos da medula óssea e, por essa razão, recomendou a interrupção do procedimento de fresagem se surgissem arritmias no traçado do eletrocardiograma ou quando ocorresse hipotensão.[1] Nos anos seguintes foram desenvolvidas brocas flexíveis. Junto com os aperfeiçoamentos técnicos das brocas e dos sistemas de fresagem, e ainda com o aperfeiçoamento das técnicas de ventilação pelos anestesiologistas, o embolismo da medula óssea não é mais considerado um risco para o paciente quando este é portador de uma lesão isolada.

Durante a última década, publicações sobre as complicações cardiovasculares intra-operatórias atribuídas à embolização de conteúdos da medula óssea e/ou de cimento ósseo foram feitas com análise dos pacientes submetidos à artroplastia total do quadril. Hipotensão súbita durante a cirurgia, arritmias cardíacas, sinais de embolismo pulmonar e falência cardíaca direita foram relatados, representando, algumas vezes, uma complicação fatal.[2-5] Três fatores foram considerados os responsáveis por esses eventos intra-operatórios:

1. Os monômeros derivados do cimento ósseo (metilmetacrilato polímero) têm a probabilidade de causar vasodilatação na circulação sistêmica ([6]l);.
2. Um efeito tóxico direto do metilmetacrilato pode ocorrer e ser o responsável pelos distúrbios cardiopulmonares.[2,7]
3. A oclusão mecânica do sistema arterial pulmonar também tem sido discutida em associação com a deterioração da função pulmonar.[7]
4. Além disso, foi demonstrado que alterações obviamente reflexas no interior da circulação pulmonar desempenham um papel importante nas complicações intra-operatórias agudas.[8]

Deve-se ressaltar que, no caso das fraturas de fêmur, as complicações provenientes da fresagem do canal medular realmente representam uma exceção. Em nosso departamento, durante os últimos dez anos tivemos um caso de complicação letal aguda em um jovem paciente, anteriormente sadio. A fresagem do canal medular para melhorar a vascularização em uma pseudo-artrose pós-traumática do fêmur provocou, durante a cirurgia, a síndrome clínica de obstrução da artéria pulmonar, com oxigenação enfraquecida e falência cardíaca refratária à ressuscitação vigorosa. O exame histológico *post-mortem* revelou embolização extensa de gordura da medula óssea, assim como a presença de material ósseo obstruindo até mesmo os vasos de maior tamanho (Fig. 5-1). Neste caso específico, devemos pensa em um quadro clínico que combinou um canal medular extraordinariamente estreito e conteúdos medulares aptos a se soltar (osso esponjoso). Estamos cientes da existência de referências semelhantes de outros centros médicos.[7,9]

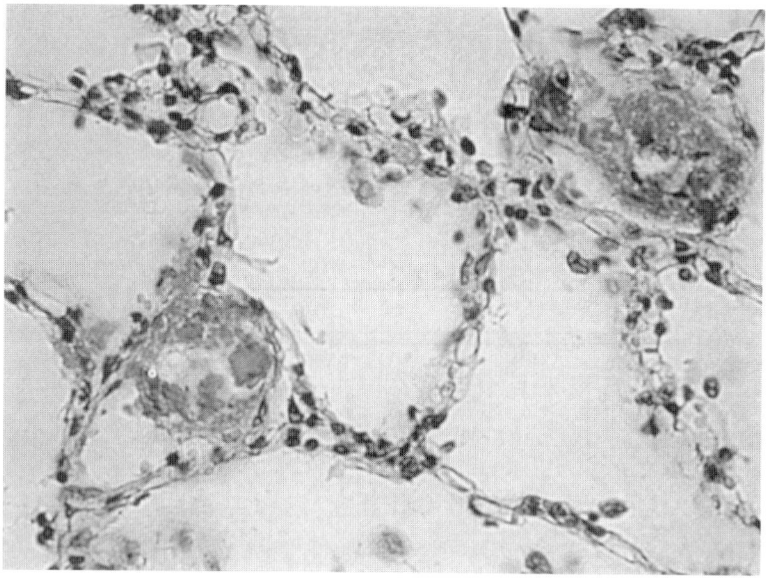

Fig. 5-1. Histologia de uma lâmina de pulmão de paciente que morreu devido a uma falência cardiovascular intra-operatória após a fresagem do canal medular fechado. Observa-se a presença de embolização extensa, com bloqueio da maioria dos vasos pulmonares. As descobertas verificadas através de diversos cortes histológicos do pulmão explicam o desenvolvimento da falência cardíaca direita apesar da ausência de doença cardiopulmonar previamente.

Estas publicações esclarecem que um potencial risco parece estar presente em métodos cirúrgicos envolvendo a abertura do canal medular. Entretanto, no caso de fraturas isoladas do fêmur, parece que o pulmão é geralmente capaz de lidar com o efeito potencialmente prejudicial.

COMPLICAÇÕES INTRA-OPERATÓRIAS *VERSUS* PÓS-OPERATÓRIAS: DIFERENÇAS NA PATOGÊNESE?

As seqüelas de alterações intra-operatórias agudas, como as descritas em pacientes submetidos à aloartroplastia, devem ser atribuídas mais à falência cardíaca do que à pulmonar (a arritmia é um sinal de sobrecarga do ventrículo direito). Pacientes submetidos à cirurgia do quadril representam um grupo particularmente sensível, pois são idosos e, por isso, predispostos ao desenvolvimento de falência cardiovascular. Do mesmo modo, a introdução de manobras de fechamento hermético do canal medular aboliu quase completamente o risco de falência cardiovascular intra-operatória nesses pacientes.

Em pacientes com traumas múltiplos, as alterações intra-operatórias agudas, como descrito acima, também foram identificadas.[10] Entretanto não foram descritas seqüelas semelhantes na literatura. Pelo contrário, um número extraordinariamente elevado de pacientes desenvolveu deterioração pulmonar e SARA progressiva. O relacionamento entre o desenvolvimento da SARA e a estabilização do fêmur não foi descoberto de imediato. Somente em relatórios específicos foi encontrada referência a um possível relacionamento entre o procedimento de fixação intramedular e o desenvolvimento de falência pulmonar ocorrido dias após a cirurgia. As condições de falência pulmonar foram investigadas recentemente, numa análise retrospectiva de um grande grupo de pacientes portadores de traumas múltiplos. Encontraram-se dois fatores responsáveis pelo risco aumentado de SARA: (1) o tempo da realização de fixação intramedular e em relação ao traumatismo e (2) a presença de contusão adicional no pulmão.

Pacientes com trauma torácico, quando submetidos à fixação intramedular dentro de 24 h após a lesão, desenvolveram SARA com mais freqüência que aqueles operados mais tarde.[11] Não houve outra causa posterior de SARA nesses pacientes e o grau de lesão pulmonar (contusão pulmonar) presente no momento da cirurgia era o mesmo em ambos os grupos. Ao contrário, aqueles pacientes sem trauma torácico apresentaram baixo índice de SARA, independentemente da hora da cirurgia (Fig. 5-2).

Quando não havia lesão pulmonar, a fixação intramedular foi associada a um tempo menor de ventilação e a um risco mais baixo de complicações de natureza infecciosa (Fig. 5-3). Esta descoberta corresponde aos princípios atuais de estabilização de fraturas na presença de traumas múltiplos. A estabilização prematura é considerada um princípio importante.[12-15] Portanto, uma desvantagem da fixação intramedular prematura do fêmur é a ocorrência de um fenômeno inesperado, o que implica a necessidade de uma investigação adicional.

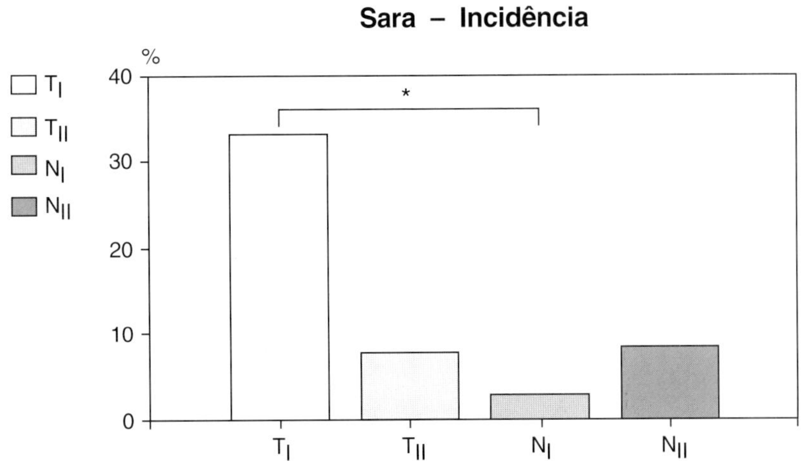

Fig. 5-2. Incidência da SARA em pacientes gravemente traumatizados submetidos à fixação intramedular. T representa os grupos com trauma torácico; N representa o grupo sem esse trauma. I = estabilização prematura (< 24 h) e II = estabilização secundária (> 24 h). A fixação intramedular prematura na presença de contusão do pulmão é associada à maior incidência da SARA.

Antes de discutir os fatores patogenéticos que conduzem à ARDS em traumas múltiplos associados à fixação intramedular, parece importante diferenciarmos as definições de complicações intra-operatórias *versus* pós-operatórias. Tais diferenças estão resumidas no Quadro 5-1.

A patogênese das complicações intra-operatórias agudas em pacientes submetidos à aloartroplastia fica evidente pelos mecanismos anteriormente discutidos e pela específica vulnerabilidade deste grupo de pacientes. Entretanto o relacionamento entre a SARA e a fixação intramedular não pode ser explicado de imediato pelos mesmos mecanismos. Geralmente o desenvolvimento de complicações aparentemente exige a presença de uma susceptibilidade adicional. Em pacientes com um único tipo de lesão, tal como uma fratura isolada do fêmur, ou sendo submetidos a uma cirurgia do quadril, o pulmão deverá normalmente ser capaz de lidar com um grau moderado de prejuízo adicional.

Parece, portanto, necessário considerarmos todos os mecanismos que ocorrem seqüencialmente durante o procedimento de fixação intramedular, correlacionando-os com o curso pós-traumático. As questões a seguir são de extrema importância.

1. Que tipo de alterações locais podem ocorrer durante a fresagem e a fixação do fêmur com relação à embolização gordurosa no interior do pulmão?
2. A disfunção pulmonar é o resultado de uma simples oclusão mecânica dos vasos e microvasos pulmonares, ou existem outros fatores envolvidos?
3. Que efeito a contusão adicional do pulmão tem sobre a susceptibilidade do desenvolvimento de SARA num

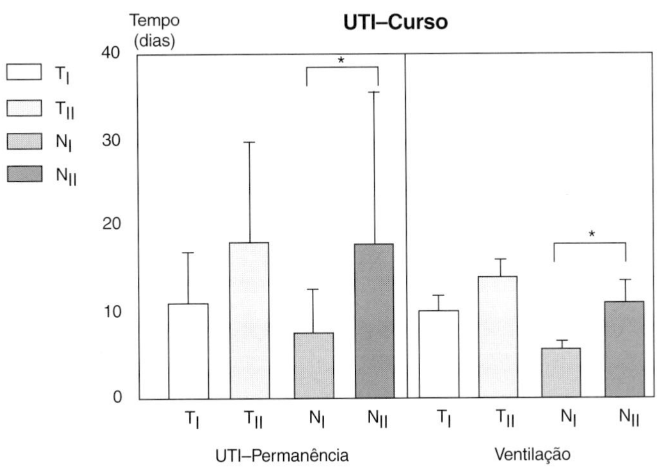

Fig. 5-3. Duração do tempo da terapia de cuidados intensivos em pacientes gravemente traumatizados submetidos ao procedimento de fixação intramedular. T representa os grupos com trauma torácico; N representa o grupo sem esse trauma. I = estabilização prematura (< 24 h) e II = estabilização secundária (> 24 h). Nos pacientes sem trauma torácico a estabilização secundária é associada à maior permanência na UTI e deverá ser evitada.

Quadro 5-1. Complicações intra-operatórias *versus* pós-operatórias

	Alterações Agudas	*Alterações Subagudas*
Padrão de tempo	Intra-operatórias (minutos)	Pós-operatórias (dias)
Fisiopatologia	Falência cardíaca direita	Falência pulmonar (SARA)
População	Propensa a complicações cardíacas (aloartroplastia do quadril, idade avançada)	Contusão do pulmão (jovem, sem doença)
Seqüelas	Se tratáveis, não haverá seqüelas	Permanência prolongada em UTI
	Baixa mortalidade	Alta mortalidade
Causa	Embolia gordurosa aguda	Embolia gordurosa e mecanismos seqüenciais

paciente portador de traumas múltiplos após um procedimento de fixação intramedular?

4. Pode o tempo de realização da cirurgia (em relação à lesão) influenciar o curso clínico, sendo capaz de desempenhar um papel como um "fator primordial" de complicações pulmonares?

PATOGÊNESE DA SARA APÓS A FIXAÇÃO INTRAMEDULAR EM PACIENTES PORTADORES DE TRAUMAS MÚLTIPLOS

Influência da Fixação Intramedular do Fêmur

Pressão Intramedular

Um aumento na pressão intramedular após a fresagem do canal medular foi demonstrado em estudos tanto experimentais quanto clínicos. De modo experimental, aumentos de pressão de até 300 mmHg foram detectados.[16] Em um modelo experimental com tíbia de carneiro, Stürmer encontrou aumentos de pressão de até 1.000 mmHg.[17] Em pacientes com fraturas do fêmur foram encontrados aumentos de pressão intramedular entre 140 e 830 mm Hg.[18] Wehner descreveu pressões de aproximadamente 120 mmHg no canal medular, um aumento entre 30 e 40 mm Hg acima do valor basal.[19]

Os mecanismos que ocorrem durante a fresagem foram discutidos por Küntscher como "compressão da medula óssea pela broca, como um pistão".[1] Surgem, portanto, questões relativas ao destino dos conteúdos intramedulares. Parece óbvio que algum tipo de compressão acontece. No modelo com carneiros foi aplicada uma pressão constante de 300 mmHg, para imitar esta situação. Verificou-se a ocorrência de embolização dos conteúdos da medula óssea no interior da circulação pulmonar. Na presença de um canal intramedular intacto pode-se, por isso, expelir gordura e medula óssea por meio da pressão intramedular aumentada.[20]

Devemos assumir que o procedimento de fresagem, à medida que destrói o osso subcortical, destrói também a drenagem venosa. Em vários estudos com animais, foi descrito bloqueio dos sistemas do canal intracortical com gordura e material ósseo.[16] Um outro local possível de escape do conteúdo medular seria a área da fratura, misturando-se assim com o hematoma da lesão e gordura já exsudada, como foi demonstrado por Harms *et al.*[21] Se ocorresse um bloqueio completo, nenhuma outra partícula de gordura deveria penetrar a circulação geral tão logo o osso distal ao foco da fratura fosse fresado.

Entretanto investigações clínicas evidenciaram a presença de embolismo da medula óssea, determinado pelos aumentos de pressão da artéria pulmonar, especialmente quando se executou a fresagem do fragmento distal. Durante esse período, as elevações de pressão no canal medular foram as mais pronunciadas. A mesma dinâmica de pressurização foi descrita em investigações experimentais. Stürmer encontrou os maiores aumentos de pressão logo após abrir o canal medular, assim como durante a fresagem do fragmento distal. A inserção do pino não provocou nenhum aumento adicional de pressão.[16] Em pacientes submetidos à fixação intramedular broqueada, a ecocardiografia transesofágica foi aplicada durante a cirurgia. Os investigadores descrevem várias explosões de material flutuante através do átrio direito para o interior do pulmão. A embolização ocorreu durante toda a execução do procedimento de fresagem. Além disso, quando brocas maiores foram usadas, ainda houve evidência de material flutuante.[19] Parece portanto estar provado que, apesar da importante destruição do canal medular devida ao procedimento de fresagem, ainda ocorre uma efusão significativa originária do canal femoral. O significado das condições específicas locais do fluxo sangüíneo venoso parecem, por isso, desempenhar um papel importante.

Drenagem do Sangue Venoso do Fêmur

Dois sistemas vasculares principais são responsáveis pela drenagem do osso femoral. Um consiste em capilares e veias periosteais que drenam para o interior dos tecidos moles circundantes e depois para as veias maiores da extremidade (o sistema centrífugo). O outro sistema, de fluxo centrípeto, é representado por sinusóides que confluem para o interior de um grande *sinus* intramedular. Este converge para grandes veias emissárias localizadas na região diafisária, proximal e distalmente. É importante considerar que, sob circunstâncias normais (i.e., sem fratura), o sistema venoso centrífugo é o responsável pela maior parte da drenagem venosa do fêmur.[22]

Investigações experimentais em tíbias caninas revelaram a destruição completa do sistema venoso medular devido à fresagem do canal medular. Ao contrário do que se poderia esperar, a direção centrífuga da efusão venosa permaneceu intacta. Quatro semanas após a fixação intramedular experimental, a microangiografia mostrou numerosos vasos subperiosteais drenando para o interior de vasos periosteais completamente cheios; por essa razão o sistema centrífugo parece ser capaz de cobrir toda a drenagem necessária.[20]

Em resumo, a efusão de material da medula pode, de modo concebível, derivar de três pontos diferentes: (1) da fratura, (2) dos resíduos das veias emissárias, e (3) do sistema venoso centrífugo. Parece provável que, ao executar nova fresagem, a maior parte do material será transportado pelo sistema centrífugo, como observado em condições normais.

Influência da Resposta do Hospedeiro à Fixação Intramedular

Traumas múltiplos — Predisposição à Falência Pulmonar (SARA)

> A recente enfatização das possíveis complicações pulmonares dos traumatismos "não-torácicos" fez com que ocorresse um aumento na utilização do termo "pulmão do choque" e mostrou a implicação do fato de o pulmão ser o órgão alvo na situação clínica de choque.[23]

Nos últimos anos, extensas investigações foram desenvolvidas para avaliar os fatores patogenéticos desencadeados por traumas múltiplos. O choque hipovolêmico e a hipoxemia associada provocam prejuízo microvascular extenso. Em estudos com animais, um aumento da permeabilidade capilar do pulmão, que representa a marca fundamental da SARA,[24] foi medido durante choque hemorrágico.[25] Clinicamente, os pacientes com traumas graves, e que desenvolveram SARA posteriormente, apresentaram permeabilidade microvascular aumentada, independentemente da distribuição da lesão. O prejuízo microvascular tem sido considerado o responsável pelo desenvolvimento posterior da SARA e da falência de múltiplos órgãos. Estas últimas complicações, SARA e falência de múltiplos órgãos, representam atualmente os principais problemas que limitam a sobrevivência dos pacientes gravemente traumatizados.[26]

O prejuízo microvascular do endotélio desencadeia a circulação de neutrófilos para ter células endoteliais autólogas como antígenos, conduzindo à ativação do sistema imunológico. Com isso, o neutrófilo se torna ativado, adere ao endotélio e dá início à fagocitose. Porque isto não pode ser conseguido, ocorre a denominada "frustrante" condição, caracterizada pela liberação de enzimas proteolíticas e radicais de oxigênio na corrente sangüínea, agravando o grau de lesão endotelial. Devido a esse processo, tem início um ciclo vicioso, com o neutrófilo exercendo o papel de pivô no quadro geral. Em vários estudos clínicos demonstrou-se uma quantidade aumentada de proteases dos neutrófilos *(e.g., elastase).* Os neutrófilos isolados de pacientes com traumas múltiplos se mostraram extraordinariamente ativados.[27] Estes mecanismos preparam uma variedade de outros mecanismos em cascata, tais como a ativação do sistema complemento, do sistema da prostaglandina, do sistema imunológico específico e outros.[28]

A ativação de tais sistemas conduz a uma reação inflamatória generalizada, que agrava ainda mais a permeabilidade endotelial e vascular já aumentada pelo choque hemorrágico inicial. O pulmão contém, de longe, a maior quantidade de vasos sangüíneos do corpo. A SARA pode, do mesmo modo, ser considerada um problema quantitativo, provocado por características anatômicas específicas. O problema principal no desenvolvimento da SARA é, porém, a natureza de auto-alimentação do sistema em cascata inicialmente ativado. Essa característica torna difícil a eficácia das várias estratégias terapêuticas atualmente em discussão. Pelo contrário, qualquer procedimento ou intervenção terapêutica que possa provocar ainda mais a ativação desses sistemas deverão ser absolutamente evitados. Em resumo, um quadro de trauma múltiplo grave e choque associado, independentemente da distribuição das lesões, deverá ser considerado um fator de risco para o desencadeamento da SARA e suas conseqüências.

Contusão do Pulmão Predispondo à Falência Pulmonar (SARA)

> A natureza progressiva da contusão pulmonar...[29]

À primeira vista parece óbvio que uma lesão direta ou indireta ao pulmão terá efeitos negativos sobre a função pulmonar. Numa série de 203 pacientes com contusão pulmonar, 60% deles necessitaram de ventilação mecânica, tendo sido verificada uma taxa de mortalidade de 20%. A presença do choque, da lesão adicional e da idade avançada aumentou substancialmente essa taxa.[30] Johnson *et al.* descobriram resultados semelhantes. Além disso, descobriram que o número de transfusões sangüíneas acima de três unidades deverá ser considerado muito importante em termos de prognóstico.[31]

Enfatizou-se também a importância do grau de velocidade de impacto na determinação da natureza e da gravidade da lesão torácica não-penetrante.[32] Lau *et al.* foram capazes de demonstrar, em modelo experimental com coelhos, que uma baixa velocidade de impacto causa principalmente lesão nos brônquios, enquanto um impacto de alta energia conduz à lesão alveolar.[33] Em estudos experimentais posteriores, Fulton relata que, apesar da lesão pulmonar ser grave, a disfunção não é completamente identificável logo após o trauma. Descobriu apenas uma redução moderada de fluxo sangüíneo pulmonar e um aumento de resistência vascular pulmonar e de edema pulmonar. Entretanto todas essas alterações continuam a piorar à medida que o tempo passa.[28] Oppenheimer investigou os efeitos da contusão no lobo inferior direito em modelo com cães e, de acordo com os seus resultados, a hipoxemia também aumenta com o tempo, o que foi explicado pelo sangramento intrabronquial e pelo preenchimento dos espaços de ar com sangue e plasma.[34] Todos esses estudos coincidem quanto ao aspecto de que existe "uma natureza progressiva de contusão pulmonar".[29]

Nos cuidados diários do paciente com traumas múltiplos, o problema é, fundamentalmente, o reconhecimento da gravidade do prejuízo pulmonar. Logo após o trauma, é difícil avaliar a amplitude da lesão pulmonar, pois os parâmetros de valor dos gases sangüíneos ainda estão dentro dos limites normais e a radiografia do tórax também será falso-negativa na maioria dos casos. Até o momento, somente a tomografia computadorizada tem sido considerada a técnica adequada para revelar o grau total de destruição.[35] Por razões de ordem prática e econômica, uma TC de rotina do tórax na internação de um paciente portador de trauma múltiplo não nos parece justificada.

Neste contexto, é importante mencionar que os mecanismos iniciados pela contusão pulmonar são comparáveis com os verificados após uma lesão grave; em pacientes portadores de contusão pulmonar descobriu-se uma incidência extraordinariamente elevada de edema intersticial. Os mecanismos que sabemos estar presentes nos pacientes graves são identificáveis, conduzindo à ativação dos sistemas de resposta imunológica.[36,37] Por essa razão, mesmo sendo desencadeada de forma diferente, a resposta do hospedeiro à contusão pulmonar é semelhante à que ocorre na lesão "não-pulmonar", resultando em aumento do risco de ocorrência de SARA.

A Patogênese da SARA após a Fixação Intramedular: uma Combinação de Efeitos Mecânicos versus *Sistêmicos*

As principais características clínicas da SARA são: (1) um edema de permeabilidade de baixa pressão e (2) uma pressão arterial pulmonar aumentada.

Essas características também ocorreram com a fresagem e a fixação intramedular.

A elevação da pressão arterial pulmonar está mencionada entre as disfunções intra-operatórias agudas, seja experimental ou clinicamente.[7,18,20,21,38] Esse aumento sugere um efeito de bloqueio de gordura. Poderá ser argumentado, entretanto, se o conteúdo de gordura de um único fêmur seria ser capaz de produzir um aumento de pressão até este ponto. Quando comparados ao sistema capilar da circulação geral, os capilares pulmonares são muito mais curtos (cerca de 3 mm) e o gradiente de pressão entre as arteríolas e os capilares no pulmão é de apenas 5 mmHg. Por essa razão, e devido ao tamanho extremo do leito capilar do pulmão, a resistência pulmonar é pequena, se comparada aos outros sistemas do organismo (11 Pa x ml^{-1} x para o pulmão; 740 Pa x ml^{-1} x para o rim).[39,40] Teoricamente é portanto necessária uma grande quantidade de material para criar diferenças mensuráveis de pressão arterial pulmonar. Além disso, é sabido que parte do material mobilizado para fora da cavidade da medula permanece na área da fratura.[41] Por essas razões, a oclusão mecânica por si só não explica a elevação dessa pressão. Em contraste, têm sido descritas alterações reflexas ocorrendo após a embolização pulmonar. A invasão de um êmbolo no interior de um pulmão com suprimento nervoso preservado provocou uma elevação aguda da pressão arterial pulmonar no pulmão contralateral.[8]

Os mediadores também parecem desempenhar um papel importante. A perfusão pulmonar é parcialmente regulada pelos antagonistas prostaciclina (vasodilatação) e tromboxane (vasoconstrição). Em pacientes submetidos à osteossíntese intramedular foram detectados níveis aumentados de tromboxane no sangue extraído da veia femoral.[42] Por isso, além dos mecanismos reflexo e mecânico acima descritos, a liberação de mediadores humorais obviamente desempenha um papel importante no processo em questão.

O mesmo se aplica aos mecanismos que causam aumento da permeabilidade pulmonar. Como discutido anteriormente, o desenvolvimento da SARA após um trauma grave é amplamente desencadeado por mediadores de natureza inflamatória liberados pelos neutrófilos. Vários mecanismos em cascata parecem desempenhar um papel importante. Jakobovitz-Derks *et al.*, numa investigação abrangente desenvolvida com cães, examinaram o padrão da morfologia pulmonar em relação ao tempo após a infusão experimental de gordura. Os autores descobriram evidências crescentes de invasão de células inflamatórias e sinais de permeabilidade pulmonar aumentada até três dias após a infusão. Durante o mesmo período os sinais de congestão capilar e embolia gordurosa neutra diminuíram, evidenciando assim um mecanismo de compensação no interior do pulmão. O estudo mostra, portanto, um sinal adicional de que a infusão de gordura pode ser um mecanismo primário de partida, mas durante o curso de tempo posterior à lesão pulmonar, a evolução é mediada pela ativação de células inflamatórias.[43]

Doerschuk também encontrou evidência clara de uma influência definitiva dos neutrófilos. O prejuízo pulmonar induzido pela infusão de gordura era evitável pela indução de neutropenia.[40] Os investigadores pesquisaram posteriormente o papel da embolização de gordura em experimentos com animais. Para investigar sobre se uma gordura neutra era capaz de provocar um prejuízo pulmonar crescente, compararam dois grupos de cobaias, um que recebeu uma infusão de gordura neutra e outro com fraturas múltiplas. A disfunção pulmonar foi mais prolongada neste último grupo.[44] Todos esses estudos mostram que a oclusão vascular pulmonar, mesmo que possa ocorrer após um procedimento de fixação intramedular, não é o único mecanismo a provocar prejuízo pulmonar. Pelo contrário, vários efeitos sistêmicos são ativados, representando um potencial adicional de indução da lesão pulmonar.

EFEITOS COMBINADOS — LESÃO PULMONAR CUMULATIVA?

Devido ao fato de a SARA ter maior incidência nos pacientes que sofrem múltiplo trauma combinado com lesão pulmonar (contusão pulmonar), parece provável que ambos os fatores, os quais carregam independentemente um risco dessa síndrome, possam ter efeitos cumulativos.

Várias investigações em animais focalizaram esses efeitos cumulativos provocados por vários estímulos prejudiciais. Nuytinck aplicou a combinação de plasma ativado com Zimosan e um período de hipóxia sistêmica em coelhos. Alterações pulmonares como edema intersticial e alterações inflamatórias sistêmicas foram muito mais graves quando ambos os estímulos foram aplicados.[45] Nerlich tentou imitar a embolização de gordura da medula óssea por meio de uma infusão intravenosa contínua. Se a infusão de gordura era executada após um bolo IV de endotoxina, um modelo reconhecido para provocar lesão pulmonar aguda, a combinação causava não só uma lesão pulmonar cumulativa como também a potencialização da lesão.[46,47]

Em investigação posterior utilizando-se o modelo experimental de carneiros de Staub, foram estudados os efeitos da fresagem e de fixação intramedular na lesão pulmonar. A fixação intramedular foi executada em um grupo de carneiros que já sofrera choque hemorrágico anterior (2 h, 50 mmHg) e contusão pulmonar nos lobos médio e inferior direito (nos animais controle não ocorreu nem choque nem contusão pulmonar). A fixação intramedular provocou distúrbios intra-operatórios agudos nos dois grupos. Uma elevação aguda da pressão arterial pulmonar foi associada a um aumento dos níveis centrais de triglicérides venosos (Figs. 5-4 e 5-5). Entretanto os efeitos das complicações pós-operatórias agudas foram diferentes entre os grupos. A fixação intramedular só provocou prejuízo pulmonar naqueles animais submetidos anteriormente a uma lesão adicional (i.e., choque e contusão pulmonar) (Fig. 5-8). Obviamente, de acordo com as observações clínicas, um pulmão sem prejuí-

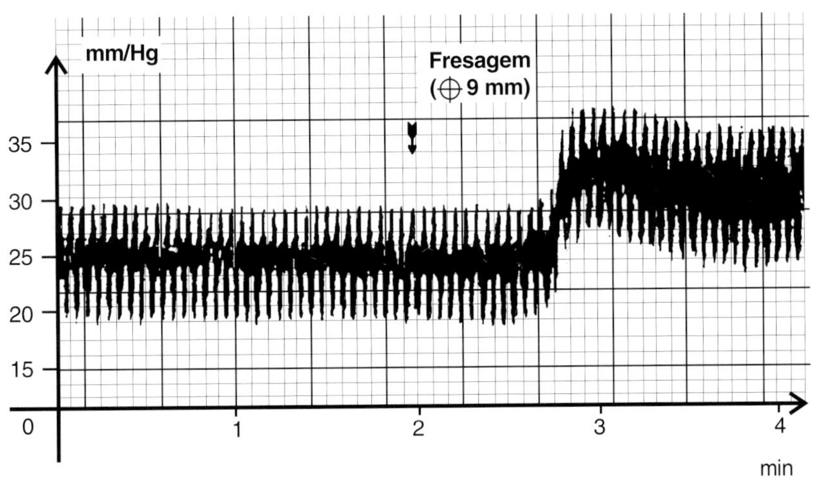

Fig. 5-4. Elevação de pressão da artéria pulmonar após a fresagem do canal medular. Essa elevação não ocorreu nos casos de fixação femoral sem fresar. Modelo experimental em carneiro.

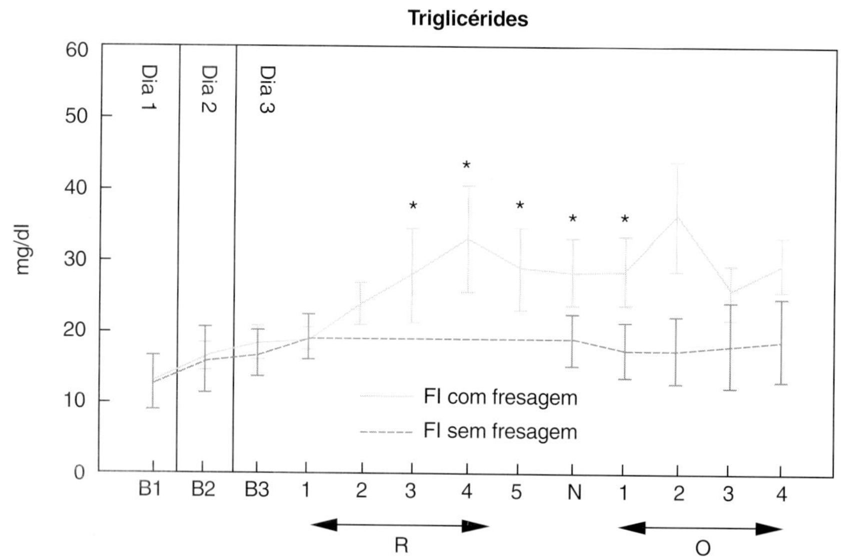

Fig. 5-5. Elevação dos níveis dos triglicérides venosos centrais após execução de fresagem do canal medular. Isso aconteceu independentemente da presença ou não de choque prévio e contusão do pulmão. Modelo experimental em carneiro.

zo anterior foi capaz de resistir aos efeitos dos fatores desencadeantes provocados pela fixação intramedular.

ASPECTOS TERAPÊUTICOS

Investigações Experimentais

Investigações experimentais utilizando o modelo de contusão do pulmão, choque hemorrágico e um procedimento de fixação intramedular após a fresagem foram avaliadas para determinar se o uso de um procedimento sem fresagem prévia do canal intramedular usando um pino de pequeno diâmetro poderia prevenir o prejuízo pulmonar (Fig. 5-6). De fato, não ocorreu elevação da pressão arterial pulmonar nos animais submetidos à fixação intramedular não fresada, e o grau de prejuízo pulmonar microvascular

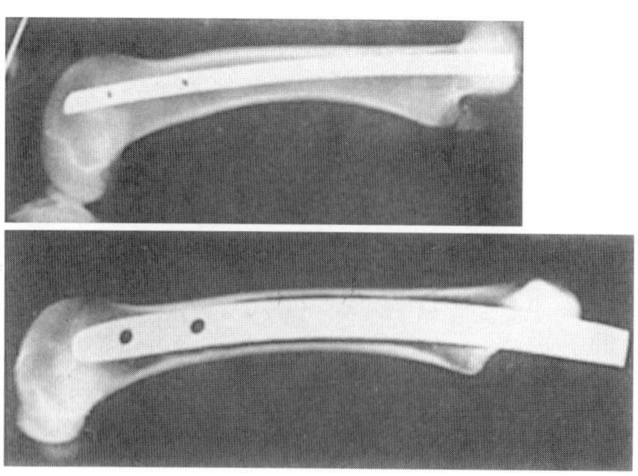

Fig. 5-6. Comparação de fixação de pino fresado e não-fresado no fêmur de carneiro.

foi significativamente menor. Obviamente, o pulmão desses animais, apesar da lesão prévia sistêmica (hemorragia) e pulmonar (contusão do pulmão), foi capaz de resistir ao procedimento cirúrgico. Parece óbvio que a liberação de gordura exerce um papel importante no processo. Isso pode ser causado menos por compressão do que pelo diâmetro reduzido da broca ou por menor drenagem da vascularização intramedular intacta.[37] Novamente, a ativação celular de neutrófilos desempenha um papel importante. Em animais submetidos à fixação intramedular não-fresada verificou-se uma incidência menor de ativação de neutrófilos após a execução do procedimento.[38]

Estudos Clínicos

Para fins de estudo clínico, também existe disponível um pino femoral não-fresado (Fig. 5-7). Investigações desenvolvidas em pacientes com trauma múltiplo revelaram que não ocorre elevação da pressão arterial pulmonar (efeito intra-operatório) e a recuperação da oxigenação perturbada (efeito pós-operatório) ocorre mais rapidamente se for executado o procedimento de fixação intramedular sem fresagem (Fig. 5-9). Experimentalmente, o uso de um fixador externo também não provocou dano pulmonar, apesar da presença do choque e da contusão do pulmão.

Em adição aos efeitos causados pelo broqueamento, o grau de dano pulmonar proveniente da fixação intramedular também depende do intervalo de tempo até a realização da cirurgia. Como pudemos demonstrar retrospectivamente, pacientes com trauma múltiplo sofrendo de contusão do pulmão não desenvolvem SARA se a fixação do fêmur for executada após um período de 24 h da ocor-

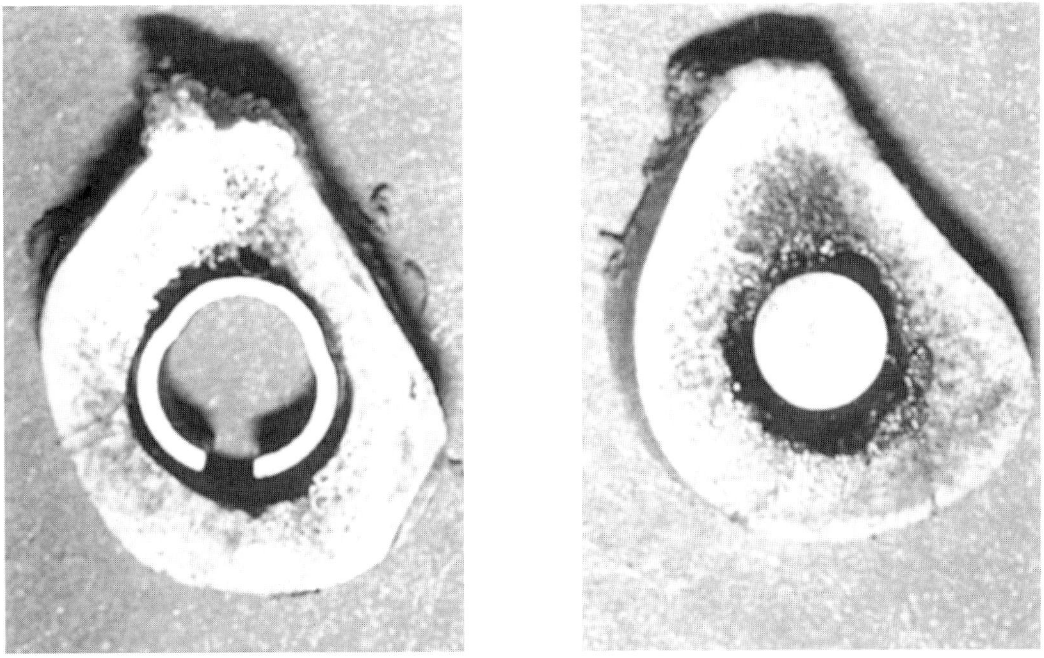

Fig. 5-7. Amostra de fêmur na área média da diáfase após fresagem e fixação intramedular (à esquerda: 14 mm o); fixação não-broqueada e pino sólido (à direita, 9 mm o).

rência da lesão. Devido ao fato de o método cirúrgico ser o mesmo e as alterações intra-operatórias serem comparáveis, as diferenças de resposta do hospedeiro devem ser os fatores responsáveis. A ativação de neutrófilos é mais grave durante os primeiros dias após a ocorrência da lesão. O limiar de influência sobre a condição clínica da função pulmonar do paciente é mais sensível durante esse período. Deve-se tomar cuidado para não provocar uma lesão adicional (i.e., ativação inadequada dos sistemas de defesa do corpo, os quais iriam então agir de maneira auto-agressiva). A fresagem do canal medular representa um importante fator com relação a essa capacidade de ativação.

Ao invés disso, se durante o período agudo após a lesão o paciente teve oxigenação adequada e perfusão tecidual, o período subagudo após a lesão não mais representará uma condição de alto risco.

O grau atual de conhecimento do enfraquecimento da função pulmonar em pacientes com trauma múltiplo submetidos à fixação intramedular com fresagem pode ser resumido como se segue:

1. As alterações locais provocadas pelo processo de fresagem no interior do canal medular são um aumento de pressão, a destruição do suprimento vascular e a efusão subseqüiente facilitada de medula óssea para o interior da circulação sistêmica.
2. Embolização subseqüente de gordura no interior do pulmão, que funciona como um órgão de filtragem, provocando uma elevação aguda de pressão arterial pulmonar e um enfraquecimento temporário de oxigenação. Devido às regras anatômicas e fisiológicas, um simples efeito de bloqueio não é capaz de causar, por si só, uma lesão pulmonar. Ao contrário, a embolização de gordura é capaz de desencadear a liberação de mediadores ativando a liberação de transmissores vasoativos (TXB_2) e de neutrófilos. Estes, uma vez ativados, impulsionam mecanismos auto-alimentadores em cascata que podem prejudicar o endotélio vascular do pulmão.
3. No caso de trauma múltiplo e contusão do pulmão, uma combinação de capacidade de oxigenação insatisfatória e de mecanismos de resposta imunológica aumentados está presente. Devido ao fato de que o grau da lesão pulmonar não pode ser julgado adequadamente logo após a ocorrência da lesão, o cuidado necessário em relação às medições terapêuticas que o pulmão poderá agüentar será facilmente mal interpretado. Por essa razão, um procedimento cirúrgico potencialmente prejudicial, como a fixação intramedular fresada, poderá representar um fator que conduz à transposição do "limiar de capacidade do pulmão".[48]
4. Em vista dos princípios patogênicos discutidos acima, as estratégias terapêuticas a seguir podem parecer adequadas na prevenção de falência pulmonar após fixação intramedular. Se estiver presente o trauma grave com um prejuízo pulmonar cumulativo, a fresagem do canal medular deverá ser evitada. Para a estabilização temporária na presença de uma condição crítica do paciente, o uso de um "fixador" externo poderá ser de grande valor. Entretanto o retardamento da cirurgia provocará problemas posteriores tais como um ris-

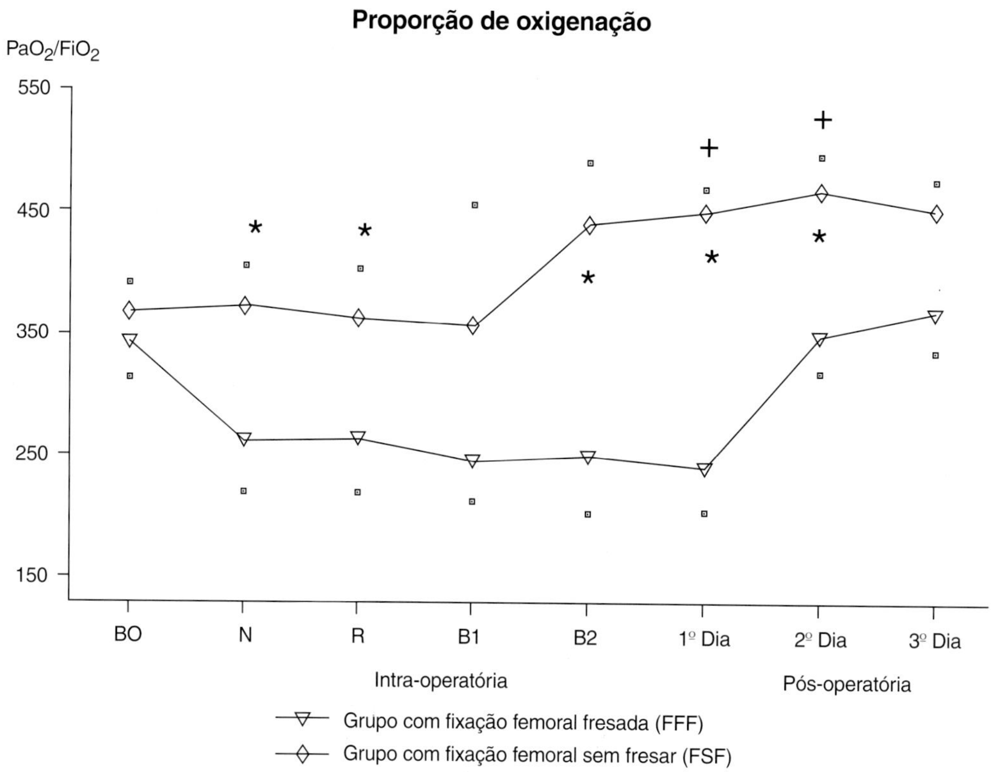

Fig. 5-8. Deterioração da função pulmonar (PaO_2/FiO_2) durante fixação femoral intramedular fresada e sem fresar em pacientes com trauma múltiplo. Os pacientes submetidos à fixação sem fresar se recuperaram mais rapidamente.

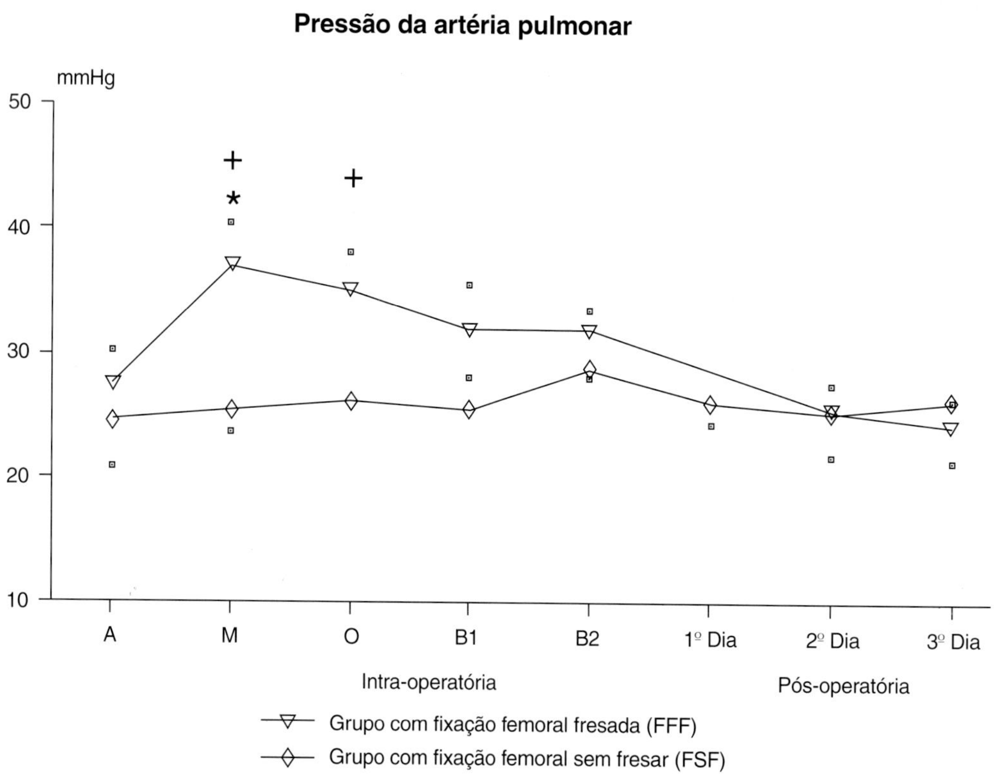

Fig. 5-9. A pressão da artéria pulmonar só se eleva em pacientes submetidos à osteossíntese femoral com fresagem (Grupo FFF). Os pacientes submetidos à osteossíntese femoral sem fresar (grupo FSF) não mostraram elevação comparável durante a cirurgia.

co aumentado de infecção e um período maior de permanência em unidade de terapia intensiva. A estabilização prematura de fraturas continua a ser um objetivo primordial nos cuidados do paciente portador de trauma múltiplo. Os procedimentos sem fresagem podem representar alternativa futura quando houver um quadro de lesão adicional do pulmão. Estudos clínicos adicionais ainda precisam ser desenvolvidos para avaliar mais especificamente a indicação do uso de tais procedimentos.

REFERÊNCIAS BIBLIOGRÁFICAS

1. Küntscher, G.: Praxis der Marknagelung. Hrsg. Klaus Klemm, Frankfurt, Main, 1972.
2. Z. Brittain, G.J.C., Ryan, D.J.: Hypotension and Methylmethacrylate Cement. Br. Med. J. *3*:667, 1972.
3. Modig, J., Busch, G., Olerud, S., Saldeen, T., Waernbaum, G.: Arterial hypotension and hypoxemia during total hip replacement: The importance of thromboplastic products, fat embolism and acrylic monomers. Acta Anaesthesiol. Scand. *19*:28, 1975.
4. Orsini: Cardiopulmonary function and pulmonary microemboli during arthroplasty using cemented or noncemented components. J. Bone Joint Surg. *69*:822, 1987
5. Burgess, D.M.: Cardiac arrest and bone cement. Br. Med. J. *3*:588, 1970.
6. Schlag, G., Schliep, H.J., Dingeldein, E., et al.: Sind intraoperative Kreislaufkomplikationen bei Alloarthroplastiken durch Methylmethacrylat bedingt? Anaesthesist *25*:60, 1976.
7. Frost, P.M.: Systemic effects of acrylic cement. In Arthroplasty of the hip. Edited by G. Chapchal. Stuttgart, Thieme, 1973.
8. Weidner, M.G., Light, R.A.: Role of the autonomic nervous system in the control of the pulmonary vascular bed III. Further studies in experimental pulmonary embolism. Ann. Surg. *147*:895, 1958.
9. Peltier, L.: Fat embolism following intramedullary nailing. Surgery *32*:719-722, 1952.
10. Pape, H.-C.: Chronisthe therapie retrabtäre osteomyelitis langer Röhren Guoden-Möglichkeiten und Risiden der Markrammbohrung, Unfallchirurg, in press.
11. Pape, H.-C., Paffrath, T., Regel, G., Sturm, J.A., Tscherne, H.: Primary intramedullary fixation in polytrauma patients with associated lung contusion — a cause of posttraumatic ARDS? J. Trauma *34*, 540-548, 1993.
12. Johnson, K.D., Cadambi, A., Seibert, B.: Incidence of adult respiratory distress syndrome in patients with multiple musculoskeletal injuries: Effect of early operative stabilization of fractures. J. Trauma *25*:375, 1985.
13. Lhowe, D.W., Hansen, S.T.: Immediate nailing of fractures of the femoral shaft. J. Bone Joint Surg. *70*:812-816, 1988.
14. Behrman, S.W., Fabian, T.C., Kudsk, K.A., et al.: Improved outcome with femur fractures: Early vs delayed fixation. J. Trauma *30*:792; 1990.
15. Bone, L.B., Johnson, K.D., Weigelt, J., et al.: Early versus delayed stabilization of fractures. J. Bone Joint Surg. *71*:336-339, 1989.
16. Danckwardt-Liljestrom, G.: Reaming of the medullary canal and its effects on diaphyseal bone. Acta Orthop. Scand. 1969.
17. Stürmer, K.M., Schuchardt, W.: Neue Aspekte der gedeckten Marknagelung und des Aufbohrens im Tierexperiment — Der intramedulläre Druck beim Aufbohren der Markhöhle. Unfallheilkunde *83*:346-352, 1980.
18. Wenda, K.: Habilitationsschrifl, Unfallchirurgische Klinik, Johannes Gutenberg Unviversitaet Mainz, 1988.
19. Wehner, W., Morgenstern, C., Zeumer, G.: Das Verhalten des intramedullären Drucks bei der Markbohrung und-nagelung. Zentralbl Chir. *91*:209, 1966.
20. Wenda, K., Ritter, G., Ahlers J., et al.: Nachweis und Effekte von Knochenmarkemschwemmungen bei Operationen im Bereich der Femurmarkhöhle. Unfallchirurg *93*:56-61, 1990.
21. Harms, J., Berg, van den, P.A.: Die venöse Drainage des langen Röhrenknochens nach Aufbohrung und Marknagelung. Eine experimentelle Untersuchung an der Hundetibia. Arch. Orthop. Unfallchir. *82*:93, 1975.
22. Brooks, M.: The blood supply of bone. 1971.
23. Horovitz, J.H., Carrico, C.H., Shires, T.: Pulmonary response to major injury. Arch. Surg. *108*:349, 1974.
24. Staub, N.C.: Pulmonary edema. Physiol. Rev. *543*:679-811, 1974.
25. Todd, T.T.J., Baile, E., Hogg, J.C.: Pulmonary capillary permeability during hemorrhagic shock. J. Appl. Physiol. *45*:298, 1978.
26. Weiland, J.E., Davis, B., et al.: Lung neutrophils in the adult respiratory distress syndrome. Am. Rev. Respir. Dis. *133*:218, 1986.
27. Dwenger, A., Regel, G., Schweitzer, G.: Pathomechanisms of the adult respiratory distress syndrome (ARDS) — Chemiluminescence analysis of polymorphonuclear leukocytes. Fresenius Z. Anal. Chem. *324*:360-365, 1986.
28. Dwenger, A., Regel, G., Ellendorf, B., Sturm, J.A., Tscherne, H.: Alvelor cell pattern and chemiluminescence response of blood neutrophils and alveolar macrophages. J. Clin. Chem. Clin. Biochem. *28*:163-168, 1990.
29. Fulton, R.L., Peter, E.T.: The progressive nature of pulmonary contusion. Surgery *67*:499, 1970.
30. Stellin, G.: Survival in trauma victims with pulmonary contusion. Am. Surg. *57*:780, 1991.
31. Johnson, J.A., Cogbill, T.H., Winga, E.R.: Determinants of outcome after pulmonary contusion. J. Trauma *26*:695, 1986.
32. Viano, D.C.: Evaluation of biomechanical response and potential injury from thoracic impact. Aviat. Space. Environ. Med. *49*:125, 1978.
33. Lau, V.K., Viano, D.C.: Influence of impact velocity and chest compression on experimental pulmonary injury severity in rabbits. J. Trauma *21*:1022, 1981.
34. Oppenheimer, L., Craven, K.D., Forkert, L., et al.: Pathophysiology of pulmonary contusion in dogs. J. Appl. Physiol. *47*:718, 1979.
35. Schild, H.H., Strunk, H., Weber, W., et al.: Pulmonary contusion: CT vs plain radiograms. J. Comput. Assist. Tomogr. *13*:417, 1989.
36. Tate, R.M., Repine, J.E.: Neutrophils and the adult respiratory distress syndrome. Am. Rev. Respir. Dis. *128*:552, 1983.
37. Pape, H.-C., Dwenger, A., Grotz, M., et al.: Does the reamer type influence the degree of lung dysfunction after femoral nailing following severe trauma? J. Orthop. Trauma *8*:300-309, 1994.
38. Pape, H.-C., Dwenger, A., Regel, G., et al.: Pulmonary damage due to intramedullary femoral nailing in severe trauma in sheep-is there an effect from different nailing methods? J. Trauma 33:574; 1992.

39. Schmidt, R.F., Thews, G.: Physiologie des Menschen. 20. Aufl., Springer-Verlag Berlin, Heidelberg, New York, 1980.

40. Doerschuk C.M., Allard, M.F., Hogg J.: Neutrophil kinetics in rabbits during infusion of zymosan-activated plasma. Am. Physiol. Soc. *7*:88 — 95, 1989.

41. Manning, J.B., Bach, A.B., Herman, C.M., et al.: Fat release after femur nailing in the dog. J. Trauma *23*:322, 1983.

42. Oettinger, W., Bach, A.: Thromboxanfreisetzung während intramedullärer Nagelung von Femurschaftfrakturen bei Patienten. Chir. Forum 233, 1984.

43. Jacobovitz-Derks, D.O., Derks, C.: Pulmonary neutral fat embolism in dogs. Am. J. Pathol. *95*:29, 1979.

44. Jacobs, R.R., Wheeler, E.J., Jelenko, C., McDonald, T.F., Bliven, F.E.: Fat embolism: A microscopic and ultrastructure evaluation of two animal models. J. Trauma *13*:980-993, 1973.

45. Nuytinck, J., Goris R., Weerts, J., Schillings, P., Schuurmans, S.J.H.: Acute generalized microvascular injury by activated complement and hypoxia: The basis of the adult respiratory distress syndrome and multiple organ failure? Br. J. Exp. Pathol. *67*:537-548, 1986.

46. Nerlich, M.L., Albes, J.M., Wisner, et al.: Combined effects of fat embolism and endotoxemia in sheep. Circ. Shock *16*:47-48, 1985.

47. Regel, G., Nerlich, M.L., Dwenger, A., et al.: Induction of pulmonary injury by polymorphonuclear leucocytes after bone marrow injection and endotoxemia: A sheep model. Theor. Surg. *101*:1-9, 1989.

48. Pape, H.-C., Regel, G., Dwenger, A., et al.: Influences of intramedullary femoral nailing on lung function in patients with multiple trauma. J. Trauma *35*:709-715, 1993.

6

Biomecânica da Osteossíntese Intramedular

Joan E. Bechtold, Richard F. Kyle e Stephan M. Perren

Os pinos intramedulares foram utilizados pela primeira vez durante a Segunda Guerra Mundial pelo Dr. Gerhard Küntscher, que os inseriu em soldados portadores de fraturas do fêmur. Esses soldados se recuperaram a ponto de voltar ao campo de batalha, e, após a guerra, alguns deles voltaram para os Estados Unidos. E foi através deles que os cirurgiões locais tomaram conhecimento dessa nova técnica.

Esses dispositivos intramedulares funcionam basicamente como um apoio interno para a consolidação do osso fraturado. Os pinos controlam bem as forças de deformação em flexão mas não fornecem resistência substancial ao encurtamento axial ou à rotação, a menos que haja uma fixação auxiliar, tal como os parafusos de travamento ou barbatanas para bloqueio. Discutiremos a seguir os fatores biomecânicos considerados críticos para a aplicação bem-sucedida dos pinos intramedulares, começando por uma revisão de terminologia.

REVISÃO DE TERMINOLOGIA

Pressão

Define-se pressão como a carga dividida pela área sobre a qual ela atua (Fig. 6-1). Se essa força age sobre uma área pequena, a pressão será maior do que quando a força atua sobre uma área maior. As unidades de pressão são carga/área; N/m^2 = Pascal (Pa) ou lb/pol^2 = psi. 1,0 libra = 4,45 Newtons, e 1,0 psi = 6,90 kPa.

Deformação

Define-se deformação como a alteração de comprimento dividida pelo comprimento original. No caso de um osso, a deformação no foco da fratura é definida como a largura desse espaço dividida pelo movimento das extremidades ósseas nesse espaço. Portanto um movimento de 1 mm num intervalo de 2 mm representa deformação de 50%, enquanto o mesmo movimento de 1 mm num espaço maior de 4 mm resulta deformação de 25%. De modo semelhante, um movimento de 0,5 mm no espaço de 2 mm resulta em deformação de 25%. Pelo fato de um espaço menor provocar deformação maior, existe uma troca entre (a) reduzir a fratura o melhor possível e (b) criar deformação suficiente no espaço da fratura de modo a permitir a maturação das células sem exceder essa deformação. A fixação com placa de uma fratura mediante compressão resulta em deformação zero, pois não existe espaço de fratura ou deslocamento relativo.

No osso, deformação é similarmente definida como a deformação localizada do osso dividida por seu comprimento original (localmente). As unidades de deformação são mm/mm ou pol/pol; portanto, sem unidade. Geralmente se faz referência à deformação em termos de porcentagem.

Módulo de Elasticidade

O módulo de elasticidade (E), também conhecido como módulo de Young, é a inflexão da porção linear da

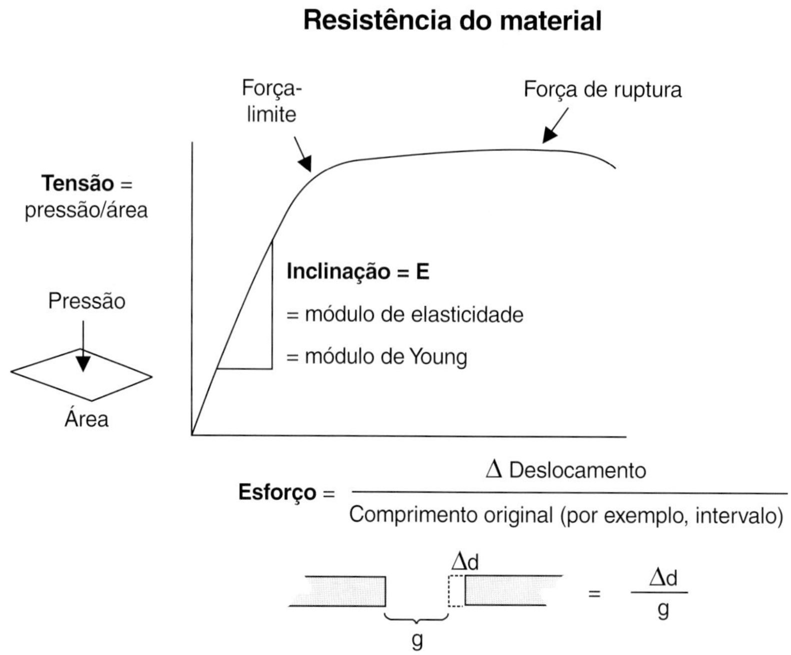

Fig. 6-1. Propriedades mecânicas dos materiais. A resistência é definida como a pressão dividida pela área sobre a qual ela age. O esforço é definido como uma mudança na deformação sobre o comprimento original (i.e., o esforço no intervalo da fratura é a largura desse intervalo dividida pela quantidade de movimento entre as extremidades do osso). O módulo de elasticidade (E) é definido como a inclinação da curva resistência-esforço. Força-limite é a resistência na qual a curva resistência-esforço se desvia da linear (i.e., a deformação não é mais elástica, ou recuperável). A força de ruptura é o maior nível de resistência suportado antes da fratura.

curva pressão-deformação. Representa a dureza de um material. É a propriedade do material que denota quão frágil (módulo alto) ou flexível (módulo baixo) é esse material. As unidades do módulo de elasticidade são as mesmas da pressão, pois a deformação não tem unidade. Portanto as unidades de (E) são Pa ou psi.

Força

A força é uma carga (Fig. 6-2). Uma força *versus* um diagrama de deformação é o resultado de um teste mecânico de uma estrutura, tal como um pino intramedular. As unidades de força (carga) são newtons ou libras; 1 lb = 4.45 N. Em um dispositivo intramedular, as propriedades do material refletem as características do material de fabricação do pino (por exemplo, titânio ou aço inoxidável). As propriedades estruturais são influenciadas pelo formato do pino (em secção cruzada), assim como pelo material de confecção.

Deslocamento

A deformação de uma estrutura submetida a um teste mecânico ou a uma carga fisiológica é chamada de deslo-

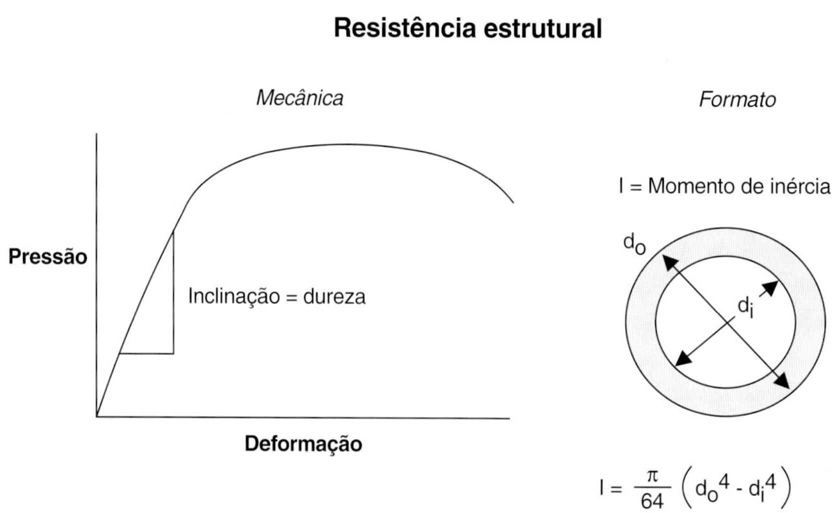

Fig. 6-2. Propriedades estruturais dos materiais. Pressão é a força aplicada a um objeto, e deformação é a quantidade de deslocamento sob essa carga. Dureza é a inclinação do diagrama carga/deformação. A forma é representada pelo momento de inércia, (I). (I) descreve a distribuição de material em um objeto, e o material mais distante do centro faz o possível para aumentar (I).

camento. As unidades de deslocamento são mm ou polegadas (1,0 pol = 25,4 mm).

Torque

O torque é uma força que age distante do centro de rotação (i.e., momento), sendo definido como a força multiplicada por sua distância do centro de rotação. As unidades de torque são N-m ou pol-lb (1,0 pol-lb = 0,113 N-m).

A *rotação* é o deslocamento sobre um ponto central. As unidades de rotação são os graus.

Dureza

A *dureza* de uma estrutura é a inclinação do diagrama carga/deformação ou torque/rotação de um teste mecânico. A rigidez também é um termo usado analogamente à dureza. As unidades de dureza axial são N/mm, lb/pol e as unidades de dureza relativas à torção são N-m/mm ou pol-lb/pol.

Momento de Inércia

O momento de inércia é uma representação matemática da distribuição do material em um objeto. Um momento alto de inércia contribui para a resistência estrutural de um objeto. Para um tubo circular (por exemplo, um osso longo ou um pino intramedular) o momento de inércia (I) é igual a $\pi/64\ (d_o^4 - d_i^4)$. Para objetos circulares, pelo fato de o diâmetro ser elevado à quarta potência, é evidente que o material externo contribui mais para o momento de inércia. Por isso, a fresagem de um osso elimina o material que é o mais responsável pela resistência do próprio osso (este assunto é discutido com mais detalhes posteriormente neste capítulo). De modo semelhante, um pino intramedular oco não tem um momento de inércia substancialmente menor que um pino sólido, pois o material removido contribui o mínimo para o momento de inércia (I). As unidades do momento de inércia são mm^4 ou pol^4.

Rigidez Flexional

A rigidez flexional de uma estrutura é o momento de inércia multiplicado pelo módulo de elasticidade do material do qual a estrutura é feita (EI). No fêmur essa rigidez flexional na diáfise média é o seu momento de inércia (I) multiplicado pelo (E) do osso cortical. A rigidez flexional de um pino intramedular é o seu momento de inércia multiplicado pelo E do aço inoxidável ou do titânio. As unidades de rigidez flexional são N-mm ou pol-lb.

Estabilidade

A estabilidade de um osso fraturado se refere à quantidade de movimento relativo entre os fragmentos do osso. A ausência desse movimento relativo é chamada de configuração estável; a presença desse movimento relativo tem o nome de configuração instável.

CARACTERÍSTICAS MECÂNICAS INTRÍNSECAS DE UM PINO INTRAMEDULAR

Suporte Interno

Um pino intramedular funciona como um suporte interno, chamado de implante deslizante flexível.[1] Essa característica contrasta com as placas de compressão que obtêm uma fixação completamente rígida através do foco de uma fratura. Como um implante deslizante, o pino intramedular não-expandido não é capaz de controlar o encurtamento/comprimento, a carga axial ou a rotação desse eixo. Entretanto esse dispositivo é bom no controle de cargas de flexão.

Geometria

A geometria de um pino intramedular é a responsável por sua resistência, rigidez e fixação com o osso. As principais características geométricas de um dispositivo intramedular são: sua inclinação longitudinal (anterior), a forma do diâmetro transversal, o diâmetro transversal, as características das fendas, as propriedades do material e a dureza estrutural (Fig. 6-3). Cada uma delas será discutida abaixo com mais detalhe.

Inclinação Longitudinal (Anterior)

A curvatura longitudinal do pino intramedular governa a facilidade ou não com que ele poderá ser inserido, assim como o emparelhamento irregular entre o osso e o pino. Essa forma de emparelhamento irregular entre o pino e o canal intramedular influencia a estabilidade da fixação do pino no osso. Uma congruência completa entre o pino intramedular e o osso diminui as forças normalmente existentes entre esse dispositivo e o osso e, assim, oferece menos componentes de atrito à fixação do dispositivo. Ao contrário, um emparelhamento grosseiro e ruim entre o pino intramedular e o osso (como no caso de um pino reto no fêmur encurvado) aumentará o componente de atrito dessa fixação, mas poderá reduzir inadequadamente a fratura.

A maioria dos pinos intramedulares do fêmur é projetada com uma curvatura menor que a curvatura normal do fêmur. Essa característica facilita a inserção e resulta em um leve emparelhamento irregular para melhorar a fixação por atrito. A curvatura de um pino intramedular d 109 cm^2 acomoda a curvatura normal do canal intramedular femoral. O emparelhamento irregular entre osso e pino é também função do orifício de iniciação, que será discutido mais tarde, em outra parte deste livro.

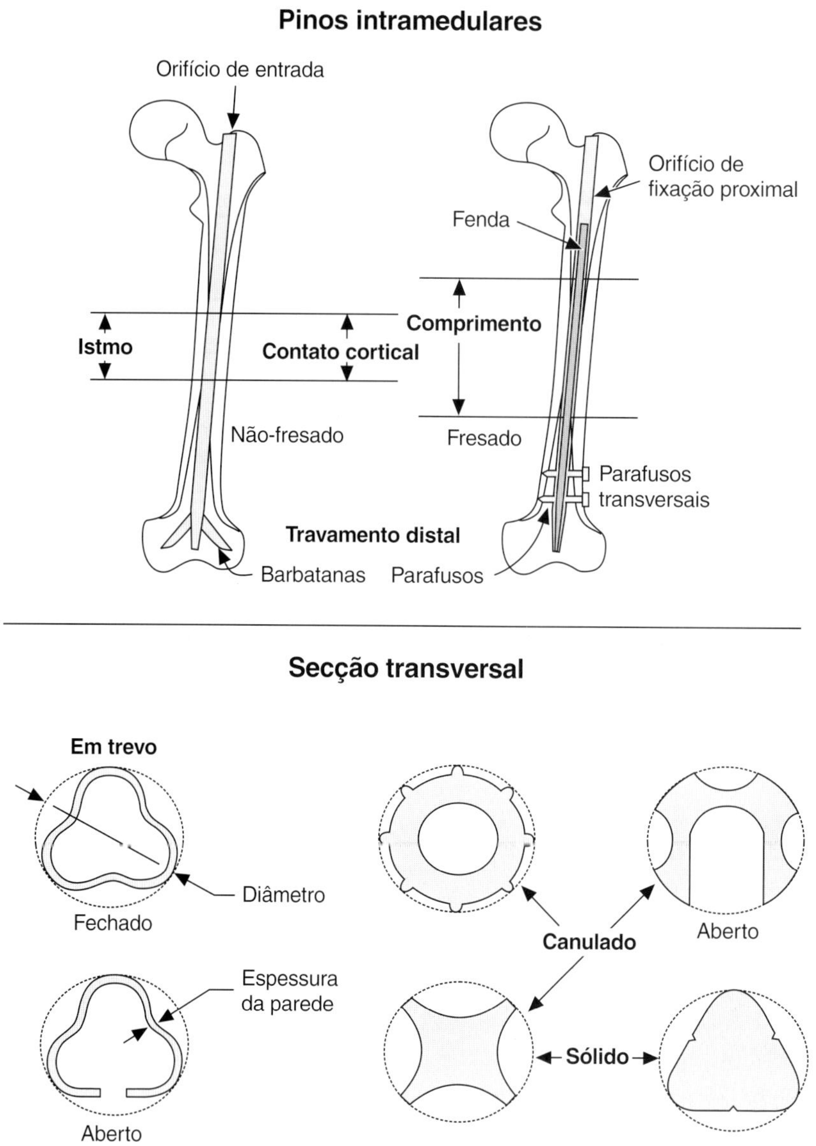

Fig. 6-3. Características geométricas de um pino intramedular que influenciam o seu desempenho.

Os pinos tibiais são projetados com uma curvatura proximal, para facilitar a inserção no canal tibial, que é reto. A localização da inclinação influencia o emparelhamento irregular entre o osso e o pino, sendo particularmente crítica para fraturas proximais da tíbia. Se a fratura estiver perto da curvatura, o pino poderá bater e impactar no fragmento distal após a inserção e impulsionar o fragmento distal para mais longe.[3] Não se recomenda o uso de pinos para fraturas tibiais proximais à inclinação do osso.

Formato da Secção Transversal

O formato da secção transversal de um pino intramedular de determinado tamanho (dimensão) determinará o seu momento de inércia, (I). Existem vários formatos de secção nas hastes intramedulares disponíveis no mercado. O modelo mais comum é uma variante do modelo em forma de trevo do pino original de Küntscher. O objetivo deste modelo é evitar completamente a oclusão do canal intramedular e fornecer canais (espaço) para a revascularização. Projetos diferentes de pinos em forma de trevo apresentam canais mais profundos (por exemplo, o de Grosse-Kempf) ou com menor profundidade (Universal AO/ASIF e o de Russell-Taylor), além de paredes com espessuras diferentes. O momento de inércia de cada um desses pinos está na faixa de 15% de um para o outro (para direcionamentos medial-lateral e anterior-posterior).[4] Combinando (I) com o módulo de elasticidade (E), determinamos a dureza ou rigidez flexional (EI).

Outros formatos já utilizados clinicamente são o da secção em forma de diamante e a secção com estrias (Schneider, Sampson). Os modelos de secção com estrias afiadas têm a vantagem de fornecer estabilidade de torção muito superior. Verificou-se, entretanto, que os projetos com estrias ou abas eram difíceis de serem extraídos clinicamente, pois o osso cresce ao redor das protuberâncias e prende o implante.

Tamanho — Diâmetro

O tamanho ou o diâmetro de um formato especial de secção do pino intramedular também contribui para seu momento de inércia, (I). Um dispositivo intramedular menor tem (I) menor. Devido à dependência de (I) na quarta potência do diâmetro, (I) aumenta rapidamente para cada aumento de um milímetro no diâmetro (Quadro 6-1).[5] Conseqüentemente, pinos intramedulares de diâmetro maior com o mesmo formato de secção são mais duros e mais fortes que os dispositivos com diâmetro menor.

Alguns pinos intramedulares são projetados de modo a não variar substancialmente a dureza com o diâmetro, ou de modo que todos os tamanhos tenham aproximadamente o mesmo grau de dureza.[4] Como exemplo, a espessura da parede do pino de Russell-Taylor aumenta até 1,2 mm para o modelo intramedular menor de 12 mm, sendo mantida em 1 mm para os de 13 a 16 mm.[4]

Deve-se observar que pinos intramedulares do mesmo diâmetro, de fabricantes diferentes, já mostraram uma diferença duas vezes maior em termos de rigidez flexional e três vezes maior em termos de módulo de torção.[6] Além disso, pinos do mesmo diâmetro nominal podem não resultar no mesmo índice de depuração para uma determinada quantidade de dilatação; isto é, nem sempre o diâmetro nominal é o diâmetro circunscrito. Pode ser vantajoso determinar fisicamente esse diâmetro circunscrito de um pino e compará-lo ao diâmetro circunscrito das cabeças da broca antes de dar início ao processo de fresar. (As cabeças da broca podem mudar de diâmetro à medida que se tornam mais obtusas.)

Fenda

A maioria dos pinos intramedulares é ôca, com a exceção dos menores, não-fresados (por exemplo, o pino de Lottes). Esses dispositivos ocos são projetados tanto com secções transversais abertas (i.e., com fendas) quanto fechadas (i.e., sem fendas, lisos). A finalidade de uma fenda no pino intramedular é permitir a compressão radial após a sua inserção, acomodando assim um emparelhamento irregular geométrico menor entre o osso e o pino. Através dessa compressão radial obtêm-se também um componente de atrito na fixação aumentado e um aumento correspondente nas forças do arco sobre o osso.

Observou-se que um pino intramedular é submetido a uma torção substancial ao ser inserido no osso,[7] como evidenciado pelo deslocamento dos orifícios distais de travamento. Assim, a existência de uma fenda reduz notadamente a rigidez de torção de $1/30^4$ para $1/50^8$ no pino com secção fechada. Ainda não sabemos se essa rigidez de torção desse tipo de pino tem alguma vantagem clínica, pois tanto os de secção fechada quanto os de aberta conduzem a resultados clínicos excelentes.[4]

Sabemos que a ponta da fenda constitui um local de concentração de forças, como mostrado pela preponderância de rachaduras parciais e completas emanando desse local. Num estudo para determinar qual seria a geometria ótima entre a fenda e a ponta, foi possível reduzir a força máxima em modelo teórico em 40%, simplesmente pela ampliação da ponta da fenda.[9] Essa redução de força, porém, não ocorreu para todas as formas de carga. Até que modelos de carga *in vivo* de um pino intramedular numa ponta de fenda não sejam adequadamente caracterizados, um aperfeiçoamento na ponta da fenda não pode ser recomendado. O pino universal AO/ASIF, com sua extensão proximal da fenda do orifício principal, direciona a concentração de forças para a região da ponta da fenda pela eliminação dessa mesma ponta, criando um dispositivo completamente fendido. O orifício proximal é importante para manter o alinhamento necessário para a extração do dispositivo.

Quadro 6-1. Rigidez flexional (EI) de pinos intramedulares em trevo, com fendas (espessura da parede de 1,0 mm) (Nmm2)

Diâmetro do Pino (mm)	*Aço Inoxidável ($x 10^6$)*	*Titânio ($x 10^6$)*
10	40,0	20,0
11	52,0	26,0
12	69,0	34,5
13	88,8	44,4
14	112,1	56,4
15	139,1	69,6
16	170,1	75,1
17	241,4	120,7

Propriedades do Material

As propriedades do material do pino intramedular influenciam a dureza e a resistência. A maioria desses dispositivos é fabricada em aço inoxidável, existindo também uma pequena quantidade de pinos fabricada em titânio. O módulo de elasticidade do Titânio (E_{Ti} = 110 GPa) é aproximadamente a metade do aço inoxidável 316L (E_{SS} = 200 GPa). A resistência máxima do titânio (U_{Ti} = 800 Mpa) é aproximadamente 1,6 vezes a do aço inoxidável (U_{SS} = 500 Mpa).

Dureza Estrutural: Rigidez Flexional

Como discutido anteriormente, tanto o formato quanto o material de que é feito o pino intramedular influenciam a dureza e a resistência. O Quadro 6-1 mostra, em detalhes, a alteração na rigidez flexional de pinos intramedulares de 10 a 17 mm, em trevo e com fendas, com paredes de 1-mm de espessura (ASTM F339-71) e fabricados em aço inoxidável e em titânio. Para cada diâmetro a rigidez flexional do dispositivo de titânio é a metade do pino de aço inox (E_{Ti} é a metade de E_{SS}).

Para cada aumento de um milímetro no diâmetro do pino, ocorre um aumento exponencial na rigidez flexional (por causa da dependência do momento de inércia na quarta potência do diâmetro). Por exemplo, aumentando o diâmetro de 10 para 11 mm, a rigidez flexional do pino de aço inox aumenta de 40 Nmm^2 para somente 52 Nmm^2. Entretanto, se aumentarmos o diâmetro de 16 para 17 mm, a rigidez flexional desse pino de aço aumentará de 170,1 Nmm^2 para 241,4 Nmm^2.

Esforço de Fadiga de um Pino Intramedular

Felizmente, os pinos intramedulares raramente quebram em serviço. E, quando quebram, raramente comprometem o sucesso da consolidação da fratura. Se o pino for do tipo sem travamento, a falha geralmente fica confinada à região da ponta da fenda. Caso contrário, o pino geralmente falha através de um dos orifícios de travamento. O local mais comum para a ocorrência dessa falha é o orifício mais proximal dos dois para os parafusos distais.[10] O capítulo anterior sobre fendas de pinos intramedulares e o capítulo seguinte sobre parafusos apresentam, detalhadamente, os problemas associados à quebra de pinos ou parafusos.

Ocasionalmente, a quebra do material ocorre após a consolidação. Neste caso, a causa poderá ser a fadiga do pino durante o processo de consolidação e que continua por algum tempo mesmo depois de a fratura se consolidar, ou a existência de um defeito, ou de uma microrrachadura, preexistente constituir um local para um alongamento eventual e a quebra do dispositivo.[11]

ASPECTOS DA OSTEOSSÍNTESE INTRAMEDULAR RELACIONADOS AO PACIENTE E AO CIRURGIÃO

Fresagem

A fresagem do osso serve a vários propósitos. Esse processo cria uma área de contato maior entre o pino e o osso, melhorando assim as condições de estabilidade do foco de fratura pelo aumento do componente de atrito na fixação. A fresagem também permite a inserção de um pino mais forte e com diâmetro maior, além de estimular a consolidação por fornecer uma fonte de enxerto ósseo autólogo nesse ponto.

As desvantagens desse procedimento incluem o rompimento temporário do suprimento sangüíneo endosteal e o risco de embolia gordurosa. Descobriu-se, porém, que o suprimento sangüíneo se compensa adequadamente até que o endósteo se reconstitua por si próprio. Uma outra desvantagem é o fato de que a dilatação pode enfraquecer o osso pelo afinamento do córtex.

Aumento na Área de Contato

A fresagem aumenta a área de contato porque aumenta o istmo, ou seja, a região da diáfise média do osso com diâmetro constante. O Quadro 6-2 mostra o aumento na área de contato após fresagem seqüencial do fêmur normal.[12] A segunda coluna mostra a porcentagem do osso com diâmetro constante para cada milímetro de aumento devido à fresagem. A terceira coluna mostra o aumento percentual da área de contato para cada milímetro adicional de fresagem. Fica evidente que o benefício com a área de contato aumentada é pequeno se o osso for dilatado em mais do que 2 mm. Uma outra característica observada foi o fato de o contato aumentar desproporcionalmente, mais no sentido distal que proximal, pois o afilamento do istmo é mais gradual em sentido distal.

A área de contato do pino intramedular com o osso depende do tamanho original do osso e quanto dilatou, como ilustrado na Fig. 6-4.[5] A descrição matemática de um fêmur médio com dois diâmetros diferentes de canal medular original, ambos com pinos intramedulares idênticos de 13-mm (ASTM F339-71), é evidenciada nesta figura. São mostrados seis cortes na diáfise média, separados 1 cm um do outro. O fêmur superior tem um diâmetro de canal medular de 12 mm e é dilatado até 14 mm. O fêmur inferior tem um canal medular de 14 mm não-dilatado. Embora o mesmo pino de 13 mm de diâmetro seja implantado em ambos os fêmures, existe uma área de contato maior para o fêmur submetido aos 2 mm de dilatação, de 12 para 14 mm. Por isso, a área de contato entre o pino e o osso, para um determinado diâmetro de pino intramedular, depende tanto do diâmetro original do canal como da amplitude da dilatação executada.

Quadro 6-2. Aumento no contato pino/fêmur resultante da fresagem

mm Fresagem	*% de Osso com Diâmetro Constante*	*% de Aumento na Área de Contato (para Cada mm Adicional)*
0	26	—
1,0	36	38
2,0	46	26
3,0	51	11
4,0	56	7

(Adaptado de Hoeltzel, DA: The contribution of an implanted intramedullary nail to the load carrying capacity of a fratured femur, tese para Ph.D., Universidade de Minnesota, 1984).

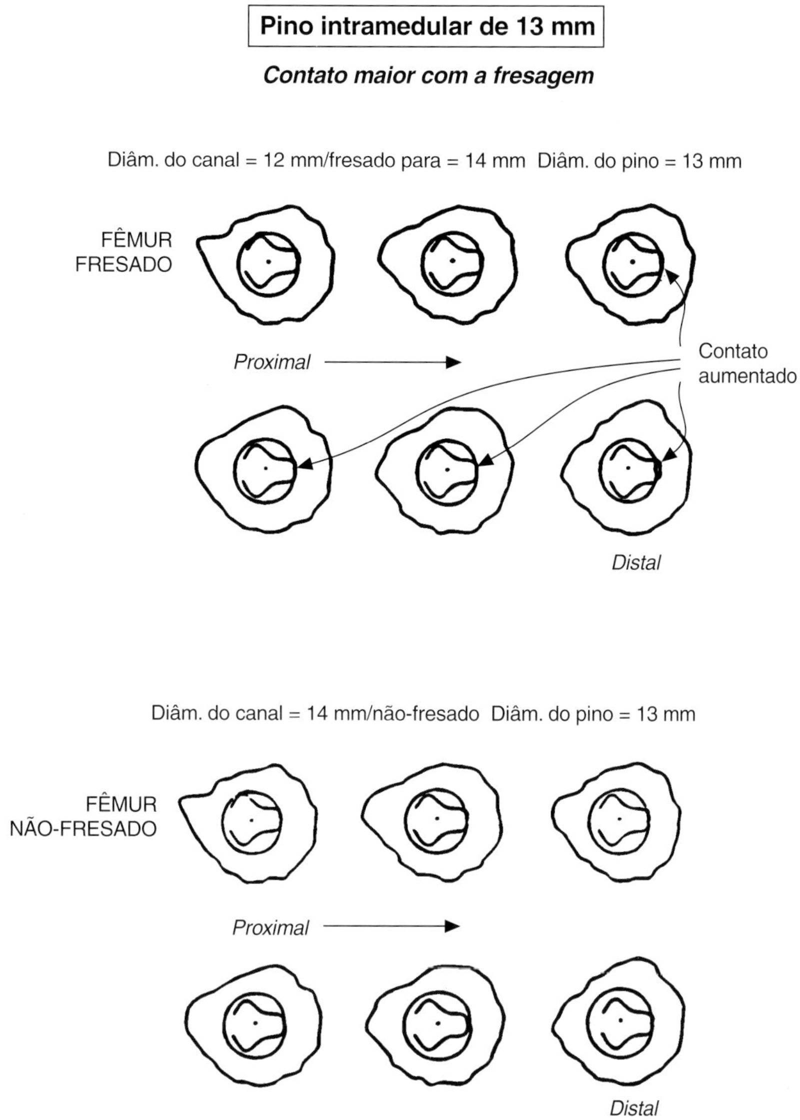

Fig. 6-4. O efeito da fresagem para aumentar a área de contato entre o pino e o fêmur. Seis cortes da diáfise (média) separados de 1/1 cm são mostrados para (acima) o fêmur com diâmetro medular original de 12 mm, fresado para 14 mm e (abaixo) para o fêmur com diâmetro medular de 14 mm, não-fresado. Embora ambos os ossos, fresado e não-fresado, estejam com implante de um pino intramedular de 13 mm, o osso fresado tem maior área de contato com o dispositivo intramedular.

Diâmetro do Pino

A dilatação permite a inserção de um pino intramedular mais forte e com diâmetro maior. O Quadro 6-1 relaciona o aumento na rigidez flexional para o aumento no diâmetro do pino. Essa rigidez está relacionada à força estrutural do pino intramedular; por essa razão uma rigidez flexional maior reflete uma construção mais forte. Como discutido anteriormente, uma vez que a rigidez flexional depende do momento de inércia, que é proporcional ao diâmetro do pino elevado à quarta potência, pequenos aumentos no diâmetro de um dispositivo intramedular podem conduzir a aumentos dramáticos na rigidez flexional. Uma dilatação de 2 mm para inserir um pino intramedular mais largo aumentará substancialmente a resistência e reduzirá suas chances de quebra.

Geralmente é recomendado que o osso seja dilatado em 1 mm a mais que o diâmetro do pino a ser inserido. Já que a fixação pino/osso é obtida no istmo através de emparelhamento irregular entre o dispositivo e o osso, a diferença relativa entre os diâmetros do pino e do canal dilatado determinará o grau da fixação por atrito. Um aumento no diâmetro dilatado em 1 mm maior que o diâmetro do pino intramedular reduziu a força de expulsão em oito vezes em fêmures de cadáveres.[6]

Efeito da Fresagem sobre a Resistência do Osso

Como demonstrado acima, os benefícios positivos do processo de dilatação trazem consigo uma desvantagem. Para cada milímetro de alargamento do osso, para permitir a inserção de um pino intramedular mais largo e mais forte, com uma área de contato mais alongada e uma fixação mais segura, existe uma redução concomitante na resistência do osso. Felizmente a dilatação remove o osso que menos contribui para sua resistência. Isto é, o osso do endósteo contribui menos para o momento de inércia do osso e, conseqüentemente, para sua rigidez flexional e grau de resistência.

Um modelo estrutural com elementos finitos de fêmur dilatado seqüencialmente foi criado para examinar a redução na resistência óssea com a dilatação.[13] O córtex externo do fêmur de cadáver que havia sido instrumentado com dispositivos de medida de forças foi usado como base para uma malha de elemento finito. O canal do modelo foi alargado para representar uma dilatação seqüencial, calculando-se as forças geradas mediante a força de torção. Neste osso em particular, a dilatação de 10 para 12 mm aumentou em 13% o esforço máximo do osso;. uma dilatação para 14 mm aumentou essa força em 25,5% (comparada a 12 mm) e a dilatação até 16 mm aumentou o esforço ósseo em 70% (comparada a 14 mm). Um aumento em esforço para um determinado torque aplicado é indicativo de uma redução na resistência.

Uma vez que o momento de inércia depende dos diâmetros do endósteo e do periósteo, o tamanho total do osso também é importante, e não apenas a quantidade de osso dilatada. Para um diâmetro endosteal constante de 12 mm, o fêmur com 22 mm de diâmetro medial-lateral do periósteo mostrou esforço 66% maior que um fêmur maior, com 26 mm de diâmetro medial-lateral, e o fêmur com somente 19 mm de diâmetro medial-lateral periosteal mostrou 93% mais esforço que o fêmur com 22 mm de diâmetro.

É importante notar, entretanto, que na parte experimental deste estudo não foi possível dilatar os ossos e aumentar o diâmetro interno o suficiente para se obter uma redução significativa em sua resistência. Modelos teóricos mostram que o esforço está relacionado ao momento de inércia de maneira exponencial, mas a porção clinicamente relevante da curva é plana. Isto é, a preocupação sobre o enfraquecimento de um osso devido à dilatação deverá ser secundária em relação a outros fatores.

Orifício Inicial

O orifício inicial para inserir um pino femoral deverá estar na porção anterior do processo piriforme, em posição medial ao trocanter maior.[2,14] Se o orifício for situado em sentido muito anterior, provocará a separação do córtex anterior do fêmur.[6] A colocação do orifício inicial 6 mm antes do eixo neutro do canal medular provoca forças arqueadas elevadas no foco da fratura e explosão eventual do córtex anterior.[15] Neste estudo, essas forças foram menos sensíveis ao desvio medial ou lateral em relação ao orifício inicial ideal. A dureza e a pressão para a falha dos fêmores de cadáveres, com diferentes tamanhos de orifícios iniciais, e a localização desses orifícios mostraram que a posição do orifício era mais importante na manutenção da resistência do osso. Orifícios grandes mas corretamente colocados provocaram menor redução da resistência que aqueles de tamanho adequado, mas inadequadamente posicionados.[14]

A localização do orifício inicial determina a quantidade e a localização do emparelhamento irregular entre a curvatura do pino intramedular e a curvatura do fêmur. O posicionamento correto do orifício inicial permite que a curvatura do pino implantado emparelhe com a curvatura anterior do osso. O posicionamento inadequado (particularmente no plano ântero-posterior) pode resultar em deformações graves do dispositivo metálico e/ou má posição dos fragmentos ósseos, com a possível fragmentação após a inserção.

Carga

O pino intramedular é submetido a uma combinação de forças durante as atividades do dia-a-dia (Fig. 6-5). A forma principal de carga é a de flexão; entretanto um carregamento de compressão também ocorre através do ciclo do ato de andar, e a carga de torção ocorre quando o paciente se levanta de uma cadeira e quando sobe escadas.

Flexão

A flexão é a principal forma de carga à qual esperamos que o pino intramedular seja capaz de resistir. Como resultado, os pinos intramedulares são bons para contrabalançar as forças de flexão. Existe pouca diferença na força de flexão entre diferentes tipos de pinos intramedulares em forma de trevo, [4,16] porque suas secções são semelhantes. Na flexão, o córtex lateral do fêmur é submetido à tensão e o córtex medial sofre compressão. Do mesmo modo, a parede lateral do pino é submetida à tensão e a parede medial, à compressão.

Compressão

As forças de compressão são geradas através do foco da fratura devido à ação dos músculos e ao peso superposto do corpo. Uma vez que os pinos intramedulares constituem implantes deslizantes, não resistem à compressão axial. Os pinos travados são exceção e serão discutidos em capítulo posterior. Quando o pino não for travado, a fratura deverá ser relativamente transversal e não-fragmentada, de modo a ter estabilidade intrínseca contra o encurtamento do eixo.

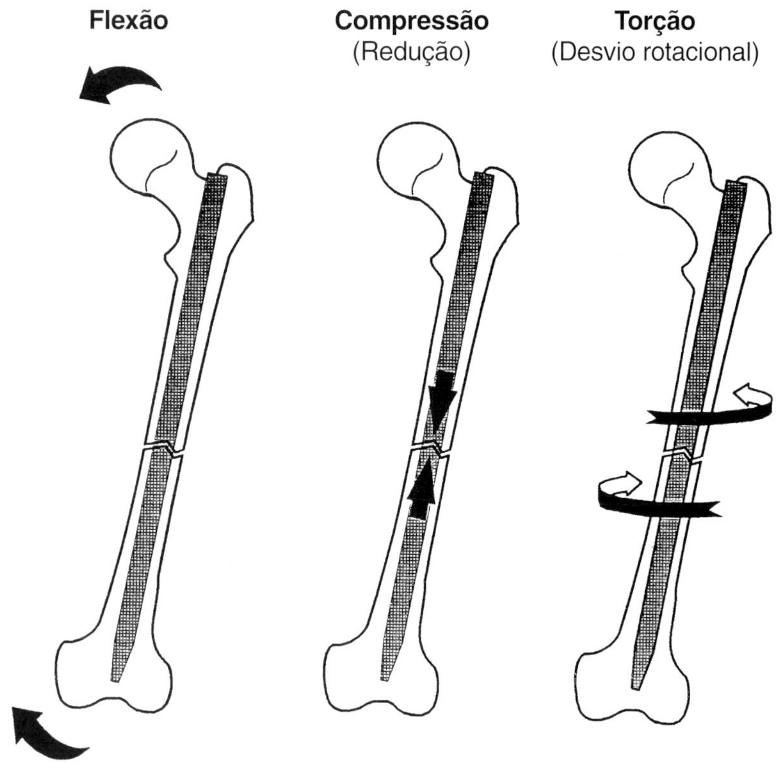

Fig. 6-5. Um pino intramedular é passível da ação de forças de flexão, de compressão e de torção. Os dispositivos intramedulares são bons para resistir à flexão, mas pinos não-fresados fazem muito pouco para contrabalançar a redução e o desvio rotacional, devidos respectivamente às forças de compressão e de torção.

Torção

As forças de torção são geradas através do foco de fratura durante atividades específicas tais como o levantar de uma cadeira e o subir escadas. Novamente, uma vez que os pinos intramedulares são implantes deslizantes, sua resistência a forças de torção é pequena, o que pode provocar desvio rotacional do osso. Os pinos travados fornecem a estabilidade de torção, do mesmo modo que o molde de gesso (particularmente nas fraturas da tíbia). A fratura multifragmentar submetida ao travamento terá estabilidade intrínseca contra o desvio rotacional.

Localização e Configuração da Fratura

A configuração e a localização da fratura influenciam a função do dispositivo intramedular (Fig. 6-6). A configuração da fratura determina a estabilidade intrínseca no foco da lesão, e sua localização determinará o quanto de contato ocorre entre o istmo do osso e o pino em ambos os lados da fratura.

Configuração da Fratura

As fraturas transversais da diáfise média são a indicação ideal para fixação intramedular padrão. Com a dilatação obtemos o contato adequado entre osso e pino, proximal e distal em relação ao foco da lesão, permitindo que o dispositivo intramedular estabilize a fratura o suficiente (contra todas as formas de carga) para que a consolidação possa ocorrer.

As fraturas oblíquas e as cominutivas não fornecem, no foco da lesão, a estabilidade intrínseca necessária para controlar a redução contra as forças axiais ou as forças de torção. Algum tipo de fixação auxiliar, tal como o travamento ou uma braçadeira ou molde, será necessário para fornecer a estabilização adequada para o desenvolvimento da consolidação.

Localização da Fratura

As fraturas da diáfise na região média são a melhor localização para a fixação intramedular de rotina, porque existe contato do osso com o pino acima e abaixo do foco da lesão. Este contato fornece o componente de atrito para a estabilidade da fixação que permitirá a consolidação da fratura.

As fraturas proximais ou distais ao istmo são mais difíceis de tratar com pinos intramedulares, pois o contato cortical com o pino só ocorre em um lado do foco da lesão. Estes tipos de fratura se beneficiam com o travamento que serve para imobilizar cada um dos fragmentos contra o encurtamento e a redução. O travamento é discutido no próximo capítulo.

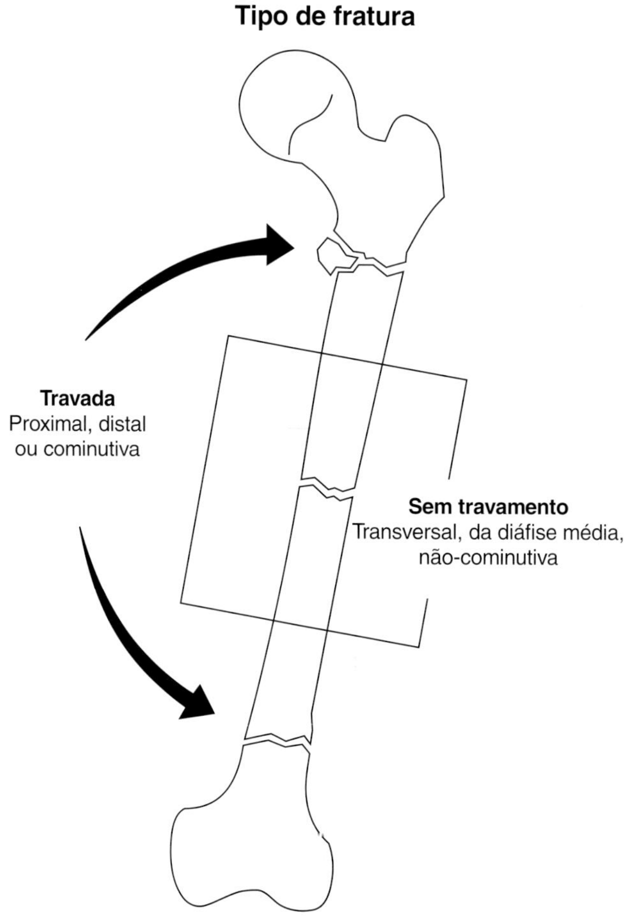

Fig. 6-6. A configuração e a localização da fratura influenciam o sucesso do procedimento de fixação intramedular. Fraturas transversais da diáfise (média) são as ideais para a fixação intramedular de rotina. Fraturas cominutivas ou oblíquas, ou aquelas proximais ou distais ao istmo, exigem algum tipo de fixação auxiliar, tal como o bloqueio (pino travado).

Pinos Intramedulares Travados

A introdução dos dispositivos intramedulares travados no início dos anos 80 expandiu, em muito, as indicações para o procedimento da fixação intramedular. Esses pinos têm como obter uma fixação positiva com os fragmentos proximal e distal e permitem a fixação de fraturas cominutivas, proximais e distais. A forma mais comum de travamento é com parafusos que atravessam um córtex, por um orifício no pino, e se prendem por meio de roscas no córtex mais distante. Outras formas de travamento são as barbatanas.

A osteossíntese *estática* se refere a pinos com travamentos proximal e distal no osso. Com os pinos estáticos e travados não ocorre o deslizamento do pino no interior do osso e há controle tanto da redução como do desvio rotacional. Por causa das cargas incidentes sobre os parafusos de travamento quando controlando a redução e a rotação, têm surgido referências relativamente comuns sobre a quebra desses componentes. Por essa razão não recomendamos o suporte de peso quando tais pinos intramedulares estáticos forem utilizados até que a consolidação da fratura tenha começado, permitindo que a carga seja suportada através do pino da lesão.

A osteossíntese *dinâmica* se refere aos pinos intramedulares que possuem travamento proximal ou distal. Estes dispositivos permitem o deslizamento do pino no interior do osso. Este tipo de travamento dinâmico é reservado para os casos em que um dos fragmentos da fratura obtém fixação adequada com o istmo. Os pinos travados dinamicamente têm a vantagem de permitir o suporte prematuro do peso corporal, pois não existe a preocupação com a quebra dos parafusos. Os pinos com travamento proximal dinâmico são mais fáceis de inserir e exigem menor tempo de cirurgia, pois os orifícios distais de travamento não precisam ser determinados por meio de radiografia.

Quando os pinos travados começaram a ser utilizados, surgiu uma preocupação sobre se o fechamento estático não seria uma "máquina" de pseudo-artrose. Os autores temiam que esse tipo de travamento poderia manter separados os fragmentos da fratura, o que impediria a consolidação, embora controlasse a redução e a rotação.

Para evitar potenciais pseudo-artroses, sempre foi executada a dinamização da fixação, onde tanto os parafusos proximais quanto os distais são removidos. A remoção de parafusos permite, teoricamente, que o pino deslize e forneça a força de coaptação. Este receio quanto à pseudo-artrose provou ser infundado e a dinamização já não é comum na prática.

Tipo de Travamento — Efeito na Resistência da Fixação

Flexão. O desempenho biomecânico dos pinos travados, atualmente disponíveis com secção côncava, é semelhante, particularmente no que diz respeito à flexão.[16,17] As fraturas da diáfise do fêmur travadas por parafusos apresentam aproximadamente 75% da resistência à flexão de um osso intacto.[2] Tíbias com quatro fraturas distais fixadas por pinos intramedulares em trevo, fendidos e sem travamento apresentaram quase duas vezes maior resistência quanto à flexão do que tíbias com pinos do tipo Lottes, e quase sete vezes mais resistência do que tíbias fixadas com vários pinos do tipo Ender.[18]

Torção e Compressão Axial. Aqui as diferenças entre os desenhos dos pinos são mais evidentes. O tipo de fixação mais confiável para estabilizar um fêmur fraturado contra a compressão e a torção é aquele que utiliza parafusos de travamento proximal e distalmente.[16,19] Tais pinos podem suportar axialmente até 400% do peso normal do corpo.[2] Um procedimento intermediário no bloqueio da torção é o travamento com barbatanas, como o obtido com o pino de Brooker-Wills.[16,17] Entretanto barbatanas distais não fornecem fixação estável previsível contra a compressão.[19] Os bastões múltiplos de Ender ou aqueles sem travamento interno, do tipo Küntscher, fornecem uma proteção mínima contra o encurtamento ósseo ou a rotação.[17] Em tíbias com quatro fraturas distais, os pinos múltiplos de Ender foram quase duas vezes mais resistentes à rotação que os pinos intramedulares em forma de trevo sem travamento, que foram também duas vezes mais resistentes que as tíbias fixadas com os pinos de Lottes.[18]

Resistência do Parafuso

Um parafuso é caracterizado pelo diâmetro externo (o diâmetro circunscrito dos fios de rosca), pelo diâmetro interno (o diâmetro na base dos fios) e pelo passo (distância entre os fios de rosca) (Fig. 6-7). A forma dos fios de rosca em sua base determinará o fator de concentração de forças, e uma base afiada tem maior probabilidade de levar o parafuso a quebrar do que uma base arredondada.

A resistência do parafuso depende do diâmetro interno (diâmetro de raiz). Igualmente às demais estruturas tubulares aqui discutidas (i.e., o osso e os pinos intramedulares), a resistência do parafuso é uma função do momento de inércia. Uma vez que esse momento de inércia é proporcional à quarta potência do diâmetro, um pequeno aumento nesse diâmetro resultará em grande aumento da resistência.

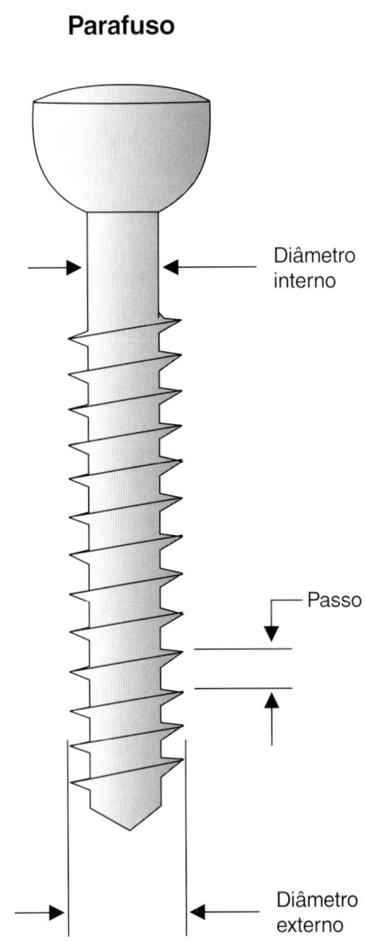

Fig. 6-7. A resistência do parafuso é exponencialmente dependente de seu diâmetro interno. O poder de sustentação depende do diâmetro externo. O passo também influencia o poder de sustentação.

A resistência de extração de um parafuso depende do diâmetro externo. Um diâmetro externo maior pode prender mais osso e efetuar uma fixação mais forte. Do mesmo modo, quanto mais fios de rosca pudermos enroscar no osso, mais segura será a fixação. Os parafusos de travamento ficam limitados à espessura cortical como a quantidade de osso que poderá ser engajada; entretanto, como mencionado anteriormente, fios de rosca bicorticais serão mais seguros que os unicorticais.

Melhorar a resistência dos parafusos de fechamento é um objetivo de pesquisa, pois estes dispositivos constituem o sítio mais comum de falha do pino de fixação intramedular. O maior diâmetro do parafuso a ser utilizado no pino travado é limitado pelo diâmetro do pino. Aumentando o diâmetro dos parafusos estaremos reduzindo a secção do pino intramedular em seu orifício para o parafuso, o que poderá predispor esse pino travado a falhar. Além disso, uma tentativa de melhorar a aquisição óssea, e conseqüentemente a fixação do parafuso através do rosqueamento completo para a fixação bicortical, reduzirá a resistência do parafuso, quando comparado ao dispositivo parcialmente rosqueado, que permite apenas a fixação unicortical.[4]

REFERÊNCIAS BIBLIOGRÁFICAS

1. Cornell, C.N., Lane, J.M.,: Newest factors in fracture Healing. Clin. Orthop. 277:297-311, 1992.
2. Johnson, K.D., Tencer, A.: Mechanics of intramedullary nails for femoral fractures. Unfallchirurg *93*:506-511, 1990.
3. Henley, M.B., Meier, M., Tencer, A.F.: Influences of some design parameters on the biomechanics of the unreamed tibial intramedullary nail. J. Orthop. Trauma *7*:311-319, 1993.
4. Russell, T.A., Taylor, J.C., LaVelle, D.G., Beals, N.B., Brumfield, D.L., Durham, A.G.: Mechanical characterization of femoral interlocking intramedullary nailing systems. J. Orthop. Trauma *5*:332-340, 1991.
5. Bechtold, J.E.: Anatomic Design of Orthopaedic Implants: Parametric design analysis of an intramedullary nail using techniques of computer aided geometric design and analytic beam theory, Ph.D. Thesis, University of Minnesota, 1987.
6. Tencer, A.F., Sherman, M.C., Johnson, K.D.: Biomechanical factors affecting fracture stability and femoral bursting in closed intramedullary rod fixation of femur fractures. J. Biomech. Eng. *107*:104-111, 1985.
7. Hunter, S.G.: Deformation of femoral intramedullary nails. Clin. Orthop. *171*:83-86, 1982.
8. Allen, W.C., Piotrowski, G., Burstein, A.H., Frankel, V.H.: Biomechanical principles of intramedullary fixation. Clin. Orthop. *60*:13, 1968.
9. Beaupré, G.S., Schneider, E., Perren, S.M.: Stress analysis of a partially slotted intramedullary nail. J. Orthop. Res. *2*:369-376, 1984.
10. Bucholz, R.W., Ross, S.E., Lawrence, K.L.: Fatigue fracture of the interlocking nail in the treatment of fractures of the distal part of the femoral shaft. J. Bone Joint Surg. *69A*:1391-1399, 1987.
11. Surdo, V., Dalla, P.P.: Breakage of the Küntscher nail in fractures of the femur after healing has occurred. Ital. J. Orthop. Traumatol. *17*:125-130, 1991.
12. Hoeltzel, D.A.: The contribution of an implanted intramedullary nail to the load carrying capacity of a fractured femur. Ph.D. Thesis, University of Minnesota, 1984.
13. Sandvig, S.: Effect of reaming on the torsional strength of femora. Master's Thesis, University of Minnesota, 1995.
14. Miller, S.D., Burkart, B., Damson, E., Shrive, N., Bray, R.C.: The effect of the entry hole for an intramedullary nail on the strength of the proximal femur. J. Bone Joint Surg. *75B*:202-206, 1993.
15. Johnson, K.D., Tencer, A.F., Sherman, M.C.: Biomechanical factors affecting fracture stability and femoral bursting in closed intramedullary nailing of femoral shaft fractures, with illustrative case presentations. J. Orthop. Trauma *1*:1-11, 1987.
16. Kyle, R.F., Schaffhausen, J.M., Bechtold, J.E.: Biomechanical characteristics of interlocking femoral nails in the treatment of complex femoral fractures. Clin. Orthop. *267*:169-173, 1991.
17. Johnson, K.D., Tencer, A.F., Blumenthal, S., August, A., Johnston, D.W.: Biomechanical performance of locked intramedullary nail systems in comminuted femoral shaft fractures. Clin. Orthop. *206*:151-161, 1986.
18. Nagano, I., Hoeltzel, D.A., Simon, F.D., Gustilo, R.B.: The rotational and bending stability of intramedullary nailing in distal fourth tibia fractures. Transactions, Orthop. Res. Soc. *8*:305, 1983.
19. Bankston, A.B., Keating, E.M., Saha, S.: The biomechanical evaluation of intramedullary nails in distal femoral shaft fractures. Clin. Orthop. *276*:277-282, 1992.

7

Hastes Travadas do Fêmur Proximal: O Conceito de Parafuso Intramedular do Quadril

James F. Kellam

O procedimento cirúrgico para tratamento de fraturas sub e/ou intertrocantéricas geralmente exigia um parafuso deslizante de compressão do quadril ou uma placa angulada em 95°.[1,2] Dependendo do padrão da fratura e da técnica de fixação, obtinham-se taxas de união variáveis.[3-7] Com uma compreensão mais abrangente da contribuição do impacto dos tecidos moles na consolidação das fraturas e com o aperfeiçoamento teórico na biomecânica da osteossíntese intramedular, surgiu a idéia de tentar o uso do procedimento de fixação intramedular para tratar esses tipos de lesão. A primeira tentativa nesse sentido foi feita por Küntscher, com seu pino trocantérico ou em forma de Y. Seu objetivo era estabilizar a área trocantérica com um pino com abas, inserido no interior da cabeça e do colo do fêmur. A seguir, uma haste intramedular delgada era introduzida através do pino com abas no interior do fêmur. O uso recente do pino em Y, por Seligson, mostrou que cerca de 80% dos pacientes submetidos a esse procedimento podem desfrutar de bons a excelentes resultados. Os investigadores identificaram uma taxa de 9% de complicações significativas afetando os resultados clínicos e uma incidência de 15% de complicações menores.[8] Determinou-se então que esse dispositivo era adequado para tratar fraturas intertrocantéricas instáveis, pois não havia um tratamento verdadeiramente eficaz para este padrão de fratura.

Hans Ender popularizou o uso de hastes intramedulares delgadas inseridas de maneira retrógrada para estabilização de fraturas inter e subtrocantéricas.[9] Esta técnica de osteossíntese retrógrada flexível, embora teoricamente satisfatória, não produziu um resultado consistente e aceitável na revisão clínica. No trabalho desenvolvido por Jeffries em 225 quadris, 84% dos casos evoluíram para resultado bom e excelente e 98% dos pacientes recuperaram a condição de ambulação anterior à fratura. Nesta série tiveram um caso de pseudo-artrose e uma taxa de 3% de consolidação viciosa. Verificaram também um índice total de 7% de casos submetidos a nova cirurgia.[10] Esses resultados, entretanto, não puderam ser reproduzidos pelos cirurgiões da América do Norte, e, devido às deformidades inaceitáveis de rotação externa e dor considerável no joelho no ponto da inserção dos pinos, o conceito de osteossíntese retrógrada flexível perdeu popularidade.

Durante a metade dos anos 60, Zickel desenvolveu um pino subtrocantérico para fornecer fixação intramedular para fraturas subtrocantéricas. Tratava-se de uma haste longa que se fechava no interior da cabeça e do colo do fêmur. Este dispositivo exigia um procedimento aberto e, geralmente, métodos concomitantes de fixação para manter a redução. Ainda assim, Zickel obteve índices de união de 97%.[11] Esses resultados positivos foram reproduzidos por cirurgiões com habilidade na técnica de fixação intramedular. Entretanto a inabilidade em travar no segmento distal elimina os padrões de fratura instável para a inclinação. Devido à curva dupla no pino, ocorreram problemas significativos durante a remoção do dispositivo, tais como fraturas.

Para utilizar os benefícios das teóricas vantagens biomecânicas oferecidas pela osteossíntese intramedular no fêmur proximal e lucrar com as técnicas de tipo travadas, Halder, em Halifax, Inglaterra, e Grosse, em Estrasburgo, França, desenvolveram, independentemente um do outro, um pino intramedular curto com um parafuso deslizante para compressão no quadril. Este dispositivo era baseado no pino em Y, de Küntscher, e na experiência desses pesquisadores com a técnica da fixação intramedular de Ender.[12-14] A construção mecânica do pino foi revertida de modo que um parafuso de fixação poderia ser posicionado através de um pino intramedular curto projetado para a acomodação à anatomia do fêmur proximal e, assim, evitar a dupla inclinação da haste de Zickel. Dois orifícios distais forneciam o travamento estático. Após resultados iniciais bem-sucedidos no Centro de Traumatologia e Ortopedia de Estrasburgo (França) e em Halifax (Inglaterra) o dispositivo se tornou uma alternativa para o tratamento de fraturas inter/subtrocantéricas e também de fraturas subtrocantéricas altas do quadril. Modificações adicionais nesse pino, para alterar a sua configuração proximal, foram desenvolvidas através do trabalho de cirurgiões ortopédicos da Ásia, na tentativa de tornar esse dispositivo adequado à população asiática.

PROJETO

O projeto da haste intramedular está fundamentado na estrutura anatômica do fêmur proximal. Em sua face ântero-posterior o pino apresenta uma curvatura látero-medial de 4° a 10° em sua porção proximal, para permitir inserção através da região do trocanter maior (Fig. 7-1). O pino é um cilindro fechado, com 20 cm de comprimento e diâmetros de 12, 14 e 16 mm, embora um dispositivo menor com 11 mm esteja sob avaliação clínica para a população da Ásia. O orifício proximal do pino tem os ângulos de 125°, 130°, 135° e 140° para centralizar o parafuso deslizante de compressão do quadril na cabeça do fêmur. Medidas de 125° e 130° geralmente reproduzirão o ângulo CCD na região da cabeça e do colo. Existem disponíveis vários mecanismos para trancar o pino ao parafuso de fixação e prevenir a rotação, mas sem abolir o deslizamento.

No Laboratório Biomecânico do Centro Médico de Sunnybrook,[15] Mahomed desenvolveu um estudo para compreender a biomecânica dos parafusos intramedulares do quadril. Utilizando 10 pares de fêmures proximais frescos e congelados de cadáveres adultos, testou fraturas inter e subtrocantéricas em configurações estáveis e instáveis. O sistema de parafuso intramedular do quadril foi comparado a um sistema de placas com parafuso padrão, de compressão, do quadril, com quatro ou oito orifícios. Não houve diferença significativa na resistência axial entre os sistemas quando testados no fêmur intacto, e nos padrões de fratura intertrocantérica em duas e quatro partes. Na falha, entretanto, o composto prego-osso do parafuso intramedular se apresentou 30% mais resistente, mas falhou num valor semelhante (quatro a cinco vezes o peso do corpo). Dados sobre o calibre de esforço mostraram que ambos os dispositivos reduziram o padrão de esforço no córtex medial do osso, havendo porém esforços de tensão lateral significativamente maiores provenientes do sistema de placas do que do sistema de pino. No modelo subtrocantérico, a dureza axial era comparável para os padrões de fratura estável. Porém o parafuso intramedular do quadril apresentou, estatisticamente falando, resistência axial significativamente maior que o parafuso de compressão na configuração de fratura instável. No modo subtrocantérico estável observou-se a presença de esforço de compressão e de tensão no córtex medial e lateral do fêmur do composto ósseo do implante. Na situação instável, porém, não foram observados esforços de compressão significativos no córtex medial femoral com o dispositivo em placa; esses esforços foram observados com o parafuso intramedular do quadril. A carga máxima de falha de ambos os dispositivos ocorreu quase que no mesmo nível, com diferenças estatisticamente insignificantes. O sistema de parafuso de compressão do quadril falhou ou porque os parafusos escaparam ou pela fratura do fêmur distal à placa lateral, enquanto o parafuso intramedular falhou fraturando o fêmur através dos orifícios dos parafusos de fechamento. Como conclusão o estudo mostrou que ambos os implantes eram capazes de suportar cargas três vezes acima do peso corporal e pareciam mecanicamente capazes de estabilizar fraturas inter e subtrocantéricas. O parafuso intramedular do quadril pareceu mais resistente que o parafuso de compressão, sendo assim melhor para estabilizar o foco da fratura na situação de instabilidade.

Em estudo biomecânico, Rosenblum confirmou os padrões de esforço medial reduzido utilizando um parafuso intramedular do quadril e concluiu que este dispositivo pode ser prejudicial à consolidação óssea.[16]

Repetindo seus experimentos clássicos sobre o deslizamento do parafuso na barra de um parafuso de compressão do quadril, Kyle mostrou que com o parafuso intramedular não havia quase nenhum deslizamento. Essa condição está relacionada à menor área de contato entre o pino

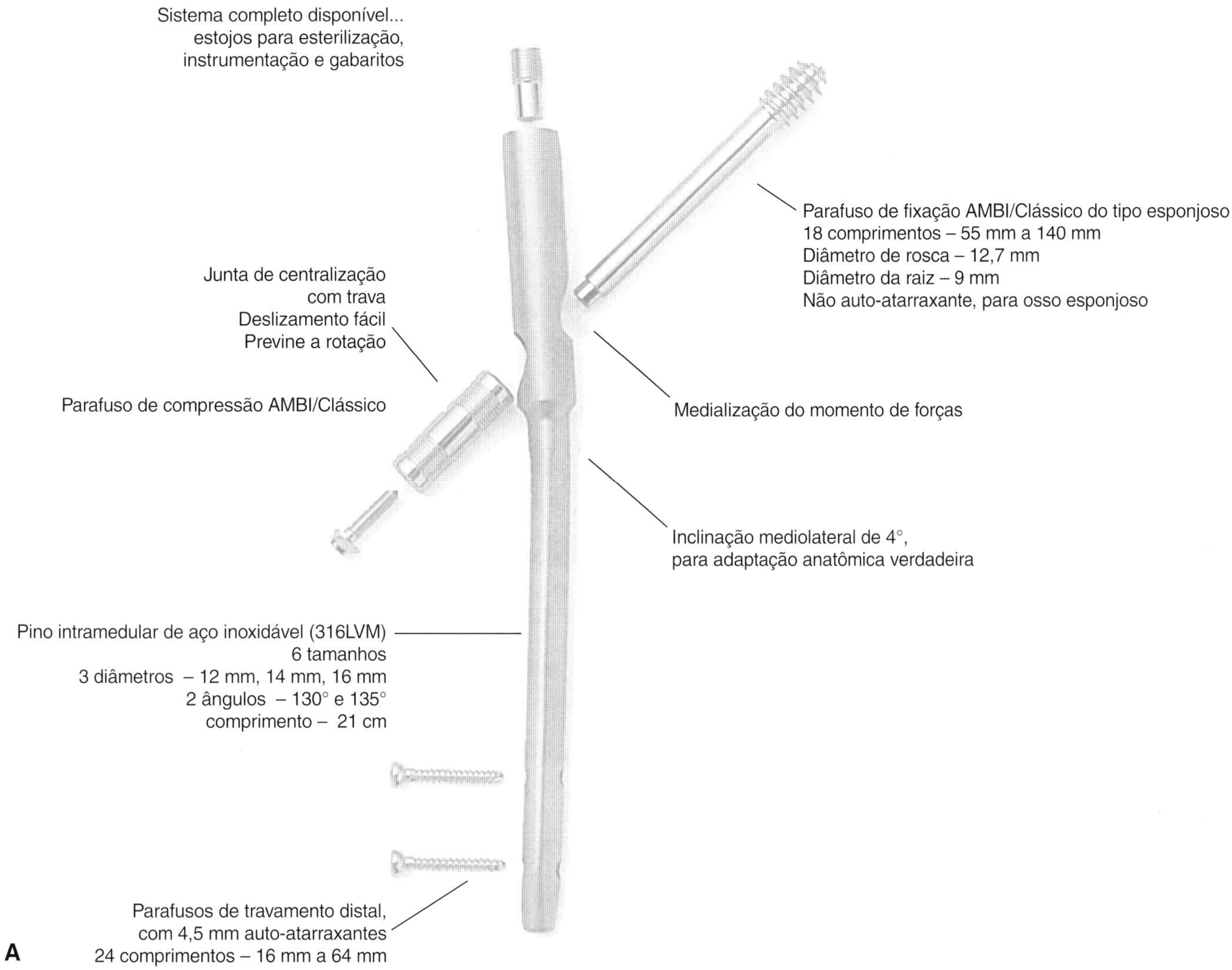

Fig. 7-1. Existem disponíveis dois parafusos intramedulares de quadril. *A*, Parafuso intramedular de quadril, de Richards. Trata-se de uma haste intramedular canulada de 20 cm, com uma inclinação medial para lateral de 4° na projeção AP no terço proximal do pino. Este implante utiliza parafusos auto-atarraxantes de 4,5 cm para travamento, assim como uma luva de centralização com chave para permitir o uso do parafuso de compressão do quadril. (*Figura continua.*)

e o parafuso.[17] Entretanto esta não é uma situação de teste fisiológico, e numa situação clínica parece haver deslizamento. No teste com o modelo ósseo, Shaw mostrou novamente que pode não haver muito deslizamento e que o parafuso de compressão pode emperrar no pino, criando um mecanismo oscilante entre o fragmento proximal da fratura e a diáfise. Essa condição pode levar à falha, particularmente com corte, pois o parafuso não deslizará e estará funcionando como um dispositivo angulado e fixo.[18]

Os estudos biomecânicos parecem indicar que a chamada base lógica teórica de uma biomecânica aperfeiçoada por meio da colocação do pino no canal intramedular pode não ser verdadeira. Certamente parece que pode haver uma resistência axial aumentada com o pino numa situação instável, de modo que o dispositivo intramedular pode apresentar algumas vantagens potenciais.

INDICAÇÕES

As hastes intramedulares para o fêmur proximal têm a finalidade de tratar fraturas intertrocantéricas, fraturas subtrocantéricas altas e a combinação dessas duas condições.

As fraturas intertrocantéricas estáveis podem ser adequadamente tratadas com este dispositivo. Ele é provavelmente mais vantajoso no tratamento de lesões intertrocantéricas instáveis, nas quais a fragmentação medial posterior é maior que 50%, criando um contato mínimo entre o fragmento proximal da fratura e a diáfise. Esta haste pode agir como um elemento de substituição do esporão ou como um suplemento de redução do fragmento posterior da fratura. Com o posicionamento intramedular do pino, o fragmento proximal ficará apoiado contra o dispositivo quando ele ceder, dando-lhe estabilidade (Fig. 7-2).

As fraturas subtrocantéricas localizadas na região do trocanter menor e próximas a esse sítio são adequadas ao

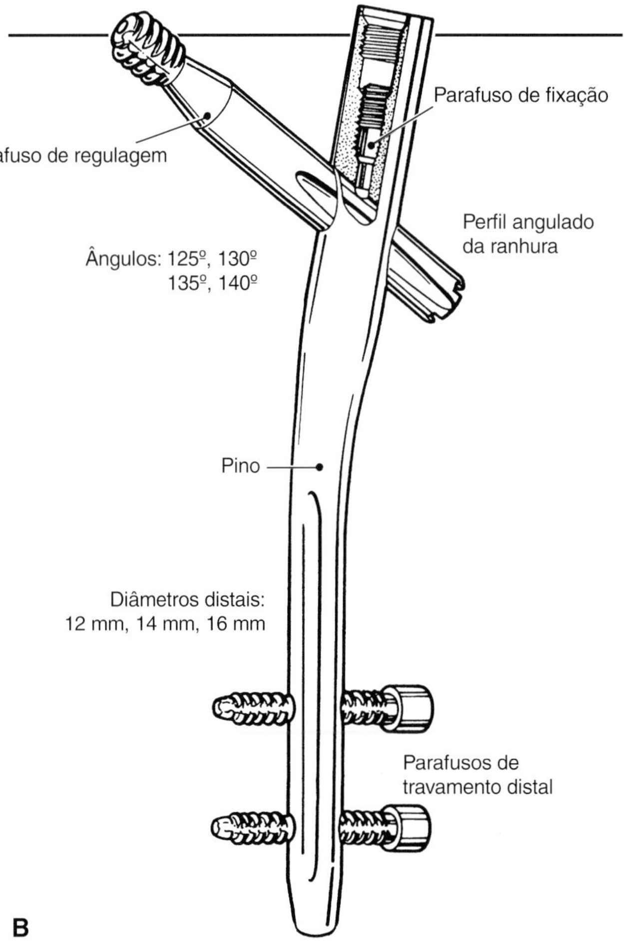

Fig. 7-1. (*continuação*) *B*, O pino Gamma é um dispositivo canulado de 20 cm, com uma inclinação médio-lateral de 10° no plano ântero-posterior no terço proximal do pino. Possui um parafuso deslizante que se encaixa através da porção proximal do pino, sendo travado por um parafuso de regulagem. Utiliza parafusos roscados para travamento distal com 6,5 cm de comprimento. (Cortesia da Howmedica; Rutherford, NJ.)

tratamento com este dispositivo. Se houver uma extensão da fratura maior que 5 cm abaixo do nível do trocanter menor, este pino provavelmente não deverá ser utilizado. É muito difícil determinar a presença de rachaduras sutis que podem se estender para baixo, em direção à ponta do pino. Conseqüentemente, na região subtrocantérica somente fraturas que ocorrem numa extensão de até 5 cm do trocanter menor deverão ser tratadas com este procedimento. Essa condição eliminará, obviamente, qualquer extensão diafisária de uma fratura subtrocantérica que possa ocorrer numa lesão de alta energia num paciente jovem (Fig. 7-3).

Este dispositivo é muito útil para o tratamento de lesões patológicas isoladas na região inter/subtrocantérica, confinadas a esta região e não abaixo do trocanter menor. Com certeza, os depósitos metastáticos no interior da área trocantérica podem ser adequadamente tratados por este dispositivo, contanto que o cirurgião tenha eliminado outros depósitos dessa natureza que estejam ocorrendo no restante da diáfise distal do fêmur, na região supracondilar e na cabeça do osso (Fig. 7-4).

Este pino não tem utilidade no tratamento de fraturas ipsilaterais do colo e da diáfise do fêmur ou no tratamento de fraturas por lesões isoladas no colo femoral. De fato, pode ser muito importante avaliar-se uma fratura fragmentada na região inter/subtrocantérica para se ter certeza de que estamos lidando com uma fratura baixa do colo do fêmur. Se este for o caso, este pino pode não ser o dispositivo ideal para tratar este tipo de padrão de fratura.

TÉCNICA

Planejamento Pré-Operatório

Se um parafuso intramedular de quadril for selecionado para o procedimento, é importante então que se compreenda que existem certos passos imperativos da técnica de planejamento pré-operatório que devem ser seguidos. Primeiro, radiografias adequadas AP e lateral do quadril não-lesado devem ser obtidas. Utilizando gabaritos apropria-

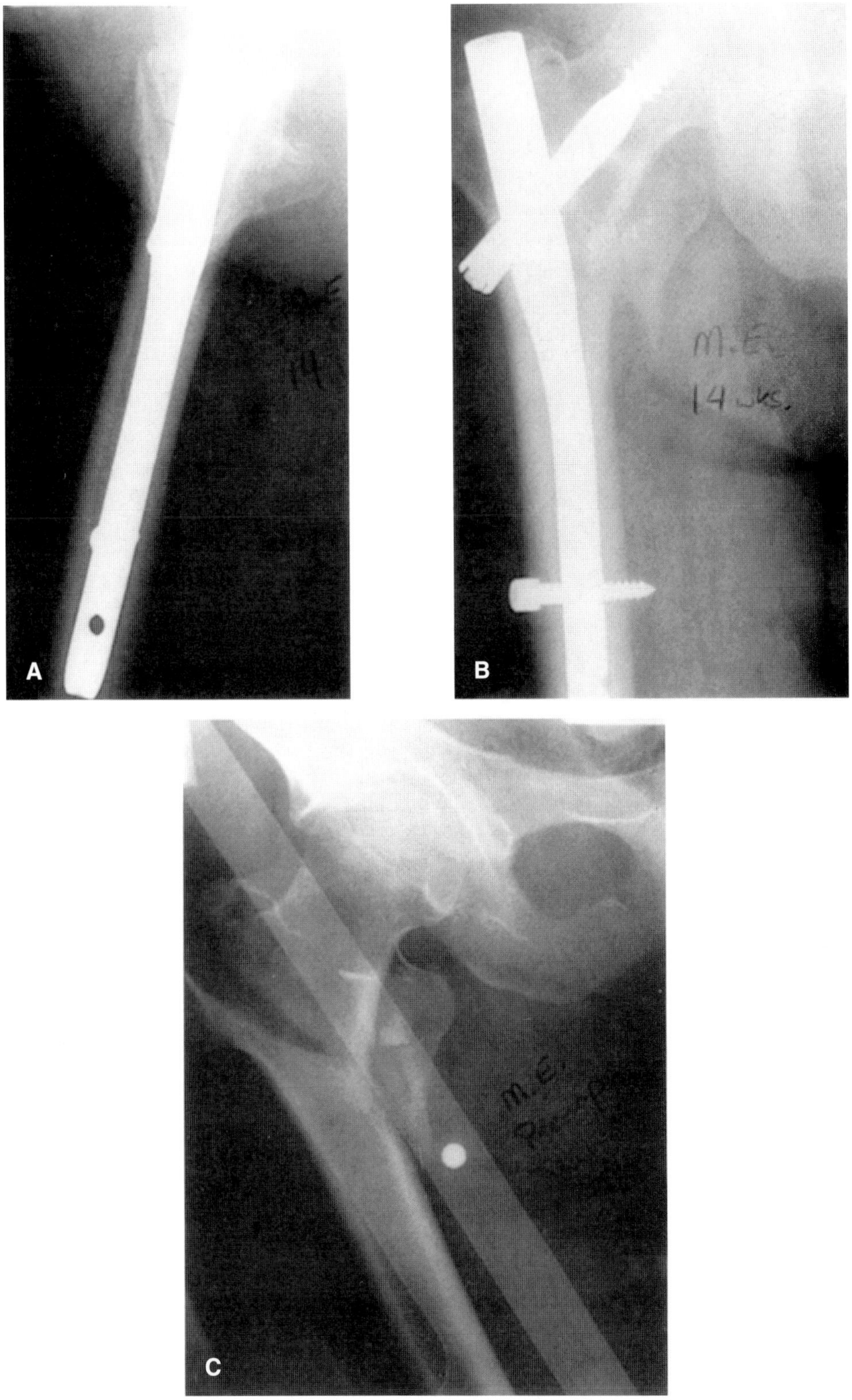

Fig. 7-2. *A*, Representação radiográfica de uma fratura intertrocantérica instável com uma grande cunha medial posterior (trocanter menor deslocado) e o quadril em varo. *B*, Esta fratura foi tratada com um parafuso intramedular de quadril com redução razoável. *C*, O paciente evoluiu para uma recuperação não-acidentada e foi capaz de sustentar peso completamente após a operação.

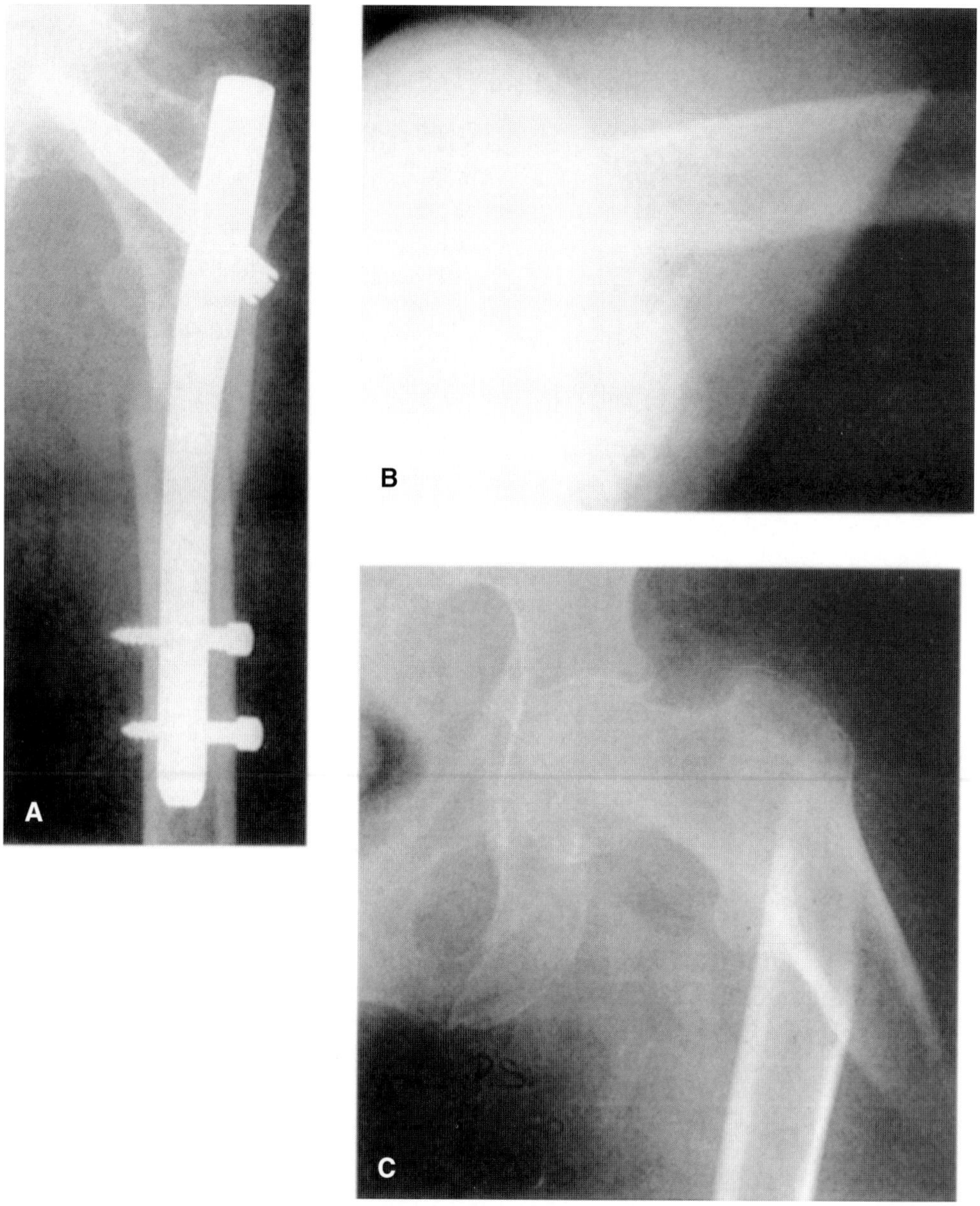

Fig. 7-3. *A*, Esta é uma fratura subtrocantérica em espiral longa na região do trocanter menor. Esta fratura pode ampliar as indicações de uso do parafuso intramedular do quadril, como realmente o faz para mais de 5 cm abaixo do trocanter menor; entretanto a lesão foi adequadamente imobilizada com um parafuso intramedular de quadril. *B,C*, A fratura consolidada.

dos desse tipo de dispositivo, podemos determinar o ângulo ideal de implante para reconstituir o ângulo CCD normal do quadril (Fig. 7-5). Do mesmo modo, o canal medular dos 20 cm proximais deve ser avaliado quanto ao tamanho, para determinar a necessidade ou não da fresagem. Podemos avaliar qualquer deformidade do fêmur proximal. O implante mais comum tem um ângulo de 130°, utilizando-se um prego com 12 mm de diâmetro. Entretanto certos pacientes podem apresentar um quadril *varus* ou *valgus*, uma característica importante de se notar, de modo a escolher uma haste com ângulo ligeiramente mais baixo ou mais alto. O pino nunca deverá ser inserido com martelo, de modo que nos 20 cm proximais o diâmetro do canal medular deve ser avaliado. Esse diâmetro precisa ser 2 cm maior que o tamanho da haste escolhida. Essa avaliação determinará o quanto de dilatação será necessário.

Mais importante, porém, é a determinação da presença de qualquer deformidade no fêmur proximal. Uma vez que o dispositivo não pode ser curvado e está sendo inserido para baixo, no canal intramedular, esse canal precisa estar apto a aceitar esse dispositivo. Se houver qualquer deformidade posterior a uma doença óssea metabólica ou lesão antiga, então esse pino poderá não ser apropriado para o tratamento dessa fratura. Obviamente, fraturas antigas nesta região e que não possuam um canal medular podem tornar a inserção deste implante um processo extremamente difícil.

O outro passo do planejamento pré-operatório é assegurar que a instrumentação apropriada e os implantes necessá-

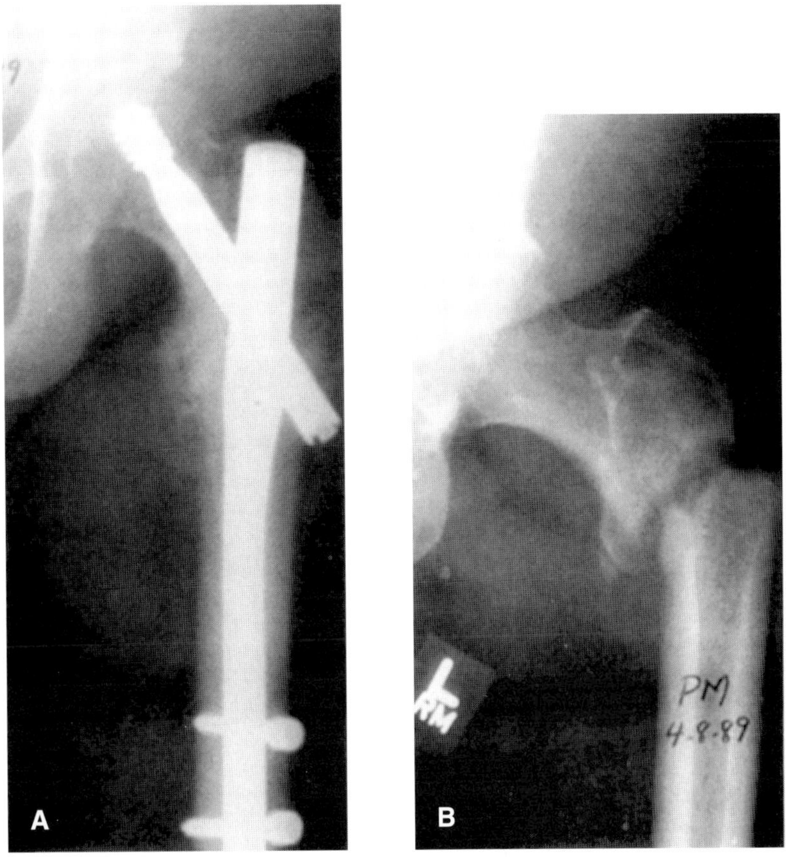

Fig. 7-4. *A*, Esta radiografia representa uma fratura subtrocantérica patológica numa mulher de 35 anos portadora de câncer de mama. A lesão foi reduzida e estabilizada com um parafuso intramedular de quadril. Após a operação a paciente foi submetida à radioterapia e evoluiu para consolidação não-acidentada. *B*, Radiografia pós-operatória com três meses, podendo-se notar a consolidação.

rios estejam disponíveis para uso. É bom verificar este equipamento antes de iniciar o procedimento, certificando-se de que a técnica foi revisada por alguém responsável.

PROCEDIMENTO OPERATÓRIO

Para esta cirurgia a posição supina do paciente sobre a mesa de fratura é a preferida. O quadril lesado é posicionado em extensão, com tração através do pé. A perna oposta não-lesada pode ser posicionada com flexão de quadril e joelho em 90°, em suporte de perna, ou ser colocada em extensão e abdução, com uma ligeira tração. Nesta última posição a pelve será estabilizada por meio de uma redução mais facilmente obtida. Essa manobra, entretanto, será dificultada se o procedimento escolhido for o de fixação a mão livre do parafuso distal. Esta posição é recomendada somente quando a redução apresentar dificuldade de operação (Fig. 7-6). O tronco deverá ser afastado do lado lesado, para permitir acesso fácil à região trocantérica (Fig. 7-7). O amplificador de imagens ou o braço desse equipamento devem ser posicionados para fornecer planos reais AP e lateral do quadril. Na visão lateral é importante que se compreenda o nível de anteversão presente. Se for possível girar o quadril internamente durante a redução, de modo que o colo fique paralelo ao chão, não haverá anteversão (15 a 20° de rotação interna). Entretanto, se esse resultado não puder ser obtido, deve-se então observar o nível de rotação do braço do amplificador, que fornecerá a visão lateral real do quadril. Isso acontece quando o colo do fêmur está alinhado ao longo da diáfise e não existe angulação entre a junção do colo e da diáfise. Essa visualização determinará a quantidade de anteversão exigida para a inserção do prego (Fig. 7-8).

REDUÇÃO

A redução é extremamente importante. O primeiro passo desse procedimento está no plano ântero-posterior, sendo concluído através da tração. Uma vez verificado que o ângulo CCD adequado foi atingido e que a ponta do trocanter está no centro da cabeça do fêmur, obtém-se então uma visão lateral. Neste ponto executamos um movimento de rotação, na tentativa de reduzir a fratura no perfil. Se a fratura não puder ser reduzida nessa visão lateral sem atrapalhar a visão AP, então o membro deverá ser posicionado na posição anatômica normal de aproximadamente 15° de rotação externa, aceitando-se essa posição e executando-se a redução manualmente, no momento da inserção

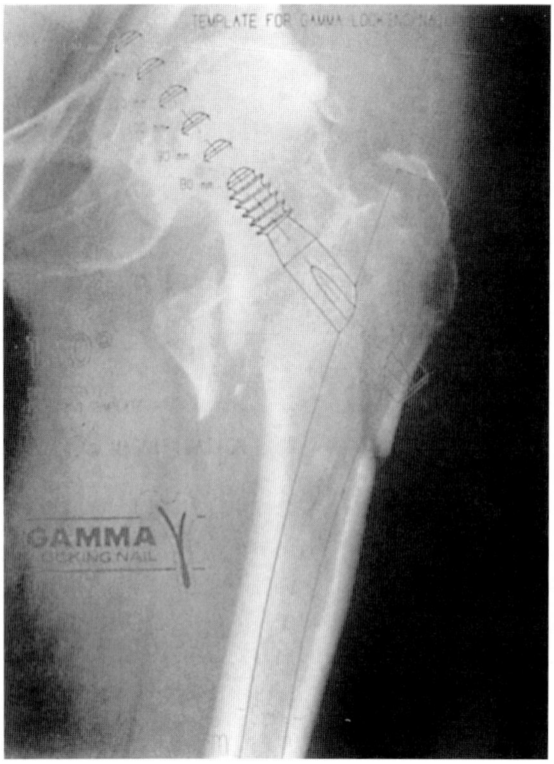

Fig. 7-5. O planejamento pré-operatório é essencial. Existem gabaritos que fornecerão ao cirurgião a orientação adequada quanto ao tamanho do pino e do canal medular, além do ângulo adequado de fixação. Tais orientações devem ser obrigatoriamente seguidas para confirmar a disponibilidade do material de implante. Os gabaritos podem ser delineados diretamente sobre uma radiografia tirada do quadril normal (no lado oposto) ou sobre um filme de redução obtido pelo intensificador de imagens durante o procedimento. Esta figura mostra um filme da redução obtido pelo intensificador e utilizado para montar o gabarito. (Cortesia de Howmedica; Rutherford, NJ.)

do fio-guia. Nesta situação, a manobra mais importante da redução é a manutenção do comprimento e a obtenção do ângulo CCD correto do quadril na visão ântero-posterior.

As fraturas subtrocantéricas podem ser particularmente difíceis de reduzir devido às forças musculares provocando abdução, rotação externa e flexão do fragmento proximal da fratura. Esta condição deve ser considerada no momento da redução, sendo impossível reduzir-se esse fragmento proximal em relação ao distal. O aspecto mais importante é a manutenção do comprimento, de modo que no momento da intervenção cirúrgica a visão lateral possa ser reduzida manualmente através de um pequeno fio ou pinça sobre o fragmento de fratura do trocanter maior. A redução deve ser confirmada com o intensificador de imagens. Caso contrário, o cirurgião (ou a cirurgiã) deve estar confiante em ser capaz de executar quaisquer manipulações de redução durante a operação.

ORIFÍCIO DE ENTRADA

Com a fratura adequadamente reduzida, uma incisão de cerca de 8 cm é feita na ponta do trocanter, em sentido proximal (Fig. 7-9). É importante notar que a haste não será inserida na fossa piriforme, como se faz com um pino intramedular padrão; o implante será inserido no centro da região do trocanter maior. A ponta do trocanter é exposta. Com um furador curvado posicionado sobre a ponta do trocanter, obtém-se uma visão AP no intensificador de imagens. A posição do furador deverá reproduzir a aparência do implante à medida que penetrar na região do tro-

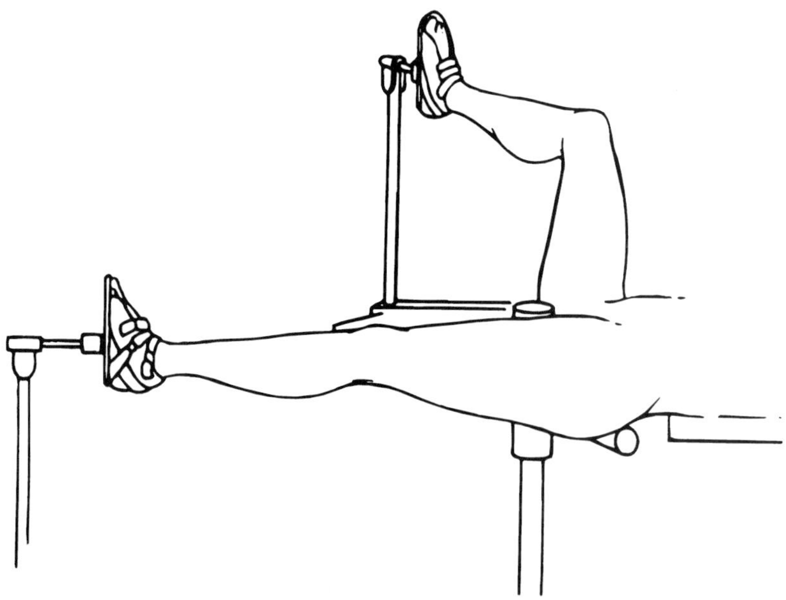

Fig. 7-6. O posicionamento do paciente é muito importante. Este desenho demonstra o uso do suporte do pé para flexionar e abduzir o quadril. Esta técnica é particularmente útil para obter uma visão real lateral do quadril e uma visão em ângulo reto do fêmur para o travamento distal a mão livre. (Cortesia de Smith & Nephew Richards; Memphis, TN.)

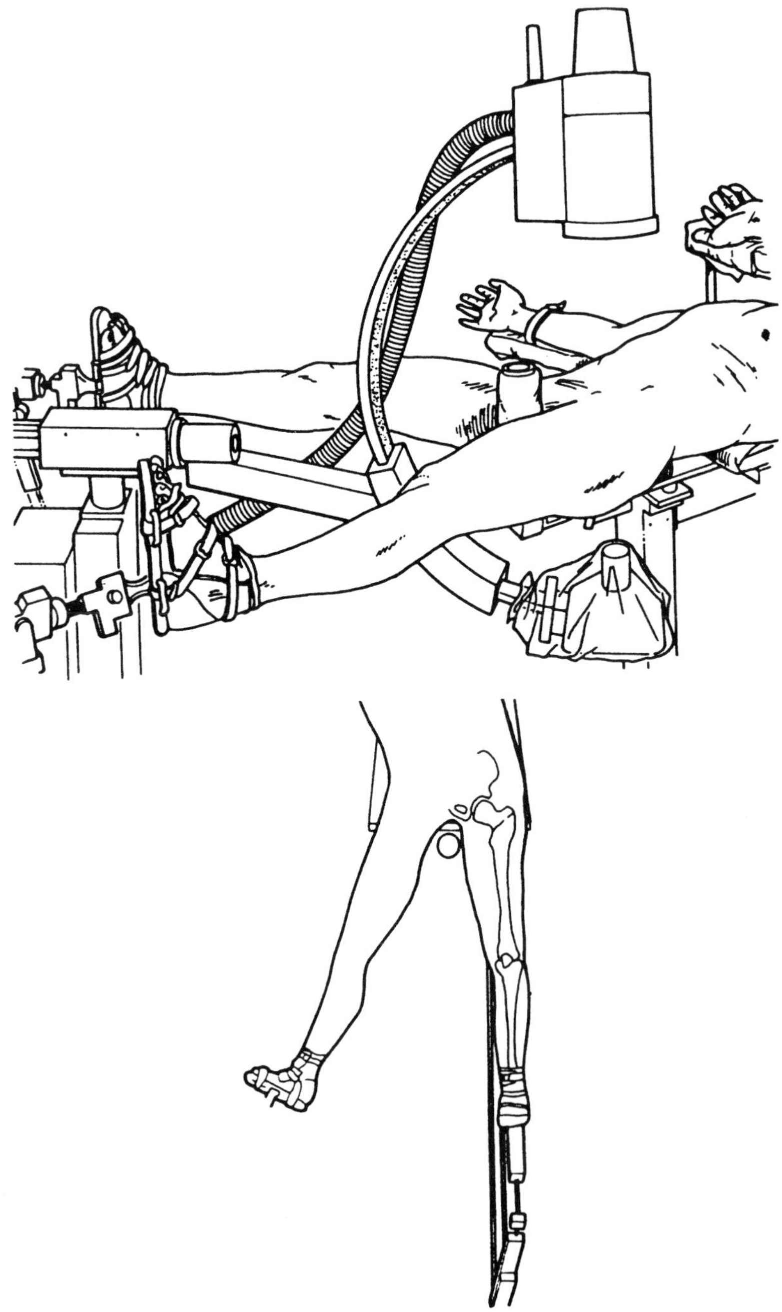

Fig. 7-7. Esta figura mostra a posição supina para osteossíntese intramedular com a perna em posição estendida e abduzida. Esta é também uma posição útil, particularmente na situação traumática em que a outra perna também pode estar ferida. A desvantagem deste posicionamento é o fato de não permitir uma visão lateral real da diáfise, tornando difícil o travamento a mão livre. (Cortesia de Howmedica; Rutherford, NJ.)

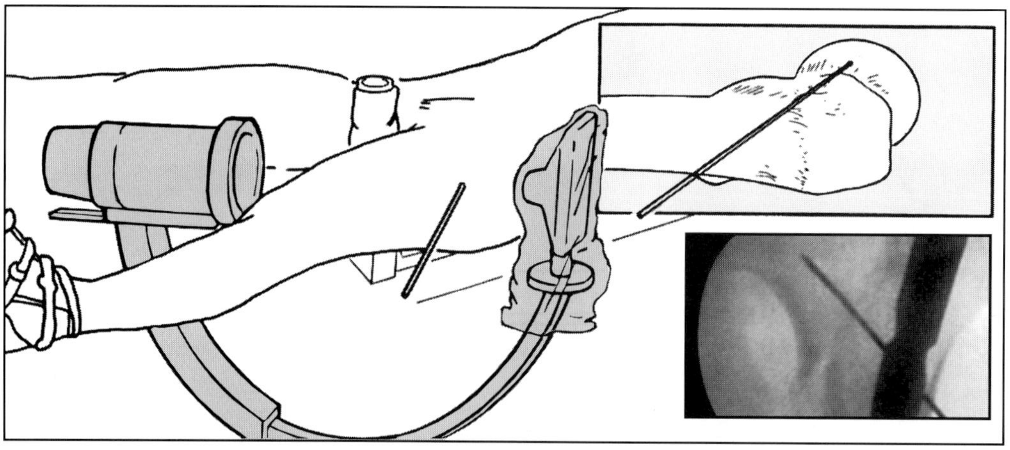

Fig. 7-8. Este desenho mostra o uso do intensificador de imagens na posição lateral para determinar a anteversão. Tanto o uso de um fio-guia, para cima até, o aspecto anterior do colo, e espetado na junção colo/cabeça do fêmur, como a inclinação do aparelho para obter um plano lateral real, podem ser manobras úteis. Este procedimento fornecerá uma visão que mostra a cabeça do fêmur, o colo e a diáfise em uma única linha ou em posição co-linear. O grau de rotação do aparelho determinará a quantidade de anteversão na qual o pino deverá ser posicionado. (Cortesia de Howmedica; Rutherford, NJ.)

canter maior. A fragmentação nesta área não deve preocupar, pois com a redução a ligamentotaxia puxará de volta os fragmentos e os colocará em posição. É importante abrir um orifício através da fragmentação, de modo que o pino e os dilatadores não rompam a redução já obtida. Com a posição apropriada em AP na ponta do trocanter sem deslizar para o lado medial ou para fora do aspecto lateral, obtém-se uma visão lateral. Esta deverá ser uma visão lateral verdadeira, levando em consideração a quantidade de rotação necessária a partir da redução original pré-operatória. Neste ponto devemos observar o furador dividindo o colo do fêmur. Isto significa que o pino é inserido no interior da metade anterior da região do trocanter maior. A anatomia normal do fêmur proximal tem o colo se originando dessa metade, existindo geralmente uma grande cobertura posterior sobre a fossa piriforme.

Na inserção o furador se alinhará no centro do colo femoral na visão lateral e aparecerá na visão AP reproduzindo a pequena curva de 10° *valgus* existente no pino. Uma vez posicionado o furador no trocanter maior, poderá ser removido inserindo-se o fio-guia perolado (Fig. 7-10).

REDUÇÃO DA FRATURA

Neste ponto, em uma fratura com fragmento intertrocantérico, é geralmente fácil elevar esse fragmento manual-

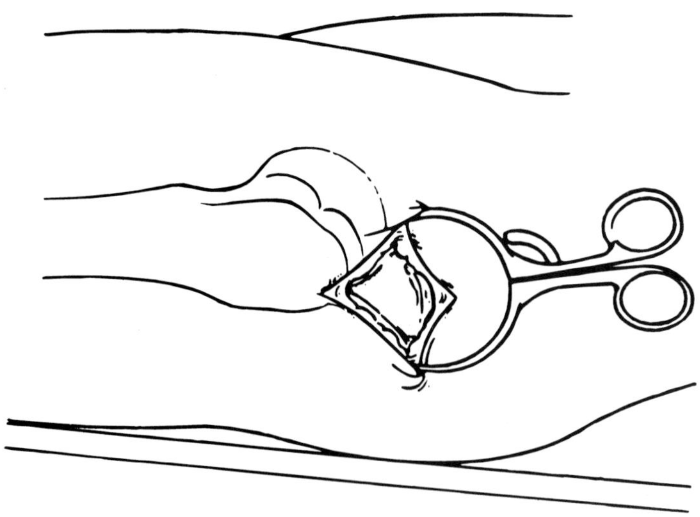

Fig. 7-9. Uma incisão de 8 cm é feita começando na ponta do trocanter e em direção linear acima da região trocantérica. (Cortesia de Howmedica; Rutherford, NJ.)

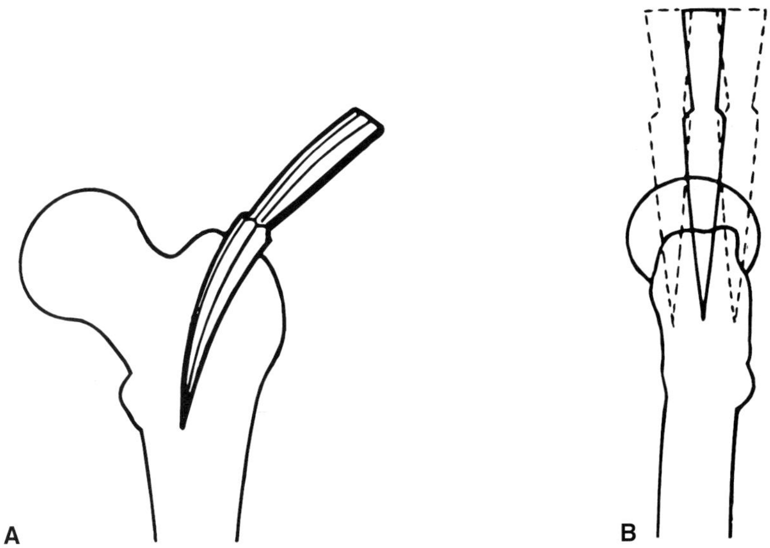

Fig. 7-10. *A*, Esta figura demonstra a posição de partida. Observe que na visualização ântero-posterior a ponta do furador começa no interior do ápice do trocanter maior. Deve-se tomar cuidado para evitar o desvio lateral ou medial. A posição apropriada é confirmada quando, ao ser inserido e estando visível no plano ântero-posterior, o furador parecerá exatamente como o pino no local onde será inserido. *B*, Na visão lateral, o furador deverá dividir a cabeça do fêmur em duas partes iguais, ou estar posicionado no meio da região do trocanter maior. Isso significa que a perfuração se inicia dentro da metade anterior do trocanter, ao invés de na fossa piriforme, como o fazem a maioria dos pinos. Este ponto de partida é mais lateral e mais anterior que a posição clássica para a fixação intramedular. (Cortesia de Howmedica; Rutherford, NJ.)

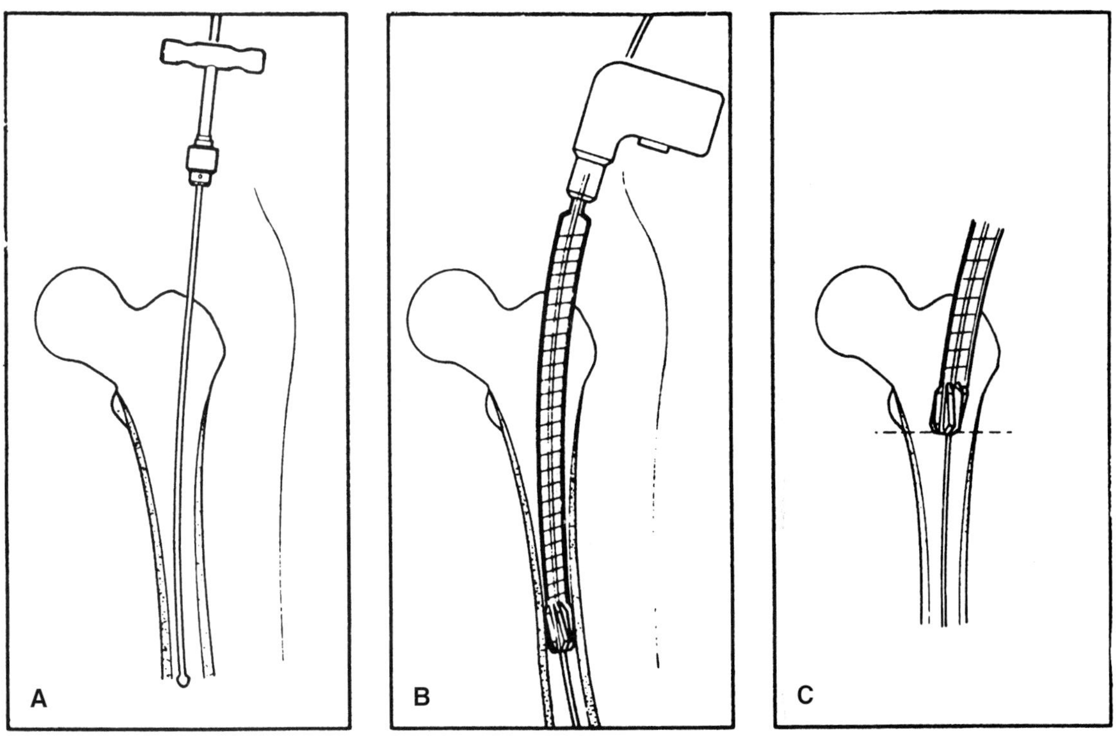

Fig. 7-11. *A,B* e *C,* Demonstram a passagem do fio-guia, o uso do dilatador e a ênfase na dilatação da porção proximal da região trocantérica para o ajuste de porção proximal do pino. Certifique-se de que a junção do istmo com a metáfise proximal seja suficiente para aceitar a porção maior da parte proximal do pino; se não o for, deverá ser dilatada. (Cortesia de Howmedica; Rutherford, NJ.)

mente, com um elevador posicionado sob o fragmento distal da fratura, passando-se o fio-guia até esse fragmento (Fig. 7-11). Em fraturas subtrocantéricas, a redução pode exigir uma pinça colocada na região trocantérica proximal para manipular o fragmento sem flexão, extensão e abdução (isto é, em extensão, adução e rotação interna), de modo a alinhar os fragmentos distal e proximal da fratura. Geralmente, uma vez inserido o fio-guia, a fratura manterá sua posição; entretanto, em fraturas subtrocantéricas é importante manter a pinça no fragmento proximal da fratura, mantendo-a reduzida durante a fresagem, de modo que esta dilatação não seja excêntrica e que a fratura não se desloque no momento da fixação.

Passa-se então o fio-guia para baixo, através do canal medular, até aos côndilos femorais. É importante que esse fio fique bem assentado no osso, de modo a não se projetar para fora. É também importante lembrar que mesmo que esse dispositivo tenha 20 cm de comprimento, a dilatação deverá ir além desses 20 cm, de modo a não tornar o prego encarcerado.

FRESAGEM

A fresagem deverá ser executada de modo a permitir a inserçao do pino sem a necessidade de usar martelo, o que significa um processo com 2 a 2,5 cm de fresagem maior que o pino. Como um pino de 12 mm é, em geral, suficientemente resistente, será necessária uma dilatação de até 14 ou 14,5 mm. Se o canal tiver esse diâmetro, não haverá necessidade de executar a dilatação e o pino poderá ser facilmente inserido a mão livre. Entretanto, em pacientes mais jovens, com canais medulares estreitos, é importante se certificar de que esta dilatação seja feita. Igualmente importante é se certificar de que a dilatação leve em consideração o comprimento máximo do fêmur em 25 cm. Além disso, em indivíduos cujo canal é estreito na área proximal da região metafisária, o pino de 17 mm em sua porção proximal poderá não assentar e, conseqüentemente, esta área da porção proximal do fragmento distal da fratura deverá ser dilatada para 18 mm. Portanto, em todas as pessoas que apresentam um fragmento proximal de fratura intacto e em pacientes jovens com metáfise proximal estreita, esta área deve ser dilatada para 17 ou 18 mm para receber o pino de fixação.

INSERÇÃO DO PINO

Prendemos o pino no cabo de inserção, emparelhando todos os guias aos orifícios. A seguir o pino é colocado sobre o fio-guia. Não é necessário mudar para um guia acionador, pois todos os fios-guia perolados escaparão através do pino. O tamanho de pino mais freqüentemente selecionado é o de 12 mm, com um ângulo de inserção de 130°. O pino é então suavemente empurrado através da região trocantérica e através da área da fratura. À medida que o pino penetre no fragmento distal, o braço do intensificador de imagens deverá ser usado para visualizar o pino tanto na visão AP quanto na visão lateral. Se o dispositivo parecer encarcerado ou caminhando para o córtex, devemos executar uma suave redução manual, assim como mudar a direção do pino.

Em nenhum momento o pino deverá ser martelado para a posição desejada; caso ele não possa ser gentilmente assentado por meio de pressão manual, será necessário executar a fresagem desse canal. Se a dilatação adicional ou a redução não ajudarem, então o implante não deverá ser inserido. O pino deverá então ser empurrado para baixo até que se observe o perfil do orifício de travamento proximal ultrapassando o aspecto inferior do colo do fêmur. Essa manobra geralmente garante que o parafuso de travamento proximal estará na marcação correta. Neste momento do processo, a quantidade de anteversão exigida também deverá estar sob controle, o que pode ser conseguido pelo conhecimento da quantidade de rotação efetuada com o braço do intensificador de imagens para fornecer um plano lateral real; esse controle também pode ser confirmado pelo posicionamento de um fio-guia ao longo do aspecto anterior do colo femoral, espetado na junção colo/cabeça do fêmur. Mantendo o cabo de inserção paralelo ao braço do intensificador e ao fio-guia, será obtida a rotação apropriada de modo que o pino ficará centralizado e permitirá a inserção adequada do parafuso de compressão do quadril na cabeça.O pino é então inserido na maior profundidade possível e mantido em posição por um assistente. Removemos o fio-guia com ponta em esfera. Utilizando os guias adequados, fazemos um pequeno ferimento por punção sobre o aspecto lateral do fêmur, passando um fio-guia com ponta roscada para cima no centro da cabeça do fêmur em ambos os planos (AP e lateral). É importante que este fio seja posicionado no centro da cabeça do fêmur e que a porção roscada seja colocada bem dentro do osso subcartilaginoso, de modo a não migrar quando se usar a broca do parafuso de fixação. Geralmente é necessário o uso de um furador para perfurar o córtex exterior, para facilitar a passagem do fio orientador. Devemos proceder com cuidado para não empurrar o pino de volta para fora ou a cânula para cima, para uma posição mais proximal.

Uma vez confirmada a posição do fio no intensificador de imagens em ambos os planos (AP e lateral), usa-se a broca, inicialmente por operação manual. A broca é oferecida em dois tamanhos de diâmetro crescente. Se tiver ocorrido qualquer troca proximal das cânulas, a broca ficará presa entre o fio-guia e o pino, dificultando assim a passagem. Se a eletricidade for utilizada, haverá potencial para a destruição do pino, das brocas ou de ambos, além do rompimento do fio. Assim, a inserção deverá ser executada por manobra manual até que todos os estágios da broca tenham passado através do orifício no pino. A partir deste ponto a energia elétrica poderá ser adicionada para avançar a broca. Esse procedimento pode ser necessário para os pacientes jovens que apresentam osso muito denso na cabeça do fêmur. A dilatação adequada é confirmada pela parada preliminar da broca na diáfise ou quando a ponta da broca atinge os filetes de rosca do fio-guia. Uma vez dilatado o canal duplo, o parafuso de fixação de compressão é inserido no fêmur proximal. A posição é confirmada pelo intensificador de imagens (Fig. 7-12).

Insere-se então o parafuso de fixação. Em padrões de fratura instável devemos executar a inserção de parafusos distais. Os guias são muito precisos, se usados adequadamente. Com o furador inserido através da cânula apropriada, furamos o córtex lateral do fêmur a mão. Em nenhum momento se utiliza um martelo para forçar o furador para o interior do córtex. Esse procedimento pode provocar microfraturas e pôr em risco a fixação. Neste ponto a broca é colocada através da cânula e avança sob a visualização do intensificador do perfil do orifício no pino. É importante observar-se esta condição para se ter certeza de que não há deflexão posterior ou anterior e se criem orifícios extras, que provocarão aumento de tensão. Após a dilatação através de ambos os córtices, medimos o comprimento do parafuso e inserimos um parafuso totalmente roscado através do orifício. Geralmente é desnecessário o uso de mais de um parafuso distal, a menos que o pino tenha sido usado para tratar fraturas subtrocantéricas muito distais (Fig. 7-13).

IMPACTAÇÃO

Estes dispositivos permitem compressão mecânica após a inserção do parafuso. Entretanto, se não houver boa qualidade óssea, haverá potencial para rompimento da rosca para fora da cabeça ou, o mais importante, o dispositivo de impactação tende a passar pelo orifício lateral do parafuso de fixação e migrar para o interior do osso. Conseqüentemente, a impactação manual pela liberação da tração e pressão na região do trocanter maior é um bom método alternativo para se obter a impactação da fratura.

FECHAMENTO

Removem-se os instrumentos e fecha-se o ferimento. Neste ponto devemos proceder a uma revisão da posição do parafuso, para nos certificarmos de que não há penetração inter-articular.

CURSO PÓS-OPERATÓRIO

Em termos de biomecânica, o pino pode suportar entre três e cinco vezes o peso do corpo; o único fator de limitação ao suporte de peso após a cirurgia é a fraqueza do osso. Já que a maior parte do osso será capaz de suportar este peso corporal, pode-se permitir que o paciente seja submetido a esse suporte de peso, até onde for possível, já no primeiro dia após a operação. Uma contra-indicação é a condição na qual um orifício distal de parafuso foi perdido. Uma pequena queda ou torção da perna pode causar uma fratura da diáfise do fêmur na região da ponta do pino. Do mesmo modo, o suporte de peso total ou até onde tolerado é limitado nas fraturas localizadas na região subtrocantérica e que se estendem para baixo para até 4 a 5 cm de distância do parafuso de travamento proximal distal. Nesta situação é mais recomendável prescrever o uso de muletas. Nos modelos comuns de fraturas na região inter/subtrocantérica, em todos os pacientes, com exceção dos acima mencionados, a sustentação de peso, até onde for tolerada, é permitida.

O acompanhamento com radiografias entre 7 e 10 dias após a cirurgia é obrigatório, para se ter certeza de que o implante está em boa posição, de que não há evidência de afrouxamento ou corte e de que a impactação está em desenvolvimento. Após seis semanas executamos um controle radiográfico, para novamente confirmar a posição do implante e o desenvolvimento satisfatório da consolidação. Depois de três meses, o controle radiográfico deverá evidenciar a consolidação da lesão. Se, por estas alturas, houver dúvida sobre uma união retardada na região inter/subtrocantérica, devemos então considerar a dinamização do pino travado estático. Na grande maioria das situações essas fraturas já estarão consolidadas ou em pleno processo de consolidação, e isto não será necessário. Um acompanhamento adicional aos seis meses e um ano deve ser feito com controle radiográfico para confirmar a união. Nessas ocasiões também é importante que se proceda a uma avaliação funcional apropriada do paciente. Isto inclui sua satisfação subjetiva, sua habilidade em executar as atividades do dia-a-dia, o impacto da fratura em suas atividades profissionais, esportivas e de lazer, e sua amplitude de movimento, encurtamento e resistência da extremidade lesada.

IMPREVISTOS E COMPLICAÇÕES PÓS-OPERATÓRIAS

Como com qualquer dispositivo mecânico, existem imprevistos e problemas significativos inerentes à sua aplicação. É obrigatório que o cirurgião esteja alerta para isto antes de iniciar a implantação deste dispositivo. Primeiro, e mais importante, esta é uma técnica intramedular fechada. Conseqüentemente todas as regras e diretrizes do pro-

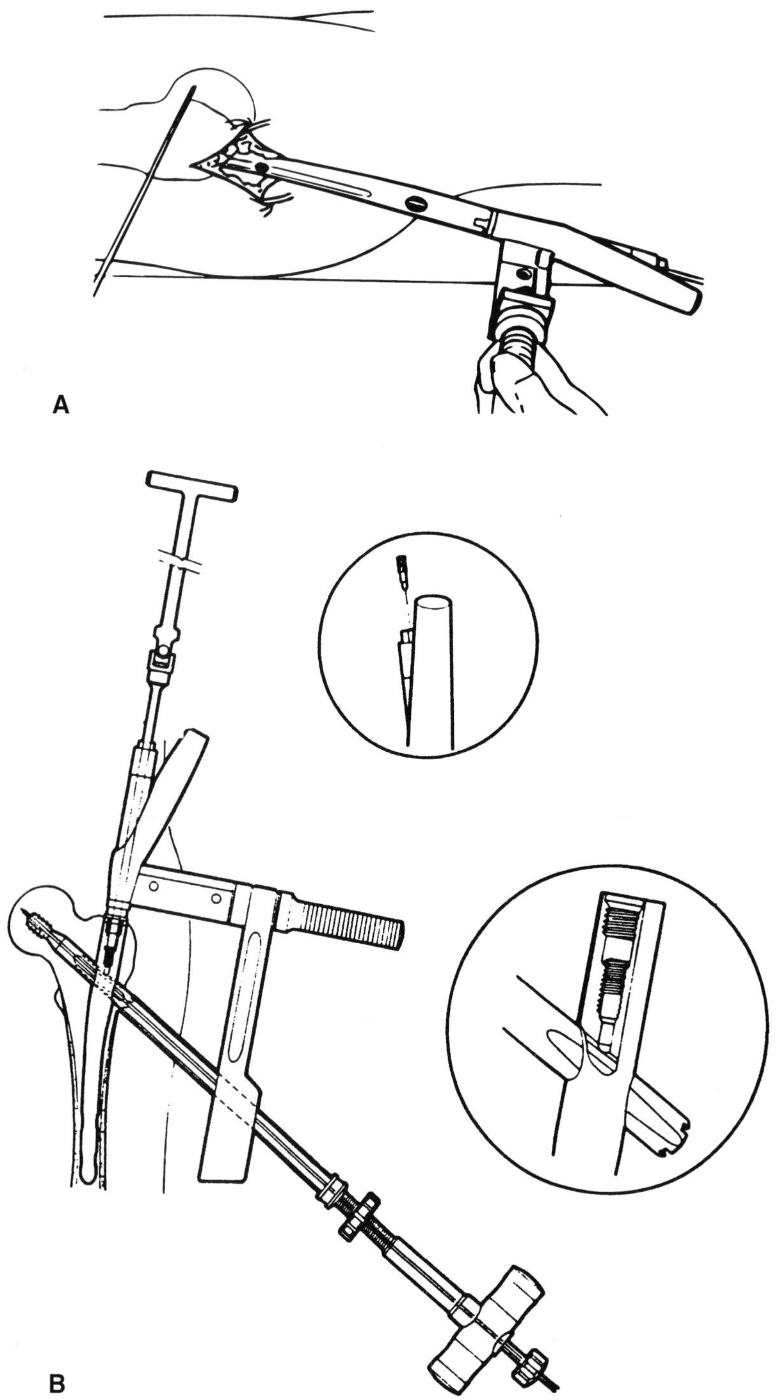

Fig. 7-12. *A*, O pino é então inserido a mão. Se houver qualquer resistência à inserção, deve-se então proceder à fresagem adicional do canal ou à correção da deformidade ou da posição do pino no plano ântero-posterior ou lateral. *B*, Com o pino assentado, o topo do dispositivo se assenta no trocanter e a visão ântero-posterior do perfil do orifício proximal do parafuso de travamento se posiciona logo abaixo do aspecto inferior do colo. No plano lateral, o pino deverá dividir em duas partes iguais a cabeça do fêmur. Acompanhando esta visualização e utilizando-se o dispositivo apropriado, o parafuso é então inserido para cima, na cabeça femoral. (Cortesia de Howmedica; Rutherford, NJ.)

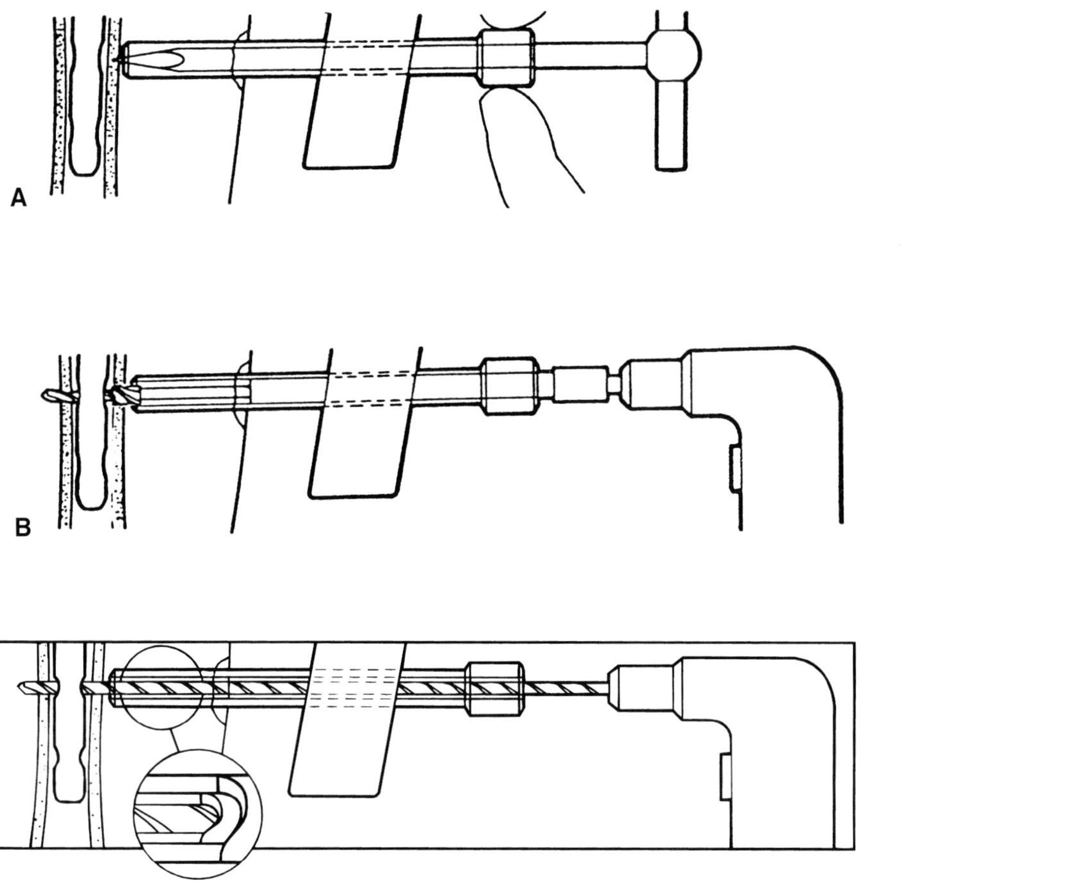

Fig. 7-13. Executa-se então o travamento distal, após a inserção do parafuso proximal. Tome cuidado para não utilizar um furador e uma broca através do córtex, para evitar fratura. Deve-se também cuidar para que a broca seja completamente posicionada para se ter certeza de que passe pelas cânulas certas e pelo orifício no pino. (Cortesia de Howmedica; Rutherford, NJ.)

cedimento de fixação intramedular fechada do fêmur são aqui aplicadas: (1) o paciente deve estar posicionado corretamente na mesa, (2) deve ser possível obter uma redução fechada e (3) o equipamento apropriado e o controle radiográfico devem estar presentes e funcionando perfeitamente. O principal objetivo deste procedimento é o de trazer o colo e a cabeça do fêmur num relacionamento correto com a diáfise femoral, para essencialmente restaurar o comprimento, o ângulo CCD correto e evitar deformidade de rotação. Como anteriormente mencionado, devemos obter uma redução anatômica do ângulo CCD, do comprimento e da rotação no plano AP. Qualquer controle final para redução no plano lateral pode ser executado durante a cirurgia, ou por meio de uma técnica fechada ou com a introdução de instrumentos adequados que ajudem a reduzir e controlar a sua posição.

Os imprevistos intra-operatórios são somente aqueles que ocorrem se a técnica não for exatamente seguida. Trata-se de uma operação técnica imperdoável. Não é como a aplicação de um parafuso deslizante de compressão do quadril, na qual pode haver algum espaço para erro no implante e no posicionamento do parafuso de fixação. Com este dispositivo essa margem de erro não é permitida. Conseqüentemente, três pontos chave deverão ser considerados: (1) a inserção desse dispositivo não pode ser feita com martelo, (2) a inserção do parafuso de fixação deve ser feita manualmente, e (3) não se deve tentar obter um ajuste entre um canal apertado e o pino. O canal deve ser dilatado 2 a 2,5 mm a mais que o diâmetro do pino escolhido para a inserção.

A principal complicação pós-operatória deste dispositivo tem sido a ocorrência de fraturas da diáfise femoral na região da extremidade do pino. Ainda não se conhece com clareza a causa. Parece, porém, que essa condição está relacionada a vários problemas técnicos. O primeiro deles é a utilização do furador para penetrar o córtex lateral quando da colocação dos parafusos de travamento distal. Se o furador for martelado, isso tende a criar microfraturas no osso, que proliferarão com uma pequena torção nas primeiras semanas, evoluindo para uma fratura em espiral ao redor da ponta do pino. Podemos elaborar a teoria de que quanto maior for o preenchimento do canal da porção distal do pino, maior será a elevação de tensão na extremidade desse pino; isso aumentará o risco de fratura na diáfise femoral. Para evitar essa possibilidade, não devemos martelar o furador, devendo-se utilizar o menor pino possível existente para o diâmetro daquele fêmur. A fixação do parafuso distal também pode ser omitida, mas quando isso ocorre devemos concluir que não haverá controle rotacional no pino; portanto, no curso pós-operatório, pode haver dor e desconforto crescentes, assim como falta de habilidade no controle da posição de rotação da perna, conduzindo assim a uma deformidade em rotação externa. O dispositivo talvez seja adequado para uso só de um parafuso distal no orifício proximal. Uma outra causa é a deformidade proximal do fêmur, que tornará difícil a inserção do pino.

Tem sido também relatada a rachadura superior do parafuso de fixação. Este é um erro técnico atribuído ao cirurgião. O parafuso deve ser posicionado na porção central da cabeça do fêmur em ambos os planos, AP e lateral, dentro de 5 a 10 mm da placa subcartilaginosa. Se isso for feito, a chance de rachadura do parafuso será diminuída. O mesmo acontece com um parafuso de compressão do quadril. O dispositivo, por si só, não está mais ou menos predisposto a esse corte. Devemos ter cuidado ao posicionar o parafuso na cabeça do fêmur através do pino. Se a rotação do pino estiver errada, este deverá ser extraído, reposicionado e reinserido. A razão é simples: uma vez implantada a curva látero-medial do pino, a rotação ficará limitada pelo ângulo proximal do dispositivo. Tentativas de girar o pino poderão rachar ou alavancar o trocanter maior. Conseqüentemente, devemos voltar o pino para fora até que a curvatura esteja fora do osso e então reinseri-lo numa posição diferente para corrigir a anormalidade de rotação.

Uma outra preocupação é o comprimento do parafuso de fixação. Esse comprimento deve se estender de 5 a 10 mm da superfície óssea subcartilaginosa até o aspecto exterior do córtex lateral do fêmur. Se, por qualquer razão, o parafuso cair no interior do córtex lateral, poderá não deslizar, pois ficará preso no córtex. Devemos tomar cuidado na escolha do comprimento adequado do parafuso, de modo que a extremidade distal inferior seja mantida do lado de fora do córtex lateral. Isso pode provocar, às vezes, desconforto, pela proeminência do parafuso nos pacientes magros, mas não representa uma preocupação significativa.

EXPERIÊNCIA CLÍNICA

A experiência clínica original do pino foi relatada por Kempf.[19] O autor trabalhou com 120 pacientes, 90% dos quais apresentavam fraturas agudas com uma média de tempo de operação de 38 minutos. Todas as fraturas consolidaram, e em 84,5% os resultados foram bons ou muito bons. As complicações incluíram três cortes do parafuso de fixação da cabeça do fêmur, duas fraturas da parte superior da diáfise femoral provocadas por força excessiva durante a introdução do pino, dois casos de varos maiores que 10°, um caso de consolidação retardada e um caso de infecção. Os pesquisadores perceberam que o uso deste pino era melhor do que os de Ender para o tratamento de fraturas intertrocantéricas e subtrocantéricas altas, que permitia a sustentação prematura de peso e uma reabilitação melhor. Numa ampla série de 648 casos cobertos por um estudo italiano multicêntrico e apresentado por Boriani, os pesquisadores descobriram que 70% dos pacientes foram capazes de sustentar peso na primeira semana pós-operatória, e que 78% dos pacientes recuperaram a habilidade de andar normalmente.

As complicações incluíram fraturas da diáfise em 3% dos casos, corte do parafuso de fixação em 3% dos casos e uma margem de 0,5% de falha do dispositivo. Todas estas fraturas ocorreram quando foi usada força excessiva para inserir o pino. Nenhuma fratura foi verificada quando se executou dilatação de 2 mm e se introduziu o pino manualmente. As fraturas da diáfise após a cirurgia ocorreram em cinco de 419 casos, todas elas causadas por trauma significativo.

Um outro estudo multicêntrico abrangente apresentado por Chen evidenciou que em 331 casos esta técnica se mostrou bem confiável.[20] O tempo médio de operação foi de 58 minutos, com um índice de 10,8% de complicação pós-operatória envolvendo sete casos de fratura no córtex lateral, três esmagamentos do pino e cinco falhas no travamento dos parafusos distais. Ocorreram também três casos de fratura diafisária distal. Em 15,2% dos casos observou-se a presença de complicações pós-operatórias gerais, sendo comum as infecções torácicas. Nesta série houve um índice de 7,5% de complicação na fase pós-operatória. Esta série apresentou cinco casos de fratura da diáfise e cinco casos de falha do parafuso de fixação de compressão para uma taxa de menos de 1,8% para qualquer uma dessas complicações. Após seis meses todas as fraturas estavam consolidadas e o deslizamento do parafuso foi de 5,96 mm em média. Aos seis meses o acompanhamento foi satisfatório com relação à dor, à função e ao movimento. Os pesquisadores concluíram que este dispositivo é um implante eficiente para o paciente da região do Pacífico Asiático com fraturas peritrocantéricas, quando as técnicas cirúrgicas apropriadas são seguidas à risca.

Duas experiências prospectivas feitas ao acaso e relacionadas à comparação do conceito do parafuso intramedular do quadril com os pinos de compressão em forma de parafuso deslizante foram publicadas. Bridle revisou 100 pacientes de maneira prospectiva, dividindo-os fortuitamente em dois grupos: um com parafuso intramedular do quadril e outro com parafuso de compressão.[21] Havia 50 pacientes em cada grupo. Não observou diferença significativa entre os grupos em termos de idade, sexo, teste mental e gravidade da anestesia e padrão da fratura. Nos resultados também não houve diferença significativa com relação ao ritmo da cirurgia, complicações anestésicas, perda sangüínea, hemoglobina pós-operatória, exigências de transfusão e permanência no hospital. Do mesmo modo, não houve diferença significativa em relação à mortalidade, complicações e morbidez. A única diferença significativa entre os dois sistemas foi quanto à posição do parafuso de fixação, sendo pior o de compressão do quadril, mas ainda houve uma taxa igual de corte do parafuso nas duas técnicas. O problema maior foram as fraturas da diáfise do fêmur na fase pós-operatória. Uma delas era iatrogênica e três ocorreram por trauma. Este estudo concluiu que não havia diferença entre o parafuso intramedular do quadril e o parafuso de compressão numa experiência prospectiva fortuita. Entretanto o estudo enfatizou a preocupação com a complicação representada pela fratura da diáfise femoral e sugeriu uma revisão no projeto do implante.

Leung apresentou uma experiência prospectiva, também fortuita, de 225 casos de fratura dos quais 186 foram acompanhados durante sete meses.[22] Estes foram divididos em 93 casos com parafusos de compressão e 93 com parafusos intramedulares. Neste estudo as únicas diferenças significativas entre os dois sistemas foram que os parafusos intramedulares de quadril tinham reduzido significativamente o tempo de uso do intensificador de imagens, a perda sangüínea e o tempo para total sustentação de peso, mas experimentaram uma taxa maior de complicações intra-operatórias. A longo prazo, porém, tais complicações não foram significativas. Os pesquisadores sentiram que o pino, por si só, não mostrava realmente qualquer diferença maior sobre o uso do parafuso de compressão, mas verificaram uma tendência para o melhor funcionamento desse pino nas fraturas inter/subtrocantéricas mais instáveis. Estudos prospectivos adicionais isolados ou em grupo mostraram que existe pouca diferença na técnica operatória, na perda sangüínea e no resultado. Em todos os estudos a preocupação maior tem sido a incidência de fratura da diáfise femoral, que exige um processo cirúrgico significativo para a correção desta complicação. Conseqüentemente, este dispositivo não ganhou muita popularidade. Entretanto devemos destacar que em todos os estudos a ocorrência desse problema na fase intra-operatória ou logo após a cirurgia pode provavelmente estar diretamente relacionada ao uso técnico inadequado. Fraturas da diáfise femoral, a longo prazo, parecem não estar relacionadas ao pino e provavelmente não são maiores que aquelas causadas pelo efeito do aumento de tensão de uma placa colocada no córtex lateral do osso.

VISÃO GERAL

Como pode ser visto pelas experiências prospectivas isoladas realizadas até esta data, não existe diferença significativa entre o conceito de parafuso intramedular de quadril e o parafuso deslizante de compressão. Embora em termos biomecânicos o parafuso intramedular do quadril seja mais forte e forneça uma resistência axial melhor numa situação mais instável, seu conceito é praticamente igual ao do parafuso deslizante de compressão.

Assim, onde ficaria o papel deste conceito no tratamento atual de fraturas do fêmur proximal? A experiência clínica e os artigos escritos nos levam à impressão de que fraturas mais instáveis têm uma tendência a evoluir melhor com o conceito do parafuso intramedular do quadril. Será necessária uma experiência prospectiva futura para comprovar essa impressão. Entretanto, naquelas fraturas cuja redução é difícil e onde existe uma instabilidade significativa, esta técnica de dispositivo intramedular oferece um procedimento técnico consistente com perda sangüínea mínima que proporcionará um alinhamento anatômico razoável e uma consolidação consistente, que provavelmente não é o caso no conceito do parafuso de compressão. Atualmente, com base na experiência clínica, a melhor indicação para este dispositivo é a fratura intertrocantérica instável com fragmentação posterior mediana e a fratura inter/subtrocantérica que não se estenda mais de 5 cm abaixo da região subtrocantérica. Embora esse pino não seja melhor que um parafuso deslizante de compressão do quadril, isso não impede o cirurgião de utilizá-lo para todas as fraturas intertrocantéricas se ele for bem treinado no uso de dispositivos intramedulares, no modo de procedimento travado e acompanhar adequadamente os aspectos técnicos do procedimento de inserção desses dispositivos. Não há dúvida de que este é um implante menos passível de erro que o parafuso deslizante de compressão do quadril, razão pela qual deve ser tratado com muito mais respeito e cuidado ao ser implantado.

REFERÊNCIAS BIBLIOGRÁFICAS

1. Levy, R.N.: Intertrochanteric hip fractures. In Skeletal Trauma. Edited by Browner, B., Jupiter, J., Levine, A., & Trafton, P., Philadelphia, W.B. Saunders Co., 1992.
2. Russell, A., Taylor, C.: Subtrochanteric fractures of the femur. In Skeletal Trauma. Edited by B. Browner, J. Jupiter, A. Levin, & P. Trafton. Philadelphia, W. B. Saunders Co., 1992.
3. Larsson, S. Frieberg, S., Hensson, L.: Trochanteric fractures influence of reduction implant position on impaction and complications. Clin. Orthop. *259*:130, 1990.
4. Parker, M.J., Myles, J.W., Anand, J.K., Drewet, R.: Cost benefit analysis of hip fracture treatment. J. Bone Joint Surg. *74B*:261, 1992.
5. Senter, B., Kendig, R., Savoie, F.H.: Operative stabilization of subtrochanteric fractures of the femur. J. Orthop. Trauma *4*: 399, 1990.
6. Waddell, J.T.: Subtrochanteric fractures of the femur: A review of 130 patients. J. Trauma *29*:582, 1979.

7. Wu, C., Sheih, C., Lee, Z.: Subtrochanteric fractures treated with interlocking nailing. J. Trauma. *31*:326, 1991.
8. Seligson, D., Henry, S., Hemple, D.: Küntscher Y-nailing. In the Science and Practice of Intramedullary Nailing, Ed. Browner, B. and Edwards, C.: Philadelphia, PA, Lea & Febiger, 1986.
9. Ender, H.: The treatment of pertrochanteric and subtrochanteric fixation with Ender nails. In the Science and Practice of Intramedullary Fixation. Ed. Browner: B. and Edwards, C., Lea & Febiger, Philadelphia, 1987.
10. Jeffries, J.E., Schaumburg, P.W., Weissfeld, S.C.: Clinical experience with Ender nailing of proximal femur. In the Science and Practice of Intramedullary Fixation, Ed. Browner, B. and Edwards, C.: Page 115. Lea & Febiger: 1987 Philadelphia.
11. Zickel, R.E.: An intramedullary fixation device for proximal part of the femur: g years' experience J. Bone Joint Surg. *58A*:866, 1976.
12. Grosse, E.A., Taglang, G.: Gamma Locking Nail: Surgical technique. London: Howmedica. 1990.
13. Halder, S.C.: The gamma nail for peritrochanteric fractures. J. Bone Joint Surg. *74B*:340, 1992.
14. Küntscher, G.: The Practice of Intramedullary Nailing. Springfield, Illinois short form. Charles C. Thomas, 1967.
15. Mahomed, N., Hearn, T., Kellam, J.: Biomechanical Analysis of the Gamma Nail and Sliding Hip Screw. Presented at Annual Orthopaedic Trauma Association Meeting 1990, Toronto Ontario Canada.
16. Rosenblum, S.F., Zukerman, J.D., Kummer, F.J., Tamb, S.: A biomechanical evaluation of the gamma nail. J. Bone Joint Surg. *74B*:352, 1992.
17. Kyle, R.: Biomechanical Analysis of the Sliding Characteristics of the Gamma Nail. Presented at Orthopaedic Trauma Association Annual Meeting, Minneapolis, MN 1992.
18. Shaw, J.: Treating Stable and Unstable Intertrochanteric Fractures and Subtrochanteric Fractures with Compression Hip Screw and Gamma Nail. Presented at Orthopaedic Trauma Association, Minneapolis, MN 1992.
19. Kempf, 1. Grosse, A., Taglang, G.: The Gamma Nail. In Proximal Femoral Fractures.: Ed. Marti, R.K. and Dunki-Jacobs, P.B. Page 439 Medical Press Limited, London, 1993.
20. Chen, C.M. Leung, K.S.: Multicentric trial with the AP gamma naiL in east Asia. Presented at Strausburg Annual Trauma Course, March 31 through April 2,1993. Strausburg, France.
21. Bridle, S.H., Patel, A.D, Bircher, M., Calvert, P.T.: Fixation of intertrochanteric fractures of the femur: A randomized prospective comparison of the gamma nail and the dynamic hip screw. J. Bone Joint Surg. *73B*: 330, 1991.
22. Leung, K.S., So, W.S, Shen, W. Y., Hui, P.W.: Gamma nail and dynamic hips screws for pertrochanteric fractures. J. Bone Joint Surg. *74B*:345, 1992.
23. Boriani, S.: Results of the multicentric Italian experience on the gamma nail: A report of 640 cases. Orthopedics. 1307, 1991.

8

Osteossíntese Cefalomedular do Fêmur

Thomas A. Russell

Os pinos cefalomedulares, ou a "segunda geração"de pinos de fixação intramedular, foram introduzidos na América do Norte em 1986. O protótipo deste tipo de sistema de pino intramedular é o tipo *Reconstruction,* de Russell- Taylor (Smith & Nephew Richards, Memphis, Tennessee) (Fig. 8-1). Esse dispositivo foi projetado em 1985 para ampliar os benefícios da fixação intramedular travada para a região mais proximal do fêmur. Posteriormente, os *Delta Reconstruction* e *Delta Reconstruction II* foram projetados para uso em fêmures menores.

O *Reconstruction* combina técnica de fixação intramedular antígrada com parafusos de bloqueio que permitem a fixação no interior da cabeça do fêmur. Os parafusos de bloqueio posicionados em sentido distal na área epifisária fornecem estabilidade rotacional e axial para a diáfise femoral. O pino é ligeiramente menos encurvado em relação à curvatura média da diáfise. O projeto do dispositivo é alterado através de toda a sua extensão, com variações na secção transversal para aumentar ao máximo a resistência e diminuir a dureza.

Historicamente, o pino em 'Y' de Küntscher, o de Huckstep e o modelo de Zickel são os predecessores do pino *Reconstruction* de Russell-Taylor. O em 'Y' de aço inox de Küntscher empregava uma lâmina em forma de U inserida na cabeça do fêmur e no colo e que era fixada no piso intramedular por meio de uma perfuração proximal. Este pino não controlava satisfatoriamente o comprimento e a rotação, criando possibilidade de falha do implante por fadiga. O de Huckstep era feito em titânio sólido com múltiplas perfurações em toda a sua extensão, destinadas aos parafusos de bloqueio. Era uma haste reta e sem cânulas e sua inserção exigia técnica aberta, sendo um procedimento difícil devido à falta de canulação e da curvatura fisiológica. Foi o primeiro projeto com parafusos de fixação que podiam ser inseridos através do pino na cabeça femoral, para permitir a fixação deslizante por compressão de fraturas do colo do fêmur; não existem, porém, relatórios demonstrando seu uso com esta indicação.

BASE LÓGICA DO PROJETO BIOMECÂNICO

O pino *Reconstruction* foi o primeiro dispositivo intramedular projetado com ajuda de computador. As metas específicas do projeto alteraram a geometria do dispositivo para atingir dois objetivos. Primeiro, o desempenho em relação à fadiga foi melhorado devido às altas demandas e tensões impostas nesse implante na área do fêmur proximal. Em segundo lugar, a dureza proporcional da inclinação do implante foi separada do diâmetro externo para diminuir a dureza e facilitar a inserção do pino. No caso do *Reconstruction*, esta modificação conduziu a uma dureza comparável à da maioria dos pinos travados de 14 mm de diâmetro.

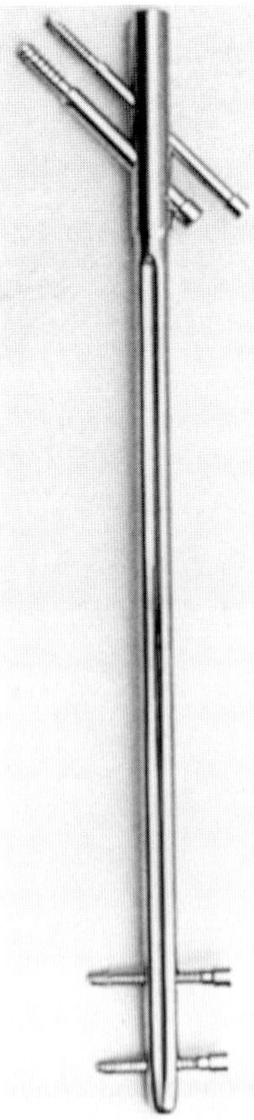

Fig. 8-1. Pino *Reconstruction* de Russell-Taylor, cortesia de Smith & Nephew Richards, Memphis, Tennessee.

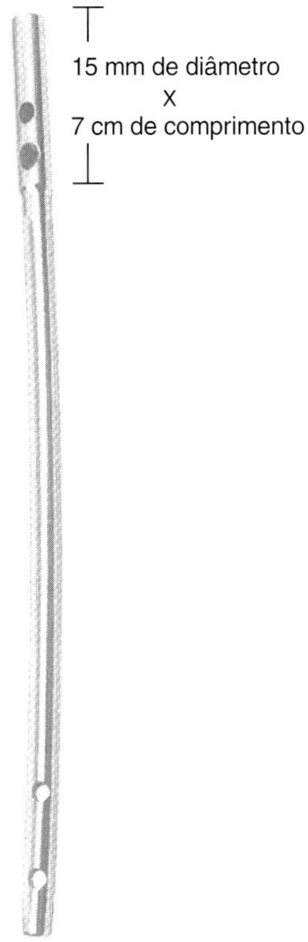

Fig. 8-2. Expansão proximal do pino *Reconstruction* de Russell-Taylor, para 15 mm no segmento de 7 cm para aumentar a resistência à fadiga na área subtrocantérica.

Estudos biomecânicos desenvolvidos por Russell *et al.* confirmaram a habilidade dos fabricantes de implantes em alterar as características de dureza e resistência dos pinos comercialmente disponíveis por variações de módulos de secção e espessura da parede do pino.[1] Este trabalho confirmou que a dureza do pino é proporcional à quarta potência do diâmetro externo do dispositivo **menos** o diâmetro interno do pino elevado à quarta potência. De modo semelhante, a resistência se relaciona à terceira potência do diâmetro externo **menos** a terceira potência do diâmetro interno. Essa proporcionalidade permitiu a modificação de cada pino *Reconstruction* para uma dureza específica variando a espessura da parede do dispositivo.

As características de resistência e dureza também estão relacionadas à curvatura do pino e sua secção (com fendas ou sem fendas). Aumentando-se o diâmetro proximal dos primeiros 7 cm do *Reconstruction* para 15 mm e utilizando-se um projeto de secção fechada, em toda a sua extensão, a região proximal, altamente tensionada, é reforçada ao extremo (Fig. 8-2). Essa modificação não aumentou a dureza efetiva do pino, pois essa secção proximal não fica em área que exija deformação elástica do pino durante a inserção.

A outra área representando motivo de preocupação envolveu as perfurações no pino, nas regiões proximal e distal. Bucholz *et al.* já haviam demonstrado que os pinos intramedulares travados eram passíveis de quebra por fadiga, preferencialmente através de seus orifícios de travamento.[2] Os métodos para reduzir essa concentração de tensão nas perfurações conduziram a duas modificações. Primeiro, na região do orifício proximal, o pino foi reforçado para 15 mm de diâmetro, conforme determinado e o ângulo da diáfise do colo para os orifícios foi selecionado a 135°, nível este que permite as melhores características possíveis de deslizamento para a fixação do parafuso proximal. Uma nova técnica de trabalho a frio dos orifícios distais, extraída da indústria aeroespacial, trata esses orifícios de maneira a deixar forças de compressão residual nas perfurações distais, aumentando, em muito, a resistência contra a fadiga do implante.[3] Esta combinação de espessura variável da parede, da modificação da secção e do reforço da perfuração melhora as características de resistência e fadiga do prego enquanto mantém ampla flexibilidade para facilitar a inserção do pino.

Os parafusos de bloqueio são apresentados em três modelos. Na região proximal do fêmur são utilizados um parafuso deslizante de fixação de 8 mm e/ou um de 6,4 mm.

Do mesmo modo que um parafuso de compressão de quadril de 135°, a fixação nessa região utiliza um parafuso deslizante que permite a compressão através da fratura no colo do fêmur e das fraturas basocervicais do quadril. Conceitualmente, uma osteossíntese na região proximal, utilizando dois parafusos, reduzirá a rotação na área peritrocantérica do colo do fêmur. Na região distal utilizamos parafusos do tipo cortical, de 6,4 mm, completamente roscados, para travamento no pino *Reconstruction* padrão.

Atualmente os tamanhos padrão dos pinos desse tipo variam de 12 a 14 mm de diâmetro na diáfise, medindo entre 36 e 48 cm de comprimento para o lado esquerdo e o direito. Isso foi necessário devido à anteversão do eixo da diáfise do colo femoral. Os orifícios dos parafusos de bloqueio proximal são orientados 8° em sentido anterior em relação aos orifícios dos parafusos distais, para facilitar a penetração do parafuso no interior da cabeça do fêmur (Fig. 8-3). O pino *Delta Reconstruction* tem um diâmetro diafisário de 10 ou 11 mm, comprimento entre 32 e 48 cm e utiliza dois parafusos proximais deslizantes de fixação de 6,4 mm e dois parafusos distais corticais de 5 mm; sua expansão em sentido proximal é reduzida para 13 mm. O pino *Delta II Reconstruction* tem diâmetros diafisários de 8 ou 9 mm, mede entre 24 e 38 cm e tem uma expansão proximal de 13 mm, com parafusos proximais deslizantes de fixação de 6,4 mm e parafusos distais corticais de 4,5 mm.

INDICAÇÕES PARA USO DE PINOS *RECONSTRUCTION*

O pino travado tipo *Reconstruction* foi originalmente projetado para o tratamento de fraturas subtrocantéricas complexas do fêmur e fraturas ipsilaterais do quadril e da diáfise. Em termos mecânicos, em condições de travamento estático, o pino *Reconstruction* pode ser usado para estabilizar lesões e deformidades do colo do fêmur até, aproximadamente, 4 cm acima do joelho (Fig. 8-4). É também um dispositivo ocasionalmente muito útil no tratamento de fraturas patológicas na região subtrocantérica, devido à

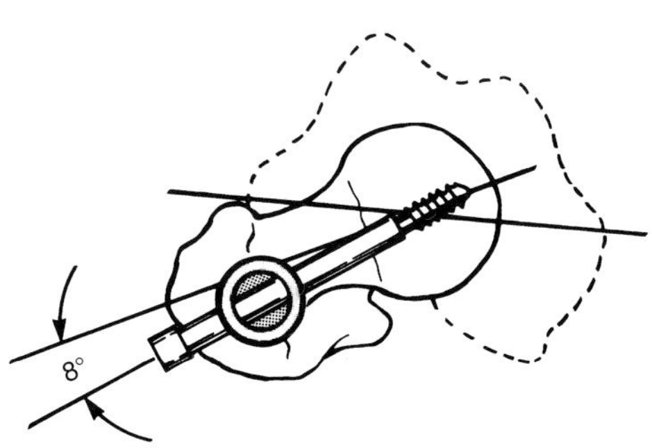

Fig. 8-3. A anteversão dos parafusos proximais é de 8° em referência ao alinhamento do parafuso de travamento distal, para facilitar o travamento distal e proximal.

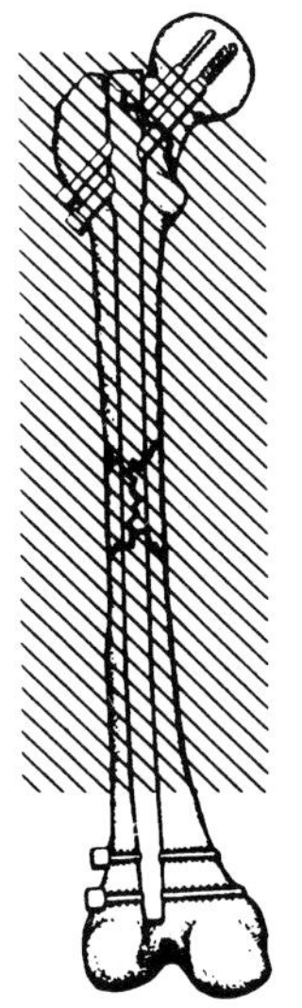

Fig. 8-4. Zona de aplicação do pino *Reconstruction* desde a metade do colo do fêmur para até, aproximadamente, 6 cm da incisura intercondilóidea do fêmur distal.

possível extensão posterior da doença para o fêmur distal. Nós já utilizamos esse dispositivo para o tratamento de consolidação viciosa e pseudo-artrose do fêmur nas quais seria necessária uma resistência grande à fadiga. O pino *Reconstruction* não deve ser considerado a primeira escolha para fraturas diafisárias convencionais do fêmur, pois provoca a complexidade adicional de obtenção e fixação da cabeça do fêmur com parafusos deslizantes proximais. Vários estudos confirmaram resultados satisfatórios utilizando pinos convencionais de travamento com parafusos de bloqueio em sentido diagonal, e preferimos utilizar um pino convencional travado para as fraturas da diáfise ao invés do *Reconstruction*.

PLANEJAMENTO PRÉ-OPERATÓRIO[4]

As radiografias pré-operatórias deverão mostrar todo o fêmur, incluindo a cabeça, o colo e o joelho nos planos AP e lateral. Inspecione cuidadosamente as radiografias para identificar propagação intra-articular de fraturas ou doença. As radiografias pré-operatórias do fêmur sadio podem ser úteis para avaliar o diâmetro adequado do pino, a quantidade necessária de dilatação e o comprimento final do pino para as fraturas multifragmentadas. Gabaritos radiográficos para o planejamento pré-operatório com o uso do pino *Reconstruction* estão disponíveis através de Smith & Nephew Richards, Memphis, Tennessee. A separação/redução da fratura diafisária deve ser obtida com tração antes de iniciar a osteossíntese intramedular antígrada fechada (exceto nos casos agudos). O excesso de tração durante a cirurgia poderá provocar lesões nos nervos ciático e pudendo.

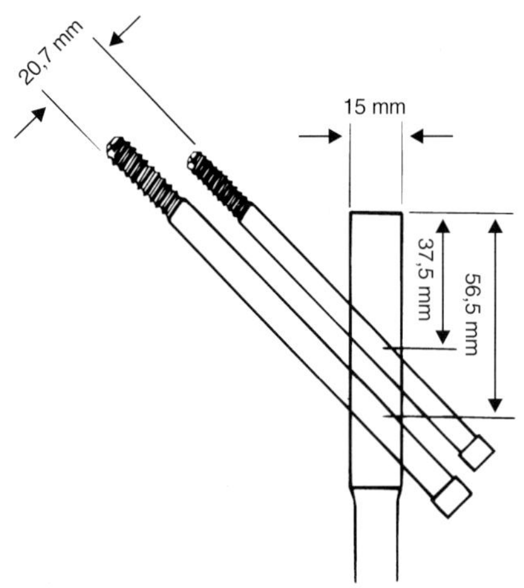

Fig. 8-5. Espaçamento da fixação proximal em diâmetros de haste de 12, 13 e 14 mm no pino *Reconstruction*, de Russell-Taylor.

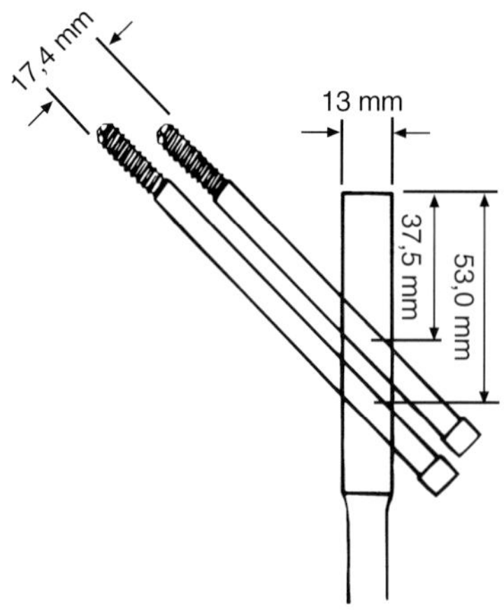

Fig. 8-6. Espaçamento de fixação proximal em diâmetros de haste de 10 e 11 mm no pino *Reconstruction*, de Russell-Taylor.

Na região proximal deve-se medir a largura do colo femoral para se determinar o espaçamento máximo dos parafusos de bloqueio. Os pinos *Reconstruction* com 12, 13 e 14 mm de diâmetro possuem o diâmetro externo efetivo de 20,7 mm (Fig. 8-5). Nos modelos Delta e Delta II esse diâmetro efetivo dos parafusos de travamento proximal é de 17,4 mm (Fig. 8-6).

O tamanho do pino utilizado depende do tamanho do paciente e da extensão da fragmentação do fêmur. Deve-se notar, entretanto, que ainda existe uma pequena, porém consistente, porcentagem de complicações causadas por falha ou por fadiga do implante. Assim, é sempre recomendado que utilizemos o implante mais largo e compatível para aquele paciente. O pino deverá preencher o canal medular no istmo para diminuir a deformação de translação, mesmo quando empregamos o travamento. Observamos até a impactação posterior nas fraturas gravemente fragmentadas quando dinamizadas mais tarde. Este risco deverá ser considerado durante a seleção do comprimento do pino para prevenir sua migração posterior para o interior do joelho ou a sua protusão para fora do fêmur proximal.

Técnica Cirúrgica

Posicionamento do Paciente

Com o paciente em posição supina, devemos abduzir o membro não afetado e aduzir o tronco e o membro lesado. Flexione o quadril afetado em 15°. Mantenha a relação anatômica entre o calcanhar e os artelhos* (Fig. 8-7). Aplique tração através de um pino esquelético ou de um suporte especial para o pé através da mesa de fratura. Determine o alinhamento rotacional do fragmento proximal com o auxílio do ampliador de imagem. Gire o fragmento distal para emparelhar com o fragmento proximal. Lembre-se de que a anteversão do colo femoral em adultos é de 15° em média na maioria dos norte-americanos, mas pode chegar a mais de 30° nas populações orientais. Ainda com o paciente nessa posição, a rotação correta da perna geralmente deixará o pé em rotação externa de 0 a 15°. Verifique sempre o quadril não envolvido quanto à amplitude de movimento rotacional. Quanto mais restrita for a movimentação do quadril antes da cirurgia, mais crítico será o alinhamento rotacional correto na fase de reabilitação pós-operatória.

A posição em decúbito lateral não é recomendada para o uso do pino *Reconstruction* devido à necessidade de se visualizar a cabeça e o colo do fêmur em projeções radiográficas AP e laterais. Algumas mesas de fratura mais modernas podem permitir a visualização radiográfica nesta posi-

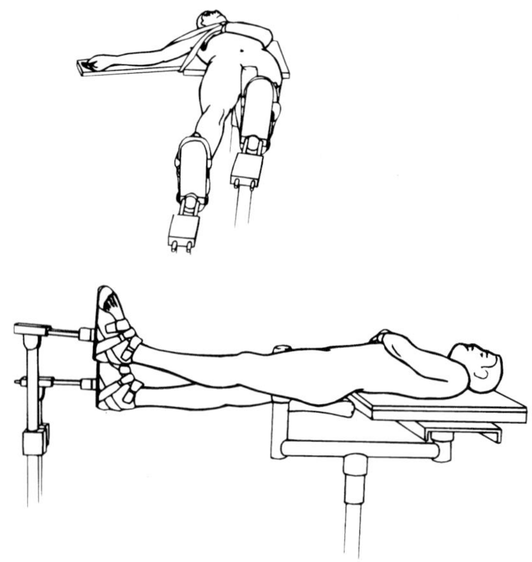

Fig. 8-7. Posição supina recomendada para a fixação utilizando o pino *Reconstruction*.

*N. do T.: "heel-to-toe"

ção, mas a redução aberta da região do colo femoral, se necessária, seria uma manobra difícil com o paciente em posição lateral.

Preparação do Paciente

O paciente deve ser lavado e preparado da maneira habitual. Envolva as nádegas e a coxa lateral até a crista poplítea. Cubra o braço do amplificador de imagens com uma cortina de campos operatórios de isolamento esterilizada.

Abordagem Cirúrgica

É feita uma incisão oblíqua na pele, bem próxima ao trocanter maior, que continua em direção proximal e medial por 9 a 10 cm (Fig. 8-8). Cortam-se a fáscia e o *gluteus maximus* em linha com suas fibras. Identifica-se o plano subfascial do músculo palpando a fossa trocantérica.

Preparação do Fêmur

No procedimento de osteossíntese intramedular, a determinação do portal de entrada adequado sempre é crucial. Isto é extremamente importante em fraturas subtrocantéricas muito altas e fraturas do colo do fêmur, pois uma abertura demasiadamente lateral pode criar uma redução em varo.

Na posição supina, é determinado o foco de entrada utilizando-se um pino orientador roscado com ponta de 3,2 mm inserido na fossa trocantérica, que posicionará o pino no plano médio do fêmur em ambas as visualizações, AP e lateral (Fig. 8-9), aumentando o portal de entrada com a broca canulada. Uma técnica alternativa é introduzir o furador curvo na fossa trocantérica, embora este seja um procedimento mais adequado para a posição em decúbito lateral. Faz-se a abertura diretamente no plano médio do fêmur, verificado nos dois planos de visualização. Procede-se à fresagem dos 8 cm proximais do fêmur para 15 mm de diâmetro. (Utilizando-se o protetor de pele enquanto estiver fresando.)

No tratamento de fraturas do colo do fêmur, a obtenção e a manutenção da redução da cabeça e do colo são fundamentais e críticas. A fratura do colo tem prioridade e exige a redução anatômica, através de redução aberta e fixação provisória, se necessário. Utiliza-se a broca medular reta e afilada como um "espaço de prego" no canal metafi-

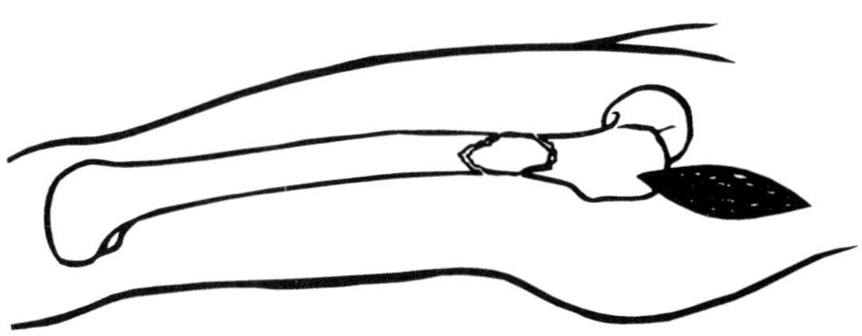

Fig. 8-8. Incisão proximal. Evite expor diretamente a fossa piriforme.

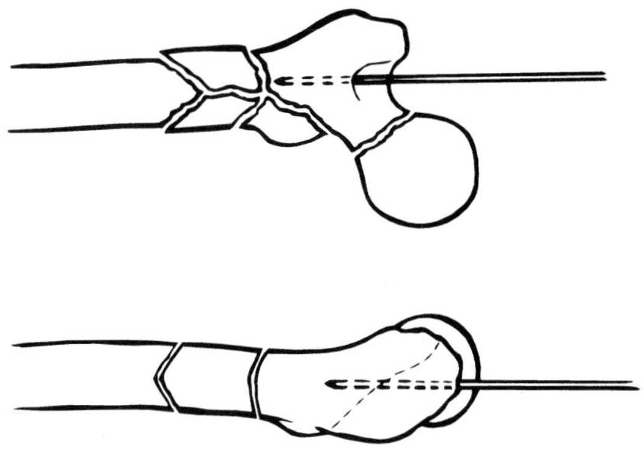

Fig. 8-9. Portal de entrada alinhado com o canal medular nas visualizações radiográficas AP e lateral.

sário e inserem-se arames de Kirschner e/ou parafusos canulados em sentido ântero-posterior na cabeça do fêmur para estabilizar a fratura durante a fresagem e a inserção do implante.

Em algumas fraturas subtrocantéricas, o fragmento femoral proximal se apresenta flexionado, rodado para fora (em rotação externa) e aduzido de tal maneira que o portal de entrada não poderá ser visualizado. Algumas mesas para redução de fratura permitirão o uso de uma almofada de canto (coxim) para elevar o quadril afetado, o que ajudará a colocá-lo numa posição mais acessível (Fig. 8-10).

Inserção do Bastão-Guia

Para ajudar na redução de fraturas da diáfise, há três tipos diferentes de guias de 3,2 mm. As fraturas comuns exigirão um bastão reto, embora as fraturas mais gravemente deslocadas possam exigir o uso de um bastão orientador com a ponta encurvada. Para canais intramedulares obstruídos podemos usar o tipo de bastão com a extremidade cortante semelhante a uma ponta de espada.

Introduz-se o bastão selecionado por meio de um mandril manual em forma de T até o nível da fratura (Fig. 8-11). Confirma-se a sua posição no interior do fêmur por meio de visualizações fluoroscópicas AP e lateral. Dilata-se o fragmento proximal até o diâmetro de 10 mm, em incrementos de 0,5 mm, com brocas canuladas. Reduz-se o fragmento proximal até o distal por meio do dispositivo inter-

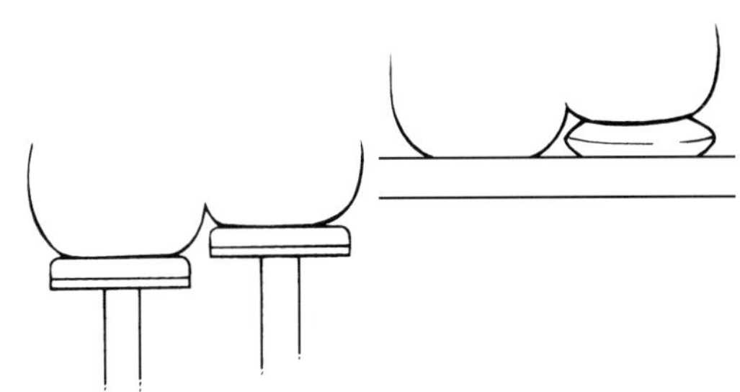

Fig. 8-10. A elevação das nádegas utilizando-se a mesa de fratura pode ajudar na redução de uma fratura subtrocantérica.

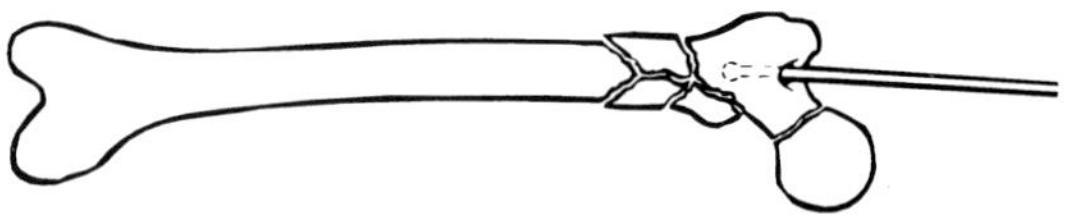

Fig. 8-11. Inserção do fio-guia para redução de fratura diafisária.

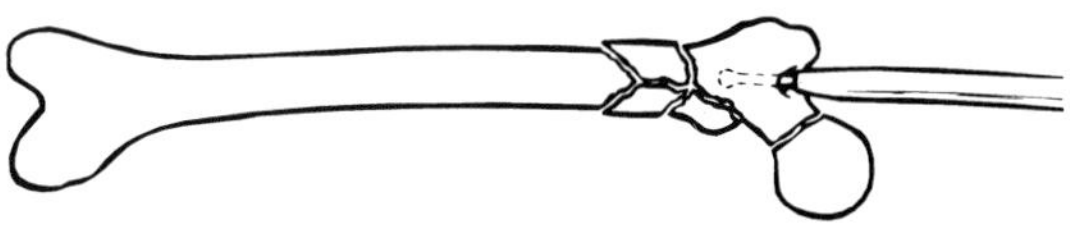

Fig. 8-12. A ferramenta do portal de entrada pode ser inserida em cima do fio-guia para ajudar na redução do fragmento proximal em direção ao distal.

no de alinhamento da fratura (Fig. 8-12). Avança-se o bastão-guia para o centro do fragmento distal até que a ponta atinja a antiga escara epifisária. Remove-se o dispositivo de alinhamento interno. Verifica-se a posição do guia no interior do fêmur por meio do amplificador de imagens.

A verificação do comprimento adequado do pino poderá ser determinada por dois métodos separados, o do bastão orientador ou o do calibrador de comprimento do pino. No primeiro, posiciona-se a extremidade distal do bastão orientador entre o pólo proximal da patela e a *escara epifisária femoral* distal, superpondo um segundo bastão orientador sobre a porção do bastão orientador que se estenda em sentido proximal a partir do portal de entrada do fêmur. Subtrai-se o comprimento (XXX mm) dos bastões de orientação superpostos de 900 mm para determinar o comprimento do prego (Fig. 8-13). Alternativamente, posiciona-se o calibre do comprimento do pino em sentido anterior ao fêmur (pré-operatório: fêmur sadio; intra-operatório: fêmur lesado) com a sua extremidade distal entre o pólo proximal da patela e a escara epifisária femoral distal. (Fig. 8-14). Movimenta-se o intensificador de imagens para a extremidade proximal do fêmur e lê-se na tela o comprimento correto do pino diretamente das medidas estampadas no calibrador de comprimento do pino.

Dilata-se todo o fêmur sobre o bastão guia de 3,2 mm, em incrementos de 0,5 mm até que se obtenha o diâmetro desejado (Fig. 8-15). Geralmente executamos a fresagem com 1 mm maior que o diâmetro do pino selecionado. Nos casos de inclinação anterior excessiva do fêmur, detectada em radiografias laterais ou extensão da fratura para o quarto distal do fêmur, aumentamos o canal medular em

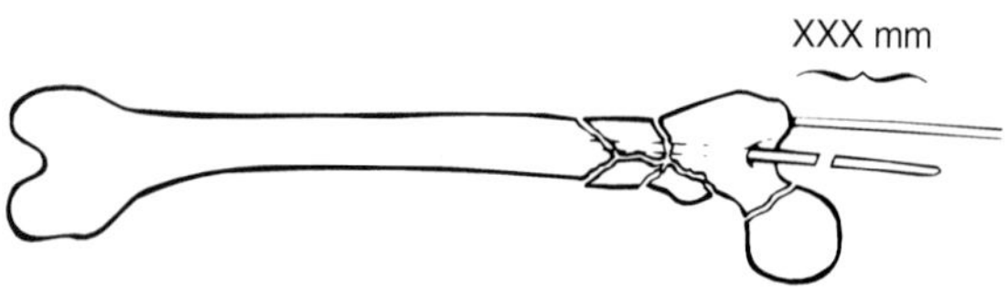

Fig. 8-13. Técnica de medição do comprimento com o uso de dois fios guia de comprimento igual.

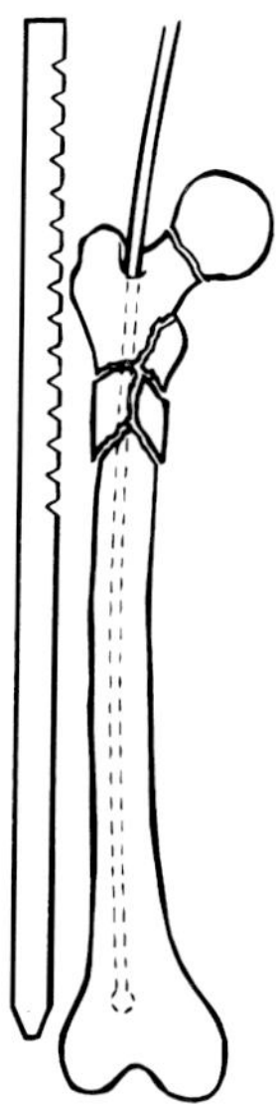

Fig. 8-14. Escamografia para estimar o comprimento da perna.

1,5 a 2 mm acima do diâmetro do pino. O diâmetro final da broca deve ser verificado com o gabarito da broca antes da seleção e inserção do pino. (Nunca introduzir um pino com diâmetro maior que o da última broca utilizada.)

Introduz-se o tubo medular de troca sobre o bastão orientador para manter a redução da fratura. Substitui-se o bastão guia com ponta de esfera por um bastão guia para pino de 4 mm depois que o tubo tenha penetrado o fragmento distal na metáfise distal. Remove-se o tubo. Em casos de alinhamento difícil pode-se optar pela não-remoção

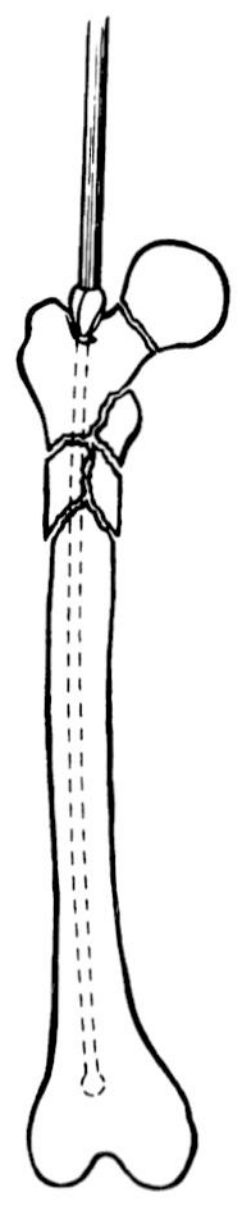

Fig. 8-15. Dilatação do canal intramedular em incrementos de 0,5 mm, quando há recomendação para dilatação do osso cortical. Geralmente se recomenda a dilatação até 1 mm maior que o diâmetro da diáfise e até 0,5 mm acima da expansão proximal do pino.

do fio-guia da broca com ponta em esfera até que o pino esteja assentado na metáfise distal. Esse procedimento é possível nos pinos *Reconstruction* de 12 a 14 mm, recomendando-se porém um fio orientador de 3 mm.

Inserção do Pino

Une-se o pino selecionado ao guia da broca proximal com o parafuso hexagonal. Quando montado corretamente, o pino terá uma inclinação anterior e o pino chavetado do guia estará apontando para o lado.

A seguir, unindo o martelo deslizante ou o guia supino ao parafuso do guia da broca proximal, insere-se o pino sobre o bastão orientador. Usa-se o pino chavetado como instrumento para controlar a rotação e ajudar a inserção (Fig. 8-16). É muito importante nunca golpear diretamente no guia, utilizando-se somente os instrumentos de inserção. Golpeando-se o guia pode-se provocar deformação do alinhamento necessário para a metaproximal. Reapertando-se o parafuso do conjunto do guia o quanto for necessário antes do assentamento final do pino, utilizando-se a chave de porca de 11/16 pol. e de ponta aberta ou a chave tubular universal.

Diferentemente da maioria dos pinos convencionais travados para o fêmur, em cuja técnica inserimos o implante até que o guia da broca proximal fique nivelado com a ponta do trocanter maior, o pino *Reconstruction* deverá ser inserido na profundidade adequada (com a ajuda da intensificação da imagem AP) para permitir a colocação do parafuso proximal na cabeça do fêmur. Em pacientes obesos, um orientador de compensação do *Reconstruction* ou *Delta Reconstruction* pode ser ligado ao plano proximal do guia da broca de reconstrução. Isso permite compensar o guia supino para a inserção mais fácil. Em pacientes obesos um guia reto tenderá a deslocar o implante lateralmente, forçando o quadril para varo se houver extensão da fratura ou fragmentação na região medial. Esta condição ocorre devido à pressão do guia sobre o ílio lateral. Pode-se usar o guia de compensação ou remover o mandril após o assentamento do pino para restaurar o alinhamento normal do quadril.

Para determinar a profundidade adequada de inserção do implante, colocam-se as juntas inferiores da broca (prata, verde, azul, vermelha) no guia da broca proximal para extrapolar a eventual localização do parafuso inferior de 8 mm. Se forem usados dois parafusos, o pino deverá ser inserido até um nível que permita que o parafuso inferior de 8 mm seja posicionado logo acima do esporão ósseo, aproximadamente a 5 mm do córtex do colo femoral medial (Fig. 8-17). Se apenas um parafuso for utilizado, o pino deverá ser inserido até um nível que permita que o parafuso inferior de 8 mm seja centralizado na cabeça do fêmur (Fig. 8-18).

Posicionando o braço do intensificador de imagens para obter uma visão lateral verdadeira da cabeça e do colo do fêmur, alinha-se o pino chavetado ao eixo desse braço girando o guia da broca proximal no plano transversal. O pino alvo proximal é radiopaco para permitir a centralização dos parafusos de travamento proximal no plano sagital. Uma porção anterior e posterior da cabeça do fêmur deverá ser visualizada em relação ao guia da broca proximal (Fig. 8-19). Uma verificação posterior do alinhamento correto deverá ser obtida através da visualização com o braço em posição oblíqua.

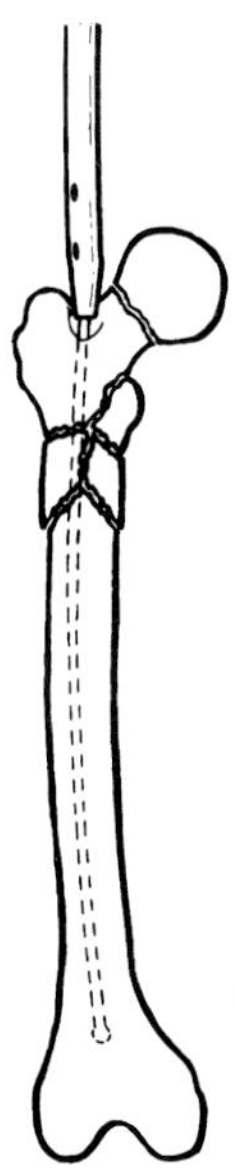

Fig. 8-16. Durante a inserção do pino este poderá ser usado para reduzir o fragmento proximal em direção ao fragmento distal à medida que cruza o foco da fratura.

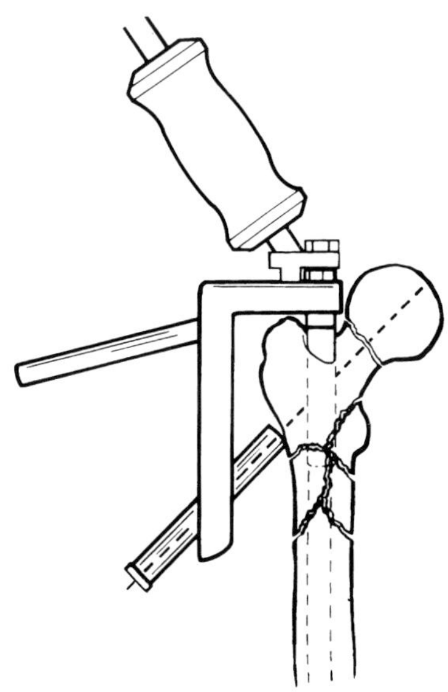

Fig. 8-17. Posicionando o parafuso proximal inferior aproximadamente 5 mm próximo ao córtex do colo femoral medial para permitir espaçamento para o parafuso.

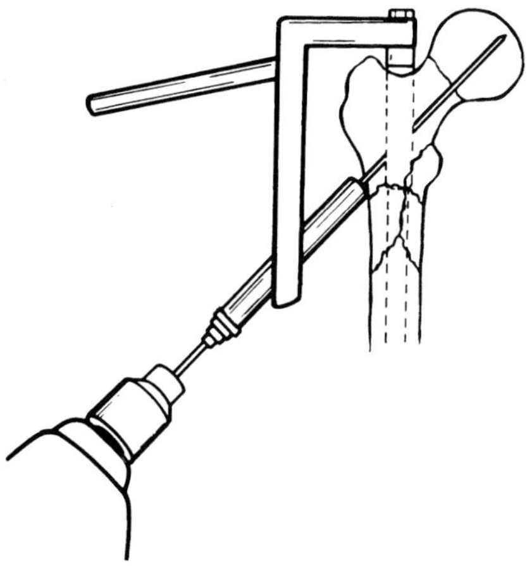

Fig. 8-18. Se apenas um parafuso for utilizado, centralizamos o parafuso de travamento proximal inferior no centro da cabeça do fêmur.

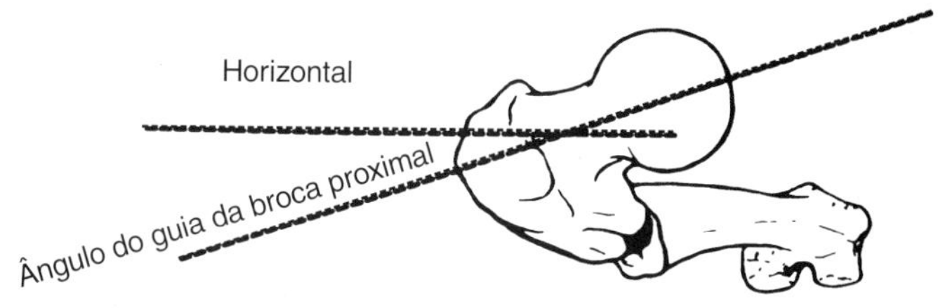

Fig. 8-20. Atentos para a anteversão extra que pode estar presente numa fratura subtrocantérica.

Com a posição supina, na maioria dos casos a cabeça do fêmur fica em posição anterior à diáfise, exigindo assim que a broca seja girada para baixo, em sentido horizontal, para prevenir o posicionamento do parafuso proximal posterior atrás de cabeça femoral. Observamos que a anteversão no pino existe para compensar o desvio anterior da cabeça femoral e do colo em relação ao centro do canal medular (o ponto conhecido como a fossa trocantérica ou piriforme). O guia da broca proximal deverá apontar no sentido da cabeça e do colo do fêmur. Durante a inserção existe tendência à posição de retroversão dos parafusos de travamento proximal. Mesmo que essa anteversão chegue a 8° no pino em relação aos orifícios distais de travamento, posiciona-se a broca ligeiramente abaixo do eixo horizontal do membro e reconfirma-se então, o alinhamento de rotação e a centralização da broca, observando-se a sua divisão da cabeça do fêmur na visualização radiográfica lateral (Fig. 8-20).

Tratamento Proximal

Este procedimento envolve o uso de parafusos de fixação de 6,4 e 8 mm com os pinos *Reconstruction* de 12 a 14 mm e dois parafusos de 6,4 mm com os pinos *Delta* e *Delta II Reconstruction*. Assim sendo, o equipamento exigido envolve o pino do guia roscado com ponta de 3,2 mm, as juntas vermelha, azul, verde e prata, o orientador hexagonal femoral e a diáfise hexagonal da reconstrução e da reconstrução Delta, as brocas de progressão gradativa, grande e pequena, e alavanca manual de liberação rápida, em forma de T.

Estabilização da Fratura do Colo

Se apenas um parafuso for utilizado para o bloqueio proximal, use sempre o de 8 mm; entretanto uma constru-

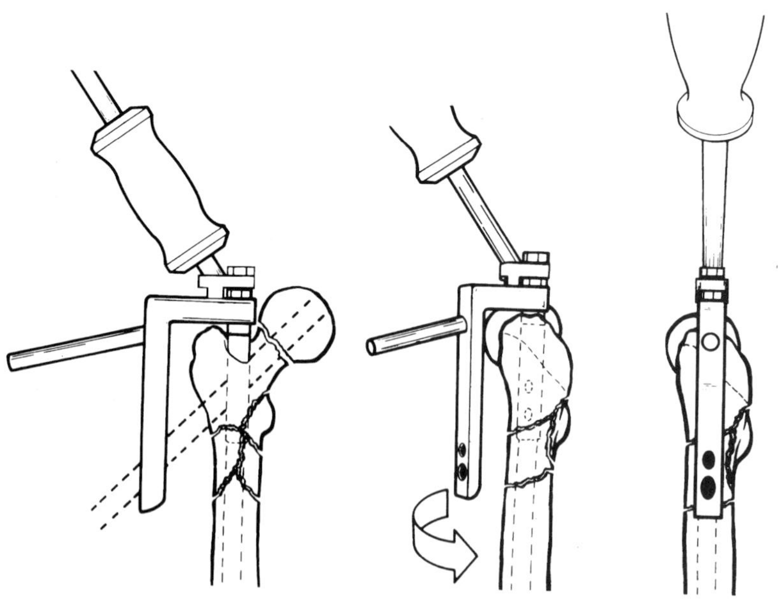

Fig. 8-19. Utilizamos o cabo para ajudar na inserção correta na cabeça do fêmur. Giramos o cabo até que ele divida a cabeça femoral na visualização radiográfica lateral real, quando a cabeça do fêmur pode ser vista anterior e posteriormente em relação ao cabo guia e ao pino superimposto. Este parafuso será centralizado no interior da cabeça do fêmur.

ção mecanicamente mais forte é obtida com a inserção de dois parafusos. (Para prevenir a rotação da cabeça do fêmur neste tipo de fratura, exigem-se dois parafusos.) Utilizando bisturi, fazemos uma incisão na pele e na fáscia através do orifício inferior do guia da broca proximal. Inserimos as juntas empilhadas da broca com as quatro bainhas codificadas pela cor (a prata com 9,5 mm, a verde com 8 mm, a azul com 4,8 mm e a vermelha com 3,2 mm) através desse orifício inferior. Empurramos as juntas da broca em direção ao osso. Inserimos o guia roscado com ponta de 3,2 mm através da junta vermelha avançando-o para o interior da cabeça do fêmur, 4 mm acima do esporão ósseo, até um nível de aproximadamente 5 mm abaixo do osso subcartilaginoso da cabeça femoral. Confirma-se a posição do guia no interior da cabeça através das visualizações AP e lateral oblíqua com o braço do intensificador de imagens.

Se na visão lateral real o guia com ponta de 3,2 mm estiver obstruído pela broca proximal, mas a cabeça femoral anterior e posterior estiver visível, podemos deduzir que o guia está em posição central. Para confirmação adicional, podemos colocar o braço do aparelho em posição oblíqua, anterior e posteriormente a partir da visão real lateral da cabeça do fêmur. Se for possível girar a cabeça do fêmur, devemos utilizar um outro pino orientador roscado com ponta de 3,2 mm. Faremos uma incisão na pele e na fáscia através do orifício superior do guia da broca proximal. Inserem-se as juntas empilhadas da broca (verde de 8 mm, azul de 4,8 mm e vermelha de 3,2 mm) através desse orifício superior. Empurram-se as juntas em direção ao osso. Insere-se o pino orientador através da junta vermelha da broca e avança-se o guia para o interior da cabeça do fêmur (Fig. 8-21).

Colocação do Parafuso Inferior

Removendo-se o pino inferior (de 3,2 mm) e as juntas azul e vermelha, deixar-se-á um orifício piloto para centralizar a broca progressiva grande. Insere-se essa broca através da junta verde da broca no interior da cabeça do fêmur até uma profundidade de 5 mm de osso subcartilaginoso, certificando-se de que as juntas estão contra o osso. Tiramos a medida do comprimento do parafuso neste ponto utilizando as calibragens da broca e lendo essa profundidade contra o topo da junta verde da broca (Fig. 8-22). Ao determinar o comprimento desse parafuso levamos em consideração a impactação potencial da cabeça do fêmur, quando aplicável. Retiramos a broca progressiva maior. As brocas maior e menor são projetadas para serem semidescartáveis, pois o osso denso torna cegas as estrias cortantes. Assim, recomendamos descartar as brocas progressivas após cinco ou dez utilizações.

Atarraxamento para Parafusos Proximais

Este procedimento é geralmente recomendado, mas em ossos muito densos será obrigatório. A haste de atarraxar de 8 mm é conectada ao mandril em T de liberação rápida e utilizada através da junta prateada da broca (Fig. 8-23). Retorna-se à junta verde e insere-se o parafuso de fixação selecionado de 8 mm através dessa junta com a ajuda da haste hexagonal do pino *Reconstruction/Delta Reconstruction*, conectada ao mandril em T, no interior da cabeça do fêmur (Fig. 8-24). Removem-se as juntas verde e prata.

Colocação do Parafuso Superior

Para uma fixação proximal com dois parafusos, inserem-se as juntas vermelha, azul e verde através do orifício

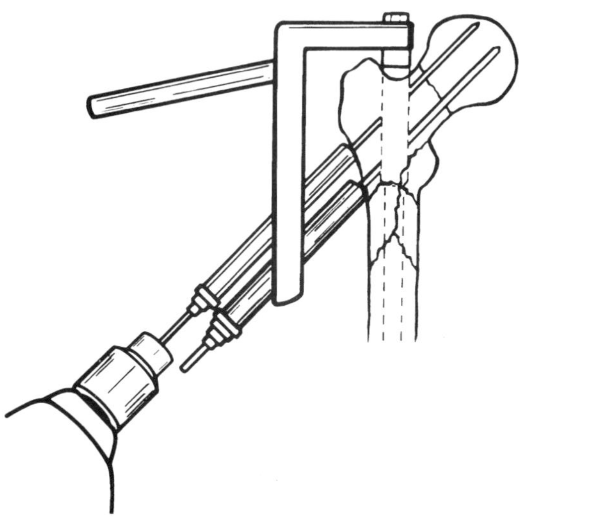

Fig. 8-21. Centralizamos ambos os parafusos para estabilização máxima de um componente do colo femoral. O fio deverá ser posicionado até 1 mm no interior do osso subcartilaginoso visualizado nas radiografias AP e lateral.

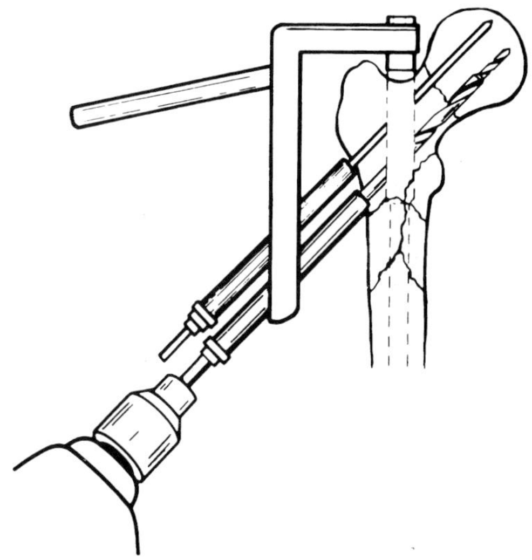

Fig. 8-22. Guia de oclusão da broca para a técnica de fixação do parafuso inferior.

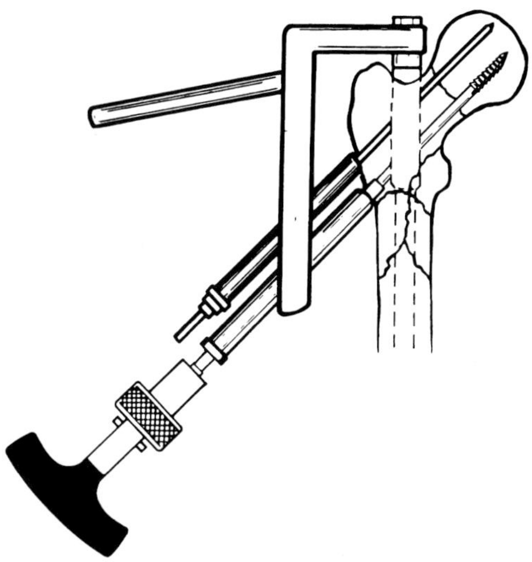

Fig. 8-23. Recomenda-se o atarraxamento dos parafusos para diminuir a rotação do colo femoral e facilitar a inserção do parafuso.

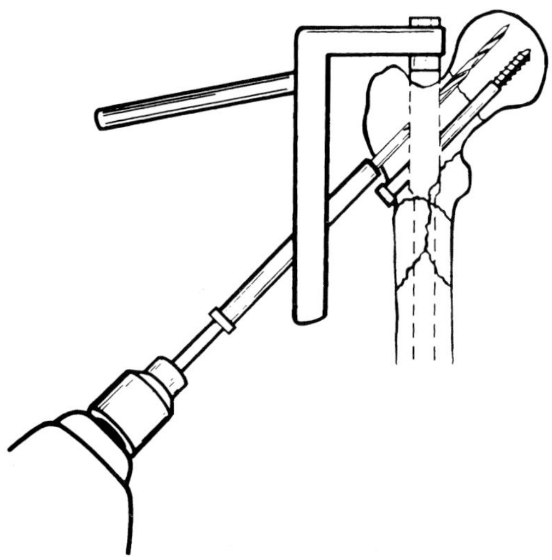

Fig. 8-25. Perfuração para o parafuso de travamento proximal com o guia de oclusão da broca.

superior do guia da broca proximal e avança-se o pino roscado com ponta de 3,2 mm, caso não esteja no lugar, para até 5 mm no osso subcartilaginoso. O passo seguinte de se posicionar esse pino roscado funciona como um orifício piloto para a broca. Removem-se o pino e as juntas azul e vermelha. Introduz-se a broca sobressalente através da junta verde no interior da cabeça do fêmur em profundidade de até 5 mm no osso subcartilaginoso. Verifica-se se as juntas estão posicionadas contra o osso. Neste ponto toma-se a medida do comprimento do parafuso utilizando-se as calibragens e lendo a profundidade obtida contra o topo da junta verde da broca. (Fig. 8-25). Remove-se a broca sobressalente pequena. Geralmente é recomendado o atarraxamento, mas em ossos muito densos esse procedimento será obrigatório. A haste com o macho é conectada ao mandril em T de liberação rápida e utilizada através da junta verde da broca (Fig. 8-26). Introduz-se o parafuso de fixação selecionado de 6,4 mm com a haste hexagonal do pino *Reconstruction/Delta Reconstruction*, ligada ao mandril, no interior da cabeça do fêmur (Fig. 8-27). Remove-se a junta verde. Confirma-se que ambos os parafusos estão contidos na cabeça do fêmur através das visões AP, lateral e oblíqua. Para se obter a estabilidade máxima, todos os fios de rosca dos parafusos de travamento proximal deverão estar dentro da cabeça do fêmur e deverão cruzar quaisquer linhas de fratura.

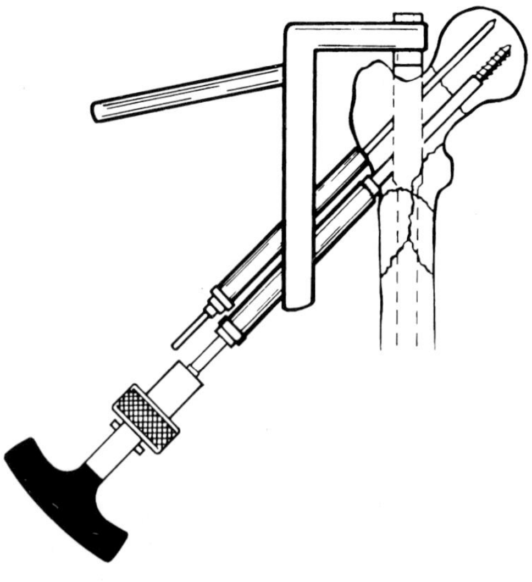

Fig. 8-24. O último parafuso deverá ser inserido até que os fios da rosca estejam todos no interior da cabeça do fêmur e a cabeça do parafuso esteja no córtex lateral.

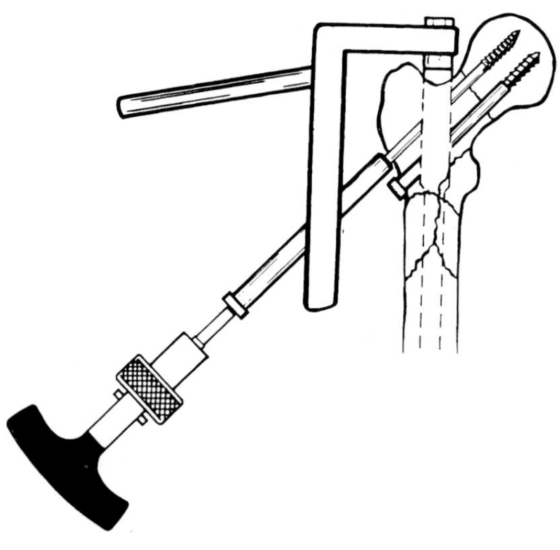

Fig. 8-26. Macheamento para o parafuso de travamento proximal.

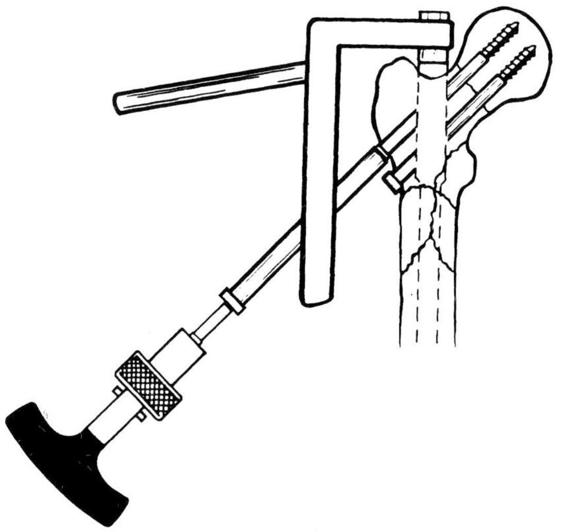

Fig. 8-27. Assentamento do parafuso de travamento proximal para permitir a maior rotação possível do fêmur proximal sem perder a fixação da fratura.

Quando não é exigida compressão do colo femoral e somente um parafuso proximal é utilizado, podemos inserir um parafuso de regulagem para prevenir o deslizamento do parafuso proximal. Esta técnica é raramente usada, mas pode ser útil se houver instabilidade significativa devida à fragmentação da região do colo femoral. O parafuso é inserido através da canulação proximal do pino e engatado no parafuso proximal por meio do acionador hexagonal do fêmur. O longo parafuso de regulagem segura o parafuso proximal de 8 mm enquanto o parafuso de regulagem curto segura o parafuso proximal de 6,4 mm. Se ambos os parafusos, de 8 e 6,4 mm, forem usados e o parafuso curto de regulagem for inserido, só estará prevenido o deslizamento do parafuso de 6,4 mm. O bloqueio proximal está agora completo.

Para o travamento distal recomendamos a aplicação das técnicas com o pino *Reconstruction*. Uma construção estática é a situação mais estável e com menor probabilidade de resultar em consolidação viciosa. Na maioria dos casos utilizamos técnica a "mão livre" ou um guia radiolucente de broca para a colocação do parafuso de bloqueio distal.

SUGESTÕES E TÉCNICAS

A seleção do portal de entrada para o pino de reconstrução é significativamente mais difícil que a inserção de um pino femoral padrão em duas situações: (1) nos casos de fraturas subtrocantéricas com rotação externa acentuada do fragmento proximal e (2) nas fraturas deslocadas do colo femoral e da diáfise. Pela natureza das forças deformantes em ação, as fraturas subtrocantéricas freqüentemente apresentam o fragmento proximal rodado para fora e o quadril em *varus*. Esta situação torna difícil a visualização do portal de entrada nos planos convencionais. A solução pode ser a rotação interna da perna e a tentativa de redução fechada do quadril ou a inserção percutânea de um pino de Schanz na massa trocantérica, o qual será utilizado como um manche para girar o fêmur proximal para posição anatomicamente conhecida.

Utilizamos uma técnica com fio-guia, a técnica de Day-Trafton, usando um fio inserido na fossa piriforme e fresando com uma broca canulada de 8 mm. A fratura ipsilateral do colo e da diáfise apresenta o dilema e a preocupação de possível prejuízo à fratura do colo do fêmur e à viabilidade desse colo durante a inserção do pino. Essa condição pode ser tratada primeiramente pela execução de uma redução aberta anteriormente à fratura do colo femoral e inserção de uma fixação provisória. O uso de um dilatador reto em T do tipo Charnley inserido na fossa piriforme pode servir de espaçador durante essa fixação provisória. Enquanto aplicada à cabeça do fêmur, essa fixação provisória não viola o canal medular. É sempre útil considerar esse tipo de fixação provisória do colo femoral como sendo semelhante à fixação com pinos de uma epifisiólise com desvio, já que os pinos precisam ser inseridos em sentido anterior à área do trocanter maior e posteriormente para o interior da cabeça do fêmur. Uma vez posicionada a fixação provisória, remove-se o dilatador manual do canal medular, iniciando-se o procedimento de redução padrão e fixação da fratura diafisária.

A seleção apropriada da profundidade de inserção do pino e também a rotação do implante para melhorar a centralização do parafuso da cabeça femoral também são procedimentos problemáticos. O gabarito pré-operatório é, portanto, muito útil na determinação do diâmetro do colo femoral, e ajudará na seleção do implante adequado. O pino *Reconstruction* padrão de Russell-Taylor tem uma extensão aproximada de 21 mm de um parafuso ao outro; assim, recomenda-se que a medida da largura do colo femoral seja de pelo menos 25 mm para utilizar o prego *Reconstruction* padrão. O modelo *Delta Reconstruction* tem 18 mm de espaço entre os parafusos de bloqueio proximal, o que será útil para o tratamento de fêmures menores.

No procedimento de fixação com o pino *Reconstruction*, a visualização radiográfica do fêmur proximal pode ser difícil e desorientadora. A técnica chave é a rotação do braço do intensificador de imagens até se obter uma visão lateral real da cabeça/colo do fêmur. Essa manobra será facilitada girando-se o guia proximal em sentido anterior. Uma vez obtida a visão lateral real do colo femoral e confirmada a redução, gira-se o mandril posteriormente até que o guia opaco divida a cabeça do fêmur. Isso permitirá a visualização da cabeça femoral anterior e posteriormente ao guia de fechamento. Com efeito, trata-se de um alinhamento de fios cruzados por inferência negativa: se houver cabeça femoral anterior e posterior à alça do guia proximal, os parafusos estarão contidos na posição centrada dessa cabeça. Há uma tendência para um posicionamento ligeiramente anterior dos parafusos na cabeça do fêmur. Essa rotação pode ser marcada por um marcador externo na pele para manter a anteversão correta durante o assentamento do pino.

O próximo objetivo é a obtenção da inserção do pino na profundidade adequada. Esse processo é facilitado novamente pelo planejamento pré-operatório e pela referência da ponta do trocanter maior em relação ao centro da cabeça do fêmur. Sempre é útil delinear o eixo da cabeça e colo do fêmur com um marcador de pele, do lado de fora da perna, como um sinal visual para a inserção na profundidade adequada. A meta é tentar colocar o parafuso de regulagem de 8 mm bem no córtex medial do fêmur. Se o pino for introduzido muito fundo, será difícil inserir o parafuso. Mantém-se um espaçamento mínimo de 4 a 5 mm do fio-guia em sentido proximal ao colo femoral medial. O uso do fio-guia de 3,2 mm através das bainhas ajudará a garantir que esta é a porta de entrada correta. Deixa-se a bainha e o fio sobre o guia no quadril e obtém-se uma radiografia para ajudar na confirmação. Como alternativa, pode-se inserir percutaneamente um fio de Kirschner anteriormente sobre o colo femoral na posição desejada, com o guia acionador inserido até este ponto.

Se durante a inserção o parafuso parecer caminhar do sentido mais inferior para superior na cabeça do fêmur, ou se o cirurgião achar que somente um parafuso poderá ser inserido, reavalia-se a fratura para fins de uma redução em varo. Pelo fato de os parafusos serem orientados num ângulo de 135°, existe sempre um sinal de que o quadril possa ser reduzido para varo quando somente um parafuso pode ser inserido.

Freqüentemente, durante a inserção do parafuso de bloqueio proximal, o cirurgião observará que esse parafuso parece apenas rodopiar. Isso se deve ao fato de que o parafuso proximal parcialmente roscado é, em termos funcionais, apenas um pino. Quando todos os fios de rosca do pino penetram o pino proximal, não existem mais roscas para puxar o pino para o interior do osso. Neste ponto é sempre útil apenas golpear o pino na cabeça femoral até que os fios da rosca toquem o osso e então reiniciar o processo de rosqueamento.

Os parafusos proximais devem fornecer fixação estável na sala de operação. Nos casos de osteoporose grave ou lesões patológicas onde os parafusos não tenham fixação adequada, recomenda-se aumentar essa fixação com metacrilato de metila.

Cuidados Pós-Operatórios

Na ausência de outras lesões que possam complicar o procedimento, os pacientes tratados com pinos *Reconstruction* são mobilizados no primeiro dia após a cirurgia com transferência da cama para a cadeira e ambulação com ajuda de andadores ou de muletas. O suporte de peso fica restrito de 10 a 15 kg na extremidade afetada em casos cominutivos. Se o contato do osso foi obtido na presença de uma qualidade óssea satisfatória no momento da cirurgia, o suporte de peso será permitido até onde tolerado com as muletas ou o andador. Exercícios com menor amplitude de movimento e com elevação reta da perna se iniciam nos primeiros dias. Os pacientes são geralmente encaminhados para casa de acordo com as orientações cirúrgicas normais (ausência de febre, drenagem do ferimento etc.), e quando demonstrarem um controle suficiente da extremidade inferior para a deambulação dentro de casa, com a ajuda de dispositivos apropriados. As visitas de acompanhamento devem ocorrer em intervalos de três semanas, com a obtenção de radiografias. Assim que se perceber a formação do calo, geralmente entre quatro e oito semanas, permite-se o suporte de peso gradativo. Os pacientes deverão demonstrar capacidade de suporte total de peso no membro afetado durante 60 segundos antes de se eliminarem as muletas. Deve-se prescrever um programa progressivo de exercícios contra resistência e natação ou bicicleta ergométrica.

A remoção do implante não é considerada até que se comprove, através de radiografias em planos AP e lateral, a formação madura de um calo atravessando o osso. Exigem-se anestesia geral e hospitalização por um dia. Colocam-se os pacientes em muletas após a remoção do implante até que seu andar retorne à condição anterior à remoção do pino. Após essa remoção, os esportes de contato devem ser evitados arbitrariamente por três meses.

EXPERIÊNCIA CLÍNICA

Exemplos de Casos Clínicos

Caso 1

Um homem de 49 anos de idade sofreu uma pane no pára-quedas e, ao cair ao solo, o impacto provocou uma fratura fechada e instável no fêmur proximal (Fig. 8-28). O paciente foi submetido a um procedimento de fixação com pino *Reconstruction* com fresagem. A fratura se consolidou em três meses e ele voltou à sua atividade anterior sem restrições (Fig. 8-29). Este caso demonstra a fratura subtrocantérica à qual o pino *Reconstruction* se adapta melhor, isto é, uma fratura subtrocantérica com perda de estabilidade cortical medial, com fratura do trocanter menor. A fratura não se estende para a fossa piriforme (tipo IA na classificação de Russell-Taylor).[5]

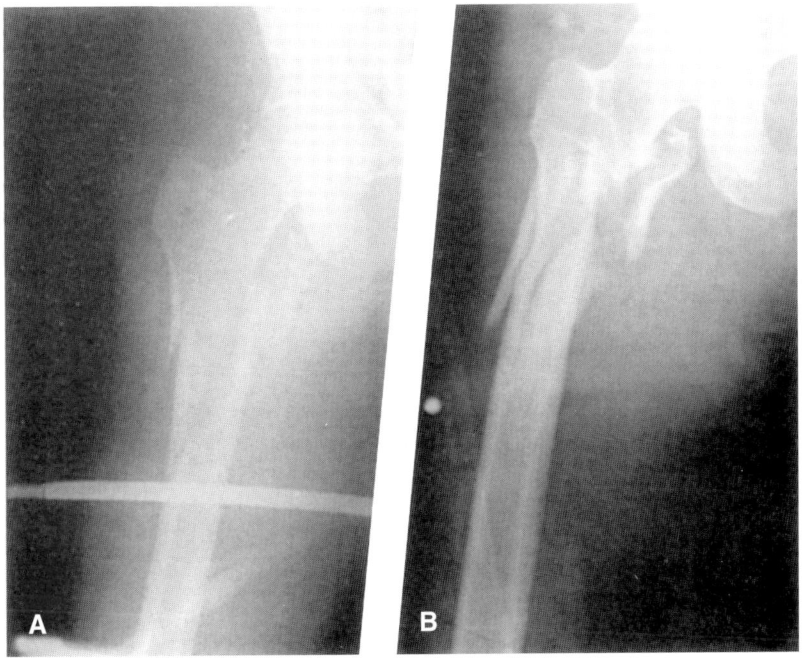

Fig. 8-28. Radiografias AP e lateral de uma fratura subtrocantérica femoral da classificação Russell-Taylor IB. Fratura subtrocantérica com fratura do trocanter menor. Não há envolvimento da fratura na fossa piriforme.

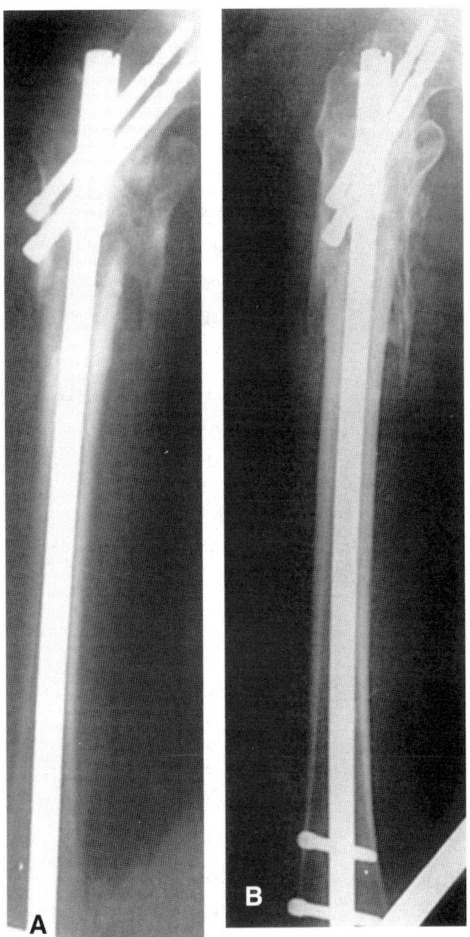

Fig. 8-29. Estabilização de uma fratura subtrocantérica do tipo IB na classificação de Russell-Taylor, com o pino *Reconstruction* em modo estático.

Caso 2

Um jovem de 26 anos de idade apresentou uma lesão no fêmur proximal provocada por um tiro de revólver (Fig. 8-30). Após a irrigação e o desbridamento inicial, o paciente foi submetido a um procedimento de fixação fechada (estática) com o pino *Reconstruction*. A cobertura da ferida foi possível após sete dias. A união foi documentada após quatro meses (Fig. 8-31). A região do trocanter menor estava intacta em relação ao fêmur proximal e não houve fragmentação na fossa piriforme (tipo IA na classificação de Russell-Taylor).

Caso 3

Um jovem de 22 anos de idade, envolvido num acidente de automóvel, apresentou uma fratura exposta na diáfise femoral e fratura do colo femoral ipsilateral (grau II de Gustilo-Anderson) (Fig. 8-32). Esse paciente sofreu irrigação e debridamento da fratura diafisária e redução fechada e fixação interna de ambas as fraturas com um pino *Reconstruction* estático utilizando-se a técnica com fresagem. Uma vez que o colo não desviou após a aplicação da tração, não foi necessária a redução aberta. Após seis meses as fraturas estavam consolidadas sem infecção (Fig. 8-33). Na visita de acompanhamento, após quatro anos, esse paciente estava trabalhando sem limitações e não havia evidência de infecção ou de necrose avascular.

Caso 4

Um homem de 29 anos de idade com histórico de displasia fibrosa poliostótica desenvolveu uma deformidade progressiva em sua perna após a correção de um problema

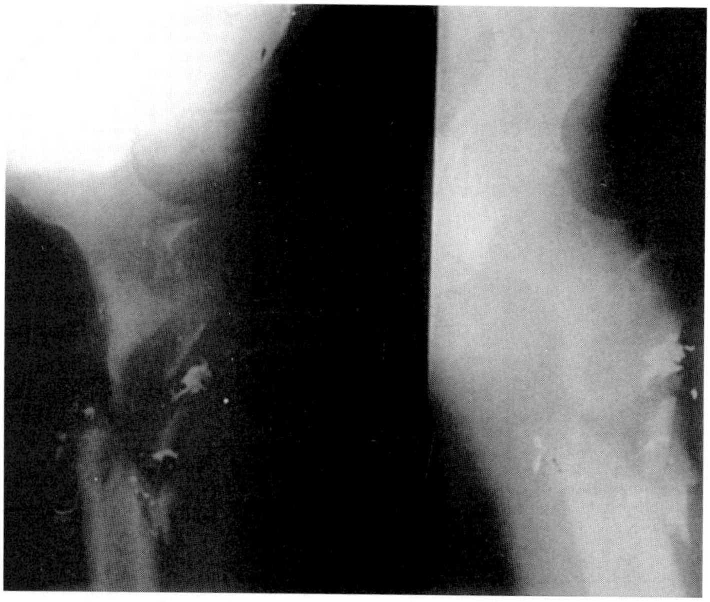

Fig. 8-30. Radiografias AP e lateral de uma fratura Russell-Taylor IA. A fratura ocorreu após um ferimento por projétil de arma de fogo.

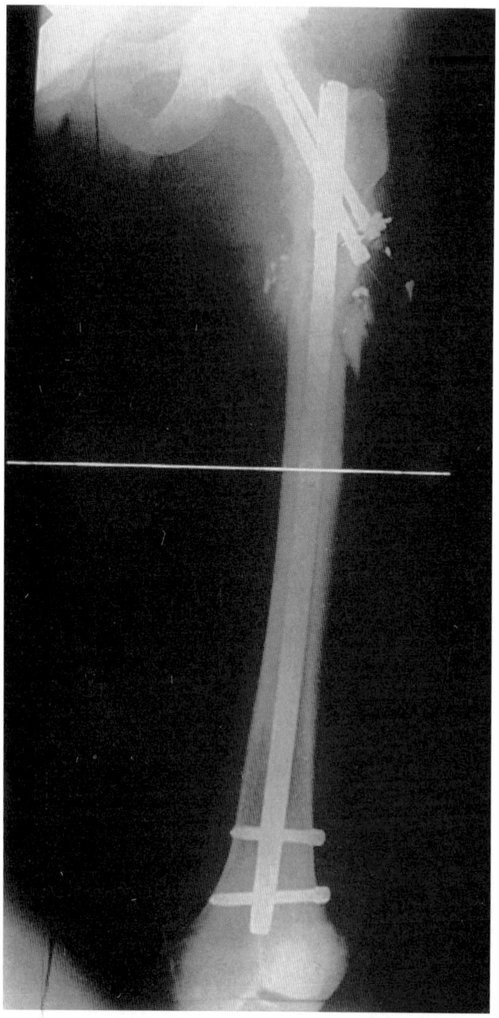

Fig. 8-31. Estabilização de uma fatura exposta com o pino *Reconstruction*.

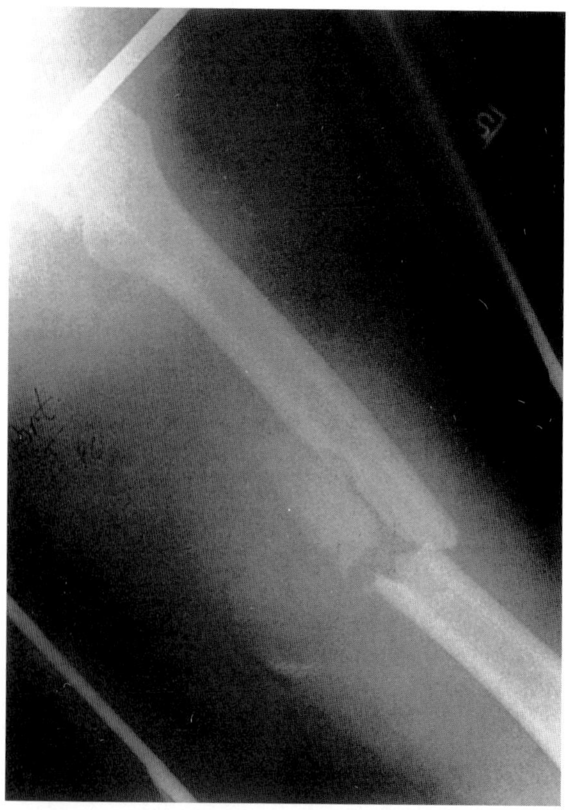

Fig. 8-32. Fratura da diáfise e do colo femoral ipsilateral.

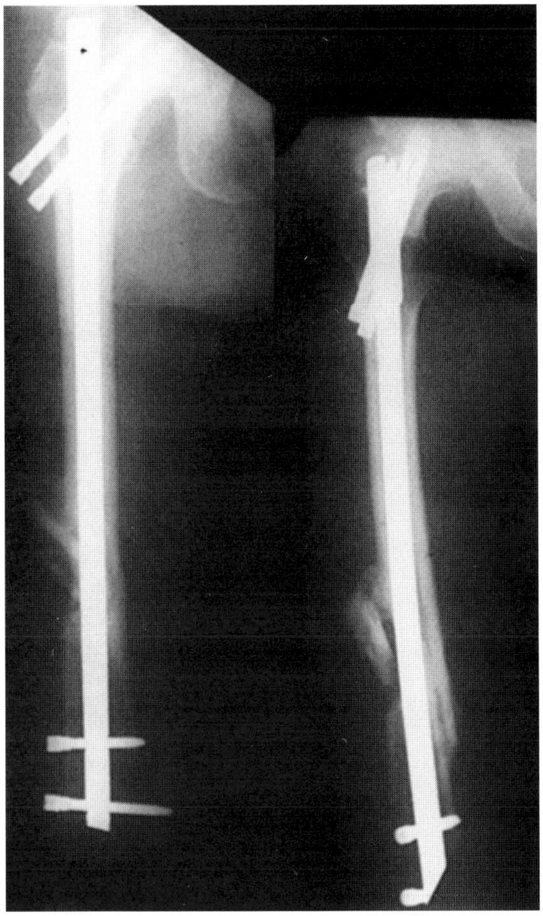

Fig. 8-33. Estabilização de fratura da diáfise e do colo femoral ipsilateral em modo estático.

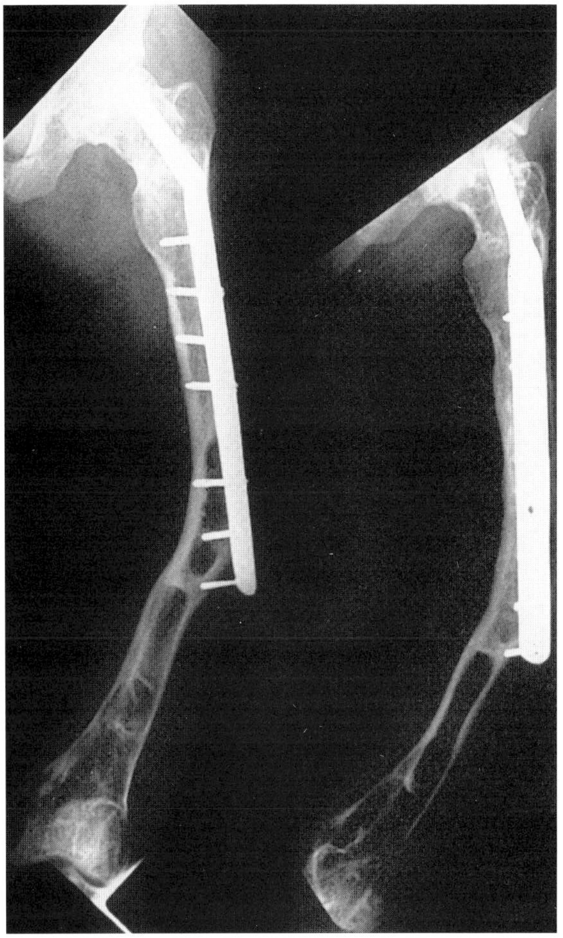

Fig. 8-34. Displasia fibrosa com fratura patológica. Fixação inicial com placa de Jewett para displasia fibrosa.

semelhante na infância. As radiografias documentaram o desenvolvimento irregular grave e o enfraquecimento do membro (Fig. 8-34). As investigações ósseas identificaram falha por tensão no ápice da deformidade. O paciente foi submetido à remoção do pino de Jewett, osteotomias segmentares abertas com enxerto ilíaco autógeno e estabilização com o pino *Reconstruction*, inicialmente num modo de bloqueio estático. Esse paciente foi dinamizado aos seis meses devido à irritação provocada pelos parafusos distais. Sua lesão estava unida e sem qualquer deformidade após quatro anos (Fig. 8-35).

RESULTADOS CLÍNICOS

Slater *et al.*[6] documentaram os resultados de 64 fraturas subtrocantéricas instáveis consecutivas tratadas com o pino *Reconstruction* de Russell-Taylor. A maioria delas representava fraturas de alta energia, sendo 56 fechadas e oito abertas. Cinqüenta e nove por cento das lesões envolveram perda do córtex femoral medial ou fratura do trocanter menor; 22% dessas lesões envolveram extensão para dentro da massa trocantérica ou região da fossa piriforme; 74% das fraturas eram dos tipos 3 e 4 na classificação de Winquist-Hansen ou fraturas segmentares. Nos 12 casos com extensão para a fossa piriforme as dificuldades intra-operatórias foram grandes, exigindo ocasionalmente a redução aberta para a porta de entrada. Dos 61 casos acompanhados em média por 11 meses, todas as fraturas uniram sem necessidade de nova cirurgia, enxerto ósseo ou dinamização. Não houve infecções agudas, mas dois dos pacientes desenvolveram posteriormente infecções aos 16 e 18 meses após a ocorrência da fratura, devido à sepse provocada por lesões recentes. Ambos os casos responderam favoravelmente à remoção do implante e aos antibióticos. Foram removidos sete pinos sem quaisquer complicações ou refraturas.

Azar e Russell[7] apresentaram um estudo prospectivo de 35 pacientes com fraturas diafisárias e no colo femoral ipsilateral. Trinta pacientes tiveram um acompanhamento mínimo durante dois anos e em média de 3,3 anos. Houve um caso de pseudo-artrose num paciente com deformidade em varo preexistente provocada por epifisiólise. Essa lesão posteriormente consolidou com fixação interna e enxerto ilíaco autógeno. Houve também um caso de redução imperfeita do colo femoral que sofreu nova operação após

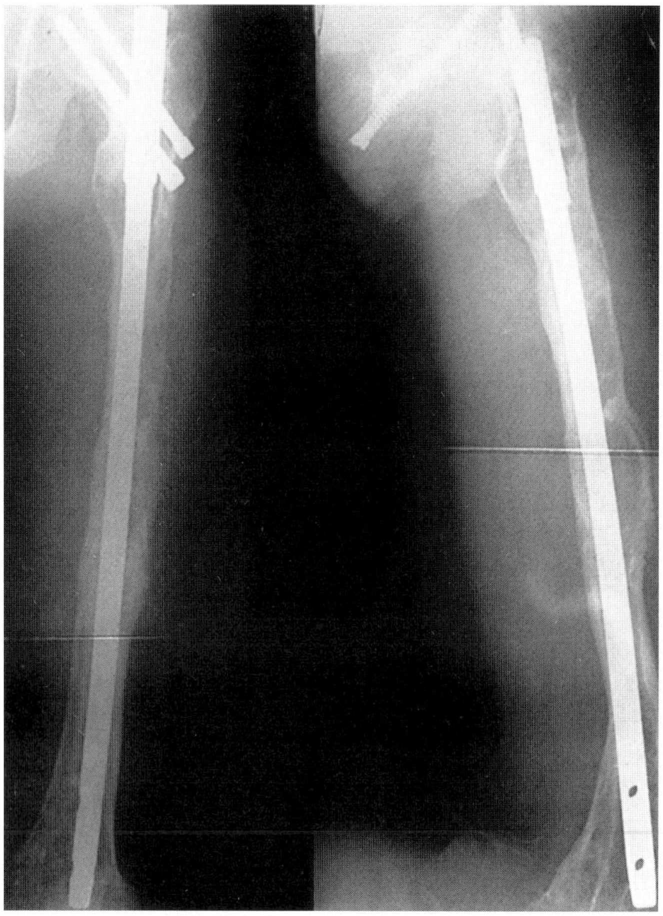

Fig. 8-35. Consolidação de osteotomias segmentares na displasia fibrosa. Pino dinamizado aos seis meses. Plano de manutenção do pino como medida profilática.

cinco dias com redução em valgo obtida e fixação com o pino *Reconstruction* e um parafuso acessório. Houve também um caso de infecção profunda que se curou após a união da fratura e a remoção do implante com o uso de antibióticos. Somente um caso desenvolveu necrose avascular da cabeça do fêmur aproximadamente sete anos após a lesão, a partir de um componente de fratura deslocada do colo femoral tratada duas semanas após a lesão com redução aberta e fixação com o pino *Reconstruction*. A investigação óssea após dois anos se apresentou normal. A dor e as alterações radiográficas se manifestaram após sete anos. Atualmente o paciente usa uma bengala e medicação antiinflamatória não-esteróide. Oitenta por cento dos pacientes voltaram às atividades profissionais e recreacionais anteriores às lesões.

COMENTÁRIO GERAL

Embora tecnicamente mais exigente que os pinos travados convencionais para o tratamento de fraturas do fêmur, o pino *Reconstruction* atingiu seus objetivos de projeto e também anunciou uma nova era dos conceitos para os implantes. Esforços continuados para aperfeiçoar a instrumentação e o desenho do implante estão em franco desenvolvimento. O pino *Reconstruction*, porém, já conquistou seu lugar no tratamento de problemas complexos do fêmur proximal.

REFERÊNCIAS BIBLIOGRÁFICAS

1. Russell, T.A., Taylor, J.C., Lavelle, D.G., Beals, N.B., Brumfield, D.L, Durham, A.G.: Mechanical characterization of femoral interlocking intramedullary nailing systems. J. Ortho. Trauma *5*:332, 1991.
2. Bucholz, R.W., Ross, S.E., Lawrence, K.L.: Fatigue failure of the interlocking nail in the treatment of fractures of the distal part of the femoral shaft. J. Bone Joint Surg. *69*:1391, 1987.
3. Beals, H.B., Davidson, J.R.: Improved fatigue strength of interlocking nails. Second Annual Conference International Society for Fracture Repair, Minneapolis, MN, 1990 (abstract).
4. Surgical Technique Manual Smith & Nephew Richards Family of Reconstruction Interlocking Nails, T.A. Russell, J.C. Taylor, Lavelle, D.G., Smith & Nephew Richards, Memphis, TN.
5. Russell, T.A., Taylor, J,C.: Subtrochanteric fractures. In Skeletal Trauma. Edited by B. Browner.
6. Slater, J.C., Russell, T.A., Walker, B.J.: Intramedullary nailing of complex subtrochanteric fractures of the femur. submitted for publication. Presented at AAOS, Orthop. Transactions 1992.
7. Russell, T.A., Azar, F.M.: Ipsilateral femoral neck and shaft fracture treated with the Russell-Taylor Reconstruction Nail. submitted for publication. Presented at AAOS, Orthop. Transactions, Orlando, FL, 1995.

9

Técnica de Osteossíntese Intramedular a Foco Fechado de Küntscher para Fraturas do Fêmur

Robert G. Veith, Sigvard T. Hansen, Jr. e Robert A. Winquist

A fixação intramedular a foco fechado de fraturas da diáfise do fêmur foi descrita pela primeira vez por Küntscher, em 1940.[1] Através de uma pequena incisão que expunha o trocanter maior, esse especialista estabilizou fraturas da diáfise do fêmur com um pino trevo, com a ponta em forma de bala, após alargar o canal medular por meio de brocas graduadas. Apesar do sucesso de Küntscher com esta técnica, o procedimento não obteve popularidade ampla nos Estados Unidos até, aproximadamente, uma década atrás. Esta técnica só ganhou apoio geral por causa dos aperfeiçoamentos havidos na instrumentação e pela disponibilidade do intensificador móvel de imagens, que reduziu o risco da irradiação a níveis aceitáveis. Os numerosos trabalhos publicados, descrevendo casos de fraturas do fêmur tratadas com a técnica da osteossíntese intramedular a foco fechado, demonstraram os resultados superiores que podem ser obtidos com o procedimento.[2-11] Com base nesses estudos, muitos cirurgiões passaram a adotar a fixação intramedular a foco fechado em substituição ao tratamento não-operatório.

A principal vantagem que a osteossíntese femoral a foco fechado apresenta sobre as técnicas de fixação aberta, seja com pinos intramedulares ou placas e parafusos, é o fato de que a estrutura óssea pode ser restaurada sem a exposição do hematoma da fratura ou o comprometimento dos tecidos moles locais e dos descolamentos periosteais. A perda sangüínea é mínima, assim como os riscos de infecção e consolidação retardada.

O fêmur é um osso muito adequado à aplicação da técnica de fixação intramedular devido à sua excelente cobertura de tecidos moles e ao formato de seu canal medular. Embora o suprimento sangüíneo desse canal fique temporariamente comprometido após o processo de fresagem, este procedimento fechado não interfere no suprimento de sangue próximo ao sítio da fratura. A prática clínica já demonstrou que o fêmur tolera os efeitos deletérios da fresagem por estar envolto por um envelope de tecido mole muito bem vascularizado.[12] A tíbia, por outro lado, é menos adequada para a fresagem intramedular imediata e osteossíntese porque seu suprimento vascular é limitado. A técnica de Küntscher com fresagem não é recomendada para a maioria das fraturas expostas da tíbia.

A fixação femoral fechada apresenta vantagens médicas e econômicas evidentes sobre outras técnicas.[9,13] No

Centro Médico Harborview, em Seattle, mais de 750 casos de fraturas agudas da diáfise femoral foram tratados com a fixação intramedular a foco fechado desde que a técnica foi adotada, em 1968. Acreditamos que este procedimento, modificado como descrito em nosso *AAOS Instructional Course Lecture*,[14] oferece o tratamento mais fisiológico possível para fraturas da diáfise femoral porque a estrutura óssea é restaurada, o paciente pode ser mobilizado mais precocemente e o membro lesado pode ser reabilitado mais rapidamente. O procedimento, entretanto, é altamente técnico e as fraturas tratadas por ele devem ser adequadamente selecionadas, para se evitarem complicações. Este capítulo apresenta nossa abordagem para o tratamento de pacientes com fraturas da diáfise femoral e discute os meios de diminuir os imprevistos da osteossíntese intramedular fechada do fêmur.

SELEÇÃO DA FRATURA

Nem todas as fraturas da diáfise femoral são adequadas à aplicação da técnica padrão de fixação intramedular fechada após a fresagem do canal. Um elemento chave na determinação da adequabilidade desta técnica para o tratamento de fraturas específicas da diáfise do fêmur é a estabilidade da lesão. Fraturas instáveis são geralmente consideradas não-adequadas para o procedimento de fixação femoral fechada devido à possibilidade da ocorrência de um índice inaceitável de encurtamento, má rotação ou angulação. Tanto o padrão quanto a localização da fratura na diáfise femoral são itens importantes na avaliação sobre a estabilidade da fratura e serão cuidadosamente analisados pelo cirurgião ao selecionar o método de tratamento.

Em geral, fraturas transversais com menos de 50% de cominuição podem ser considerados estáveis. Fraturas oblíquas pequenas na diáfise proximal ou na região mediana também são estáveis, embora algum encurtamento possa ocorrer após um procedimento padrão de fixação desse tipo de lesão na área abaixo do istmo. Fraturas longas e oblíquas, com segmentos separados, e fraturas cominutivas com menos de 50% de contato cortical são consideradas instáveis. Numa fratura segmentada, cada lesão deve ser avaliada separadamente para determinar a estabilidade respectivamente.

A localização da fratura na diáfise femoral pode tornar instável uma fratura anteriormente estável. Por exemplo, uma fratura transversal com menos de 50% de cominuição é geralmente estável se estiver localizada dentro de uma área de 2,5 cm distal ao trocanter maior e 10 cm acima da articulação do joelho, desde que a região intracondilar esteja intacta. Fraturas transversais mais próximas que 2,5 cm abaixo do trocanter menor são, entretanto, instáveis e podem angular ou girar se tratadas com a fixação fechada padrão. Felizmente o desenvolvimento do pino travado para o fêmur ampliou os limites da osteossíntese fechada de fraturas da diáfise femoral.[15] Este capítulo trata da técnica de fixação femoral com pino travado somente no que diz respeito ao seu papel no tratamento de fraturas instáveis.

A idade do paciente é uma consideração importante na seleção adequada de lesões para se aplicar a técnica de fixação intramedular fechada do fêmur. Não recomendamos essa técnica em crianças, mas acreditamos que este seja o procedimento mais adequado para o tratamento de fraturas em adolescentes.[16] A osteossíntese intramedular fechada é particularmente vantajosa no paciente idoso, pois o procedimento é bem adequado para o osso com osteoporose. Os pacientes idosos podem suportar peso sem medo de a fixação falhar, e o efeito preocupante do aumento de tensão não ocorre quando se utiliza um pino no comprimento total do osso.

RITMO CIRÚRGICO

Recomendamos a fixação imediata das fraturas do fêmur em pacientes politraumatizados, com fraturas ipsilaterais do fêmur e da tíbia ("joelho flutuante") ou com fraturas femorais expostas. Cerca de um terço dos pacientes com fraturas da diáfise do fêmur também apresenta lesões de alto risco na cabeça, tórax ou abdômen. Nesses pacientes a fixação femoral prematura reduz a morbidade e a mortalidade no início do período após a ocorrência das lesões. Pacientes com lesões múltiplas correm risco significativo de complicações pulmonares. Border *et al.* enfatizaram o valor de colocar o paciente sentado ou em pé para reforçar a respiração;[17] conseqüentemente, deve-se evitar a tração nesses pacientes. Com a fixação femoral adequada o paciente pode ser mobilizado, ou pelo menos ser capaz de ficar sentado no dia seguinte à ocorrência da lesão. No paciente com traumatismo craniano, a fixação femoral deve ser executada. Em pacientes com lesões múltiplas a fixação femoral imediata permite que a equipe médica essencialmente "ignore" a fratura após a operação e possa se concentrar nas medidas mais importantes voltadas para salvar a vida desses pacientes. Acreditamos que o período logo após a ressurreição inicial da vítima é o ideal para a execução da fixação da fratura. Se houver um procedimento cirúrgico de emergência envolvendo o crânio ou o abdômen, nós executamos a fixação femoral fechada logo após essa operação ainda durante a anestesia.

Riska *et al.* observaram uma queda na incidência da síndrome de embolia gordurosa após a fixação interna preliminar de fraturas de ossos longos.[18] Observamos também, numa série retrospectiva de 100 casos consecutivos de pacientes portadores de fraturas da diáfise do fêmur, que essa fixação prematura com a osteossíntese intramedular reduziu o risco de ocorrência de embolia gordurosa.[19] A incidência dessa síndrome foi 0% em 57 pacientes cujas lesões tinham sido tratadas com a técnica da fixação intramedular imediata, e de 11% em 43 pacientes cujas fraturas foram tratadas depois de algum tempo. Independentemente de saber se a fixação interna imediata reduz a incidência da SARA, nós acreditamos que a fixação femoral melhora o desempenho pulmonar, caso os pacientes desenvolvam essa síndrome.

Pacientes portadores de fraturas ipsilaterais do fêmur e da tíbia tendem a apresentar uma elevada incidência de lesões adicionais com alto risco de vida. Em pacientes com tal combinação de lesões, recomendamos a fixação interna imediata de ambas as fraturas, pois esse tratamento simplifica os cuidados de enfermagem no período posterior à ocorrência das lesões. Em termos funcionais, a fixação de ambas as fraturas leva a resultados finais melhores.[20,21]

No passado, nós tratávamos fraturas expostas do fêmur com desbridamento imediato, colocando depois o paciente sob tração. O fechamento da ferida era feito aproximadamente cinco a sete dias após a ocorrência da lesão, e a fixação intramedular era executada, em média, 14 dias após a data da fratura. Nos últimos sete anos, porém, temos executado um desbridamento primário e a fixação interna imediata de todas as fraturas expostas de fêmur classificadas como I e II, fechando o ferimento depois de cinco a sete dias,[22] mantendo a administração de antibióticos por um período de 24 a 48 horas após o procedimento cirúrgico inicial.

A fixação imediata da fratura é menos crítica em pacientes com lesões isoladas da diáfise do fêmur do que em pacientes com lesões representando risco de vida. Antigamente costumávamos colocar os pacientes com fraturas isoladas da diáfise femoral em tração por cinco a sete dias antes de executar a fixação. Agora geralmente executamos a fixação imediata nesses pacientes porque (1) os efeitos deletérios do processo são menores, (2) nossa experiência sugere que o risco de SARA é reduzido com essa técnica e (3) o período de hospitalização significativamente reduzido, associado a esse método de tratamento, apresenta óbvios benefícios econômicos e emocionais.

EQUIPAMENTO CIRÚRGICO

A osteossíntese femoral intramedular fechada exige o uso de equipamento especializado de alto custo. Uma instituição na qual a técnica da fixação intramedular é executada regularmente deve dispor de um estoque completo de pinos femorais em forma de trevo pré-curvados, com ponta de bala ou pinos exploradores, além de brocas (ou fresas) flexíveis e graduadas, e uma fonte adequada de energia para operar essas brocas. Necessidades adicionais incluem um intensificador de imagens em forma de C e uma mesa de redução de fraturas adequada, que permita a tração durante a operação. A mesa também deverá permitir que o cirurgião, ainda sem estar paramentado, tenha facilidade com o intensificador de imagens e possa manipular facilmente a extremidade fraturada. Preferimos uma mesa de redução de fraturas com um bastão ("pirulito") perineal que possa ser compensado em sentido distal. O intensificador de imagens deverá ser completamente móvel e possuir um mecanismo de retenção de imagens (memória), o que reduzirá significativamente a exposição do cirurgião à radiação.

TRATAMENTO PRÉ-OPERATÓRIO

Após admissão na emergência, todos os pacientes recebem tratamento para estabilização das funções vitais; dedica-se atenção especial aos sistemas cardiopulmonar, abdominal e nervoso central. Geralmente as fraturas já foram colocadas em talas pelos paramédicos, no local do acidente. O membro lesado é cuidadosamente examinado, avalia-se o grau de lesão dos tecidos moles e o joelho é examinado em busca de pontos de sensibilidade que possam sugerir uma lesão de ligamentos.[23] São feitas radiografias do fêmur lesado, assim como visualizações do joelho ipsilateral. Uma visualização ântero-posterior da pelve também é obtida para eliminar uma fratura associada do colo femoral.

Se não houver necessidade de um procedimento cirúrgico imediato, o paciente é colocado em tração esquelética ainda na emergência; a tração é aplicada através de um pino tibial de Steinmann, na região proximal. Aplica-se tração suficiente para restaurar o comprimento normal ou mesmo para deslocar levemente a fratura. A tração deve ser em média de 25 a 35 libras (11 a 16 kg) nas mulheres e entre 30 e 45 libras (14 a 20 kg) nos homens. Para uma avaliação radiográfica precisa do comprimento da fratura, a ampola do aparelho de raios X deve (em perfil) ser direcionada perpendicularmente à coxa. Quando o paciente está na tração, a radiografia lateral fornece a avaliação mais confiável do comprimento do osso. A manutenção desse comprimento antes da operação facilita em muito a manipulação e a redução da fratura durante o procedimento operatório. Esta abordagem reduz o risco de paresia do nervo ciático, que pode resultar de tração excessiva e/ou prolongada durante a operação.

Caso a osteossíntese intramedular não seja executada no dia do acidente, uma demora de aproximadamente cinco a sete dias permite que o edema e a resposta inflamatória na coxa diminuam, ajudando portanto a manipulação do fêmur durante a operação. Durante esse período, observamos o paciente de perto, para identificar possíveis complicações, particularmente SARA. Se houver quaisquer sinais ou sintomas sugerindo esta síndrome, medidas da gasimetria arterial são obtidas imediatamente.

PLANEJAMENTO OPERATÓRIO

Antes da intervenção cirúrgica, obtêm-se radiografias AP e laterais de excelente qualidade da extremidade fraturada. As radiografias são examinadas cuidadosamente em busca de fraturas não-deslocadas, possíveis fragmentos em "asa de borboleta" e fraturas não-deslocadas do colo femoral. Obtêm-se também radiografias do fêmur normal, há 1 metro de distância entre o tubo e a placa, o que produz uma ampliação previsível de 10% do fêmur. Medem-se também a largura do canal medular e o comprimento do fêmur normal, desde a ponta do trocanter até a linha lateral da articulação do joelho. (O ossímetro de Küntscher inclui a ampliação de 10% na escala verde.[14]) Essas medidas permitem que o cirurgião selecione o pino de tamanho apropriado. Verificamos então o comprimento do pino medindo a extremidade lesada do paciente desde a ponta do trocanter até a linha da articulação. Recomendamos o uso de um com comprimento que se estenda desde a ponta do trocanter maior até a antiga região da epífise distal do fêmur.

Para determinar o diâmetro do pino, medimos a largura do canal na radiografia do fêmur sadio, tanto no istmo quanto ao nível do foco da fratura. Na melhor das hipóteses, o pino deverá atingir pelo menos 2 cm de contato cortical tanto na região proximal quanto distal em relação a esse foco. Em fraturas proximais ou abaixo do istmo, entretanto, a fresagem excessiva para atingir essa meta pode conduzir à cominuição, quando um pino com diâmetro maior for inserido. Dilatar o istmo em mais 2 ou 3 mm, ou mais da metade da espessura do córtex, é excessivo. Inicialmente utilizávamos pinos mais largos, mas atualmente o diâmetro médio do pino que usamos é de 14 a 15 mm nos homens e 12 a 14 mm nas mulheres. Na sala de operação devem estar disponíveis pinos com dois a três diâmetros diferentes e de dois a três comprimentos diferentes para cada paciente.

Antes de iniciar o procedimento padrão de osteossíntese intramedular fechada do fêmur, o sangue do paciente deverá ser tipado e classificado para duas unidades de transfusão de sangue. Uma hora antes da operação administra-se antibiótico profilático, geralmente cefalosporina, que deverá ser mantido por 24 a 48 horas após o procedimento.

TÉCNICA OPERATÓRIA

Os aspectos técnicos do procedimento de fixação intramedular fechada do fêmur exigem o trabalho de pessoal especializado, incluindo um cirurgião paramentado e um outro não-paramentado, que também participa ativamente durante todo o processo cirúrgico. Após a administração local ou geral de um anestésico apropriado, deve-se dar atenção especial ao posicionamento adequado do paciente na mesa de redução de fratura. Preferimos colocar o paciente em decúbito lateral; o lado que não será operado fica para baixo (Fig. 9-1). Descobrimos que a posição lateral, ao invés da supina, facilita a inserção do pino e a manipulação da fratura e melhora o controle da rotação. Ocasionalmente, utilizamos a posição supina para pacientes com fraturas da espinha ou fraturas complexas da pelve, para os quais a posição lateral poderá ser arriscada. A posição supina também permite a fixação intramedular retrógrada da diáfise femoral quando tratamos de fraturas ipsilaterais do colo e da diáfise do fêmur.

Com o paciente na posição lateral, o uso de uma almofada axilar previne danos neurológicos ao braço que fica embaixo. O braço de cima é colocado num descanso acolchoado. O bastão perineal é girado em sentido distal para permitir a visualização do trocanter em ambos os planos, lateral e ântero-posterior. A perna fraturada é colocada sobre o bastão perineal; deve-se tomar cuidado para evitar compressão da genitália. A maior parte do peso do paciente deve ser suportada sob o trocanter maior e a coxa do lado oposto, pois o peso excessivo sobre o bastão resulta em congestão venosa distal e abdução do fragmento proximal da diáfise do fêmur. A perna sadia é colocada sob leve tração em linha com o corpo. O membro lesado é colocado em tração direta, e o quadril é fletido num ângulo de 20 a 30° e ligeiramente aduzido. Se houver previsão de um procedimento demorado ou de tração excessiva, o nervo ciático deverá ser protegido flexionando-se o joelho e inserindo-se um pino para tração femoral.

Neste ponto, deve-se obter o alinhamento rotacional correto do fêmur fraturado. Esse alinhamento é obtido girando-se suavemente a extremidade, para dentro e para fora, enquanto verificamos manualmente o relaxamento adequado dos tecidos moles, ao mesmo tempo em que estudamos as dobras de pele para detectar tensão excessiva decorrente da rotação. Finalmente, devemos lembrar que se o pé ou a rótula estiverem paralelos ao chão, a fratura geralmente estará girada para fora. Para obter o alinhamento adequado, coloque a perna em rotação interna de 20 a 30°.

Quando utilizamos o pino para tração femoral, o joelho do paciente é fletido e o pé e a perna são colocados em um suporte do tipo Mayo almofadado, que pode ser elevado ou abaixado para fornecer a rotação adequada da coxa (Fig. 9-2). Após posicionar o paciente, o braço do intensificador de imagens é utilizado para visualizar a fratura, o joelho e o ponto prospectivo de introdução para o pino. Tentamos uma redução fechada da fratura mesmo estando paramentados. As radiografias da lesão são então

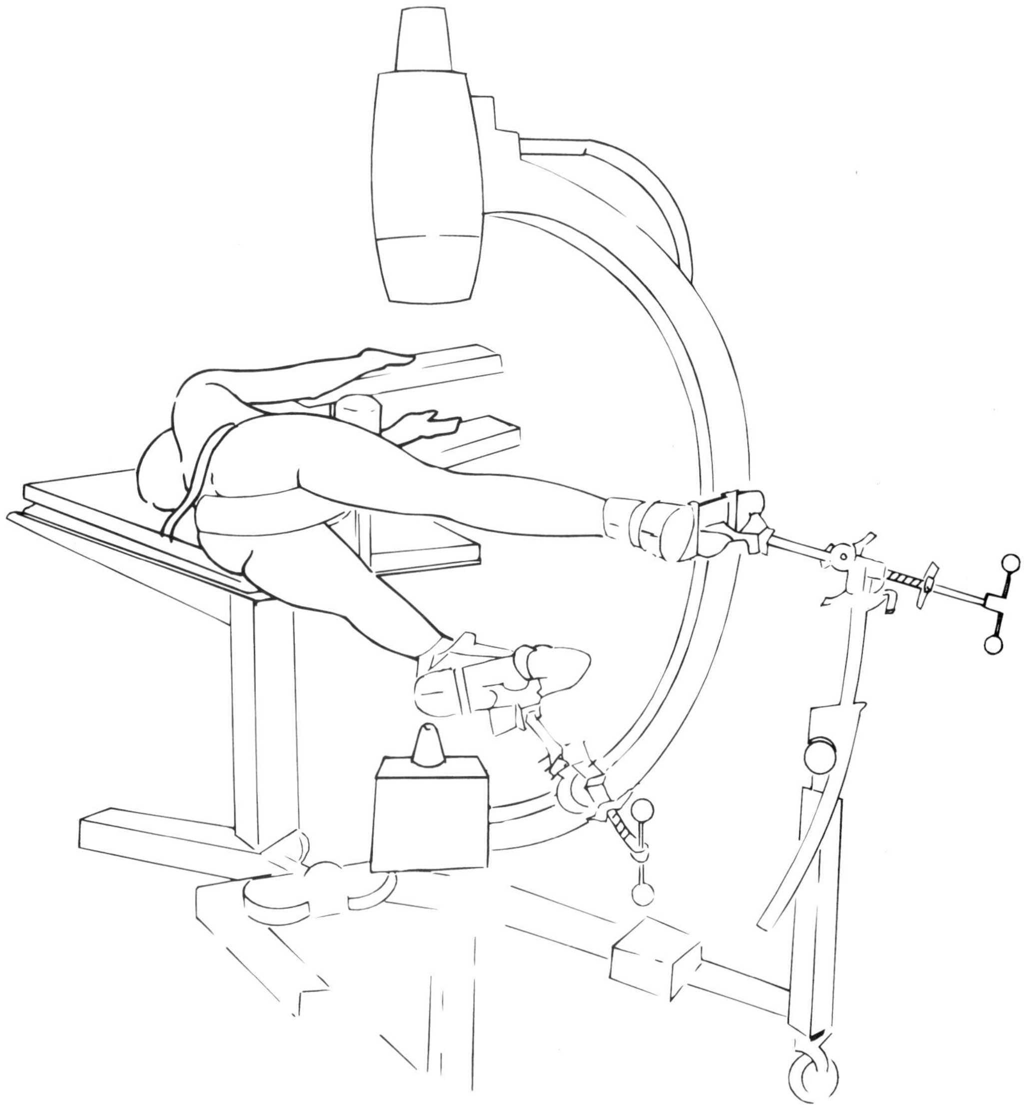

Fig. 9-1. Posição padrão do paciente na mesa para a execução de osteossíntese intramedular da maioria das fraturas da diáfise do fêmur. Aplica-se tração à extremidade lesada com o quadril ligeiramente fletido e o joelho estendido. Deve-se tomar cuidado para obter a rotação apropriada da extremidade. (Observe que o membro lesado é colocado em rotação interna aparente de aproximadamente 20 a 30° em relação ao plano horizontal.) Aplica-se tração suavemente através do membro contralateral, que fica alinhado com o corpo.

novamente revistas para se determinar o local para onde as forças de redução devem ser direcionadas. Aplica-se a tração para se obter o comprimento, e os cirurgiões devem ter em mente que um aumento na tração pode dificultar a redução pelo excesso de tensão que provoca nos tecidos moles da coxa.

O cirurgião não-paramentado deve pensar em terceira dimensão ao executar a manobra de redução da fratura. Utilizando luvas de chumbo ou anéis de madeira, o cirurgião aplica pressão localizada nas regiões proximal e distal ao sítio da fratura. Antes de continuar com a operação, esse cirurgião deverá ter certeza de que a redução pode ser obtida em ambos os planos, ântero-posterior e lateral (Fig. 9-3). Certas fraturas podem exigir, antes de se conseguir a redução, o uso de força rotatória ou uma angulação aumentada para recriar a deformidade produzida na ocasião da lesão.

Depois de garantir que a redução da fratura foi obtida, o paciente é preparado e os campos operatórios são colocados para o procedimento cirúrgico. Colocamos uma cobertura esterilizada sobre o intensificador de imagens. Fazemos uma incisão de 5 cm, estendendo-se em sentido proximal desde a ponta do trocanter maior, em linha com o fêmur. A fáscia profunda é dividida em linha com a incisão da pele e as fibras do *gluteus maximus* são separadas sem corte, para permitir a palpação da ponta posterior do trocanter maior.

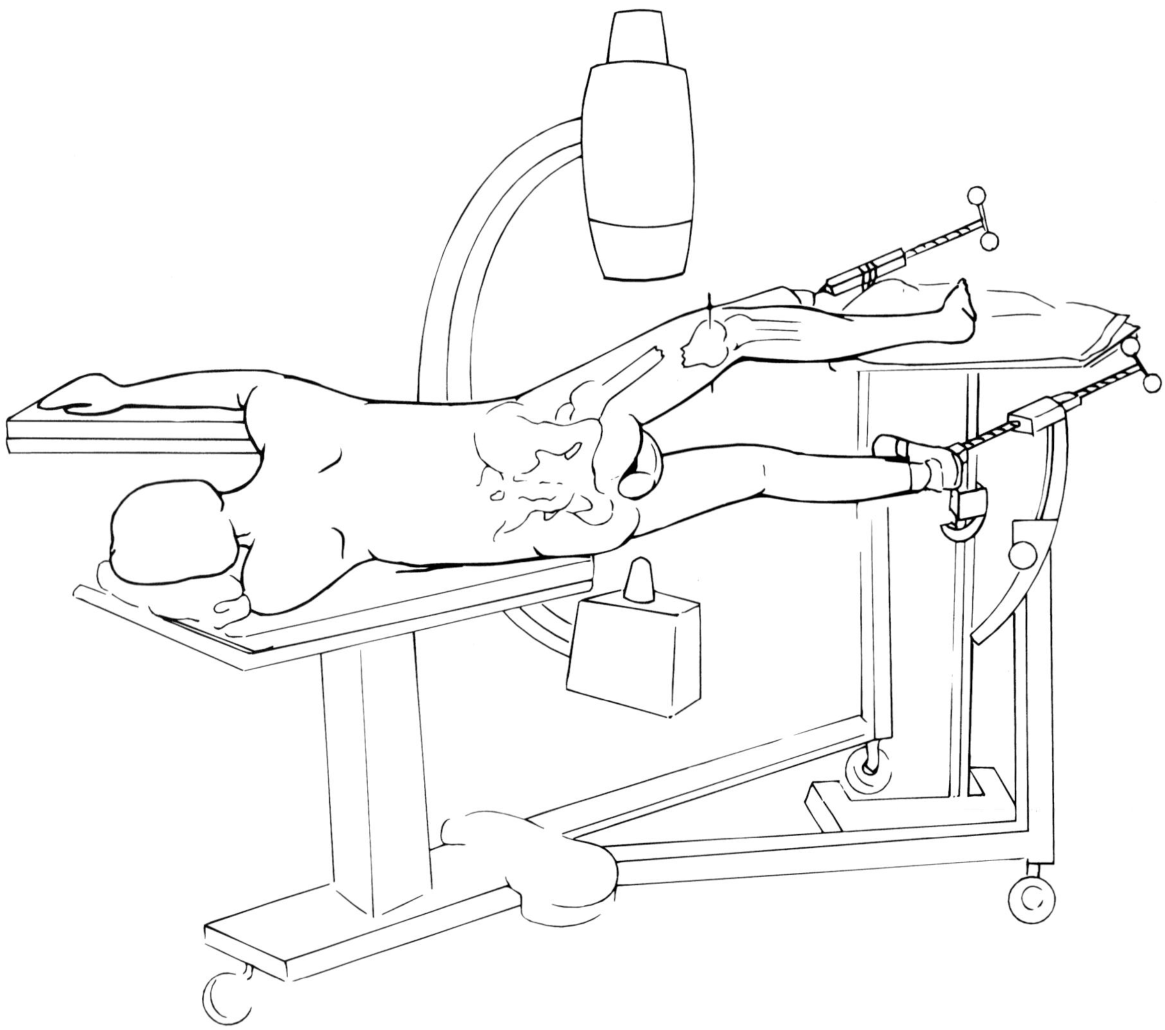

Fig. 9-2. A posição de "joelho fletido na mesa" utilizando fio de Kirschner femoral distal. O pé fica apoiado num suporte acolchoado, que pode ser erguido ou abaixado para obter a rotação adequada da coxa. A flexão do joelho relaxa o músculo gastrocnêmio e a cápsula posterior, ajudando a redução de fraturas da diáfise distal do fêmur. Essa manobra de flexão também relaxa o nervo ciático.

O ponto preciso de colocação do pino é um aspecto crítico do procedimento. Küntscher e outros defenderam a localização desse ponto lateralmente à ponta do trocanter maior para evitar os riscos de infecção intracapsular, de necrose avascular da cabeça do fêmur e de fratura iatrogênica do colo femoral. Entretanto esse ponto de inserção lateral pode resultar em fragmentação do córtex medial femoral do fragmento proximal, especialmente em fraturas mais proximais. De modo semelhante, se o ponto de inserção for muito medial, o córtex lateral do fragmento proximal pode fraturar. Acreditamos que o ponto de inserção ideal está na fossa piriforme, bem medial à ponta do trocanter maior (Fig. 9-4).

Os passos para a osteossíntese intramedular fechada padrão do fêmur são mostrados na Fig. 9-5. O ponto de inserção é feito com um furador afiado ou com uma broca manual com cabo em T. Antes de penetrar o córtex, verificamos cuidadosamente o ponto de inserção prospectivo mediante o uso do fluoroscópio, em ambos os planos, ântero-posterior e lateral. O furador é direcionado em sentido central, em linha com o canal medular em ambos os planos. A broca manual penetra o osso metafisário proximal. Introduzimos um guia com ponta em esfera e ligeiramente encurvado na ponta até o foco da lesão. A fratura é reduzida pelo cirurgião não-paramentado, que verifica a posição da fratura em ambos os planos. Impulsionamos, então, o guia cuidadosamente através do foco da fratura para o interior do fragmento distal. Esse cirurgião examina novamente a fratura em ambos os planos para se certificar de que o guia esteja em posição intramedular. Avançamos o guia em sentido central até a antiga cicatriz epifisária distal e medimos, então, o comprimento, para fornecer a determinação final sobre o comprimento do pino.

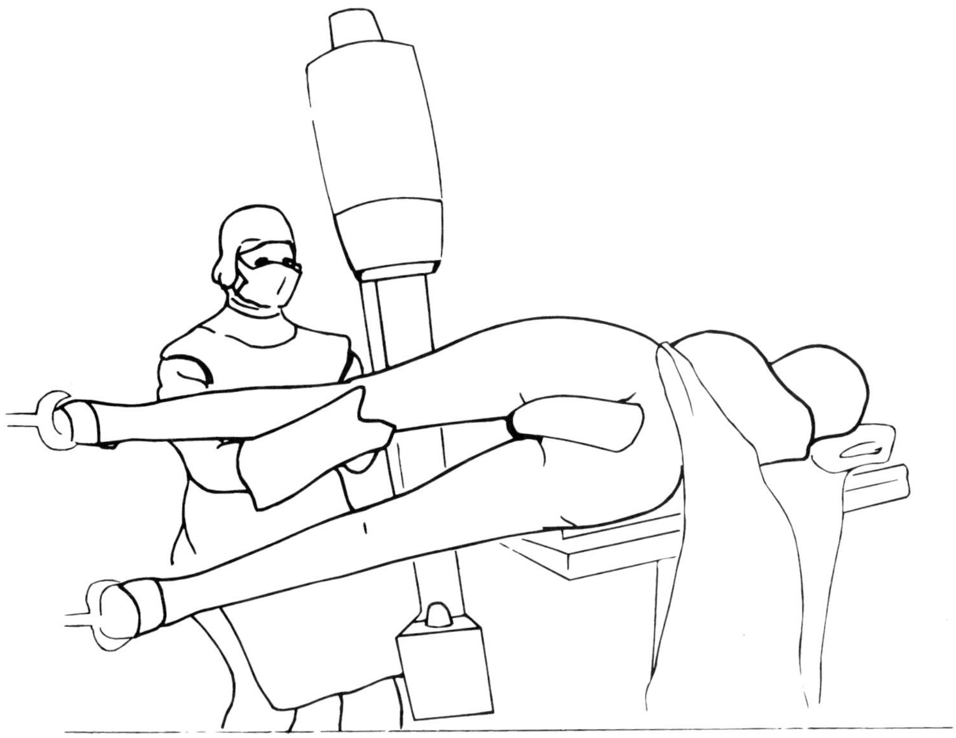

Fig. 9-3. Usando luvas protetoras, o cirurgião não-paramentado executa uma manobra de redução antes de preparar o paciente para a operação. Este cirurgião deve determinar a possibilidade de obtenção de redução da fratura.

Começamos a fresar o canal intramedular com uma broca de ponta cortante de 8 mm, em conjunto com um protetor de pele. O tamanho da broca é, então, aumentado por incrementos de 1 mm até que se encontre resistência do córtex. O cirurgião *não-paramentado* deve manter o melhor alinhamento possível da fratura, para evitar a fresagem excêntrica do córtex. Ao encontrar resistência à fresagem, o cirurgião deverá aumentar o tamanho da broca em incrementos de 0,5 mm até fresar o suficiente. Durante o processo de dilatação, o guia com a ponta em esfera deverá ser mantido de modo a não retroceder quando a broca for retraída. Geralmente dilatamos o fragmento proximal em mais 0,5 mm, a não ser que a fratura seja proximal. Já determinamos que a fresagem em excesso evita que o pino fique preso no istmo durante a inserção e reduz significativamente o risco de cominuição do fragmento proximal enquanto ainda fornece fixação excelente da fratura. Se a broca quebrar, ela poderá ser retirada retraindo-se o guia. Como mencionado anteriormente, a fresagem cortical excessiva exige o uso de pinos mais largos, o que aumenta o risco de cominuição durante a inserção do pino e a resultante perda de estabilidade.

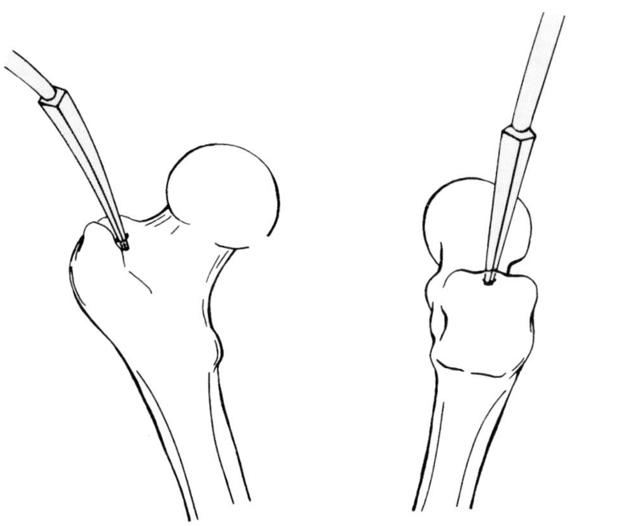

Fig. 9-4. O ponto adequado de inserção do pino está localizado na região medial à ponta do trocanter maior e ligeiramente anterior à fossa trocantérica. Uma broca afiada num mandril em T penetra o fêmur proximal em linha com a diáfise proximal do osso, em ambos os planos, ântero-posterior e lateral.

Depois de certificados de que o pino escolhido se adaptará ao guia de avanço, inserimos esse guia através do foco da fratura enquanto o guia com ponta em esfera ainda está no lugar. A posição do guia de avanço é verificada em ambos os planos antes de se remover o guia com ponta em esfera. O cirurgião insere o pino intramedular pré-curvado, em forma de trevo, em sentido proximal, e se certifica de que a curvatura anterior do pino está em conformidade com a curvatura do fêmur. Avança-se então o pino até o

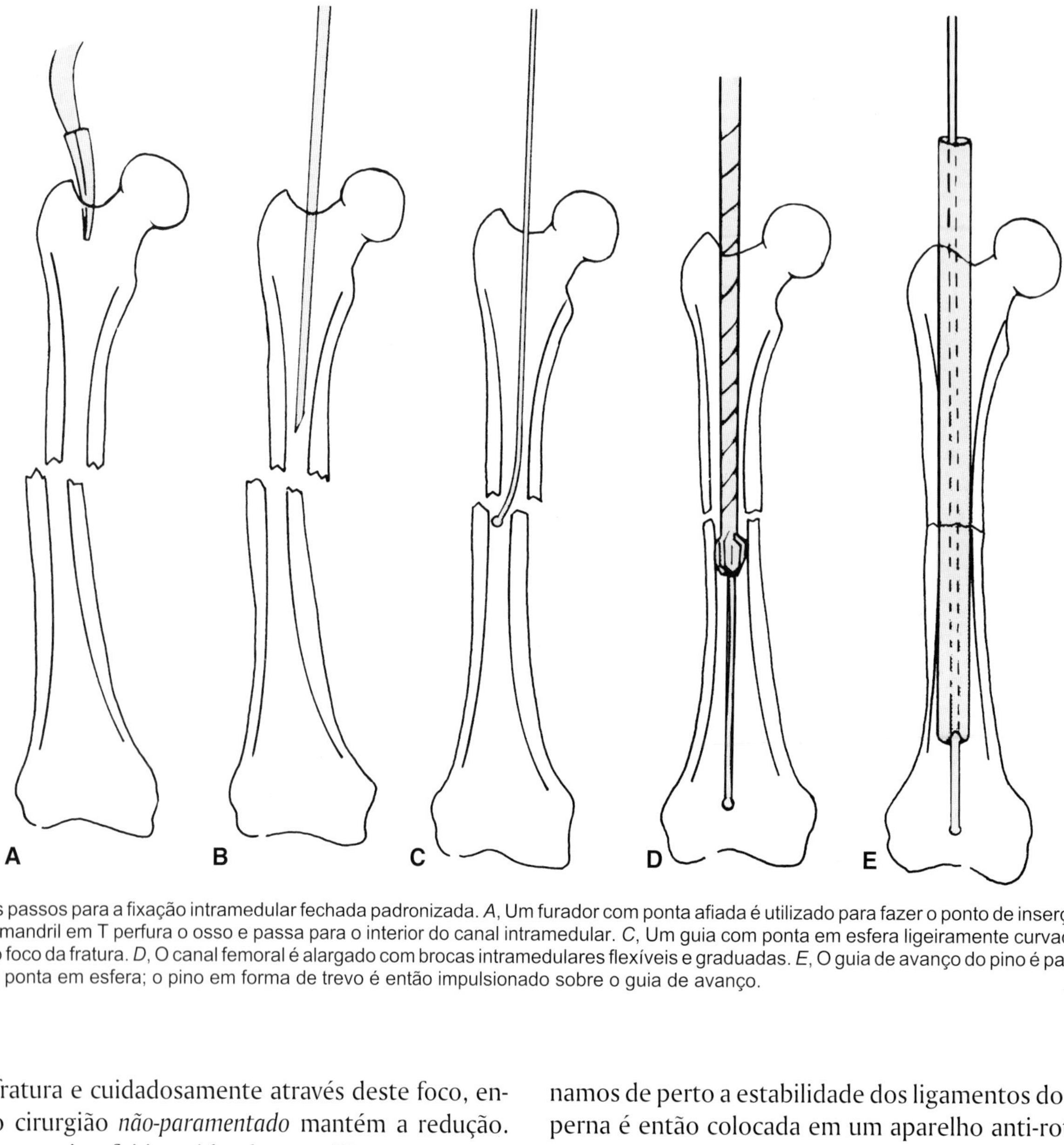

Fig. 9-5. Os passos para a fixação intramedular fechada padronizada. *A*, Um furador com ponta afiada é utilizado para fazer o ponto de inserção. *B*, Uma broca com mandril em T perfura o osso e passa para o interior do canal intramedular. *C*, Um guia com ponta em esfera ligeiramente curvado na ponta atravessa o foco da fratura. *D*, O canal femoral é alargado com brocas intramedulares flexíveis e graduadas. *E*, O guia de avanço do pino é passado após o guia com ponta em esfera; o pino em forma de trevo é então impulsionado sobre o guia de avanço.

foco da fratura e cuidadosamente através deste foco, enquanto o cirurgião *não-paramentado* mantém a redução. Depois que o pino foi inserido alguns milímetros através desse foco, o guia de avanço pode ser removido e a tração reduzida o suficiente para permitir a impactação da fratura à medida que o pino for inserido mais adiante. O cirurgião *não paramentado* deve apoiar a fratura durante o avanço final, especialmente nas fraturas distais, que tendem a inclinar para uma posição valga. Esse cirurgião também aplica uma pressão contrária no joelho à medida que o pino avançar em sentido distal. A ponta do pino deverá se estender até a antiga cicatriz epifisária distal. Uma vez completada a inserção do pino, todo o fêmur é examinado com o intensificador de imagens e a fratura é cuidadosamente estudada para detectar qualquer cominuição. A incisão é então irrigada e fechada sem qualquer drenagem.

Depois que o paciente foi cuidadosamente removido da mesa de fratura, remove-se o pino de tração, se houver algum. Neste ponto verificamos a rotação femoral e examinamos de perto a estabilidade dos ligamentos do joelho. A perna é então colocada em um aparelho anti-rotação e o paciente é levado para a sala de recuperação. Nesse local obtêm-se radiografias AP e lateral permanentes de todo o fêmur, que são usadas para verificar a posição do pino e para avaliar a estabilidade da fratura.

Este procedimento operatório representa nossa osteossíntese padrão para fraturas transversais estáveis ou para pequenas fraturas oblíquas no terço médio do fêmur (Fig. 9-6), mas deve ser modificado sob determinadas condições. Algumas modificações devem ser feitas para fraturas expostas, para fraturas muito distais ou muito proximais e para fraturas segmentares, cominutivas ou fraturas oblíquas longas.

Fraturas Expostas

Consideramos uma fratura aberta da diáfise do fêmur uma indicação para estabilização cirúrgica imediata, particularmente no paciente com múltiplas lesões (Fig. 9-7). A

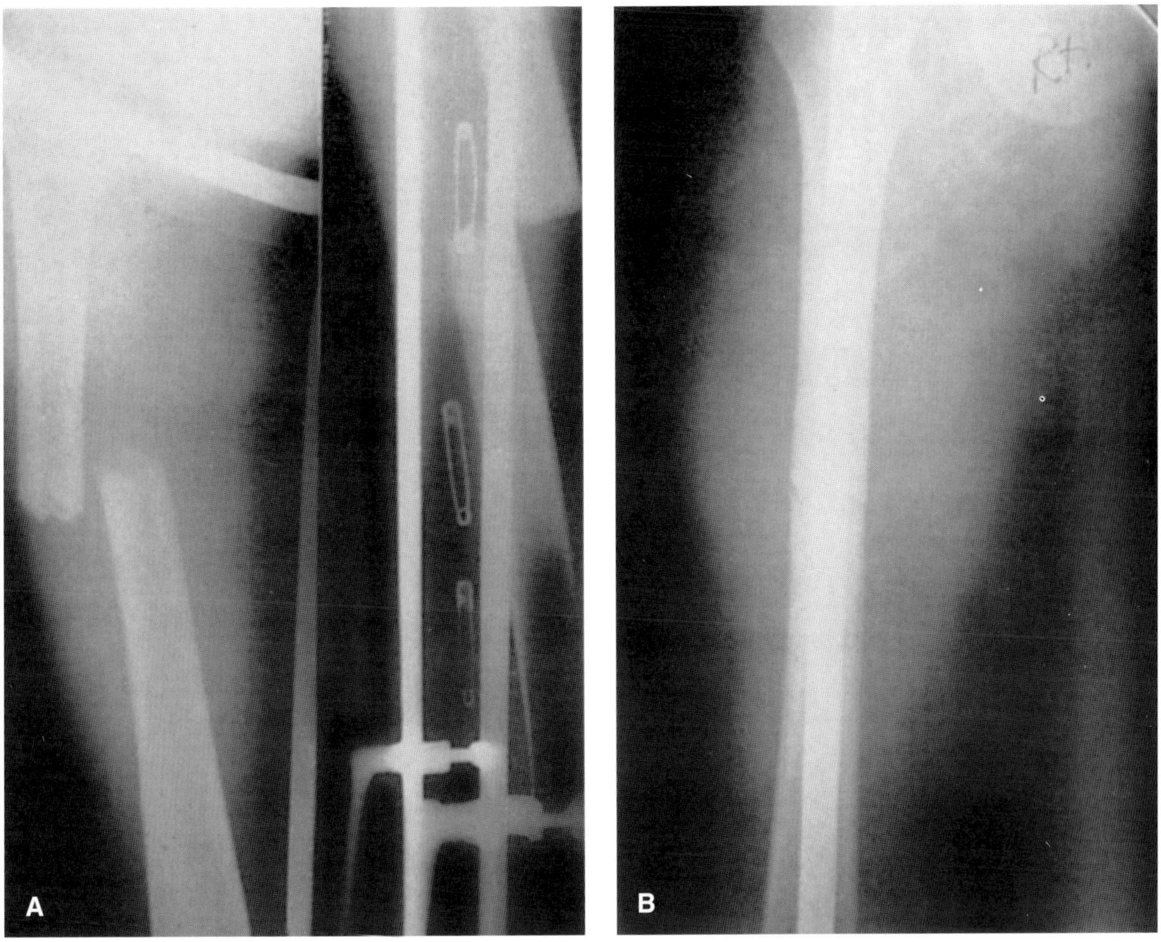

Fig. 9-6. *A*, Radiografias ântero-posterior e lateral de uma fratura transversal fechada na diáfise do fêmur sofrida por um paciente de 26 anos num acidente de motocicleta. *B*, Radiografia pós-operatória mostra redução anatômica com posicionamento estável do pino.

técnica descrita anteriormente é modificada somente em dois aspectos principais. Primeiro, executamos um desbridamento completo e meticuloso da fratura exposta antes da osteossíntese. Segundo, o ferimento traumático é sempre deixado aberto, sendo fechado depois de quatro a seis dias. Durante nossa experiência anterior com a técnica da fixação intramedular no Centro Médico de Harborview, todas as fraturas expostas eram desbridadas primariamente, e a fixação era postergada por aproximadamente duas semanas após a ocorrência da lesão. Porém, após certificados dos benefícios da fixação interna imediata, nossa abordagem mudou para a realização da osteossíntese intramedular imediata de fraturas expostas. Neste caso, o ferimento traumático deve ser, de início, mantido aberto. Não recomendamos o uso de antibióticos por mais de 48 horas após a ocorrência da lesão.

Fraturas Proximais

A fixação intramedular a foco fechado de fraturas proximais pode trazer dificuldades técnicas significativas. Nosso limite para o uso do procedimento padrão para este tipo de fratura tem sido 2,5 cm abaixo do trocanter menor. Usando pino travado, porém, a osteossíntese será possível mesmo em fraturas subtrocantéricas mais proximais, desde que o trocanter menor esteja intacto. A fixação intramedular correta de fraturas muito proximais exige um ponto de inserção preciso para o pino e uma redução excelente da lesão. Ambas as condições são difíceis de conseguir porque o fragmento proximal curto geralmente é forçado à flexão, no quadril, e, geralmente, também à abdução e rotação externa. A inserção do furador afiado para o interior do fragmento proximal muito antes do ponto correto de inserção é um imprevisto comum. Com a fresagem e inserção subseqüente do pino, pode ocorrer cominuição posterior do fragmento proximal. Este erro pode ser evitado quando se tem em mente a posição fletida do fragmento proximal enquanto usamos o furador. A redução da fratura deve ser obtida pelo cirurgião paramentado, que consegue redução inserindo o guia com ponta em esfera no fragmento proximal e dilatando este fragmento até 11 mm de diâmetro. O cirurgião paramentado coloca então um pino de 10 mm no guia e usa este dispositivo para manipular o fragmento proximal, enquanto o cirurgião não-paramentado manipula o fragmento distal (Fig. 9-8).

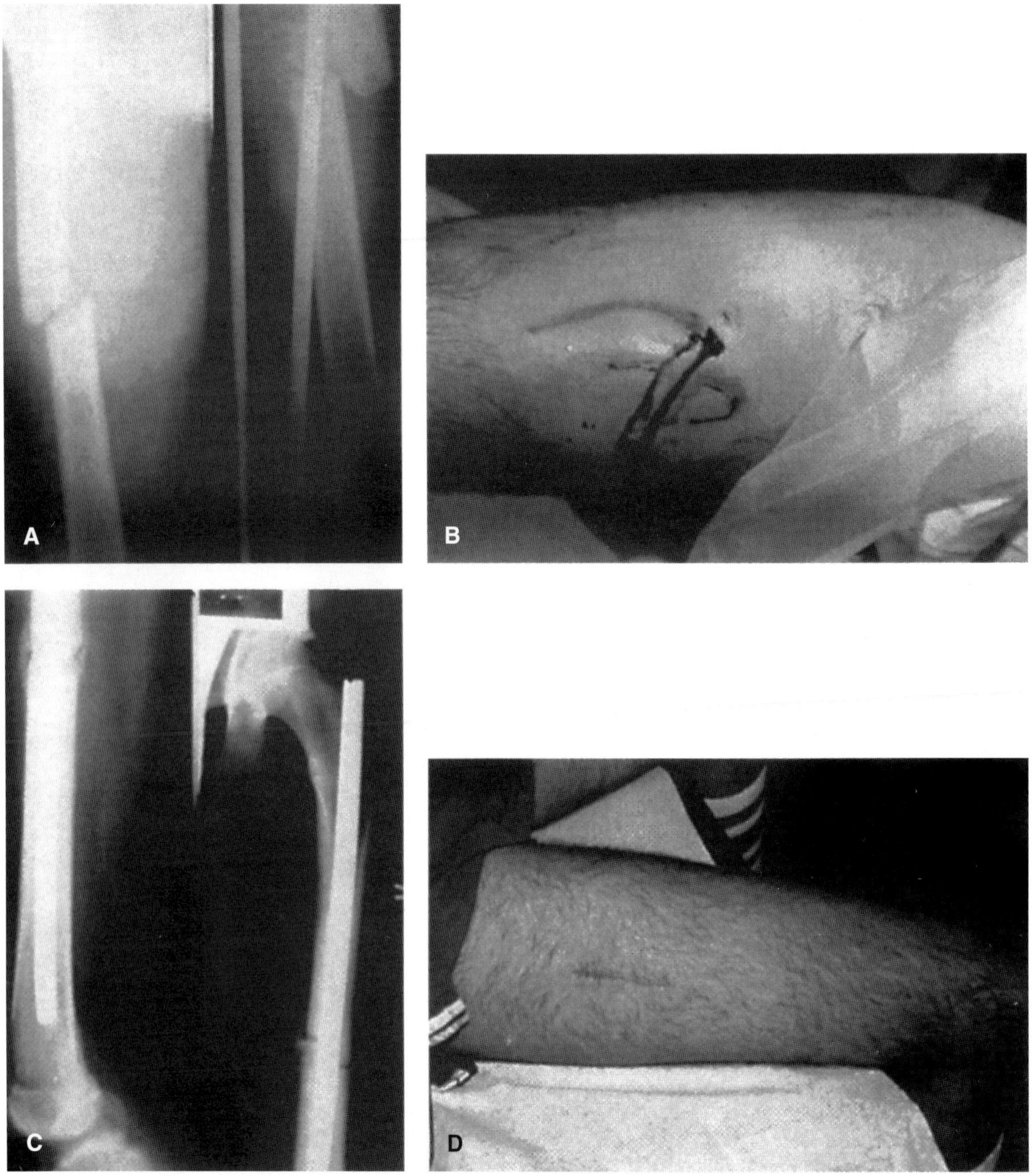

Fig. 9-7. *A*, Radiografias ântero-posterior e lateral de uma fratura femoral exposta de grau I num paciente de 28 anos envolvido num acidente de motocicleta. *B*, O paciente está posicionado na mesa para desbridamento do ferimento, seguido pela fixação intramedular imediata da lesão. O ferimento traumático a princípio não é fechado. *C*, As radiografias lateral e ântero-posterior do fêmur obtidas dois meses após o acidente mostram uma posição anatômica com consolidação excelente da fratura. *D*, Dois meses após a lesão o ferimento está bem cicatrizado e o paciente voltou a ter a amplitude total de movimentos do joelho.

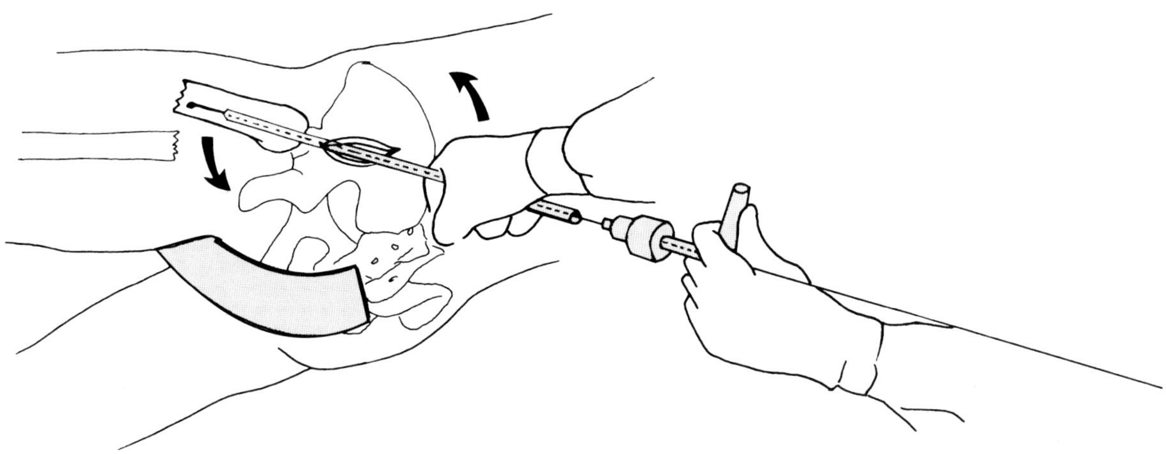

Fig. 9-8. Em fraturas da diáfise proximal do fêmur um pino com 10 mm de diâmetro inserido sobre o guia com ponta em esfera ajuda na manipulação do fragmento proximal fletido.

Fraturas Distais

As fraturas distais do fêmur ocorrendo até 10 cm da linha da articulação podem ser tratadas com sucesso por meio da osteossíntese intramedular padrão (Fig. 9-9). Esta técnica é geralmente mais segura e mais simples de usar que os outros métodos de fixação interna. Em fraturas distais mais instáveis, temos agora uma tendência a aperfeiçoar a fixação do fragmento distal com o uso do pino travado. Ao tratarmos essas fraturas, o joelho deve ser fletido, inserindo-se um pino no fêmur distal para tração. Essa posição em flexão relaxa a cápsula posterior do joelho e o músculo gastrocnêmio, evitando assim uma deformidade de hiperextensão na fratura, o que pode impedir a sua redução. O pino de tração femoral é inserido em sentido anterior, bem próximo ao tubérculo adutor, sendo colocado do lado inframedial para o súpero-lateral, para tirar a fratura da angulação em valgo. O pé e a perna são então colocados num suporte de Mayo, que é levantado ou abaixado para controlar a rotação. Com o paciente em decúbito lateral, o peso da perna produz angulação em valgo no foco da fratura. Se a deformidade não for corrigida durante a inserção do pino, este avançará para o interior do côndilo medial do fêmur, resultando numa deformidade em valgo (Fig. 9-10). O cirurgião não-paramentado deve evitar essa deformidade apoiando a perna durante a inserção do pino. A inserção distal do dispositivo é crítica para se conseguir a estabilidade; portanto não devemos dilatar o osso esponjoso, e o pino deverá avançar através da antiga cicatriz epifisária distal, até o nível da incisura intercondilar. O uso de um pino no comprimento total do osso, que é importante em todas as fraturas de fêmur, é essencial nas fraturas mais distais.

Fraturas Segmentares

Estas fraturas podem ser tratadas eficientemente por meio da osteossíntese intramedular a foco fechado[10]. Existe o risco teórico de o fragmento segmentado girar durante a fresagem, caso seus anexos fasciais tenham sido rompidos pela lesão. Antes da operação, ambas as fraturas são avaliadas quanto à estabilidade inerente a cada uma delas, e o fragmento segmentar é examinado quanto à existência de cominuição. Se qualquer uma das fraturas se apresentar instável, ou se um fragmento segmentar estiver dividido, devemos usar um pino travado estático. Cada fratura deverá ser reduzida separadamente e externamente, enquanto o guia com a ponta em esfera é passado, cuidadosamente. Uma vez que a manipulação externa nem sempre é bem-sucedida na redução dessas fraturas, pode ser necessário o uso de um guia rígido, curvo e com a ponta afiada para a manipulação interna. A fresagem e a fixação são executadas exatamente como no procedimento padrão de osteossíntese intramedular. Os fragmentos proximal e intermediário são dilatados em mais 0,5 mm para prevenir quaisquer dificuldades na inserção do pino. O fragmento distal pode ser muito curto, e a inclinação em valgo deverá ser prevenida durante a fixação (consulte o tópico anterior sobre as fraturas distais).

Em fraturas segmentares a tração linear pode falhar na tração de uma das duas fraturas, tornando difícil a redução. Se medidas internas simples, como os guias angulados com ponta aguda ou em esfera, não forem suficientes para produzir o alinhamento desejado, podemos inserir rapidamente um gancho percutâneo, a partir de uma abordagem anterior direta, obtendo assim, facilmente, o alinhamento (Fig. 9-11). O gancho é mantido alinhado com as

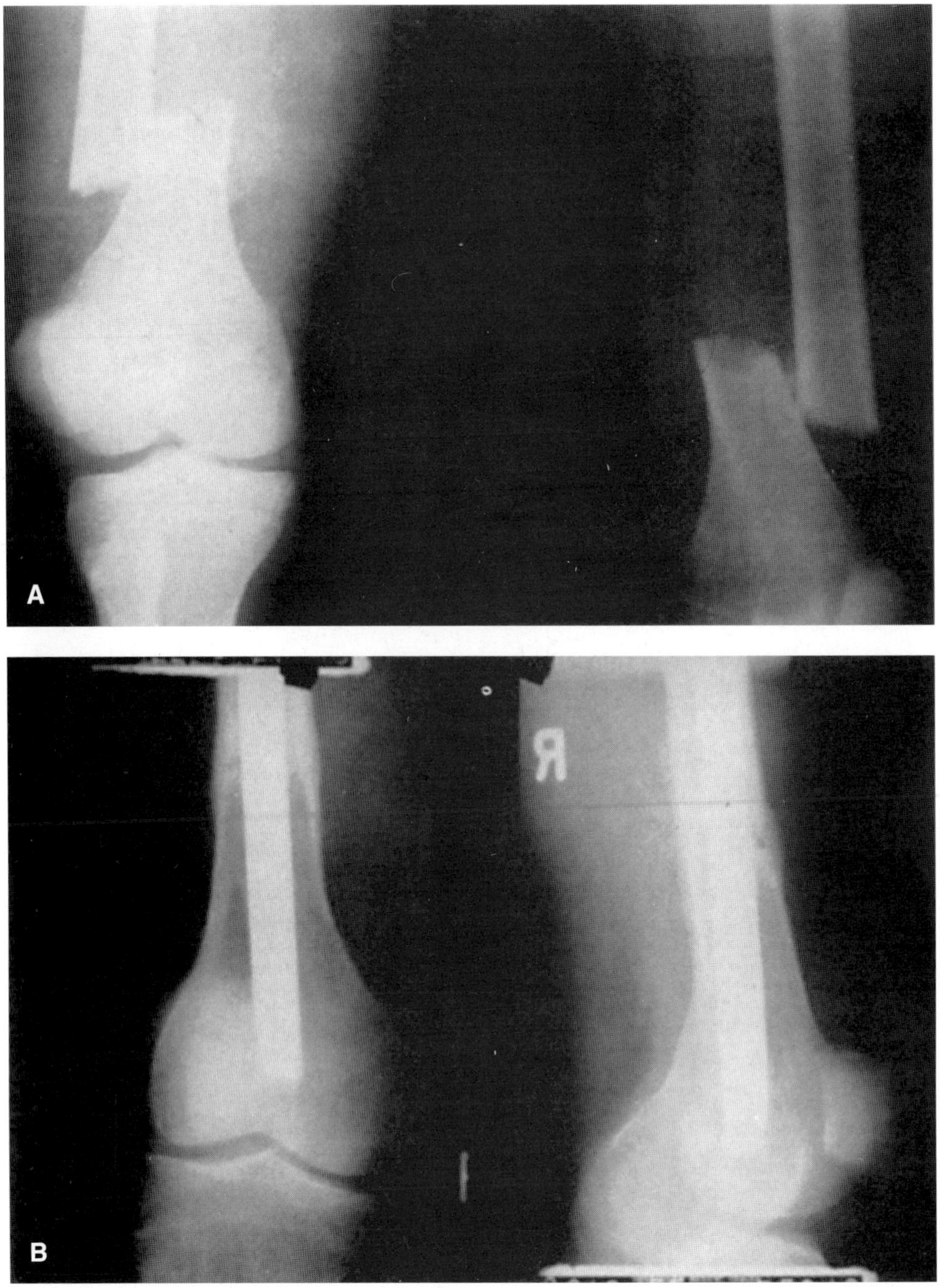

Fig. 9-9. *A*, Radiografias ântero-posterior e lateral de uma fratura da diáfise distal do fêmur num jovem de 22 anos ferido num acidente de automóvel. Observe o deslocamento posterior da diáfise distal com angulação anterior do fragmento distal. A tração colocada através do pé acentuará a deformidade, impedindo a redução da fratura. Por isso é necessária a posição de "joelho fletido na mesa", com um pino para tração femoral distal. *B*, Radiografias lateral e ântero-posterior do fêmur após a cirurgia mostram a redução anatômica com fixação estável.

fibras musculares para evitar prejuízo ao músculo. Passa-se, então, o guia da broca através do foco da fratura e o gancho é removido.

Fraturas Cominutivas

A fixação intramedular padrão pode apresentar excelentes resultados em pacientes selecionados portadores de fraturas cominutivas.[24] Felizmente, o advento do pino travado ampliou significativamente os limites de ação da osteossíntese intramedular, permitindo assim o tratamento dos níveis mais graves de cominuição e, portanto, diminuindo os problemas associados à instabilidade pós-operatória, desvio rotacional e/ou encurtamento da fratura. Pelo fato de essas fraturas parecerem instáveis, o cirurgião inexperiente tende a usar um pino grande. Infelizmente o uso desse tipo de dispositivo resulta em cominuição posterior e maior instabilidade.

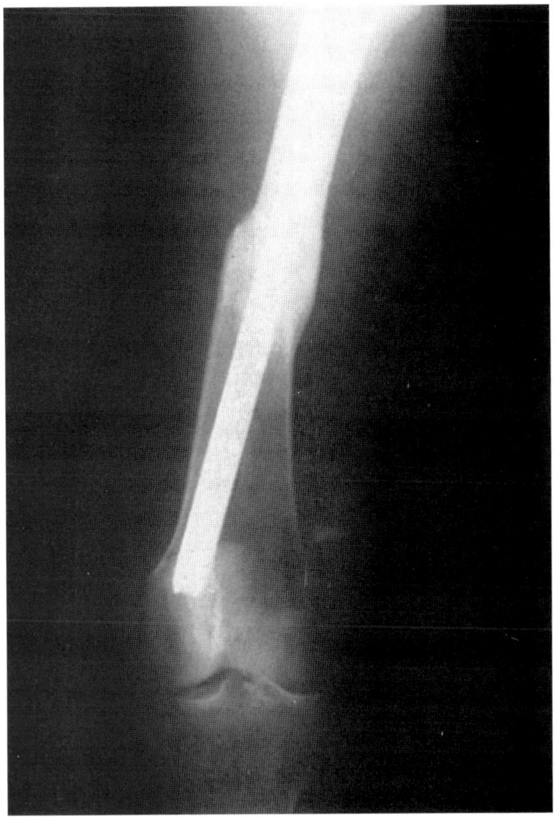

Fig. 9-10. Radiografia ântero-posterior de uma fratura de fêmur demonstrando uma consolidação com deformidade em valgo em um paciente encaminhado 12 meses após a lesão. Durante o processo de fixação a fratura inclinou-se em alinhamento em valgo enquanto o paciente estava em decúbito lateral na mesa de cirurgia. Observe o posicionamento impróprio da extremidade distal do pino no côndilo medial do fêmur.

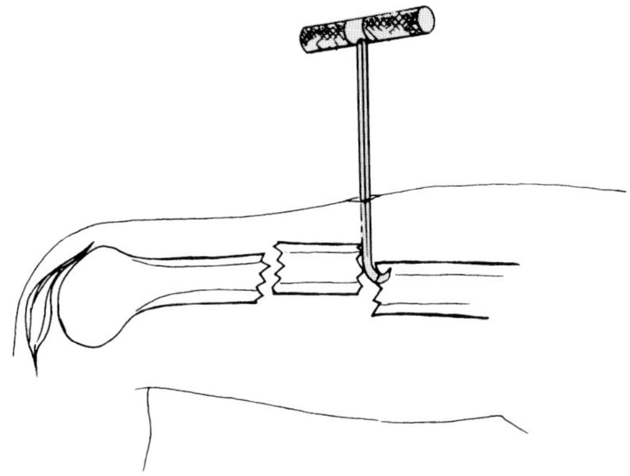

Fig. 9-11. Em fraturas segmentares nas quais medidas simples não foram suficientes para conseguir o alinhamento, podemos obter a redução aberta com o uso de um gancho percutâneo inserido rapidamente através de uma abordagem diretamente anterior. Deve-se cuidar para que o gancho fique alinhado com as fibras musculares, para evitar o prejuízo muscular. Depois que o guia da broca passou através do foco da fratura, o gancho é removido.

Antes da operação, o grau de cominuição da fratura deve ser determinado de acordo com um sistema de classificação que vai de I a IV.[24] Numa fratura cominutiva de grau I, houve apenas a quebra de um pequeno pedaço de osso, e o efeito desse fragmento na estabilidade da fratura é mínimo. Numa fratura cominutiva de grau II, o fragmento é maior que o da classificação anterior, mas ainda existe pelo menos 50% de contato dos córtices limítrofes, o que evita o encurtamento e ajuda a controlar a rotação. Uma fratura cominutiva de grau III apresenta menos de 50% de contato cortical dos fragmentos proximal e distal, com a possível ocorrência de rotação, translação e encurtamento da lesão. Fraturas classificadas como grau IV apresentam cominuição segmentada e perda do contraforte ao redor do osso; por isso não existe estabilidade de rotação ou de comprimento.

Em geral, tratamos fraturas cominutivas do fêmur classificadas nos graus III e IV por fixação intramedular estática com bloqueio. As fraturas cominutivas de grau I e II podem ser tratadas com a osteossíntese femoral padrão. Do mesmo modo que nas fraturas transversais, uma dilatação progressiva de contato circunferencial é desejável para evitar uma cominuição adicional. Direcionando-se o guia com a ponta em esfera para longe de um fragmento em risco, podemos evitar a cominuição adicional, especialmente quando o fragmento for grande e em "asa de borboleta". O córtex oposto a um fragmento oblíquo deslocado ou em "asa de borboleta" não é fresado porque não existe contra-resistência cortical à broca. À medida que o pino avançar através desta área, o córtex poderá ser fraturado em local mais distante (Fig. 9-12). O uso de um pino maior aumenta a probabilidade dessa cominuição durante a operação.

Fraturas Longas Oblíquas (Espirais)

Estas fraturas representam um padrão instável em relação a um possível encurtamento. Elas ocorrem com mais freqüência em pacientes idosos, sendo provocadas por uma torção ligeira de baixa velocidade que produz um padrão longo, em espiral. Quando uma fratura oblíqua longa ocorre na região média da diáfise, podemos obter uma excelente fixação com um ligeiro encurtamento subseqüente. Entretanto, pelo fato de o canal medular do fêmur se ampliar nas regiões proximal e distal, as fraturas nessas áreas não podem ser estabilizadas rigidamente com um pino intramedular padrão. Por isso, fraturas oblíquas longas proximais ou distais são mais bem tratadas com fixação estática, por meio de pinos travados ou com a fixação intramedular padrão e fixação de cerclagem suplementar (Fig. 9-13).

Cerclagem Suplementar de Fraturas Diafisárias Instáveis

O uso de cerclagem suplementar nas fraturas oblíquas longas carrega os riscos inerentes de excessiva perda san-

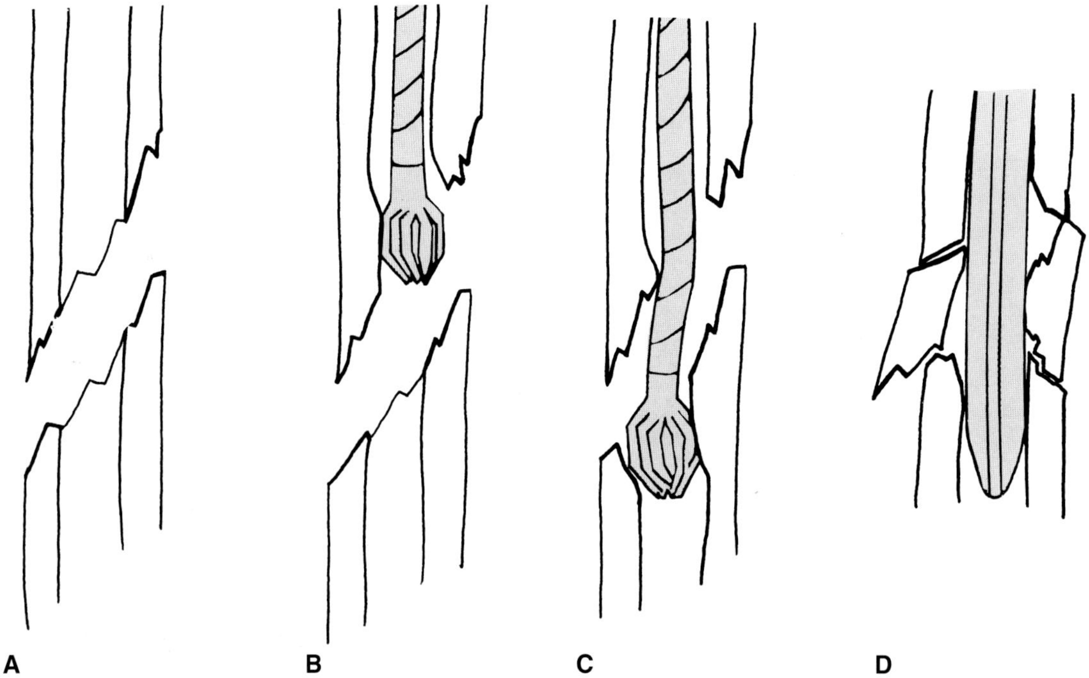

Fig. 9-12. *A*, A cominuição de uma fratura com um fragmento deslocado oblíquo ou em "asa de borboleta" é uma condição que pode ocorrer durante a cirurgia. *B*, À medida que a broca flexível se move em direção ao foco da fratura, ela forma um ângulo longe do lado maior do fragmento ósseo proximal, quando não mais encontra pressão proveniente do lado oposto. *C*, A fresagem excêntrica também ocorre quando a broca penetra o fragmento distal. *D*, Quando vários milímetros do córtex são fresados, essas projeções angulares de osso podem quebrar quando o pino for inserido. Tal cominuição tem mais probabilidade de ocorrer se for utilizado um pino maior. A cominuição intra-operatória pode reduzir significativamente a estabilidade da lesão, resultando em encurtamento e/ou rotação dessa fratura.

güínea, infecção e retardo de consolidação. Pode ocorrer paresia do nervo ciático, resultante da tração prolongada, caso o joelho permaneça estendido durante a operação. No passado, utilizávamos a fixação intramedular com cerclagem suplementar para tratar casos selecionados de fraturas cominutivas de graus III e IV e fraturas oblíquas longas.[25] Essas lesões são agora tratadas de modo mais fácil e mais seguro por meio de fixação femoral estática com travamento. Reservamos a cerclagem suplementar para fraturas oblíquas longas proximais ou distais sem cominuição e, às vezes, para a redução de grandes fragmentos cominutivos em fraturas abertas, no momento do desbridamento da lesão.

Quando utilizarmos fios para cerclagem, a perda sangüínea excessiva poderá ser diminuída com o posicionamento do paciente na mesa de fraturas de tal maneira que a maior parte possível do peso da vítima seja colocado no apoio trocantérico, ao invés de no bastão perineal. Os riscos de infecção e retardo de consolidação são diminuídos evitando-se a compressão excessiva dos fragmentos da fratura. As bandas de Parham não devem ser usadas; Rhinelander demonstrou que elas interferem na vascularização local do osso e impedem o processo de consolidação.[12] Preferimos os fios de cerclagem com calibre nº 18, espaçados em 1 a 2 cm, dependendo do padrão da fratura. O risco de paresia do nervo ciático é essencialmente eliminado com a manobra de flexão do joelho e pela tração através de um pino femoral distal. Após a redução da fratura e aplicação dos fios de cerclagem executamos a fixação padrão, como previamente delineada. Em geral, a fresagem é menor, de modo que pinos com diâmetros ligeiramente menores poderão ser usados, reduzindo assim os riscos de cominuição e afastamento entre os fragmentos durante a sua inserção.

Fraturas do Fêmur em Adolescentes

A técnica padrão de osteossíntese intramedular é ligeiramente modificada para o tratamento de fraturas femorais em adolescentes.[16] Cuidados especiais devem ser tomados para evitar prejuízo à apófise trocantérica quando se abre o ponto de inserção. A seleção de um pino com o comprimento correto é importante para evitar a sua penetração na epífise femoral distal. A fresagem excessiva deve ser evitada no tratamento destas fraturas em adolescentes (Fig. 9-14).

CUIDADOS PÓS-OPERATÓRIOS

Após a operação a perna é colocada num aparelho especial que aumenta a estabilidade rotacional. Na maioria dos pacientes, a fisioterapia é iniciada no primeiro dia após a operação. Exercícios para o músculo quadríceps e

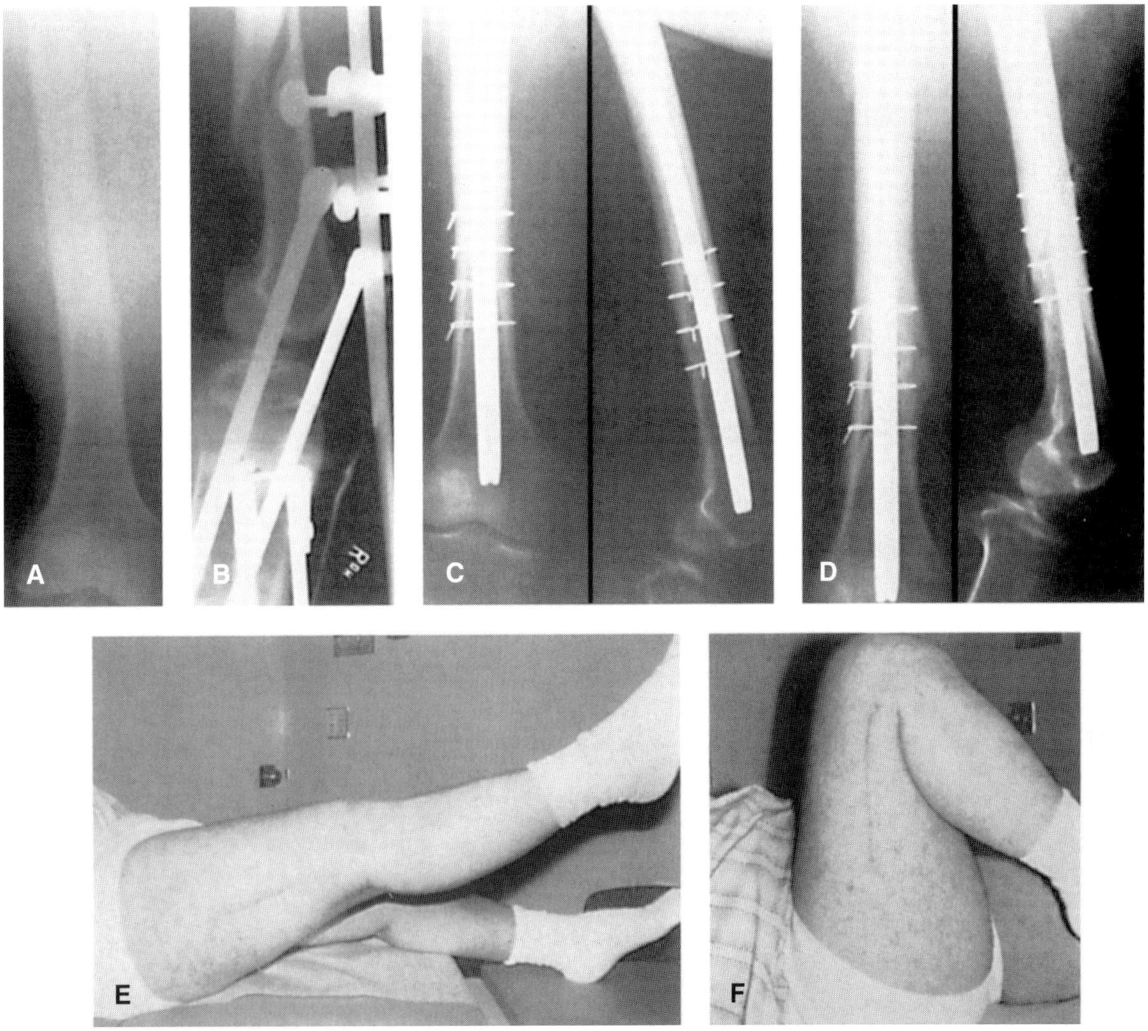

Fig. 9-13. Radiografias ântero-posterior (*A*) e lateral (*B*) de uma fratura oblíqua (espiral) longa na diáfise distal do fêmur de um homem de 50 anos, ferido numa queda de 3 m de altura. C, As radiografias tiradas após a redução aberta, cerclagem e a fixação intramedular mostram a redução anatômica obtida. *D,E,F*, Três meses após a lesão a fratura consolidou e o paciente teve um excelente resultado funcional, com amplitude total de movimento do joelho.

de levantamento da perna reta são iniciados e, se possível, o paciente é colocado numa cadeira ao lado da cama. Em termos de cuidados pulmonares, deve-se tirar vantagem dos benefícios da fixação femoral diminuindo a recumbência, ou a posição em decúbito dorsal.

A deambulação com o uso de muletas protegidas poderá ter início quando o paciente puder executar o movimento de erguer a perna reta e demonstrar controle do membro lesado. O grau de suporte de peso permitido será determinado pela estabilidade da fratura. O paciente terá alta do hospital quando se mostrar completamente independente. Um programa ativo de reabilitação do quadríceps e exercícios de amplitude de movimento do joelho são enfatizados após a alta hospitalar. Uma supervisão da fisioterapia do paciente externo é encorajada e acelera a recuperação funcional. O paciente continua a usar muletas para apoiar a deambulação até que obtenha resistência suficiente para andar de modo independente e atinja uma flexão do joelho em 90°. Para fraturas estáveis, exige-se um período de recuperação de quatro a seis semanas antes que o paciente volte a andar.

O paciente deve voltar ao hospital para exames físicos e radiográficos após 1, 3, 6 e 12 meses. Se as radiografias pós-operatórias indicam estabilidade insuficiente da fratura para permitir suporte total de peso para andar, o regime pós-operatório do paciente é modificado de acordo, para incluir deambulação parcial ou com suporte de peso apenas com o toque dos dedos do pé no solo, ou, menos freqüentemente, tração pós-operatória ou uma goteira gessada. Na maioria dos casos, recomendamos a remoção do pino em pacientes abaixo de 50 anos após 12 a 18 meses, desde que se tenha atingido uma união sólida. Os pinos não devem ser removidos em pacientes idosos ou nos que tenham sofrido uma fratura patológica. Exigem-se extrato-

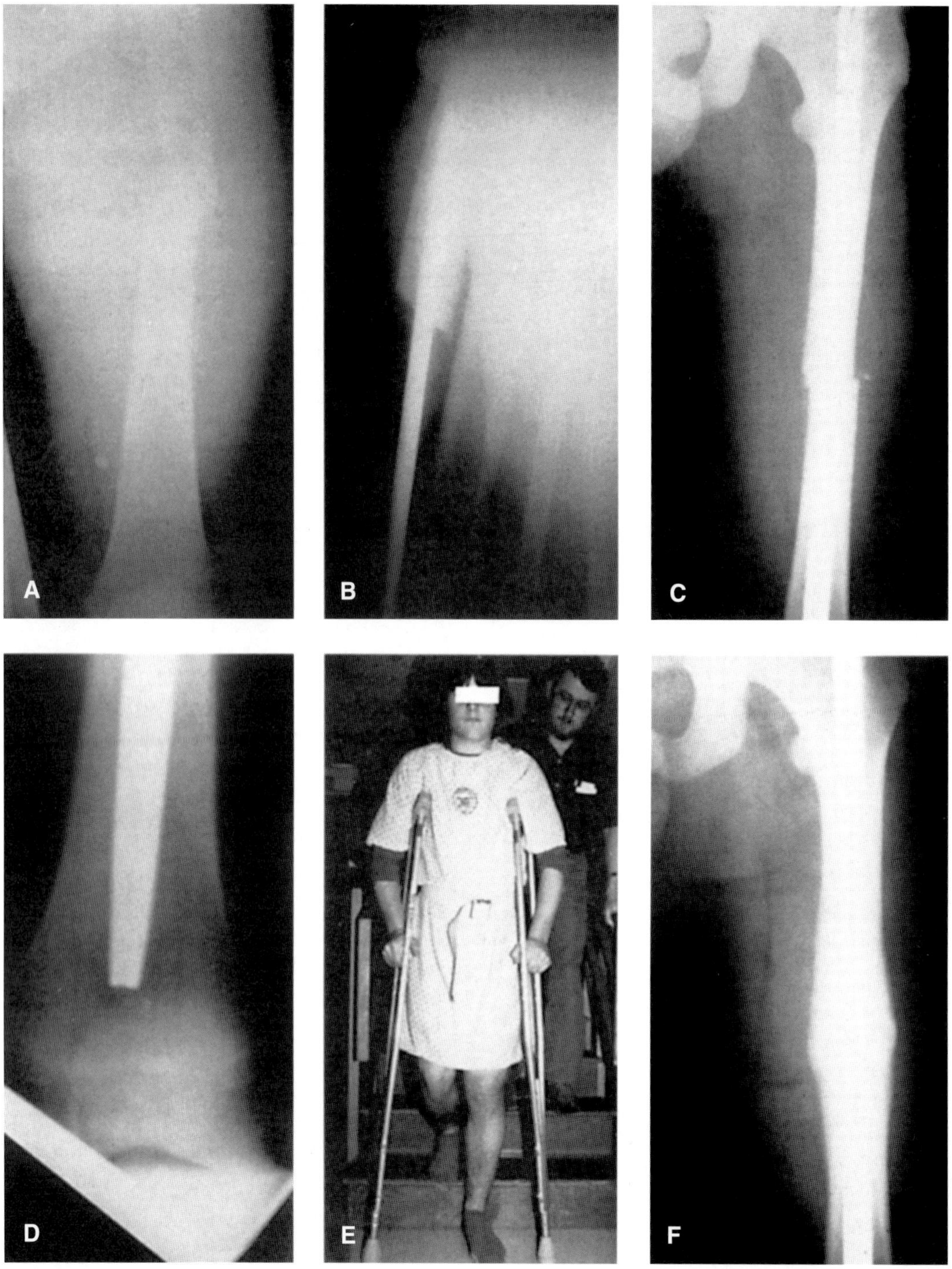

Fig. 9-14. *A,B*, Radiografias ântero-posterior e lateral de fratura oblíqua curta da diáfise do fêmur sofrida por um adolescente de 14 anos durante uma competição de motocross. *C,D*, As radiografias pós-operatórias mostram a redução anatômica. Observe que o pino não invade a epífise distal do fêmur. *E*, No segundo dia após a cirurgia o paciente foi capaz de andar com o auxílio de muletas, tendo alta hospitalar. *F*, A radiografia obtida nove meses após a lesão mostra união sólida e ambos os fêmures com comprimento igual.

res adequados e pode ser necessária a internação do paciente por um ou dois dias. Após a remoção do pino, será permitido o suporte de peso ilimitado, sem o uso de muletas.

RESULTADOS

Desde a introdução da osteossíntese intramedular a foco fechado no programa de ensino da Universidade de Washington, em 1968, a técnica tem sido modificada e aperfeiçoada com a experiência (Winquist e Hansen). Revisamos os primeiros 520 casos consecutivos de fraturas da diáfise femoral tratados entre 1968 e 1979.[11] A idade média dos 347 homens e 153 mulheres foi de 29,5 anos (faixa de 10 anos, 10 meses a 92 anos). A maioria das lesões teve como causa acidentes de automóvel, e as lesões associadas geralmente foram o resultado desses acidentes de alta energia. Dos 500 pacientes, 143 tiveram lesões graves na cabeça, tórax ou abdômen; 27 pacientes apresentaram fraturas diafisárias femorais bilaterais; 54 pacientes tiveram fraturas ipsilaterais da tíbia e do fêmur; e 27 casos foram de fraturas ipsilaterais do quadril, incluindo fraturas intertrocantéricas e do colo do fêmur. Além disso, 86 fraturas eram expostas.

A fratura se localizava no terço proximal do fêmur em 85 pacientes, no terço médio em 325 pacientes e no terço distal em 110 pacientes. A série incluiu 124 fraturas transversais, 101 fraturas oblíquas curtas, 30 fraturas oblíquas longas ou espirais e 261 fraturas cominutivas, incluindo 26 segmentares.

O tempo médio desde a ocorrência da lesão até a fixação foi de sete dias. Nos pacientes com fraturas femorais isoladas, a duração média de hospitalização foi de 13,3 dias e o tempo de uso de muletas foi em média de 5,8 semanas. Para os pacientes com lesões múltiplas, a permanência total no hospital foi de 26,9 dias em média. De todas as fraturas, 87% se apresentaram solidamente unidas após três meses. A amplitude de movimento do joelho após a operação atingiu a média de 132°. Somente oito pacientes experimentaram uma flexão do joelho abaixo de 125°, o que foi freqüentemente associado às lesões adicionais à extremidade ipsilateral. A incidência de lesões ligamentares significativas no joelho foi de 9%.

As complicações incluíram quatro casos de infecção (0,9%), dos quais dois ocorreram em fraturas expostas e dois em fraturas fechadas. As quatro fraturas finalmente se consolidaram sem qualquer infecção residual, após um tratamento agressivo. Foram relatados somente quatro casos de pseudo-artrose (0,9%). Encurtamentos de mais de 2 cm ocorreram em 2% dos pacientes, e entre 1 e 2 cm em 7,1%. A consolidação viciosa por rotação externa de 10° ou mais ocorreu em 43 pacientes; esta consolidação viciosa com mais de 20° de deformidade foi observada em 12 pacientes. Osteotomias a foco fechado para correção da rotação foram necessárias para três pacientes. A angulação em *valgus* ocorreu em oito pacientes da série, variando entre 5 e 11°. A maioria dos casos de angulação foi causada por complicações técnicas da fixação; a inclinação em *valgus* no foco de fratura não foi corrigida pelo apoio da coxa durante a colocação do pino. Em todos os pacientes a angulação era assintomática e não exigiu a correção. A angulação em *varus* não excedeu 5° em quatro pacientes.

As complicações clínicas incluíram a ocorrência de SARA em 55 pacientes, o que foi relacionado à gravidade da lesão inicial e ao choque subseqüente. Todos os pacientes foram tratados com medidas de suporte respiratório e todos se recuperaram completamente. A embolia pulmonar ocorreu em nove pacientes, ocasionando a morte de um deles. Dos 500 pacientes, 11 morreram dentro de um ano após o acidente. Um paciente morreu dois meses após a lesão devido a complicações de um traumatismo cerebral grave, e cinco outros pacientes morreram de lesões múltiplas associadas. Nenhuma das mortes foi relacionada diretamente à fratura do fêmur.

RESUMO

A osteossíntese intramedular a foco fechado após a fresagem do canal medular é um meio seguro e eficiente de tratamento da maioria dos pacientes portadores de fraturas da diáfise do fêmur. O procedimento é altamente técnico e exige pessoal adequadamente treinado e equipamento dispendioso. A seleção do padrão adequado de fratura para a fixação é importante. Felizmente o advento do pino travado a foco fechado para o fêmur ampliou os limites da fixação a foco fechado para fraturas que seriam instáveis em termos de comprimento e rotação após um procedimento padrão de fixação intramedular do fêmur.

REFERÊNCIAS BIBLIOGRÁFICAS

1. Küntscher, G.: Die Marknagelung von Knochenbruchen. Arch. Klin. Chir. *200*:443, 1940.
2. Bohler, J.: Closed intramedullary nailing of the femur. Clin. Orthop. *60*:51, 1968.
3. Christensen, N.O.: Techniques, errors, and safeguards in modern Küntscher nailing. Clin. Orthop. *115*:182, 1976.
4. Clawson, D.K., Smith, R.F., Hansen, S.T.: Closed intramedullary nailing of the femur. J. Bone Joint Surg. *53A*:681, 1971.
5. Gherlinzoni, G., Vasciaveo, F., Murena, P.F.: Closed reduction reaming and nailing in fractures of the femoral shaft. Ital. J. Orthop. Traumatol. *1*:117, 1975.
6. Hansen, S.T., Winquist, R.A.: Closed intramedullary nailing of the femur. Clin. Orthop. *138*:56, 1979.

7. Kootstra, G.: Femoral Shaft Fractures in Adults. A Study of 329 Consecutive Cases with a Statistical Analysis of Different Methods of Treatment. Assen, The Netherlands, Van Gorcum, 1973.
8. Rascher, J.J., Nahigian, S.H., Macys, J.R., Brown, J,E.: Closed nailing of femoral-shaft fractures. J. Bone Joint Surg. *54A*:534, 1972.
9. Rokkanen, P., Slatis, P., Vankka, E.: Closed or open intramedullary nailing of femoral shaft fractures? A comparison with conservatively treated cases. J. Bone Joint Surg. *51B*:313, 1969.
10. Winquist, R.A., Hansen, S.T.: Segmental fractures of the femur treated by closed intramedullary nailing. J. Bone Joint Surg. *60A*:934, 1978.
11. Winquist, R.A., Hansen, S.T., Clawson, D.K.: Closed intramedullary nailing of femoral fractures. A report of five hundred and twenty cases. J. Bone Joint Surg. *66A*: 529, 1984.
12. Rhinelander, F.W.: Tibial blood supply in relation to fracture healing. Clin. Orthop. *105*:34, 1974.
13. Carr, C.R., Wingo, C.H.: Fractures of the femoral diaphysis. J. Bone Joint Surg. *55A*:690, 1973.
14. Hansen, S.T., Winquist, R.A.: Closed intramedullary nailing of fractures of the femoral shaft. Part II: Technical considerations. In The American Academy of Orthopaedic Surgeons Instructional Course Lecture. Vol. 27. St. Louis, C.V. Mosby Co., 1978.
15. Kempt, I., Grosse, A., Lafforgue, D.: L'apport du verrouillage dans l'enclouage centro-medullaire des os longs. Rev. Chir. Orthop. *64*:635, 1978.
16. Kirby, R,M., Winquist, R.A., Hansen, S.T.: Femoral shaft fractures in adolescents: A comparison between traction plus cast treatment and closed intramedullary nailing. J. Pediatr. Orthop. *1*:193, 1981.
17. Border, J.R., LaDuca, J., Seibel, R.: Priorities in the management of the patient with polytrauma. Prog. Surg. *14*:84, 1975.
18. Riska, E.B., et al.: Prevention of fat embolism by early internal fixation of fractures in patients with multiple injuries. Injury 8:110,1976.
19. Talucci, R.C., et al.: Early intramedullary nailing of femoral shaft fractures: A cause of fat embolism syndrome. Am. J. Surg. *146*:107, 1983.
20. Karlstrom, G., Olerud, S.: Ipsilateral fractures of the femur and tibia. J. Bone Joint Surg. *59A*:240, 1977.
21. Veith, R.G., Winquist, R.A., Hansen, S.T.: Ipsilateral fractures of the femur and tibia: A report of 57 consecutive cases. J. Bone Joint Surg. in press.
22. Gustilo, R.B.: Management of Open Fractures and Their Complications. Philadelphia, W.B. Saunders Co., 1982.
23. Pedersen, H.E., Serra, J.B.: Injury to the collateral ligaments of the knee associated with femoral shaft fractures. Clin. Orthop., *60*:119, 1968.
24. Winquist, R.A., Hansen, S.T.: Comminuted fractures of the femoral shaft treated by intramedullary nailing. Orthop. Clin. North Am., *11*:633, 1980.
25. Morris, M.E., Veith, R.G., Winquist, R.A.: Unpublished data.

10

Fixação Intramedular Travada para as Fraturas do Fêmur

Charles M. Court-Brown e Bruce D. Browner

FIXAÇÃO INTRAMEDULAR DO FÊMUR

O uso de pinos intramedulares no tratamento de fraturas do fêmur tem uma longa história. Em Bristol, Inglaterra, Hey Groves utilizou pinos de metal, tanto sólidos quanto fenestrados, para tratar fraturas femorais referidas a ele durante e após a Primeira Guerra Mundial. Ele descobriu que o uso de pinos de metal representava um grande aperfeiçoamento sobre as cavilhas de osso e de marfim que ele havia usado antes da guerra.[1]

Algum tempo depois surgiu outra grande contribuição à osteossíntese intramedular, trazida pela família Rush, nos Estados Unidos,[2] e por Gerhard Küntscher, na Alemanha.[3] A família Rush introduziu o conceito de pinos estreitos não-fresados, que podiam ser utilizados para o tratamento de fraturas da diáfise femoral devido à possibilidade de serem encurvados e fornecerem uma fixação em três pontos. Esses dispositivos foram os precursores dos pinos de Hackethal e de Ender, e a sua utilização é apresentada em outra parte deste livro.

Küntscher é, sem dúvida alguma, o pai da técnica da fixação intramedular com fresagem. Em conjunto com o engenheiro Pohl ele projetou uma série de pinos que culminou no famoso dispositivo em forma de trevo. Küntscher manteve o conceito de que a dilatação ou fresagem era um aspecto importante, pois percebeu que a osteossíntese com fresagem apresentava três vantagens principais. Primeiro, a técnica permitia a inserção de um pino com espessura suficiente para assumir a função do osso, permitindo assim a mobilidade precoce do paciente. Em segundo lugar, a dilatação ou fresagem aumentava a área de contato endostal com o pino. E, finalmente, a dilatação permitia um ajuste preciso entre o pino e a porção dilatada do córtex endosteal. Além de estabelecer esses conceitos básicos, Küntscher também acreditava que a incisão cirúrgica deveria ser feita num sítio o mais longe possível do foco da fratura. Por isso, diferentemente de Hey Groves, que praticava a fixação retrógrada aberta, Küntscher defendeu técnicas de osteossíntese intramedular fechadas. E, para tornar mais fáceis essas técnicas, ele também foi o pioneiro no uso da intensificação de imagens e, por último, desenvolveu o pino "detensor", que permitiu a fixação com travamento por meio de parafusos de transfixão.

O trabalho de Küntscher foi apresentado pela primeira vez numa reunião da *German Surgical Society,* em 1968, logo após a sua aposentadoria, tendo obviamente influenciado Klaus Klemm. Tanto Klemm como seu colaborador Schellman, e, mais tarde, Grosse e Kempf, de Estrasburgo, desenvolveram pinos femorais intramedulares de travamento que eram encurvados, para a acomodação à inclinação normal do fêmur, para trás, e que possuíam parafusos de cruzamento, tanto distal quanto proximalmente, através dos quais pinos ou parafusos podiam ser inseridos. Esse projeto básico, aperfeiçoado depois nos anos 70, não foi modificado significativamente nos últimos 15 anos e, virtualmente, todos os modernos pinos femorais apresentam um projeto semelhante. Impedimentos de natureza comercial alteraram a localização e o ângulo dos parafusos de cruzamento, bem como o diâmetro e a forma do pino, mas na essência ainda permanece o projeto original de Klemm e Schellman e de Grosse e Kempf. Modificações como as barbatanas distais do pino de Brooker Wills vieram e se foram, mas até agora ninguém ainda apresentou um substituto adequado para os parafusos ou pinos de travamento.

Na técnica da osteossíntese intramedular do fêmur por travamento, o conceito básico é direto. Os parafusos são inseridos do córtex lateral para o córtex medial através dos orifícios no pino. Existem dois métodos básicos de fixação de fraturas: o estático e o dinâmico. O termo "travamento estático" (Fig. 10-1) se refere à prática de inserção dos parafusos de travamento distal e proximal. Este modo é usado para tratar fraturas inerentemente instáveis, particularmente se houver cominuição cortical ou perda óssea. Essencialmente, a diáfise do fêmur fica suspensa entre os parafusos de cruzamento distal e proximal. O método dinâmico de fixação (Fig. 10-2) diz respeito à prática de inserção de parafusos de cruzamento na região proximal ou na distal. Este modo é aplicado principalmente para as fraturas estáveis do fêmur localizadas nessas regiões, tendo o istmo como ponto de referência. Nestas condições as fraturas não encurtarão, mas permanecerão instáveis em termos de rotação, exigindo fixação por meio de parafuso no segmento menor. As fraturas estáveis do istmo são as que melhor respondem ao tratamento com o modelo clássico de Küntscher, sendo um tipo de lesão facilmente tratável por meio de um pino intramedular caso o cirurgião tenha confiança na estabilidade da fratura.

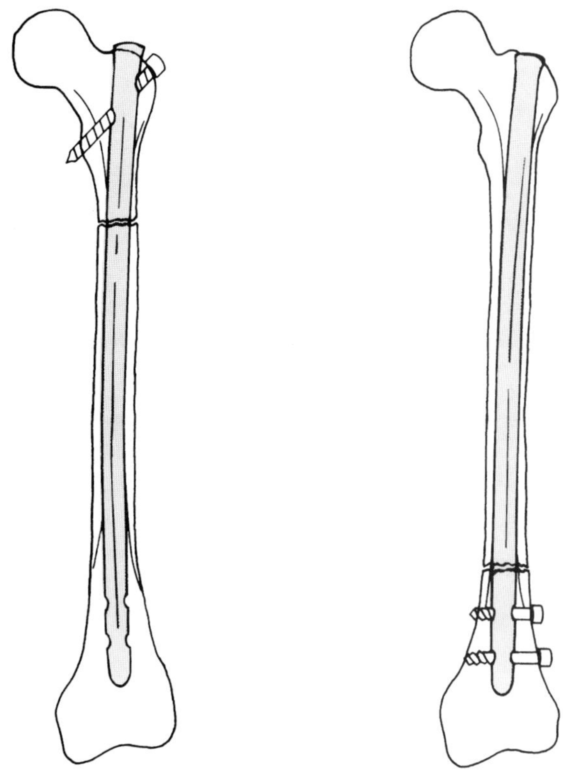

A B

Fig. 10-2. Pino travado dinamicamente.

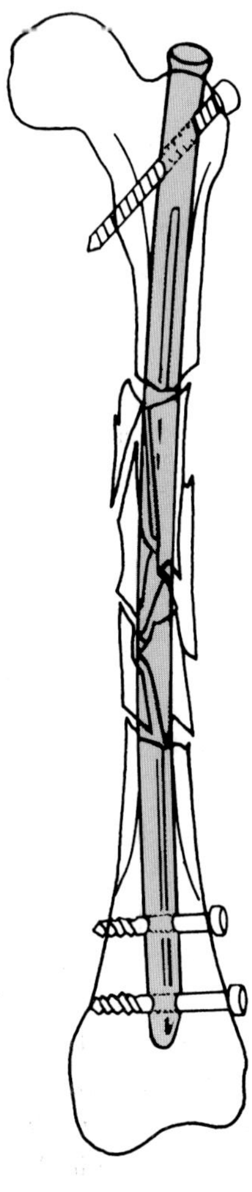

Fig. 10-1. Pino intramedular de Grosse-Kempf travado estaticamente.

Técnica Cirúrgica

Diferentemente da osteossíntese intramedular da tíbia, na qual houve alguma evolução da técnica cirúrgica nos últimos anos, a técnica da fixação do fêmur não se alterou significativamente nos últimos 15 a 20 anos. Poderá haver pequenas variações nesse procedimento e na inserção de parafusos de cruzamento conforme o tipo de pino utilizado, mas a operação básica é semelhante para todos os tipos. Neste capítulo a técnica será apresentada utilizando-se o modelo de pino intramedular de Grosse- Kempf.

Planejamento Pré-Operatório

Antes de iniciar um procedimento de fixação a foco fechado de uma fratura do fêmur, é importante que o cirurgião disponha de radiografias adequadas do comprimento total do fêmur. Não só a morfologia da fratura deverá ser examinada, mas também a falta de visualização de toda a extensão do osso poderá resultar numa situação onde o cirurgião perde uma fratura proximal ou distal. Este é um aspecto de extrema importância caso o cirurgião esteja lidando com uma fratura patológica na área subtrocantérica. Radiografias inadequadas podem prejudicar a exibição de metáfises distais, impedindo assim a fixação ou interferindo na inserção de parafusos de cruzamento distais.

O cirurgião deverá estudar cuidadosamente essas radiografias pré-operatórias, tendo em mente que poderá causar uma fratura do colo do fêmur, ou uma cominuição da diáfise proximal ou aumentar a cominuição da fratura simplesmente por inserir o pino femoral. É, portanto, essencial que se saiba da existência desses problemas antes da cirurgia, pois o procedimento de fixação pode causar deslocamento de linhas não-deslocadas da fratura ao redor da lesão principal. Se fraturas não-deslocadas se tornam depois deslocadas, uma lesão que poderia ter sido tratada com um travamento dinâmico exigirá então um do tipo estático.

O cirurgião também deverá estar alerta para a presença de osteoartrite no quadril, pois essa entidade pode interferir no movimento do quadril durante a fixação intramedular. Em casos graves de osteoartrite, o quadril pode se apresentar tão enrijecido que a fixação convencional na posição supina se torna impossível. É óbvio que o cirurgião deve investigar a presença de uma artroplastia do quadril ou do joelho. Essa condição no quadril impedirá definitivamente a fixação femoral. Embora a artroplastia do joelho não seja, porém, empecilho para a fixação femoral, deve-se tomar muito cuidado para não prejudicar ou perder uma prótese do joelho durante a operação.

O cirurgião também não deverá iniciar um procedimento de fixação intramedular do fêmur sem dispor do equipamento correto. Deverá confirmar que a sala de cirurgia esteja equipada com um conjunto completo de pinos de tamanhos apropriados e com a instrumentação completa para fresagem e fixação. Além disso, o equipamento correto para a extração do pino deverá estar à mão, caso o cirurgião encontre dificuldades durante o processo. A mesa de fraturas deverá ser modificada para a aplicação da técnica e o intensificador de imagens deverá sempre ser equipado com memória, para diminuir a quantidade de radiação à qual o cirurgião fica exposto.

Posicionamento do Paciente

Existem duas posições básicas para a aplicação da técnica de fixação intramedular do fêmur: a posição em decúbito lateral (Fig. 10-3) e a posição supina (Fig. 10-4). Cada uma delas tem seus méritos e o cirurgião geralmente escolherá a de sua preferência, embora haja algumas indicações específicas para cada uma delas.

A posição lateral permite fácil acesso ao trocanter maior, e com o posicionamento apropriado do intensificador de imagens pode-se obter uma boa visualização de toda a diáfise femoral. Entretanto é mais difícil colocar o paciente corretamente em decúbito lateral, particularmente se a equipe da sala de cirurgia não tiver experiência no uso dessa posição. Outras desvantagens incluem o comprometimento respiratório por causa da compressão sobre o pulmão dependente, um mal posicionamento em valgo no foco da fratura devido à ação da gravidade e maior dificuldade de avaliação do grau de qualquer mau alinhamento rotacional. Os parafusos distais são um pouco mais difíceis de inserir e o uso de uma cortina plástica para o isolamento é virtualmente impossível.

Entretanto o fato de a articulação do quadril estar fletida durante a fixação intramedular na posição lateral pode

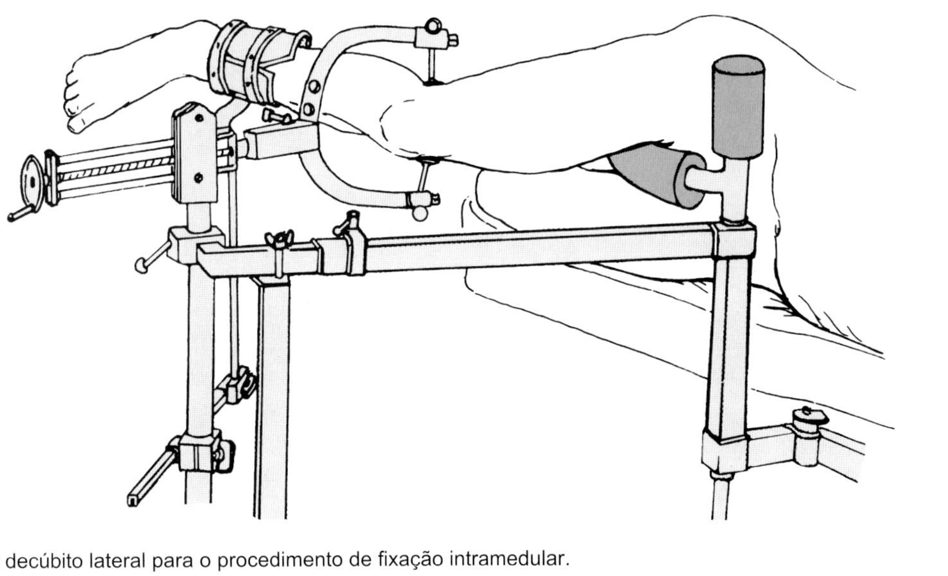

Fig. 10-3. A posição em decúbito lateral para o procedimento de fixação intramedular.

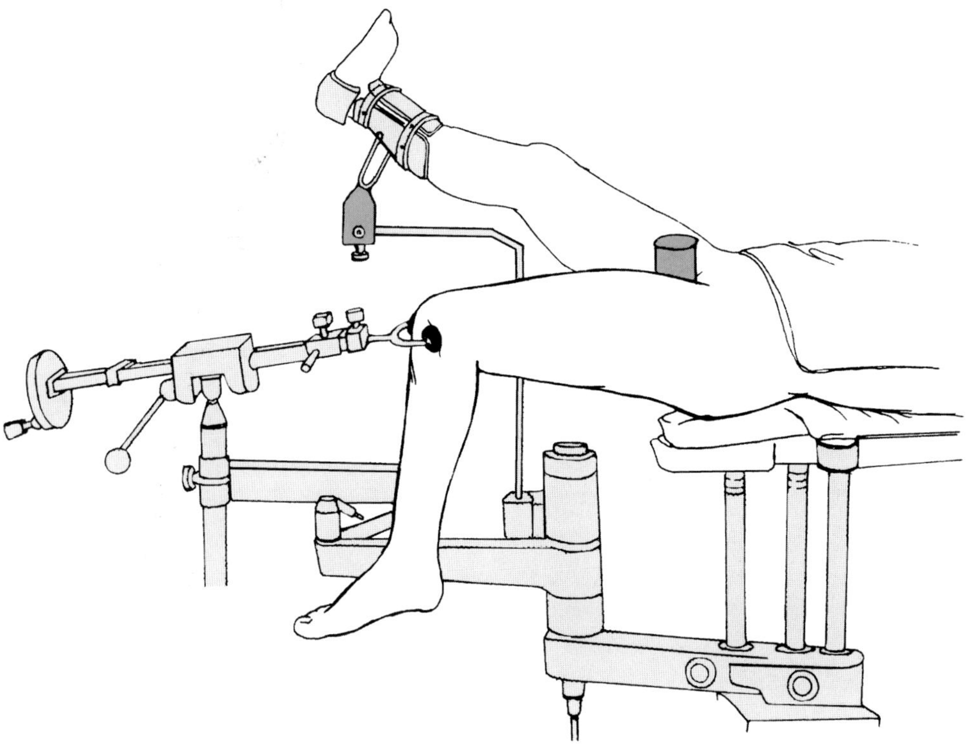

Fig. 10- 4. A posição supina para o procedimento de fixação intramedular.

tornar um pouco mais fácil a osteossíntese num paciente portador de quadril osteoartrítico, pois esta posição acomoda a deformidade em flexão fixa que pode estar presente na articulação do quadril. Alguns cirurgiões também preferem a posição lateral na fixação de fraturas proximais do fêmur, porque nessas lesões o fragmento proximal tende a assumir uma posição fletida.

Na posição supina o paciente é colocado em decúbito dorsal na mesa ortopédica. O membro contralateral é flexionado no quadril e no joelho e colocado num apoio bem acolchoado. Esta posição permite que o intensificador de imagens seja facilmente manuseado para visualizar o fêmur. O acesso ao fêmur proximal é facilitado aduzindo-se a perna, e se o paciente for obeso coloca-se uma almofada no flanco, para facilitar o acesso. As desvantagens desta posição são poucas, embora as fraturas do fêmur proximal e as lesões adjacentes a um quadril com osteoartrite possam representar um problema. Assim, o cirurgião deverá estar sempre alerta. Moran *et al.*[4] descreveram o uso da posição supina para a fixação de fraturas do fêmur em pacientes com deformidades de flexão fixa devidas à osteoartrite no quadril. Eles abordavam o fêmur proximal por baixo. Esta, entretanto, é uma técnica complicada e embaraçosa, e os cirurgiões também podem eleger o uso da abordagem lateral.

Ponto de Entrada

Com freqüência, os cirurgiões descrevem a inserção de parafusos de cruzamento distais como sendo o aspecto mais difícil do procedimento de fixação femoral. Entretanto a manobra mais crítica nessa técnica é, de fato, a seleção do ponto correto de entrada do pino. Tem havido algum debate sobre qual seria o melhor ponto de entrada. Küntscher e, posteriormente, o Grupo AO defenderam a ponta do trocanter maior (Fig. 10-5). Argumentou-se que um ponto de entrada mais medial comprometeria o suprimento sangüíneo à cabeça do fêmur, além de possivelmente causar uma fratura do colo femoral. Entretanto, caso este seja o ponto escolhido, o pino será forçado a caminhar em sentido medial e, conseqüentemente, impactar o córtex medial do fêmur superior. Nestas circunstâncias, pode ocorrer uma cominuição femoral e mau alinhamento em varo de fraturas proximais. Aqui também acontece uma situação onde o pino gira à medida que vai descendo pelo fêmur, o que dificulta sua inserção, causa deformidade no foco da fratura e complica a colocação dos parafusos de cruzamento distais.

O ponto de entrada alternativo é a fossa piriforme, bem medial ao trocanter maior. Este ponto tende a estar situado no eixo do fêmur, acima do canal medular, e sua

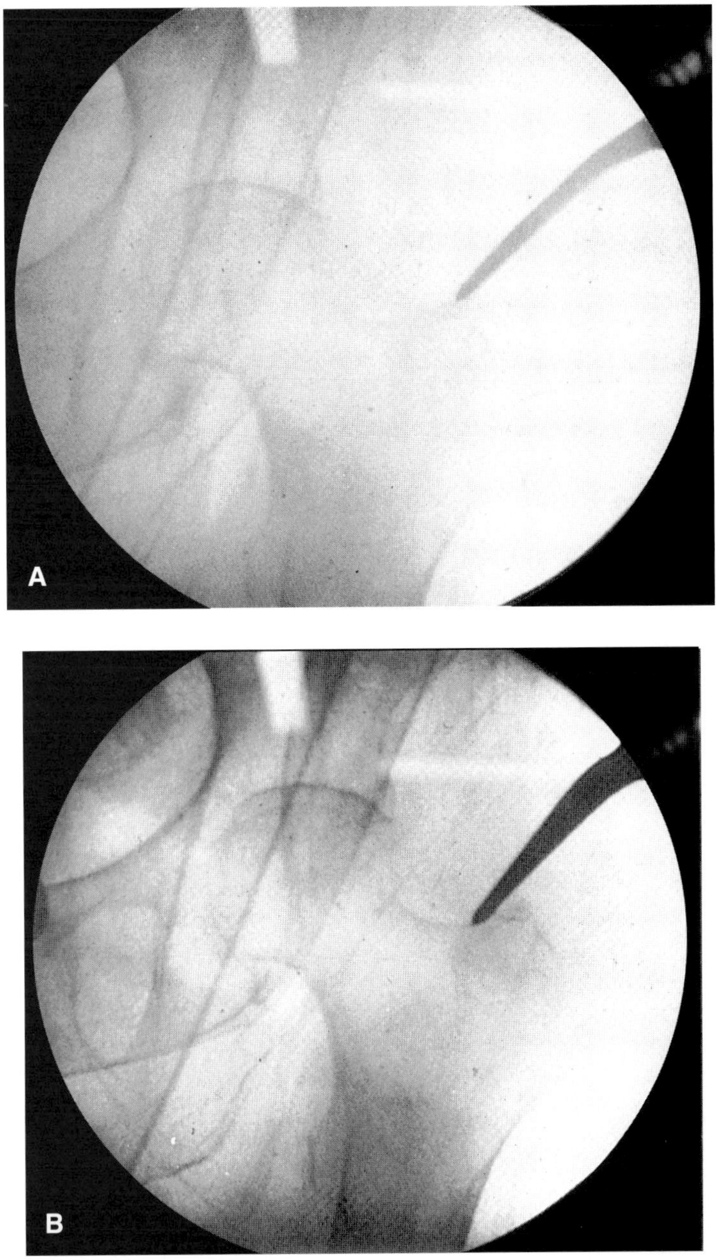

Fig. 10-5. *A*, Uma visualização do intensificador de imagens mostrando a localização do furador ósseo (trocarte) na ponta do trocanter maior. É evidente que esta localização é lateral ao eixo do fêmur, e, se o pino for introduzido a partir deste ponto será encurvado à medida que avançar para baixo no interior do canal medular. *B*, O furador ósseo (trocarte) foi posicionado na fossa piriforme. Esta é uma localização medial à ponta do trocanter maior, constituindo um ponto mais apropriado para a inserção do pino intramedular. (*Figura continua.*)

utilização resulta na passagem descendente direta do pino, no interior do canal medular. O uso da fossa piriforme não está associado ao mesmo risco de cominuição ou à torção do pino. Deve-se tomar cuidado para não tentar a inserção medial à fossa piriforme, pois existe um grande risco de ocorrência de fratura do colo do fêmur.

Recomenda-se que o intensificador de imagens seja utilizado para a localização do ponto de entrada correto. O exame digital indicará a posição da fossa piriforme, mas o intensificador mostrará ao cirurgião se o ponto selecionado está acima do canal medular do fêmur. Uma vez selecionado o local correto, pode-se utilizar um furador apropriado para fazer um defeito inicial no osso. Como alternativa, pode-se inserir um fio-guia padrão para fratura de quadril no osso, na fossa piriforme, fazendo-se uma fresagem adicional para estabelecer o ponto de entrada do pino.

Redução a Foco Fechado e Fresagem

A redução da fratura é obtida combinando-se tração com a manipulação externa da fratura pelo cirurgião ou por um assistente também paramentado e, ocasionalmente, com o uso de um pequeno pino com orifício no fragmento

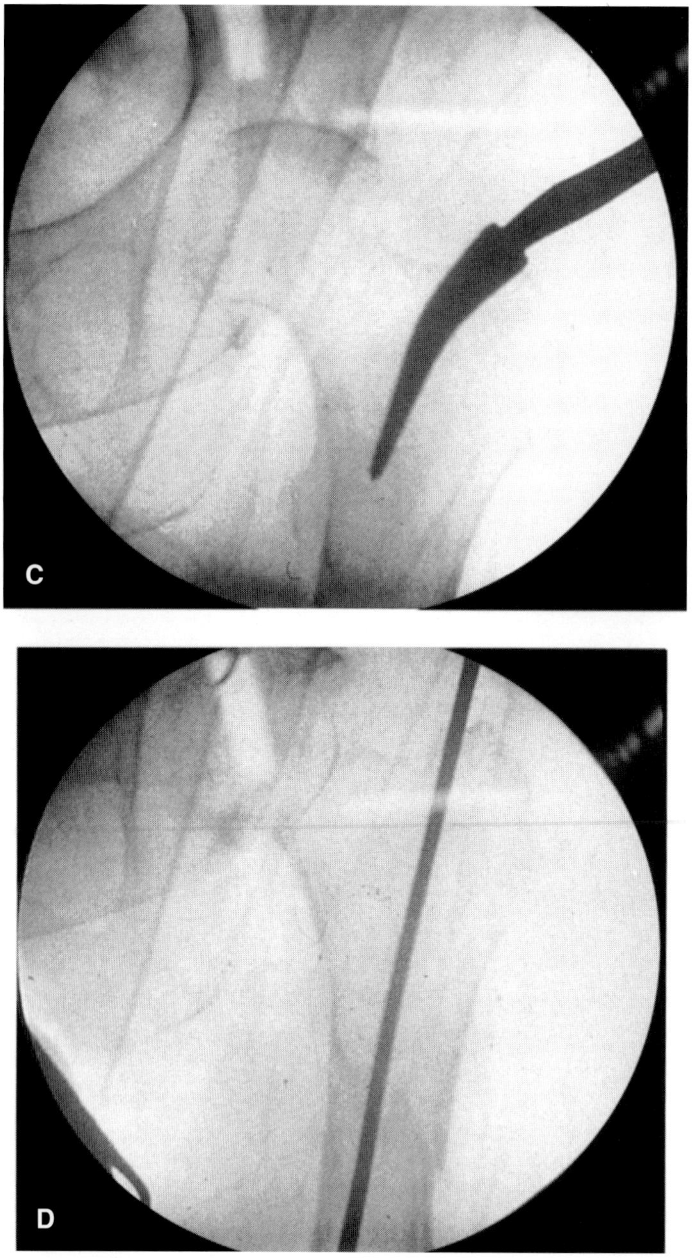

Fig. 10-5. (*continuação*) *C*, O furador ósseo (trocarte) foi posicionado no interior da fossa piriforme, tendo sido feita uma trilha dentro do canal medular. Esta manobra é essencial antes de passar o fio-guia para o interior do fêmur. *D*, Observa-se o fio-guia passado no canal femoral.

proximal, para permitir a manipulação desse fragmento. Esse resultado pode ser difícil de se conseguir e o cirurgião não deve, em hipótese alguma, tentar a fixação fechada do fêmur até que se comprove que a fratura pode ser reduzida por manobras fechadas e que ele esteja ciente da manobra correta necessária para obter essa redução. Se a fratura não puder ser reduzida por meios fechados, a osteossíntese a foco fechado não deverá ser tentada, devendo-se selecionar um outro método de tratamento da lesão.

A tração pode ser aplicada através de um pino esquelético ou bota ortopédica. Se pouco tempo se passou desde a ocorrência da lesão até a cirurgia e o paciente não é obeso ou extremamente musculoso, o uso dessa bota, normalmente utilizada em cirurgia para tratamento de fraturas do quadril, será adequado. Se, porém, a cirurgia foi retardada ou se o paciente for muito pesado, será sempre mais seguro aplicar a tração através de um pino esquelético, que pode ser inserido através do fêmur distal ou da tíbia proximal. Um pino femoral distal provoca ação de puxar mais diretamente na fratura, mas poderá obstruir a passagem do pino na fratura distal. Na realidade, qualquer que seja a localização, o pino pode ser usado com razoável facilidade.

Depois de o paciente ser adequadamente preparado para a operação, o cirurgião deverá fazer a incisão na pele.

O erro mais comum cometido pelos cirurgiões no procedimento de fixação intramedular femoral é centralizar essa incisão no trocanter maior. De fato, a incisão deverá começar ao nível do trocanter maior e prosseguir em sentido proximal por cerca de 10 cm. Isso permitirá que a instrumentação exigida para esta técnica fique contida no interior da ferida operatória.

Uma vez feitas a incisão e a dissecção descendente até o nível do fêmur proximal, determinado o ponto de entrada e feito o ponto de entrada no córtex proximal do fêmur, pode-se utilizar um dilatador manual para fazer uma trilha entre esse defeito e o canal intramedular. Nos jovens, o osso metafisário na região trocantérica pode ser muito resistente, sendo importante o delineamento dessa trilha antes de iniciar a dilatação, para facilitar a passagem de um fio-guia.

Concluído esse caminho, pode-se passar um fio-guia com ponta ovalada para o interior do fêmur. Se a fratura estiver bem alinhada, um fio-guia reto poderá ser usado, mas geralmente é necessário "sentir" a fratura distal com o guia. Para facilitar esse trabalho, a ponta do guia deverá ter uma inclinação de aproximadamente 20°, cerca de 2 cm a partir dessa extremidade. Se for necessário dilatar o fêmur, o cirurgião deve se certificar da presença dessa ponta ovalada no guia caso a broca fique presa. Se isso acontecer, a ponta ovalada facilitará a remoção da broca.

Assim que o guia atravessar o foco da fratura, ele deverá ser passado em sentido distal para o centro do fragmento distal, como visualizado no plano ântero-posterior do intensificador de imagens. É importante que esse guia não seja passado em sentido descendente para os córtices medial ou lateral, pois a introdução subseqüente do pino nesses locais provocará uma deformidade em valgo ou em varo. O fio-guia deverá ser posicionado no interior do osso metafisário distal, para diminuir o risco de retrocesso posterior.

As brocas são introduzidas sobre o guia com a ponta ovalada. Na maioria dos conjuntos de fresagem, a broca inicial tem a ponta cortante e aumenta o trato até cerca de 9 mm. A seguir empregam-se brocas de corte lateral para expandir o trato em incrementos de 0,5 mm. É importante que o cirurgião resista à tentação de progredir em incrementos maiores, pois as brocas podem ficar espetadas no interior do canal. Deve-se ter o cuidado de dilatar toda a extensão do canal do fêmur. Se isso não for feito, pode ocorrer prejuízo cortical à medida que o pino for inserido no interior de um osso não-dilatado.

A dilatação deverá ser feita até que o trato resultante no canal medular esteja 1 mm mais largo que o canal intramedular a ser utilizado pelo cirurgião. Pinos sem fendas tendem a ser mais duros que os fendidos, e portanto recomenda-se que, ao utilizar um pino femoral dilatado sem fendas, o cirurgião aumente o canal em 2 mm a mais que o tamanho do pino proposto. Em fêmures de adultos, recomenda-se o uso de pinos de 12 ou 13 mm. Em pacientes mais velhos o canal medular pode ser maior, podendo-se empregar pinos de 15 ou 16 mm. Uma vez dilatado o canal femoral, seleciona-se um pino de tamanho adequado. Pode-se avaliar o comprimento do fêmur utilizando-se um ossímetro, ou pela medição pré-operatória do comprimento do fêmur contralateral (se este osso estiver intacto), ou medindo-se o fio-guia. Para tanto, o guia com a ponta ovalada deverá ser substituído por um guia reto e graduado, sobre o qual o pino poderá ser inserido. A troca de fios é facilitada quando se introduz uma luva plástica sobre o guia com ponta ovalada antes da remoção, para manter a posição da fratura.

Uma vez calculada a extensão e o diâmetro corretos, o pino deverá ser montado no dispositivo de inserção apropriado e passado em sentido descendente pelo canal femoral (Fig. 10-6). Deve-se cuidar para que não se danifique o osso no foco da fratura à medida que vai sendo introduzido através dessa área. Nunca se deve martelar em excesso, pois isso prejudicará o osso. Caso esse procedimento se torne necessário, provavelmente será devido à fresagem inadequada ou então porque o pino está posicionado contra o osso cortical. O pino deverá ser completamente introduzido, de modo que a sua extremidade superior fique em linha com o fêmur proximal e a sua extremidade distal esteja encaixada na metáfise distal do fêmur.

A inserção do parafuso de cruzamento proximal é geralmente direta. Todos os pinos possuem crivos adequados que permitem ao cirurgião introduzir o parafuso de cruzamento proximal. Atualmente a maioria dos pinos utiliza um parafuso de cruzamento em diagonal, que desce desde o trocanter maior, em sentido medial, até o interior do trocanter menor. Somente é necessário um parafuso de cruzamento proximal. O cirurgião deverá cuidar para que esse parafuso não seja colocado acima do trocanter menor, no interior da base do colo do fêmur, pois essa manobra poderá enfraquecer essa região e provocar uma fratura.

Travamento Distal

Existem três métodos de travamento distal para orientar a fresagem e a inserção dos parafusos através dos orifícios distais do pino.

Dispositivo Alvo Montado no Intensificador de Imagem

Com esta técnica, um cavalete de metal é anexado ao intensificador de imagens de modo que o feixe de raios passe através de um orifício de alinhamento e, a seguir, através dos orifícios no pino. Posiciona-se uma ponteira nesse orifício de alinhamento e faz-se pressão contra a pele. Faz-se então uma pequena incisão na pele e avança-se a ponteira para marcar o osso (Fig. 10-7). Coloca-se

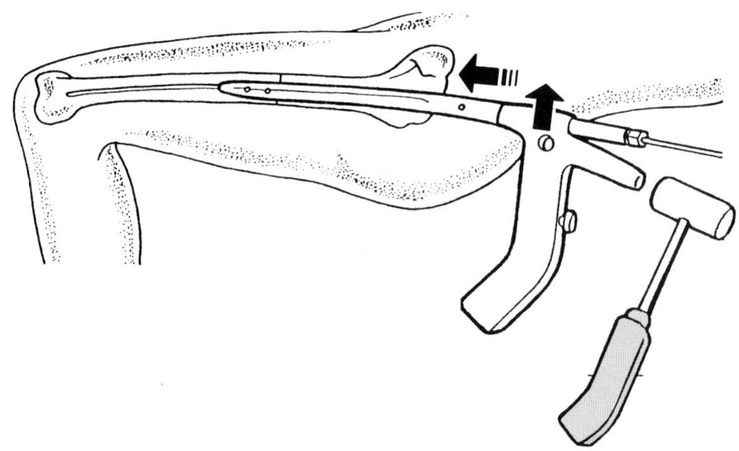

Fig. 10-6. Uma vez dilatado o canal medular, um fio-guia reto, sem ponta, é inserido até a extremidade distal do fêmur e o pino é inserido sobre ele no interior do canal intramedular.

uma junta de broca no lugar da ponteira. Assim que o feixe de luz do intensificador de imagens esteja perfeitamente alinhado com a junta da broca e os orifícios no pino, pode-se colocar uma coroa cortante de broca através dessa junta e de uma incisão adequadamente posicionada na pele, para criar um orifício no osso distal e permitir a passagem de um parafuso de cruzamento (Fig. 10-8). Uma vez dilatado o orifício, o dispositivo montado no intensificador de imagens é removido, utilizando-se então uma sonda para selecionar o tamanho apropriado do parafuso ou do pino distal, que é então inserido.

Dispositivo Alvo Montado no Pino

Em meados dos anos 80 esteve em voga o uso de um dispositivo alvo montado no pino. A base lógica para o uso destes dispositivos era direta. Um dispositivo de assentamento era parafusado na extremidade do pino de modo que os pólos na parte distal desse dispositivo ficassem alinhados com os orifícios na parte distal do pino. Uma vez passado o pino pelo interior do fêmur, teoricamente poder-se-ia inserir uma junta de broca nos orifícios distais do crivo montado no pino e, conseqüentemente inserir os parafusos ou pinos distais.

Infelizmente, logo ficou evidente que os pinos femorais se torcem e se deformam à medida que são inseridos para o interior do canal intramedular. Isso é particularmente verdadeiro com os pinos fendidos como o modelo de Grosse-Kempf, mas mesmo pinos de secção sólida, tais como o modelo de Russell-Taylor, também se deformam, tornando-se inúteis esses dispositivos montados no pino.

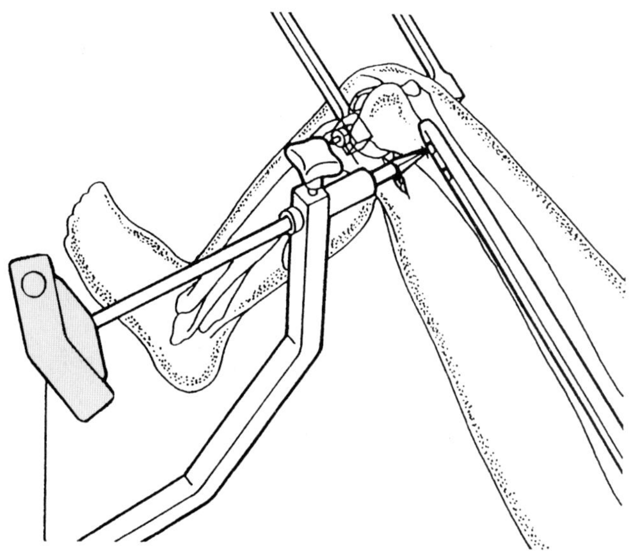

Fig. 10-7. O uso de um crivo montado visto no intensificador de imagens para inserir um parafuso de travamento distal. Uma vez alinhado o dispositivo de modo que o orifício distal do pino possa ser visualizado pelo feixe de raios do intensificador, marca-se a pele e subseqüentemente o osso para facilitar a fresagem e a colocação do parafuso.

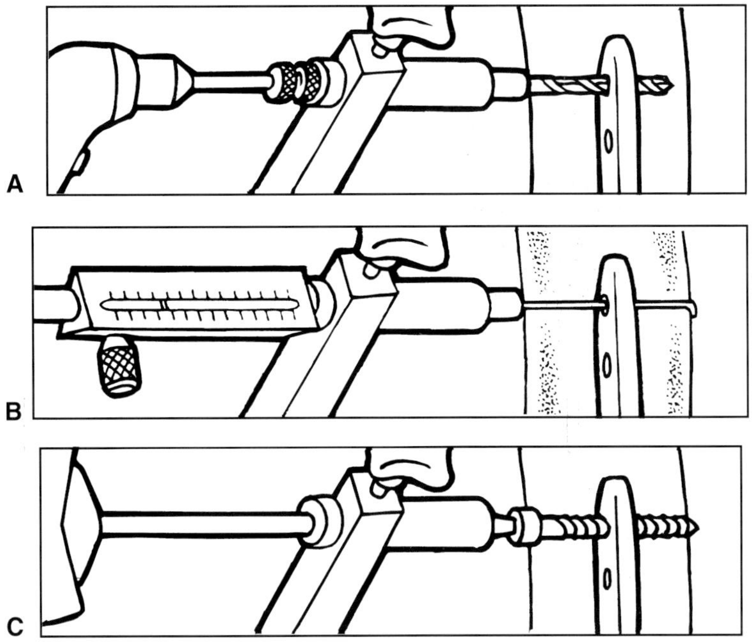

Fig. 10-8. *A*, A ponta cortante da broca é impulsionada através da junta no dispositivo e do orifício distal para o parafuso. *B*, Utiliza-se uma sonda para avaliar o comprimento correto do parafuso. *C*, Insere-se então o parafuso no pino.

São poucos os que ainda os utilizam e a maioria dos cirurgiões voltou a utilizar uma técnica a mão livre para facilitar a inserção de parafusos de cruzamento distal.

Técnica a Mão Livre

Para preparar a inserção de parafusos de cruzamento distal por meio desta técnica, o braço do intensificador de imagens é colocado numa posição lateral com o feixe de raios em ângulo reto em relação ao osso (Fig. 10-9). O cirurgião nunca deve iniciar a fresagem para a colocação do parafuso distal antes que um dos orifícios para esse parafuso apareça como um círculo perfeito na tela do intensificador de imagens. Devido ao fato de o pino freqüentemente girar durante a inserção, será útil dispor de uma mesa ortopédica que também possa girar para readquirir o alinhamento do pino com o feixe de luz do intensificador.

Se os orifícios na parte distal do pino aparecem em forma de elipse, é porque eles não estão corretamente alinhados no feixe de luz do intensificador. Se o pino estiver corretamente rotacionado e o feixe de luz não estiver em ângulos retos em relação ao pino, o orifício aparecerá com a forma elíptica no plano longitudinal. Se a rotação do pino estiver errada mas o intensificador de imagens estiver na posição certa, a elipse aparecerá no plano transversal. Alterando-se a rotação do paciente e o ângulo que o braço do intensificador de imagens faz com o fêmur distal, é possível obter um círculo exato.

Quando chegar ao círculo perfeito, o cirurgião deverá usar uma ponteira comprida para delinear o centro exato do pólo no feixe de luz do intensificador. Feito isso, pode-se fazer a incisão de pele apropriada. A ponteira afiada pode então ser inserida através dos tecidos moles no interior do córtex lateral do fêmur e, mais uma vez, alinhada para aparecer no centro do orifício. A seguir, a ponteira ou o furador podem ser usados para fazer um defeito no córtex lateral do fêmur, inserindo-se uma ponta cortante de broca apropriada nesse defeito e num orifício situado entre os córtices, através do orifício distal do pino. Usa-se então uma sonda para estimar o tamanho correto do parafuso ou pino, inserindo-se o dispositivo selecionado.

Há várias sugestões úteis para facilitar a inserção de parafusos de cruzamento distais. O técnico em radiografias pode soltar o braço do intensificador de imagens para permitir ao cirurgião acesso ao fêmur lateral, mas essa remoção não deve ser feita em nenhuma outra circunstância. A manobra de soltar e depois levantar o braço do equipamento é relativamente simples, mas se o equipamento for removido de seu lugar original, dificilmente se conseguirá posicioná-lo adequadamente depois.

Sugere-se também que o cirurgião verifique se a ponta cortante da broca está no interior do orifício no pino após este dispositivo ter sido inserido através do fêmur. Esta manobra deverá ser repetida após a inserção do parafuso através do córtex lateral do osso e do pino para garantir que se conseguiu uma posição adequada.

Vários dispositivos foram inventados para facilitar a colocação manual de parafusos de cruzamento distal. O melhor deles é a broca radiolucente de compensação, que permite que uma ponta cortante de broca avance 90° até

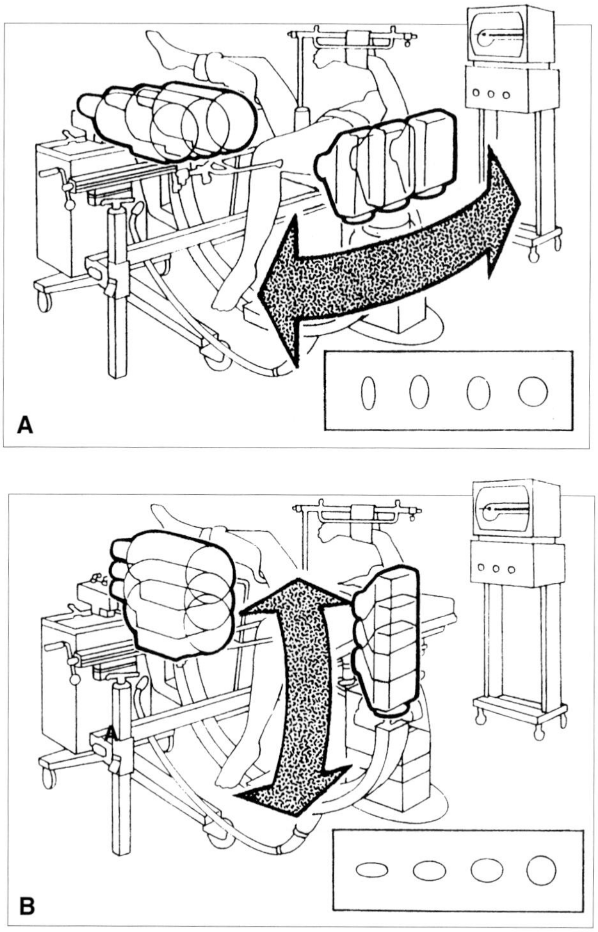

Fig. 10-9. *A*, Esta ilustração demonstra a aparência do orifício distal quando o braço do intensificador de imagens está incorretamente alinhado mas a rotação do pino é correta. O braço do equipamento deverá estar exatamente em ângulo reto ao fêmur, para determinar um círculo perfeito. A inserção do parafuso de travamento distal não deverá ser iniciada até que se visualize este círculo. *B*, Uma elipse transversa é observada quando a rotação do pino está incorreta em relação ao braço do intensificador. Isto deve ser corrigido para determinar um círculo perfeito.

uma broca elétrica num dispositivo radiolucente. Alinhando-se os anéis locais com o orifício distal no pino, é relativamente fácil inserir um parafuso de cruzamento distal. Vários fabricantes produzem esses dispositivos. Outras técnicas também têm sido sugeridas. Os fios de Kirschner foram usados para abrir um orifício localizado através dos córtices femorais e os cirurgiões experimentaram o uso de *laser* e ultra-som, mas nenhuma dessas técnicas provou ser útil na prática médica. A técnica a mão livre continua a ser a preferida para a inserção de parafusos de cruzamento distal, embora as brocas radiolucentes de compensação realmente representem um método alternativo muito útil.

Sempre surge a questão sobre se o cirurgião deve ou não utilizar um ou dois parafusos de cruzamento distal no tratamento de fraturas da diáfise do fêmur. Foi sugerido que se o orifício proximal dos dois orifícios de parafusos distais permanecer vazio, isso funcionará como um ponto de falha por fadiga, facilitando a quebra do pino.[5] A revisão dos resultados clínicos do uso de pinos fresados no tratamento de fraturas diafisárias do fêmur não demonstra que a quebra do pino seja um grande problema. Esse fato foi confirmado por Hajek *et al.*,[6] que desenvolveram análises clinicas e biomecânicas do uso de um ou dois parafusos de cruzamento distal no tratamento dessas fraturas, e concluiu que um parafuso fornecia fixação distal adequada. Os investigadores enfatizaram, porém, que essa conclusão se aplicava somente às fraturas diafisárias. As indicações para o uso de dois parafusos de cruzamento distal são os casos de fraturas da diáfise ou da metáfise distais e quando o osso está osteoporótico. Em ossos idosos, com osteoporose, exige-se o máximo de aquisição óssea e, por isso, dois parafusos devem ser usados.

Fixação Intramedular de Fraturas do Fêmur Proximal

A osteossíntese intramedular de fraturas do fêmur proximal sempre traz ao cirurgião o desafio adicional da redução dos fragmentos da fratura. Devido à ação sem oposição dos músculos flexores do quadril, o fragmento femoral proximal pode ser forçado a um grau considerável de flexão. Se o cirurgião decidiu pela posição supina, poderá ser difícil trazer esse fragmento para baixo, para uma posição que permita a passagem de um guia para o interior do fragmento distal.

O melhor método para reduzir uma fratura deste tipo é a inserção de um bastão cilíndrico de metal no interior do fragmento proximal, alavancando o fragmento para baixo e passando o fio-guia através desse cilindro e através da fratura. Um prego curto de Küntscher pode ser útil, mas atualmente existem vários conjuntos para osteossíntese que fornecem um instrumento específico para esta manobra, que é ilustrada na Fig. 10-10, fazendo referência à instrumentação de Grosse-Kempf. Uma vez inserido o guia com sucesso através da fratura, pode-se iniciar a dilatação e a fixação da maneira usual.

Cuidados Pós-Operatórios

O tratamento pós-operatório varia de acordo com o tipo de fratura, a idade do paciente, sua mobilidade antes da cirurgia e a extensão de quaisquer lesões coexistentes. É óbvio que, em pacientes com lesões múltiplas, o programa de reabilitação pode ser orientado de acordo com a natureza das outras lesões. Em casos de fraturas femorais isoladas sofridas por pacientes fisicamente sadios, o uso de pinos intramedulares fresados permite o suporte prematuro de peso. Os cirurgiões tendem a estabelecer uma escala de tempo para o paciente com base em sua percepção da fratura, mas na realidade os pacientes só suportarão peso quando a dor o permitir. Por isso, em fraturas femorais transversais da região mediana da diáfise, o suporte de peso é prematuro, mas em fraturas cominutivas, que se estendam sobre grandes áreas do fêmur, esse exercício de suporte de peso é freqüentemente retardado por dois ou três meses.

Muitos cirurgiões ainda praticam a dinamização, mas não existe evidência de que isso seja útil em termos de assegurar a consolidação. A dinamização tende a ser iniciada dentro de seis a oito semanas após a osteossíntese, se houver pequenos sinais de consideração da fratura. Os cirurgiões esquecem-se de que em faturas mais graves pode não haver sinal de consolidação após esse período, e atribuem a evolução tardia natural do calo ósseo à sua dinamização, ao invés de ao histórico natural de consolidação da fratura. A dinamização é, entretanto, útil se o cirurgião inadvertidamente alonga a fratura durante a fixação. Isso provocará, sem dúvida, retardo de consolidação ou pseudo-artrose e a redução da fratura será facilitada pela remoção do parafuso ou parafusos distais quatro a seis semanas após a fixação intramedular.

RESULTADOS

Após a sua introdução, a técnica de fixação intramedular travada rapidamente se transformou no tratamento escolhido para as fraturas fechadas do fêmur e para todas as outras, com exceção das mais graves, as fraturas femorais expostas (Fig. 10-11). Kempf *et al.*[7] documentaram o tratamento de 52 fraturas femorais cominutivas e mostraram resultados satisfatórios. Quatro pacientes apresentaram pseudo-artrose, e todas essas lesões se consolidaram após a execução de uma osteossíntese adicional. Três pacientes com perda óssea foram tratados com sucesso por meio de enxertos e somente um de seus pacientes desenvolveu infecção. Estes autores compararam seus resultados com os resultados das técnicas de tração, de fixação do fêmur com placas e com o uso de pinos com

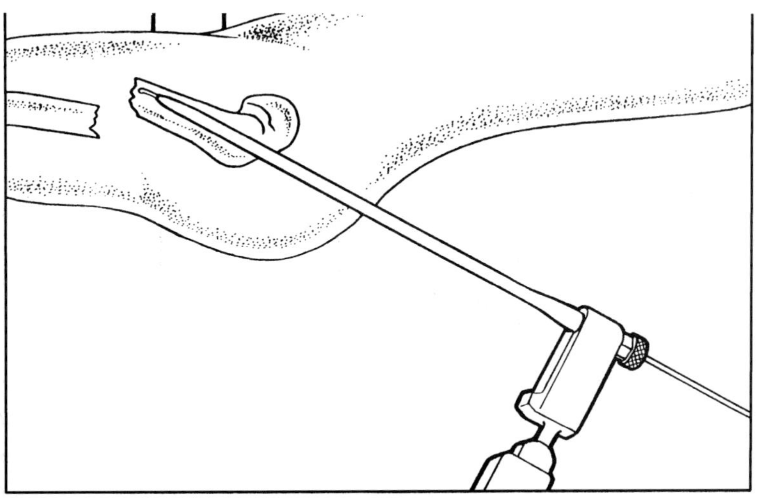

Fig. 10-10. O uso de um longo bastão cilíndrico de metal para ajustar a posição do fragmento femoral proximal numa fratura alta da diáfise do fêmur. Nesta fratura o fragmento proximal se flexiona, o que dificulta a redução antes da passagem do fio-guia e do pino através dele.

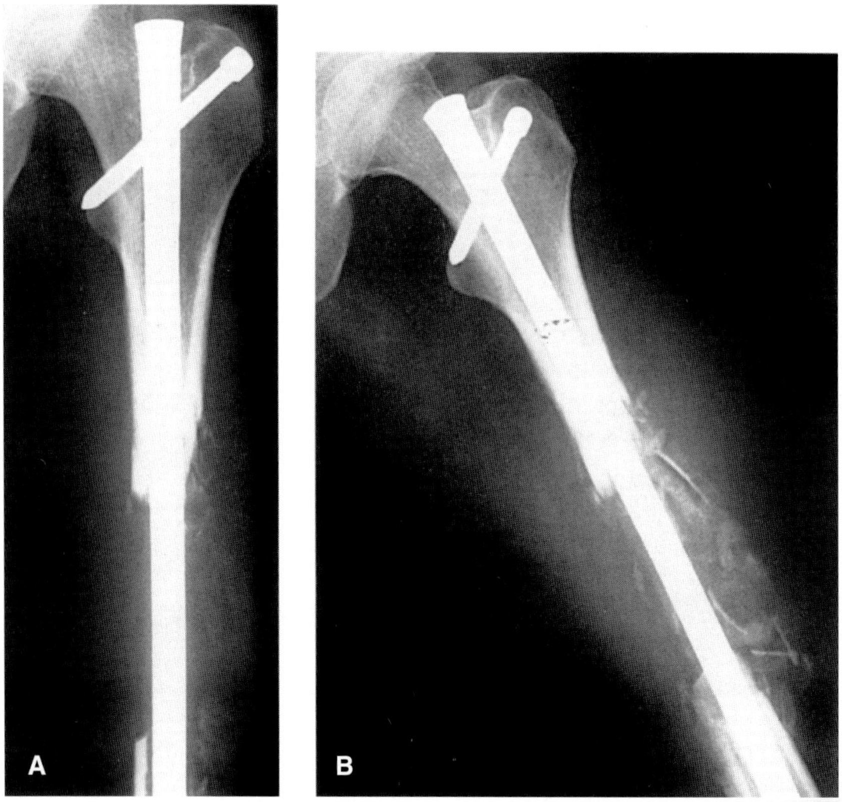

Fig. 10-11. Uma fratura de fêmur classificada como IIIb na escala de Gustilo, a qual exigiu a excisão do osso e enxertia corticoesponjosa subseqüentemente para a consolidação. Este difícil problema ilustra o uso de um pino intramedular travado estaticamente.

diâmetros estreitos e a osteossíntese intramedular mostrou um aperfeiçoamento considerável na mobilidade e no tempo de permanência no hospital. Os investigadores defenderam a técnica baseados na melhor mobilidade de seus pacientes e na menor exigência de enxerto ósseo. Seus resultados e complicações estão resumidos no Quadro 10-1, que relaciona dados obtidos de relatórios sobre séries não-selecionadas de casos de fraturas femorais tratados por fixação intramedular bloqueada.

Resultados semelhantes foram obtidos por Wiss *et al*,[8] que analisaram 112 pacientes com fraturas diafisárias do fêmur, fechadas e expostas. Esta população apresentou uma tendência de maior gravidade dos ferimentos, com 58% dos pacientes sendo portadores de outras lesões e 15% sofrendo de uma fratura do fêmur provocada por projétil de arma de fogo. Esses pacientes apresentaram uma taxa elevada de complicações, embora estas fossem principalmente representadas por pequenos problemas de con-

Quadro 10-1. Resultados e complicações de experiências documentando séries não-selecionadas de fraturas femorais tratadas por meio de osteossíntese dilatada com travamento interno

Autor	*Número de Casos*	*Consolidação Viciosa*	*Infecção*	*Cominuição*	*Fratura do Colo*	*Pseudo-Artrose*	*Paralisia*
Kempf *et al.* (1985)	52	21,1%	2,1%	3,8%	—	7,6%	—
Wiss *et al.* (1986)	112	14%	0%	—	0,9%	1,8%	—
Klemm e Borner (1986)	266	3,0%	2,6%	—	—	1,5%	0,3%
Christie *et al.* (1988)	120	2,5%	0%	5%	2,5%	1,6%	2,5%
Sjojberg *et al.* (1990)	40	22,5%	0%	—	—	0%	—

solidação viciosa. Sete pacientes apresentaram alongamento de 1 cm ou mais e 14 desenvolveram desvio em varo ou em valgo com mais de 5°. Entretanto fica evidente que a maioria das complicações foi o resultado de inexperiência cirúrgica e não houve casos de infecção do ferimento ou de osteomielite. Houve apenas duas pseudo-artroses. Os investigadores registraram complicações técnicas em 18% dos pacientes e problemas menores na inserção de parafusos de cruzamento distal em oito casos, mas seus maiores problemas ocorreram no caso de um paciente portador de uma fratura subcapital antes da cirurgia e em outro caso em que o paciente apresentou deslocamento de uma fratura intertrocantérica antes não-deslocada. Dois pacientes desenvolveram a síndrome da embolia gordurosa.

Klemm e Borner[9] descreveram o uso da técnica de fixação femoral com pino travado em 266 fraturas de fêmur, 84% das quais eram fechadas. Diferentemente dos outros investigadores, eles avaliaram cuidadosamente seus resultados funcionais e produziram uma classificação simples de função após a osteossíntese femoral intramedular, mostrada no Quadro 10-2. Segundo esses estudiosos, um resultado excelente é aquele onde existe movimento total do quadril e do joelho, sem atrofia muscular e com alinhamento radiográfico normal. Um bom resultado é aquele com ligeira perda do movimento do quadril ou do joelho, com menos de 2 cm de atrofia muscular e uma deformidade angular de menos de 5°. Resultados regulares foram definidos como os que apresentam 25% de perda de movimento do quadril ou joelho e menos de 2 cm de atrofia muscular, ou menos de 5° de deformidade angular. Usando estes critérios relativamente diretos, eles chegaram a 97 resultados bons ou excelentes, com 79,3% de resultados excelentes. Desenvolveram complicações 14 pacientes. Quatro pacientes apresentaram pseudo-artrose, dois dos quais exigiram uso de enxerto ósseo. Tiveram infecção profunda sete pacientes, embora seis deles tenham sido tratados com sucesso com terapia apropriada. Um paciente desenvolveu paralisia do nervo peroneal.

Quadro 10-2. Medidas simples de efeito funcional após a execução da fixação femoral intramedular proposta por Klemm e Borner (1986). Os resultados obtidos de acordo com os efeitos destas medidas são apresentados a seguir

Resultado	*Efeito Funcional*	*Número de Casos*	*%*
Excelente	Movimento completo do quadril e do joelho Ausência de atrofia muscular Alinhamento radiográfico normal	211	79,3
Bom	Ligeira perda de movimento do quadril e do joelho Atrofia muscular inferior a 2 cm Deformidade angular inferior a 5°	47	17,7
Ruim	Perda moderada (25%) de movimento do quadril e do joelho Atrofia muscular acima de 2 cm Deformidade angular de 5° a 10°	8	3,0

Christie *et al.*[10] revisaram 120 casos de fraturas da diáfise femoral tratados com o pino de Grosse-Kempf. Vinte fraturas eram expostas e 13 patológicas. O tempo médio para a união foi de 17 semanas, numa faixa de 10 a 28 semanas. A flexão do joelho ficou excelente, embora os investigadores tenham notado que vários meses se passaram até que essa flexão voltasse ao normal após fraturas da diáfise femoral distal. Não houve casos de infecção óssea, mas cinco pacientes apresentaram cultura positiva proveniente do ferimento cutâneo ou dos sítios de drenagem. Houve dois casos de pseudo-artrose e duas falhas do implante. Os principais problemas encontrados foram a cominuição proximal em seis casos, provocada por um ponto de entrada demasiadamente lateral, e três casos de fratura do colo do fêmur. Eles também apresentaram três casos de neuropraxia do nervo pudendo. Assim como pesquisadores anteriores já haviam feito, eles enfatizaram as vantagens da fixação femoral intramedular em facilitar a mobilização do paciente.

Relatórios posteriores sobre a fixação femoral intramedular detalharam resultados semelhantes. Sojbjerg *et al.*[11] examinaram a utilidade da técnica da osteossíntese intramedular em 80 fraturas cominutivas e instáveis do fêmur. Não houve casos de pseudo-artrose, mas três pacientes apresentaram deformidades de rotação lateral de 5° a 10°. Três outros pacientes apresentaram encurtamento entre 1 e 2 cm e dois tiveram alongamento de 1 cm. Estes autores não usaram a dinamização e observaram que, apesar disso, obtiveram 100% de uniões. Também foram relatadas a ausência de casos de infecção e a excelente mobilização do paciente com a preservação do movimento satisfatório do joelho. Enfatizaram a necessidade de atenção com os detalhes na fixação intramedular femoral e reforçaram a crença de Browner[12] de que a experiência é fundamental para executar a técnica com sucesso.

A literatura sobre a fixação intramedular de fraturas da diáfise do fêmur indica que, com familiaridade crescente, os cirurgiões têm operado mais cedo e permitem o suporte prematuro de peso. Observa-se uma redução na morbidade e nas complicações, e atualmente não há dúvida de que a literatura apóia a fixação a foco fechado prematura do fêmur, encorajando o suporte de peso quando os sintomas locais e as outras lesões o permitirem.

Mais recentemente, os cirurgiões começaram a analisar tipos específicos de fratura e avaliar sua adequabilidade para a técnica da fixação intramedular com pinos. Entretanto, Brumback *et al.*[13,14] continuaram a analisar o uso da osteossíntese femoral na população em geral. Numa trilogia de artigos, este grupo avaliou as complicações e erros associados à técnica de fixação intramedular do fêmur, assim como a influência da fixação estática na consolidação da fratura e na osteopenia femoral. Os investigadores analisaram o uso da fixação intramedular femoral dinâmica em 133 fraturas. Foram complicadas 14 delas (10,5%) por perda de fixação e redução, com 13 casos de encurtamento, de 2 cm em média. Oito fraturas exigiram uma segunda cirurgia. As razões da perda da redução foram idênticas àquelas ilustradas em artigos anteriores. Em geral os cirurgiões haviam falhado em avaliar o padrão da fratura antes da cirurgia ou tinham provocado cominuição da lesão pela ação da osteossíntese. Defenderam, com razão, o uso de radiografias pré-operatórias de alta qualidade e o preparo do cirurgião para a técnica de fixação estática do fêmur caso houvesse qualquer sinal de instabilidade da fratura.

Em seu segundo relatório, Brumback *et al.*[15] analisaram o uso da fixação intramedular estática com travamento objetivando verificar a necessidade da dinamização. Examinaram 100 pacientes com fraturas diafisárias recentes tratadas por fixação estática. Com exceção de dois casos, todos os pacientes desenvolveram a consolidação da fratura sem dinamização, e concluíram que este procedimento não deveria ser executado como rotina. No terceiro relatório da série, Brumback *et al.*[16] novamente examinaram a fixação estática com travamento interno, mas desta vez com o objetivo de verificar o efeito travamento ou se houve formação de haste bloqueada. Eles dividiram 214 casos de fraturas em dois grupos. No primeiro (111 casos) o travamento estático foi mantido, e no grupo 2 (103 fraturas) o pino travado e os parafusos de bloqueio foram removidos em média 14 meses após a cirurgia inicial. Não ocorreu fratura femoral no grupo 1, somente fraturas da diáfise no grupo 2, o que levou esses estudiosos à conclusão de que os problemas mecânicos associados como gradiente de tensões e proteção à deflexão não eram clinicamente relevantes e que a conversão para a fixação intramedular dinâmica por um período de tempo anterior à remoção do pino era desnecessária. Na verdade defenderam a tese de que a consolidação circunferencial do córtex femoral deveria estar evidente antes da remoção do dispositivo intramedular.

À medida que foram se familiarizando com a técnica da osteossíntese femoral intramedular, os cirurgiões passaram a considerar a sua utilidade para tipos específicos de fraturas. Wiss e Brien[17] revisaram sua experiência em fraturas subtrocantéricas. Trataram 95 casos de fraturas com o pino de Grosse-Kempf, dos quais 26 eram fraturas expostas. Destes casos, 77% eram faturas por alta energia, o que levou a um tempo médio para a consolidação de 25 semanas. Houve, entretanto, somente um caso de pseudo-artrose, que exigiu enxerto de osso esponjoso. A flexão do quadril e do joelho voltou a uma condição razoável e as taxas de consolidação viciosa foram menores que as da série anterior, resumidas no Quadro 10-1. Encontraram paralisias envolvendo os nervos ciático, peroneal e pudendo, mas, apesar disso, sentiram que a técnica era muito útil para o tratamento dessas fraturas e poderia ser utilizada em todas as fraturas subtrocantéricas, independentemente do padrão ou do grau de cominuição, desde que o trocanter menor estivesse intacto.

As fraturas da diáfise distal do fêmur também podem ser tratadas com sucesso por meio da técnica de fixação com pinos intramedulares. Leung *et al.*[18] examinaram o tratamento de 37 fraturas femorais supra e intercondilares utilizando o pino de Grosse-Kempf. Os investigadores combinaram o uso de parafusos intrafragmentares com a osteossíntese intramedular de fraturas intercondilares e usaram um sistema de pontuação modificado para a avaliação do joelho, baseado no sistema do Hospital "Special Surgery", tendo descoberto que 35% dos pacientes apresentaram resultado excelente, 59% tiveram bom resultado e 5%, um resultado apenas razoável. Os pacientes não desenvolveram infecção nem problemas em relação à ferida operatória. O problema principal foi irritação decorrente dos parafusos distais durante a fase imediatamente posterior à cirurgia. Os investigadores sugerem que em tais pacientes os parafusos distais devem ser rotineiramente removidos após a consolidação da fratura. Novamente enfatizam a necessidade de prestar atenção aos mínimos detalhes, exigência fundamental para a fixação intramedular com bom resultado para fraturas um tanto difíceis.

O uso da fixação intramedular para estabilizar fraturas segmentares tem sido discutido em grande número de trabalhos.[19-21] Wiss et al. trataram 33 fraturas segmentares com o pino de Grosse-Kempf. Como esperado, o tempo de consolidação foi prolongado, com a média de 32 semanas. Houve apenas um caso de pseudo-artrose e duas consolidações viciosas. A dinamização não foi rotineiramente empregada e não encontraram dificuldade na técnica de fresagem ou de inserção do pino nestas fraturas. As complicações foram poucas, sendo duas paralisias e duas pseudoartroses.

Butler *et al.*[20] examinaram um grupo menos comum de fraturas segmentares, representado por 23 pacientes portadores de fratura da diáfise e fratura ipsilateral do fêmur distal. Doze pacientes tinham fratura ipsilateral supracondilar, e os demais 11 pacientes tinham fratura intercondilar. O tempo médio para consolidação foi de 19 semanas.

No primeiro grupo, pacientes com fratura supracondilar, houve um alinhamento satisfatório da lesão. No grupo 2, pacientes portadores de fraturas intercondilares, os resultados foram muito bons e três fraturas se consolidaram com um pequeno desvio. Os resultados quanto à função foram satisfatórios e as complicações foram poucas.

Wu *et al.*[21] compararam a osteossíntese intramedular aberta e o foco fechado para o tratamento de fraturas segmentares do fêmur e mostraram que a técnica a foco fechado era melhor. A taxa de pseudo-artrose foi de 11,8%, um índice mais alto que os apresentados por Wiss *et al.*[19] e por Butler *et al.*,[20] mas a taxa de pseudo-artrose com a osteossíntese a foco fechado foi a metade da taxa com a fixação aberta. É interessante notar que os autores apresentam uma taxa elevada (5,9%) de fraturas iatrogênicas do colo do fêmur. Todos esses pesquisadores defendem a técnica da osteossíntese com travamento como a preferida em relação às outras técnicas para o tratamento de fraturas femorais segmentares.

À medida que os cirurgiões se tornaram mais confiantes sobre o uso da fixação femoral intramedular com travamento, passaram a utilizar essa técnica para o tratamento de fraturas expostas do fêmur (Fig. 10-12). A série apresentada no Quadro 10-1 contém fraturas expostas, mas alguns autores examinaram seletivamente o uso da fixação femoral intramedular para essas fraturas. Lhowe e Hansen[22] analisaram 42 pacientes portadores desse tipo de lesão. Utilizaram pinos intramedulares com fresagem tanto a foco fechado como aberto. Usando a classificação de Gustilo, 36% eram lesões de grau I, 45% de grau II e apenas 19% de grau III. Todas as fraturas se consolidaram após quatro meses, com um excelente resultado em termos de movimento do quadril e do joelho. As complicações foram relativamente poucas. Houve uma incidência de 16% de consolidação viciosa, mas isto se deve, quase com certeza, ao fato de que nos primeiros casos operados estavam utilizando pinos convencionais (não-travados). Observaram baixa incidência de infecção, pseudo-artrose e paralisias, e os pesquisadores concluíram que o procedimento era seguro, enfatizando a necessidade de um desbridamento apropriado dos tecidos moles e do conhecimento de técnica operatória.

Brumback *et al.*[16] foram um pouco mais circunspectos em suas recomendações. Analisaram 89 casos de fraturas expostas do fêmur, das quais 46 eram de grau III em termos de gravidade, e só aplicaram a fixação femoral intramedular imediata nos casos em que a irrigação e o desbridamento puderam ser executados nas primeiras oito horas a partir da lesão. Nos outros casos, a fixação foi retardada por cerca de 10 dias. Nas lesões de graus I, II ou IIIa não houve infecção, mas houve três casos de infecção nas fraturas de grau IIIb. Entretanto duas dessas infecções ocorreram nas fixações retardadas. As complicações foram poucas e concluíram que a técnica era razoável para todas as fraturas, com exceção daquelas classificadas como grau III, que não eram adequadas para a aplicação imediata da

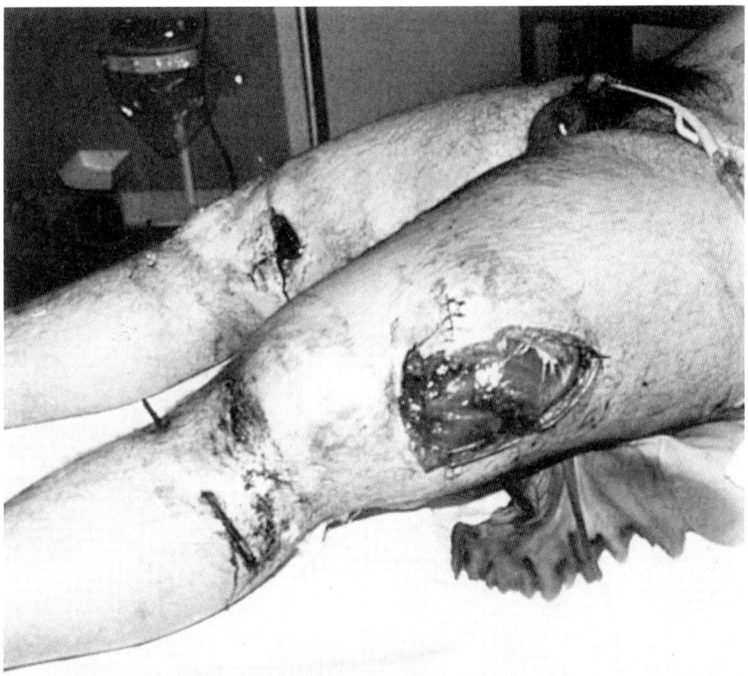

Fig. 10-12. Aparência clínica de uma fratura femoral de classificação Gustilo IIIb em paciente com lesões múltiplas. Atualmente a fixação intramedular é o tratamento escolhido para este difícil problema clínico.

fixação. A decisão quanto à possibilidade para a fixação intramedular imediata baseou-se na proporção de lesões associadas, na proporção da lesão aos tecidos moles e no grau de contaminação desses tecidos.

O'Brien *et al.*[23] trataram 63 fraturas expostas do fêmur por meio da fixação intramedular com fresagem preliminar. Vinte e dois casos eram fraturas de grau I, 26 de grau II e as 15 remanescentes de grau III. A taxa de infecção foi ligeiramente mais elevada do que a das outras séries, com cinco infecções precoces dos tecidos moles e três infecções ósseas mais tarde. Esses estudiosos concluíram que a técnica era útil, especialmente em pacientes com lesões múltiplas, mas observaram algumas complicações respiratórias, embora nenhuma fatal.

Grosse *et al.*[24] publicaram a série combinada de fraturas expostas de Estrasburgo, França; e Edimburgo, Escócia. Este relatório totalizava 115 casos consecutivos de fraturas expostas do fêmur tratadas com o pino travado de Grosse-Kempf. Houve apenas três fraturas que exigiram enxerto ósseo; os casos remanescentes consolidaram-se sem qualquer incidente. A rigidez da articulação não representou nenhum problema, mas três pacientes desenvolveram infecção. Houve também dois casos de paralisia do nervo ciático e uma fratura do colo do fêmur. Os investigadores concluíram que, se um desbridamento adequado for executado, todos os graus de fraturas femorais expostas poderão ser tratados por meio de fixação com pinos intramedulares.

A relativa freqüência de fraturas do fêmur provocadas por tiros nos Estados Unidos incentivou alguns autores a investigar o uso da técnica de fixação intramedular para estas lesões. Wiss *et al.*[25] examinaram 56 pacientes portadores de lesões provocadas por tiros em baixa velocidade e tratadas pela fixação com bloqueio utilizando o sistema de Grosse-Kempf. Estes investigadores não executaram rotineiramente a irrigação do ferimento e o desbridamento, mas utilizaram cefalosporina de primeira geração e um aminoglicosídio durante 72 horas. A fixação intramedular foi retardada para 10 a 14 dias depois do ferimento, exceto nos pacientes portadores de lesões possivelmente fatais ou que pudessem ameaçar a integridade da perna. A fixação intramedular a foco fechado foi executada em 89% dos pacientes, com fixação estática usada em 93%. Todas as 50 fraturas consolidaram-se sem qualquer intervenção cirúrgica posterior além da dinamização ocasional. Cinco reparações vasculares foram executadas antes da osteossíntese intramedular, e todas com sucesso. Os investigadores registraram cinco lesões de nervos periféricos. Foram três paralisias ciáticas e duas do nervo peroneal.

Mais recentemente, Nowotarski e Brumback[26] investigaram a fixação intramedular femoral imediata para o tratamento de fraturas do fêmur causadas por lesões decorrentes de tiros de baixa e média velocidade. Numa revisão retrospectiva de 39 fraturas fixadas nas 18 horas a partir da ocorrência da lesão, foram registradas somente duas pseudo-artroses e nenhuma consolidação viciosa. Houve a ocorrência de uma infecção, tratada com sucesso, e concluíram que a fixação intramedular imediata era não só clinicamente razoável, mas também mais barata, economizando aproximadamente sete mil dólares por paciente quando comparada com a fixação intramedular aplicada mais tardiamente.

COMPLICAÇÕES

A literatura sobre este tema indica nitidamente uma redução no número de complicações associadas à fixação intramedular do fêmur na última década. Formalmente, verificamos uma incidência relativamente elevada de consolidação viciosa, mas o aperfeiçoamento da técnica cirúrgica e a importância em evitar complicações para um resultado clínico satisfatório reduziram a taxa destas complicações. Entretanto todas as técnicas cirúrgicas apresentam problemas, e os cirurgiões devem estar cientes das complicações associadas à técnica de osteossíntese intramedular femoral e de como poderão ser reduzidas ou evitadas.

Consolidação Viciosa

As taxas de consolidação viciosa caíram principalmente porque os cirurgiões reconheceram a importância do travamento estático de fraturas femorais potencialmente instáveis. Brumback *et al.* [13,15] demonstraram que o travamento estático não está associado à pseudo-artrose viciosa e não aumenta o tempo para consolidação. Por isto, o uso de travamento estático deve ser encorajado, a menos que o cirurgião tenha absoluta certeza de que a fratura ficará estável após a fixação dinâmica. O mau alinhamento rotacional também diminuiu, porque os cirurgiões descobriram o problema e estão agora mais cuidadosos ao alinhar o fêmur antes de aplicar a técnica da fixação intramedular.

Infecção

A incidência de infecção após a fixação femoral intramedular é muito baixa (Quadro 10-3; veja também o Quadro 10-1). Não é surpresa que essa incidência seja maior nas fraturas expostas do que nas fechadas, mas a incidência de infecção está associada mais à habilidade do cirurgião no desbridamento e no fechamento dos tecidos moles que ao tipo de implante envolvido. A infecção é geralmente fácil de tratar quando identificada prematuramente. O tratamento envolve o desbridamento adequado do osso e dos tecidos moles, um novo processo de fresagem para remover a membrana endosteal e a troca da fixação por um pino mais largo. Esta técnica foi descrita em deta-

Quadro 10-3. Resultados e incidência de complicações de fraturas expostas tratadas por fixação intramedular com fresagem. Os trabalhos designados por um asterisco(*) se referem exclusivamente a ferimentos provocados por arma de fogo

Autor	*Número de Casos*	*Consolidação Viciosa*	*Infecção*	*Cominuição*	*Fratura do Colo*	*Pseudo-Artrose*	*Paralisia*
Lhowe e Hansen (1988)	42	16%	5%	—	—	7%	2%
Brumback *et al.* (1989)	89	2,2%	3,4%	2,2%	—	0%	—
O'Brien *et al.* (1991)	63	12,7%	4,8%	—	—	4,8%	—
Grosse *et al.* (1993)	115	1,7%	2,6%	—	0,8%	3,5%	1,7%
*Wisse *et al.* (1991)	56	10,7%	0	—	—	3,6%	8,9%
Nowotarski e Brumback *(1994)	39	0	2,5%	—	—	5,1%	5,1%

lhes para o tratamento da tíbia[27], mas o mesmo protocolo é aplicado ao fêmur. Quando aplicada, as complicações associadas à infecção em fraturas femorais fixadas por pinos intramedulares serão poucas.

Pseudo-Artrose

Similarmente à infecção óssea, a incidência de pseudo-artrose é baixa e relacionada principalmente à força da lesão. A utilidade da dilatação do fêmur é ainda desconhecida, mas é provável que a fresagem tenha um efeito osteoindutivo e que isso, em parte, explique a baixa incidência de pseudo-artrose. A asséptica deverá ser tratada pela troca da fixação, a menos que exista um defeito ósseo maior, caso em que podemos usar enxerto ósseo corticoesponjoso, enxerto ósseo vascularizado ou o transporte de segmentos. A dinamização parece não exercer nenhum propósito em particular, exceto para fechar o espaço de uma fratura com muito afastamento. Na literatura não existem relatórios que provem a utilidade da dinamização para qualquer outro objetivo, e recomendamos que os cirurgiões abandonem essa prática, se ela estiver sendo usada para estimular a consolidação.

Fratura do Colo do Fêmur

Esta fratura (Fig. 10-13) é esporadicamente referida como sendo uma complicação da técnica de fixação intramedular. É sempre difícil saber se a osteossíntese provocou uma fratura do colo do fêmur ou simplesmente deslocou uma fratura provocada pela lesão em questão. Não há dúvida, porém, de que essa situação ocorre e o cirurgião deverá estar ciente da possibilidade de ocorrência de fraturas do colo femoral. Harper e Henstorf[28] documentaram duas fraturas desse tipo após fixação intramedular do fêmur e sugeriram que foram provocadas por um ponto de inserção muito medial para o pino femoral.

Christie e Court-Brown[29] apresentaram um relatório sobre quatro outros casos de fraturas, três dos quais ocorreram em pacientes do sexo feminino, de constituição delgada e com canais intramedulares pequenos. Os quatro incidentes foram fraturas verticais extracapsulares com ligeiro ou nenhum deslocamento. Três das lesões foram tratadas com o uso de parafusos de compressão colocados ao redor da extremidade proximal. O outro caso foi tratado sem cirurgia. Os autores também sentiram que o ponto de entrada para a fixação femoral era crucial e a falha na seleção do ponto de entrada adequado contribuiu para esta complicação.

Cominuição Proximal do Fêmur

Esta condição pode ocorrer sob três circunstâncias. Se o fêmur proximal não for adequadamente dilatado e o pino for mais largo que o canal medular, poderá ocorrer fratura do fêmur proximal. Entretanto é mais comum que a cominuição proximal ocorra após o uso de um ponto de entrada incorreto. Se o defeito ósseo inicial for feito num sítio demasiadamente lateral no trocanter maior, o pino pode passar em sentido medial e colidir com o córtex proximal, causando uma fratura, particularmente se o paciente for idoso, quando o osso já está com osteoporose.

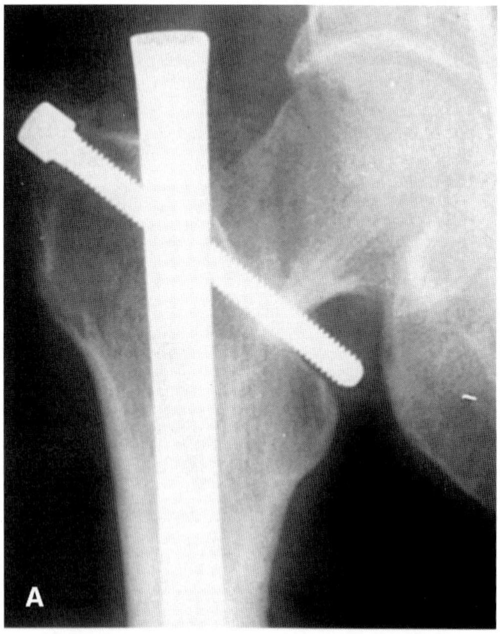

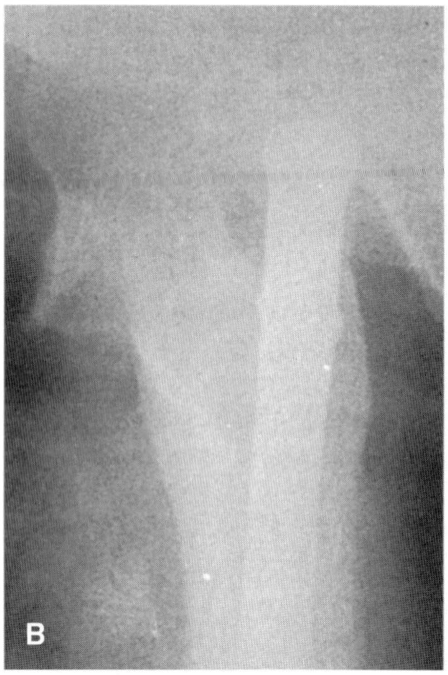

Fig. 10-13. Uma fratura iatrogênica do colo do fêmur. O colo femoral estava intacto antes da fixação intramedular, podendo-se observar que neste caso o pino não foi suficientemente inserido no interior do fêmur. Como resultado, o parafuso proximal foi colocado muito proximalmente e provocou a fratura do colo femoral. A fratura foi tratada pela inserção de parafusos esponjosos ao redor do pino e se consolidou sem incidentes.

A terceira causa de cominuição proximal do fêmur é a condição em que o ponto de entrada fica em posição demasiadamente anterior ou posterior. O prejuízo resultante de martelar um pino com um ponto de entrada anterior ou posterior poderá ser considerável. Court-Brown[30] estimou que a incidência de cominuição proximal era de 5% nos primeiros três anos após o início da aplicação da técnica de fixação femoral intramedular em sua clínica, mas notou que essa incidência caiu nitidamente à medida que os cirurgiões ganhavam experiência com o procedimento.

Paralisia

Os Quadros 10-1 e 10-3 ilustram que as paralisias constituem uma complicação da técnica da fixação intramedular do fêmur. Os três nervos envolvidos são o ciático, o nervo peroneal comum e o nervo pudendo. O problema das paralisias está associado à tração, que provoca uma neuropraxia, sendo a condição geralmente auto-limitada. A paralisia do pudendo é uma complicação virtualmente específica da técnica de fixação femoral intramedural. Ela se manifesta por alteração da sensibilidade labial nas mulheres e da sensibilidade do testículo e do pênis nos homens, além de disfunção na ereção. Na série estudada por Christie *et al.*[10], mostrada no Quadro 10-1, as três neuropraxias pudendas se curaram em três meses. Há uma teoria de que a condição é causada por tração excessiva aplicada na mesa ortopédica, quando a região inguinal é forçada contra o pino de tração.

Essa condição foi investigada em detalhes por Brumback *et al.*[31] Os autores realizaram um estudo prospectivo de 106 pacientes submetidos à técnica de fixação intramedular estática com travamento de fratura da diáfise do fêmur, medindo a magnitude da pressão perineal com extensômetros montados no pino de tração. Documentaram o tempo durante o qual a pressão perineal fora aplicada.

Dez (9,4%) pacientes apresentaram paralisia do nervo pudendo. Nove outros pacientes apresentaram somente alterações sensoriais e um dos homens reclamou de disfunção na ereção. Os investigadores demonstraram que a duração do tempo em que a tração fora aplicada não afetara a incidência de paralisia do nervo pudendo, mas, sim, a magnitude da força total da tração. Demonstraram que a adução do quadril, em adição à manipulação da fratura, aumentou a magnitude da força de tração. A paralisia do nervo pudendo ocorreu mais freqüentemente em pacientes submetidos à fixação de reconstrução do fêmur do que naqueles submetidos à fixação femoral padrão intramedular com travamento. O cirurgião deverá estar alerta para este problema importante. A paralisia do nervo pudendo pode ser diminuída ou mesmo evitada com a redução da pressão da tração e desde que o pino de tração seja colocado no lado contralateral da região inguinal.

Ossificação Heterotópica

Há muitos anos já se conhece o fenômeno da ossificação heterotópica, que ocorre nos tecidos moles ao redor do fêmur proximal após um procedimento de fixação intramedular (Fig. 10-14). Não é incomum identificar-se a presença de osso heterotópico na parte proximal do pino, quando, então, este osso deve ser removido antes da retirada do dispositivo do fêmur. A quantidade de osso pode ser considerável, e Court-Brown[30] descreveu um pedaço medindo 9 cm (por 6 cm de diâmetro) associado a um pino de Küntscher protuberante.

A incidência da ossificação heterotópica ao redor do quadril, após osteossíntese intramedular, foi investigada por Brumback *et al.*,[32] que estudaram prospectivamente 100 fraturas unilaterais consecutivas para avaliar tanto a incidência como examinar se a lavagem do desbridamento ósseo dos tecidos moles reduziria essa ocorrência, e descobriram que 26% dos pacientes desenvolveram a ossificação heterotópica moderada ou grave ao redor do quadril após procedimento de fixação intramedular. Quarenta por cento dos casos não apresentaram o fenômeno, e os restantes 34% mostraram uma ossificação insignificante. Não houve correlação entre o grau de ossificação heterotópica e a idade ou o sexo do paciente, a gravidade da lesão, a presença ou ausência de um traumatismo craniano fechado, o nível ou tipo de cominuição da fratura, o ritmo do procedimento ou o tipo de fixação intramedular executada. Esses investigadores também demonstraram não haver diferença estatística entre as fraturas que tiveram lavagem salina para remoção dos fragmentos resultantes da fresagem e aquelas que não sofreram a ação desta limpeza.

A ossificação heterotópica é, portanto, um problema muito pequeno que pode se manifestar com alguma dor na região glútea, mas raramente restringe o movimento do quadril ou atinge um nível de gravidade suficiente para necessitar de intervenção cirúrgica.

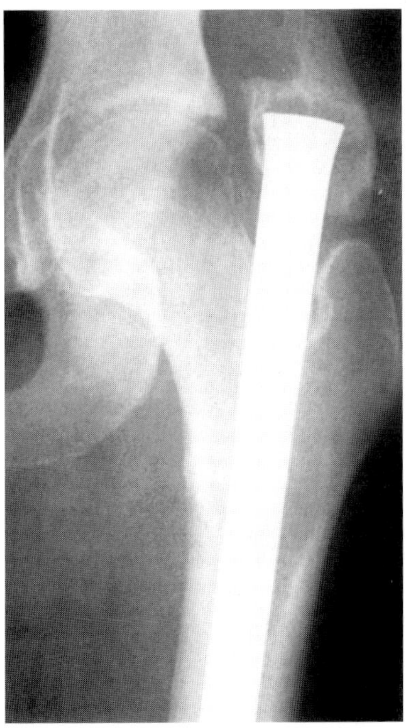

Fig. 10-14. Osso heterotópico ao redor da extremidade de um pino intramedular. É comum ocorrer a formação de osso heterotópico neste local.

Dosagem de Irradiação

É perfeitamente compreensível que os cirurgiões estejam preocupados com a irradiação que eles possam absorver durante um procedimento de fixação intramedular. Isso é particularmente verdadeiro em relação aos profissionais em treinamento, que podem levar mais tempo para fixar um fêmur. Obviamente, a irradiação pode ser diminuída pela obediência a uma boa técnica cirúrgica e pelo uso de equipamentos modernos de intensificação de imagens. Entretanto, apesar dessas precauções, os cirurgiões absorverão a radiação e é importante saber se o grau dessa radiação, associado à osteossíntese femoral, representa risco em qualquer sentido. Kempf *et al.*[7] utilizavam o equipamento de investigação por 3,43 minutos, no máximo, para seu procedimento de fixação do fêmur. Mais recentemente, entretanto, períodos de exposição mais longos têm sido mencionados; Levin *et al.*[33] chegaram a um tempo total de 12,6 minutos e Sugarman *et al.*[34] publicaram um tempo médio de 12,08 minutos em seus procedimentos. É possível que os períodos mais longos representem inexperiência cirúrgica. Mesmo apesar desses tempos relativamente longos, Sugarman *et al.* mostraram claramente que um cirurgião teria de fixar cerca de 700 fêmures por ano antes de exceder uma dose aceitável de irradiação absorvida.

Sanders *et al.*[35] desenvolveram um estudo semelhante em 65 procedimentos ortopédicos executados com o auxílio do fluoroscópio e descobriram que o tempo médio de fluoroscopia necessário para a osteossíntese intramedular estática de uma fratura femoral era de 6,26 minutos. Também estimaram que o cirurgião poderia executar, com segurança, cerca de 750 operações semelhantes por ano. Assim, não há evidência de que o nível de irradiação absorvida pelo cirurgião ou pelo paciente seja perigoso, em qualquer sentido.

Complicações Pulmonares

Já está comprovada a necessidade de estabilização femoral no tratamento de pacientes com múltiplas lesões. Uma vez que a fixação intramedular fornece o melhor método de estabilização para o fêmur, essa técnica foi rapidamente adotada como o procedimento de escolha para estabilização femoral de pacientes nessas condições. Entretanto experiências recentes com o uso da ecocardiografia mostraram que a fresagem do canal medular produz cascatas de material que passa através do lado direito do coração. Na presença de um forame oval patente, esse material pode penetrar o lado esquerdo do coração e daí a circulação sistêmica. Parece que, se os pulmões estiverem intactos, estes absorverão todo o material que passar para o seu interior proveniente do lado direito do coração. Entretanto existe uma preocupação sobre a habilidade dos pulmões em absorver gorduras e o restante do material da fresagem quando houver um trauma pulmonar significativo. O nível de preocupação é tal que vários cirurgiões já optaram por não utilizar a técnica da fixação intramedular do fêmur se houver prejuízo pulmonar significativo num paciente politraumatizado.

A pouca pesquisa existente neste campo é confusa. Wolinsky *et al.*[36] desenvolveram um modelo experimental em carneiro com tórax aberto para estudar os efeitos de grandes procedimentos ortopédicos na fisiologia pulmonar. Concluíram que a fixação intramedular dilatada do fêmur não era prejudicial ao carneiro com pulmões normais. Wozasek *et al.*[37] também utilizaram um modelo experimental em carneiro e compararam as técnicas de fixação femoral com e sem dilatação e a técnica de fixação com placas, demonstrando que a fixação intramedular dilatada provocava mais embolização de gordura do que o procedimento não-dilatado e a fixação com placas, mas não havia diferença na resposta da pressão arterial do pulmão mesmo na presença de trauma torácico abrupto.

Utilizando um modelo experimental semelhante, Duwelius *et al.*[38] mostraram que a disfunção pulmonar seguinte a uma fratura do fêmur era, por si só, mínima. Também mostraram que a fresagem exercia um efeito modesto na resistência vascular do pulmão, o que não foi observado no grupo sem dilatação. Entretanto descobriram gordura na circulação pulmonar após a fixação femoral com e sem fresagem.

Nesta área ainda são necessárias investigações adicionais, mas é importante que os cirurgiões realmente considerem a possibilidade de embolização no paciente com lesões múltiplas e trauma torácico. No momento seria inadequado sermos contra o procedimento de osteossíntese intramedular com dilatação, mas esta área de pesquisa está avançando rapidamente e pode ser que um outro método mais apropriado de estabilização femoral possa ser desenvolvido para este pequeno subgrupo de pacientes.

CONCLUSÕES E RECOMENDAÇÕES

1. A fixação intramedular é o melhor método de tratamento para fraturas da diáfise do fêmur.
2. Trata-se de uma técnica apropriada para todas as fraturas abaixo do trocanter menor e a até 5 cm acima da articulação do joelho.
3. Essa técnica pode ser combinada com fixações interfragmentares com parafusos para o tratamento de fraturas da diáfise associadas a fraturas intercondilares do fêmur.
4. As fraturas femorais expostas de todos os graus de gravidade podem ser tratadas primariamente por meio de pinos intramedulares com fresagem.
5. As principais complicações da técnica são a consolidação viciosa e a neuropraxia do pudendo.
6. A incidência de infecção e de pseudo-artrose é baixa.
7. A incidência de todas as complicações pode ser diminuída com a obediência à correta execução da técnica cirúrgica.
8. As doses de irradiação não constituem um problema significativo para o cirurgião ou para o paciente.
9. Em pacientes com lesões múltiplas e trauma torácico, o cirurgião deverá estar alerta para a possibilidade teórica de que a fresagem possa provocar comprometimento pulmonar e estar preparado para utilizar outro método de fixação se este for considerado mais apropriado.

REFERÊNCIAS BIBLIOGRÁFICAS

1. Hey Groves, E.W.: Some clinical and experimental observations on the operative treatment of fractures with especial reference to the use of intramedullary pegs. Br. Med. J. *2*:1102-1105, 1912.
2. Rush, L.V., Rush, H.L.: A technique for longitudinal pin fixation of certain fractures of the ulna and of the femur. J. Bone Joint Surg. *21A*:619-628, 1939.
3. Küntscher, G.: Die marknagelong von knochenbruchen. Langenbecks Arch. Chir. *200*:443 455, 1940.
4. Moran, C.G., Gibson, M.J., Cross, A.T.: Intramedullary locking nails for femoral shaft fractures in elderly patients. J. Bone Joint Surg. *72B*:19-22, 1990.
5. Bucholz, R.W., Ross, S.E., Lawrence, K.L.: Fatigue fracture of the interlocking nail in the treatment of fractures of the femoral shaft. J. Bone Joint Surg. *69A*:1391-1399, 1987.
6. Hajek, P.D., Bicknell, H.R., Bronson, W.E., Albright, J.A., Saha, S.: The use of one compared with two distal screws in the treatment of femoral shaft fractures with interlocking intramedullary nailing. J. Bone Joint Surg. *75A*:519-525, 1993
7. Kempf, I., Grosse, A., Beck, J.: Closed locked intramedullary nailing. Its application to comminuted fractures of the femur. J. Bone Joint Surg. *67A*:709-720, 1985.
8. Wiss, D.A., Fleming, C.H., Mata, J.M., Clark, D.: Comminuted and rotationally unstable fractures of the femur treated with an interlocking nail. Clin. Orthop. *212*:35-47, 1986.
9. Klemm, K., Borner, M.: Interlocking nailing of complex fractures of the femur and tibia. Clin. Orthop. *212*: 89-100, 1986.
10. Christie, J., Court-Brown, C., Kinninmonth, A.W.G., Howie, C.R.: Intramedullary locking nails in the management of femoral shaft fractures. J. Bone Joint Surg. *70B*:206-210, 1988.
11. Sojbjerg, J.O., Eiskjaer, S., Moller-Larsen, S.: Locked nailing of comminuted and unstable fractures of the femur. J. Bone Joint Surg. *72B*:23-25, 1990.
12. Browner, B.D.: Pitfalls, errors, and complications in the use of locking Küntscher nails. Clin. Orthop. *212*:192-208, 1986.
13. Brumback, R.J., Reilly, J.P., Poka, A., Lakatos, R.P., Bathon, G.H., Burgess, A.R.: Intramedullary nailing of femoral shaft fractures. Part I: Decision making errors with interlocking fixation. J. Bone Joint Surg. *70A*:1441-1452, 1988.
14. Brumback, R.J., Ellison, T.S., Poka, A., Bathon, G.El., Burgess, A.R.: Intramedullary nailing of femoral shaft fractures. Part III: Long term effects of static interlocking fixation. J. Bone Joint Surg. *74A*:106-112, 1992.

15. Brumback, R.J., Uwagie-Ero, S., Lakatos, R.P., Poka, A., Bathon, G.H., Burgess, A.R.: Intramedullary nailing of femoral shaft fractures. Part II: Fracture healing with static interlocking fixation. J. Bone Joint Surg. *70A*:1453-1462, 1988.
16. Brumback, R.J., Stribling, E.P., Poka, A., Lakatos, R., Bathon, G.H, Burgess, A.R.: Intramedullary nailing of open fractures of the femoral shaft. J. Bone Joint Surg. *71A*:1324-1330, 1989.
17. Wiss, D.A., Brien, W.W.: Sub-trochanteric fractures of the femur. Results of treatment by interlocking nailing. Clin. Orthop. *283*:231-236, 1992.
18. Leung, K.S., Shen, W.Y., So, W.S., Mui, L.T., Grosse, A.: Interlocking intramedullary nailing for supracondylar and intercondylar fractures of the distal part of the femur. J. Bone Joint Surg. *73A*:332-340, 1991.
19. Wiss, D.A., Brien, W.W., Stetson, W.B.: Interlocked nailing for treatment of segmental fractures of the femur. J. Bone Joint Surg. *72A*:724-728, 1990.
20. Butler, M.S., Brumback, R.J., Ellison, T.S., Poka, A., Bathon, G.H., Burgess, A.R.: Interlocking intramedullary nailing for ipsilateral fractures of the femoral shaft and distal part of the femur. J. Bone Joint Surg. *73A*:1492-1502, 1991.
21. Wu, C.C., Shih, C.H., Yuang, W.N., Chen, Y.J.: Treatment of segmental femoral shaft fractures. Clin. Orthop. *287*:224-230, 1993.
22. Lhowe, D.W., Hansen, S.T.: Immediate nailing of open fractures of the femoral shaft. J. Bone Joint Surg. *70B*:812-820, 1988.
23. O'Brien, P.J., Meek, R.N., Powell, J.N., Blachat, P.A.: Primary intramedullary nailing of open femoral shaft fractures. J. Trauma *31*:113-116, 1991.
24. Grosse, A., Christie, J., Taglang, G., Court-Brown, C., McQueen, M.: Open adult femoral shaft fracture treated by early intramedullary nailing. J. Bone Joint Surg. *75B*:562-565, 1993.
25. Wiss, D.A., Brien, W.W., Becker, V.: Interlocking nailing for the treatment of femoral fractures due to gunshot wounds. J. Bone Joint Surg. *73A*:598-606, 1991.
26. Nowotarski, P., Brumback, R.J.: Immediate interlocking nailing of fractures of the femur caused by low- to midvelocity gunshots. J. Orthop. Trauma *8*:134-141, 1994.
27. Court-Brown, C.M., Keating, J.P., McQueen, M.M.: Infection after intramedullary nailing of the tibia. J. Bone Joint Surg. *74B*:770-774, 1992.
28. Harper, M.C., Henstorf, J.: Fractures of the femoral neck associated with technical errors in closed intramedullary nailing of the femur. J. Bone Joint Surg. *68A*:624-626,1986.
29. Christie, J., Court-Brown, C.: Femoral neck fracture during closed medullary nailing: Brief report. J. Bone Joint Surg. 74B:6,1988.
30. Court-Brown, C.M.: An atlas of closed nailing of the tibia and femur. Martin Dunitz, London, 1990.
31. Brumback, R.J., Ellison, T.S., Molligan, H., Molligan, D.J., Mahaffey, S., Schmidhauser, C.: Pudendal nerve palsy complicating intramedullary nailing of the femur. J. Bone Joint Surg. *74A*: 1450-1455, 1992.
32. Brumback, R.J., Wells, J.D., Lakatos, R., Poka, A., Bathon, G.H., Burgess, A.R.: Heterotopic ossification about the hip after intramedullary nailing for fractures of the femur. J. Bone Joint Surg. *72A*:1067-1073, 1990.
33. Levin, P.E., Schoen, R.W., Browner, B.D.: Radiation exposure to the surgeon during closed interlocking intramedullary nailing. J. Bone Joint Surg. *69A*:761-765, 1986.
34. Sugarman, I.D., Adam, I., Bunker, T.D.: Radiation dosage during AO locking femoral nailing. Injury *19*:336-338, 1988.
35. Sanders, R., Koval, K.J., Dipasquale, T., Schmelling, G., Stenzler, S., Ross, E.: Exposure of the orthopaedic surgeon to radiation. J. Bone Joint Surg. *75A*:326-330, 1993.
36. Wolinsky, P.R., Sciadini, M.S., Parker, R.E., et al.: Effects on pulmonary physiology of reamed intramedullary nailing in an open chested sheep model. Orthopaedic Trauma Unit, Los Angeles, 1994.
37. Wozasek, J.E., Neudeck, F., Obertacke, U., Redl, H., Schlag, G.: Intra- versus extra-medullary femoral fracture fixation in thoracic trauma. Orthopaedic Trauma Association, Los Angeles, 1994.
38. Duwelius, P.J., Mullins, R.J., Woll, T.S., et al.: The effects of femoral intramedullary reaming in a sheep lung model: A pilot study. Orthopaedic Trauma Association, Los Angeles, 1994.

11

Pino Supracondilar GSH

William G. DeLong, Jr. e Frederick S. Bennett

O pino intramedular supracondilar GSH desenvolvido por Green, Seligson e Henry[1] e fabricado por Smith & Nephew Richards desde 1990, é um dispositivo intramedular canulado, de aço inoxidável e de seção fechada projetado especificamente para fixar as fraturas supracondilares do fêmur distal, incluindo aquelas com extensão intra-articular. Este pino tem uma inclinação de 8° antes do ápice, próximo à extremidade distal, para acomodar a geometria dos côndilos femorais, além de orifícios transversos ao longo de toda a sua extensão para permitir o travamento com parafusos de 5 mm de diâmetro (Fig. 11-1). Este dispositivo está disponível atualmente em diâmetros de 11, 12 e 13 mm, e comprimentos de 150, 200 e 250 mm. Obtém-se o travamento usando-se um dispositivo para a mira ligado à extremidade distal do prego. Este implante foi inicialmente projetado para uso em pacientes idosos, com osso osteoporótico; sua aplicação foi subseqüentemente estendida à população mais jovem, tendo apresentado certas vantagens nos casos de politraumatismo.

A característica mais singular do pino supracondilar GSH é o seu ponto de partida intra-articular, que permite a utilização para fraturas muito distais. A possibilidade do bloqueio proximal permite uma fixação mais rígida que a fornecida por qualquer outro dispositivo intramedular disponível para inserção ao nível do joelho, incluindo os modelos de Ender e o dispositivo supracondilar de Zickel. O pino de Huckstep (Fig. 11-2) era quase idêntico no projeto e detalhes técnicos de inserção, mas tinha uma seção quadrada; sua inserção era feita em sentido antígrado, a partir de um ponto de partida no quadril.[2] O modelo de Modny (Fig. 11-3), embora projetado para uso em fraturas supracondilares e capaz de ser travado tanto na região proximal quanto na distal, tinha uma seção em forma de X e era inserido através do foco da fratura no interior do fragmento proximal, avançando, então, em sentido distal como uma "calçadeira" óssea, usando os orifícios do pino.[3]

O dispositivo supracondilar GSH foi projetado para estender as vantagens práticas e teóricas da osteossíntese intramedular para as fraturas muito distais do fêmur. A colocação a foco fechado com a redução indireta da fratura diminui a lesão aos tecidos moles e ao periósteo, preservando assim a vascularização do foco da fratura. Este procedimento aumenta a probabilidade de consolidação. A posição intramedular do implante coloca o dispositivo mais perto das linhas de força geradas pelos músculos que os dispositivos do tipo placas, laterais, propiciando uma construção biomecânica sólida (Fig. 11-4). Menor dissecção cirúrgica é necessária em comparação àquela usada para a inserção de parafusos e placas laterais, o que resulta em menor perda de sangue, menor lesão dos músculos e menor desconforto pós-operatório.

Atualmente, o projeto do pino ainda está em estágio evolutivo. Quando foi introduzido no mercado, o dispositivo era disponível com os diâmetros de 11 e 12 mm, para uso com parafusos de travamento com 6,4 mm. Uma elevada e inaceitável taxa (15%) de falha por fadiga, que sempre ocorria nos orifícios não utilizados, próximos à porção média do pino, levou ao desenho atual com pinos mais largos, com 12 e 13 mm de diâmetro, com paredes mais espessas e parafusos de travamento com diâmetro menor, 5 mm. A redução do gradiente de concentração de tensão no interior do pino aumentou a resistência à fadiga com um fator cinco,

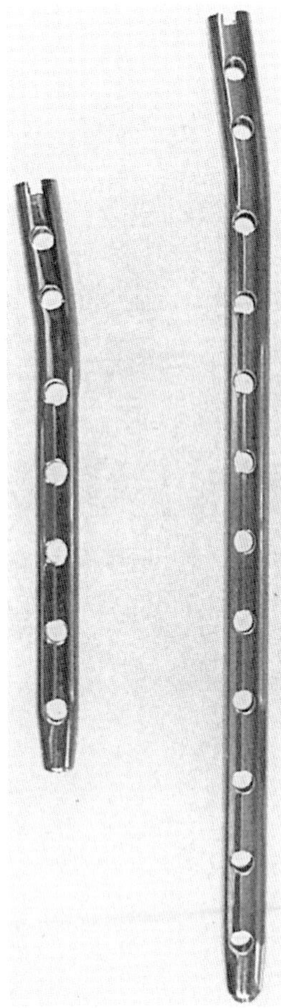

Fig. 11-1. Pinos supracondilares com 250 e 150 mm de comprimento. Observe a inclinação de 8° anterior ao ápice, próximo à extremidade distal.

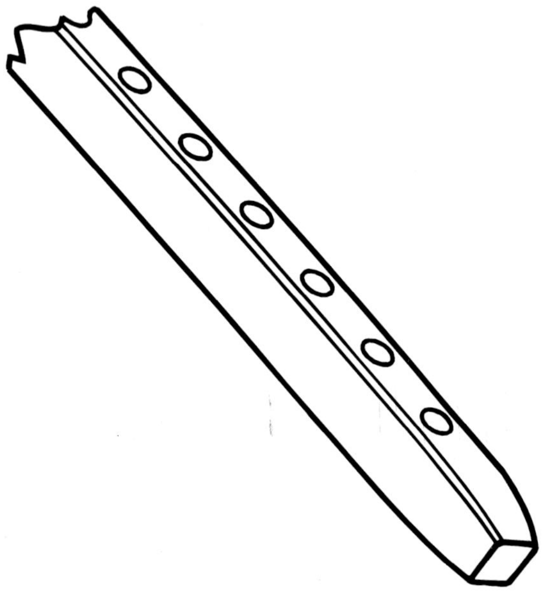

Fig. 11-2. Corte ilustrativo do pino de Huckstep mostrando a secção quadrada e os orifícios para colocação de parafusos de travamento. Este pino é inserido numa direção antígrada a partir de um ponto de entrada no quadril.

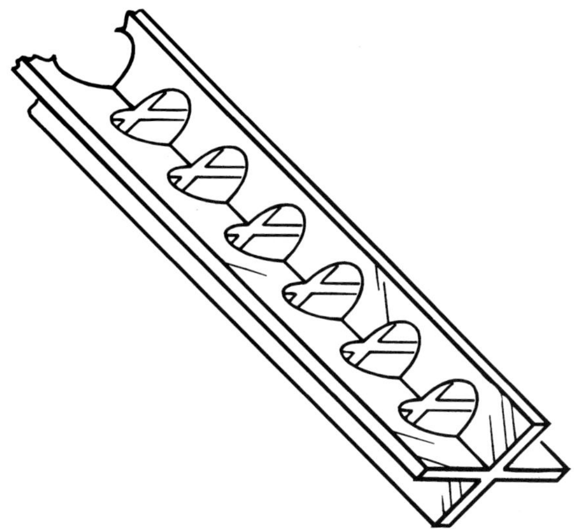

Fig. 11-3. Secção representativa do pino de Modny mostrando a secção em forma de X e os orifícios para travamento; este dispositivo foi projetado para inserção no foco da fratura supracondilar.

em testes de bancada de laboratório.[4] Após a introdução dessas alterações no projeto, apenas uma fratura por fadiga ocorreu, o que estimulou os criadores do dispositivo a considerar novas modificações adicionais de projeto, tais como a eliminação dos orifícios intermediários próximos à porção central do pino, onde se concentravam os efeitos do aumento do comprimento do pino para a fixação da fratura. Estes pinos modificados têm um aumento significativo na resistência e recentemente estão disponíveis para o uso clínico. A Fig. 11-14 mostra este novo modelo com três orifícios distais e apenas dois proximais.

O dispositivo de mira para a inserção dos parafusos de travamento é de fundamental importância para a colocação mais rápida do pino supracondilar. Seu desenho evoluiu para eliminar progressivamente todos os graus de liberdade e aumentar a probabilidade da fixação precisa dos parafusos proximais em seu alvo. O dispositivo de mira de primeira geração permitia uma certa rotação relativa sobre um eixo ortogonal em relação ao eixo do pino. A segunda geração atinge um fechamento total de termos de alinhamento com o pino sem nenhuma distorção, mas pode colidir com os tecidos moles na presença de uma coxa de tamanho maior (Fig. 11-5). Já existe no mercado um anexo para colocação do pino maior, com aumento da distância entre o pino e o dispositivo de mira. Duas posições são possíveis para acomodar com a maioria dos pacientes, conforme demonstrado na Fig. 11-15.

O pino supracondilar foi originalmente criado com a intenção de ser uma alternativa para as placas laterais, principalmente para o uso nas fraturas localizadas na porção demasiadamente distal no fêmur, as quais dificultavam a utilização dos pinos padrão antígrados, particularmente aquelas onde era esperado que a osteopenia resultasse numa fi-

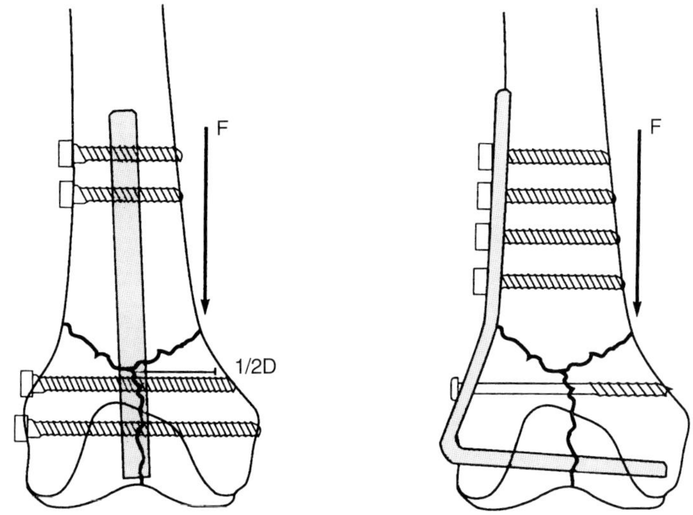

Fig. 11-4. Considerando-se as placas laterais, o pino supracondilar é posicionado mais perto da linha de transmissão de força através do fêmur distal. Isto reduz o momento através do qual essas forças atuam sobre o implante.

xação tênue das placas laterais e parafusos. Entretanto a experiência com o dispositivo aplicado em um centro de traumatologia de nível I revelou situações clínicas adicionais para as quais o pino supracondilar fornece vantagens distintas sobre todos os outros implantes atualmente disponíveis, incluindo os pinos padrão antígrados. Fraturas da tíbia e da diáfise femoral ipsilateral, por exemplo, quando a fratura do fêmur está localizada até 20 cm distante da articulação do joelho, podem ser rapidamente estabilizadas com utilização de torniquete, numa mesa cirúrgica padrão, através da mesma pequena incisão que seria normalmente utilizada para uma osteossíntese intramedular tibial a foco fechado (Fig. 11-6). A possibilidade de utilizar um torniquete diminui a perda sangüínea, e a confiabilidade no dispositivo de mira reduz o tempo de cirurgia. Ganhamos mais tempo ainda evitando o uso de uma mesa de fraturas. É evidente que a redução potencial da perda sangüínea e do tempo de operação são vantagens cruciais para pacientes politraumatizados com lesões representando risco de vida envolvendo a cabeça, o tórax e o abdômen (Fig. 11-7).

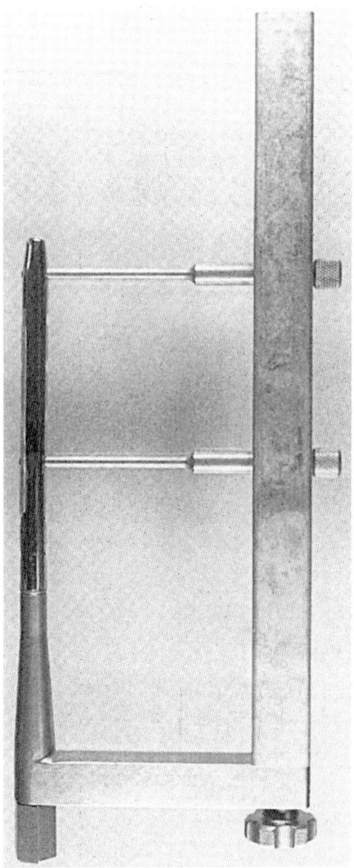

Fig. 11-5. Pino supracondilar pronto para a inserção, já ligado ao dispositivo de mira. Os pinos cruzados servem para alinhamento do pino, para garantir que o alvo seja corretamente atingido, sendo removidos antes da inserção do pino.

Além disso, a rigidez da fixação, a correção do comprimento e a estabilidade da rotação são superiores às obtidas com qualquer outro tipo de dispositivo retrógrado. Isso permite que o paciente não seja submetido à tração e possa receber os melhores cuidados pulmonares e de enfermagem sem a preocupação de perder a fixação da fratura. Além da lesão flutuante do joelho, outras situações clínicas nas quais consideramos o pino supracondilar o mais adequado para a fixação de fraturas da diáfise do fêmur potencialmente tratáveis por meio da técnica padrão da osteossíntese femoral são:

1. O paciente politraumatizado em estado crítico com fraturas femorais bilaterais, quando ambos os lados podem ser abordados simultaneamente por duas equipes de cirurgia.
2. O paciente morbidamente obeso, no qual eliminamos a dificuldade de estabelecimento de um portal de entrada adequado na fossa piriforme.

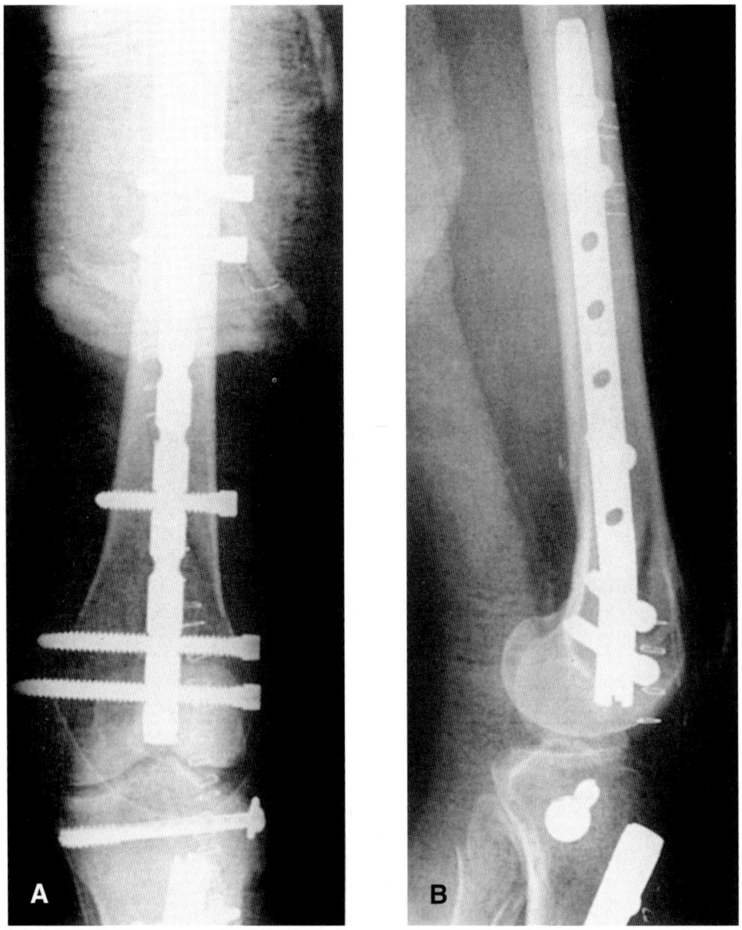

Fig. 11-6. Lesão de joelho flutuante em mulher de 29 anos, que apresentava traumatismo craniano fechado, pneumotórax e baço rompido. A fratura foi estabilizada rapidamente numa mesa comum de operações, sob controle de torniquete e com mínima perda de sangue. Uma única incisão no joelho forneceu acesso para o avanço de um pino supracondilar em sentido proximal e um pino tibial em sentido distal. *A*, Visualização AP. *B*, Visão lateral.

3. Pacientes com anatomia proximal do fêmur alterada como resultado de lesão anterior, neoplasia, artroplastia ou doença metabólica do osso.
4. Fraturas ipsilaterais da diáfise e do colo do fêmur, quando o colo pode ser estabilizado em primeiro lugar, sem comprometer a estabilidade que se poderá obter para o componente da fratura diafisária.
5. Fixação definitiva retardada do fêmur após fixação externa e reparação vascular de lesões expostas de grau III, onde as forças de redução podem ser controladas com mais cuidado que com a mesa de fraturas, reduzindo assim o risco de rompimento da reparação.
6. Pacientes grávidas, porque não é necessário o uso de irradiação direta na região da pelve.
7. Pacientes com pele de má qualidade na região das nádegas e do trocanter, onde normalmente seria feita uma incisão para a osteossíntese intramedular antígrada padrão.

SELEÇÃO DE FRATURAS

O pino supracondilar pode ser virtualmente usado para o tratamento de qualquer fratura intra ou extra-articular do fêmur distal (exposta ou fechada) que se estenda até o máximo de aproximadamente 20 cm da articulação do joelho, desde que a cominuição dos córtices epicondilares medial ou lateral não impeçam uma aquisição bicortical segura de, pelo menos, dois parafusos de travamento distal (Fig. 11-8). Sob tais circunstâncias, o tratamento mais adequado seria o uso de uma placa condilar de apoio. Utilizando a classificação AO, os tipos adequados de fratura incluem A1, A2, A3, C1, C2 e C3 (Fig. 11-9),[5] embora a maioria das fraturas C3 seja tratada de maneira igual ou melhor com as placas condilares de apoio.

Fraturas diafisárias extra-articulares, com pelo menos 7 a 9 cm de fêmur distal intacto, são mais bem tratadas com a técnica de osteossíntese femoral padrão antígrada, exceto nas circunstâncias mencionadas anteriormente,

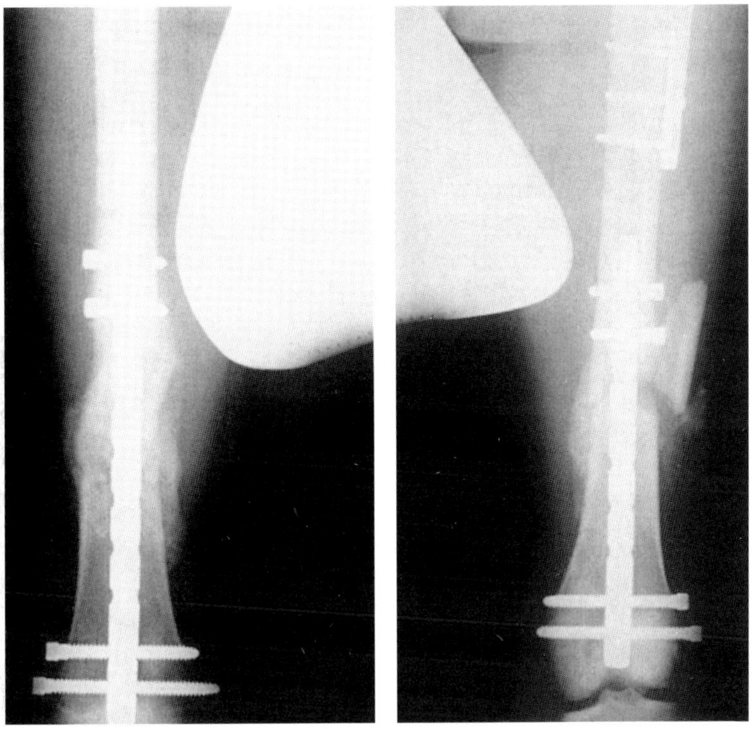

Fig. 11-7. Pinos supracondilares bilaterais inseridos em um homem de 32 anos em risco de vida por traumas em vários sistemas, incluindo traumatismo craniano, lesões no tórax e abdômen. A capacidade de utilizar uma mesa comum de cirurgia e de um torniquete, e a habilidade em abordar simultaneamente ambas as extremidades por duas equipes de operação, diminuíram o tempo da cirurgia ortopédica e a perda sangüínea, o que contribuiu para a sobrevivência do paciente. A presença do pino supracondilar esquerdo não interferiu na fixação subseqüente da fratura ipsilateral não-deslocada do colo do fêmur esquerdo por meio de parafuso de compressão do quadril e placa lateral, procedimento esse executado posteriormente, após a ressuscitação completa da vítima.

porque a articulação do joelho não é violada, tornando-a menos propensa à rigidez. Entretanto o ponto de entrada intra-articular representa um ajuste que vale a pena quando as condições gerais críticas do paciente exigem a estabilização femoral imediata, com o mínimo de invasão cirúrgica e perda sangüínea, além de um reduzido tempo de operação. Além das fraturas agudas, utilizamos com sucesso o pino supracondilar no tratamento de pseudo-artroses diafisárias distais, fraturas patológicas e osteotomias corretivas para casos de consolidação viciosa.

PLANEJAMENTO PRÉ-OPERATÓRIO

O planejamento pré-operatório é essencial para entender totalmente o padrão da fratura a ser tratada. Este planejamento confirmará a aplicabilidade ou não do pino supracondilar e determinará a exposição cirúrgica mínima necessária para a inserção. As radiografias pré-operatórias devem ser adequadas para determinar a necessidade ou não de artrotomia para reduzir e estabilizar os desvios na superfície articular. Radiografias sob tração podem ajudar a determinar a presença ou não de comprometimento intra-articular. Quando a superfície da articulação está intacta (fraturas AO do tipo A), a inserção do pino, percutânea ou auxiliada pela artroscopia, poderá reduzir substancialmente o grau de invasão do procedimento. Fraturas com desvio articular ou intercondilar (lesões AO do tipo C) são mais bem abordadas através de artrotomia parapatelar na porção média, a qual fornece a exposição adequada para a redução aberta da superfície articular.

A geometria do canal distal deve ser relativamente normal, sem deformidades decorrentes de fraturas prévias ou de doença metabólica do osso. Embora possa ser possível eliminar a fresagem quando o diâmetro do canal for maior que 14 mm, em toda a extensão da instrumentação antecipada, na maioria dos casos recomendamos uma dilatação de pelo menos mais 1 mm. Esta extradilatação de 1,5 a 2 mm facilita o fechamento quando usamos o pino com 250 mm de comprimento, pois reduz a distorção do dispositivo no interior do canal intramedular. O travamento estático é recomendado para todas as fraturas. Os parafusos distais evitam que o pino se projete para o interior da articulação do joelho. O acréscimo de travamento proximal fornece estabilidade no comprimento do osso e na rotação.

A seleção do melhor comprimento do pino envolve um ajuste. O pino disponível com o maior comprimento (250 mm) fornece a melhor estabilidade possível, mas pode complicar o travamento proximal. Isto ocorre devido aos mesmos problemas encontrados no travamento distal

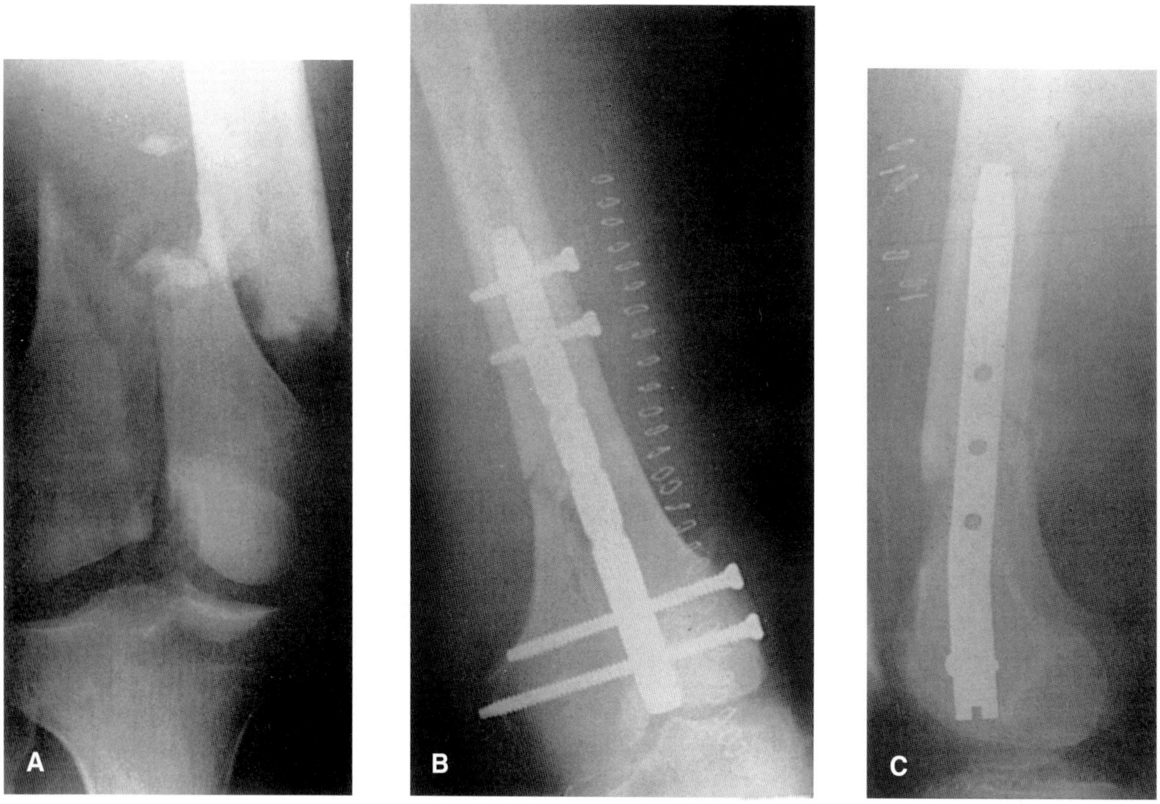

Fig. 11-8. Fratura do fêmur distal do tipo AO C2. *A*, Visualização AP pré-operatória. *B*, Visão AP pós-operatória, após a inserção de um pino intramedular supracondilar de 12 mm x 150 mm. Observe a presença de córtex intacto suficiente, tanto na porção medial quanto lateral para permitir a fixação óssea firme com dois parafusos distais em relação ao componente metáfise/diáfise da fratura. *C*, Visão lateral pós-operatória.

de pinos padrão antígrados, para o travamento proximal do pino supracondilar de 250 mm. A saber, a distorção do pino pela disparidade de forma dentro do canal altera o alinhamento dos orifícios do pino com o guia de travamento. Além disso, métodos manuais para atingir o alvo são mais difíceis de se aplicarem na porção proximal da coxa, embora o alvo possa ser atingido com o posicionamento apropriado por cirurgiões habilitados na técnica. Por essas razões, ocasionalmente usamos pinos menores quando indicado, isto é, quando o pino se encaixar em pelo menos 5 cm de um fêmur proximal intacto, de modo que ao menos dois parafusos proximais possam garantir aquisição óssea bicortical. Como alternativa, o risco do travamento proximal potencialmente difícil poderá ser aceito, selecionando-se então um pino mais comprido para obter maior quantidade de aquisição intramedular (Fig. 11-10).

Uma cominuição que se estenda por mais de 20 cm em sentido proximal a partir da articulação do joelho impedirá uma estabilização efetiva mesmo utilizando-se o maior pino supracondilar disponível. A cominuição do córtex condilar, medial ou lateral, que se estenda até aproximadamente 5 cm do teto da incisura intercondilar impede a aquisição bicortical adequada para dois parafusos de travamento distal.

TÉCNICA CIRÚRGICA

Não existe uma técnica única para a inserção do pino supracondilar. Qualquer um dos vários métodos conhecidos pode ser usado, dependendo do padrão da fratura, das condições clínicas do paciente, do equipamento disponível e das preferências e familiaridade do cirurgião com o procedimento. A osteossíntese imediata é o melhor, exceto para as lesões mais gravemente contaminadas, como os ferimentos abertos ocorridos em fazendas, e aquelas fraturas onde se deve proceder à reanastomose arterial imediata por causa de demoras anteriores no tratamento. Sob tais condições, a fixação externa temporária é útil para manter o alinhamento do comprimento e da massa no foco da fratura até que a osteossíntese intramedular possa ser executada. A troca é preferivelmente feita dentro de sete a 10 dias, enquanto os trajetos dos pinos ainda estão relativamente livres de contaminação. A fixação intramedular imediata de fraturas expostas, entretanto, é imediatamente possível se observarmos os princípios de desbridamento completo do osso desvitalizado e dos tecidos moles.

A osteossíntese intramedular supracondilar é executada com o paciente em posição supina sobre uma mesa regular de cirurgia equipada com uma extensão radiolucente

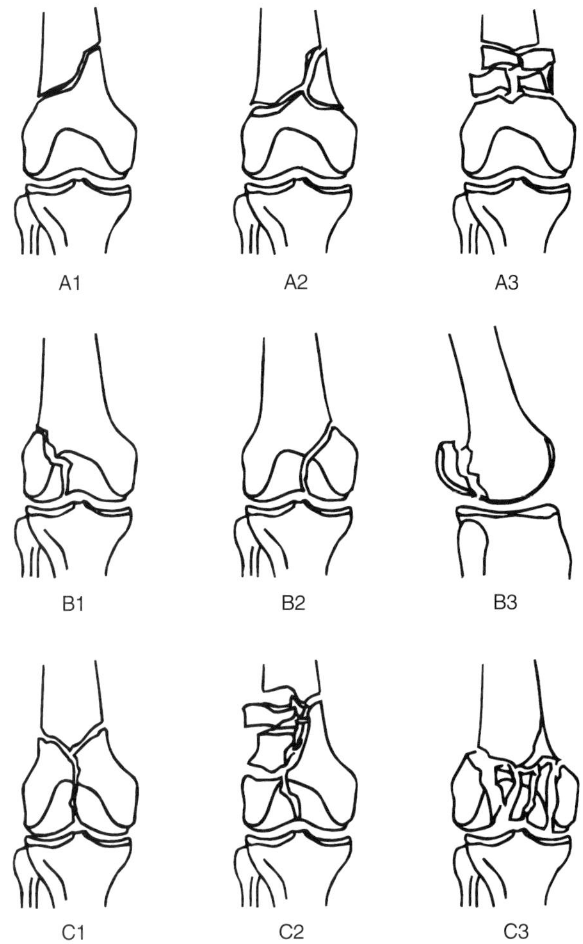

Fig. 11- 9. Classificação AO de fraturas distais do fêmur. Os tipos adequados ao uso do pino supracondilar GSH são as fraturas A1, A2, A3, C1, C2 e algumas C3.

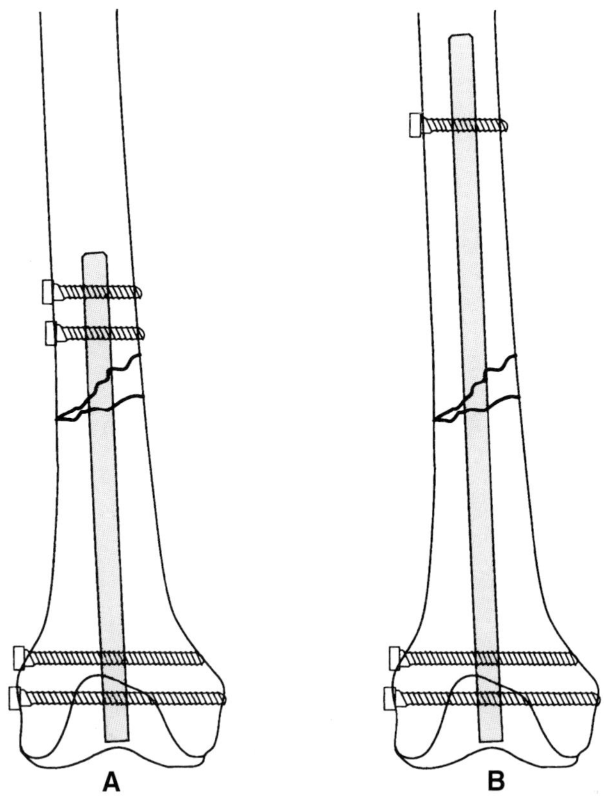

Fig. 11-10. Duas configurações aceitáveis para a fixação de fratura supracondilar do fêmur utilizando-se o pino supracondilar. A ilustração *A*, à esquerda, demonstra o uso de um pino travado menor, mais confiável, com dois parafusos proximais; enquanto a ilustração *B*, à direita, demonstra o uso de um pino mais longo para se obter uma extensão maior de aquisição óssea, permitindo assim a colocação de um único parafuso proximal de travamento.

acionada pelo pé e de tamanho suficiente para permitir a visualização dos dois terços distais da coxa. Os antibióticos profiláticos padrão são administrados antes da operação. O membro não é coberto. Podemos utilizar um torniquete esterilizado, a menos que haja contra-indicações específicas, tais como uma lesão vascular, anastomose arterial anterior ou colocação de enxerto ou vasos calcificados, não-complacentes, com risco de expulsão de plaquetas. Lençóis rigorosamente esterilizados são colocados abaixo da coxa distal para flexionar o joelho, o que tira a tíbia proximal do caminho para permitir acesso à incisura intracondilar e relaxa o músculo gastrocnêmio, evitando a deformidade *recurvatum*.

As fraturas extra-articulares podem ser abordadas através de uma pequena incisão utilizando-se uma variedade de técnicas. Faz-se uma incisão infrapatelar de 4 a 5 cm ou diretamente sobre o tendão da rótula ou em sua borda medial (Fig. 11-11). Este tendão é então separado em sentido longitudinal ou retraído em sentido lateral (como para a fixação tibial — daí a habilidade de fixar um joelho flutuante com disseçcão mínima). A visualização direta do foco de entrada na incisura intercondilar (Fig. 11-12) pode ser obtida pela excisão da almofada de gordura. Como alternativa, esse ponto poderá ser visto com auxílio da artroscopia, através de um portal padrão ântero- lateral ou ântero-medial. Uma outra opção é o uso do braço do intensificador de imagens para confirmar que o foco de entrada está ao longo do eixo do fragmento distal em ambos os planos AP e lateral. Se necessário, qualquer uma das duas incisões infrapatelares pode ser facilmente estendida para uma artrotomia na porção medial parapatelar. Usamos uma broca torcida de 1/4 pol. ou um pino de Steinman para perfurar o córtex subcondral. O caminho subseqüente criado no fragmento distal por aprofundamento do orifício dilatado pela broca, ou pela passagem de brocas manuais, é a manobra de redução mais crucial de todo o procedimento. A visualização intra-operatória por imagens deve obrigatoriamente confirmar que o caminho tomado está perfeitamente alinhado com o eixo longitudinal do fragmento distal, pois os alinha-

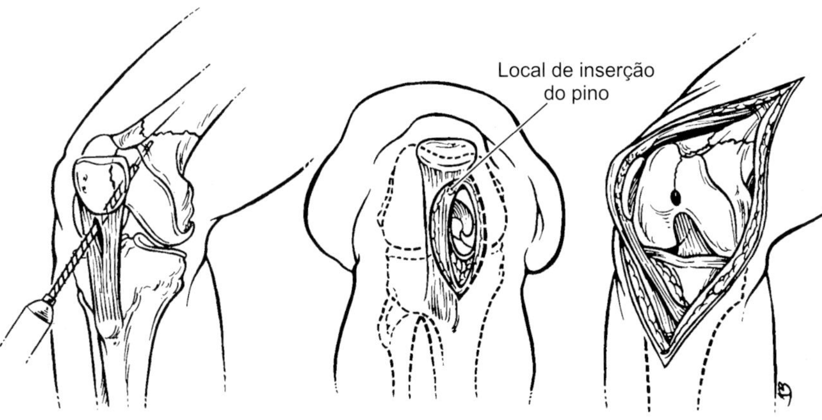

Fig. 11-11. Incisões e abordagens potenciais para inserção do pino supracondilar. *A*, Abordagem por separação limitada do tendão infrapatelar. O ponto de entrada para a inserção do pino pode ser visualizado com o auxílio da artroscopia ou localizado percutaneamente pelo intensificador de imagens. *B*, Abordagem medial ao tendão patelar. A excisão da almofada de gordura permite a visualização direta da incisura para a inserção do dispositivo. *C*, Artrotomia parapatelar medial, que permite a visualização direta e a redução das linhas deslocadas da fratura articular e facilita a redução do componente metáfise/diáfise extra-articular da lesão.

mentos varo/valgo e sagital da fratura serão determinados neste momento.

Um fio-guia compatível com o equipamento flexível de fresagem intramedular disponível é, então, passado para o interior do caminho axial criado no fragmento distal. A fratura é reduzida por tração manual e aplicação de forças de translação corretivas à coxa, para permitir que o guia seja passado para o canal proximal. Se qualquer dificuldade for encontrada, como ocorre ocasionalmente nas osteossínteses intramedulares retardadas, uma das juntas da broca incluída no conjunto do instrumental poderá ser passada sobre o guia e servir como uma espécie de bastão curto para a aplicação de uma ação de alavanca no fragmento distal.

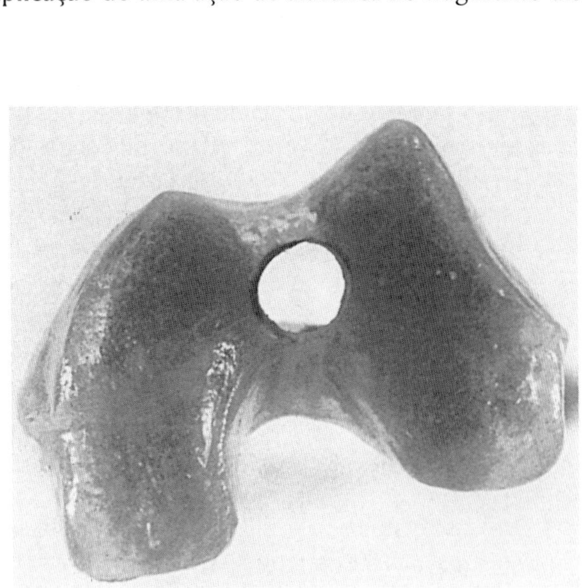

Fig. 11-12. Local de inserção para o pino supracondilar na incisura, aproximadamente 1 cm antes da origem do fêmur e do ligamento cruzado posterior, alinhado com o canal medular em ambos os planos, AP e lateral.

Alternativamente, um distrator femoral poderá ser aplicado para obter a redução, mas este deverá ser posicionado onde não possa interferir no pino ou no seu dispositivo de mira lateral. O comprimento e o alinhamento são mantidos manualmente ou com um distrator femoral, enquanto o canal é dilatado em incrementos, até pelo menos 1 mm mais largo que o diâmetro conhecido do pino. Uma fresagem adicional de até 2 mm pode ser necessária quando se utiliza um pino de 250 mm de comprimento, para diminuir a distorção no interior do canal, o que pode complicar o travamento proximal. As brocas devem ser passadas o suficiente em direção proximal para acomodar o tamanho do pino utilizado. Impulsionamos o pino sobre o fio-guia, com o dispositivo de mira ao lado. A extremidade distal do pino deverá ficar assentada no mínimo 1 mm no interior do osso subcondral. O comprimento e o alinhamento são confirmados no intensificador de imagens, antes do travamento. Em todos os casos, o pino deverá ser travado estaticamente. Pelo menos dois parafusos deverão obter fixação bicortical no fragmento distal, da mesma forma que no fragmento proximal, a menos que se use um pino suficientemente comprido para ganhar pelo menos 10 cm de aquisição óssea intramedular circunferencial, caso em que apenas um parafuso de travamento proximal será suficiente.

É melhor fresar primeiro o orifício do parafuso de travamento proximal, deixando a broca e as juntas no local. Isto ajustará corretamente e garantirá o alinhamento do dispositivo de mira com os orifícios remanescentes no pino. Nesta etapa do procedimento, há vários pontos cruciais de qualidade técnica. Os ferimentos perfurantes deverão ser suficientemente generosos para acomodar com facilidade as juntas da broca, de modo a não permitir que a pele redirecione sua orientação. Da mesma forma, e pelas mesmas razões, a fáscia lata deverá ser adequadamente dividida, ou por separação cega ou cortante. As juntas da broca devem ser passadas através do *vastus lateralis* em toda a extensão descendente ao osso para diminuir a tendência de desvio da broca de seu curso ao longo da inclinação da superfície lateral convexa do córtex. O cirurgião deve manter a broca em alinhamento preciso com as juntas durante a fresagem e ter introduzido a broca no osso antes de pressionar com força significativa. Devemos usar apenas pontas cortantes novas, pois pontas cegas tendem a deslizar para fora do curso em vez de cortar o caminho desejado.

Um método útil e que economiza tempo durante a colocação de parafusos de travamento é fresar até o córtex mais distante (medial), mas sem invadi-lo, e medir a profundidade de penetração da broca calibrada utilizando a junta da broca. Adicionando-se 5 mm a essa medida obtemos o comprimento do parafuso. Este procedimento economiza o tempo necessário para mover o braço do intensificador de imagens até a posição para visualização AP. Entretanto, em sentido distal, o córtex é sempre muito fino para ser sentido com a broca. Neste caso a palpação na porção média ou a visualização direta são mais precisas que a imagem AP por causa da forma trapezoidal do fêmur distal; este método serve igualmente para ganhar tempo, pois abrevia a necessidade da obtenção de uma visualização AP. A extensão exata da fratura e a profundidade de assentamento do pino devem ser definidas antes de se iniciar a dilatação para os parafusos proximais, pois, caso contrário, a extremidade distal do pino se projetará ou colidirá com a patela, ou, ainda, será inserida muito profundamente no fragmento distal, comprometendo a aquisição óssea distal e dificultando a remoção posterior do dispositivo. Após fresar o orifício mais proximal e manter a broca e as juntas do guia no local, os parafusos distais são inseridos através de incisões perfurantes utilizando-se um segundo jogo de juntas de broca. Completamos, então, a inserção do parafuso proximal. Os fragmentos intermediários podem ser capturados com parafusos de travamento adicionais na região central do pino. Enxertos ósseos usados para repor a eventual perda de substância também podem ser estabilizados com parafusos de travamento interno. Quanto maior for a distância que se puder obter entre dois parafusos proximais, por meio da seleção de orifícios não adjacentes no pino, melhor será a fixação proximal. Quando o fragmento distal puder acomodar três parafusos, isto também reforçará a estabilidade total da fixação. Inserimos um dreno de sucção e fechamos a articulação do joelho da maneira habitual, após a irrigação abrangente do foco, para remover fragmentos provenientes do processo de fresagem.

As fraturas com extensão intra-articular são abordadas de maneira mais adequada através de uma artrotomia parapatelar medial formal. Este procedimento permite a redução anatômica e a estabilização interfragmentária dos fragmentos articulares por meio de parafusos. Padrões de divisão intercondilar simples (tipos AO C1 e C2) são estabilizados com parafusos do tipo esponjosos com 6,5 mm de diâmetro antes e/ou depois do caminho antecipado do pino. Obtém-se suporte adicional durante a preparação do orifício de entrada, fresagem e inserção do pino com o auxílio de uma pinça de redução grande aplicada através dos côndilos. Os fragmentos desviados no plano coronal encontrados nas fraturas do tipo C3 são estabilizados com parafusos inseridos em sentido ântero-posterior. As cabeças dos parafusos se projetam quando atravessam a cartilagem articular. Uma vez obtida a reconstrução anatômica do segmento articular, procedemos à dilatação, inserção do pino e travamento como acima descrito para as fraturas extra-articulares, desde que se tenha tomado o devido cuidado para não inserir parafusos interfragmentários em sentido médio-lateral ao longo do caminho do pino ou parafusos AP por onde os dispositivos de travamento deverão passar.

A exposição fornecida por artrotomia confere certas vantagens durante a redução da fratura não permitidas pelas exposições infrapatelares mais limitadas, anteriormente descritas. Após a artrotomia, a extensão metafiso/diafisária da fratura ficará exposta, convertendo a cirurgia em um procedimento de fixação intramedular aberto limitado, com a possibilidade de manter a fratura na posição reduzida. Assim, a artrotomia completa pode valer a pena para pacientes críticos com fraturas extra-articulares que precisam ser estabilizadas o mais rápido possível. Devemos, porém, evitar a dissecção adicional subperióstea. É preferível utilizarmos fórceps pontudos, pois estes interferem menos no suprimento sangüíneo do periósteo.

IMPREVISTOS E POTENCIAIS COMPLICAÇÕES PÓS-OPERATÓRIAS

Como em qualquer procedimento de osteossíntese intramedular, os potenciais imprevistos e as complicações pós-operatórias da fixação supracondilar são numerosos. Aqueles potencialmente pertinentes à osteossíntese intramedular supracondilar incluem (1) colocação errada do parafuso de travamento, (2) desigualdade de comprimento entre os membros inferiores, (3) mau alinhamento rotacional, (4) rigidez do joelho, (5) infecção, (6) degeneração patelo-femoral, (7) pseudo-artrose, (8) falha do implante e (9) perda da fixação. A colocação precisa do parafuso de travamento interno depende da obediência meticulosa aos aspectos técnicos corretos anteriormente discutidos e deverá sempre ser confirmada ao término do procedimento por visualizações laterais obtidas com o intensificador de imagens. Quando houver alguma dificuldade, devemos recorrer imediatamente à técnica manual usando as juntas da broca e os orifícios no dispositivo de mira para assentá-los nos orifícios do pino. O comprimento correto é, em geral, obtido em fraturas recentes simplesmente usando-se força quase máxima sobre a perna. A probabilidade de ocorrência de um afastamento significativo no foco da fratura é pequena, pois durante a redução a tração é aplicada manualmente, e não através de uma mesa de fratura. O encurtamento do membro, porém, é uma possibilidade distinta em fraturas oblíquas ou cominutivas. Se o pino já foi travado na porção proximal ou uma broca for inserida com a fratura fora do comprimento ósseo, o encurtamento subseqüente fará com que o pino se projete para o interior da articulação do joelho, interferindo na patela durante o movimento de flexão. Devemos aplicar tração adicional, manual ou com um distrator femoral, antes de estabelecer a posição do fragmento distal através do travamento distal. O uso do distrator, entretanto, reintroduz a possibilidade de outro afastamento. Embora o uso da artrotomia possa oferecer a exposição suficiente para descobrir alguns sinais em relação ao comprimento ósseo e reduzir alguns tipos de fratura, a obtenção do comprimento correto do membro durante a osteossíntese supracondilar lembra mais de perto o processo usado para a fixação intramedular padrão, antígrada e o foco fechado de fraturas da diáfise do fêmur. O mesmo conceito se aplica em relação ao alinhamento rotacional.

Pode-se postular que o pino canulado possa agir como um condutor para a passagem da infecção para o interior da articulação do joelho proveniente de um foco de fratura infectado, embora isto não tenha ocorrido ainda em nenhum dos nossos pacientes, talvez porque tenhamos assumido uma abordagem agressiva direcionada ao desbridamento de fraturas expostas. Todos os pacientes voltavam à sala de operações a cada dois dias para repetir o desbridamento até que os ferimentos permanecessem limpos e os exames de cultura apresentassem resultados negativos.

Movimento enfraquecido do joelho é comum após a ocorrência de fraturas supracondilares, por causa da lesão associada do músculo quadríceps e de outros tecidos moles circundantes, independentemente da execução ou não de uma artrotomia. A rigidez do joelho é diminuída pelo uso de equipamentos para a movimentação passiva contínua por intensa fisioterapia e pelo posicionamento correto do pino e dos parafusos de travamento. Qualquer paciente que não consiga atingir prontamente um arco de flexão do joelho de pelo menos 0 a 90° uma semana após a cirurgia deverá ser tratado com manipulação sob anestesia. Se for verificado durante o acompanhamento que o movimento está reduzido, executamos uma liberação aberta ou artroscópica das aderências. Devemos evitar a inserção de parafusos de travamento muito compridos, pois a dor que se segue à colisão dos mesmos contra os tecidos moles pode resultar em dificuldade para movimentar o joelho. O pino é sempre assentado pelo menos 1 mm em profundidade no osso subcondral da incisura intercondilar para evitar a colisão sobre a patela durante a flexão do joelho.

A fratura por fadiga do pino supracondilar representou um sério problema antes das modificações de projeto que aumentaram os diâmetros dos pinos disponíveis para 12 e 13 mm, aumentaram a espessura da parede do dispositivo e reduziram o diâmetro do parafuso de travamento para 5 mm. Este tipo de fratura ocorria numa taxa de 15% (quatro em 27) com os pinos de diâmetro de 11 e 12 mm, quando parafusos de 6,4 mm eram usados. Somente um dos 14 pinos com o novo desenho (parafusos com 5 mm de diâmetro) falhou. O teste de fadiga demonstrou um aumento de cinco vezes no número de ciclos para a falha com a redução no tamanho do parafuso de 6,4 para 5 mm.[4] Recomenda-se que os pacientes permaneçam estritamente sem suporte de peso por pelo menos seis semanas até que um calo adequado tenha se formado. Na presença de grave cominuição de perda de osso segmentado ou de grandes defeitos ósseos da metáfise/diáfise, devemos proceder à implantação precoce de enxerto ósseo para promover a consolidação.

TRATAMENTO PÓS-OPERATÓRIO

Quando se consegue uma fixação estável e se dispõe de um envelope estável de tecidos moles, o movimento passivo contínuo do joelho pode ser iniciado imediatamente. Levantamentos da perna em extensão começam logo a seguir. Quando uma cominuição grave prejudica a adequada fixação, usamos uma braçadeira de membro inferior com o joelho fletido. É preciso que se obtenha um arco de pelo menos 0 a 90° de movimento do joelho antes da alta hospitalar. Se for observado que o paciente demora em progredir dessa forma, o joelho deverá ser manipulado sob anestesia. O movimento perdido durante o acompanhamento é recuperado agressivamente com esta manipulação ou através da liberação aberta ou artroscópica das aderências, quando necessário. Todos os pacientes são instruídos para não apoiar o peso corporal durante pelo menos seis a oito semanas até que um calo substancial primário da fratura seja visualizado nas radiografias obtidas durante o acompanhamento pós-cirúrgico. Permitimos, então, uma progressão gradual até o apoio total do peso, simultaneamente aos exercícios ativos e passivos de amplitude de movimento para o joelho. A reabilitação posterior focaliza a recuperação da força e do volume do músculo quadríceps através de exercícios progressivos de resistência. A remoção do pino é adiada até pelo menos um ano após a cirurgia inicial, sendo geralmente executada de maneira percutânea, através de uma pequena incisão infrapatelar de separação dos tendões, com a ajuda da artroscopia (Fig. 11-13).

EXPERIÊNCIA CLÍNICA

Entre março de 1990 e agosto de 1992[6], 40 pacientes com 43 fraturas do fêmur distal foram tratados com o pino supracondilar. Um paciente morreu devido a um traumatismo craniano grave, no período inicial, logo após a cirurgia. Um outro paciente, cuja fratura exposta de grau IIIc fora estabilizada sem problemas, através da osteossíntese supracondilar imediata com pino, antes da reparação vascular, foi submetido a uma amputação acima do joelho, no período inicial, após a cirurgia, por causa de falha na reparação vascular. Os demais 38 pacientes, com 41 lesões no fêmur distal, estão aqui apresentados. Eram 20 homens e 18 mulheres, com idades entre 16 e 90 anos. Vinte e duas fraturas eram expostas e 19 fechadas. Entre as 22 lesões expostas, havia uma de grau I, seis de grau II, sete de grau IIIa, sete de grau IIIb e uma de grau IIIc. De acordo com o sistema AO de classificação, havia três fraturas supracondilares do tipo A2, 16 do tipo A3, seis do tipo C1, seis do tipo C2 e 10 do tipo C3.[5] O período de acompanhamento variou de quatro a 26 meses, com média maior que um ano. Cada paciente foi acompanhado pelo menos até a época da comprovação radiográfica da consolidação da fratura, definida pela presença do calo de ligação nos quatro quadrantes, nas visualizações AP e lateral do fêmur distal. Foram registradas a amplitude de movimento do joelho e qualquer evidência de angulação.

Também foram observados os níveis de atividade e função, mas estes nem sempre refletem diretamente o resultado da lesão do fêmur distal devido a outras lesões associadas graves, de natureza músculo-esquelética ou neurológica. Existiam sete pacientes com fraturas da tíbia ipsilateral (lesão do joelho flutuante). Quatro desses pacientes foram tratados com fixação intramedular da tíbia através da mesma incisão usada para a inserção do pino supracondilar intramedular. Vinte e oito dos 38 pacientes desta série eram portadores de lesões múltiplas, enquanto os outros 10 tinham fraturas isoladas do fêmur distal. Trinta e duas das 41 fraturas consolidaram-se em quatro meses após o procedimento de fixação original. Quatro pacientes com perda óssea no foco da fratura, após graves lesões expostas, foram submetidos a enxerto ósseo precoce da crista ilíaca para prevenir previsíveis retardos no processo de consolidação. Existiam cinco consolidações retardadas e quatro pseudo-artroses. Em um dos casos de retardo de consolidação, esta consolidação ocorreu após sete meses, sem a necessidade de intervenção adicional. Dois outros casos exigiram a dinamização, através da remoção dos parafusos de travamento distal. (Ao dinamizarmos, preferimos remover os parafusos proximais para evitar a protusão da haste na incisura, a menos que os parafusos distais sejam significativamente sintomáticos.) Um paciente foi tratado com revisão de osteossíntese com um pino femoral antígrado e aplicação de enxerto ósseo da crista ilíaca quatro meses após o procedimento inicial. O quinto paciente, cuja fratura desenvolveu uma angulação em valgo progressivo, por causa da fixação distal inadequada, com apenas um parafuso, foi revisado com sucesso, pela aplicação de uma placa lateral e enxerto ósseo 10 meses após o procedimento inicial de osteossíntese. Os quatro casos de pseudo-artrose foram associados à fratura por fadiga do pino supracondilar. Esses quatro casos de fratura por fadiga ocorreram entre os 27 fêmures tratados com pinos de 11 mm de diâmetro em conjunto com parafusos de travamento com 6,4 mm de diâmetro. Os quatro pinos falharam através dos orifícios vazios próximos à porção média do dispositivo, ao nível da fratura. Três dos quatro pacientes não obedeceram às restrições sobre o apoio do peso corporal após a cirurgia. Três dessas lesões consolidaram-se após um procedimento padrão de fixação antígrada dilatada do fêmur relativamente simples, pois o componente

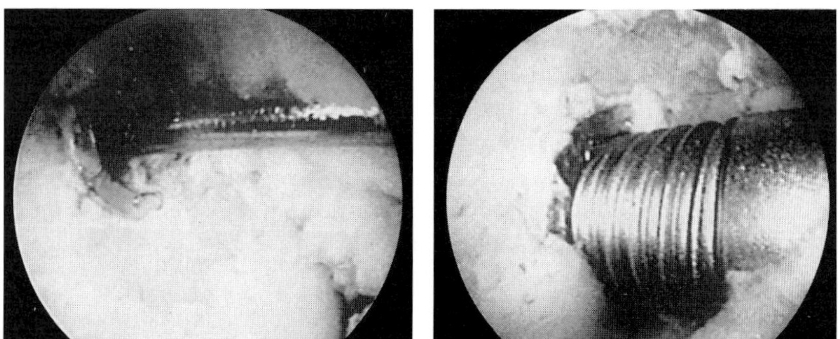

Fig. 11-13. Remoção de dispositivo supracondilar com auxílio da artroscopia. Uma vez exposta a extremidade distal do pino na incisura, por meio de curetas e raspadores (*shavers*) insere-se um guia (à esquerda) no pino para orientar a colocação do dispositivo de extração rosqueado (à direita). Os parafusos de bloqueio são removidos através de incisões perfurantes antes da extração do pino.

condilar das fraturas havia consolidado e o alinhamento do canal fora bem preservado pelo pino supracondilar. A quarta pseudo-artrose consolidou-se após a conversão para um pino supracondilar mais novo, com 13 mm de diâmetro, com parafusos de travamento com 5 mm de diâmetro. Entretanto esse paciente refraturou posteriormente o fêmur consolidado na porção proximal ao pino devido a uma queda, tendo sido necessária a inserção de um pino femoral convencional.

O alinhamento pós-operatório inicial foi anatômico em 37 das 41 fraturas. Não houve fraturas com deformidade em varo ou em valgo acima de 5° e nenhum caso com deformidade anterior ou posterior ao ápice acima de 10°. Em um caso a redução foi perdida sem ter havido fratura do pino. Esta paciente tinha uma fratura muito abaixo dos côndilos, o que impedia a colocação de um segundo parafuso de travamento distal. Ela desenvolveu uma deformidade em valgo de 15°, revisada como acima descrito, com uma placa lateral e enxerto ósseo.

Apesar da elevada porcentagem de fraturas expostas graves e cominuição articular extensa (54% expostas, 54% AO do tipo C), 36 dos 41 joelhos atingiram um arco de movimento de pelo menos 0 a 90° no acompanhamento final. Este resultado foi obtido em parte por uma abordagem agressiva objetivando recuperar o movimento quando se verificou que o progresso através da fisioterapia deixava a desejar. Três pacientes foram submetidos a lise cirúrgica das aderências, enquanto outros três foram tratados somente com manipulação fechada. Entre os cinco pacientes com movimento do joelho abaixo de 90°, um era portador de osteoartrite bilateral grave preexistente, com um arco de flexão do joelho oposto de apenas 30 a 60°; outro paciente apresentava forte tônus extensor nas extremidades inferiores, com graves déficits cognitivos após um traumatismo craniano fechado; um paciente sofreu uma queda acidental com a nova fratura planocoronal dos côndilos, o que exigiu uma segunda redução aberta para corrigir o deslocamento; e dois pacientes apresentaram fraturas expostas graves complicadas por pseudo-artrose associada à falha de fadiga do pino, com a necessidade de repetição de operações no joelho.

É difícil compararmos os resultados observados entre esses pacientes e aqueles obtidos nas séries anteriores em que utilizamos outros dispositivos de fixação, por causa da gravidade relativa das fraturas tratadas, pela extensão das lesões associadas e pela evolução ocorrida no projeto do pino supracondilar. Leung *et al.*, por exemplo, usaram técnica de osteossíntese femoral antígrada para tratar somente lesões extra-articulares e fraturas intra-articulares passíveis de redução percutânea[8] (de modo geral, um espectro menos grave de lesão). Embora a incidência de pseudo-artrose e de retardo de consolidação na presente série tenha sido um pouco maior que a encontrada quando utilizaram placas laterais,[9-12] a maioria desses resultados ocorreu com o projeto mais antigo do pino, sujeito à falha e que não reflete necessariamente um resultado adverso em relação ao conceito e à técnica da osteossíntese intramedular supracondilar. Medidas de resultados como a função de andar, a amplitude de movimentos do joelho e a dor foram complicadas por lesões neurológicas e outras lesões ortopédicas e influenciadas negativamente pelo perfil de alta energia das fraturas do fêmur distal. Apesar disso, temos a impressão de que os resultados potenciais a serem atingidos pela fixação intramedular supracondilar são comparáveis aos que se podem obter com as placas laterais, embora a técnica ofereça vantagens práticas reais em certas situações clínicas, como anteriormente discutido.

COMENTÁRIO GERAL

No momento, estamos cautelosamente otimistas sobre o uso do pino supracondilar GSH em pacientes selecionados portadores de fraturas supra/intracondilares do fêmur distal. O projeto do dispositivo e de sua instrumentação ainda está em evolução, assim como estão as técnicas de inserção, que se apresentam variadas e envolvem uma curva bem definida de aprendizado. Sentimos que o pino supracondilar representa um recurso valioso para o traumatologista no tratamento de pacientes politraumatizados com lesões de joelho flutuante e outras fraturas femorais complicadas. A técnica da osteossíntese intramedular supracondilar fornece as maiores vantagens para pacientes gravemente lesados em estado crítico, que precisam ser instrumentados rapidamente, com perda mínima de sangue e tempo de cirurgia. Descobrimos que o pino supracondilar é uma ferramenta valiosa no tratamento da população de pacientes encontrada em um centro de trauma de nível I. O acompanhamento a longo prazo ajudará a determinar a presença de efeitos adversos decorrentes da técnica sobre a função do joelho. Planejamos um estudo prospectivo randomizado comparando o pino supracondilar com a placa lateral, objetivando avaliar os méritos relativos das duas técnicas, quando aplicadas à mesma população de pacientes pelo mesmo grupo de cirurgiões.

PROGRESSOS RECENTES

As falhas com os modelos iniciais do pino supracondilar ocorreram geralmente em orifícios de haste adjacentes à fratura. Esse problema foi adequadamente resolvido pelo uso de parafusos menores de travamento, assim como de hastes com paredes mais espessas. Em outro modelo disponível, aperfeiçoamentos adicionais na resistência mecânica do implante ocorreram só com a inclusão de três orifícios distais e dois proximais, o que torna mais sólida uma significativa porção da haste. Atualmente, o dispositivo está disponível para uso clínico e pode fornecer maior resistência de fixação para pacientes mais avantajados ou em situações mais críticas, quando os orifícios no centro da haste não são necessários (Figs. 11-14 e 11-15).

Uma linha sob encomenda de pinos femorais retrógrados foi fabricada para tratar fraturas da diáfise do fêmur ocorridas a partir de 6 cm abaixo do trocanter menor, com inserção através da incisura intercondilar (Fig. 11-16). Atualmente estamos trabalhando com estes dispositivos para aperfeiçoar as técnicas e estabelecer as indicações. O projeto de secção fechada fornece firmeza com três orifícios distais e dois proximais para travamento. Entretanto não existe guia para os orifícios proximais, de modo que se recomenda uma técnica a mão livre. Os parafusos de travamento distal são inseridos com o guia do prego supracondilar. Este dispositivo não está disponível para uso geral, pois ainda se encontra em fase de testes clínicos. As descobertas preliminares mostram sua utilidade para todas as indicações de aplicação do pino supracondilar, além dos casos de fraturas diafisárias que ocorrem em circunstâncias semelhantes. O pino femoral antígrado convencional permanecerá como o melhor dispositivo para o tratamento de fraturas diafisárias; entretanto, em certas circunstâncias, o pino retrógrado se mostrará mais valioso. Uns poucos exemplos incluem os pacientes muito obesos com fraturas da diáfise e pacientes com lesões na porção média da diáfise associadas a queimaduras e/ou comprometimento dermatológico na região da coxa proximal.

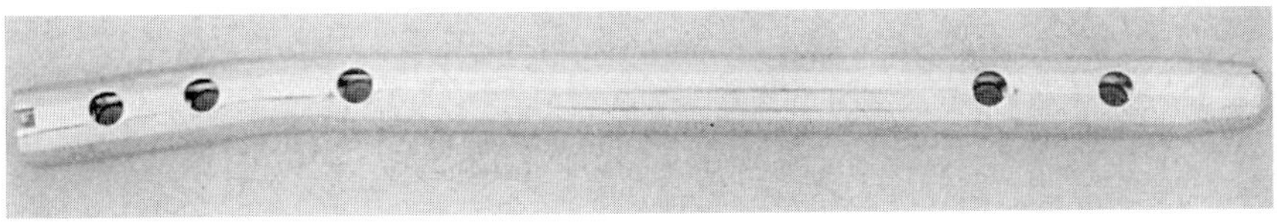

Fig. 11-14. Novo modelo de pino intramedular supracondilar, que eliminou os orifícios na porção média, aumentando assim a firmeza para utilização em casos mais complicados, onde os orifícios centrais não são essenciais.

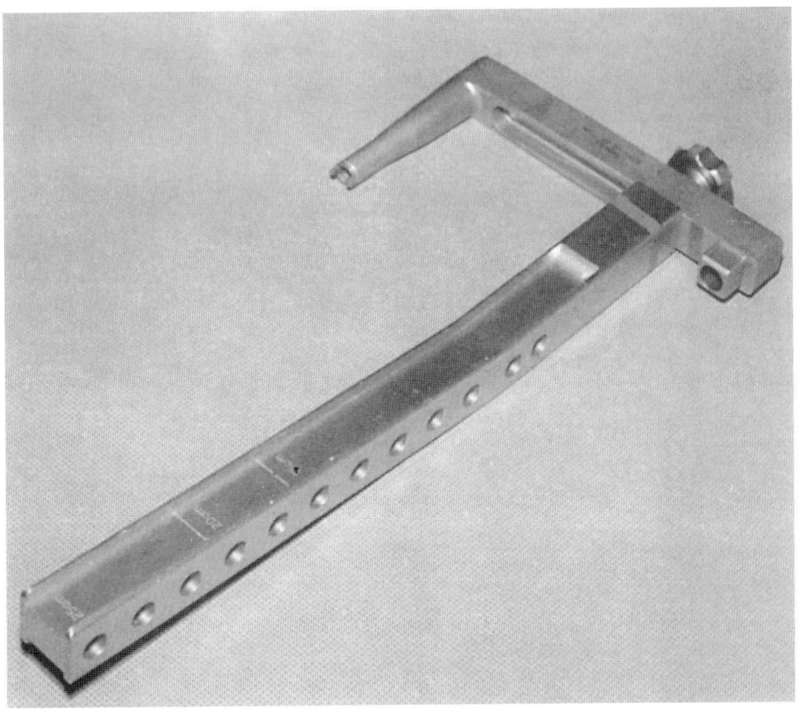

Fig. 11-15. Versão aperfeiçoada de guia de inserção e de parafuso de bloqueio para o pino intramedular supracondilar. O dispositivo recentemente projetado permitirá a colocação do guia do parafuso em duas posições diferentes para acomodar coxas de vários tamanhos.

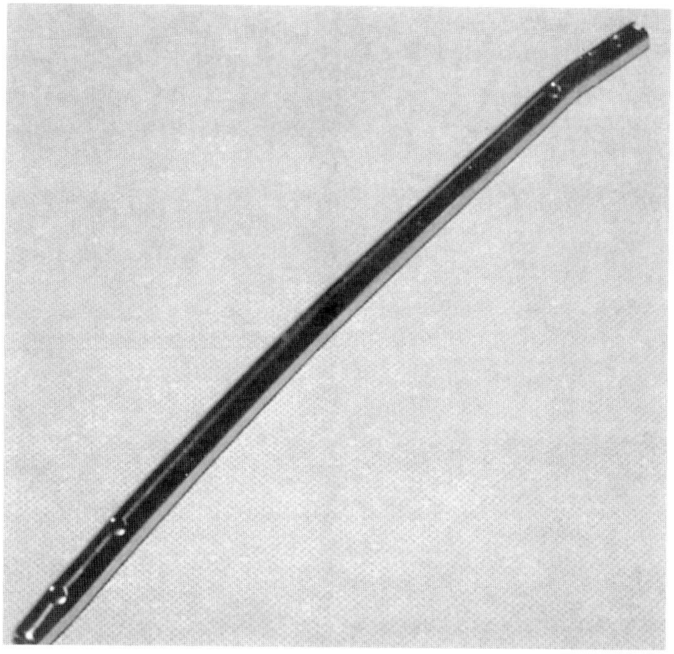

Fig. 11-16. Pino femoral retrógrado disponível no comércio, com 350 mm de comprimento. Este dispositivo foi projetado para tratar fraturas da região diafisária que, por alguma razão, não possam ser tratadas através do método tradicional antígrado. Este é um dispositivo comercial atualmente em uso em experiências clínicas.

REFERÊNCIAS BIBLIOGRÁFICAS

1. Henry, S.L., Trager, S., Green, S., Seligson, D.: Management of supracondylar fractures of the femur with the GSH intramedullary nail: Preliminary report. Contemp. Orthop. *22*: 631-640, 1991.
2. Huckstep, R.L.: The Huckstep intramedullary compression nail. Indications, technique and results. Clin. Orthop. *212*:48-61, 1986.
3. Lewert, A.H., Modny, M.T.: Transfixion rod in condylar and intercondylar fractures of femur. Orthop. Rev. *16*:310-316, 1987.
4. Smith & Nephew Richards, Inc.: Fatigue Testing of the Supracondylar Nail. Tech. Report O.R.: 92-22, Memphis, TN.
5. Muller, M.E., Nazarian, S., Koch, P., et al.: The Comprehensive Classification of Fractures of Long Bones. Berlin, Heidelberg, Springer-Verlag, 1990.
6. Iannacone, W.M., Bennett, F.S., DeLong, W.G., Born, C.T., Dalsey, R.T.: Initial experience with the treatment of supracondylar femoral fractures using the supracondylar intramedullary nail: A preliminary report. J. Orthop. Trauma *8*:322-327.
7. Gustillo, R.B., Merkow, R.L., Templeman, D.: Current concepts review. The management of open fractures. J. Bone Joint Surg. *72A*:299, 1990.
8. Leung, K.S., Shen, W.Y., So, W.S., et al.: Interlocking intramedullary nailing for supracondylar and intercondylar fractures of the distal part of the femur. J. Bone Joint Surg. *73A*:332, 1991.
9. Chiron, H.S., Casey, P.: Fractures of the distal third of the femur treated by internal fixation. Clin. Orthop. *100*:160-170, 1974.
10. Mize, R.D., Bucholz, R.W., Grogan, D.P.: Surgical treatment of displaced, comminuted fractures of the distal end of the femur. J. Bone Joint Surg. *64A*:871-879, 1982.
11. Olerud, S.: Operative treatment of supracondylarcondylar fractures of the femur. Technique and results in fifteen cases. J. Bone Joint Surg. *54A*:1015-1032, 1972.
12. Slatis, P., Ryoppy, S., Huttinen, V.: AO osteosynthesis of fractures of the distal third of the femur. Acta Orthop. Scand. *42*: 162-172, 1971.

12

Técnica de *Nailing*, de Lottes

J. Otto Lottes

Após a publicação dos trabalhos de Küntscher sobre os primeiros procedimentos de fixação intramedular bem-sucedidos como um novo método para o tratamento de fraturas, muitos cirurgiões da Europa adotaram sua técnica.[1,2] No final da Segunda Guerra Mundial esta técnica foi introduzida nos Estados Unidos. Embora Küntscher tivesse obtido bons resultados na osteossíntese intramedular de fraturas do fêmur, os resultados obtidos por muitos cirurgiões foram menos satisfatórios em se tratando de fraturas da tíbia.[2-4]

Após estudarmos os métodos utilizados, logo percebemos que o pino em U, o modelo em V[5] e o dispositivo em trevo não estabilizavam adequadamente muitas fraturas tibiais.[6,9] Tais pinos permitiam a rotação no foco da fratura, como resultado do apoio do peso, causando portanto consolidação viciosa da pseudo-artrose. Levando em consideração a metáfise proximal larga e o canal medular da tíbia com o formato quase triangular, desenvolvemos, em 1946, um pino encurvado, ligeiramente elástico e com três aletas. Nosso objetivo foi o de construir o dispositivo com um metal que não fosse rígido demais, de modo a poder ser inserido próximo ao tubérculo tibial e, após penetrar o canal, se curvasse para a adaptação a esse canal e voltar depois à sua forma original, após ter sido impulsionado em sua total extensão. O pino era encurvado nas duas extremidades para fornecer fixação suplementar e facilitar a inserção e a remoção. Sua forma e flexibilidade foram determinadas após experimentação com vários projetos. Quando necessário, usamos talas gessadas para suplementar o controle rotacional do pino. Utilizávamos membros amputados durante cerca de 18 meses, enquanto desenvolvíamos o dispositivo. Fizemos repetidas alterações na forma e na dureza dos pinos antes de chegar ao modelo definitivo. Só iniciamos a aplicação clínica do material quando pudemos executar a osteossíntese intramedular a foco fechado num espaço de tempo razoavelmente curto em tíbias de cadáveres (Fig. 12-1).[8]

VANTAGENS DA OSTEOSSÍNTESE INTRAMEDULAR TIBIAL

A fixação intramedular da tíbia oferece mais vantagens que qualquer outro procedimento para tratar fraturas desse osso. Devido a sua localização superficial, um procedimento de fixação a foco fechado pode ser realizado com rapidez e facilidade, mesmo no paciente obeso.[8] Uma vez dominada, a técnica pode ser completada em 15 minutos, incluindo o tempo para as radiografias. É necessária a presença de um assistente para impulsionar o pino em sentido descendente pelo canal enquanto o cirurgião mantém a fratura em posição de redução. O apoio de peso precocemente é possível com o auxílio de um aparelho gessado, sendo que o apoio total, sem aparelho gessado, é possível cerca de oito semanas após a fixação intramedular. Devido ao fato de o local da operação estar situado longe do foco de fratura, as complicações que ocorrem na redução aberta são aqui eliminadas.

INDICAÇÕES

Qualquer fratura localizada na porção entre 3 polegadas abaixo da articulação do joelho e 3 polegadas acima da

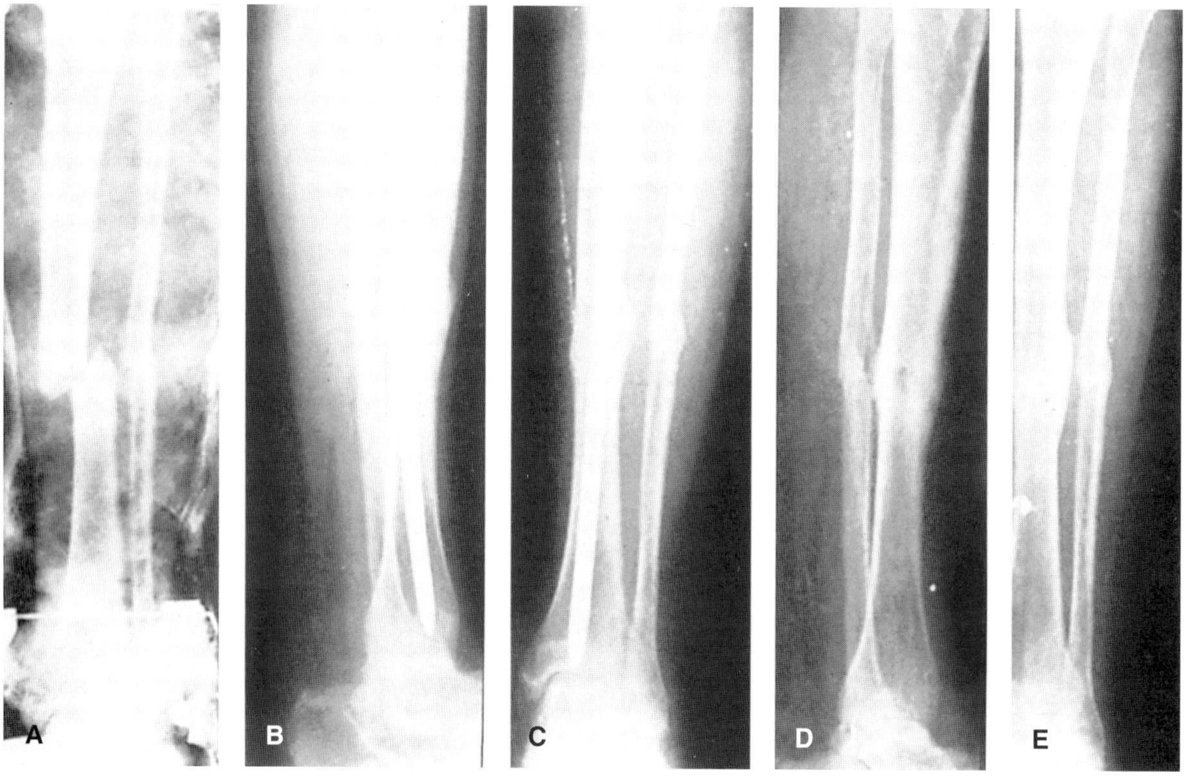

Fig. 12-1. Fixação preliminar. *A*, Fratura da diáfise (região) ligeiramente oblíqua, redução perdida após colocação de pinos e imobilização com gesso (aparelho gessado). *B,C*, Tíbia em processo de consolidação nas visualizações AP e lateral, dois meses após a osteossíntese intramedular. *D,E*, Fratura consolidada após a remoção do pino, aos oito meses.

articulação do tornozelo é candidata à técnica de Lottes. As lesões fora desta área também podem ser tratadas por fixação intramedular; entretanto, devido à largura do canal medular, a osteossíntese não é tão estável como o desejado, e o paciente deve aceitar algum desvio (Fig. 12-2). Esta técnica não é recomendada para crianças, com as epífises abertas.

TÉCNICA

Instrumentos e Implantes

1. Broca cortante tanto na ponta como na face lateral com 3/8 de polegada de diâmetro.
2. Chave de fenda.
3. Pinos com 5/16 e 3/8 de polegada de diâmetros.
4. Pinos com comprimento variável em ½ a 1 polegada.
5. Extrator.

Medida do Comprimento do Pino

Identificamos o ponto médio do tubérculo tibial. Quando esta área é palpada com a ponta do dedo indicador, podemos sentir uma depressão nos tecidos moles da base do tubérculo. Medimos a distância entre a porção média desse tubérculo, na face medial, até a extremidade palpável do maléolo medial na perna sadia. Esta medida não resul-

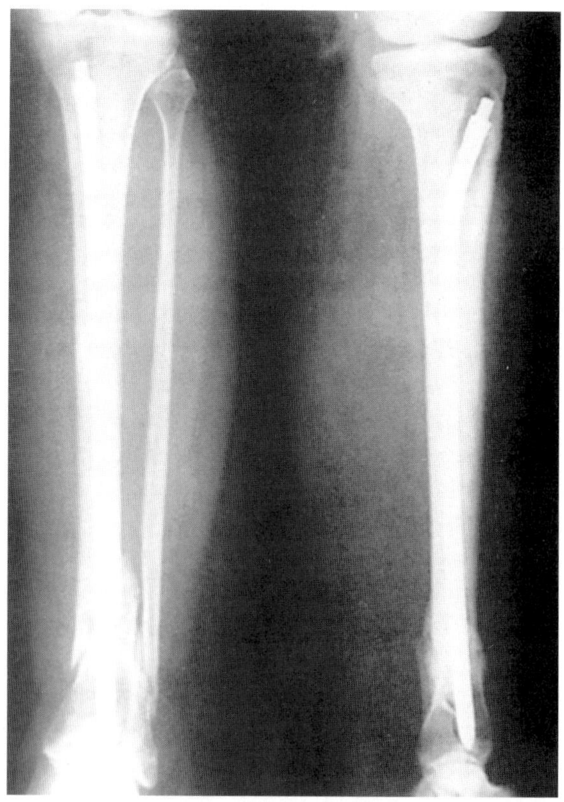

Fig. 12-2. Fratura oblíqua da tíbia distal três meses após a fixação intramedular. A angulação em varo neste caso exemplifica a dificuldade do pino em controlar o alinhamento em fraturas localizadas fora da zona do istmo.

tará na seleção de um pino demasiadamente comprido. Pelo fato de o dispositivo ser encurvado em ambas as extremidades e a porção roscada ficar para fora do canal, o tamanho medido será correto. A ponta do pino termina a cerca de 1/2 pol. da articulação do tornozelo. O orifício de inserção é aberto na região anteriormente descrita, sentida com a ponta do dedo indicador.

Posicionamento do Paciente

Quando a redução aberta for planejada, a tração não será necessária. A perna fica embrulhada pelos campos operatórios e livre, com o joelho fletido na extremidade da mesa. Quando a tração for necessária, podemos colocar um coxim de Collins no tornozelo, abaixo da perna embrulhada. A alça desse suporte deverá ficar a cerca de 5 polegadas do chão. Para aplicar tração, o cirurgião coloca o pé nessa alça e pressiona para baixo, tracionando assim a fratura no foco. Entretanto, quando esse suporte não é usado, podemos aplicar um calço ósseo entre as extremidades de fratura para mantê-las afastadas e obter a redução.

Na técnica de osteossíntese intramedular a foco fechado, um suporte para o joelho é mais prático, pois mantém a fratura em tração, numa posição estável fixa. O joelho é fletido em ângulo reto, e a perna é posicionada em ângulo de 45° do chão, sendo preparada desde o tornozelo até acima do joelho, e abduzida cerca de 30° para permitir que o cirurgião trabalhe entre as pernas. A quantidade de tração aplicada deve ser o suficiente para tracionar o foco da fratura e as extremidades ósseas deverão ter movimentação livre. A deformidade de rotação poderá ser corrigida palpando-se a crista da tíbia e realinhando-se o osso em linha reta. Esta manobra pode ser feita mesmo no paciente obeso. Abrimos uma incisão na face medial da perna, começando perto da ponta da porção distal da patela e em sentido descendente, em linha reta, até terminar na porção média do tubérculo tibial, a cerca de um dedo de largura medialmente a esse tubérculo (próximo à porção média da área assinalada na qual o pino foi medido). A incisão superior não deve ser profunda, pois a articulação do joelho não deve ser invadida.

Dilatando o Orifício Ósseo

Nas técnicas a foco fechado para a fixação intramedular a dilatação do orifício ósseo é o passo mais importante. Quando esse orifício não é dilatado adequadamente, a inserção do pino é difícil. A broca começa em ângulos retos à tíbia, na região deprimida previamente palpada. O orifício deverá apenas tocar a base da porção média do tubérculo. Ao penetrar no canal medular, a broca deve continuar a girar, devendo ser gradativamente inclinada até ficar quase paralela ao eixo da diáfise tibial, enquanto apontando para a junção dos terços médio e inferior. Quando o orifício é dilatado corretamente, o pino poderá ser empurrado com um dedo em sentido descendente pelo canal por cerca de 4 polegadas. Caso não se consiga executar essa manobra, retomamos a dilatação. Se a dilatação desse orifício não for correta, poderemos nos defrontar com uma série de problemas: (1) o pino atravessará o córtex posterior da tíbia, (2) o dispositivo dividirá o córtex anterior da tíbia (embora tal lesão consolide-se sem prejuízo, poderão surgir problemas legais, quando a fixação intramedular não apresentar resultado satisfatório), ou (3) o pino inclinará, provocando deformidade em recurvatura da tíbia.

Inserção do Pino

O foco da fratura deverá estar móvel antes que o pino seja inserido em sentido descendente pelo canal; se não for assim, mais tração deverá ser aplicada. O pino é inserido pelo canal com a aleta côncava numa posição anterior até que se aproxime desse ponto. Devemos verificar a profundidade do pino no intensificador de imagens ou colocando um pino do mesmo comprimento no lado externo da perna. A seguir, mantendo a fratura reduzida, um assistente impulsionará o pino cerca de 2 polegadas além do foco da fratura. Após confirmação, radiográfica, de que a ponta do pino está no fragmento distal, o dispositivo é então impulsionado para o seu lugar, em sentido descendente, até que cerca de 1 polegada permaneça para fora do canal.

Nas fraturas do terço superior o fragmento distal deverá ser deslocado para trás, por cerca de metade da largura da tíbia. Quando esta manobra não é executada, o pino escapará através do foco da fratura. No paciente jovem a inserção do pino deverá parar quando o som dos golpes do martelo no pino ficar mais alto. Se o processo continuar, o dispositivo ficará preso e difícil de ser removido. Usamos uma tala gessada, que atinge até a metade da coxa, com o joelho reto, substituída, cerca de 10 dias depois, por um aparelho gessado de marcha para apoio total do peso. Este será removido após, aproximadamente, seis semanas, iniciando o apoio total do peso sem imobilização gessada. O paciente idoso, entretanto, poderá precisar desta imobilização gessada. Não temos experiência com órteses, mas acreditamos que sua utilização possa valer a pena.

Fixação Intramedular de Fraturas Expostas

Nas séries anteriores, as fraturas expostas eram submetidas à osteossíntese intramedular logo após a internação, se as condições gerais do paciente o permitissem. Mais tarde, devido à falta de pessoal para a sala de cirurgia, essas técnicas eram executadas quando a programação fosse favorável. Para minha surpresa, a demora não afetava o resultado. O índice de infecção permaneceu o mesmo, exceto para pacientes nos quais o ferimento original fora fechado completamente no momento da internação.

Quando as suturas da pele eram removidas antes do procedimento de fixação intramedular e a ferida era aberta durante o processo, a taxa de infecção aumentava. Ao contrário, quando as suturas eram mantidas até o término do procedimento de osteossíntese intramedular, o ferimento permanecia fechado e não ocorria um aumento na taxa de infecção. Ou seja, o tempo ocorrido entre a ocorrência da lesão e o procedimento de fixação não afetava essa taxa desde que o ferimento permanecesse fechado. Um ferimento aberto não localizado no foco de fratura não era aumentado para facilitar a redução. Ao contrário, essas fraturas eram fixadas pela técnica a foco fechado. Quando havia um ferimento pequeno, com pouca lesão nos tecidos, era irrigado profusamente, ao invés de sofrer desbridamento. A maioria desses ferimentos tinha cerca de 1 polegada de comprimento, sendo feito de "dentro para fora" e podia ser considerado "limpo".

Fixação Intramedular das Fraturas com Retardo de Consolidação e das Pseudo-artroses

Se houver um bom alinhamento e as extremidades do osso não estiverem escleróticas, a fratura poderá ser fixada intramedularmente pelo método a foco fechado. No caso de pseudo-artrose estabelecida ou de um retardo na fratura recente, devemos excisar uma secção de 1 polegada de fíbula intacta. Em fraturas anguladas, a fíbula deverá ser excisada antes da fixação intramedular, para permitir a mobilização no foco da lesão. Quando a fíbula intacta não for ressecada, o pino geralmente quebrará em dois anos. Se o desvio for evidente no foco da fratura, ou se as extremidades do osso se apresentarem com esclerose, uma fixação intramedular a foco aberto deverá ser executada com o uso de um *enxerto de osso ilíaco do tipo Phemister*. Os cuidados pós-operatórios para os casos de fraturas expostas são os mesmos que os executados para lesões fechadas, exceto pelo fato de que, embora o aparelho gessado (a imobilização gessada) possa não ser necessário na fixação a foco fechado, deverá ser usado no procedimento aberto. Se esse aparelho gessado (a imobilização gessada) não for utilizado, o paciente sentirá dor ao andar. Para as fraturas com retardo de consolidação ou para as pseudo-artroses, o aparelho gessado (a imobilização gessada) poderá ser necessária por até um mês a mais do tempo que se precisa para uma fratura recente com fixação intramedular precoce.

Fraturas Infectadas

Acreditamos que a fixação intramedular de fraturas não consolidadas e infectadas representa uma alternativa para evitar a amputação quando todos os métodos de controle desta infecção tenham falhado. A osteossíntese intramedular poderá ser executada na forma habitual; entretanto devemos ressecar cerca de 1 polegada da fíbula. O trauma cirúrgico é mínimo e todos os tecidos são erguidos como uma só peça. Se o alinhamento não for satisfatório ou houver encurtamento, não se deve tentar obter comprimento, pois o traumatismo aos tecidos moles será muito superior a qualquer benefício que possa ser obtido pela restauração desse comprimento. Removemos todos os seqüestros e porções escleróticas da lesão, mantendo sempre uma boa drenagem do local. Não se deve tentar uma cobertura de pele. Após aplicação do curativo habitual, colocamos aparelho gessado até a metade da coxa que permita andar, iniciando o apoio total de peso. Abrimos uma janela no gesso sobre o foco da fratura para permitir o tratamento da ferida. Após algumas semanas, aplicamos um novo aparelho gessado até a metade da coxa, com janela apenas se houver drenagem intensa. Este procedimento é conhecido como método de Orr, com o qual se obtém um número surpreendente de ferimentos cicatrizados. Os seqüestros deverão ser removidos, se presentes, mas não se deve remover o pino até que a fratura tenha se consolidado. A administração de antibióticos é feita como recomendado. A consolidação dessas fraturas infectadas leva geralmente dois anos, persistindo porém uma osteomielite crônica.

Inserção de Dois Pinos

Em canais medulares amplos, dois pinos podem ser inseridos. O segundo dispositivo, com 1/2 polegada de diâmetro, é inserido lateralmente, com uma aleta do mesmo inserida entre as duas aletas laterais do pino original. Este pino pequeno não precisa necessariamente avançar muito além do foco da fratura, exceto nas lesões ocorridas no terço inferior, quando o pino deve ser impulsionado até 1/2 polegada de distância da articulação do tornozelo.

Mau Posicionamento Tardio

Quando um mau alinhamento é o resultado de uma inclinação do pino intramedular, temos endireitado o dispositivo *in situ* por meio de manobras manuais com apoio em três pontos. Se a inclinação estiver associada à refratura, recomendamos a ressecção de uma porção da fíbula. A seguir, protegemos a tíbia com aparelho gessado que permita andar.

Migração do Pino

Se ocorrer encurtamento da perna pelo apoio, ou se a fratura estiver localizada na junção entre os terços médio e inferior da tíbia, o pino poderá retroceder, migrando em sentido distal e penetrando na articulação do tornozelo, caso a compensação do dispositivo, onde ele adere à porção roscada, agarre o córtex tibial. Se houver migração, o pino deverá ser impulsionado de volta para a sua posição

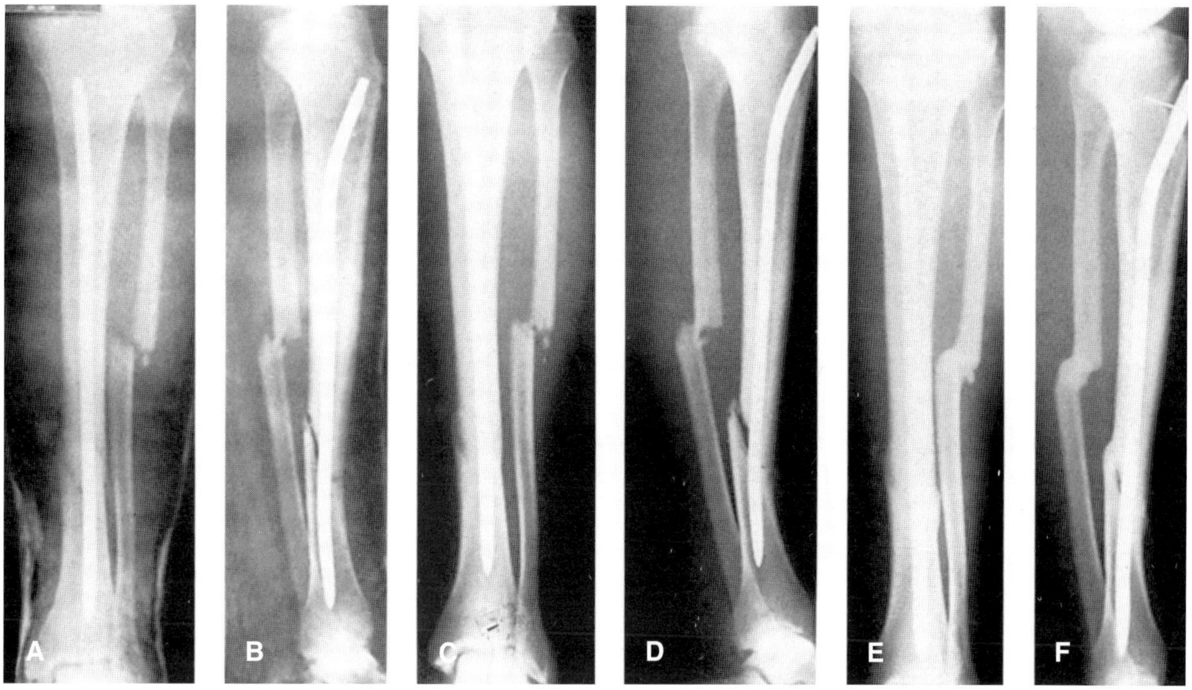

Fig. 12-3. Fixação proximal de um pino que migrou nessa direção após a osteossíntese de fratura na junção dos terços médio e distal. *A,B,* Fratura na junção dos terços médio e distal fixada com pino de Lottes. *C,D,* Migração do pino em sentido proximal. *E,F,* Reinserção do pino e fixação proximal estabelecida com uma fina placa de metal e "Dobell Cap".

original e ancorado com uma peça plana e fina de metal de aproximadamente 3/4 de polegada x 1/2 polegada com um orifício de 1/4 de polegada dilatado próximo a uma das extremidades longas. Após a reposição do dispositivo, a placa de metal desliza sobre o pino. Utilizando um osteótomo fino, abrimos um trajeto através do córtex externo da tíbia, na direção da peça de metal. A peça é então girada 180° e uma "Dobell Cap" é parafusada no pino, para a fixação. Este pino poderá ser removido após a consolidação da fratura abrindo-se um novo trajeto, como acima descrito. Quando se posiciona um instrumento sem corte contra uma das bordas laterais na placa de metal, alguns golpes do martelo poderão tornar a peça arredondada, a qual poderá ser removida após a remoção da cobertura. Esta capa poderá ficar solta uma volta antes de girar a peça de metal.

Remoção do Pino

Nos primeiros procedimentos de osteossíntese intramedular todos os pinos eram removidos para verificar a reação do metal. Como nada foi encontrado, este procedimento foi interrompido. Atualmente só 10% dos pinos são removidos, e somente na presença de uma boa razão para isso. O pino só deverá ser removido após a consolidação completa da fratura, não ultrapassando porém o período de um ano. Após esse tempo a remoção do pino será difícil e poderá exigir a retirada também de uma secção de 1/2

Quadro 12-1. Complicações no tratamento de fraturas recentes*

Não-uniões	
409 Fraturas fechadas	2 (0,50%)
266 Fraturas expostas	8 (3,00%)
675 Total de fraturas	10 (1,50%)
Falhas de implante	
675 Total de fraturas	2 (0,30%)
Infecções profundas	
409 Fraturas fechadas	3 (0,73%)
206 Fraturas expostas	19 (7,10%)
60 Fraturas de tipo não especificado	4
675 Total de fraturas	26 (3,90%)
Amputações	
409 Fraturas fechadas simples	3 (0,70%)
675 Total de fraturas	3 (0,40%)
Mortes	
409 Fraturas fechadas	15 (3,60%)
266 Fraturas expostas	13 (4,90%)
675 Total de fraturas	10 (1,50%)

* No tratamento de 57 casos de fraturas estéreis retardadas ou não-unidas, ocorreu infecção profunda em 5,2% e pseudo-artrose em 5,2%. No tratamento de 52 pseudo-artroses infectadas, houve falha de consolidação em 5,8% e 5,8% exigiram amputação. Os demais casos se consolidaram, mas apresentaram, com freqüência, osteomielite persistente. A experiência mostrou que nossa técnica de fixação tibial é extremamente eficiente no tratamento de fraturas recentes e nos casos de pseudo-artrose. Para obter resultados melhores, porém, a técnica exige atenção aos mínimos detalhes tanto da redução da fratura como da colocação do pino intramedular.

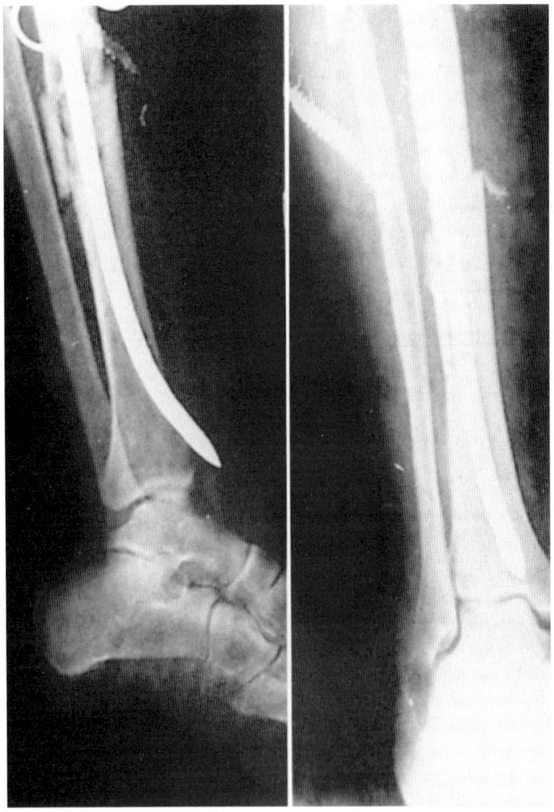

Fig. 12-4. Penetração distal de um pino excessivamente longo impulsionado através do aspecto anterior da tíbia distal.

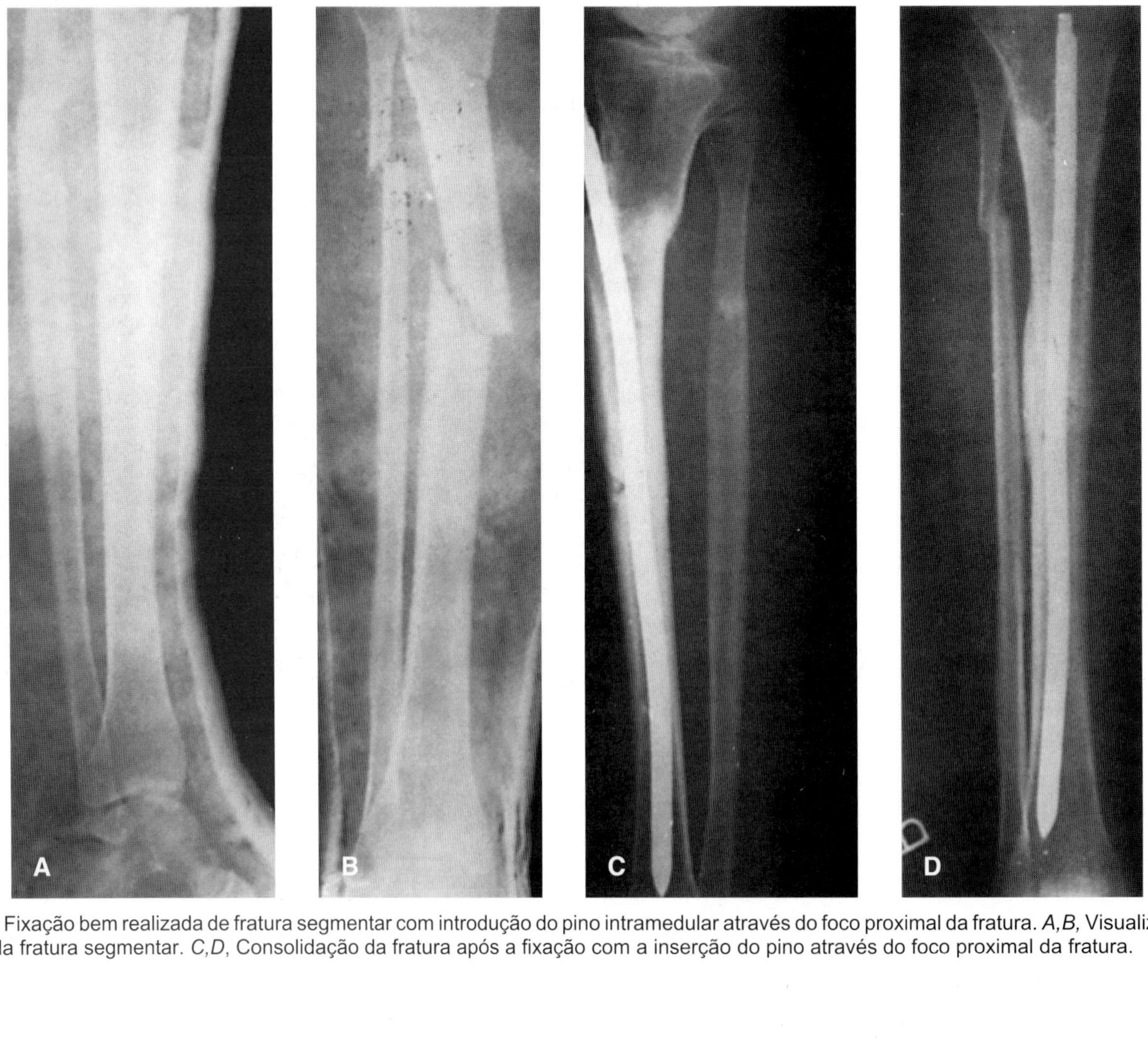

Fig. 12-5. Fixação bem realizada de fratura segmentar com introdução do pino intramedular através do foco proximal da fratura. *A,B,* Visualizações AP e lateral da fratura segmentar. *C,D,* Consolidação da fratura após a fixação com a inserção do pino através do foco proximal da fratura.

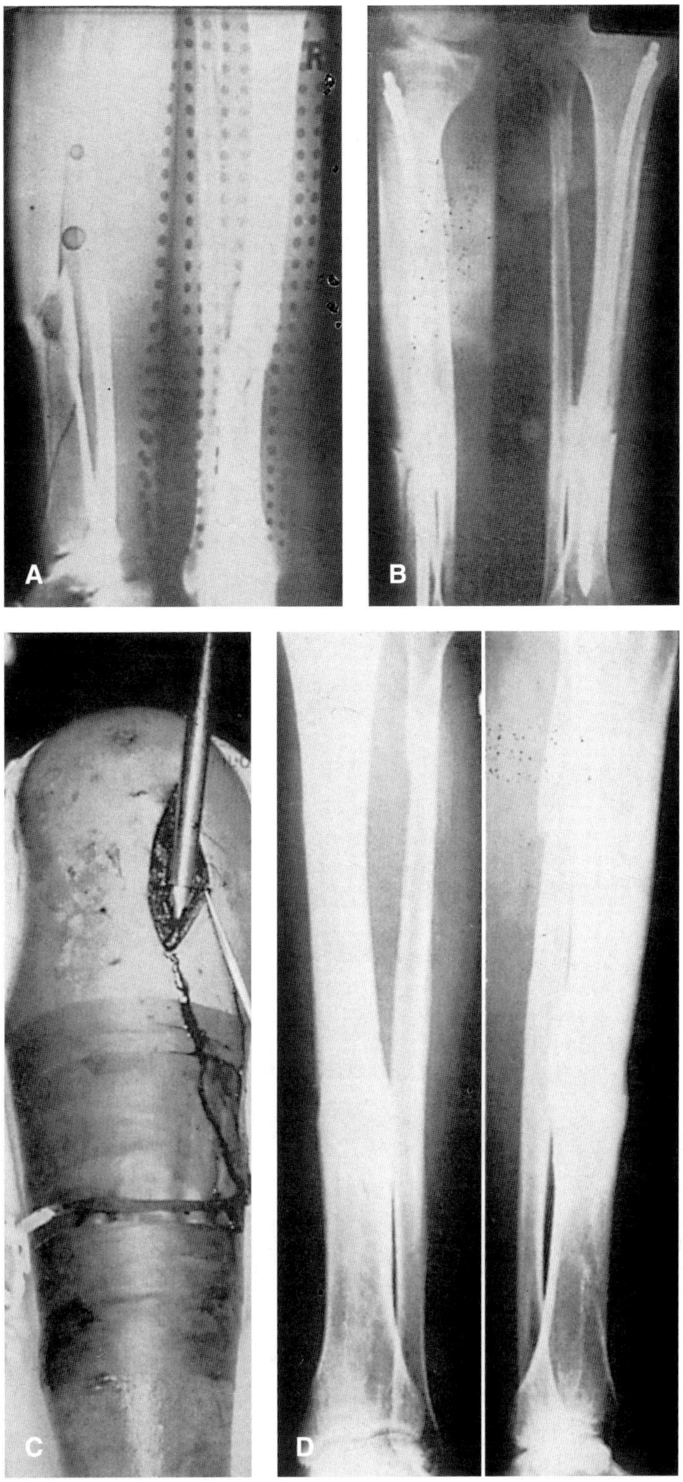

Fig. 12-6. Fixação bem realizada em uma fratura cominutiva. *A*, Visualizações AP e lateral da fratura. *B*, Visualizações AP e lateral da fratura após a fixação. *C*, Uso de uma bandagem de Esmarch esterilizada para prevenir o deslocamento dos fragmentos da fratura durante o procedimento de osteossíntese. *D*, Visualizações AP e lateral da fratura consolidada após a remoção do pino intramedular.

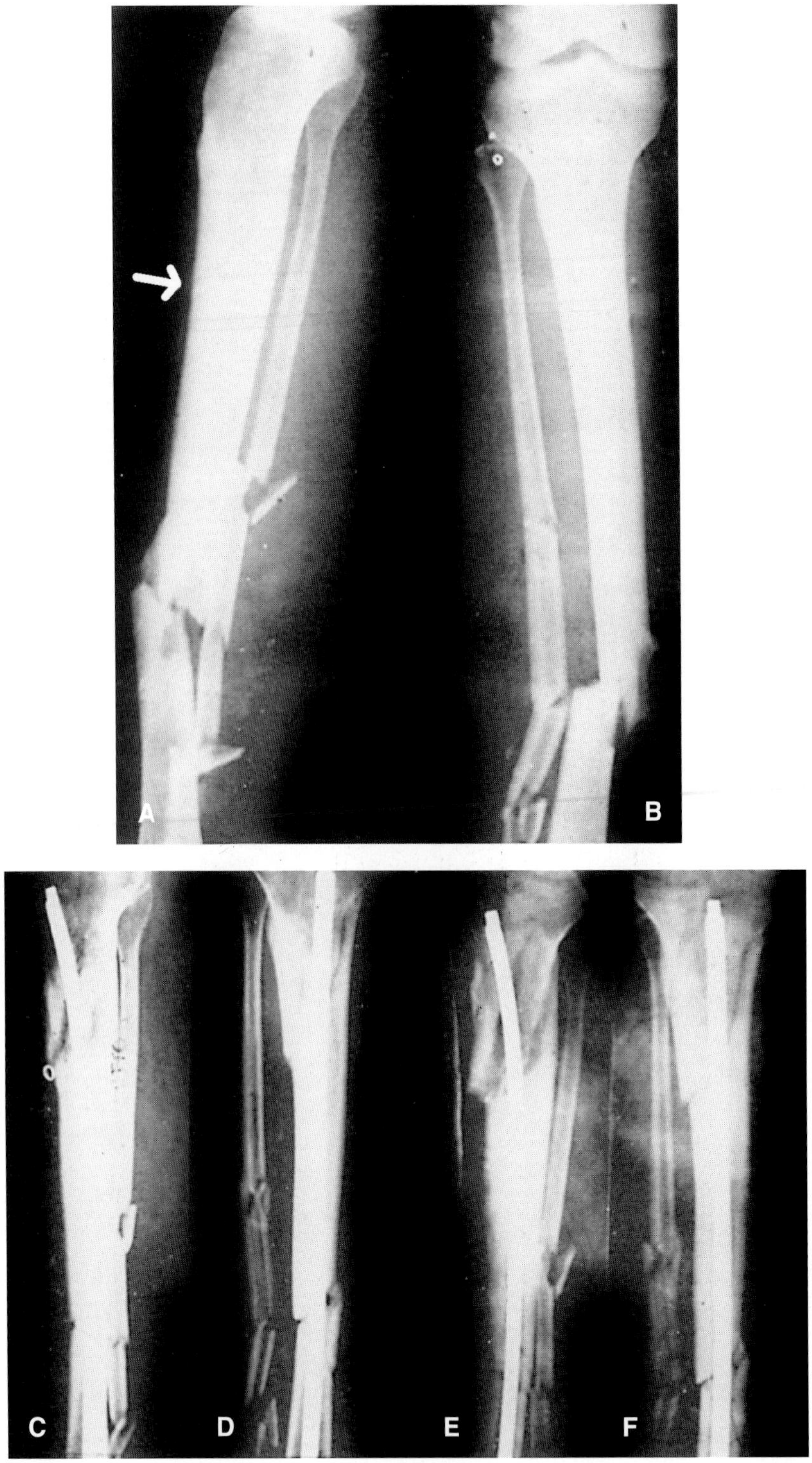

Fig. 12-7. Fixação bem realizada em uma fratura cominutiva da tíbia apesar do deslocamento intra-operatório da linha proximal de fratura, vista em oposição à seta. *A,B,* Planos AP e lateral da fratura cominutiva. *C,D,* Radiografias obtidas imediatamente após a fixação com inserção do pino. *E,F,* Fratura em consolidação dois meses após a aplicação da técnica de osteossíntese intramedular.

Quadro 12-2. Distribuição de tipos de fraturas

Localização	*Transversal*	*Oblíqua*	*Cominutiva*	*Em Asa de Borboleta*	*Totais*	*Perdidas no Acompanhamento*
			Fratura Fechada Simples			
Terço superior	2	5	16	7	24	1
Terço médio	29	81	158	76	268	39
Terço inferior	3	41	13	3	57	1
Totais	34 (10,0%)	127 (36,3%)	187 (53,5%)	86 (24,6%)	349	41 (11,4%)
			Fratura Segmentar Fechada (Dupla)			
Terços médio e superior	4	18	7	7	29	4
Terços médio e inferior	4	9	9	6	22	3
Totais	8 (16%)	27 (36%)	16 (48%)	13 (16%)	51	7 (13,7%)
			Fratura Exposta Simples			
Terço superior	2	2	6	1	10	—
Terço médio	32	25	115	49	172	30
Terço inferior	11	12	9	—	32	—
Totais	45 (21,0%)	39 (18,2%)	130 (60,7%)	50 (23,3%)	214	30 (14,0%)
			Fratura Segmentar Exposta (Dupla)			
Terços médio e superior	4	11	12	4	27	4
Terços médio e inferior	4	7	12	4	23	3
Totais	8 (16%)	18 (36%)	24 (48%)	8 (16%)	50	7 (14%)
			Retardo de Consolidação ou Pseudo-Artrose			
Terço superior	2	4	—	—	6	—
Terço médio	22	20	4	—	46	—
Terço inferior	2	3	—	—	5	—
Totais	26 (45,6%)	27 (47,3%)	4 (7,0%)	—	57	—
			Fraturas Infectadas Fixadas Intencionalmente			
Terços médio e superior	1	1	2	—	4	—
Terços médio e inferior	—	3	—	—	3	—
Terço médio	17	3	25	7	45	5
Totais	18 (34,6%)	7 (13,4%)	27 (51,9%)	7 (13,6%)	52	5 (9,6%)

polegada do córtex anterior da tíbia, estendendo-se desde o ponto de inserção até a porção média da perna. Esta dificuldade resulta da densa camada de osso que circunda o pino. Quando este dispositivo tem uma curva na extremidade distal, esta camada óssea bloqueia a remoção do pino quando ele retrocedeu cerca de 2 polegadas. Quando a extremidade do dispositivo for reta, o pino sairá sem muita dificuldade.

Quebra do Pino

Tivemos dois casos de quebra do pino aproximadamente um ano e meio após a fixação intramedular. Um dos pacientes, cuja consolidação não estava evoluindo satisfatoriamente cinco meses após a fixação, recusou a osteotomia. Ele continuou a recusar a osteotomia e continuou a apoiar o membro inferior sem o auxílio de muletas até que o pino quebrou, 18 meses mais tarde. Uma nova fixação intramedular e enxerto ósseo foram executados com sucesso.

RESULTADOS E COMPLICAÇÕES

A técnica de Lottes foi utilizada para tratar 748 fraturas: 349 fraturas fechadas simples, 51 fechadas segmentares (duplas), nove fechadas segmentares (triplas); 214 fraturas expostas simples, 50 expostas segmentares (duplas), duas expostas segmentares (triplas); 57 casos resultantes de retardo de consolidação ou pseudo-artrose e 52 casos por infecção. A distribuição dos tipos de fratura é apresentada no Quadro 12-1. A idade dos pacientes variou entre 13 e 85 anos, com a média de 46 anos. A maioria das 21 fraturas tibiais bilaterais nesta série foi fixada por meio de apenas um procedimento cirúrgico.

Entre as fraturas fechadas simples, três exigiram fixação intramedular aberta devido a procedimentos falhos de osteossíntese. Embora rara, a penetração através do córtex anterior durante a inserção do pino ocorreu quando os dispositivos eram muito longos ou quando eram inseridos através de portais de entrada não posicionados corretamente. Várias fraturas lineares também sofreram deslocamento, e três pinos foram impulsionados para o interior da articulação do tornozelo. Uma peça fina de metal foi adicionada para servir de apoio na prevenção de penetração recorrente do tornozelo.

Para 675 fraturas recentes foram obtidos resultados satisfatórios. Exemplos típicos de casos bem-sucedidos são mostrados nas Figs. 12-6 e 12-7 e incluíram 409 fraturas fechadas e 266 expostas; 12,9% dos pacientes foram perdidos no acompanhamento. Dos 588 casos remanescentes, as freqüências de complicações mais importantes estão relacionadas no Quadro 12-2. Três amputações abaixo do joelho foram executadas devido a lesão vascular e/ou nervosa grave resultando em pés dormentes e infecções incontroláveis. Não se registrou a ocorrência de embolia gordurosa sintomática.

REFERÊNCIAS BIBLIOGRÁFICAS

1. Böhler, L.: Medullary Nailing of Küntscher. Translated by H. Tretter. Baltimore, Williams & Wilkins, 1948.
2. Böhler, L., Böhler, J.: Küntscher medullary nailing. J. Bone Joint Surg. *31A*:295, 1949.
3. Lottes, J.O., Hill, L.J., Key, J.A.: Closed reduction, plate fixation and medullary nailing of fresh fractures of the leg. A comparative end result study. J. Bone Joint Surg. *34A*:861, 1952.
4. Orr, H.W.: Compound fractures with special reference to the lower extremity. Am. J. Surg. *46*:733, 1939.
5. Küntscher, G.: Recent advances in the field of medullary nailing. Ann. Chir., et Gynaecol. Fenniae *37*:115, 1948.
6. Rush, L.V., Rush, H.L.: A reconstruction operation for comminuted fracture of the upper one-third ulna. Am. J. Surg. *38*:332, 1937.
7. Rush, L.V., Rush, H.L.: A technique for the longitudinal pin fixation of certain fractures of the ulnar and femur. J. Bone Joint Surg. *21*:616, 1939.
8. Lottes, J.O.: Intramedullary nailing of the tibia. In Instructional Course Lectures. Edited by J.W. Edwards. Ann Arbor, American Academy of Orthopaedic Surgeons, *XV*:65, 1958.

13

Osteossíntese Intramedular Fresada e sem Fresagem de Fraturas da Tíbia

Samuel G. Agnew e M. Bradford Henley

As indicações para a fixação intramedular de fraturas expostas e fechadas da tíbia são discutíveis, pois os critérios da anatomia e da própria lesão ainda sofrem críticas. A base lógica de que as fraturas mais graves podem ser beneficiadas pelo tratamento não-cirúrgico não tem mais valor atualmente. Na revisão no banco de dados sobre o tratamento dos riscos para as fraturas da tíbia da *American Academy of Orthopaedic Surgeons* encontramos informações que formam este conceito provocativo.[1]

Em 11 casos ocorreram retardo de consolidação ou consolidação viciosa da tíbia. Nestes casos houve processos com pagamentos de indenização totalizando US$ 1,2 milhões. As razões específicas de importância incluem a redução inicial inadequada, o acompanhamento radiográfico insatisfatório, remoção precoce de aparelhos gessados ou da osteossíntese e o início prematuro do apoio de peso corporal. Nove outros casos foram indenizados em mais de US$ 1 milhão por causa de infecções, não-diagnóstico de fraturas associadas ou lesões da pele devidas ao aparelho gessado. O objetivo de se conseguir a consolidação é fundamental no tratamento dessas lesões; entretanto esta meta não deverá ser o ponto final. O que talvez seja mais importante é a restauração da forma e da função. Tais metas deverão orientar a seleção do tratamento mais apropriado. O banco de dados sobre o resultado funcional do tratamento conservador de fraturas da tíbia é escasso. Gamble *et al.*,[2] mencionando uma taxa de complicação de 42%, sugeriram que o tratamento conservador não era isento de problemas. Suas descobertas foram apoiadas por Waddell *et al.*,[3] que descobriram uma taxa de complicações de 66%. Da mesma forma, a fixação intramedular também apresenta problemas, Koval *et al.*[24] apresentaram recentemente um índice de complicações de 58%, embora a maioria desses problemas não acarretasse a alteração do tratamento.

A decisão de estabilizar uma fratura tibial por meio da osteossíntese intramedular vem se tornando um dilema cada vez menor à medida que mais dados são acrescidos à sua eficácia e morbidade. O sucesso do procedimento depende primordialmente do julgamento do cirurgião, da técnica e do implante empregado. É fundamental que essas variáveis combinem com o perfil da lesão do paciente, com o trauma aos tecidos moles, com a fratura e com as expectativas e objetivos do paciente.

A história dos implantes tibiais acompanha o mesmo meio século de duração da história dos implantes do fêmur. Os pinos flexíveis (G. Küntscher, K.H.Hackethal, os irmãos Rush e J. Ender) foram usados pela primeira vez para estabilizar lesões diafisárias. Os pinos de Ender para fraturas fechadas foram popularizados na América através do trabalho de Arsen Pankovich, e mais tarde seu papel no tratamento de fraturas expostas foi mencionado por Holbrooke *et al.*[4] Durante muitos anos o pino de Lottes representou o implante principal para a fixação intramedular da tíbia. Este pino foi o primeiro dispositivo a incorporar um projeto de implante encurvado, com três aletas sólidas e ligeiramente elástico.

A evolução do pino de Küntscher para a tíbia e o maior controle de rotação surgiram de modificações feitas tanto no projeto quanto na técnica cirúrgica. Este implante atingia fixação na diáfise através de expansão elástica quando aberta a secção sob compressão do pino em forma de trevo. A dilatação do canal medular permitiu a aplicação de pinos maiores, opção esta que melhorou a estabilidade da fratura por reduzir o comprimento útil do pino e aumentar o contato endosteal do dispositivo.

Pinos de Segunda Geração

Os pinos travados para a tíbia expandiram as limitações anatômicas impostas pelos primeiros implantes dilatados. Inicialmente, poucas alterações de projeto foram feitas nos dispositivos além da adição de orifícios proximais e distais que permitiram a inserção de parafusos de travamento. Alguns modelos acomodavam tanto parafusos ântero-posteriores como médio-laterais na porção proximal, embora mantendo ainda o projeto geral de Küntscher. Outros fabricantes adicionaram parafusos ântero-posteriores distais. Estas modificações têm mérito e expandem a margem de fixação estável de uma fratura tibial para as regiões metadiafisárias, proximal e distal. Outras variações de projeto são a secção aberta *versus* a fechada e a secção sólida *versus* a canulada. A secção aberta é, talvez, a mais generosa, enquanto o projeto sólido parece fornecer maior controle da rotação.

A disponibilidade de um fio-guia sobre o qual o pino é passado permite a avaliação do eventual posicionamento antes da colocação. A alteração mais radical no projeto do implante talvez seja a resultante do trabalho de Stephan Perren *et al.* em Davos, Suécia.[5] De acordo com amostras anatômicas e tomografias computadorizadas de tíbias normais, a curvatura proximal do pino foi eliminada e movida distalmente, e a espessura da parede desse dispositivo foi reduzida para permitir maior flexibilidade. Uma modificação adicional foi a criação de orifícios com ranhuras para permitir a dinamização axial controlada.

A dúvida sobre a possibilidade de toda fratura tibial instável ser tratada cirurgicamente é complicada pela escolha do implante e a seleção de um dispositivo apropriado para cada situação. Quase todos os fabricantes de dispositivos ortopédicos comercializam um conjunto de pinos tibiais e cada um desses conjuntos é diferente do outro. Os implantes variam em (1) composição do material, (2) tamanho, (3) espessura da parede, (4) resistência à deformação, (5) flexibilidade de torção, (6) tipo de fendas, (7) canulação, (8) localização da inclinação, (9) angulação da inclinação, (10) formato da ponta (Figs. 13-1 até 13-3), (11) direção dos orifícios para o parafuso de travamento, (12) tamanho do parafuso de travamento e (13) instrumentação para inserção/extração do dispositivo. Até o momento não há dados conclusivos para apoiar a superioridade de um implante específico. O sucesso ou a falha desta modalidade de tratamento dependerá primariamente do cirurgião.

Pinos Tibiais Travados com Diâmetro Pequeno ("Não-Dilatados")

A história dos pinos tibiais não-dilatados é contemporânea à dos implantes atuais. O pino tibial de Lottes era inserido sem dilatação. O advento dos dispositivos travados não-dilatados introduziu outra opção para o tratamento. A habilidade de fabricar implantes com diâmetros menores

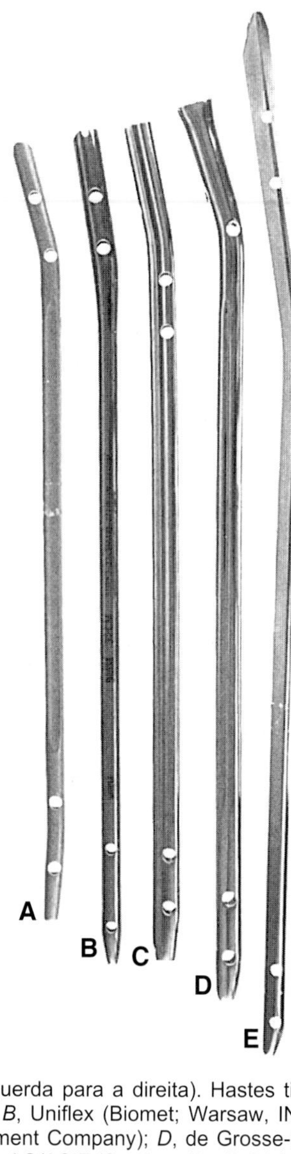

Fig. 13-1. (Da esquerda para a direita). Hastes tibiais: *A*, ZMS (Zimmer;Warsaw, IN.); *B*, Uniflex (Biomet; Warsaw, IN.); *C*, de Küntscher (Orthopedic Equipment Company); *D*, de Grosse-Kempf (Howmedica, Rutherford, NJ.); *E*, AO/ASIF (Synthes; Paoli, PA.).

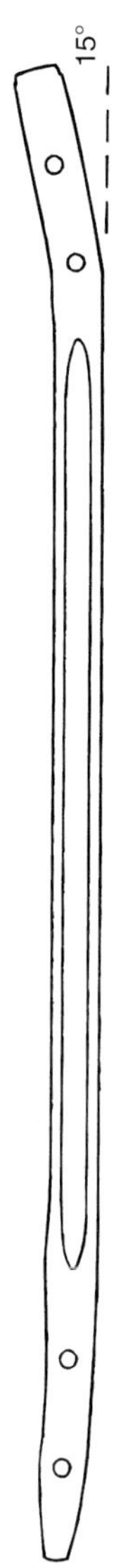

Fig. 13-2. Exemplo da inclinação proximal típica e grau de inclinação. (Cortesia de Zimmer; Warshaw, IN.).

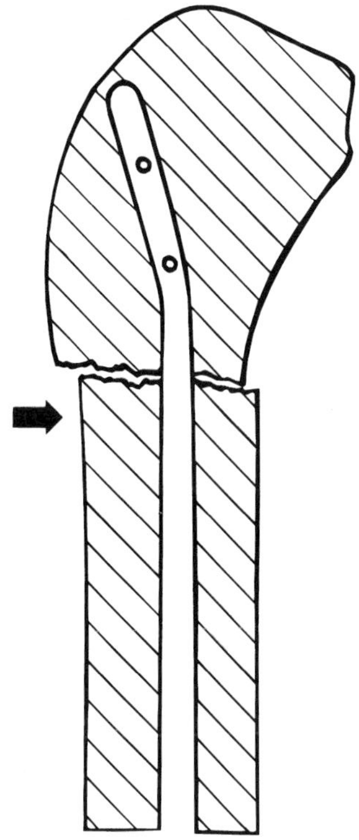

Fig. 13-3. Mecanismo proposto para a deformidade de translação ocorrida em lesões da zona II.

(7, 8 e 9 mm), com parafusos de travamento também menores, permitiu aos fabricantes a comercialização desses produtos como "pinos não-dilatados". Esse diâmetro menor é o responsável pela inserção do pino sem dilatar o canal. O termo "não-dilatado" deveria ser aplicado à técnica de inserção, e não ao implante.

Dados biomecânicos recentes sobre o projeto do pino tibial sugerem que uma inclinação distalmente posicionada pode criar um mau alinhamento em fratura proximal se a lesão estiver ao nível ou acima dessa inclinação (Fig. 13-4).[6] Além disto, a orientação e o tamanho dos parafusos de travamento proximais afetam a resistência contra a deformação e a rigidez axial da interface osso/implante metálico. Pinos com secção fechada, canulados ou sólidos, podem ser vantajosos no tratamento de fraturas tibiais instáveis quanto à rotação, devido à maior rigidez contra a torção.[7]

Quando pinos travados com pequeno diâmetro são inseridos sem a fresagem do canal intramedular, pode ocorrer um contato relativamente irregular entre o diâmetro externo do pino e o diâmetro interno (endosteal) do osso no foco da fratura. Apesar do travamento estático, este

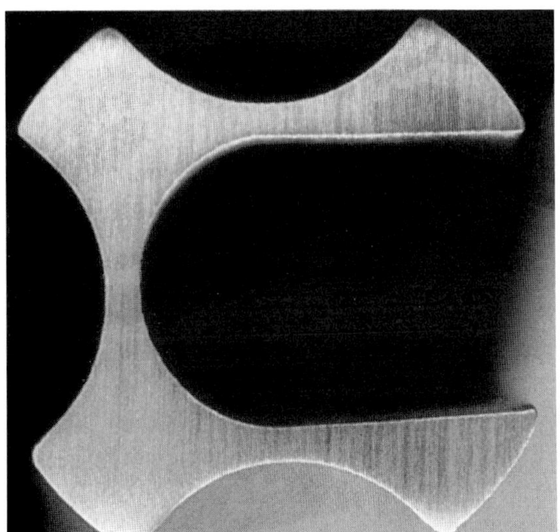

Fig. 13-4. Modificação feita no projeto clássico do pino em "trevo" para produzir maior rigidez à torção. Projeto "M" de Winquist, Kyle, Sistema ZMS de Zimmer. (Cortesia de Zimmer; Warshaw, IN.)

contato irregular permite o movimento do implante no interior do canal medular. A área útil de trabalho (de função de um pino estaticamente bloqueado (travado) corresponde à distância entre os parafusos de bloqueio proximal e distal, ao invés de ser representada pela interface de contato pino/camada endosteal do osso. Pelo fato de tais pinos não apresentaram um mecanismo de fixação por pressão (e contato) ao longo de todo o seu comprimento, as cargas transmitidas pelo foco de fraturas são originadas na área de extensão (comprimento) do pino e são transmitidas para o osso na interface entre o parafuso de travamento e o próprio osso. A capacidade dos dispositivos para prevenir um mau alinhamento na lesão fica significativamente reduzida.

Os efeitos biológicos das técnicas de inserção de pinos tibiais dilatados e não-dilatados foram recentemente investigados. Mesmo quando pinos com diâmetro pequeno são inseridos sem a fresagem, o fluxo sangüíneo do osso será reduzido. Em tíbias caninas intactas, a perfusão do osso cortical foi reduzida 15 a 55% (31% em média) após inserção sem fresagem de pinos em trevo com 3,4 mm de diâmetro. Este resultado foi comparado aos dados observados de redução 45 a 85% (média de 70%) na perfusão cortical após a dilatação do canal para 5,3 mm e a inserção de pinos de 5 mm.[8] Outro estudo experimental utilizou modelo de tíbia fraturada de carneiro para demonstrar uma redução estatisticamente significativa na perfusão cortical durante e após a inserção de pinos tibiais dilatados e não-dilatados e travados estaticamente; criando-se fratura em espiral reproduzível, a perfusão total do osso cortical foi reduzida de modo semelhante nos dois grupos. Tanto a fresagem como a inserção do pino provocaram diminuição adicional na perfusão cortical. A inserção de pinos não-dilatados, entretanto, resultou num decréscimo menor do fluxo sangüíneo em comparação ao que acontecia com a inserção do pino com dilatação. Estas descobertas sugerem que a violação do canal medular sem fresagem, por meio de um pino que preencha o canal, rompe o suprimento sangüíneo medular, mas com menor intensidade do que com a dilatação.[9]

O uso de pinos travados com pequeno diâmetro exige maior mudança na filosofia do que meramente uma mudança na tecnologia do implante. Deve-se obter o alinhamento anatômico da tíbia antes da inserção desse tipo de pino. Isto é particularmente importante para as fraturas localizadas longe da região média da diáfise. A reabilitação e o apoio do peso corporal precisam ser moldados ao implante e à "personalidade" da fratura, ao invés de serem empiricamente prescritos. A necessidade de estabilização suplementar auxiliar, de procedimentos em etapas ou de revisão para uso de um pino maior poderá fazer parte do plano original de tratamento.

Os dados disponíveis ainda não são suficientes para recomendar pinos com pequeno diâmetro como sendo os dispositivos definitivos para o tratamento de toda fratura que ocorra na tíbia. Experiências biológicas mostraram que estes pinos são menos prejudiciais ao suprimento sangüíneo tibial, o que pode ser importante no tratamento de fraturas expostas e fraturas fechadas por alta energia.

Na última década tem havido avanços em todos os aspectos do tratamento das fraturas, desde o implante atual até a pesquisa científica que existe na retaguarda e que torna esta prática segura. Antes desse período, acreditava-se que a fixação retardada em três a cinco dias seria mais segura na lesão isolada instável. Entretanto dados recentes reunidos por Tischenko[13] e McQueen[14] mostram que a taxa de síndrome compartimental não aumenta com a intervenção precoce e que o procedimento é significativamente mais econômico. O advento dos pinos travados representou, de maneira singular, o mais notável avanço tecnológico para o tratamento de fraturas da tíbia.

ANATOMIA RELEVANTE

A tíbia possui um alargamento proximal com corticais ósseas finas apoiadas pelo canal medular de forma triangular, com uma leve curvatura em varo. O suprimento sangüíneo primário para a diáfise é constituído por um único vaso nutriente. Este vaso, que é um ramo da artéria tibial posterior, entra pela borda póstero-lateral da diáfise, na junção dos terços proximal e médio. O caminho intra-ósseo da artéria pode ser traçado como sendo um vaso ascendente e dois descendentes.[10-11]

O suprimento sangüíneo endosteal normalmente centrífugo no osso intacto é bem documentado, tendo sido descoberto que poderá ser revertido temporariamente nas situações de lesão aguda.[10-11] A preservação ou a restauração do envelope muscular e de seu suprimento sangüíneo periosteal auxiliar é crítica para o fluxo do sangue cortical, sendo portanto um elemento fundamental para a consolidação da fratura.

O envelope muscular que circunda a tíbia é excêntrico, com a maior porção da massa muscular situada nas regiões posterior e ântero-lateral. Esta excentricidade pode criar um efeito de travamento, impedindo assim a redução da fratura ou a manutenção do alinhamento.

SELEÇÃO DE FRATURAS

Indicações Anatômicas

Compreendemos melhor a anatomia da tíbia considerando que este osso possui seis zonas anatômicas (Fig. 13-5). As fraturas localizadas nas zonas III e IV podem ser tratadas com relativa segurança por meio da técnica padronizada de osteossíntese com pinos intramedulares.

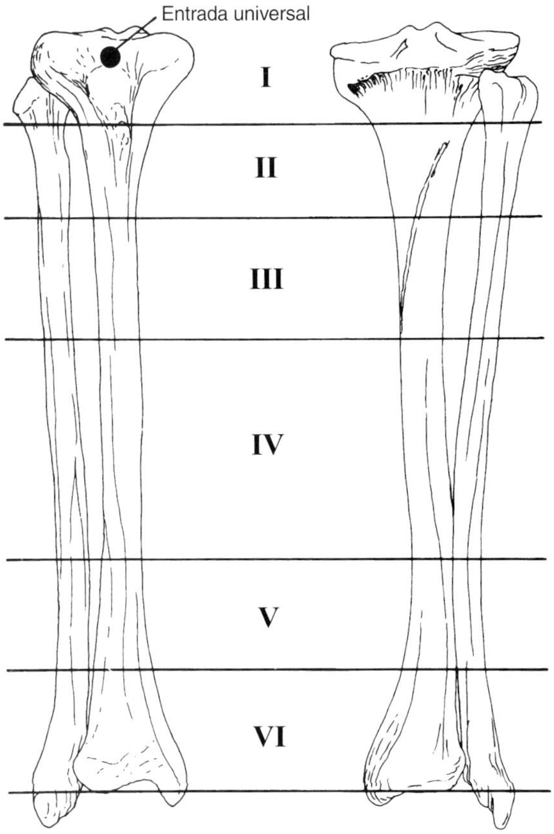

Fig. 13-5. Visão frontal esquerda da tíbia com as zonas anatômicas e o portal de entrada. Visão por trás, à direita das zonas tibiais. Características das zonas: (I) cabeça tibial: córtices delgados, osso esponjoso, periarticular; (II) zona infratubercular: osso e fluxo sangüíneo de transição, anexos musculares vigorosos, periósteo espesso; (III) diáfise medial proximal: canal do vaso nutriente, osso cortical; (IV) diáfise medial: diâmetro médio de 10,5 mm em espécimes adultos, osso cortical, suprimento sangüíneo por um único vaso; (V) metadiáfise distal: osso e fluxo sangüíneo de transição; (VI) *pileu tibial*: osso periarticular, córtices delgados, osso esponjoso. (Adaptado de Carr J, Sobba D, Bear L: *Biomechanics of rigid tibial nail insertion sites*. Extraído da VI Reunião Anual da OTA, Toronto, 1990. J. Orthop Trauma 5:238, 1991.)

As lesões que ocorrem na zona II ou o aspecto distal da zona V podem ser problemáticas e não deverão ser subestimadas simplesmente porque a tíbia é um osso subcutâneo. Nestas lesões o problema maior é a dificuldade para controlar a angulação e a translação, freqüentemente sendo necessário a aplicação de técnicas auxiliares de redução de fraturas.

Indicações Segundo o Perfil da Lesão

A base lógica para a osteossíntese será determinada não só pela localização anatômica e configuração da fratura como também pelo perfil de lesão do paciente, que ajudará no processo de decisão (Fig. 13-6). As lesões específicas cujo melhor tratamento é a estabilização das fraturas tibiais são, a saber:

- fraturas fechadas, por alta energia;
- lesões do joelho "flutuante";
- politrauma: fraturas associadas da pelve, do acetábulo ou da coluna vertebral;
- pressões elevadas de compartimento exigindo fasciotomia ou a síndrome compartimental;
- fratura da tíbia e da fíbula no mesmo nível;
- fraturas expostas: tipos Gustilo I, II, IIIa e IIIb;
- fraturas por baixa energia que não possam ser controladas por métodos não operatórios.

Os pacientes que apresentem qualquer um desses perfis são tratados com estabilização preliminar ou mesmo imediata, o que pode ser obtido com segurança por meio da fixação intramedular. Pacientes portadores de fraturas abertas, e que se apresentam mesmo após 12 a 16 horas da ocorrência da lesão, ainda poderão ser candidatos à esta-

42 – Diáfise da Tíbia/Fíbula

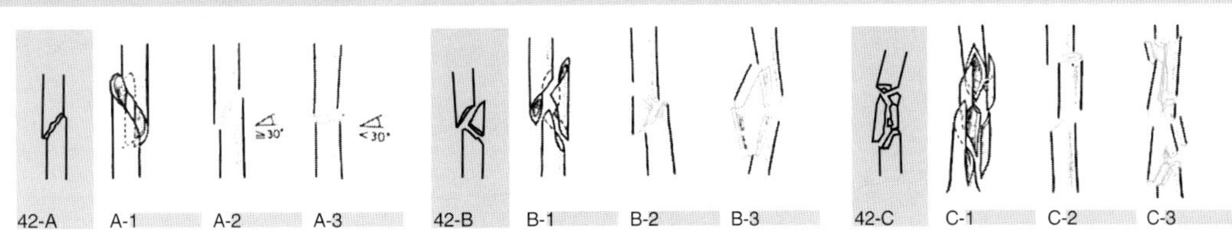

A1 **Fratura simples, em espiral**
.1 fíbula intacta
.2 fíbula fraturada em outro nível
.3 fíbula fraturada no mesmo nível

A2 **Fratura simples, oblíqua (≥ 30°)**
.1 fíbula intacta
.2 fíbula fraturada em outro nível
.3 fíbula fraturada no mesmo nível

A3 **Fratura simples, transversa (< 30°)**
.1 fíbula intacta
.2 fíbula fraturada em outro nível
.3 fíbula fraturada no mesmo nível

B1 **Fratura em cunha, cunha espiral**
.1 fíbula intacta
.2 fíbula fraturada em outro nível
.3 fíbula fraturada no mesmo nível

B2 **Fratura em cunha, cunha inclinada**
.1 fíbula intacta
.2 fíbula fraturada em outro nível
.3 fíbula fraturada no mesmo nível

B3 **Fratura em cunha, cunha fragmentada**
.1 fíbula intacta
.2 fíbula fraturada em outro nível
.3 fíbula fraturada no mesmo nível

C1 **Fratura complexa, em espiral**
.1 com dois fragmentos intermediários
.2 com três fragmentos intermediários
.3 com mais de três fragmentos intermediários

C2 **Fratura complexa, segmentada**
.1 com um fragmento segmentado intermediário
.2 com um fragmento segmentado intermediário e fragmento(s) adicional(ais) em cunha
.3 com dois fragmentos segmentados intermediários

C3 **Fratura complexa, irregular**
.1 com dois ou três fragmentos intermediários
.2 com fragmentação limitada (< 4 cm)
.3 com fragmentação extensa (≥ 4 cm)

Fig. 13-6. Classificação OTA de fraturas da diáfise da tíbia. (Cortesia de Springer-Verlag; New York, NY.)

bilização, desde que tenha havido prescrição antecipada dos antibióticos apropriados e que um debridamento completo tenha sido planejado de acordo com a estabilização.[12]

PLANEJAMENTO PRÉ-OPERATÓRIO

Uma vez decidido que a fratura será tratada com um dispositivo intramedular, deve-se proceder à elaboração de um plano adequado, montando-se um gabarito da lesão com um ossímetro de Küntscher ou outra régua radiográfica. Isto orientará a seleção do comprimento e do diâmetro do implante. A estimativa do comprimento do pino é essencial para garantir a seleção adequada do dispositivo antes do procedimento cirúrgico. O diâmetro máximo do pino poderá ser estimado a partir da radiografia lateral, o que é particularmente importante se o pino for inserido sem dilatação. O diâmetro interno (endosteal) do canal medular deverá ser medido em seu calibre mais estreito (geralmente médio-distal, terceira junção).

Redução da Fratura e Recursos Auxiliares

Ao contrário do fêmur, a tíbia tem um istmo relativamente curto e posicionado distalmente. A inserção de um pino intramedular em fratura do fêmur geralmente resultará em alinhamento satisfatório da lesão, com a exceção da rotação do membro. O mesmo acontece com as fraturas que ocorrem nas zonas tibiais III e IV. Infelizmente, muitas fraturas tibiais acontecem fora dessa porção do istmo e medidas auxiliares de redução serão objetivas. Estes recursos envolvem mesas de redução de fratura, afastadores (femorais) de fratura, fórceps ósseos com ponta (pinças de Weber), pinos de Schanz, fios de Kirschner, parafusos cortiacis de fixação, placas de metal unicorticais e osteossíntese da fíbula. No tratamento das fraturas tibiais isoladas, o uso de uma mesa de fraturas ou de um afastador são os melhores recursos auxiliares para a osteossíntese intramedular ser bem-sucedida.

TÉCNICAS OPERATÓRIAS

Mesa de Fraturas ou Afastador (Femoral)

Os pontos importantes para a fixação intramedular ser bem-sucedida são discutidos para prevenir problemas iatrogênicos (Quadro 13-1). Com o paciente em posição supina, é importante lembrar que o membro deve ser posicionado em ligeira rotação interna para permitir que a tíbia fique em posição rotacional neutra. Esta condição poderá ser obtida posicionando-se a nádega ipsilateral sobre uma toalha enrolada. Quando usamos a mesa de fraturas, prendemos a coxa do paciente ao bastão perineal para ajudar a manter a rotação interna e a adução. Esta manobra permitirá a aquisição de imagens fluoroscópicas ortogonais de 90° (real AP e medial-lateral). O ideal será posicionar o membro com o quadril fletido em um ângulo de 70 a 90°, aduzido em 10 a 20°, o joelho fletido em 80 a 90° e o tornozelo em rotação neutra (Fig. 13-7). Se, nesta posição, o pé ficar perpendicular ao chão na mesa de fraturas, a rotação da tíbia será geralmente neutra. Quando a osteossíntese intramedular é executada com o membro livre, a deformidade iatrogênica típica é *recurvatum* e rotação interna do fragmento distal. A maioria dos pacientes ativos não tolera as deformidades angulares e de rotação. O limite de tolerância para a maioria dos pacientes parece ser o de variações de até cinco graus em relação à extremidade oposta.

A angulação em uma fratura não poderá ser avaliada precisamente com os dispositivos fluoroscópicos atuais, em parte devido ao tamanho relativamente pequeno do receptor radiográfico e à tendência para a formação de aberrações óticas. Para reduzir os problemas de imagem, o braço do intensificador deverá estar sempre em ângulo de 90° ao membro. O membro superior deverá ser abordado ao longo do seu eixo longitudinal, movimentando-se a base do equipamento, e não o braço da unidade.

Para reduzir a fratura é sempre necessário aplicar um pouco de tração. O pé do membro lesado é amarrado ao suporte apropriado da mesa. Prende-se uma faixa de teci-

Quadro 13-1. Técnica comum de fixação tibial

Recursos para Redução	*Vantagens*	*Desvantagens*
Mesa de fratura	Controle máximo	Instalação demorada
	Facilita o travamento distal	Efeitos colateriais da tração
	Um cirurgião	Difícil com lesões associadas
Membro livre	Facilita cuidados com lesão associada	Avaliação insatisfatória do alinhamento
	Potencialmente mais rápido	Exige segundo assistente para travamento distal
Afastador de fratura	Facilidade de inserção	Pode criar deformidade
	Tração sem invadir espaço poplíteo	Travamento exige assistente
	Sonda para medir comprimento do pino	Curva de aprendizagem

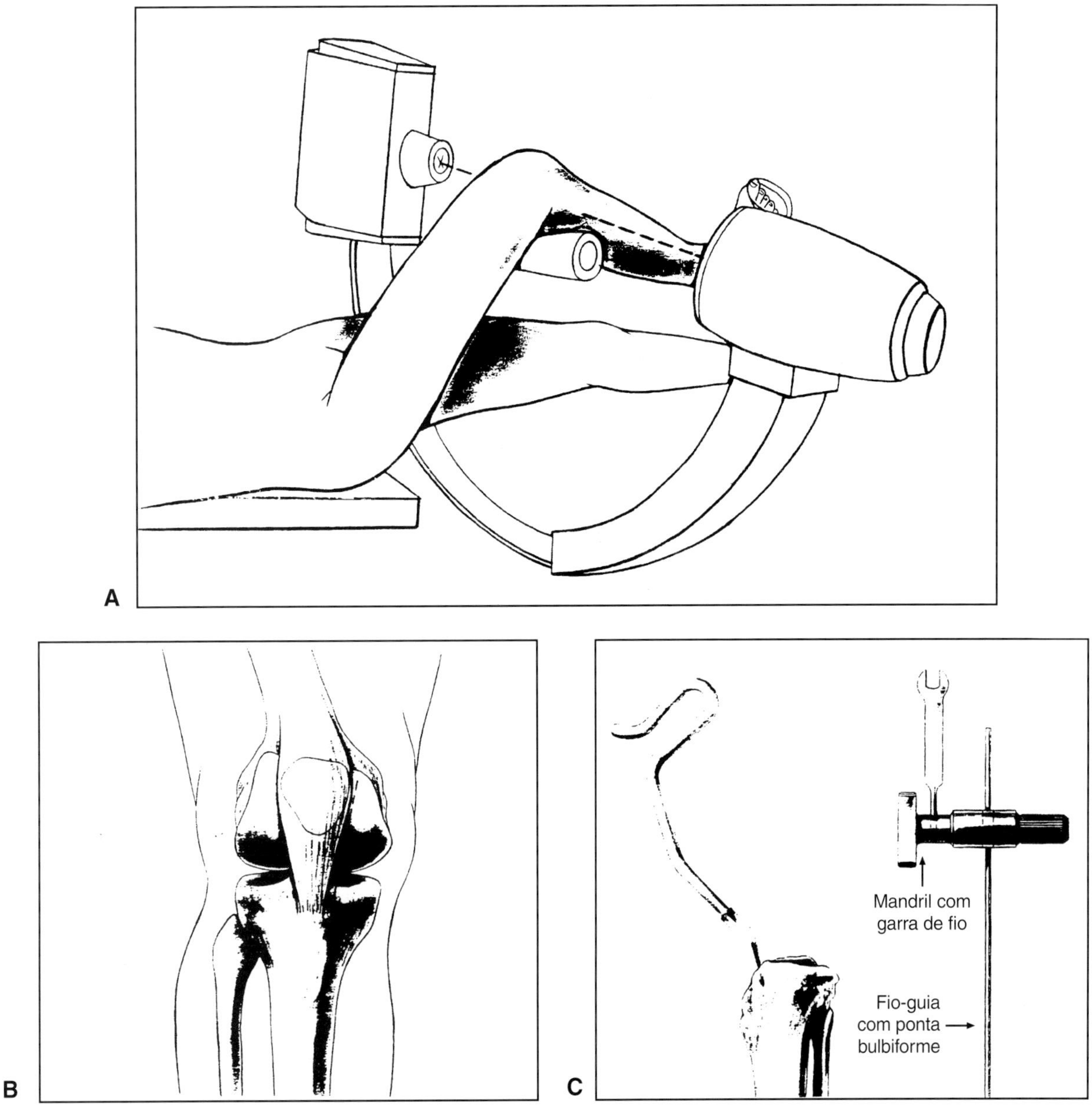

Fig.13-7. *A,B,C,* Técnica cirúrgica para fixação intramedular da tíbia utilizando-se mesa de fratura. (Cortesia de Zimmer; Warshaw, IN.).

do colante aderente de 5 ou 7 cm na pele, após a aplicação de solução de Benzoin, distalmente às extremidades dos maléolos, ao redor do calcanhar e sobre o dorso do pé. Se o procedimento for bem executado, pinos de tração no calcanhar não serão necessários.

A estabilização da fratura nas primeiras 24 horas da ocorrência da lesão reduzirá a tração necessária para a redução, quando comparada às fraturas tratadas mais tardiamente. Esta é outra razão para apressar o tratamento de uma fratura tibial. O atraso no tratamento permitirá a retração do envelope de tecidos moles, com edema concomitante e encurtamento do membro. Esta condição pode se transformar em fonte de problemas iartrogênicos, uma vez que já se documentaram pressões de compartimento aumentadas com uso de forças de tração maiores.[13] Outros pesquisadores[14] descobriram que a tração prolongada e as manipulações são manobras que podem criar complicações por excesso de pressão mais freqüentemente do que a dilatação ou a inserção do pino.

Uma mesa de fraturas pode gerar forças de tração significativas. A tração só deverá ser usada quando necessário e por curtos períodos de tempo, para evitar um esforço contínuo nos compartimentos do membro lesado. O posicionamento inadvertido do dispositivo proximal de contratração no espaço poplíteo causará bloqueio do fluxo sangüíneo arterial e/ou venoso, assim como compressão nervosa. O uso

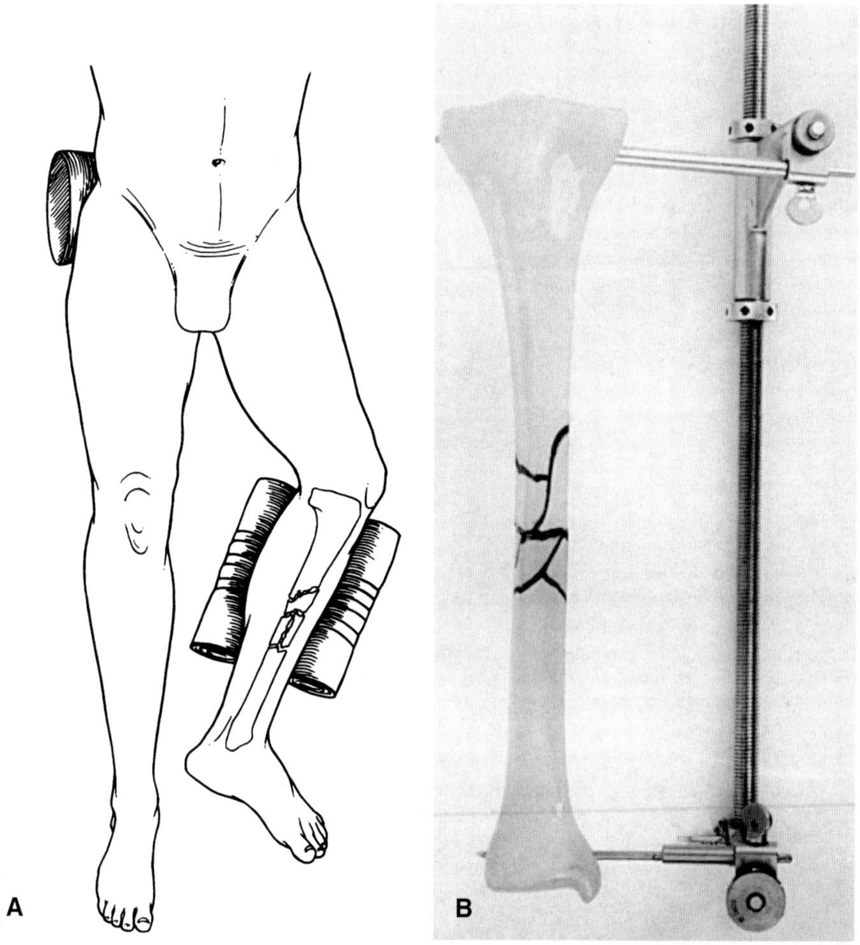

Fig. 13-8. *A*, Posição operatória do membro antes da colocação do afastador de fratura. (Extraído de Duwelius, P.: *Intramedullary locked tibial nailing: A new technique* J.Orthop. Trauma 6:90-95, 1992.) *B*, Visão frontal da aplicação correta do trator (Synthes, Paoli, PA). (Extraído de Duwelius, P.: *Intramedullary locked tibial nailing.* J.Orthop. Trauma 6:90-95, 1992.) (*Figura continua.*)

destes dispositivos como o afastador de fraturas[15] (Fig. 13-8) proporciona um mecanismo de tração mais bem controlado e sem comprometimento do espaço poplíteo. A tração pode ficar restrita a um único segmento do membro. Este dispositivo tem a vantagem adicional de ser tanto um meio de tração como uma ferramenta de redução da fratura. Sua utilização, porém, exige cuidado para evitar uma deformidade angular. O pino proximal de Schanz deverá ser inserido paralelamente à articulação do joelho, no planalto póstero-medial da tíbia. Esta inserção será mais bem executada com a orientação do intensificador de imagens, a partir do lado medial no planalto posterior. Este pino é inserido na metáfise póstero-medial, logo acima do planalto tibial. Na imagem AP,[15] deverá ser inserido paralelo à articulação do tornozelo. A desvantagem de fixar a tíbia com a perna livre ou com um afastador é o fato de que o travamento distal poderá ser mais difícil. A colocação de parafusos para travamento em um membro que não está rigidamente fixado poderá exigir a presença de um assistente extra ou de um dispositivo de estabilização para o membro inferior.

Osteossíntese da Fíbula

A redução e a estabilização de uma fratura concomitante da fíbula impõem algumas preocupações teóricas. O trabalho desenvolvido por Teitz *et al.*[16] apresenta a hipótese de que uma fíbula intacta pode impedir a consolidação tibial em tempo adequado e tende a ocorrer consolidação viciosa com deformidade em varo na população mais jovem. As lesões para as quais se propõe o procedimento de osteossíntese fibular são bem diferentes. Fraturas da tíbia e da fíbula no mesmo nível e outras lesões por alta energia atingindo a tíbia e a fíbula em níveis muito diferentes não fizeram parte do escopo desse estudo. A restauração precoce do comprimento e de rotação da fíbula oferece vantagens muito distintas. Fraturas tibiais envolvendo as zonas IV, V e VI, especialmente quando associadas com perda óssea e uma fratura fibular na mesma região, podem ser reduzidas indiretamente através da estabilização da fíbula. Lesões fibulares da diáfise e da metáfise podem ser estabilizadas com placas metálicas ou, se axialmente estáveis,

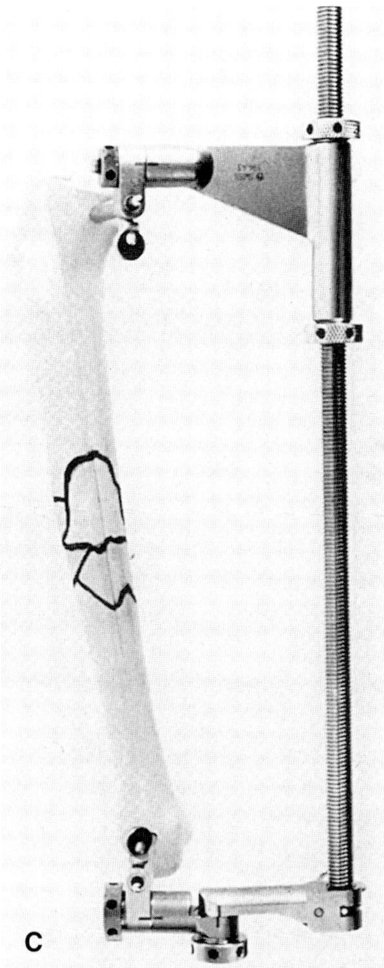

Fig. 13-8. *(continuação). C*, Visão lateral do mesmo trator mostrando a orientação AP do parafuso proximal de Schanz.

por meio de implantes intramedulares. Em fraturas agudas da perna, a restauração do comprimento da fíbula, do alinhamento e da rotação reduzirão indiretamente a fratura tibial, restaurando ao mesmo tempo a arquitetura do tornozelo. Se houver perda óssea na tíbia ou se esta evoluir para retardo de consolidação ou pseudo-artrose, a restauração da anatomia fibular facilitará a reconstrução por meio de um procedimento de enxerto ósseo póstero-lateral para a tíbia.

Pinça de Duas Pontas para Redução Óssea (Pinças de Weber) e Pinos de Schanz

O uso de uma pinça ou grampo de duas pontas, pequeno, grande ou de formato quadrangular, para redução óssea é freqüentemente necessário para reduzir e estabilizar fraturas com segurança em todas as zonas fora do istmo. Mandril com cabo em T (modelo de Jacob) conectados a pinos unicorticais de Schanz também permitem a manipulação e a redução da fratura. Embora pouco utilizados para fraturas fechadas, estes instrumentos são parte vital do arsenal do cirurgião ortopédico. As pinças de duas pontas e os pinos de Schanz podem ser colocados percutaneamente ou sob exposição direta. Para reduzir e neutralizar fraturas cominutivas com deformidades multiplanares geralmente são necessárias várias pinças de redução.

Fios de Kirschner

O uso de estabilização provisória com fios de Kirschner pode ser um método muito útil para estabilizar a fratura antes da inserção do pino intramedular. É necessário um planejamento cuidadoso quanto à colocação do fio, para evitar uma obstrução à passagem do implante intramedular.

Estabilização Composta — Provisória

A redução *provisória* da fratura pode exigir uma construção mais rígida que a fornecida pelas pinças ou pelos fios de Kirschner para manter o alinhamento adequado durante a inserção do pino. Uma placa metálica unicortical de 3,5, de compressão dinâmica, pode ser usada para a estabilização provisória em fraturas diafisárias e metáfise/diáfise. Este dispositivo é particularmente útil para fraturas expostas com descolamento do periósteo. O próprio ferimento ou a exposição cirúrgica são utilizados para a irrigação e o desbridamento, e geralmente permitem a colocação de uma placa metálica na região extra ou subperiosteal. O comprimento médio do parafuso cortical para possibilitar a inserção do pino intramedular é de 8 a 12 mm. Nas fraturas expostas esta técnica é particularmente útil para a restauração rápida do alinhamento anatômico e o fornecimento de estabilização provisória suficiente para permitir a fixação com um pino não-dilatado de diâmetro pequeno. Placas são removidas após o término do procedimento de osteossíntese intramedular.

Estabilização Composta — Definitiva

O uso de parafusos de esponjosa, placas com ou sem dispositivos para compressão ou de autocompressão pode ajudar a manter reduzidas as fraturas instáveis das zonas II, III e V.[17]

Torniquetes

Em um procedimento de osteossíntese intramedular com fresagem não recomendamos o uso de torniquete pneumático. Mesmo que o pino seja usado sem fresagem, não recomendamos o torniquete. Este será aplicado à coxa e inflado apenas para controlar o sangramento excessivo durante o desbridamento em uma fratura exposta, mas esta situação é rara. A criação de uma hipóxia adicional nos tecidos, devido ao estado de ausência de fluxo sangüíneo em uma extremidade lesada, não tem nenhum mérito científico. (Ninguém anda com seu automóvel sem colocar óleo no cárter.)

Ponto de Entrada

O ponto de entrada do pino na tíbia não é considerado problemático, mas, na realidade, um portal de entrada posicionado incorretamente poderá ser uma fonte de deformidade no foco da fratura ou conduzir a uma cominuição adicional da lesão. Estudos desenvolvidos por Carr *et al.*,[19] em cadáveres, demonstraram que o ponto ideal está situado mais proximalmente que o descrito por Lottes, descreveram a entrada "universal" originalmente idealizada por Alms (Fig. 13-9).[20] A incisão de pele recomendada deve ser centralizada no pólo inferior da patela e se estender da tuberosidade tibial até o meio da patela. O ponto ósseo preferido de entrada é abordado por uma incisão ao longo da borda medial do ligamento patelar, que é então retraído lateralmente. Esta abordagem com o afastamento do ligamento patelar poderá ser usada nos pacientes com fraturas mais proximais (zona II). Em certos tipos de fratura, a mudança do ponto de entrada lateralmente (em 5 a 10 mm) poderá ser benéfica na correção da deformidade em valgo

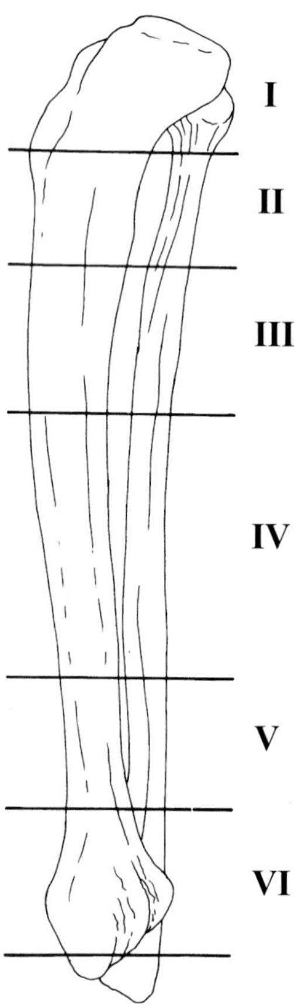

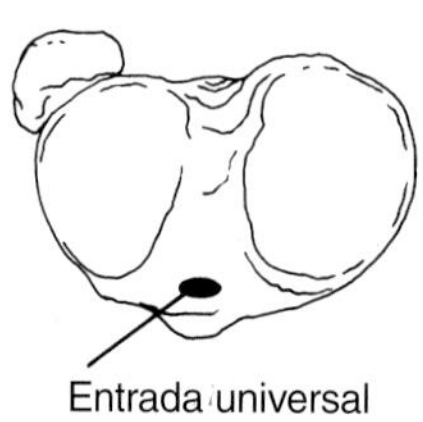

Fig. 13-9. *A*, Visão lateral da tíbia com a descrição das zonas anatômicas. *B*, Visualização coronal da cabeça da tíbia com o ponto de entrada recomendado.

que freqüentemente acompanha as fraturas nesta zona, especialmente se o segmento proximal tiver uma parede lateral curta.

O ponto de entrada médio-lateral é determinado em uma imagem AP fluoroscópica, estendendo-se a linha média do eixo longitudinal do canal medular em sentido cranial. No plano coronal, o ponto de entrada coincide com o "ponto mole" na interseção do planalto tibial e o córtex metafisário anterior. Freqüentemente, o procedimento distal da almofada de gordura do ligamento retropatelar deverá ser parcialmente liberado e retraído posteriormente. A entrada na metáfise é feita utilizando-se um fio-guia de 2,5 mm de diâmetro inserido em ângulo coincidente com o da curvatura proximal (curva de Herzog) do pino intramedular. O intensificador de imagem é usado para confirmar o posicionamento do guia em ambos os planos, AP e lateral. O portal de entrada é alargado com uma broca ou dilatador canulado de 8 ou 9 mm. Como alternativa, a metáfise poderá ser aberta com um furador encurvado. Esta técnica, entretanto, não permite a correção de um local de entrada selecionado após a abertura da metáfise.

As fraturas ocorridas na zona V exigem um posicionamento preciso do fio-guia no centro do planalto tibial em ambas as imagens, AP e lateral, para evitar uma deformidade angular. Um recurso útil é a utilização de um pino canulado, que poderá ser inserido sobre uma haste-guia. Alguns pinos com diâmetro pequeno e pinos sólidos não-fresados não são completamente canulados e não permitem a inserção sobre um guia. Assim, a inserção destes pinos numa fratura da zona V poderá ser mais difícil, pois a confirmação da redução da fratura e do alinhamento do membro exige controle fluoroscópico contínuo.

TRAVAMENTO

Do mesmo modo que se procede com o fêmur, todas as fraturas tibiais agudas e instáveis devem ser travadas estaticamente. A maioria dos cirurgiões abandonou os dispositivos de mira para o travamento distal e usa agora a técnica a mão livre. Assim como com os parafusos distais para o fêmur, o uso de guias radiolucentes para as brocas facilita esta parte do procedimento. Manter o membro apoiado para prevenir a rolagem facilitará o travamento. Um recurso adicional para a inserção do parafuso de travamento é a criação dos intensificadores de imagem guiados a *laser* (Fig. 13-10), pois o feixe de luz fica co-linear ao *laser*, com curso direcional sem exposição à radiação. Com a possibilidade de maior número de combinações entre pino e parafuso, uma margem de erro de 12° da visualização perpendicular real é permitida para a colocação segura do parafuso através do orifício.

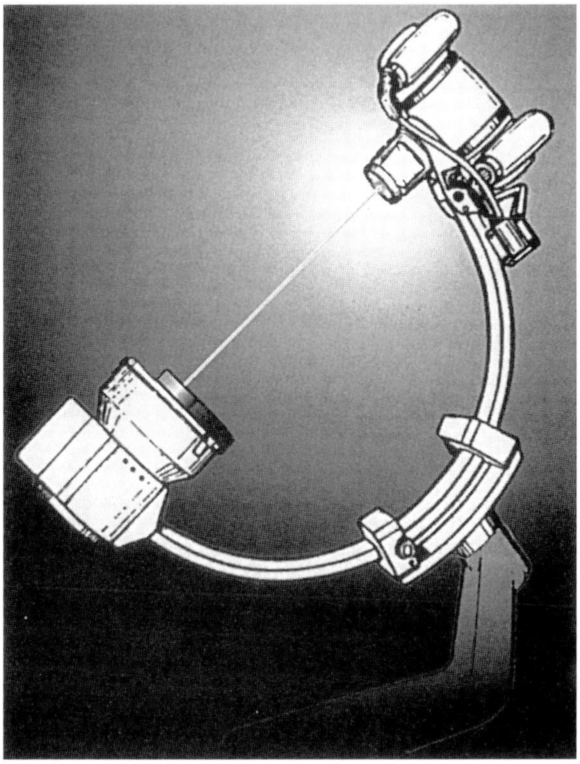

Fig. 13-10. Dispositivo de mira a *laser*. O Laser classe II é coaxial com o centro da ampola do intensificador, permitindo que se "posicione" o travamento distal sem o uso de irradiação. (Cortesia de Randal R. Trecha, M.D.).

O parafuso escolhido deverá ser 2 a 4 mm mais longo que a medida obtida pelo medidor. Isto garantirá a protrusão da ponta do parafuso através do córtex oposto. Este cuidado é útil também para o caso de quebra desse parafuso, em sua porção média, durante o período de consolidação da fratura, quando então a remoção do dispositivo será facilitada por este tipo de precaução. Após a extração da parte da cabeça do parafuso quebrado, um impactador sem corte é introduzido através do orifício vazio no córtex tibial medial e apoiado na porção remanescente do dispositivo. O parafuso também poderá ser impactado através do córtex lateral. Faz-se uma pequena incisão sobre a porção protuberante e, assim, a ponta desse parafuso quebrado poderá ser extraída com um alicate.

CONTROVÉRSIAS

Fresagem *versus* Sem Fresagem

Discutimos a decisão sobre a utilização de uma técnica de osteossíntese intramedular com ou sem fresagem devido à falta de dados clínicos sobre o procedimento de fixação sem fresagem. Não existe nenhum estudo prospectivo comparando o uso dos dois dispositivos. O pino sem fresagem é considerado uma solução para os problemas observados com a fixação externa de fraturas expostas da tíbia, e não para a fixação intramedular primária de fraturas. Este dispositivo não foi idealizado para ser permanente. A maioria dos cirurgiões não aceita a idéia da fixação temporária, e o pino sem fresagem começou a ser utilizado como o tratamento definitivo para a maioria das fraturas expostas da tíbia. Dados clínicos e biológicos recentes apóiam o uso de pinos com pequeno diâmetro para o tratamento de fraturas expostas dos tipos I, II e IIIa.

Sólido *versus* Canulado; Secção Fechada *versus* Secção Aberta

Atualmente existem projetos de pinos intramedulares de todos os tipos, e nenhum deles tem mostrado superioridade evidente sobre os outros nas experiências clínicas até agora desenvolvidas. Para os pinos com menor diâmetro, a construção sólida mostrou maior resistência às forças de citalhamento, e em relatórios selecionados verificamos uma taxa menor de falha mecânica. Entretanto, Haas *et al.*[20] descobriram uma incidência altamente alarmante de pressões de compartimento elevadas quando da utilização desse dispositivo, cerca de 42% quando comparado a 1,6% por McQueen. A hipótese é talvez o fato de que implantes sólidos ou mesmo sondas podem criar pressão medular demasiada, e esta é dissipada nos compartimentos vizinhos. O grupo de Edimburgo utilizou pinos canulados com fresagem com baixa incidência de problemas relacionados à pressão.

A quebra dos pinos continua a ser uma grande preocupação e, portanto, a remoção de um dispositivo quebrado deve ser harmonizada. O cirurgião não deve implantar o que não puder remover com segurança. A remoção de um pino sólido e de secção fechada poderá ser muito frustrante, podendo exigir equipamento especial.

IMPREVISTOS E COMPLICAÇÕES

Ponto de Entrada Não-Satisfatório

Deve-se sempre obter a imagem em dois planos do ponto de entrada proposto, para garantir o adequado posicionamento. O erro típico é a translação distal deste ponto para uma localização no (ou abaixo) ponto de entrada universal descrito por Alms[19] e Carr.[20]

Um ângulo de entrada na tíbia demasiadamente baixo pode resultar em uma cominuição iartrogênica, fragmentando o delgado córtex anterior e minando a tuberosidade. Do mesmo modo, um ângulo de entrada muito agudo poderá conduzir à penetração posterior do córtex.

As tendências de caminhos laterais criados pelo mecanismo extensor do joelho podem resultar em penetração lateral da metáfise ou em cominuição adicional da fratura.

A patela, por si só, pode representar uma fonte de deformidade durante o procedimento. À medida que o fio-guia ou o pino for inserido no interior da metáfise proximal da tíbia, o implante tenderá a ser empurrado em sentido medial pelo ligamento patelar e pela patela (a patela pode subluxar lateralmente), fazendo com que a ponta do pino aponte lateralmente. A rota do fio-guia, dos dilatadores manuais e do pino deve ser controlada radiograficamente para prevenir a penetração iatrogênica da metáfise ou cominuição adicional no foco da fratura.

A colocação de um pino de tamanho errado é rara, mas poderá resultar do etiquetamento errado do pacote, pelo hospital ou pelo fabricante. Verifique o tamanho de suas brocas e pinos por meio de gabaritos apropriados.

Encarceramento do Pino

Com a popularização dos pinos intramedulares de diâmetro menor, este problema está se tornando cada vez menor. O diâmetro médio de um pino para tíbia do adulto, verificado na revisão de 110 pacientes, foi de 10,5 mm; assim, a necessidade, ou o desejo, de implantar um pino maior pode não ser justificada.[22] Se isto ocorrer, uma osteotomia longitudinal, centralizada sobre o ponto de encarceramento, poderá liberar o implante.

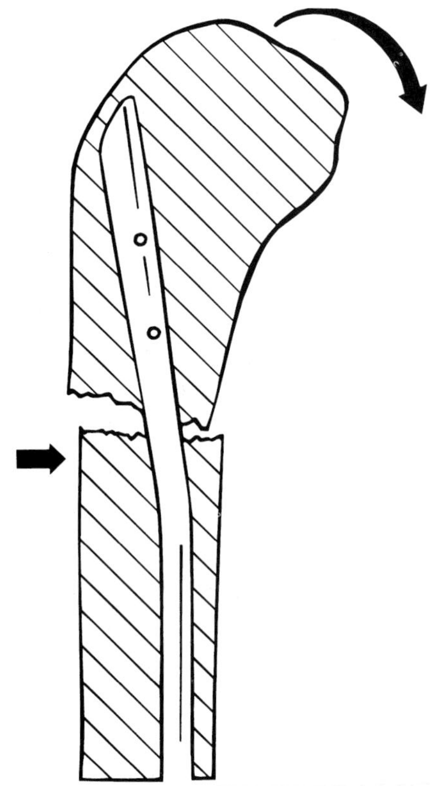

A

Fig. 13-11. *A*, Mecanismo proposto para a deformidade combinada *procurvatum*/de translação com lesão na zona II. (*Figura continua.*)

Mau Alinhamento da Fratura

O uso de um dispositivo medular ainda pode provocar um mau alinhamento da fratura em todos os planos, mas isto não é aceitável. Radiografias de alta qualidade mostrando as articulações do joelho e do tornozelo devem ser obtidas enquanto o membro ainda está em posição, para efetuar uma mudança caso seja necessário.

A deformidade em valgo e *procurvatum* parece ser um fenômeno particular às fraturas na zona proximal da tíbia. Particularmente problemáticas são as lesões que cobrem as zonas II a III. Fraturas nesta região proximal metadiafisária tendem a evoluir para deformidades angular e de translação (Fig. 13-11), especialmente se forem estabilizadas com pinos de pequeno diâmetro. Mau alinhamento combinado em valgo e *procurvatum* são freqüentes. A etiologia desta deformidade em dois planos é ainda completamente desconhecida, podendo ser causada por uma série de fatores agindo em conjunto. Tração do mecanismo extensor, freio provocado pelo forte envelope muscular posterior da perna, projeto do pino e um caminho de inserção direcionado em sentido posterior na metáfise proximal podem contribuir para a deformidade *procurvatum* no foco da fratura. Os efeitos de frenagem do envelope muscular ântero-lateral excêntrico, a forma do pino, o ponto de entrada e o caminho de inserção são fatores que podem contribuir para a deformidade em valgo observada nas fraturas que ocorrem na zona proximal. O mau alinhamento da fratura também pode ocorrer quando a lesão está localizada proximalmente à inclinação do plano sagital do pino tibial.

Estas deformidades não são benignas. Em todos os casos de fraturas da tíbia, a redução da lesão sempre deve ser obtida antes da inserção da haste intramedular. Este cuidado é especialmente importante para as fraturas nas zonas II, III e V. A redução da fratura precisa ser mantida durante a inserção do pino intramedular e dos parafusos de travamento distal e proximal. Esperar que um pino tibial efetue a redução para cada fratura onde seja aplicado é exagerar o papel do dispositivo.

Em casos raros, a deformidade *procurvatum* não poderá ser corrigida sem a extensão total do joelho. Relaxando-se o músculo quadríceps e o mecanismo extensor, consegue-se reduzir o momento da inclinação, que pode contribuir para a deformidade anterior do ápice. Esta condição pode exigir a remoção da instrumentação de inserção e do guia de mira proximal. Nesta situação recomendamos a inserção a mão livre de ambos os parafusos de travamento proximal.

O mau alinhamento angular da zona metadiafisária distal pode ocorrer devido à falta de uma dobradiça lateral quando a fratura ocorre na fíbula. A utilização de pinos com diâmetro pequeno, implantados sem a redução prévia, não corrigirá a deformidade (Fig. 13-12) e o uso de pi-

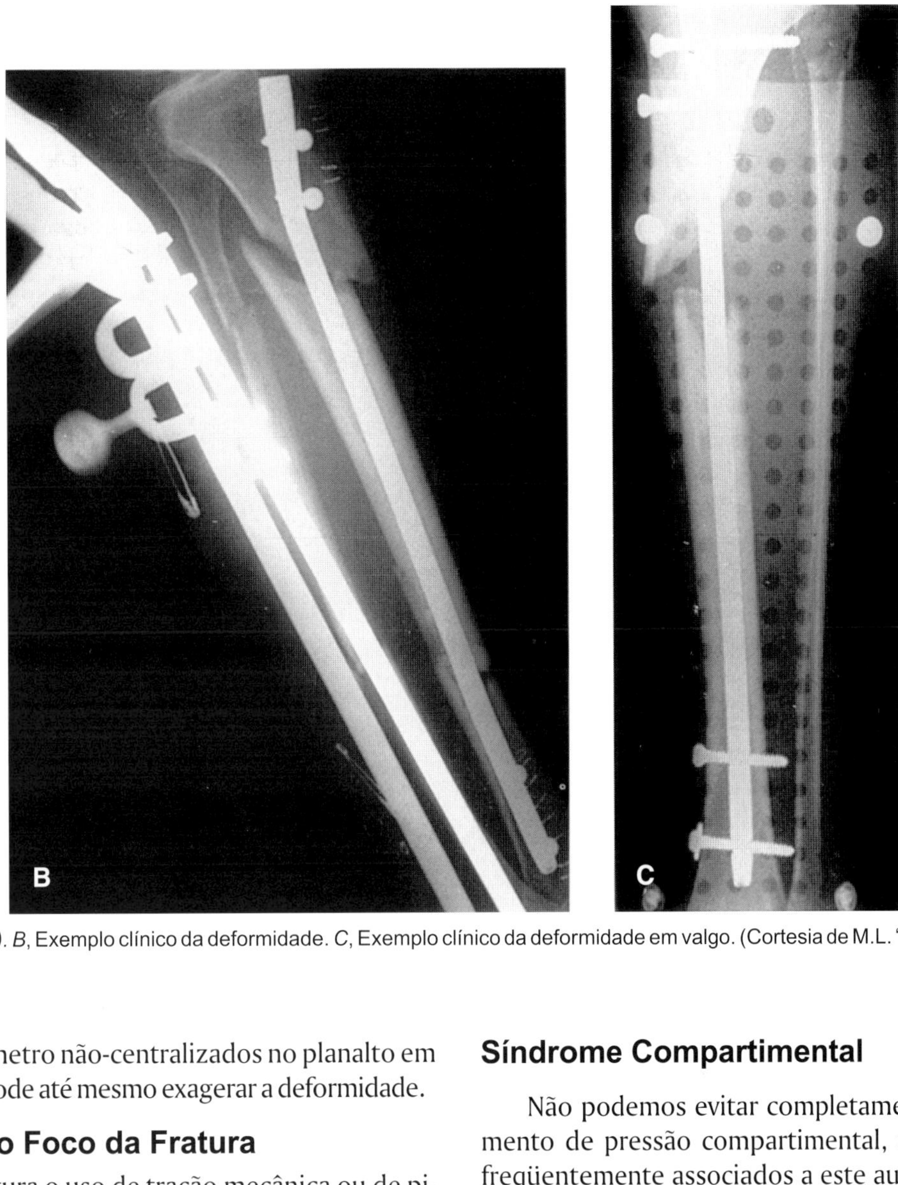

Fig. 13-11 *(continuação). B*, Exemplo clínico da deformidade. *C*, Exemplo clínico da deformidade em valgo. (Cortesia de M.L. "Chip"Routt, Jr. M.D.)

nos com maior diâmetro não-centralizados no planalto em ambas as imagens pode até mesmo exagerar a deformidade.

Afastamento no Foco da Fratura

No foco da fratura o uso de tração mecânica ou de pinos com ajuste muito apertado no canal medular nas lesões acima da porção mais estreita do istmo pode provocar afastamento no foco. A haste intramedular curvará no segmento distal, transportando-o distalmente à medida que vai sendo inserida. Este defeito pode ser corrigido com a técnica *back slap*, na qual executamos primeiro o travamento distal do pino, retraindo-o com o dispositivo de extração até que o membro esteja com o comprimento recuperado. Para fraturas cominutivas da tíbia ou fraturas com perda óssea, utilize a fratura fibular como um guia para comprimento adequado do membro. Toda a tração mecânica deve ser removida (por exemplo, mesa de tração ou trator femoral) antes da retração da haste. Deve-se confirmar novamente o comprimento apropriado do pino, de modo que ele não fique proeminente em sentido proximal. Uma haste que não seja completamente inserida no interior da metáfise pode provocar irritação no tendão patelar.

Síndrome Compartimental

Não podemos evitar completamente a criação de aumento de pressão compartimental, mas os fatores mais freqüentemente associados a este aumento de pressão já foram identificados. A gravidade da lesão, a manipulação do membro, a tração, o posicionamento da perna, o uso de sondas intramedulares ou brocas muito largas, tudo isto pode contribuir para o aumento de pressão no interior do compartimento medular. A tração contínua é responsável pela pressão aumentada em ambos os compartimentos, anterior e posterior profundos. O estudo desenvolvido por McQueen demonstrou que a implantação física de um pino canulado não parecia causar problemas de pressão. O ato de fresagem, entretanto, pode ser um fator contribuinte para a pressão aumentada do compartimento, pois pressões intra-ósseas acima de 500 mmHg chegaram a ser identificadas em modelos experimentais com cães.[22] As fraturas acima do istmo podem apresentar alto risco para complicações decorrentes de aumentos de pressão.[22,23]

Recomendamos controle objetivo quanto ao aumento de pressões de compartimento para todos os pacientes portadores de fraturas por alta energia que serão submeti-

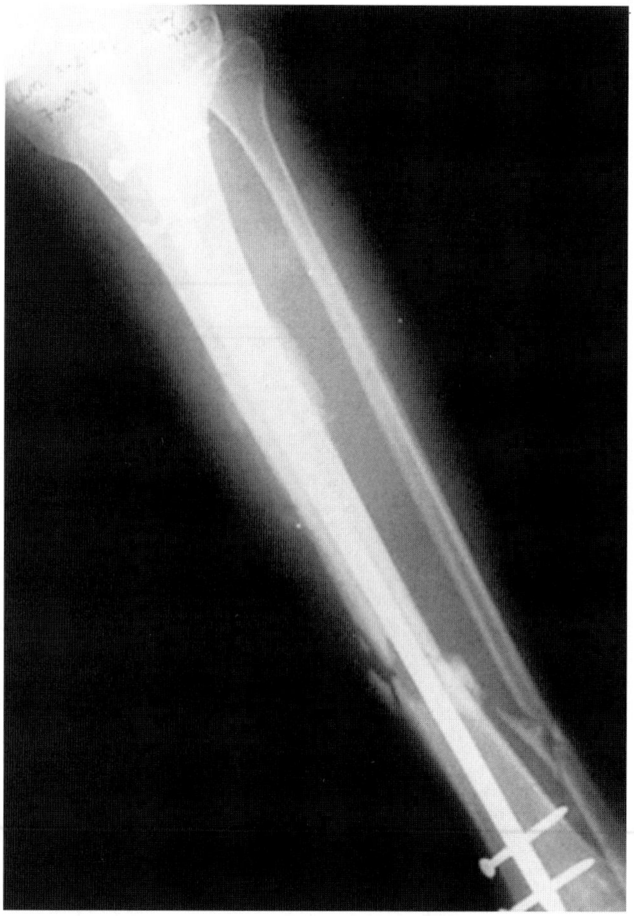

Fig. 13-12. Exemplo clínico de posição em valgo abaixo do istmo, apesar da colocação de haste medular.

dos à fixação intramedular, antes e após a execução do procedimento.

Tendinite Patelar

Não existem dados consistentes sobre a verdadeira incidência de tendinite significativa. Koval identificou um índice de 22% no estudo "*Shock Trauma*" (desenvolvido no *Maryland Shock Trauma Center*). Esta incidência pode ser distorcida por causa da abordagem pela separação dos tendões, empregada em 42 dos 60 pacientes considerados.[24]

Paralisia do Fibular

A neuropraxia iartrogênica é resultante da tração e da manipulação, e quanto mais tempo a cirurgia for retardada, maior será a tração que se deve aplicar. Embora não confirmado, também é possível que algumas ocorrências de neuropraxia possam ter sido resultantes de síndromes de compartimento não percebidas.[26,27]

Consolidação Viciosa

A consolidação viciosa rotatória e angular ainda é possível na osteossíntese intramedular. Entretanto a correção destas deformidades, quando não acompanhadas por um componente de transição, será relativamente simples.

Pseudo-Artrose

Uma revisão da literatura mais recente sobre fraturas da tíbia tratadas com a fixação intramedular evidenciou as taxas de pseudo-artrose apresentadas no Quadro 13-2. As variáveis que ainda dependem do controle do cirurgião são o alinhamento e a iatrogênica (i. e., tração, manipulação, ritmo da cirurgia). Se esta agressão for mantida em níveis mínimos e o movimento do tornozelo for rapidamente recuperado, de modo que o paciente possa andar com segurança, sem aumento de pressão na interface pino-osso, podemos esperar taxas de pseudo-artrose entre 1% e 4%.

Infecção

Índices de infecção cada vez menores continuam a ser relatados para todas as lesões aos tecidos moles em fraturas. Nas lesões dos tipos IIIb e IIIc estes índices variam entre 10% e 25%, e nas fraturas fechadas as taxas de infecção ficam abaixo de 2%. O debridamento adequado continua a

Quadro 13-2. Taxa de consolidação após fixação tibial intramedualar

Autor	*Pseudo-Artrose*	*Comentários*
Holbrook[4]	10	Ender
Santoro[35]	3	(65 fraturas de grau II, III)
DiPasquale[33]	3	
Puno[30]	2	
Klemm[37]	1	
Bone[32]	1	
Melis[35]	7	(16 pacientes)
Zucman[31]	12	(hastes flexíveis)
Solheim[36]	4	
Koval[24]	5	
Court-Brown[28]	1	
Court-Brown[29]	10	(IIIa, IIIb)

ser o suporte principal para a profilaxia. Deve-se também evitar a dilatação exagerada como adjunto a este desbridamento. Acreditamos que as hastes sólidas apresentem um índice menor de infecção que as canuladas devido à zona avascular criada pelo núcleo vazio do pino canulado. Os trabalhos preliminares desenvolvidos por Riemer *et al.* apóiam esta teoria.[25]

PÓS-OPERATÓRIO

A perda de movimento do tornozelo é considerada a causa de maior morbidade para estes pacientes, podendo contribuir para a demora no tempo de consolidação. A restauração do movimento do tornozelo e do calcanhar é um dos objetivos primordiais da reabilitação pós-operatória.

Devido aos tratamentos da lesão, dos tecidos moles e do osso, todos os pacientes são colocados, por um período de 48 a 72 horas, num aparelho gessado curto para membro inferior (tala), para relaxar os compartimentos. Antes da alta hospitalar, o aparelho é removido. Para fraturas estáveis, o paciente pode ser colocado numa ortose removível que permite exercícios de movimentação e os cuidados diários de higiene e os curativos. Fraturas instáveis são colocadas em aparelho gessado curto para membro inferior, durante duas a quatro semanas. Pacientes com pinos intramedulares de pequeno diâmetro podem apoiar o peso corporal somente encostando o pé no solo. Permitimos o apoio do peso parcialmente para os pacientes cujas fraturas tenham sido tratadas com hastes com pelo menos 10 mm de diâmetro e se a amplitude de movimento do tornozelo e do joelho chegar a 90% do movimento da perna sadia. Os pacientes recebem instruções sobre os exercícios de extensão extrínseca e de movimentação ativa para todos os grupos musculares do pé e da perna. O apoio do peso progressivo é retardado até que se confirme radiograficamente a consolidação provisória e a amplitude de movimentos da articulação atinja os níveis aceitáveis.

PROCEDIMENTOS AUXILIARES/INTERVENÇÕES ADIADAS

Para facilitar a consolidação óssea, particularmente nas fraturas tibiais complexas ou nas lesões com perda de osso, são necessários alguns procedimentos auxiliares. A dinamização com ou sem enxerto ósseo é, às vezes, necessária, apesar do uso dos pinos intramedulares. No momento da cobertura dos tecidos moles ou do fechamento primário retardado de fraturas expostas, pérolas de PMMA (cimento acrílico) impregnadas com antibiótico podem ser inseridas como espaçadores nos defeitos ósseos. Estes defeitos serão posteriormente preenchidos com enxerto autógeno de osso esponjoso da crista ilíaca após a cicatrização do envelope de tecido mole, geralmente quatro a oito semanas após o fechamento da ferida.

Quando utilizamos pinos com diâmetro pequeno, a revisão ou a osteossíntese "de troca", como é conhecida, deve ser considerada como parte do plano original de tratamento elaborado. Este procedimento deverá ser considerado se não ocorrer a consolidação adequada de uma fratura instável dentro de 12 a 14 semanas. A troca para um pino com fresagem pode facilitar a consolidação enquanto permite que os pacientes evoluam na possibilidade de apoio maior de diâmetro da haste intramedular.

A dinamização de hastes tibiais já é feita regularmente em nossa prática médica há muito mais tempo do que para os pinos femorais. Este processo ainda é uma ciência não exata, pois o ritmo ainda é desconhecido. A experiência com hastes de pequeno diâmetro nos mostra que estes dispositivos tendem a se "autodinamizar" 12 ou 14 semanas após a operação, por fadiga através dos parafusos. A taxa de quebra dos parafusos dos pinos com maior diâmetro é consideravelmente mais baixa, pois as forças não são completamente geradas pelos parafusos, o diâmetro deste parafuso será maior no pino maior. Kassman *et al.* recomendaram a dinamização e o enxerto ósseo na sexta semana para fraturas instáveis tratadas com a técnica sem dilatação.[26] Georgiadis *et al.*, entretanto, não demonstraram uma taxa maior de consolidação em um modelo experimentalmente com cães e concluíram que a dinamização rotineira de hastes intramedulares tibiais pode não ser necessária.[27]

Não se deve adiar uma intervenção se houver sinais clínicos e radiográficos de retardo de consolidação após 12 a 16 semanas da inserção de uma haste intramedular de pequeno diâmetro. Uma vez que o tempo médio de consolidação de uma fratura tibial exposta é de 26 semanas, o adiamento da intervenção até que se atinjam os critérios de pseudo-artrose com nove meses de evolução não mais se justifica.

REFERÊNCIAS BIBLIOGRÁFICAS

1. An Advanced Risk Management Program for Use in the Treatment of Tibia Fractures ed. by the AAOS Committee on Professional Liability. Park Ridge: AAOS, 1989.
2. Gamble, W.E., Clayton, M.L., Leidholt, J.D., Cletcher, J.O.: Complications following treatment of tibial fractures with weight bearing. J. Bone Joint Surg. *54A*:1342, 1972.
3. Waddell J.P., Reardon, G.P.: Complications of tibial shaft fractures. Clin. Orthop. *178*:173-178, 1983.
4. Holbrook, J.L., Swiontkowski, M.F., Sanders, R.: Treatment of open fractures of the tibial shaft, Ender nailing vs external fixation: Prospective randomized comparison. J. Bone Joint Surg. *71A*:1231-1238, 1989.
5. Muller, M.E., Allqöwer M., Schneider R., Willenegger H.: Manual of Internal Fixation: Techniques recommended by AO/ASIF group. 3rd Edition. Springer-Verlag, Berlin, 1990, pp. 290-296.
6. Henley, M.B., Meier, M., Tencer, A.F.: Influences of some design parameters on the biomechanics of the unreamed tibial nail. J. Orthop. Trauma 7:311, 1993.
7. Schandelmeir, P., Krettek, C. Haas, N. Tscherne, H.: Biomechanical & calculated stiffness in the implant complex of eight locked tibial nails. Proceedings of the LIX AAOS/ORS Annual Meeting, San Francisco, 1993, p. 572.
8. Klein, M.P.M., Rahn, B.A., Frigg, R. Kessler, S., Perren, S.M.: Reaming versus nonreaming in medullary nailing: Interference with cortical circulation of the canine tibia Arch. Orthop. Trauma Surg. *109*:314-316, 1990.
9. Schemitsch, E.H., Kowalski, M., Swiontkowski, M.F., Senft, D.: Effects of reamed versus unreamed locked intramedullary nailing on cortical bone blood flow in a fractured sheep tibia model. Proceedings of IX Annual OTA Meeting, New Orleans, LA 1993.
10. McNab, I., DeHaas, W.G.: Role of periosteal blood supply in healing fractures of tibia. Clin. Orthop. *105:* 27-33, 1974.
11. Strachan, R.K., McCarthy, I., Fleming, R., Hughes, S.P.F.: Role of tibial nutrient artery. J. Bone Joint Surg. *72B*:391-394, 1990.
12. Patzakis, M.K., Wilkins, J.: Factors influencing infection rate in open fracture wounds. Clin. Orthop. *243*:36-40, 1989.
13. Tischenko, G.J., Goodman, S.B.: Compartment syndrome after intramedullary nailng of the tibia. J. Bone Joint Surg. *72A*: 41-44, 1990 and Shakespeare, et al.: J. Bone Joint Surg. *64B*:498, 1982.
14. McQueen, M.M., Christie, J., Court-Brown, C.M.: Compartment pressures after intramedullary nailing of the tibia. J. Bone Joint Surg *72B*:395-397, 1990.
15. Rubinstein, R.A., Jr., Green J.M., Duwelius, P.J.: Intramedullary interlocked tibial nailing: A new technique (Preliminary Report). J. Orthop. Trauma 6:90-95, 1992.
16. Teitz, C.C., Carter, D.R., Frankel, V.H.: Problems associated with tibia fractures with intact fibulae. J. Bone Joint Surg. *62A*: 770-776, 1980.
17. Benirschke, S.K., Henley, M.B., et al.: Proximal 1l3rd tibial fractures: Solutions. Presented at the LX Annual AAOS, New Orleans, 1994.
18. Mast, J., Jakob, R., Ganz, R.: Planning and reduction technique in fracture surgery. Springer-Verlag, Berlin, 1989, pp. 243-244.
19. Carr, J., Sobba, D., Bear, L.: Biomechanics of rigid tibial nail insertion sites. J. Orthop. Trauma *5*:238, 1991 (Abstract of VI Annual Meeting OTA, Toronto, 1990.
20. Alms, M.: Medullary nailing of the shaft of the tibia. J. Bone Joint Surg. *44B*:329-339, 1962.
21. Haas, N., Kretteck, C., Schandelmaier, P., Frigg, R., Tscherne, H.: A new solid unreamed tibial nail for shaft fractures with severe soft tissue injury. Injury *24*:49-54, 1993.
22. Agnew, S.: Personal Communication, 1994.
23. Winquist, R.: Personal Communication, 1994.
24. Koval, K.J., Clapper, M.F., Brumback, R.J., Ellison, P.S., Jr., Poka, A., Bathon, G.H., Burgess, A.R.: Complications of reamed intramedullary nailing of the tibia. J. Orthop. Trauma *5*:184-189, 1991.
25. Reimer, B.L., Butterfield, S.L.: Comparison of reamed and nonreamed solid core nailing of tibial diaphysis after external fixation. J. Orthop. Trauma *7*:279-285, 1993.
26. Kassman, S., Bone, L., Stegemann, P., France, J.: Delayed union with unreamed tibial rods. J. Orthop. Trauma *6*:507, 1992 Abstract from VII OTA Annual Meeting, Seattle, WA 1991.
27. Georgiadis, G., Minster, G., Moed, B.R.: Effects of dynamization after intramedullary tibial nailing: Experimental study in dogs. J. Orthop. Trauma *4*:323-330, 1990.
28. Court-Brown, C.M., Christie, J., McQueen, M.M.: Closed intramedullary tibial nailing: Its use in closed and type I open fractures. J. Bone Joint Surg. *72B*:605-611, 1990.
29. Court-Brown, C.M., McQueen, M.M., Quaba, A.A., Christie, J.: Locked medullary nailing of open tibial fractures. J. Bone Joint Surg. *73B*:959-964, 1991.
30. Puno, R.M., Teynor, J.T., Nagano, J., Gustilo, R.B.: Critical analysis of results of treatment of 201 tibial shaft fractures. Clin. Orthop. 212:113-121, 1986.
31. Zucman, J., Maurer, P.: Two level fractures of the tibia: Results in 36 cases treated by blind nailing. J. Bone Joint Surg. *51B*: 686-692, 1969.
32. Bone, L.B., Johnson, K.D.: Treatment of tibial fractures by reaming and intramedullary nailing. J. Bone Joint Surg. *68A*: 877-886, 1986.
33. DiPasquale, T., Helfet, D.H., Sanders, R., Howey, T., Zinar, D., Pompan, D., Brooker, A.: The treatment of open and/or unstable tibia fractures with an unreamed double-locked nail. Orthop. Trans. *13*:273, 1989.
34. Santoro, V.M., Henley, M.B., Benirschke, S.K., Mayo, K.A.: Prospective comparison of unreamed interlocking IM nails versus half pin external fixation in open tibia fractures. Proceedings of VI Annual OTA Meeting, Toronto, CA 1990.
35. Melis, G.C., Sotgiu, F., Lepori, M., Guido, P.: Intramedullary nailing in segmental tibial fractures. J. Bone Joint Surg. *63A*: 1312-1318, 1981.
36. Solheim, K., BO, S.: Intramedullary nailing of tibial shaft fractures. Acta Orthop. Scand. *44*:323-334, 1973.
37. Klemm, K. W., Borner, M.: Interlocking nailing of complex fractures of the femur and tibia. Clin. Orthop. *212*:89-100, 1986.

14

Fixação Intramedular Flexível de Fraturas da Diáfise do Úmero

William R. Dobozi e Robert F. Hall, Jr.

As fraturas da diáfise do úmero são responsáveis por aproximadamente 1% de todas as fraturas submetidas a tratamento médico. A maioria delas é tratada com sucesso, sem operação, por meio de um aparelho gessado pendente,[1,2] por talas gessadas,[3-5] órteses funcionais,[6] tração ou bandagem e tipóia.[7] A pseudo-artrose é rara e quase não ocorre infecção quando se tomam medidas conservadoras.[6,8-10]

Para este tipo de fratura não são recomendadas a redução aberta e a fixação interna por meio de osteossíntese de compressão, mesmo pelos mais ardentes defensores do método "AO". A incidência de pseudo-artrose e de complicações decorrentes deste procedimento é duas vezes maior que a verificada com o tratamento não-operatório.[11]

A fixação intramedular tem sido raramente indicada para as fraturas da diáfise do úmero porque na maioria das séries relatadas os resultados deste procedimento têm sido inferiores àqueles resultantes do tratamento fechado ou da redução aberta e fixação com placa metálica. As hastes intramedulares, em sua maioria, são redondas e retas, falhando no controle da rotação no foco da fratura, e por isto freqüentemente resultam em pseudo-artrose (Fig. 14-1).

Rush descreveu o uso de pinos intramedulares encurvados e flexíveis para o tratamento destas fraturas e Hackethal foi o primeiro a defender o uso de hastes flexíveis múltiplas para melhorar o controle da rotação no foco da fratura e aumentar as taxas de consolidação em fraturas dos ossos longos.[12] Recentemente, o pino de Ender foi diminuído em tamanho, de modo que fosse possível uma fixação fechada com pinos flexíveis múltiplos por meio dos pinos curvos. Tanto a curvatura do pino como o uso de hastes múltiplas parecem reforçar a fixação e aumentar as taxas de consolidação. Este capítulo discute nossa experiência com esta técnica para a fixação de fraturas da diáfise do úmero.

MECANISMO DA LESÃO

Quedas sobre o braço estendido e apoiando a mão, ou sobre o cotovelo flexionado, violência direta, ferimentos por bala, lesões por esmagamento e mesmo os movimentos como atirar objetos podem conduzir a fraturas da diáfise umeral. Muitas destas lesões são cominutivas e expostas. A ação da força muscular freqüentemente resulta em desvios e angulação, o que pode dificultar o tratamento por manobras fechadas.

Estas forças musculares agindo sobre a diáfise umeral influenciam o tipo de desvio observado nos diferentes níveis do osso. As fraturas abaixo do colo cirúrgico mas acima da inserção do *pectoralis major* provocam abdução e rotação externa do fragmento proximal, ao passo que o músculo deltóide provoca encurtamento. O *pectoralis major* também pode retrair a diáfise no sentido medial. A redução destas fraturas por métodos fechados pode apresentar

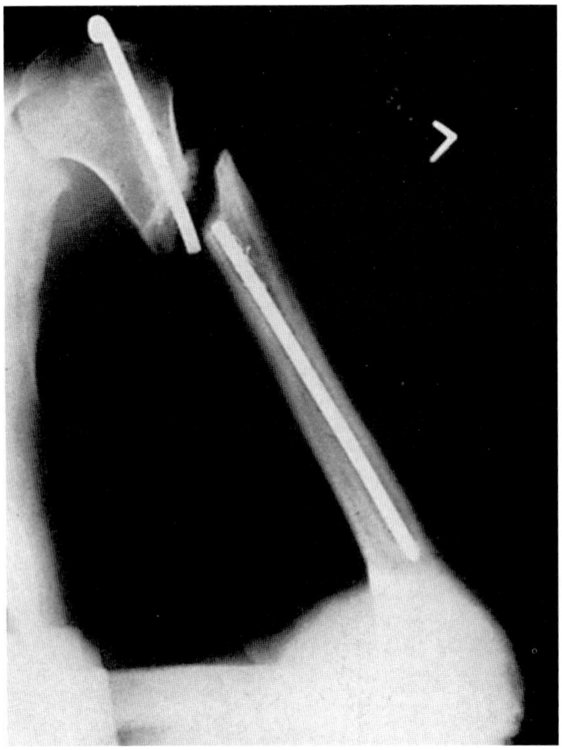

Fig. 14-1. Pseudo-artrose e falha de implante após fixação com pino de Rush de fratura exposta proximal do úmero. Controle insatisfatório de rotação no foco da fratura, devido à inserção de uma única haste reta, resultou em pseudo-artrose.

dificuldades (Fig. 14-2). As lesões acima da inserção do deltóide mas abaixo da inserção do *pectoralis major* resultam em adução do fragmento proximal e abdução e encurtamento do fragmento distal. Neste tipo de fratura também é difícil conseguir a redução da lesão por métodos fechados. Finalmente, fraturas abaixo da inserção do deltóide resultam em encurtamento e deslocamento provocados pela retração do deltóide e do *coracobrachialis* no fragmento proximal e pela retração do bíceps e do tríceps sobre o fragmento distal.

AVALIAÇÃO INICIAL E TRATAMENTO

As fraturas com desvio da diáfise umeral são facilmente diagnosticadas. Um exame com delicadeza do membro geralmente revela movimento no foco, *orientação* e encurtamento. Neste tipo de lesão é obrigatório que se faça uma avaliação completa da condição vascular e neurológica do membro envolvido, especialmente da função do nervo radial, pois o enfraquecimento desta função é a lesão nervosa mais comum. Todos os dados deverão ser registrados para se estabelecer uma base de conduta, caso uma complicação vascular ou neurológica ocorra após a redução da fratura ou da intervenção cirúrgica. A avaliação radiográfica do úmero deve incluir a articulação do ombro e a do co-

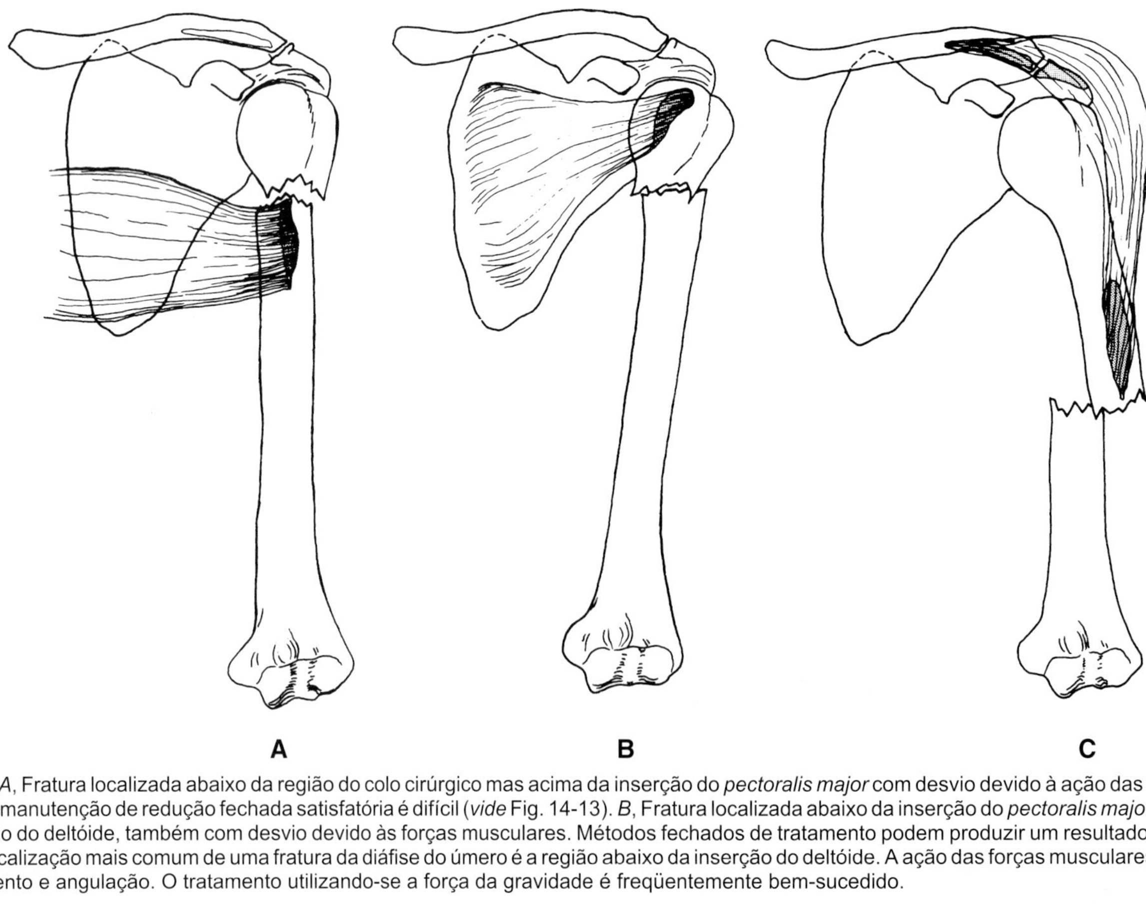

A B C

Fig. 14-2. *A*, Fratura localizada abaixo da região do colo cirúrgico mas acima da inserção do *pectoralis major* com desvio devido à ação das forças musculares. A manutenção de redução fechada satisfatória é difícil (*vide* Fig. 14-13). *B*, Fratura localizada abaixo da inserção do *pectoralis major* mas acima da inserção do deltóide, também com desvio devido às forças musculares. Métodos fechados de tratamento podem produzir um resultado insatisfatório. *C*, A localização mais comum de uma fratura da diáfise do úmero é a região abaixo da inserção do deltóide. A ação das forças musculares resulta em encurtamento e angulação. O tratamento utilizando-se a força da gravidade é freqüentemente bem-sucedido.

tovelo. Deve-se proceder a uma avaliação cuidadosa na busca de rachaduras longitudinais cominutivas no osso antes de se considerar o tratamento da lesão por meio da osteossíntese intramedular. Caso a cominuição aumente enquanto se avançam os pinos pelo canal medular, o resultado poderá ser uma fixação insatisfatória. Após a avaliação, todas as fraturas deverão ser colocadas em talas gessadas. As simples talas podem ser aplicadas imediatamente, pois aliviam sensivelmente a dor, sendo o nosso tratamento preferido. O paciente poderá, então, ser mobilizado sem correr o risco de um desvio adicional da fratura, o que poderia resultar em prejuízo vascular ou nervoso.

INDICAÇÕES

Em 1933, Caldwell apresentou o método conservador para o tratamento das fraturas da diáfise do úmero que superou o tempo. O aparelho gessado pendente para o membro superior e todas as variações do "controle de gravidade" do úmero são eficientes para tratar a maioria das fraturas umerais. Entretanto muitas indicações podem ser feitas para o uso da fixação intramedular flexível:

1. A redução insatisfatória da fratura após o tratamento inicial conservador com angulação de 20° ou mais em qualquer plano.
2. O paciente politraumatizado e acamado (imobilizado no leito).
3. O paciente que não colabora com o tratamento conservador.
4. O paciente morbidamente obeso.
5. Fraturas bilaterais da diáfise umeral.
6. Fratura provocada por projétil de arma de fogo com ou sem lesão associada do nervo radial.
7. Fraturas segmentares.
8. Facilitar a utilização de muletas.
9. Fraturas patológicas.
10. Lesão vascular associada.

TÉCNICA OPERATÓRIA

A cavidade intramedular do úmero, bem menor em relação àquela encontrada nos ossos longos do membro inferior, exige um ajuste no comprimento e no diâmetro das hastes intramedulares a serem utilizadas. Uma pesquisa radiográfica de 50 úmeros normais de adultos revelou que o comprimento médio do canal intramedular do osso é de 30,4 cm e o diâmetro médio é de 9,9 mm. Assim, o comprimento dos pinos deve variar entre 20 e 32 cm, ao mesmo tempo em que são desejáveis diâmetros menores que o padrão de 4,5 mm.

Existem atualmente disponíveis hastes com diâmetros de 3,2, 3,5 e 4 mm para uso no úmero. Do mesmo modo, a instrumentação de inserção e extração dos dispositivos intramedulares deverá ter dimensões menores para acomodar estes pinos menores. O controle da rotação do pino durante a inserção é obrigatório para que o procedimento fechado tenha sucesso. Manobras de rotação com os instrumentos de inserção padrão, de tamanho maior, permitem folga demasiada para um controle eficiente e podem prejudicar a ponta do pino durante a inserção. Finalmente, o gancho extrator deve também ser menor para poder ser inserido no orifício da ponta do pino da haste e executar a remoção correta do dispositivo.

Sendo o úmero um osso que não suporta peso, circundado por uma massa muscular consideravelmente menor que a do fêmur ou da tíbia, tem sido observada uma forte tendência de conformidade umeral à forma dos pinos colocados no interior do canal intramedular. Existem hastes projetadas tanto em forma de C como de S que, quando colocadas juntas no canal, aliviam este problema, o que se pode comprovar radiograficamente por ossos mais retos após a operação.

As fraturas cominutivas do úmero, quando tratadas com pinos intramedulares flexíveis, tendem a colabar e encurtar, conduzindo assim para a protusão do pino. No membro inferior esse problema é resolvido com a fixação auxiliar, que ajuda a manter o comprimento do osso enquanto a fratura se consolida. Este recurso de fixação não é necessário nem desejável no úmero por causa da proximidade dos nervos e artérias nessa região. Em vez disso, podemos colocar vários pinos com diâmetros menores no canal, mantidos juntos para permitir vários pontos de fixação e prevenir o colapso da fratura. Quando utilizamos hastes de 3,2 mm de diâmetro, três pinos podem ser colocados no canal de 10 mm, que é o valor médio do diâmetro do canal intramedular do úmero.

Os pinos podem ser inseridos através de qualquer um dos dois portais do úmero, dependendo da localização da fratura. A fixação retrógrada é executada através de um portal situado no aspecto posterior do úmero distal, diretamente acima da fossa olecraniana; este portal é indicado para fraturas nos terços umerais médio e proximal. A fixação antígrada é executada através de um portal localizado na tuberosidade maior, sendo recomendada para lesões no terço distal do úmero.

Técnica Retrógrada

Posicionamento do Paciente

O paciente pode ser colocado na mesa de operação em posição supina ou em decúbito dorsal. Para o paciente supino, prende-se uma almofada à grade da mesa, colocando-a contra a parede peitoral, abaixo da axila (Fig. 14-3). Esta almofada permite a tração lateral do braço sem empurrar o paciente para fora da mesa. Pode-se também aplicar um

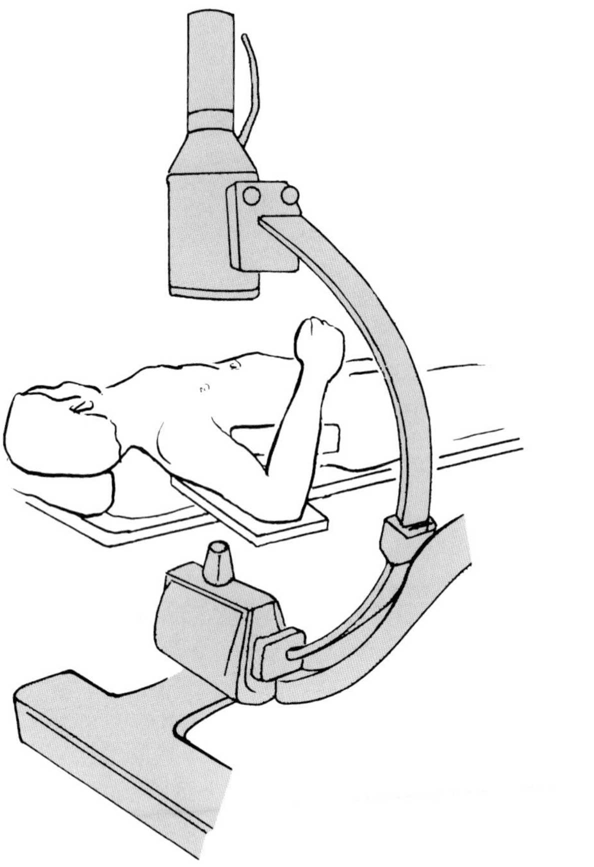

Fig. 14-3. Posição do paciente e posicionamento do intensificador de imagem para o procedimento de fixação intramedular flexível executado com o paciente em posição supina. Observe a posição da almofada contra a parede lateral do tórax, a qual fornece contratração durante a redução da fratura.

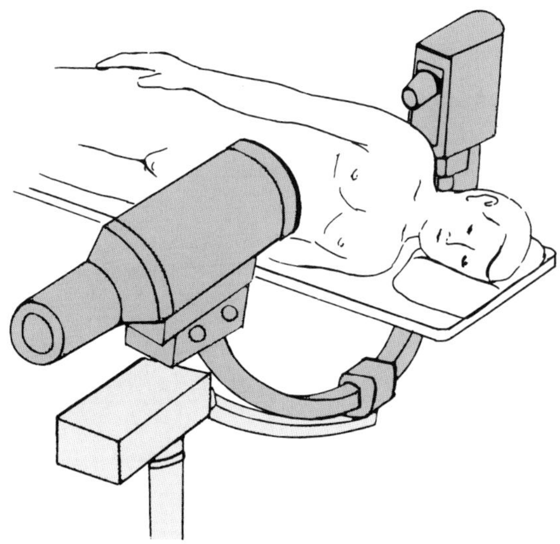

Fig. 14-4. Posicionamento do paciente para osteossíntese executada utilizando-se a posição em decúbito lateral. Observe como o intensificador de imagem é colocado horizontalmente, embaixo do paciente. As cabeças do equipamento são então cobertas com lençóis esterilizados, antes da cirurgia.

torniquete ao terço proximal do braço, se desejado. Antes de finalizar o posicionamento do paciente na mesa, o úmero é avaliado com o intensificador de imagens para garantir que a cabeça umeral pode ser visualizada em sua totalidade. Ensaiam-se, então, as manobras necessárias para obter a redução da fratura umeral.

Quando se usa a posição em decúbito lateral, o paciente é mantido em posição como quando fazemos para uma artroplastia total do quadril. O intensificador de imagens é então trazido para cima do paciente e abaixado até o nível do úmero fraturado (Fig. 14-4); a seguir o equipamento pode ser movimentado em sentido proximal ou distal para avaliar totalmente o osso. As cabeças da máquina são envolvidas em lençóis esterilizados após a preparação e cobertura adequadas do paciente.

Abordagem Cirúrgica

Após a esterilização adequada e com o braço do intensificador de imagens devidamente coberto, faz-se uma incisão longitudinal de 4 cm na linha média, sobre o terço posterior distal do úmero, direcionada no sentido da fossa olecrânia. Após incisar a fáscia do tríceps, o músculo é dissecado sem corte. O úmero posterior é desnudado com um elevador periosteal (rugina) e o orifício inicial de fresagem é posicionado 3 ou 4 cm acima da fossa (Fig. 14-5). Coloca-se uma pinça hemostática no interior desse orifício e obtém-se uma imagem lateral para verificar o posicionamento deste orifício. Este deverá estar 1 a 2 cm acima do término do canal medular. Três orifícios adicionais de dilatação são posicionados um atrás do outro e longitudinalmente ao longo do úmero posterior, deixando uma ponte óssea de 2 a 3 mm entre cada orifício. Perfurador elétrico e brocas bem afiadas facilitam a penetração do osso, pois o córtex umeral é espesso nessa região, mesmo no paciente idoso. Os orifícios são conectados com uma rugina ou trépano em gancho, de ação dupla, modelando, então, um portal em formato de elipse e medindo 1/2 x 3 cm. As bordas deste portal são alargadas com uma rugina de Kerrison. O ponto de entrada deverá acomodar quatro hastes de 3,2 mm. Se forem necessários pinos adicionais, esse ponto de entrada pode ser alargado abrindo-se um orifício adicional de dilatação em sentido proximal e repetindo-se a operação. Deve-se cuidar para que não ocorra estiramento do nervo radial com os retratores, pois o nervo não é visualizado durante o procedimento.

Inserção do Pino

Uma haste em forma de C e de tamanho apropriado é selecionada e colocada ao lado do úmero, enquanto um assistente coloca o braço em extensão. Visualiza-se então a cabeça do úmero através do intensificador de imagens, e se o comprimento for satisfatório, o pino

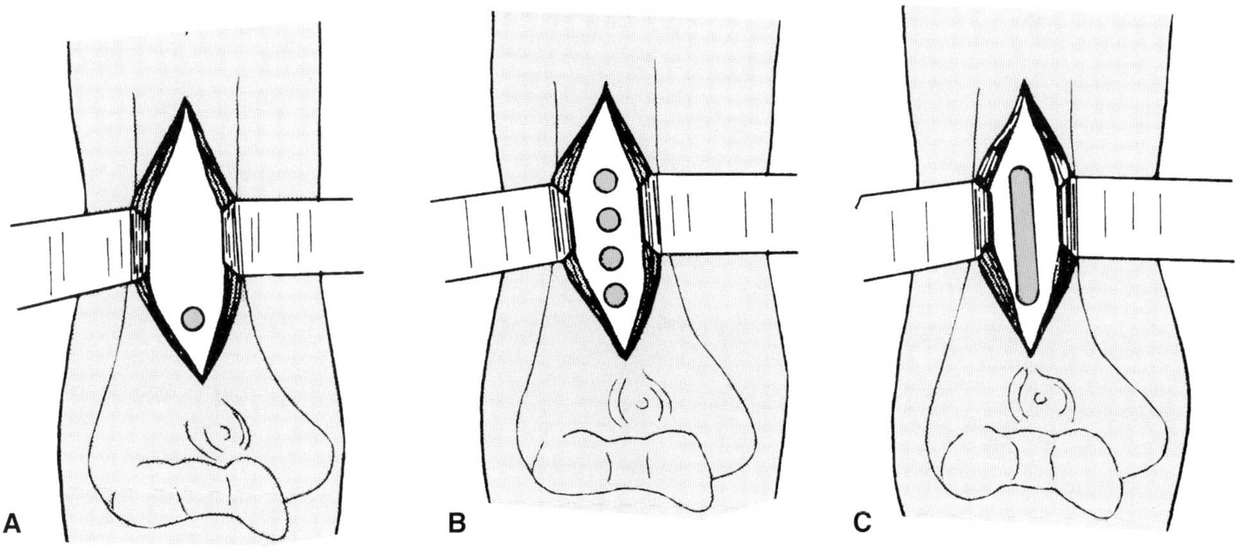

Fig. 14-5. *A*, Para execução do procedimento de osteossíntese intramedular retrógrada, utilizamos abordagem padrão com descolamento do tríceps. *B*, Orifícios de dilatação de 1/4 de polegada (5 mm) são feitos um atrás do outro, 3 a 4 cm acima da fossa do olecrânio. São necessários três ou mais orifícios. *C*, Os orifícios são conectados com *osteótomo*, criando um portal de entrada em forma de elipse, de 0,5 cm x 3 cm.

será inserido no canal intramedular e impulsionado através do foco da fratura, enquanto o assistente executará as manobras previamente ensaiadas para a redução fechada. Fraturas longas em asa de borboleta, oblíquas longas e cominutivas geralmente impõem dificuldades para esta travessia. O engate do fragmento distal pode ser facilitado impulsionando-se a haste em direção à longa espícula óssea proximal deste fragmento e, então, utilizando um movimento de giro de 360° do dispositivo de inserção, simultaneamente à visualização com o intensificador de imagens, operando no modo fluoroscópico. Quando a espícula proximal engatar com o pino durante o movimento, teremos a aquisição e a rotação do fragmento proximal com a haste intramedular, a qual poderá, então, ser impulsionada para sua posição correta definitiva, 1 cm distal ao osso subcondral da cabeça do úmero (Fig. 14-6). Desta forma, o comprimento do pino pode ser novamente verificado e, se satisfatório, este é retraído vários centímetros no interior do foco da fratura. Adiciona-se manualmente um pino em C e um ou dois pinos em S através do portal de entrada, impulsionando-os em sentido proximal através do foco, em incrementos de 2 cm. Todos os pinos são impulsionados mais além, de maneira semelhante, até que atinjam o seu destino final (Fig. 14-7). Os dispositivos deverão preencher o canal de forma confortável, mas não rigidamente. Espera-se algum movimento no foco de fratura, o que é desejável porque promove a formação do calo periosteal sobre a lesão. Um equilíbrio entre hastes em forma de C e de S permite a manutenção de uma redução mais satisfatória. Finalmente, cobrimos o foco de fratura com um enfaixamento compressivo.

Técnica Antígrada

Nesta técnica são também aplicados os mesmos princípios defendidos na osteossíntese retrógrada. A única diferença é o portal de entrada. Após o posicionamento adequado do paciente e ensaiar a manobra de redução, o campo objetivo é preparado e os campos estéries são colocados. Uma incisão sobre o deltóide anterior é realizada começando-se na ponta do acrômio e direcionada em sentido distal não mais que 1 1/2 polegada (aproximadamente 3,8 cm), para evitar lesão à porção terminal do nervo axilar (Fig. 14-8). Após a dissecção cega através do deltóide, o periósteo é cortado em tiras sobre a metáfise ânterolateral do úmero. Uma broca de 5 mm faz um orifício na porção mais inferior desta área, que coincide com a porção distal da incisão. O portal é alargado com um furador e uma rugina de Kerrison para acomodar três ou quatro pinos (Fig. 14-9). Esse portal pode ser aumentado, se necessário. As hastes intramedulares são então colocadas no interior do canal intramedular e impulsionadas do mesmo modo anteriormente descrito. É necessário muito cuidado para obter o comprimento apropriado. Todos os pinos deverão estar 1 a 2 cm abaixo da ponta da tuberosidade maior e ao longo da parede lateral da metáfise. Esta localização evita a colisão acromial das hastes quando o ombro é abduzido. As pontas do pino deverão estar direcionadas o mais distalmente possível, sem invadir a fossa do olecrânio (Fig. 14-10).

REABILITAÇÃO PÓS-OPERATÓRIA

Aparelhos de gesso, talas e tipóias são desnecessários no período pós-operatório. Pelo contrário, recomendamos exercícios precoces, que devem ser iniciados no dia

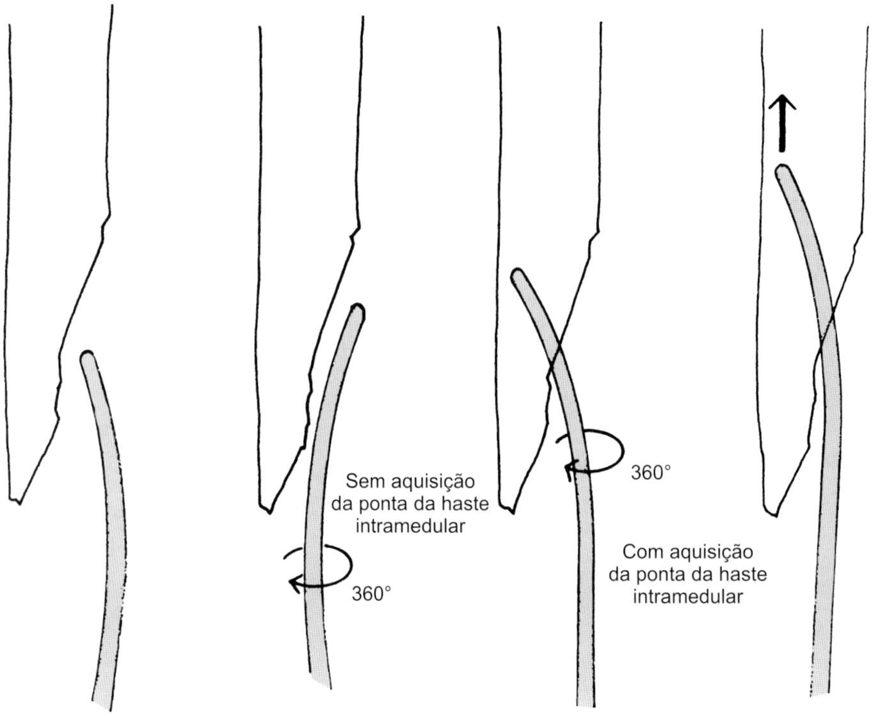

Fig. 14-6. Técnica para o engate do fragmento proximal em fraturas oblíquas longas. O pino é impulsionado até o nível do fragmento proximal e então girado em 180° enquanto se mantém a imagem. Quando o fragmento proximal estiver engatado, ele girará junto com o pino. A partir daí o pino poderá então ser impulsionado até sua posição final.

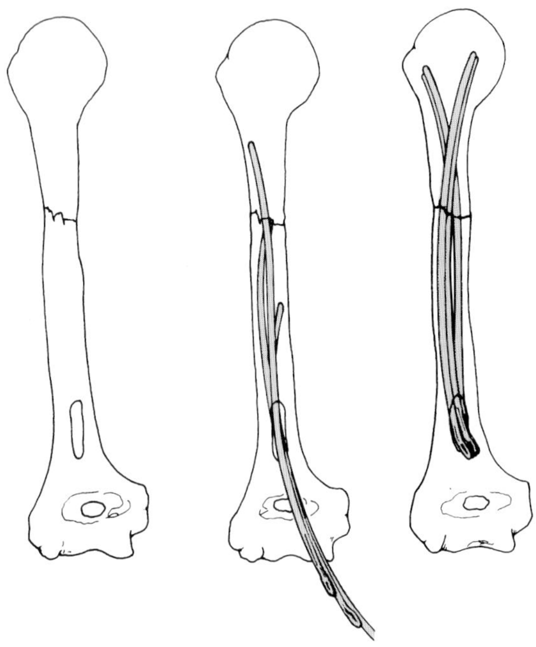

Fig. 14-7. Na fratura transversal simples, a lesão é reduzida e o pino apropriado é impulsionado através do foco da fratura, sob controle por imagens. Hastes remanescentes (tipos C e S) são impulsionadas através da fratura e então todos os pinos são impulsionados para sua posição final na cabeça do úmero.

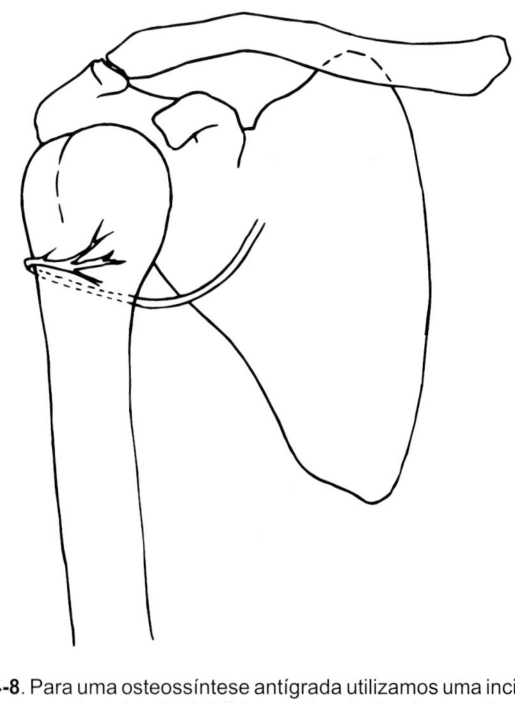

Fig. 14-8. Para uma osteossíntese antígrada utilizamos uma incisão com descolamento do músculo deltóide anterior. A abordagem não deve, de maneira nenhuma, violar a porção terminal do nervo axilar localizado no aspecto distal da incisão cirúrgica.

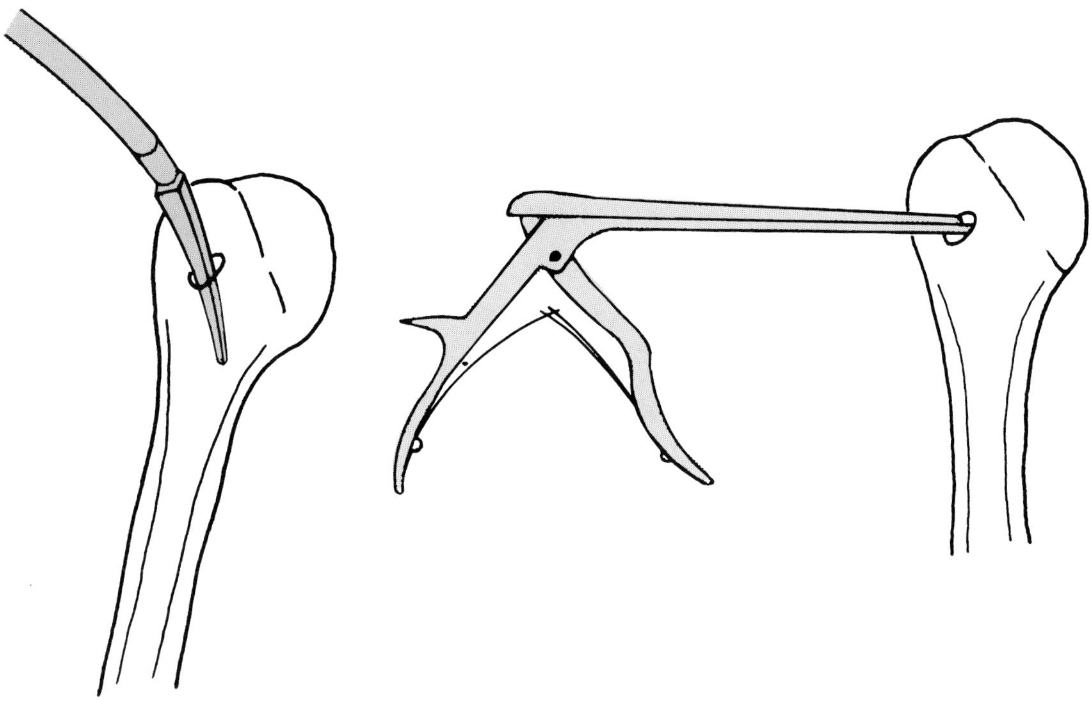

Fig. 14-9. O portal de entrada está localizado em sentido ântero-lateral e distal à tuberosidade maior, sendo aumentado com um furador ou com uma "saca-bocados" ósseo do tipo Kerrison.

seguinte à operação. Se o paciente estiver inconsciente, os exercícios passivos de movimentação poderão ser executados ao lado da cama. Caso contrário, ele executará estes exercícios com a ajuda de um fisioterapeuta. Devemos dedicar atenção especial aos movimentos de flexão e extensão do cotovelo. Exercícios ativos e passivos de abdução do ombro também são encorajados, e a terapia deve continuar até que se consiga uma amplitude de movimentos completa, em ambas as articulações, geralmente cerca de seis semanas após a cirurgia.

FRATURAS PATOLÓGICAS

O úmero é o segundo osso mais comumente envolvido por metástases.[13-15] Pelo fato de ser um osso que não recebe carga, é freqüente o seu envolvimento substancial pelo processo metastático antes do aparecimento dos sintomas. Por esta razão, a maioria dos pacientes não consulta o médico até que a fratura aconteça. Os objetivos do cirurgião ortopédico no tratamento de pacientes portadores deste tipo de fratura são o alívio paliativo da dor e a devolução da função ao membro envolvido. Os métodos de fixação anteriormente empregados para tratamento do úmero incluem a fixação com pinos de Rush,[16] placas e parafusos (com e sem aumento, utilizando-se cimento de metacrilato de metila),[15] e a ressecção do tumor com a substituição do osso por próteses feitas sob medida.[15] As hastes intramedulares flexíveis para fixação de lesões patológicas do úmero oferecem um método fechado de fixação estável com um mínimo de morbidade operatória para o paciente. Estes pinos podem ser usados tanto para a estabilização profilática como para a fixação após a fratura. Lesões patológicas dolorosas na região que vai desde o colo cirúrgico até o terço distal do úmero, e que não tenham sofrido fratura, poderão ser fixadas profilaticamente pelas técnicas retrógrada ou antígrada, dependendo da localização das lesões (Fig. 14-11). Os critérios para a osteossíntese intramedular fechada destas lesões incluem as lesões dolorosas que não respondem à radioterapia ou aquelas com destruição de mais de 50% do córtex, nas quais a fratura poderá ser iminente. Dois pinos de 4 mm ou quatro de 3,2 mm são suficientes para a estabilização. A estabilização após uma fratura patológica é indicada para o paciente em condições clínicas de ser submetido a um procedimento cirúrgico e à anestesia geral. As fraturas ocorrendo na região que vai desde abaixo do colo cirúrgico até o terço distal do úmero podem ser tratadas pelas técnicas antígrada ou retrógrada de osteossíntese intramedular, dependendo da localização da lesão, como anteriormente discutido (Fig. 14-12). Lesões líticas extensas podem requerer a curetagem e a adição de cimento ósseo ao redor dos pinos para manter a fixação. A fratura é abordada em primeiro lugar e o tumor é curetado. Os pinos são, então, passados através do foco e por fim, coloca-se cimento ósseo ao redor dos mesmos, para cima e para baixo no canal, se possível.

A radioterapia poderá ser iniciada imediatamente nas lesões fixadas profilaticamente e nas fraturas submetidas

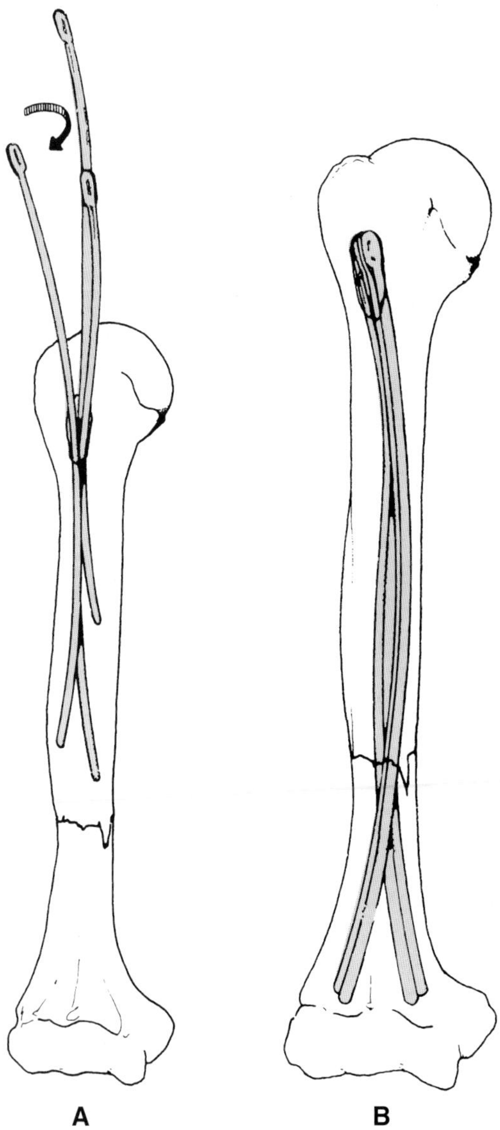

Fig. 14-10. *A,B,* Inserção intramedular antígrada para fraturas do terço distal. Os pinos dos tipos C e S são equilibrados e impulsionados até o foco da fratura, que é então reduzida e as hastes intramedulares são dirigidas para o interior do fragmento distal o mais longe possível, mas sem violar a fossa do olecrânio.

ao procedimento de fixação intramedular fechada, desde que o tumor esteja bem distante do ponto do portal de entrada. Em fraturas patológicas, a dosagem de irradiação deverá ser reduzida para permitir a consolidação. Em lesões que tenham sido abertas, curetadas e cimentadas, a radioterapia deverá ser adiada por pelo menos duas semanas (até que a ferida operatória tenha cicatrizado), para prevenir a deiscência. A fisioterapia pós-operatória inclui exercícios de movimentação das articulações do ombro e do cotovelo.

Concluindo, as lesões patológicas podem ser tratadas com sucesso pela técnica da osteossíntese intramedular fechada na maioria dos pacientes. O paciente tratado com este método usufrui dos benefícios do alívio da dor, da restauração da função do membro e da redução do tempo de permanência no hospital. Na maior parte dos pacientes envolvidos por este tipo de problema, o tratamento da lesão patológica com a irradiação pode acrescentar ou ser iniciado logo após a cirurgia.

PROBLEMAS ESPECIAIS

Complicações de natureza neurológica e vascular são os dois problemas imediatos que podem ocorrer com as fraturas do úmero. A lesão do nervo radial é a mais comum.[17-22] Este nervo pode ser lesado antes do tratamento operatório ou durante o procedimento cirúrgico, pela tração durante a redução fechada e a osteossíntese intramedular ou, ainda, por lesão direta durante a redução aberta. Assim, a regra é o tratamento conservador da fratura. Se houver suspeita de qualquer encarceramento do nervo no foco da fratura, a exploração cirúrgica é necessária. Muito

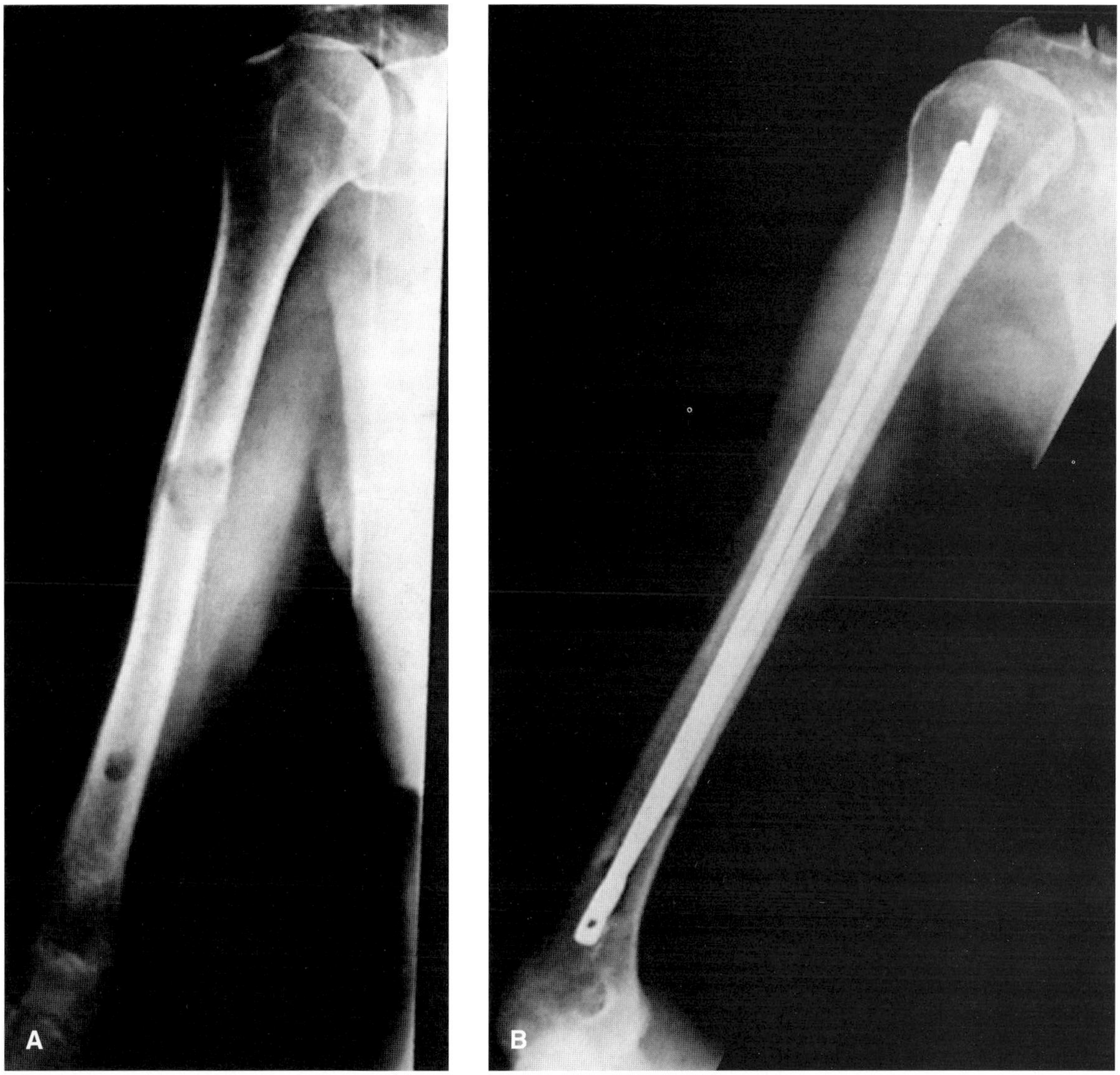

Fig. 14-11. *A,B,* Fratura patológica iminente do úmero, provocada por metástases de tumor de mama. A lesão foi tratada por osteossíntese intramedular retrógrada, utilizando dois pinos com 4 mm de diâmetro. A radioterapia foi iniciada imediatamente após a cirurgia.

cuidado deve ser tomado na inserção de hastes intramedulares flexíveis. Por serem encurvadas, as hastes podem sair pelo foco das fraturas e penetrar nos tecidos moles, causando traumatismo direto ao nervo radial, em seu curso ao redor do úmero, onde fica bem próximo ao osso. É necessário realizar a passagem do pino intramedular, sob controle por imagens, com delicadeza.

As fraturas do úmero com lesão vascular representam uma emergência ortopédica. A estabilização rápida do osso, mesmo nas fraturas cominutivas, pode ser obtida com pinos intramedulares flexíveis. Quando a fratura é fechada e houver tempo suficiente, executamos a fixação intramedular fechada antes da reparação arterial. Fraturas expostas com lesão arterial exigem desbridamento, osteossíntese e reparação vascular, nesta ordem. Tais procedimentos podem geralmente ser desenvolvidos em rápida sucessão. A reparação vascular deverá ser executada por um cirurgião vascular trabalhando em conjunto com o cirurgião ortopédico.

O retardo de consolidação e a pseudo-artrose em fraturas da diáfise do úmero também podem ocorrer.[23] A pseudo-artrose é geralmente observada em fraturas transversais ou naquelas com desvio significativo e interposição associada de tecidos moles. A tração no foco de fratura, provocada pelo uso de um aparelho gessado muito pesado, também pode conduzir a uma pseudo-artrose. A redução aberta da fratura com descolamento exagerado do osso e a fixação rígida também contribuem para a pseu-

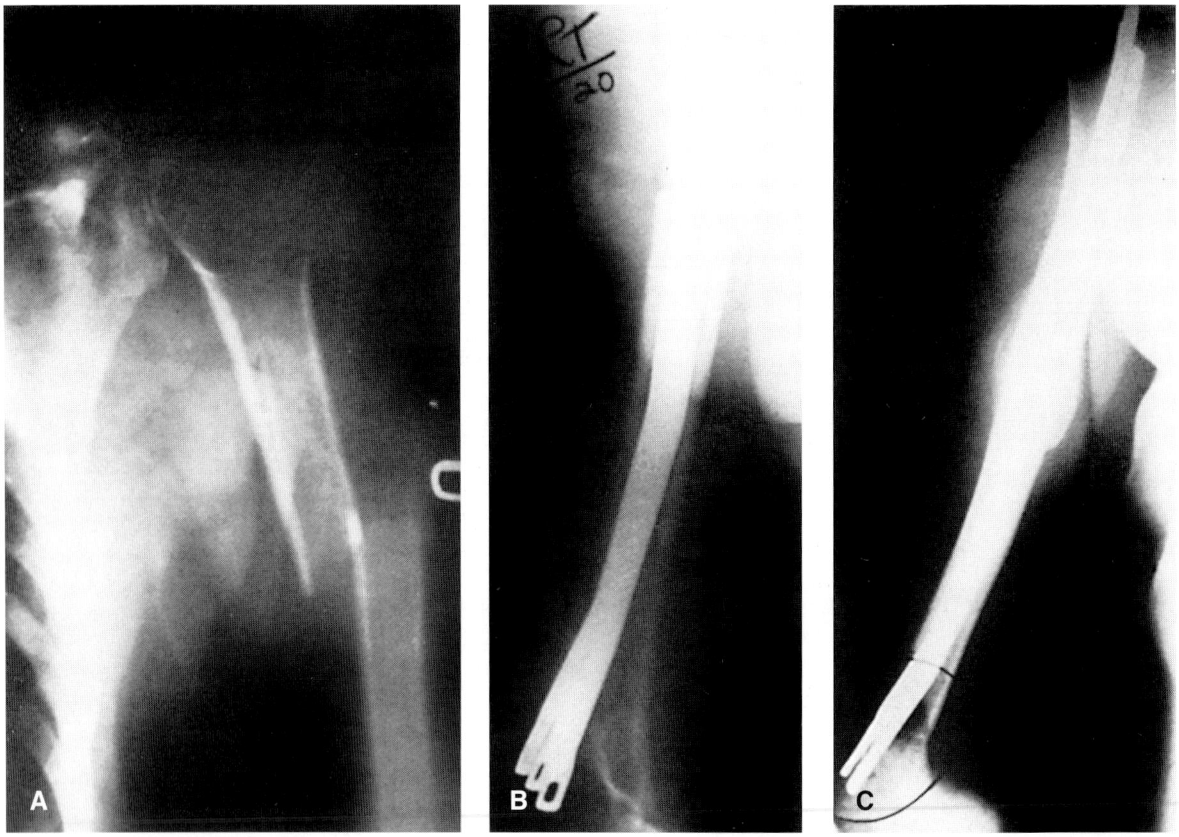

Fig. 14-12. *A,B,* Fratura patológica no terço médio do úmero, tratada por meio da fixação retrógrada a foco fechado. Foram usados três pinos com 4 mm de diâmetro. *C,* Fratura consolidada com nove meses. Não houve ocorrência de fraturas no portal distal de entrada, apesar da abertura maior que o necessário. (Cortesia de Arnold Cohen, M.D.)

do-artrose. A osteossíntese intramedular com hastes flexíveis elimina esses problemas, permitindo uma redução anatômica da fratura por métodos fechados.

EXPERIÊNCIA CLÍNICA

Um estudo prospectivo de 85 pacientes tratados no "Cook County Hospital", em Chicago, Illinois, é apresentado a seguir.[24] Esta série incluiu 63 homens e 22 mulheres, com idades variando entre 17 e 72 anos; a média de idade foi de 36 anos. Entre as fraturas, 81 eram fechadas, incluindo duas de natureza patológica, e seis eram expostas (cinco de grau I e uma de grau III). Vinte e duas fraturas causadas por projéteis de arma de fogo estavam incluídas no grupo. Segundo a localização, 27 fraturas estavam no terço proximal do úmero (Fig. 14-13), 25 no terço médio (Fig. 14-14) e 34 no terço distal (Fig. 14-15). Todos os pacientes foram submetidos a operação dentro de cinco dias.

Resultados

O tempo médio de consolidação foi de 7,2 semanas. Houve um caso de pseudo-artrose, mas não ocorreram infecções nem consolidações viciosas. Seis das nove paralisias pré-operatórias do nervo radial curaram-se espontaneamente. Em três casos os nervos foram lesados por projéteis e necessitaram de um tratamento adicional. Retração do pino intramedular provocou dor em oito pacientes e cinco deles foram submetidos à revisão do tratamento. A perda, em média, da extensão completa do cotovelo foi de 4°, e a de flexão foi de 132o.

RESUMO

A fixação intramedular flexível de fraturas da diáfise do úmero representa um método alternativo excelente de osteossíntese para fraturas problemáticas nesta região anatômica. As indicações para o procedimento de fixação intramedular devem ser estritamente obedecidas; a maioria das fraturas do úmero exige tratamento não-cirúrgico. A técnica da osteossíntese intramedular é fácil de aprender, exige pinos ou hastes de tamanhos menores (4, 3,5 e 3,2 mm de diâmetro) e apresenta uma reduzida taxa de complicações, devendo ser incorporada às técnicas operatórias para a estabilização de fraturas problemáticas da diáfise umeral.

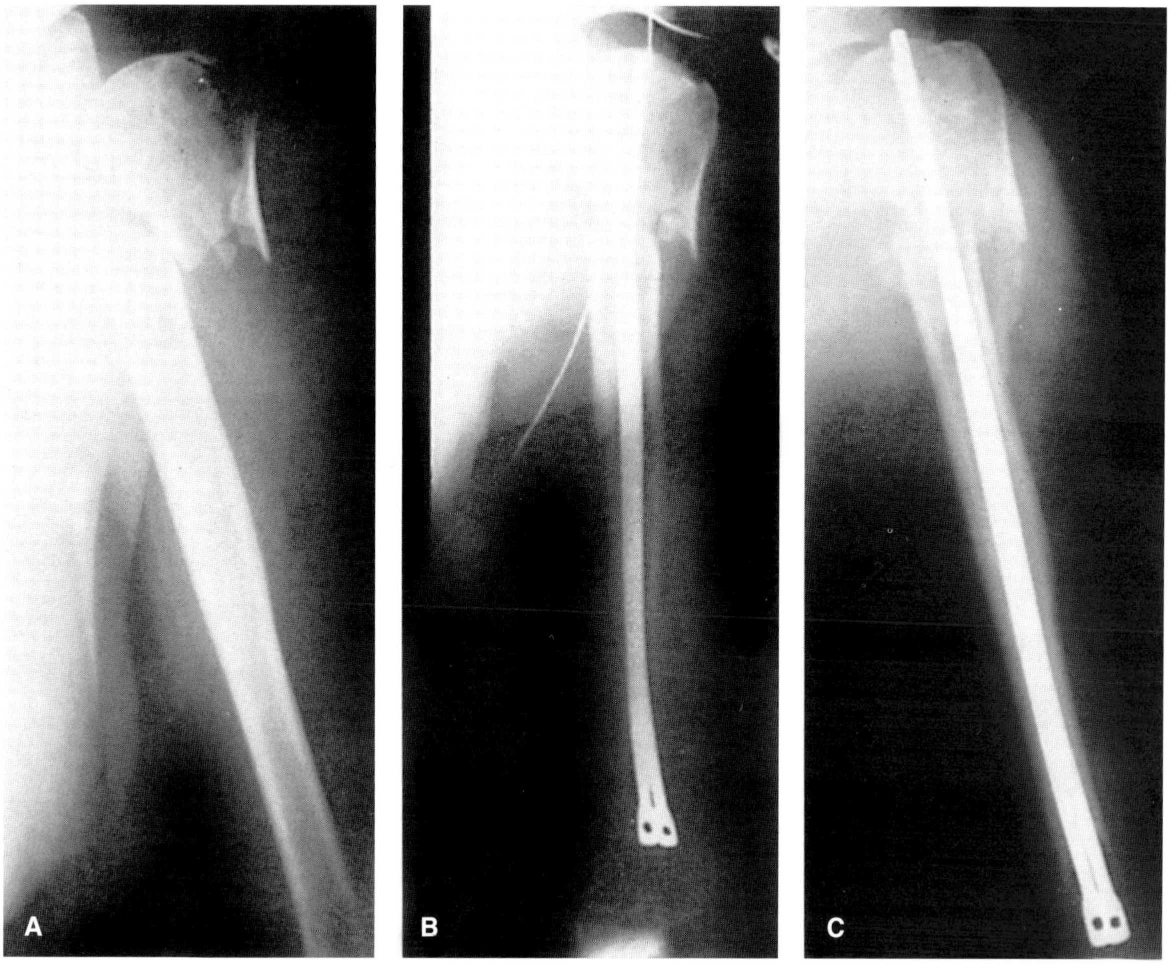

Fig. 14-13. *A,* Fratura no terço proximal do úmero, com nítido desvio. O *pectoralis major* representa a principal força deformante nesta lesão (*vide* Fig. 21-2). *B,* A fratura foi reduzida e tratada com a técnica de osteossíntese retrógrada a foco fechado utilizando dois pinos com 4 mm de diâmetro. *C,* Lesão consolidade com seis meses. O encurtamento foi causado pela penetração da ponta do pino 1 mm através da cabeça umeral. Os pinos intramedulares foram removidos, com o movimento do ombro recuperado.

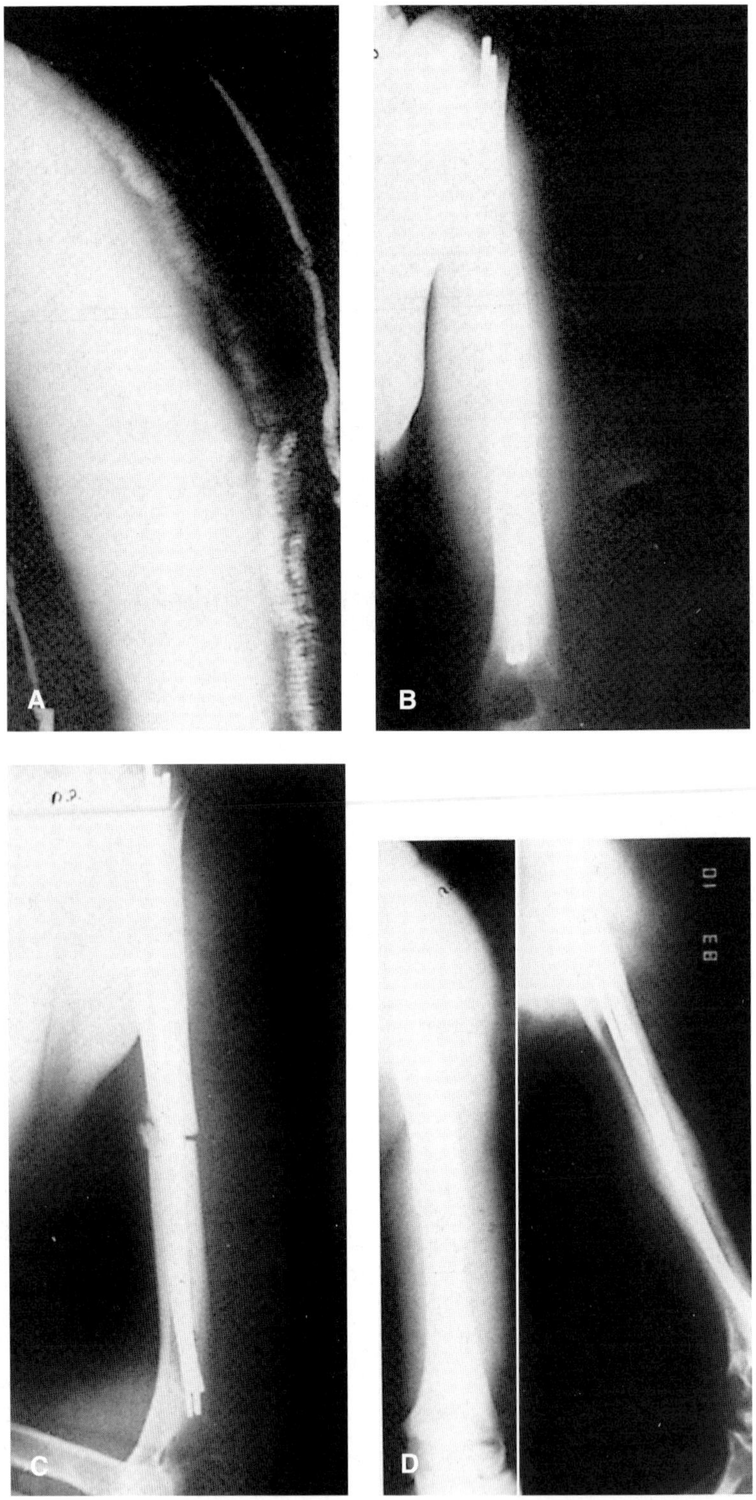

Fig. 14-14. *A*, Fratura no terço médio, na qual não foi possível manter um alinhamento satisfatório. *B,C*, A fixação retrógrada a foco fechado restaurou o alinhamento. Foram utilizados quatro pregos de 3,2 mm de diâmetro (dois em forma de C e dois em forma de S). *D,E*, A fratura bem consolidada após oito meses.

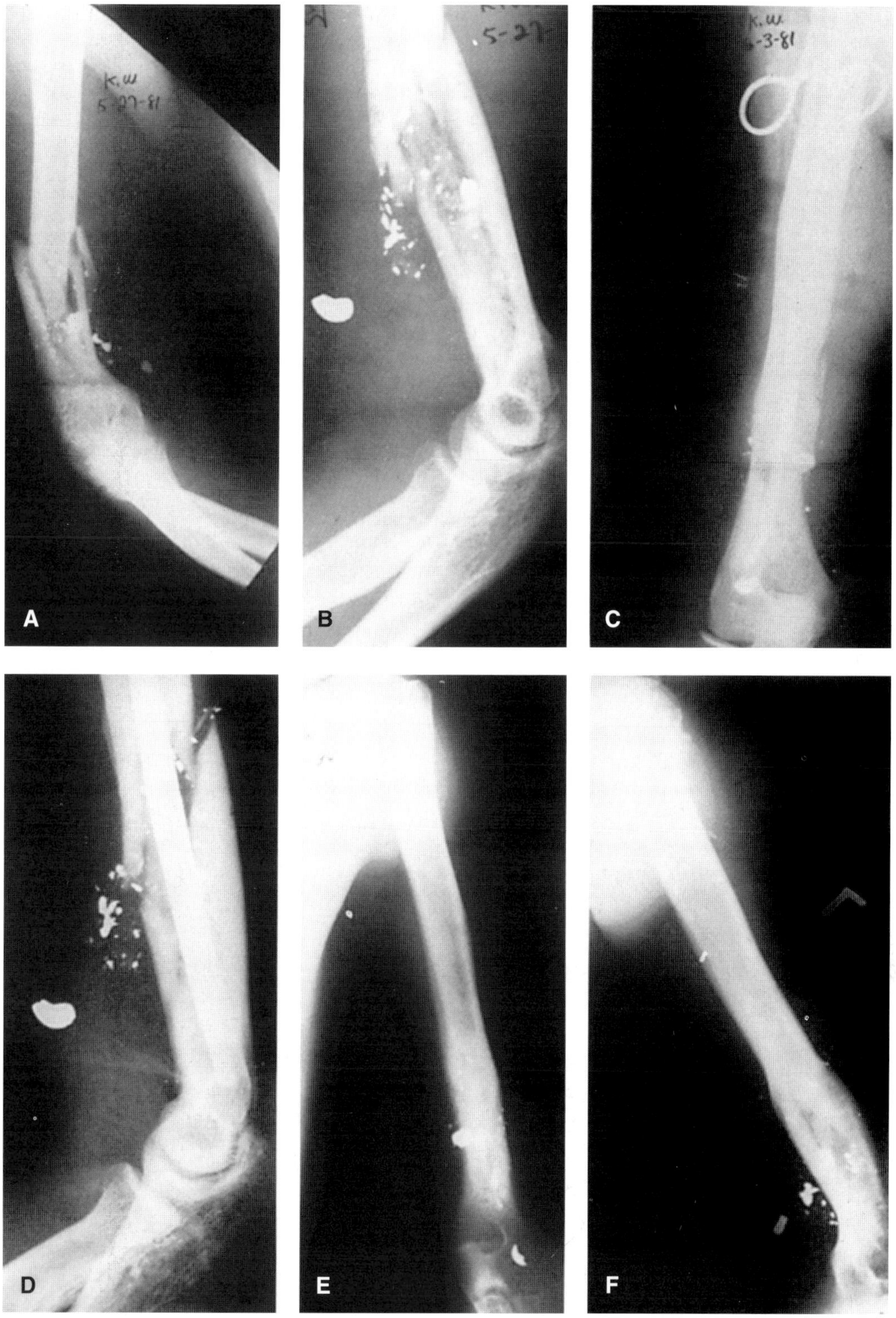

Fig. 14-15. *A, B,* Radiografias AP lateral de uma fratura cominutiva no terço distal, provocada por projétil de arma de fogo. A condição neurovascular era normal. *C, D,* Foi realizado procedimento de fixação intramedular antígrada a foco fechado . *E, F,* Os pinos foram removidos após a consolidação devido à retração dos mesmo e à presença de dor no ombro.

REFERÊNCIAS BIBLIOGRÁFICAS

1. Caldwell, J.A.: Treatment of fractures of the shaft of the humerus by hanging cast. Surg. Gynecol. Obstet. *79*:421, 1940.
2. Thompson, R.G., et al.: The treatment of humeral shaft fractures by the hanging cast method. J. Int. Coll. Surg. *43*:52, 1975.
3. Hunter, S.: The closed treatment of fractures of the humeral shaft. Clin. Orthop. *164*:192, 1982.
4. Klenerman, L.: Fractures of the shaft of the humerus. J. Bone Joint Surg. *48B*:105, 1966.
5. Comfort, T.H.: The sugartong splint in humeral shaft fractures. Minn. Med. *56*:363, 1973.
6. Sarmiento, A., et al.: Functional bracing of fractures of the shaft of the humerus. J. Bone Joint Surg. *59A*:596, 1977.
7. Gelchrist, D.K.: A Stockinette-Valpeau for immobilization of the shoulder girdle. J. Bone Joint Surg. *49A*:750, 1967.
8. Spak, I.: Humeral shaft fractures. Acta Orthop. Scand. *49*:234, 1978.
9. Balfour, G., Mooney, V., Ashby, M.: Diaphyseal fractures of the humerus treated with a ready-made fracture brace. J. Bone Joint Surg. *64A*:11, 1982.
10. Holm, C.: Management of humeral shaft fractures: Fundamental nonoperative technique. Clin. Orthop. *71*:132, 1970.
11. Ruedi, T., Moshfegh, A., Pfeiffer, K.M., Allgöwer, M.: Fresh fractures of the humerus — Conservative or operative treatment. Reconstr. Surg. Traumatol. *14*:65, 1974.
12. Hackethal, K.H.: Dee Bundel-Nageling. Wien, Springer Verlag, Berlin, 1961.
13. Albright, J., Gillespie, T., Butaud, T.: Treatment of metastasis. Semin. Oncol. *7*:4, 1980.
14. Douglass, H., Shukla, S., Mindell, E.: Treatment of pathological fractures of long bones excluding those due to breast cancer. J. Bone Joint Surg. *58A*:1055, 1976.
15. Harrington, K., et al.: Methyl methacrylate as an adjunct in internal fixation of pathological fractures. J. Bone Joint Surg. *58A*: 1047, 1976.
16. Stewart, M.J., Hundley, J.M.: Fractures of the humerus: A comparative study in methods and treatment. J. Bone Joint Surg. *37A*:861, 1955.
17. Holstein, A.L., Lewis, G.: Fractures of the humerus with radial nerve paralysis. J. Bone Joint Surg. *45A*:1382, 1963.
18. Pollack, F., et al.: Treatment of radial neuropathy associated with fractures of the humerus. J. Bone Joint Surg. *63A*:239, 1981.
19. Mast, J., Spiegel, P., Harvey, J.P., Harrison, C.: Fractures of the humeral shaft. Clin. Orthop. *112*:254, 1975.
20. Garcia, A., Jr., Maeck, B.H.: Radial nerve injuries in fractures of the shaft of the humerus. Am. J. Surg. *99*:625, 1960.
21. Mann, R.J., Neal, E.G.: Fractures of the shaft of the humerus in adults. South. Med. J. *58*:264, 1965.
22. Kettlekamp, D.B., Alexander, H.: Clinical review of radial nerve injury. J. Trauma *7*:424, 1967.
23. Fisher, D.E.: Nonunions of the humeral shaft. Minn. Med. *55*: 395, 1972
24. Hall, R.F., Pankovich, A.M.: Ender nailing of acute fractures of the humerus. J. Bone Joint Surg. *69A*:558, 1987.

15

Osteossíntese Intramedular do Úmero

Barry L. Riemer

A maioria das fraturas da diáfise umeral é adequadamente tratada por meio de técnicas não-operatórias, especialmente pela imobilização funcional (órteses) e com plena confiança quanto à consolidação. As mínimas deformidades de rotação e de angulação são bem-toleradas. As indicações para técnicas de fixação interna incluem as lesões arteriais, as fraturas patológicas, as lesões de cotovelo flutuante, determinadas fraturas expostas (incluindo os ferimentos provocados por tiros) e pacientes com politraumas graves.

Os resultados obtidos com a fixação por placas têm sido satisfatórios, tendo sido relatadas taxas de consolidação perto de 100%. Estudos específicos mostraram que, muito raramente, o movimento do ombro tem sido significativamente afetado.[1-5] A aceitação da osteossíntese intramedular do úmero foi mais vagarosa que a do fêmur ou a da tíbia por causa dos resultados bem-sucedidos com placas e pela falta de acesso axial extra-articular.

A "*Division of Orthopaedic Fractures as Allegheny General Hospital*", entretanto, se interessou pela técnica da osteossíntese intramedular do úmero. Nossa equipe trata pacientes com politraumas graves e os que nos são encaminhados apresentando problemas complexos resultantes de fraturas em um único sistema. Embora as placas sejam um meio confiável de obtenção da consolidação para fraturas isoladas, apresentam várias desvantagens. Os objetivos específicos no tratamento de uma fratura do úmero nestes pacientes graves são uma grande dissecção do braço, o acesso ao tórax e a deambulação com muletas. A exposição para a colocação da placa exige uma grande dissecção do braço, o que provoca dor no período crítico imediatamente após o traumatismo. As placas são um dispositivo extra-ósseo excêntrico, impedindo o apoio de carga antes da consolidação. Mais da metade dos pacientes portadores de fraturas da diáfise do úmero e observados em nosso hospital apresenta fratura da pelve ou dos membros inferiores, exigindo deambulação com auxílio de úmeros fraturados. Além disso, estas placas carregam um risco significativo de lesão nervosa iatrogênica, particularmente na remoção do material, quando existe também o risco de refratura.[3]

Embora virtualmente todos os nossos pacientes tenham recomendação para a fixação interna baseada em lesões associadas, aproximadamente 25% de nossas fraturas umerais são tratadas de modo conservador. Fraturas por baixa energia em pacientes magros podem, com freqüência, ser suficientemente imobilizadas em aparelhos ortopédicos de tal maneira que permitem a ambulação com muletas ou a transferência entre cama e cadeira, sem a fixação interna da fratura. Os resultados da imobilização funcional em nossos pacientes são inferiores aos de outros centros, com uma taxa de pseudo-artrose de aproximadamente 20%, provavelmente devido às maiores necessidades funcionais. Entretanto as pseudo-artroses têm sido facilmente reconstruídas quando os pacientes completam a reabilitação.[6]

Os pinos flexíveis têm proporcionado uma experiência clínica muito significativa. As taxas de consolidação são altas, aproximadamente 94%, embora não sejam tão confiáveis como aquelas proporcionadas pela fixação com placas. As hastes flexíveis são úteis para fraturas por baixa energia e de geometria mais simples. Estes dispositivos representam uma técnica excelente para fraturas do colo cirúrgico do úmero, onde a fixação proximal pode ser precária.[7,8]

A osteossíntese intramedular travada do úmero está ainda em seus estágios iniciais. As técnicas, indicações e resultados têm variado muito. Já existe no mercado uma grande variedade de implantes biomecanicamente diferentes e os trabalhos apresentados são insuficientes. Os pesquisadores têm mostrado interesse especial na técnica da osteossíntese intramedular travada do úmero, e em particular na haste de Seidel, para expandir essa técnica aos problemas resultantes de fraturas umerais complexas e permitir o apoio de peso imediato no braço.

LESÕES NEUROVASCULARES IATROGÊNICAS E TRAUMÁTICAS

As paralisias traumáticas do nervo radial que ocorrem com fraturas da diáfise do úmero não são, em geral, indicação para a exploração do nervo e fixação interna. Os pesquisadores recomendam tais procedimentos em fraturas expostas e em lesões fechadas por alta energia atingindo a diáfise umeral com prejuízos ao nervo radial.[3,9-11] As lesões nervosas do mediano e do ulnar são raras, só representando uma indicação para a exploração e a fixação quando associadas a fraturas da diáfise umeral.

Quando uma fratura umeral que exige fixação intramedular apresenta paralisia associada do nervo radial, parcial ou completa, os autores recomendam a exploração do nervo de pelo menos 2 cm acima e abaixo da fratura, para se certificar de que o nervo não esteja preso entre as extremidades ósseas. A exploração complementar não será necessária, desde que se possa confirmar que o nervo esteja intacto. O envelope de tecidos moles do úmero deverá ser perturbado o mínimo possível. O periósteo não deverá ser elevado do osso, sendo crítico que se faça uma retração delicada da fina camada de tecido mole localizada entre o nervo e o osso. Deve-se tentar sempre uma técnica fechada de fixação para o úmero.

A fratura umeral do tipo Holstein-Lewis pode aprisionar o nervo radial. Com as técnicas mais recentes de osteossíntese intramedular travada, esta lesão poderá ser submetida à fixação intramedular, e quando for necessária a fixação interna, ela será outra indicação para a exploração do nervo e para a osteossíntese intramedular fechada, independentemente da presença ou ausência clínica de sintomas relacionados ao nervo radial. A fratura de Holstein-Lewis é definida com base em três critérios (Fig. 15-1): a lesão está localizada no terço distal do úmero, (2) observamos a presença de espítula óssea lateral, e (3) a fratura apresenta um desvio em varo. Nestes casos, não se deve tentar a manipulação fechada sob anestesia geral, sendo recomendável a técnica de fixação intramedular aberta.[10]

Se durante a redução de uma fratura para fins de osteossíntese intramedular não se sentir a crepitação óssea, ou se as extremidades da fratura não puderem ser trazidas para a posição adequada, a lesão deverá ser aberta para se ter certeza da ausência de tecidos moles e, em particular, de que não há nervo aprisionado. Os autores executaram 126 osteossínteses umerais, sendo 61 com hastes flexíveis e 65 fechadas, e utilizaram estes critérios para a exploração do nervo. Não houve ocorrência de neuropatias de natureza iatrogênica, radial, do mediano ou ulnar.

As complicações neurológicas iatrogênicas resultaram do uso de dispositivos de tração esqueléticos ou de pele durante a cirurgia.[12] O úmero é um osso fácil de se agarrar pelos côndilos. O envelope de tecidos moles é suficientemente delgado para facilitar a manobra de redução manual.

Existe um pequeno risco do aprisionamento dos nervos no calo da fratura. Os pesquisadores observaram esta complicação em duas ocasiões: uma com a imobilização funcional e outra com as técnicas de pinos flexíveis, mas este problema também pode surgir com pinos travados. Este aprisionamento seria evitado com as placas, que inibem significativamente a formação do calo. Os parafusos de travamento, tanto distais quanto proximais, podem lesar as estruturas neurovasculares e serão discutidos em conjunto com as suas técnicas cirúrgicas.[12]

Anatomia Óssea

A cabeça do úmero não é análoga à cabeça do fêmur, na qual podemos obter uma fixação óssea excelente do parafuso. O úmero suporta muito pouco peso e não existe esforço de padrão repetitivo, abreviando assim a existência de quaisquer áreas confiáveis de osso trabecular denso para a fixação do parafuso. Qualquer fixação (seja pinos, placas e parafusos ou hastes flexíveis) é precária na região do úmero proximal. Sempre que possível, o travamento deverá ser completado através da fixação no osso denso do colo umeral, evitando a região da cabeça do osso.

O úmero tem, geralmente, um formado reto (retilíneo). Variações mínimas podem ser facilmente acomodadas por pinos flexíveis. Os pinos travados são, entretanto, muito mais resistentes. As pequenas variações na forma do úmero podem encarcerar pinos ou brocas.

Na visualização AP, o úmero é reto, com o canal medular alinhado com a borda lateral da superfície articular do úmero e do acrômio. Na visão lateral, existe uma inclinação anterior na extremidade distal do canal medular. O afi-

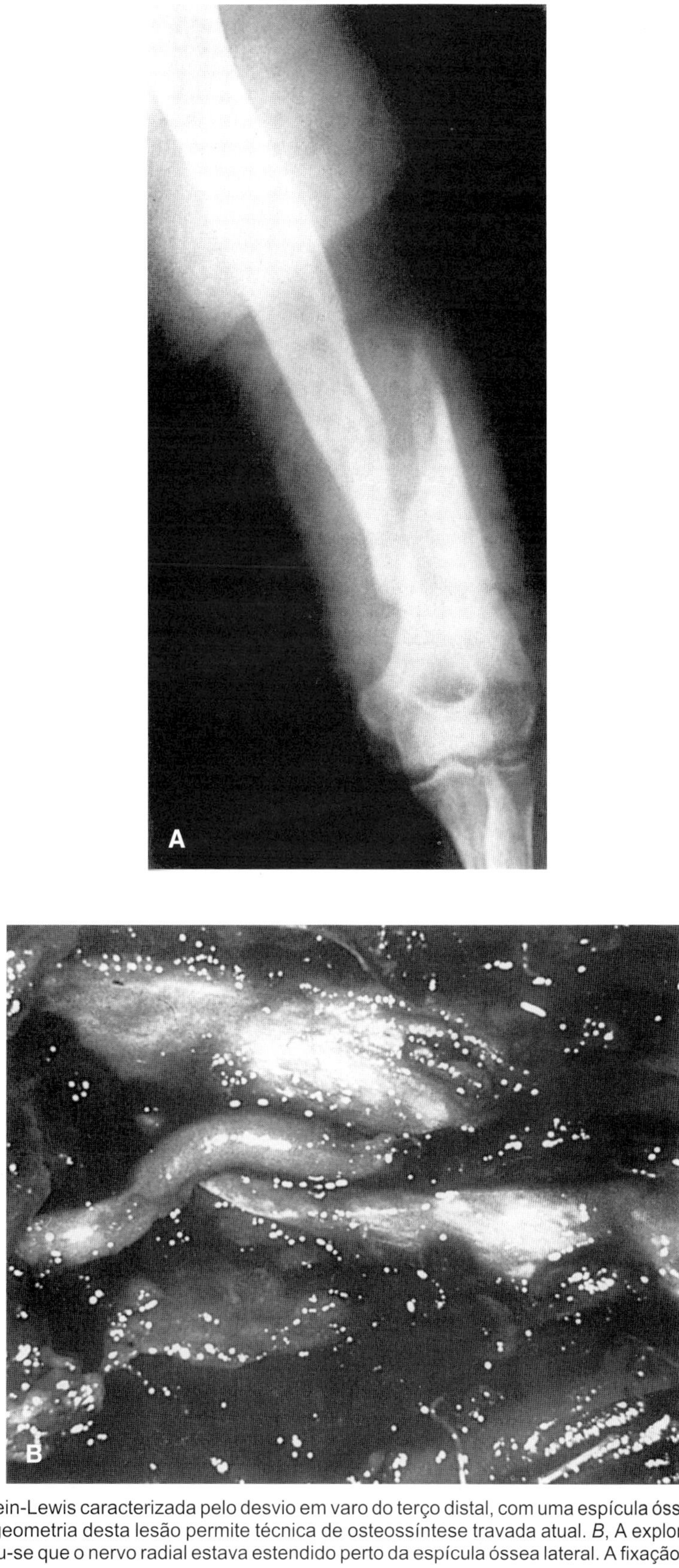

Fig. 15-1. *A*, Uma fratura de Holstein-Lewis caracterizada pelo desvio em varo do terço distal, com uma espícula óssea lateral. O paciente não apresentava sintomas do nervo radial. A geometria desta lesão permite técnica de osteossíntese travada atual. *B*, A exploração do nervo radial foi executada antes da fixação interna. Observou-se que o nervo radial estava estendido perto da espícula óssea lateral. A fixação a foco fechado teria lesado o nervo em questão.

lamento distal do canal medular provoca resistência mecânica às brocas elétricas. Se um bastão-guia inclinado for inserido para atuar como uma ferramenta de redução, ele poderá encarcerar uma broca ou impedir que ela avance em sentido distal. O osso do úmero distal é duro e não existe uma dilatação para descomprimir a pressão provocada por ferramentas elétricas. Os autores enfrentaram dificuldades clínicas significativas ao fresar úmeros apertados. Seis diferentes sistemas foram testados pelos pesquisadores, incluindo quatro sistemas flexíveis, dois com núcleos estreitos e barbatanas de corte amplo para descomprimir o canal, e dois sistemas rígidos a partir de conjuntos para artroplastia total do quadril. Nenhum deles conseguiu cortar o osso de um úmero estreito de modo confiável. Além disso, trata-se de um osso curto. Se um guia retroceder para fora do úmero, poderá ser facilmente conduzido para o interior dos tecidos moles através do foco da fratura, permitindo que as ferramentas elétricas sejam direcionadas para fora do osso.

Biomecânica

As diferenças biomecânicas entre pinos travados e hastes flexíveis são óbvias. Estas hastes fornecem estabilidade axial em fraturas estáveis e, no melhor dos casos, uma estabilidade regular de rotação. Um aspecto de interesse especial no úmero são as diferenças entre pinos travados por parafusos e o pino de Seidel. Os primeiros apresentam excelente estabilidade de rotação e axial à medida que ambos os parafusos engatam nos orifícios dos pinos. Vários modelos atuais possuem fendas em lugar de orifícios para os parafusos, permitindo vários milímetros adicionais de movimento axial e vários graus de rotação livre antes de obter uma estabilidade excelente. O prego de Seidel, ao contrário, possui um mecanismo de travamento que aplica um ajuste de interferência entre o implante e o osso endosteal. O resultado é uma estabilidade imediata e moderada de rotação e uma excelente estabilidade axial. A estabilidade de rotação, entretanto, é inconsistente e se perde com freqüência. Embora muito diferente em termos biomecânicos, a variante de fixação que melhor permitirá a união da fratura ainda é desconhecida.[13-15]

TÉCNICA CIRÚRGICA: PINOS TRAVADOS

Planejamento Pré-Operatório

Com a fresagem do úmero ocorre aumento nas taxas de complicações. Sempre que possível, devemos escolher um diâmetro de pino intramedular que possa ser acomodado no canal sem a necessidade da fresagem.[6] Devemos medir o diâmetro do canal antes da operação, em ambas as imagens, AP e lateral, pois a forma do canal medular nem sempre é arredondada. A menor das duas medidas deverá ser usada para determinar a competência do canal medular, e as medidas serão feitas na extremidade mais distal do canal onde haverá a fresagem ou a inserção do pino (Fig. 15-2).

Posicionamento[15]

O paciente é colocado numa mesa radiolucente. A tração no braço não é usada para evitar as paralisias iatrogênicas.[16] O fluoroscópio é colocado no lado oposto ao do cirurgião. Posicionamos o paciente no lado oposto ao cirurgião, para permitir que o fluoroscópio atinja o braço fraturado através do tórax. O braço contralateral é abduzido ou firmemente comprimido ao lado do corpo do paciente. Colocamos um coxim atrás da omoplata correspondente ao lado a ser operado. Isto ajuda a operar o braço fraturado na mesa operatória A extensão do ombro de aproximadamente 30° também traz a cabeça do úmero para fora do acrômio, permitindo o acesso operatório ao osso (Fig. 15-3).

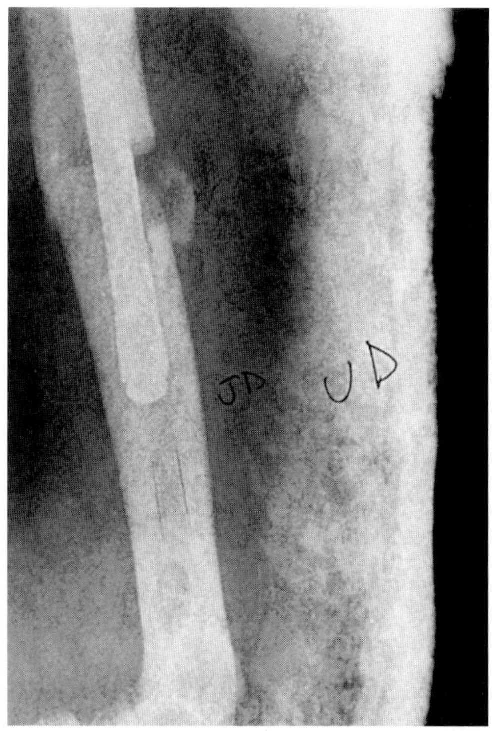

Fig. 15-2. Radiografia lateral mostrando o nível adequado para a mensuração do diâmetro do canal medular, na extremidade distal do pino ou imediatamente abaixo dela. A menor medida de diâmetro do canal, confirmada nas radiografias AP e lateral, será a escolhida. As mensurações são tomadas entre as linhas desenhadas a lápis no canal distal. Aqui foi inserido um pino de Seidel de 9 mm. Observe a chanfradura endosteal criada pela fresagem. Neste caso, a broca não poderia avançar além desta chanfradura. O paciente desenvolveu pseudo-artrose (*vide* Fig. 15-19).

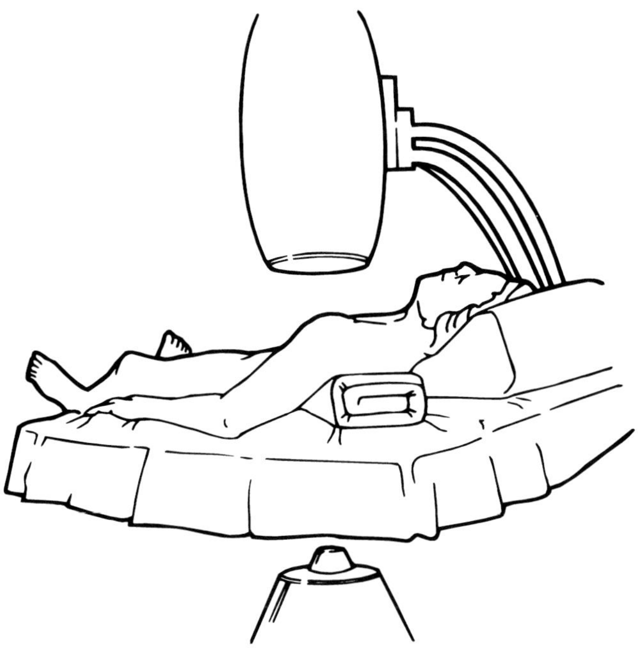

Fig. 15-3. O paciente é posicionado em direção à borda contralateral da mesa, com um coxim sob a escápula do lado a ser operado. Um fluoroscópio pode atingir o úmero a partir do lado contrário, permitindo o trabalho do cirurgião sem ter de mudar de posição para acomodar o aparelho. (Cortesia de Howmedica; Rutherford, NJ.)

Devemos tomar muito cuidado para ter certeza de que qualquer pino usado fique sepultado na cabeça umeral. Com o ombro em extensão, pode ser que não seja possível obter o perfil adequado do pino no interior da cabeça femoral. Caso haja alguma dúvida, o fluoroscópio será posicionado obliquamente para a visualização AP adequada da cabeça, acomodando a extensão de 30° do ombro (Fig. 15-4).[12]

Portal de Entrada

A grande variedade disponível de hastes intramedulares travadas pode ser agrupada em dois tipos básicos de projeto, cada um deles com indicações e técnicas diferentes para a inserção e aplicação no interior do úmero proximal. No primeiro grupo estão os pinos retos (no plano AP), incluindo-se aqui a haste de Seidel (com uma inclinação no ápice anterior), o pino "Biomet", a haste "TruFlex" e os pinos retos de Küntscher. O outro grupo inclui os pinos com inclinação medial do ápice, como o modelo de Russell-Taylor, o pino Alta, o pino AO e os pinos tibiais usados no úmero. Se um pino deste tipo é colocado com a inclinação em direção anterior, devemos aplicar os princípios da inserção de um pino reto.

Pinos Travados Retos (No Plano AP)

A vantagem destes modelos é a sua aplicabilidade em fraturas do úmero proximal. Utiliza-se um portal de entrada alinhado com o canal medular. Os pinos podem ser inseridos através de fraturas proximais, exigindo apenas espaço para o parafuso de travamento. As hastes retas, entretanto, sem a desvantagem de um ponto de entrada intra-articular e da violação do manguito rotatório do ombro.

A Abordagem Anterior do Acrômio[17]

A incisão é aberta sobre a metade anterior do acrômio (Fig. 15-5). O músculo deltóide é separado, acompanhando o alinhamento de suas fibras. Com o ombro em extensão de 30°, a maior parte da cabeça do úmero fica liberada do acrômio. Com esta incisão o ligamento córaco-acromial é cortado em toda a sua extensão, o que é essencial para evitar o enrijecimento articular. Faz-se uma incisão em li-

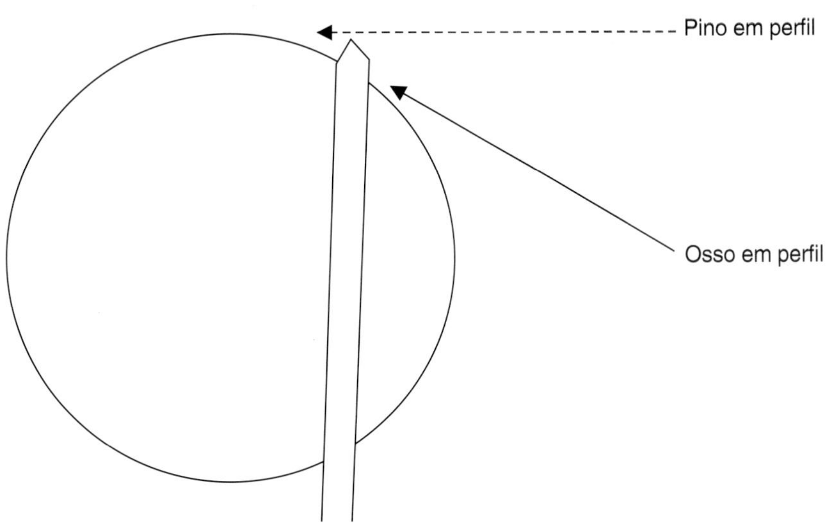

Fig. 15-4. Um pino inserido excentricamente no osso arredondado pode parecer estar no interior da estrutura, quando, na realidade, está fazendo protrusão, a menos que a visualização adequada, mostrando o osso em perfil, seja obtida.

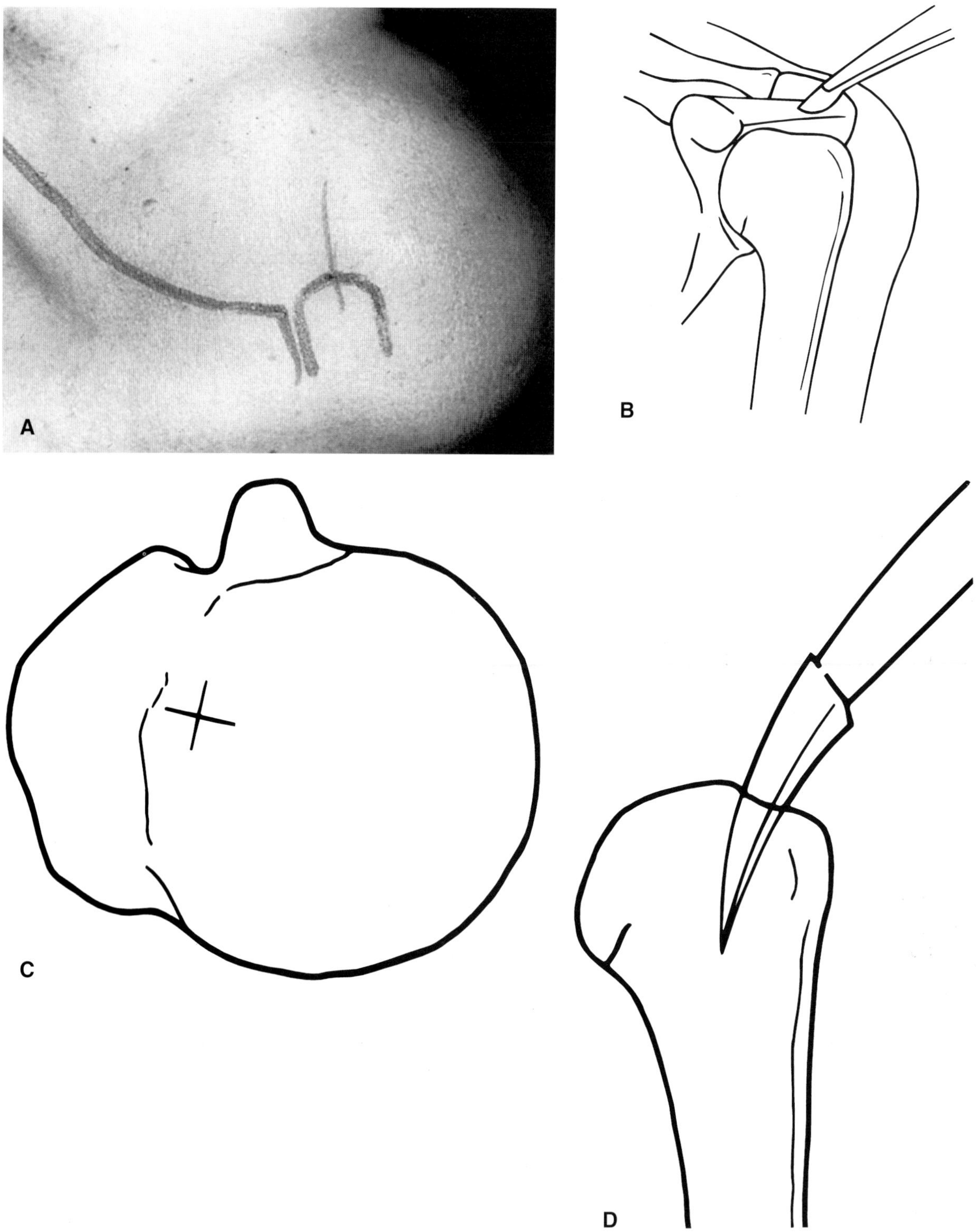

Fig. 15-5. *A*, Incisão para inserção de pinos retos. Fazemos uma incisão sobre a metade anterior do acrômio, o que posiciona a dissecção sobre o ligamento córaco-acromial, que é cortado com a exposição. *B*, O ligamento é cortado. O manguito rotatório é incisado em linha com suas fibras, diretamente acima do canal medular do úmero. *C*, Portal de entrada para um pino reto no interior do canal do úmero. *D*, Um furador cria um grande orifício na cabeça do úmero, que não poderá guiar excentricamente um pino duro. (Cortesia de Howmedica; Rutherford, NJ.)

nha com as fibras do manguito rotatório, 1cm medial à tuberosidade maior, evitando-se atingir o tendão lateral avascular. Planejamos a incisão em alinhamento com o canal medular do úmero. Isto posiciona o portal de entrada na borda lateral da superfície articular. Executamos então uma grande incisão no osso. Se houver necessidade de fresagem, usamos uma haste-guia com ponta em esfera. Caso contrário, usamos um pino ou um bastão como guia.

Pinos com Inclinação Medial do Ápice

A vantagem destes dispositivos é a sua inserção através da tuberosidade maior, sem violação nem do manguito rotatório nem da articulação do ombro. É necessário, porém, que haja um manguito de vários centímetros de circunferência umeral proximal para guiar os pregos para baixo, pelo canal medular, o que limita a utilização destas hastes para as fraturas mais proximais.

Os pinos com mensuração medial ao ápice são inseridos através da tuberosidade maior (Fig. 15-6). Fazemos uma incisão sobre o deltóide lateral, utilizando um furador para penetrar o osso desta tuberosidade. Uma vez que este é um ponto de entrada excêntrico, deve haver um pedaço da diáfise umeral proximal intacto para orientar o pino para baixo, pelo canal do osso.

Parafusos de Travamento Proximal

Todo procedimento antígrado de osteossíntese intramedular travada exige o travamento proximal para evitar a migração proximal e a síndrome de impacto no ombro. Os parafusos de travamento no úmero superior são fixados de modo mais seguro no sentido látero-medial.[12]

O travamento proximal dos pinos umerais é obtido facilmente com gabaritos de montagem. O osso é mole e os portais de entrada são obtidos com facilidade. Existe, porém, um risco significativo de lesão neurovascular pela uso inadequado da técnica. A artéria e a veia axilar ficam a 3 cm, e ligeiramente posteriores, do córtex medial do colo cirúrgico do úmero. Seja qual for o tipo de parafuso usado, transversal ou oblíquo, existe o risco de perfuração pela fresagem excessiva com as pontas da broca (Fig. 15-7). No osso osteopênico, o córtex medial não pode ser percebido adequadamente, e neste caso a fresagem deverá ser executada com controle do fluoroscópio.

O nervo axilar fica em condição de alto risco com o procedimento de travamento proximal do úmero. Este nervo tem seu curso ao redor do colo umeral, na superfície posterior do úmero, em um único tronco. O nervo fica próximo ao osso e, especialmente quando o úmero está em rotação interna, fica amarrado ao osso. O tronco principal do nervo é vulnerável às pontas da broca e aos parafusos inseridos no sentido ântero-posterior. Se o nervo for danificado ao longo da superfície posterior do úmero, a maior parte do deltóide ficará paralisada, resultando em um enfraquecimento funcional significativo.

Ao longo da face lateral do úmero, o nervo está ramificado. Se uma dessas ramificações for lesada, o resultado será, no máximo, um enfraquecimento de uma pequena porção do deltóide, de significado questionável. Os ramos do deltóide podem ser protegidos fazendo-se incisão em direção longitudinal sobre o úmero lateral, visando um hemóstato curvo apotado no osso e, num movimento de compressão longitudinal, afastando-se as pequenas ramificações do nervo axilar. A seguir, guias para broca são posicionados entre os dentes do hemóstato, para proteger as pequenas ramificações nervosas.

O perigo de lesão ao nervo axilar lateral também pode ser evitado utilizando-se os parafusos com orientação para baixo, em sentido oblíquo e, cuja inserção comece acima do nervo. Entretanto as cabeças dos parafusos ao redor da borda superior da tuberosidade maior podem ocasionar impacto e então um ponto de inserção mais distal é usado ou enterramos a cabeça do parafuso. Entretanto, com a rotação interna do úmero, qualquer protusão de parafuso no córtex medial pode impactar com o nervo axilar. Devemos, portanto, evitar a protuberância do metal no córtex medial.

Travamento Distal

O pino de Seidel trava distalmente com a retração de uma esfera retrógrada para o interior do pino (Fig. 15-8). A porção distal do pino de Seidel é cortada em flanges que impactam contra o endósteo. O travamento distal é realizado pela inserção do impulsionador do parafuso na extremidade da haste e girando em sentido horário. Não usamos o fluoroscópio para o travamento distal. As falanges são espalhadas até que o parafuso fique apertado. Geralmente um som de "estalo" ocorre à medida que o parafuso se torna apertado. Isso fornece, no máximo, um controle regular da rotação, mas o controle axial obtido é excelente.

Diferentemente do fêmur, da tíbia ou do úmero proximal, o travamento distal com parafusos no úmero é executado através de osso cortical denso. A broca precisa estar centralizada exatamente sobre o orifício do pino. Aqui não é possível a execução de pequenas correções angulares para penetrar o pino por meio de rotação do osso com o lado da broca. Uma exposição ligeiramente maior do osso é sempre útil, possivelmente usando-se os nervos ao redor do risco da retração (Blasier, comunicação pessoal).

A técnica de travamento AP a partir de uma abordagem anterior envolve uma incisão de 2 cm lateralmente ao tendão do bíceps, o que permite o afastamento adequado e o controle da broca (Fig. 15-9). O músculo é afastado

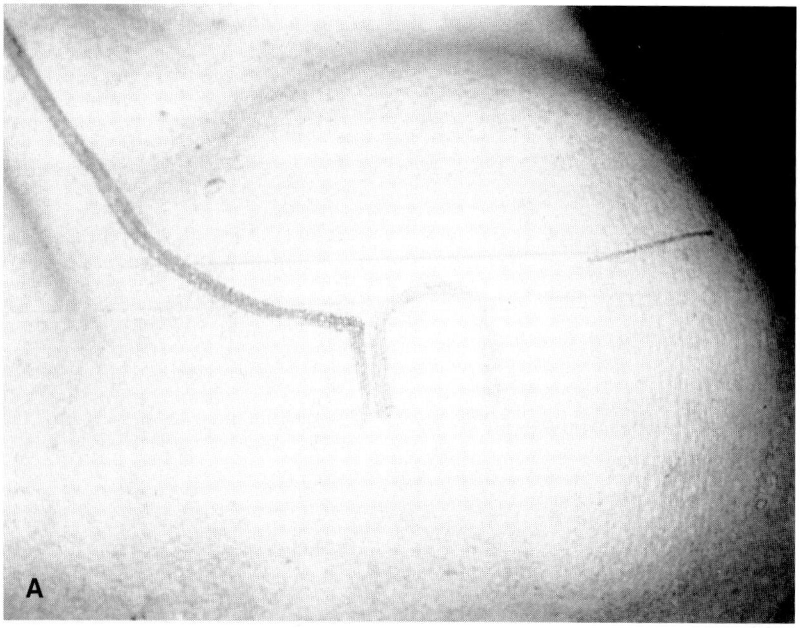

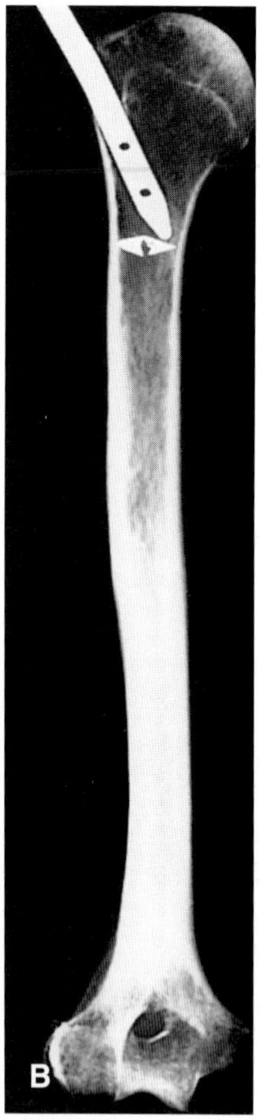

Fig. 15-6. *A*, Incisão para inserção de pinos com inclinação medial do ápice através da tuberosidade maior. *B*, Um pino travado é inserido através da tuberosidade maior e atinge o córtex medial. É necessário um cilindro suficiente do úmero superior intacto para desviar o implante para o canal distal (*setas*). Tais pinos não podem ser confiavelmente inseridos no osso quando a fratura ocorrer acima do nível marcado pelas *setas*.

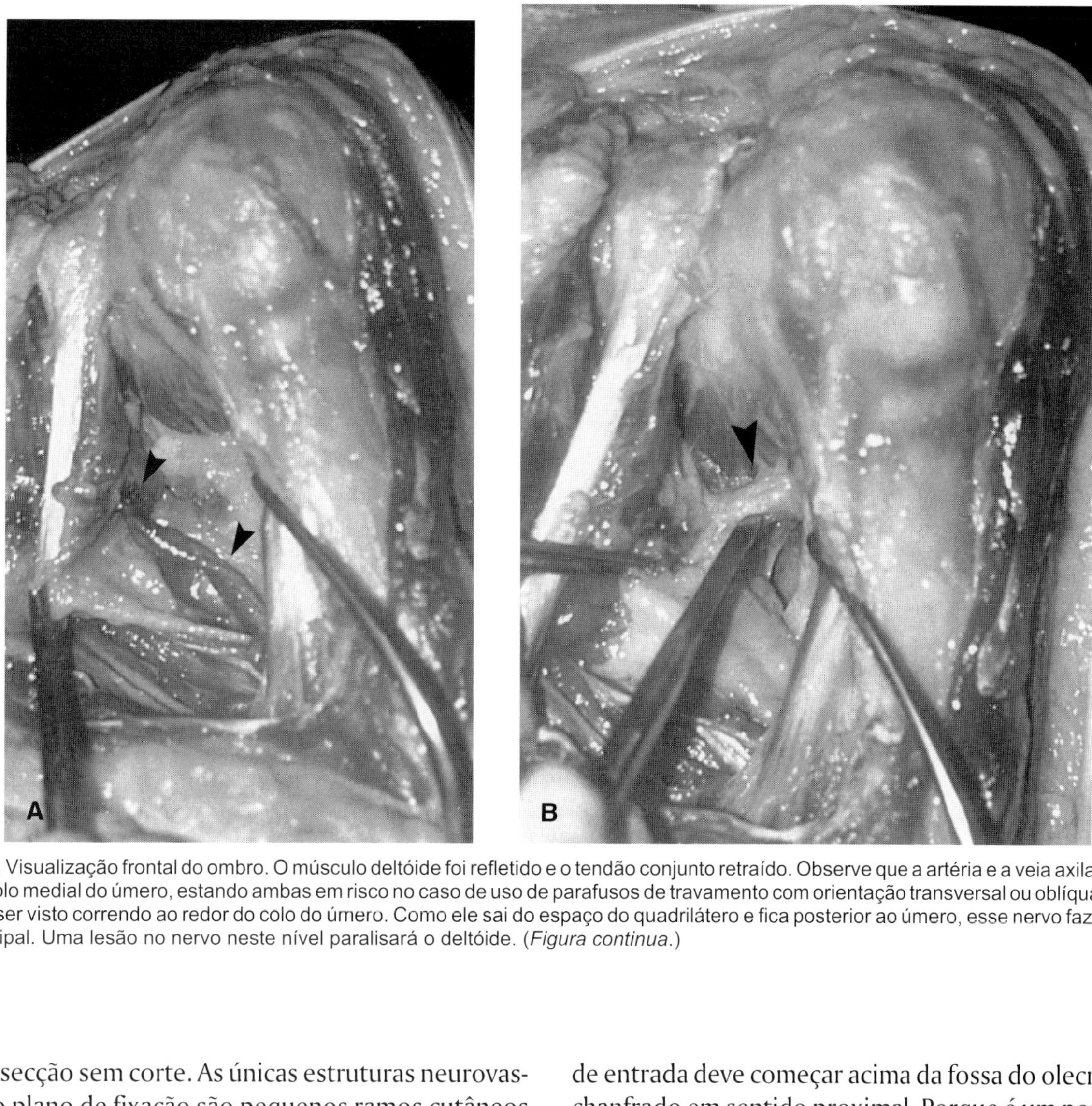

Fig. 15-7. *A*, Visualização frontal do ombro. O músculo deltóide foi refletido e o tendão conjunto retraído. Observe que a artéria e a veia axilar correm paralelas ao colo medial do úmero, estando ambas em risco no caso de uso de parafusos de travamento com orientação transversal ou oblíqua. *B*, O nervo axilar pode ser visto correndo ao redor do colo do úmero. Como ele sai do espaço do quadrilátero e fica posterior ao úmero, esse nervo faz parte de um tronco principal. Uma lesão no nervo neste nível paralisará o deltóide. (*Figura continua.*)

após a dissecção sem corte. As únicas estruturas neurovasculares no plano de fixação são pequenos ramos cutâneos do nervo músculo-cutâneo que inervam a pele da região do antebraço lateral. O pino deve ser inserido de modo que os orifícios fiquem laterais ao tendão do bíceps. Erros menores na rotação podem alinhar orifícios de travamento em posição medial a esse tendão, colocando em risco a artéria braquial e o nervo mediano.

Os parafusos em sentido látero-mediais devem ser usados com cautela. Faz-se uma incisão sobre o úmero lateral e o bíceps, afastando o *brachio-radialis* em sentido anterior. Uma incidência significativa de paralisias iatrogênicas do nervo radial tem sido informada como conseqüência desta técnica (Blaser, comunicação pessoal). Além disso, o osso é denso e encurvado, tornando difícil uma fresagem acurada.

Técnicas de Osteossíntese Intramedular Travada Retrógrada

As técnicas retrógradas não podem ser aplicadas para o tratamento de fraturas do terço distal do úmero. O portal de entrada deve começar acima da fossa do olecrânio e ser chanfrado em sentido proximal. Porque é um portal não linear, a orientação proximal do pino deverá ser fornecida por um pedaço de osso intacto acima deste portal. Quanto mais rigidamente o pino for inserido, maior deverá ser a extensão do colar intacto de osso. Esta é uma das principais deficiências para o uso rotineiro da osteossíntese retrógrada, pois muitas fraturas facilmente acessíveis à técnica da fixação antígrada se localizam nesta zona (Fig. 15-10).

Qualquer um dos grupos de pinos acima mencionados pode ser inserido em sentido retrógrado. É de suma importância, entretanto, que se escolham somente hastes suficientemente flexíveis para acomodar um portal de entrada não-linear.[18] Tanto o projeto como as propriedades de material do pino devem ser considerados. O pino de Seidel, feito em aço inoxidável e disponível somente no diâmetro de 9 mm, não pode ser aplicado pela técnica retrógrada. A haste é tão dura que não pode ser direcionada com confiança no canal medular excêntrico do osso. Entretanto o pino de aço inoxidável de Russell-Taylor, no diâmetro de 7 mm, é suficientemente flexível para acomodar um

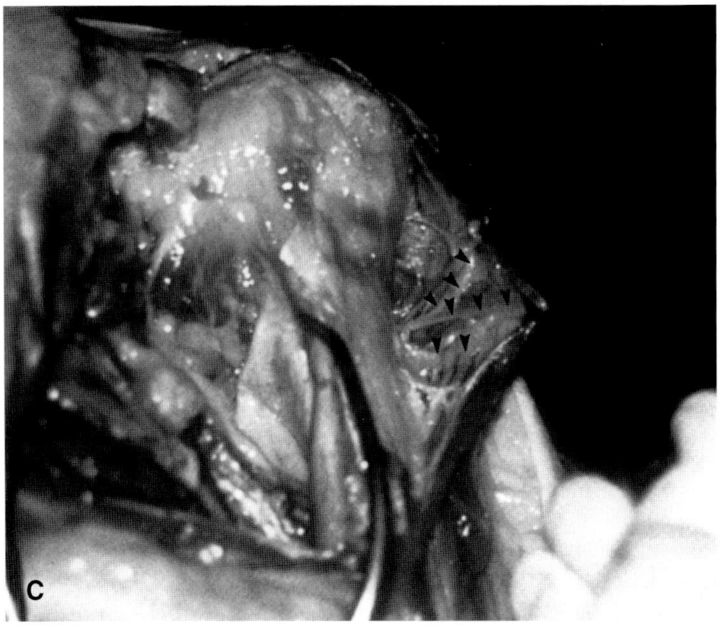

C

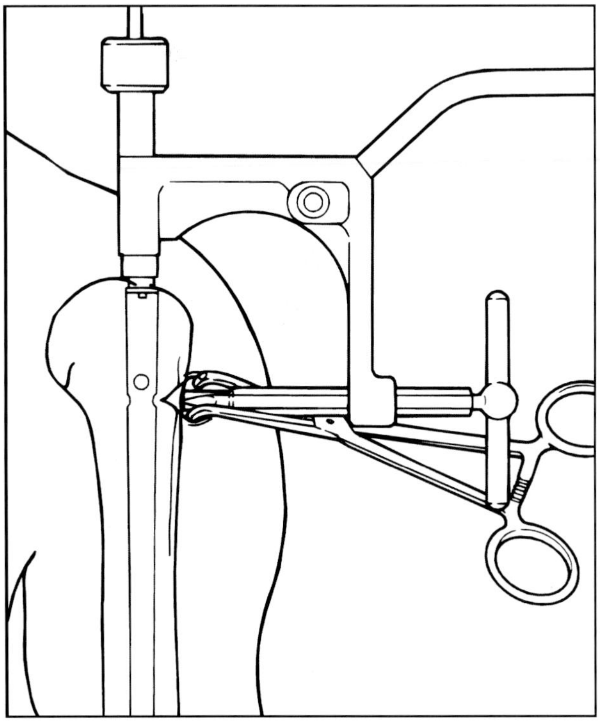

D

Fig. 15-7. *(continuação). C*, O nervo axilar atingiu o úmero lateral e se arborizou para o interior, neste caso, em três ramificações. Qualquer lesão a um desses ramos enfraquecerá, no máximo, uma porção do deltóide. *D*, Inserimos uma pinça hemostática no osso, que, com abertura longitudinal, protegerá as fibras arborizadas do nervo axilar. Um guia para broca poderá ser inserido entre os dentes de uma pinça hemostática e ficar preso no osso, para impedir que as ferramentas elétricas danifiquem as ramificações nervosas. (Cortesia de Howmedica; Rutherford, NJ.)

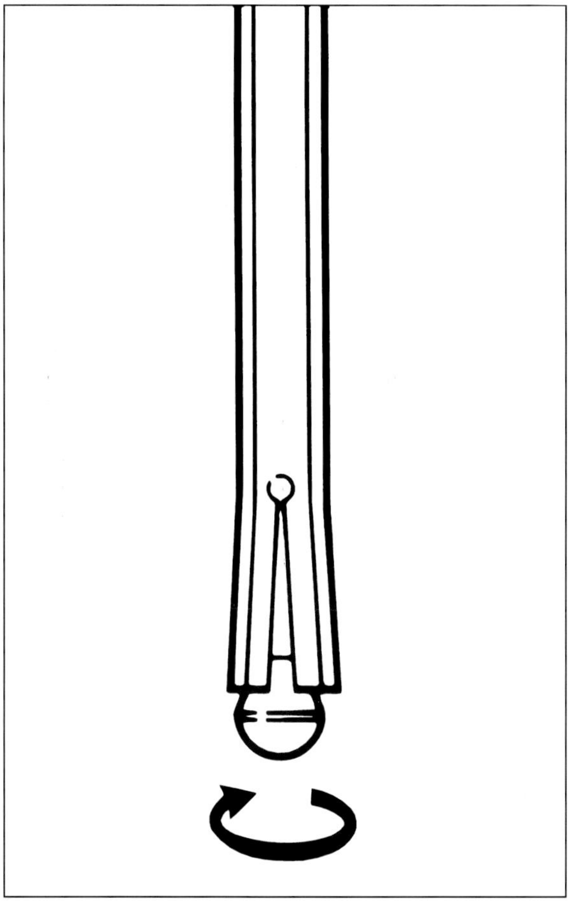

Fig. 15-8. O pino de Seidel trava com a retração da esfera para o interior da substância do dispositivo, expandindo as falanges contra o osso do endósteo. (Cortesia de Howmedica; Rutherford, NJ.)

portal de entrada posterior retrógrado. Pinos umerais como os modelos Alta e AO são fabricados em ligas de titânio. A maior flexibilidade deste material torna-os mais acessíveis à técnica retrógrada do que um pino com o mesmo diâmetro, feito em aço inoxidável.

O paciente é colocado em posição supina com um dispositivo de tração através do olecrânio, ou em posição pronada. Faz-se uma incisão bem proximal à fossa do olecrânio. Usamos uma broca para penetrar o osso do úmero distal. A broca deve ser orientada no sentido proximal para permitir uma chanfradura nesta parte densa do osso, penetrando obliquamente no canal medular para permitir a inserção do pino. As técnicas retrógradas são discutidas com maiores detalhes no tópico sobre os pinos flexíveis.

O travamento proximal de osteossínteses retrógradas poderá ser perigoso. Um travamento proximal posterior/anterior ao nível do colo umeral é contra-indicado para evitar danos ao tronco principal do nervo axilar. O osso da cabeça do úmero não permite aquisição consistente para o parafuso.[18] A protrusão do metal através da cabeça umeral anterior ou posterior pode bloquear o movimento do ombro ou penetrar a articulação com rotação, provocando, possivelmente, dano articular.

Pinos Flexíveis: Técnica Cirúrgica

Os pinos flexíveis dependem de três pontos de fixação. Para conseguir uma estabilização adequada do osso são necessários dois ou mais pinos flexíveis encurvados, sendo fre-

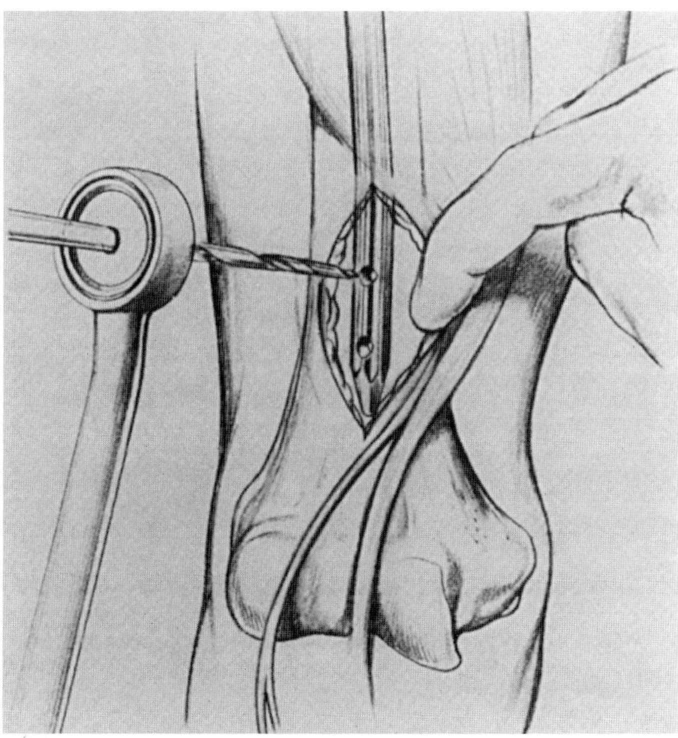

Fig. 15-9. Fazemos uma incisão lateral ao tendão do bíceps. As únicas estruturas neurovasculares nesta área são as ramificações cutâneas do nervo músculo-cutâneo, que correm para o antebraço lateral. Cuidamos para que a inserção da haste intramedular oriente os parafusos de travamento para esta posição. Se o pino girar internamente, os parafusos poderão se apresentar no lado medial ao tendão do bíceps, colocando em risco a artéria braquial e o nervo mediano. (Cortesia de Howmedica; Rutherford, NJ.)

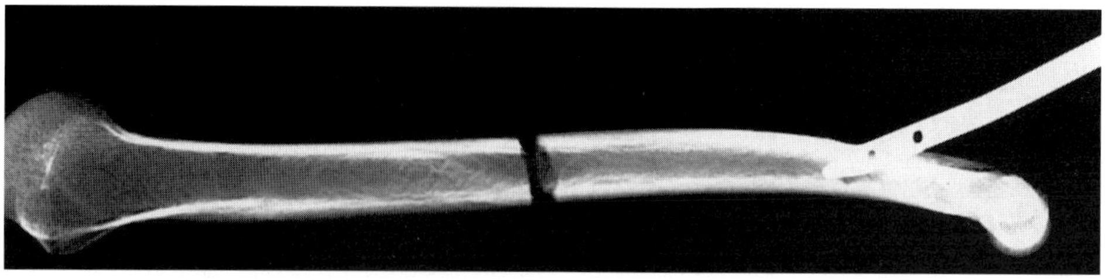

Fig. 15-10. Um pino travado é inserido em direção retrógrada, penetrando no osso excentricamente, acima da fossa do olecrânio. Deve existir um cilindro de úmero distal intacto o suficiente para orientar o pino para o interior do canal medular. O comprimento do cilindro ósseo necessário vai depender da dureza do pino utilizado.

qüentemente necessária uma órtese do tipo funcional para um suporte adicional. Uma vez que os pinos são maleáveis e é necessária uma fixação em três pontos, recomendamos um portal de entrada não-linear. Os pinos podem ser inseridos pela técnica antígrada através de orifícios feitos com broca na tuberosidade maior, ou pelo método retrógrado através de um orifício acima da fossa do olecrânio.

Preferimos que o paciente seja colocado em posição pronada (em decúbito ventral) para a fixação retrógrada. Com a broca, abrimos um grande orifício chanfrado em sentido proximal acima da fossa do olecrânio (Fig. 15-11). Usamos uma cureta para chanfrar o córtex posterior do endósteo e inserimos um pino de Rush. Observe a inclinação anterior do ápice aqui aplicada. Um pedaço intacto de úmero distal, como indicado, é necessário para guiar o pino em sentido proximal. O primeiro pino é inserido até cruzar o foco da fratura. A haste não deverá ser completamente inserida, pois a curva do pino pode cruzar o canal medular e bloquear a inserção do segundo pino. Este é inserido a uma profundidade semelhante. Os pinos são depois manipulados até que os ganchos das hastes de Rush engatem no córtex posterior. Se forem usados pinos de Hackenhal ou de Ender, pode-se permitir sua protrusão para fora do orifício no úmero posterior ou podem ser inclinados para o interior do canal distalmente ao orifício de inserção. A proeminência dos pinos pode causar irritação do tríceps. Os pinos inclinados para o canal distal podem ser muito difíceis de se remover.

Para a inserção antígrada, o paciente é colocado em posição supina, como o descrito para a osteossíntese travada antígrada. Fazemos uma incisão lateral ao acrômio, afastando o deltóide e expondo a grande tuberosidade. Usamos orifícios feitos com uma única broca ou um furador para abrir o osso desta tuberosidade. Primeiro, inserimos um pino flexível encurvado (Fig. 15-12) até que cruze o foco da fratura e penetre no fragmento distal. Devido ao afilamento do canal, os pinos poderão ficar encarcerados distalmente. Por essa razão, inserimos outro pino antes de

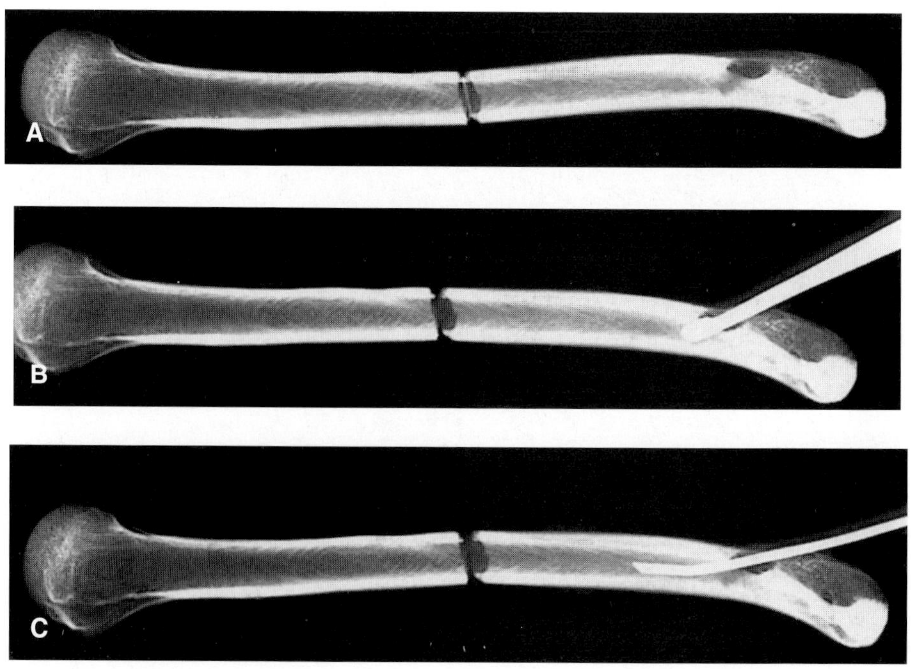

Fig. 15-11. *A*, Fazemos um orifício grande, chanfrado em sentido proximal, no úmero posterior, acima da fossa do oleocrânio. *B*, A seguir, uma cureta corta em ângulo oblíquo o córtex posterior do endósteo, reduzindo a angulação para a inserção do pino. *C*, Inserimos um pino de Rush. O implante desvia de encontro ao córtex anterior. É necessária a presença de um cilindro ósseo intacto acima do orifício feito pela broca, para orientar o pino em sentido proximal. (*Figura continua.*)

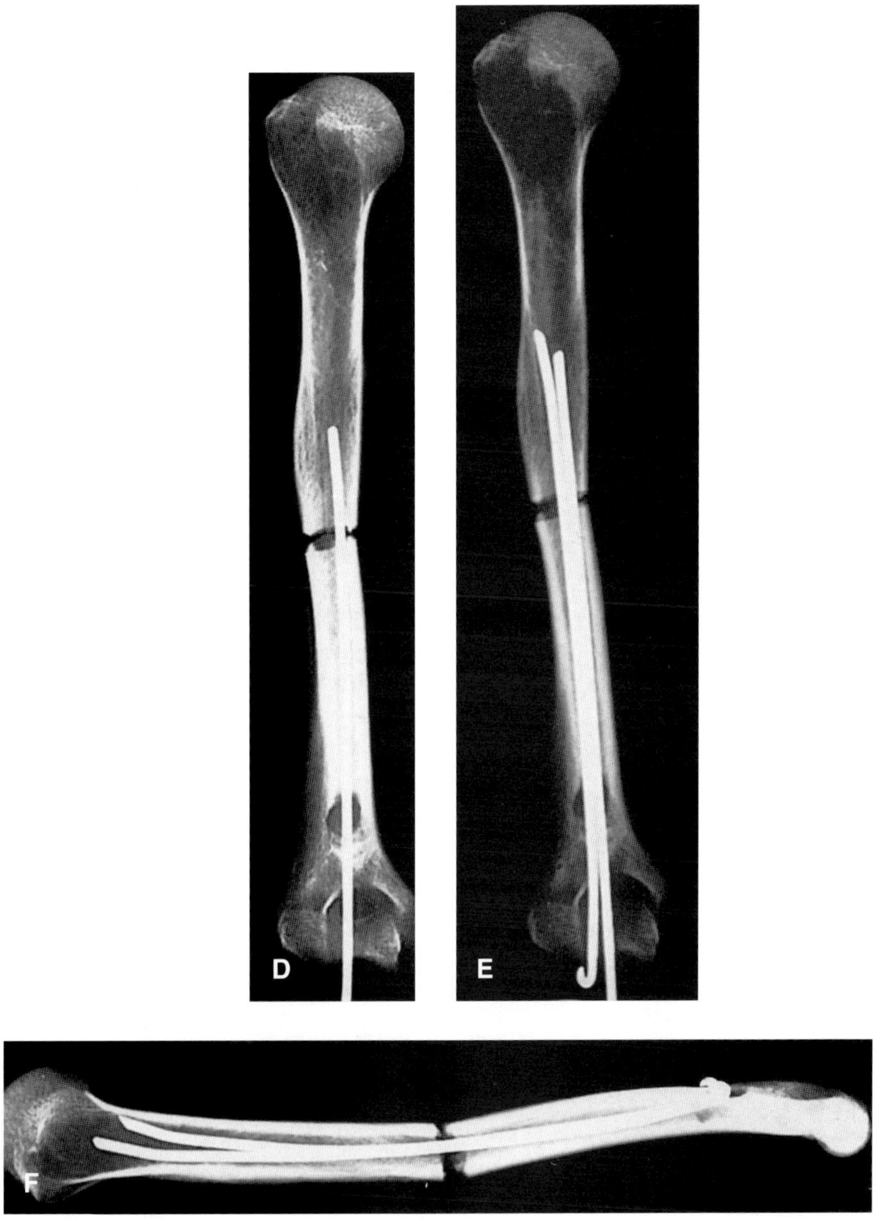

Fig. 15-11. *(continuação) D*, O primeiro implante é inserido até cruzar o foco da fratura. Ele não deve avançar além deste ponto, pois poderia cruzar o canal e bloquear a introdução de um segundo pino. *E*, O segundo implante é inserido na mesma profundidade, e cada um deles é seqüencialmente fixado no úmero proximal. *F*, A fixação completa. Dois implantes divergentes penetraram no canal do osso e os ganchos dos pinos de Rush estão assentados contra a borda proximal do orifício de entrada feito com a broca.

completar a impactação do primeiro, do mesmo modo que na técnica retrógrada.

Fraturas do Colo Umeral e da Diáfise Proximal

Há muitas técnicas para a fixação intramedular no tratamento das fraturas do úmero proximal, mas poucos são os trabalhos divulgados. Os pinos retos no plano AP não exigem um pedaço de úmero proximal intacto e, por isso, são os mais recomendáveis para a aplicação no úmero superior. O pino de Seidel, por exemplo, exige somente um esporão ósseo medial remanescente no fragmento proximal (Fig. 15-13).

Os pinos flexíveis com inclinação medial no ápice, inseridos através da grande tuberosidade, exigem um pedaço do osso intacto, senão a fratura pode evoluir para uma deformidade em varo (Fig. 15-14). Os pinos umerais travados e inclinados têm, portanto, pouca utilidade para as fraturas do colo umeral. As hastes flexíveis inseridas através da tuberosidade maior freqüentemente exigem a fixação auxiliar dessa tuberosidade à diáfise, por meio de telas de

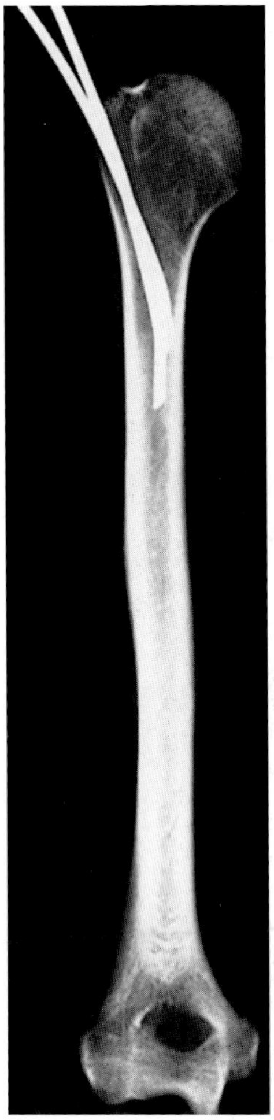

Fig. 15-12. Dois pinos flexíveis foram inseridos através da tuberosidade maior, desviando de encontro a um cilindro intacto de osso do úmero superior. Os implantes são seqüencialmente impulsionados no interior do canal para evitar bloqueio de um deles, o que impediria o avanço do outro.

tensão para prevenir a deformidade em varo, o que reduz as vantagens das técnicas de osteossíntese intramedular a foco fechado.

O osso da cabeça do úmero não acomoda satisfatoriamente a fixação do parafuso. O pino de Mouradian, por exemplo, exige a fixação óssea de parafusos no tecido mole do úmero proximal, impedindo a sua utilidade nos pacientes idosos, cujos ossos já não são mais tão duros quanto os dos jovens. Além disso, este pino é inserido através da tuberosidade maior, podendo, potencialmente, provocar fragmentação do córtex lateral.

Autores utilizam a técnica de Hackethal para o tratamento de fraturas do colo umeral. A diferença entre a técnica de Hackethal e a de Ender ou a de Rush está na quantidade de pinos inseridos e nos diâmetros utilizados. Os autores usam vários fios de Kirschner de 2 mm, com 12 polegadas (aprox. 30 cm) de comprimento. A técnica de Hackethal tem como princípio preencher o canal medular com vários fios. Esta é uma técnica mais adequada para fraturas diafisárias do que os pinos de Rush ou de Ender, mas não traz benefícios clínicos. Trata-se, porém, de uma técnica muito mais adequada para as fraturas do colo do úmero, pois permite a divergência entre vários pinos para o interior da cabeça umeral.

Utilizamos um portal de entrada idêntico ao da fixação flexível retrógrada. Vários pinos são inclinados em direções divergentes e impulsionados para o interior da cabeça do úmero. Um ponto crítico é o cuidado em evitar que os pinos penetrem o osso do úmero superior (Fig. 15-15). Se esta penetração extra for percebida no fluoroscópio, os pinos envolvidos deverão ser removidos e reposicionados, e não simplesmente retraídos. Os pinos de Hackethal são muito finos e tendem a se movimentar no interior do canal. Uma vez feita uma trilha através da cabeça do úmero, os pinos podem migrar em sentido proximal enquanto corrigimos a posição da linha da fratura, permitindo a penetração posterior do ombro. Ao utilizar a técnica retrógrada, especialmente em paciente na posição pronada, é imperativo que o cirurgião conheça bem a anatomia do tronco principal do nervo axilar. Antes da inserção do pino tentamos todas as manobras possíveis para obter a redução a foco fechado da fratura. Uma exposição para a redução aberta de uma fratura do colo umeral, a partir da região posterior, torna a via de acesso perpendicular ao nervo axilar.

Os pinos travados retrógrados também podem ser usados para o tratamento de fraturas do colo do úmero. Novamente cuidamos para não atingir o tronco principal do nervo axilar em seu curso ao longo da área posterior do colo umeral, com parafuso de travamento pelas técnicas de redução aberta. Além disso, a protrusão dos parafusos atrás da cabeça do úmero pode ser difícil de se visualizar no fluoroscópio. Esses pinos podem penetrar na articulação do ombro com rotação, prejudicando a cartilagem articular. O pino de Seidel é demasiadamente rígido para ser inserido retrogradamente, e não existe nenhum pino de autofechamento como alternativa.

Uma segunda geração de pinos de Seidel, de 8 mm, está atualmente sob avaliação clínica preliminar. Trata-se de um pino reto que permite a entrada de dois parafusos obliquamente para cima na substância da cabeça umeral. Para evitar algumas das dificuldades representadas pelo osso mole desta área, a fixação do parafuso é feita no próprio pino. O mesmo pino, por ser reto, pode ser girado em 180° para ter um parafuso orientado obliquamente para baixo, reduzindo a necessidade de um segundo dispositivo. O travamento distal é obtido com a técnica de Seidel modificada. Atualmente, a experiência com este implante é limitada (Fig. 15-16).

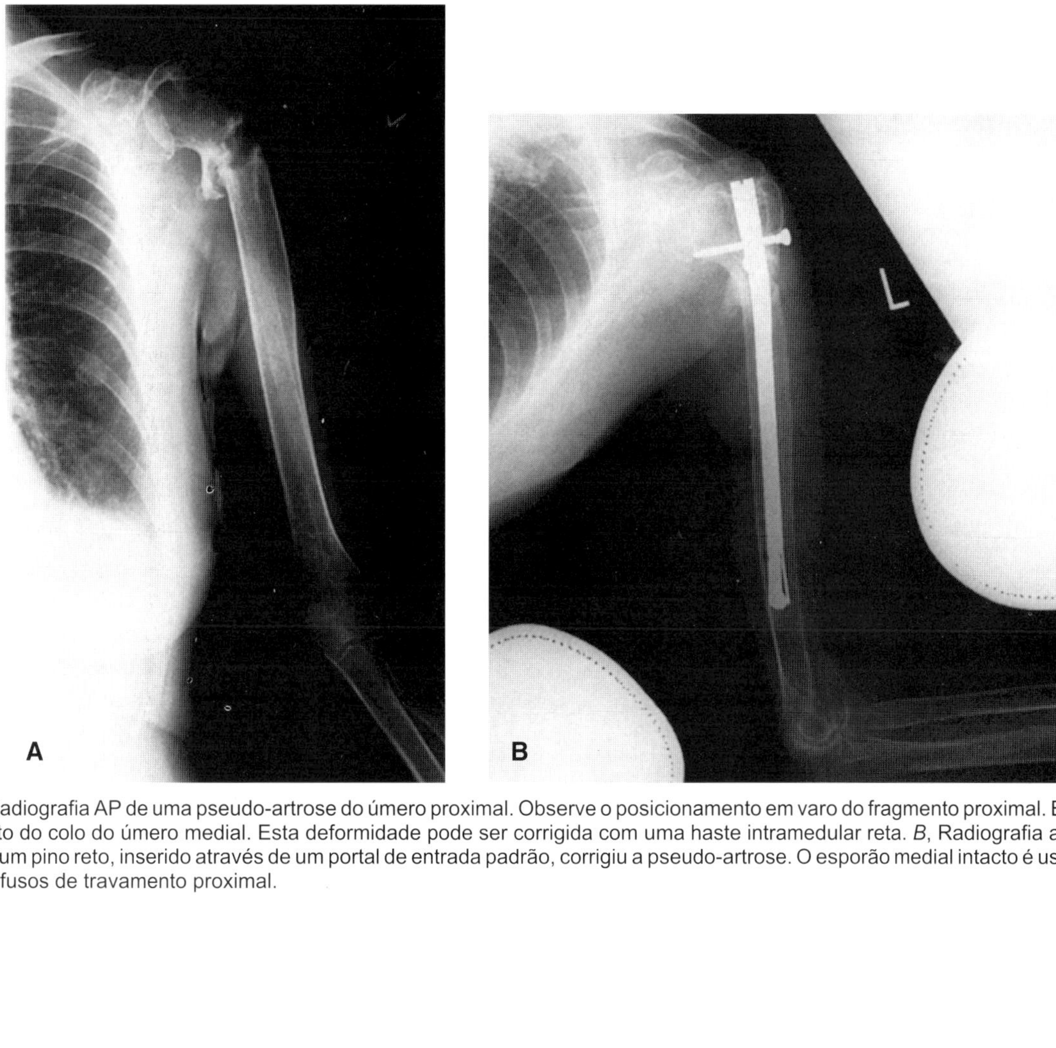

Fig. 15-13. *A*, Radiografia AP de uma pseudo-artrose do úmero proximal. Observe o posicionamento em varo do fragmento proximal. Está presente um "esporão" intacto do colo do úmero medial. Esta deformidade pode ser corrigida com uma haste intramedular reta. *B*, Radiografia após a operação, mostrando que um pino reto, inserido através de um portal de entrada padrão, corrigiu a pseudo-artrose. O esporão medial intacto é usado para fixação óssea dos parafusos de travamento proximal.

Fraturas do Úmero Distal

As lesões na área dos últimos 4 cm do canal umeral geralmente não são consideradas acessíveis às técnicas da osteossíntese intramedular. Pinos flexíveis antígrados podem migrar em direção proximal, perdendo a fixação. As fraturas podem alavancar, dificultando o travamento com parafusos. Existe ainda o risco de deslocamento de rachaduras corticais. O pino de Seidel tem sido particularmente útil para estas fraturas, desde que o diâmetro do canal seja adequado. A fixação intramedular de fraturas umerais muito distais deverá ser reservada para os cirurgiões experientes. O mecanismo de travamento distal aplica uma suave pressão ao endósteo. Os autores estabilizaram fraturas onde somente a metade do comprimento do mecanismo de abertura distal cruzara o foco da fratura (Fig. 15-17). O planejamento pré-operatório é crítico na seleção do comprimento adequado do pino e para determinar o diâmetro distal adequado para a inserção deste dispositivo.

RESULTADOS CLÍNICOS DA OSTEOSSÍNTESE INTRAMEDULAR DO ÚMERO

Para que a fixação intramedular do úmero possa desempenhar seu papel, é necessário que possua vantagens clínicas sobre a fixação com placas. As placas apresentam taxas de consolidação próximas dos 100%,[1,3-5,19] o que não se observa com as técnicas de fixação com hastes intramedulares. As vantagens destas técnicas são a mínima dissecção, o apoio de peso, incluindo a habilidade de utilização de muletas ou de transferência entre a cama e a cadeira, e a fixação de fraturas cominutivas e lesões muito distais e proximais.

Hastes Flexíveis

Quando indicado, os pinos flexíveis apresentam uma taxa de consolidação aceitável, aproximando-se de 95%, com reduzidas taxas de infecção. A função final do ombro

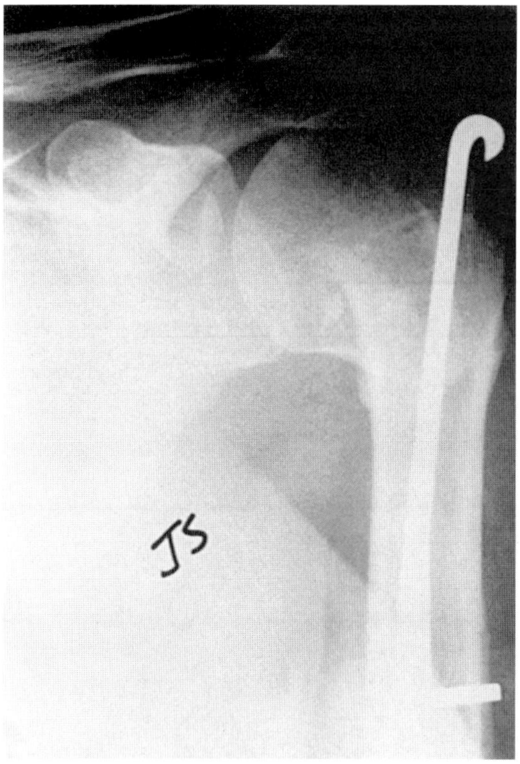

Fig. 15-14. Uma fratura do colo do úmero tratada com um pino flexível inserido através da tuberosidade maior. O pino provocou uma deformidade em varo. Uma alternativa seria o uso de hastes flexíveis com bandas de tensão, prendendo a tuberosidade maior à diáfise do úmero. Esta amostragem demonstraria muitas das vantagens da osteossíntese a foco fechado.

raramente constitui uma preocupação, embora a recuperação de seu movimento leve até cinco meses. Estas hastes são úteis para fraturas cominutivas de grau médio que freqüentemente exigem uma órtese para a imobilização complementar.

Os pinos flexíveis tendem a retroceder para fora do osso. Com a técnica antígrada, isto pode provocar irritação, exigindo a remoção prematura do dispositivo ou a necessidade de uma remoção inconveniente do metal após a consolidação. Os pinos que migram em sentido retrógrado podem irritar o tríceps e o portal de entrada supracondilar pode fraturar. Além disso, estes pinos migrantes podem retroceder através do foco da fratura, perdendo a redução.[2,7,20]

RESULTADOS DA OSTEOSSÍNTESE INTRAMEDULAR TRAVADA

Existem poucos trabalhos publicados sobre os resultados clínicos após o tratamento de fraturas da diáfise umeral por meio da osteossíntese intramedular (com pinos travados). Os investigadores divulgaram inicialmente, junto com vários outros estudiosos, o sucesso do uso do pino de Seidel para tratar fraturas agudas do úmero. Não houve infecções, e as taxas de consolidação foram elevadas.[15,21,22]

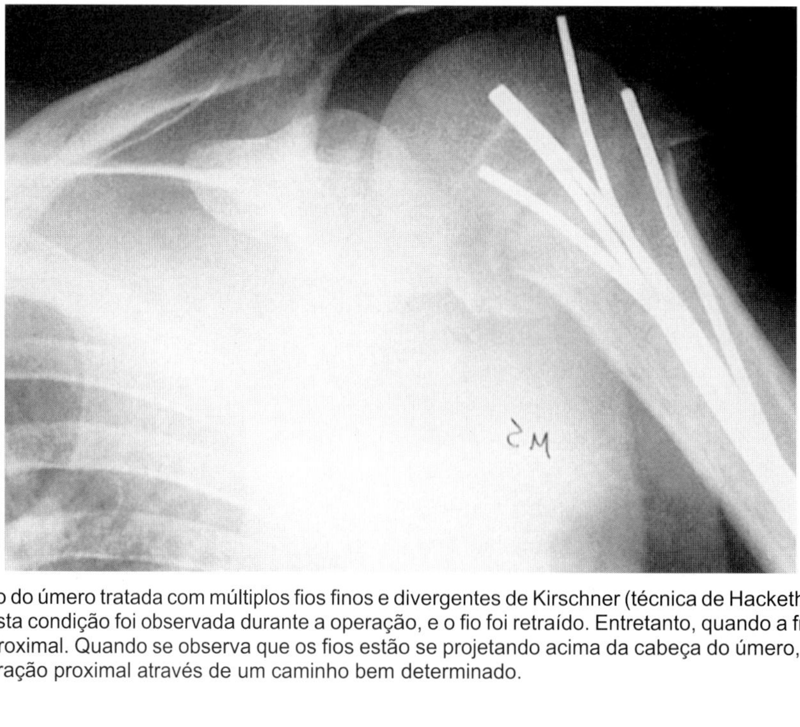

Fig. 15-15. Uma fratura do colo do úmero tratada com múltiplos fios finos e divergentes de Kirschner (técnica de Hackethal). Observe o fio em projeção acima da cabeça do úmero. Esta condição foi observada durante a operação, e o fio foi retraído. Entretanto, quando a fratura foi estabilizada, o fio migrou novamente em sentido proximal. Quando se observa que os fios estão se projetando acima da cabeça do úmero, eles deverão ser removidos e substituídos para evitar a migração proximal através de um caminho bem determinado.

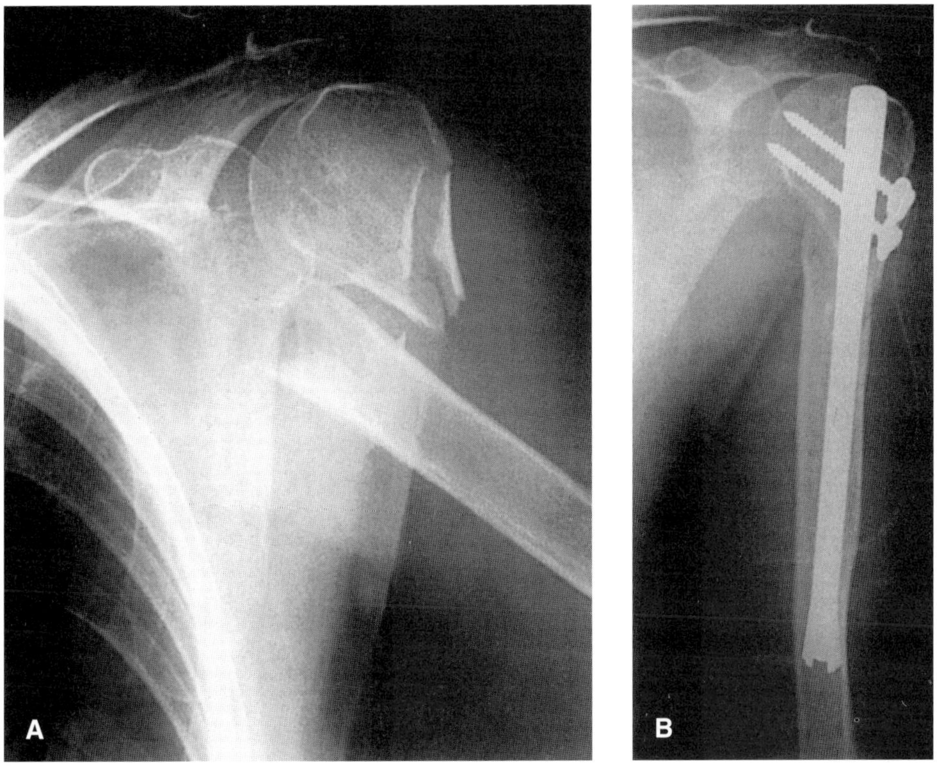

Fig. 15-16. *A*, Uma radiografia AP de fratura do colo cirúrgico do úmero com desvio. *B*, Um pino reto umeral de Seidel, de "segunda geração", foi inserido com parafusos em sentido ascendente. O mesmo implante pode ser girado em 180° permitindo que os parafusos sejam orientados para baixo. Na ocasião da elaboração deste trabalho, a experiência com este dispositivo ainda era preliminar. (Cortesia do Dr. Gilbert Tagelund; Estrasburgo, França.)

Entretanto experiências posteriores mostraram complicações não observadas antes, particularmente quando foi necessária a fresagem do canal medular para a inserção do pino de Seidel.[6,23] Este dispositivo está disponível atualmente somente com o diâmetro de 9 mm. A inserção de um pino em um canal mais estreito obviamente exige a dilatação. Quando isto ocorre, complicações significativas são identificadas.

Em trabalho retrospectivo agrupamos nossos pacientes em dois grupos: um composto por pacientes cujos canais umerais apresentavam, radiograficamente, diâmetros menores ou iguais a 9 mm, e outro com canais iguais ou maiores que 10 mm de diâmetro, sem considerar a ampliação radiográfica. O hábito corporal não tinha relação com o diâmetro do canal medular. Quando os pinos de Seidel eram inseridos em ossos com canais medulares de diâmetro estreito (menor ou igual a 9 mm), verificou-se uma taxa de complicacões de 58% com infecção, pseudo-artrose e cominuição iatrogênica, pondo em risco a fixação distal. Quando o mesmo pino era inserido em úmeros com canais de diâmetro maior ou igual a 10 mm, somente uma pequena complicação foi identificada.

Acreditamos que esta condição foi provocada pela fresagem do canal. Em cada caso do grupo de pacientes com úmeros de canal estreito a dilatação foi difícil, gerando muito calor e exigindo a limpeza a cada poucos milímetros para avançar em sentido descendente pelo canal medular. Todos os pinos destróem o suprimento sangüíneo endosteal do osso; a fresagem, especialmente quando excessiva, danifica a arquitetura endosteal e impede a revascularização. Isso pode conduzir a infecção e pseudo-artroses (Fig. 15-18). Além disto, a dilatação afina o córtex, podendo conduzir à cominuição iatrogênica com a inserção de um pino rígido (Fig. 15-19). Sempre que possível, os pinos deverão ser inseridos sem dilatação prévia do úmero com ferramentas elétricas. A sondagem do canal com uma ferramenta manual ou broca não alterará significativamente as taxas de consolidação ou de infecção nem propagará a cominuição iatrogênica.

Russell divulgou de forma consistente bons resultados.[16] O pino de Russell-Taylor está disponível com vários diâmetros, de modo que a maioria destes dispositivos pode ser inserida sem a fresagem do canal. Uma vez que se trata de um pino com inclinação medial no ápice, ele não pode estabilizar de modo confiável as fraturas muito proximais, e o travamento com parafusos limita a sua utilidade distal. O pino reto de Seidel, ao contrário, pode estabilizar fraturas da diáfise tão bem quanto aquelas muito proximais e distais.

O mecanismo de abertura distal de Seidel pode falhar, conforme radiograficamente constatado, em aproximadamente 20% das vezes.[6] Se este mecanismo falha, radiogra-

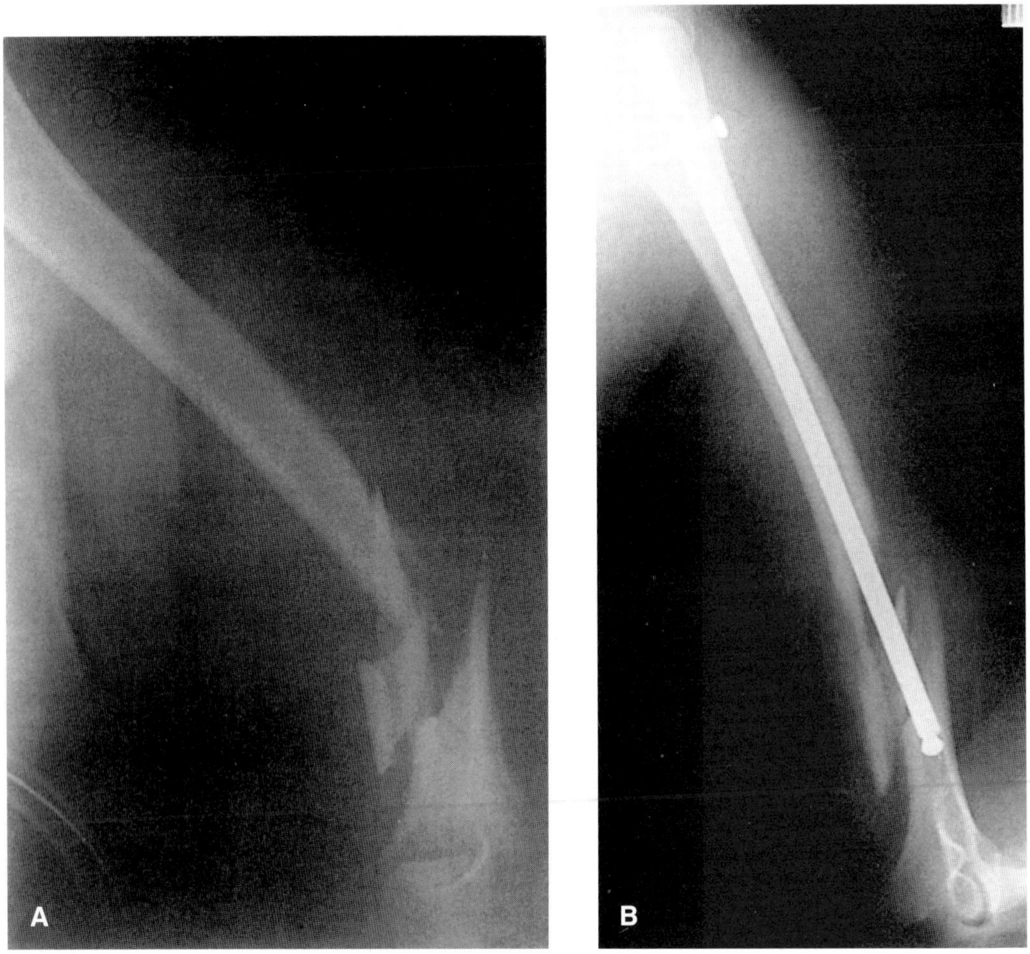

Fig. 15-17. *A,* Radiografia pré-operatória de uma fratura cominutiva do úmero distal, em paciente politraumatizado com aproximadamente 1,80 m de altura. *B,* Duas semanas após a osteossíntese. Foi inserido o pino de Seidel mais longo disponível. Observe que somente a metade do mecanismo de expansão distal penetrou no fragmento distal. O parafuso de expansão começou a ficar frouxo. (*Figura continua.*)

ficamente, nessa proporção, tal condição poderá ser ainda mais freqüente sem ser mensurável através das radiografias. A falha deste mecanismo não parece se relacionar a outras complicações, como pseudo-artrose ou infecção. Isto suscita a questão sobre a necessidade ou não do travamento distal ou de um ajuste de interferência no canal distal mais estreito.

Movimentação do Ombro

Quando se usa um portal de entrada articular ou na tuberosidade maior para um procedimento de osteossíntese intramedular antígrada do úmero, podemos antecipar a recuperação adequada da função do ombro, desde que se aplique uma fisioterapia intensa. A movimentação do ombro e a taxa de recuperação ainda não foram bem estudados com as órteses funcionais ou com a técnica de síntese com placas. A abordagem acromial anterior, técnica preferida para a inserção antígrada de pinos retos (no plano AP), agride o manguito rotatório do ombro e a cartilagem articular lateral, o que não acontece com os pinos travados com inclinação medial no ápice[16] e com as hastes flexíveis inseridas através da tuberosidade maior. Com cada uma destas técnicas tem sido observada uma função do ombro semelhante.[12] Também foram observadas deficiências mínimas na função elementar, mas sem significado clínico. A taxa de recuperação funcional do ombro com a fixação travada ou intramedular com hastes flexíveis tem variado entre a recuperação imediata e a recuperação decorridos seis meses. Em nossa experiência com o pino de Seidel, o intervalo médio para o platô dessa função foi de 17 semanas. Descobertas semelhantes foram observadas com os pinos travados ou flexíveis inseridos através da tuberosidade maior do úmero, sem ofender a articulação do ombro.[20] Fica evidente, portanto, que isto não é causado pela violação do manguito rotatório, mas, sim, pelo traumatismo original ou pelo ligeiro movimento observado com todos os pinos atuais. Esta mesma conclusão pode ser verdadeira com a utilização de órtese funcional ou de placas, mas isto ainda não foi adequadamente estudado.

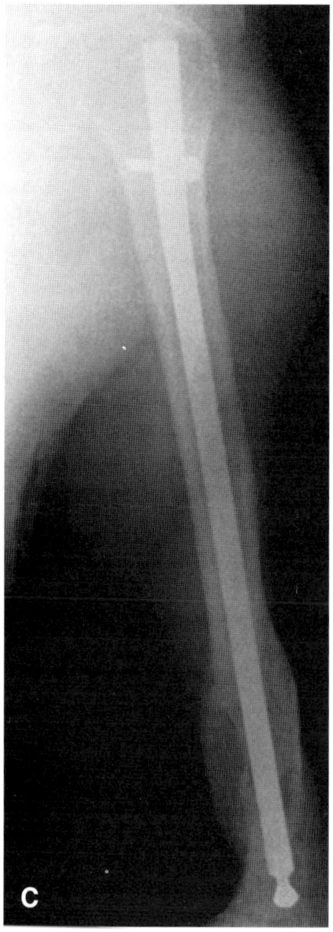

Fig. 15-17. *(continuação) C*, A fratura se consolidou apesar do afrouxamento do parafuso distal de travamento.

A chave para qualquer inserção antígrada de haste intramedular envolve o uso de um portal de entrada extra-articular ou a descompressão do ombro por meio do corte do ligamento córaco-acromial (Blasier, comunicação pessoal).[12,17] Na técnica de Seidel originalmente descrita, os pinos eram inseridos lateralmente ao ligamento córaco-acromial. Este procedimento não permitia o acesso linear ao canal medular. Para que o pino pudesse atingir o canal, seria necessário um movimento de alavanca contra as fibras laterais do ligamento, rasgando a porção lateral do mesmo, e potencialmente provocando inflamação e impacto. Com esta técnica observou-se uma taxa de 50% de rigidez permanente do ombro.[23] Com o corte do ligamento, o resultado foi uma taxa de 95% de função de ombro excelente. Os fatores que mais provavelmente põem em risco a função básica do ombro são as lesões neurológicas traumáticas ou iatrogênicas, e não a técnica cirúrgica.[12,17]

Nossa experiência preliminar com o pino de Seidel envolvia um equipamento para a inserção muito frágil, que tem atualmente um novo projeto. O equipamento imperfeito algumas vezes levaria a permitir que os pinos ficassem acima do nível da cabeça umeral, projetando-se através da substância do manguito rotatório. Outros autores observaram o mesmo tipo de complicação provocada por erros técnicos ou de equipamento. Se os pacientes podem tolerar o impacto enquanto os pinos estão no lugar, com certeza o movimento do ombro será recuperado após a remoção dos mesmos. O pino só deverá ser trocado ou impulsionado mais profundamente na substância da cabeça umeral se os pacientes estiverem em situação desconfortável (de desconforto).

Infecções

Existem pouca experiência e poucos trabalhos publicados sobre o tratamento de úmeros com infecção após osteossíntese intramedular. Esta é uma preocupação especial, pois a extremidade superior do pino penetra na articulação do ombro, com o potencial risco de migração proximal de material infectado. A remoção de um implante infectado através da articulação pode trazer material contaminado para o interior do ombro. Tratamos somente cinco casos de fixação umeral infectada, e em nenhum desses casos a infecção atingiu o ombro. Esta não é uma experiência adequada para garantir que o ombro não estará em risco de ser infectado. As hastes intramedulares deverão ser utilizadas com cautela em fraturas que apresentem risco de complicações sépticas.

Pacientes Geriátricos

Na população geriátrica, especialmente nas mulheres idosas, as fraturas do úmero impõem dificuldades específicas. As mamas suspensas provocam uma deformidade em varo no úmero. A obesidade e a perda do turgor da pele dificultam o ajuste de órteses funcionais e o osso mais mole pode tornar precária a fixação. O pino de Seidel tem sido particularmente útil nesta população, pois o canal medular é geralmente largo e a inserção não exige fresagem. O impulsionamento da haste intramedular através de osso esponjoso mais mole impacta osso suficiente na extremidade da mesma, de modo que, com a expansão, o mecanismo de travamento distal fica suficientemente firme. Parafusos de travamento proximal devem ser dilatados sob controle fluoroscópico para prevenir perfurações inadvertidas com as pontas da broca.

Fraturas Patológicas

Do mesmo modo que os pacientes geriátricos, a maioria dos pacientes portadores de câncer é idosa, com ossos grandes e moles. O objetivo imediato é a estabilização da fratura e a deambulação com muletas. A recuperação vaga-

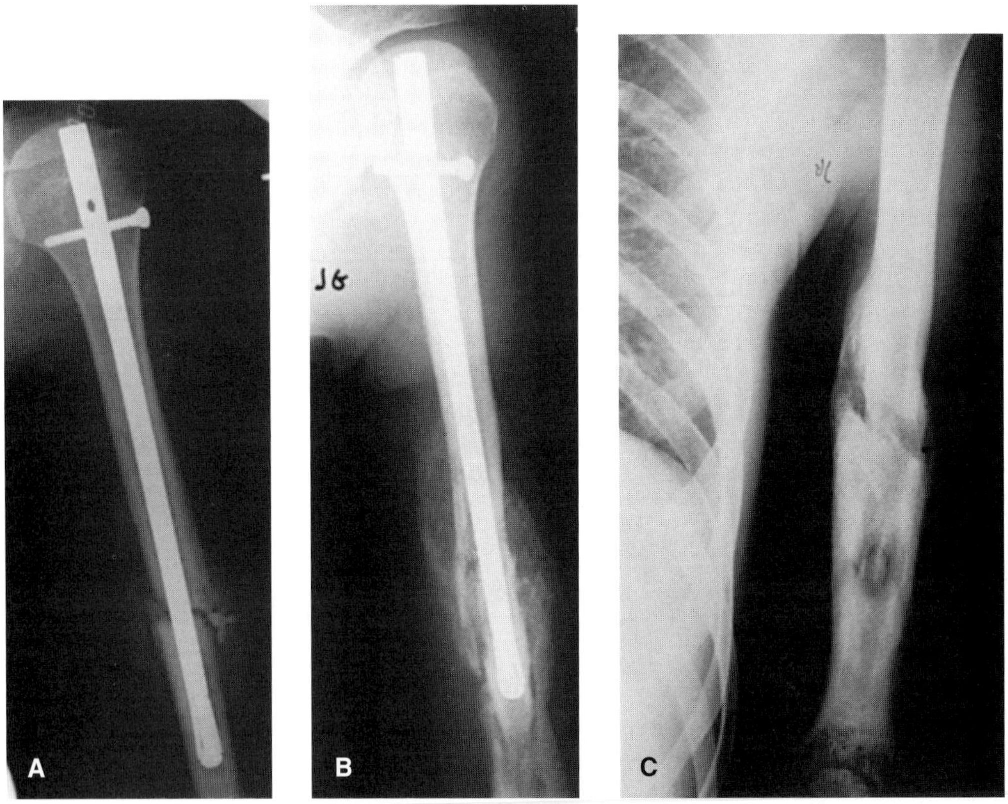

Fig. 15-18. Duas semanas após a fixação intramedular de uma fratura exposta transversal de grau II com um pino de Seidel, começou a formação do calo periósteo. A inserção deste pino exigiu a fresagem do canal intramedular. Observe que a medida do canal é menor que o diâmetro do pino. A fresagem foi difícil. *B,C,* A fratura se tornou infectada mas consolidou com uma reação significativa do periósteo e com separação contígua do osso da diáfise umeral distal da metáfise. Após a remoção do metal, foi identificado um seqüestro ósseo no canal distal. O controle desta infecção exigiu vários desbridamentos e seqüestrectomias.

rosa da função do ombro não constitui uma grande preocupação clínica. Pinos umerais, e em especial o de Seidel, são os ideais para esta população, e os pacientes ficam em condição muito confortável imediatamente após a cirurgia, sendo capazes de utilizar os braços para as atividades diárias no período pós-operatório imediato, sem apoio externo.

Pseudo-Artrose após a Inserção de Hastes Intramedulares

Com o aumento do interesse na técnica da osteossíntese intramedular, algumas dificuldades têm sido encontradas para o tratamento das falhas do procedimento. Diferentemente da tíbia e do fêmur, a troca de pinos por si só parece não ser suficiente. Alguns casos exigem enxerto ósseo ou fixação com placas. Quando se executa a troca de uma osteossíntese umeral, a trituração óssea que poderia servir como enxerto não é mais a mesma. Pelo contrário, o osso está duro. Numa fixação intramedular folgada, o pino de Seidel, em particular, desgasta significativamente o osso, tornando precárias as reconstruções que eventualmente venham a ser necessárias (Fig. 15-20).

CONCLUSÃO

Para poder assumir um papel significativo, a osteossíntese intramedular do úmero precisa competir com os resultados obtidos com a técnica de fixação com placas. O movimento do ombro, com a técnica adequada, é uma preocupação mínima. Fraturas distais, proximais e cominutivas do úmero com quantidade suficiente de osso para permitir o travamento são tratadas satisfatoriamente pelas técnicas intramedulares. Fraturas da diáfise média e com geometria simples exigindo cirurgia em pacientes que não necessitam de suporte de peso sobre o úmero podem ser tratadas com sucesso pela aplicação de placas. Deve-se evitar a fresagem do canal medular.

As técnicas de fixação a foco fechado devem ser empregadas sempre que possível. Qualquer paciente com alguma lesão neurológica e que precise da osteossíntese intramedular deverá ser submetido a uma exploração nervosa. A fratura de Holstein-Lewis constitui uma indicação para essa exploração antes da osteossíntese, mesmo que não haja sintomas de lesão do nervo radial.

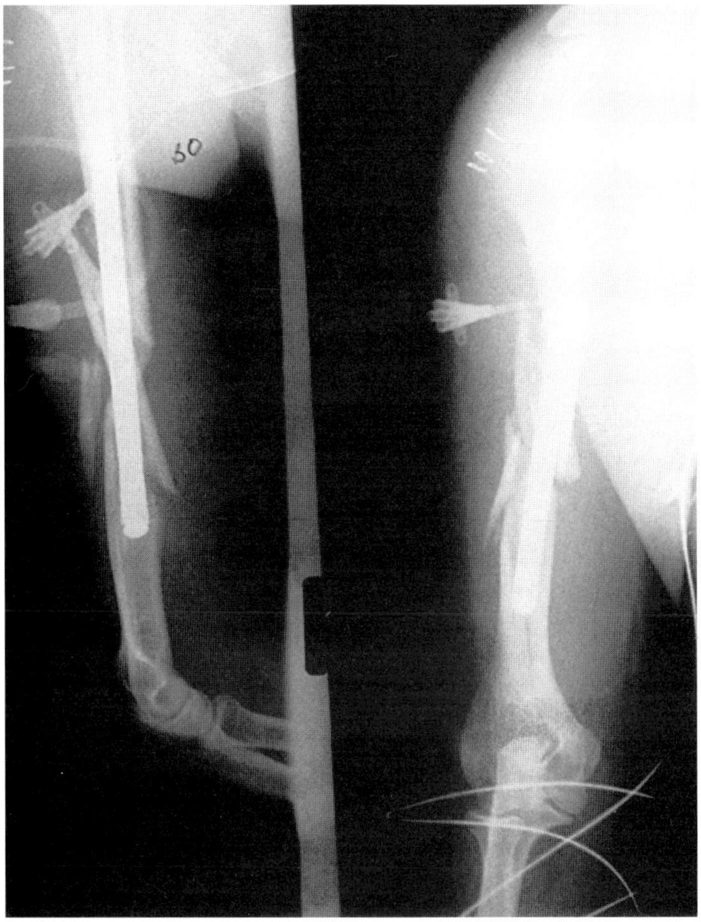

Fig. 15-19. Inserção de um pino de Seidel em fratura cominutiva, em paciente magra com politraumatismo grave. A fresagem do canal do fragmento distal foi difícil. Após a inserção do implante, o osso fragmentou abaixo da ponta do pino. A fratura foi imobilizada com uma órtese até a consolidação.

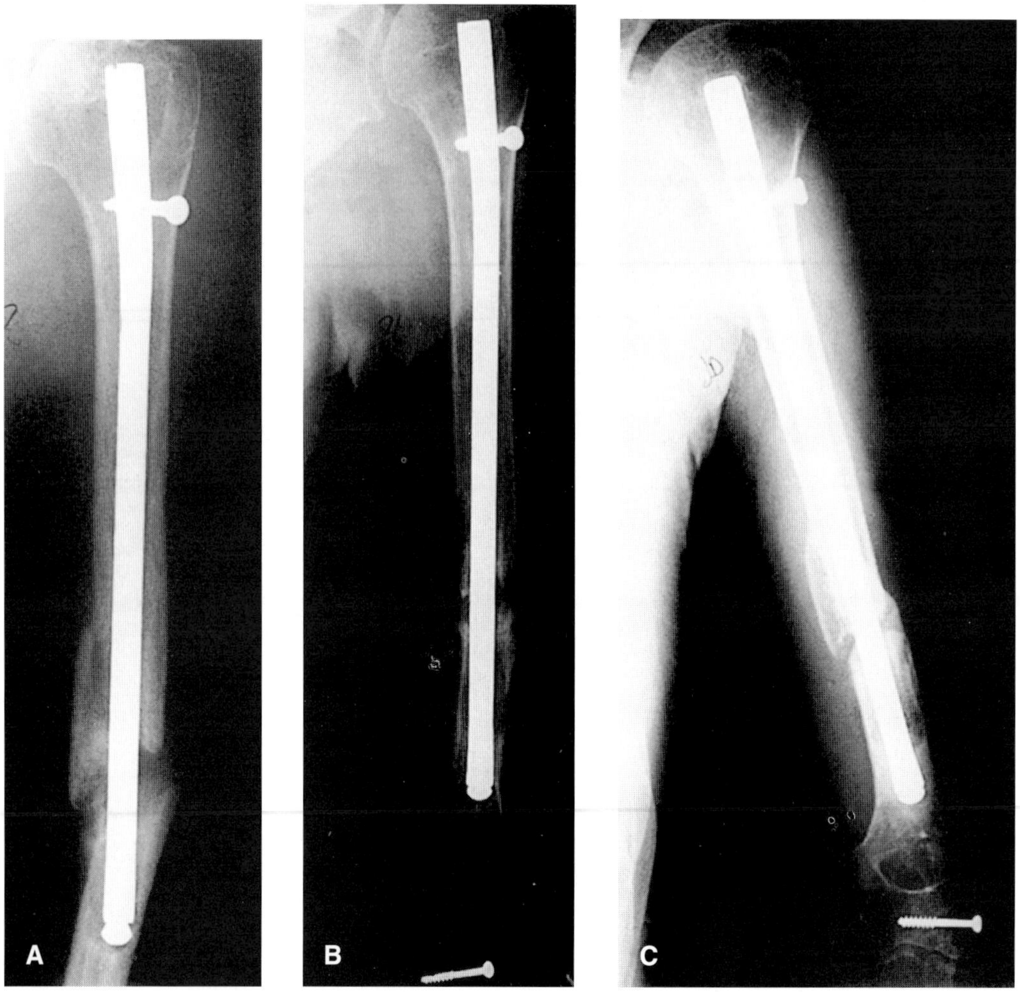

Fig. 15-20. *A*, (O acompanhamento radiográfico do paciente está na Fig. 15-2). Ocorreu uma pseudo-artrose no úmero. Observe o grau de erosão óssea no canal distal, tornando precária uma outra cirurgia. *B*, Executou-se a troca do implante. A fratura ainda não havia se consolidado. Mesmo no osso osteopênico de uma pseudo-artrose, a fresagem do fragmento distal foi difícil. *C*, Foi feito um enxerto ósseo aberto após a troca bem-sucedida do implante e a fratura finalmente se consolidou.

REFERÊNCIAS BIBLIOGRÁFICAS

1. Bell, M.J., Beauchamp, C.G., Kellam, J.K., McMurtry, R.Y.: The results of plating humeral shaft fractures in patients with multiple injuries: The Sunnybrook experience. J. Bone Joint Surg. *67B*:293-296, 1985.
2. Brumback, R.J., Bosse, M.J., Poka, A., Burgess, A.R.: Intramedullary stabilization of humeral shaft fractures in patients with multiple trauma. J. Bone Joint Surg. *68A*:960-970, 1986.
3. Dabezies, E.J., Banta, C.J. II, Murphy, C.P., D'Ambrosia, R.D.: Plate fixation of humeral shaft for acute fractures, with and without radial nerve injuries. J. Orthop. Trauma 6:10-13, 1992.
4. Dameron, T.B. Jr, Grubb, S. A.: Humeral shaft fractures in adults. South. Med. J. *74*:1461-1467, 1981.
5. Vander Griend, R., Tomasin, J., Ward, E. F.: Open reduction and internal fixation of humeral shaft fractures: Results using AO plating techniques. J. Bone Joint Surg. *68A*:430 433, 1986.
6. Riemer, B.L., Foglesong, M.E., Burke, C.J. III., Butterfield, S.L.: Complications of Seidel intramedullary nailing of narrow diameter humeral diaphyseal fractures. Orthopedics *17*:19-29, 1994.
7. Henley, M.B., Chapman, J.R., Claudi, B.F.: Closed retrograde Hackethal nail stabilization of humeral shaft fractures. J. Orthop. Trauma 6:18-24, 1992.
8. Lehmann, M., Kirschner, P.: Elastic intramedullary nailing in the treatment of fractures of the humerus Presented at the American Academy of Orthopaedic Surgeons, Annual Meeting, February 20-25, 1992, Washington, DC.
9. Bostman, O., Bakalim, G., Vainionpaa, S., et al.: Immediate radial nerve palsy complicating fracture of the shaft of the humerus: When is early exploration justified? Injury *16*:499-502, 1985.
10. Holstein, A., Lewis, G.B.: Fractures of the humerus with radial nerve paralysis. J. Bone Joint Surg. *45A*:1382-1388, 1963.
11. Pollock, F.H., Drake, D., Bovill, E.G., et al.: Treatment of radial neuropathy associated with fractures of the humerus. J. Bone Joint Surg. *63A*:239-243, 1981.
12. Riemer, B.L., D'Ambrosia, R.: The risk of injury to the axillary nerve, artery, and vein from proximal locking screws of humeral intramedullary nails. Orthopedics *15*:697-699, 1992.

13. Henley, M.B., Monroe, M., Tencer, A.F.: Biomechanical comparison of methods of fixation of a midshaft osteotomy of the humerus. J. Orthop. Trauma *5*:14-20, 1991.
14. Kellam, J., Beverland, D., Broskhuyse, H., et al: The anatomy and biomechanics of locked humeral nails Presented at the Orthopaedic Trauma Association Sixth Annual Meeting combined with the Canadian Orthopaedic Association Trauma Symposium Toronto, Ontario, Canada, 1990.
15. Riemer, B.L., Butterfield, S.L., D'Ambrosia, R., Kellam, J.: Seidel intramedullary nailing of humeral diaphyseal fractures: A preliminary report. Orthopedics *14*:239-246, 1991.
16. Russell, T.A., Simard, J., Taylor, J.C., et al.: Interlocking intramedullary nailing of humeral shaft fractures. Orthop. Trans. *16*: 334, 1992.
17. Riemer, B.L., D'Ambrosia, R., Kellam, F.J., Butterfield, S.L., Burke, C.J. III.: The anterior acromial approach for antegrade intramedullary nailing of the humeral diaphysis. Orthopedics *16*:1219-1223, 1993.
18. Ingman, A.M., Waters, D.A.: Locked intramedullary nailing of humeral shaft fractures. Implant design, surgical technique, and clinical results. J. Bone Joint Surg. *76B*:23-29, 1994.
19. Foster, R.J., Dixon, G.L. Jr., Bach, A.W., Appleyard, R.W., Green, T.M.: Internal fixation of fractures and nonunions of humeral shaft: Indications and results in a multi-center study. J. Bone Joint Surg. *67A*:857-864, 1985.
20. Hall, R.F., Pankovich, A.M.: Ender nailing of acute fractures of the humerus. A study of closed fixation by intramedullary nails without reaming. J. Bone Joint Surg. *69A*:558-567, 1987.
21. Haberneck, H., Orthner, E.: A locking nail for fractures of the humerus. J. Bone Joint Surg. *73B*:651-653, 1991.
22. Seidel, H.: Humeral locking nail: A preliminary report. Orthopedics *12*:219-226, 1989.
23. Robinson, C.M., Bell, K.M., Court-Brown, C.M., McQueen, M.M.: Locked nailing of humeral shaft fractures. J. Bone Joint Surg. *74B*:558-562, 1992.

16

Osteossíntese Intramedular do Antebraço

Daniel M. Zinar, Dana Street e Mark Wolgin

O conceito de um implante atravessando a extensão total do canal medular de um osso já havia sido utilizado no antebraço antes de sua aplicação no fêmur. Schöne colocou bastões de prata tanto no rádio como na ulna em 1913.[1] Outros pesquisadores recentes da fixação intramedular do antebraço foram o grupo belga de Lambotte, Danis e Joly.[2] Inicialmente foram usados os pinos de Steinmann, e sua aplicação foi relatada novamente por Lambrinudi e Dickson nos anos 40.[3,4] No final dos anos 30,[56] Rush utilizou pinos maiores, seguido pelo uso de implantes ainda maiores por Küntscher e Böhler, no início da década de 40.[7,9]

O tratamento com os fios de Kirschner apresentava vantagens sobre a osteossíntese com placas em termos de um menor trauma cirúrgico, tempos de operação mais curtos e uma cicatriz residual menor. Entretanto as taxas de pseudo-artrose de 17% eram inaceitavelmente elevadas; a pseudo-artrose resultava de um implante demasiadamente flexível e de uma inabilidade no preenchimento do canal, o que permitia o encurtamento e a rotação em certos tipos de fratura. Verificou-se então uma tendência no sentido da utilização de pinos maiores e mais resistentes, primeiro com os pinos roscados de 3 mm de Steinmann, seguidos pelos pinos de 4 e 5 mm de Küntscher, em forma de U.[10] Os pinos maiores não podiam ser inseridos no estilóide radial como os menores e flexíveis, de modo que foi necessário um ponto de inserção no tubérculo de Lister, como recomendado por Küntscher e Böhler.[11] A mudança do ponto de inserção criou problemas com a ruptura do tendão do músculo extensor longo do polegar. Além disso, os pinos de Küntscher freqüentemente desviavam e aderiam firmemente em ambos os fragmentos da fratura, tornando-se passíveis de quebra.

Os bastões de Rush, tanto de 1/8 de pol (3 mm) como de 3/16 de pol (4,5 mm), também foram utilizados, mas ainda surgiam problemas freqüentes relacionados com a retração dos implantes e falta de controle rotacional, o que resultava em elevadas taxas de pseudo-artrose.[12] Em 1954, foi desenvolvido o pino de Street, numa tentativa de aperfeiçoar este controle (Fig. 16-1). Foi usado um padrão quadrado semelhante ao princípio de Schneider de um pino quadrado num canal dilatado por fresagem (Fig. 16-2).[13-15,26] Testes experimentais sobre a força de sustentação necessária revelaram que um aperto de 0,005 pol. (0,012 cm) dos cantos no córtex do osso controlaria 14 pés-libra de torque por polegada linear de extensão do canal. Para o sucesso desta técnica é essencial o uso de um pino e de uma broca com tamanhos correlatos, para obter-se esta quantidade de penetração e se evitar o encarceramento ou a divisão do fragmento distal da fratura. O projeto do pino foi usado de maneira predominante em todos os nossos estudos clínicos desenvolvidos até 1984. Sage introduziu sua haste triangular, que ajudou a controlar a rotação, e em 1959 ele apresentou uma taxa de pseudo-artrose de 6,2% em 81 fraturas.[16] Em 1961, Marek utilizando o pino quadrado de von Saal, relatou ausência de pseudo-artroses ou infecções em 32 de um total de 35 pacientes. O pino para antebraço desenvolvido por Schneider,

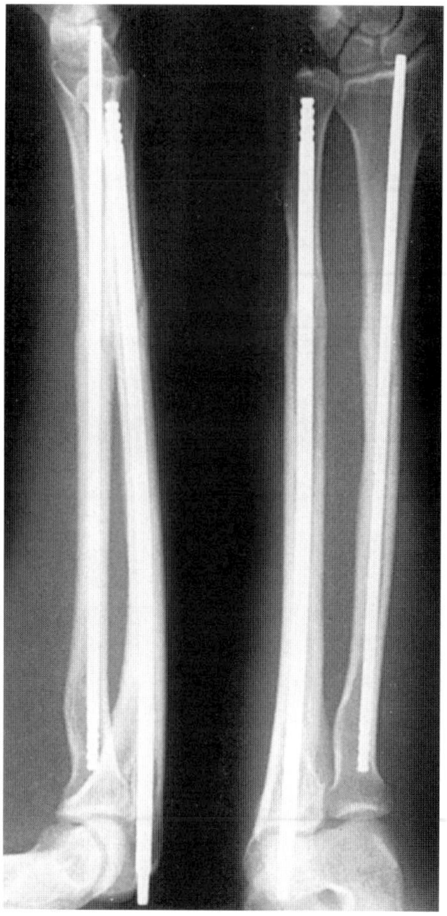

Fig. 16-1. O pino quadrado de 3 mm de Street utilizado no rádio e o prego de 4 mm usado na ulna. Observe a extremidade distal autoperfurante e a extremidade proximal roscada com a cabeça macho.

com quatro sulcos ou estrias, produziu a consolidação em quase todas as 125 fraturas tratadas sem enxerto ósseo, exceto numa pequena porcentagem de 6,4%, conforme relatado por Cotler em 1971.[19]

Em 1984, Tibone modificou o pino de Street utilizando uma liga de titânio ao invés de aço inoxidável, o que propiciou maior flexibilidade e aumento da resistência à fadiga ao novo implante. Além disso, a rosca-macho na extremidade de impulso foi modificada para uma extremidade fêmea, permitindo o assentamento nivelado do pino para diminuir a irritação mecânica local causada pela ponta do pino no punho ou no cotovelo. As brocas intramedulares também foram modificadas para reduzir os problemas relacionados à quebra ou penetração no córtex. A experiência clínica com este implante divulgada até o momento é mínima.[20]

Em 1988, o pino quadrado foi novamente modificado pelo aumento de sua extremidade proximal para permitir aperfeiçoamentos em seu mecanismo de impulso (Fig. 16-3). Continuou-se a utilizar a liga de titânio para a fabricação do implante, mas as brocas foram novamente modificadas para um projeto de corte lateral, com uma ponta cega para reduzir a perfuração do córtex. Alguns problemas com a quebra da rosca do impulsionador foram observados com este sistema de fixação intramedular. Uma vez que o procedimento com o implante quadrado proporcionou um melhor controle da rotação, os resultados clínicos melhoraram. O Quadro 16-1 resume os resul-

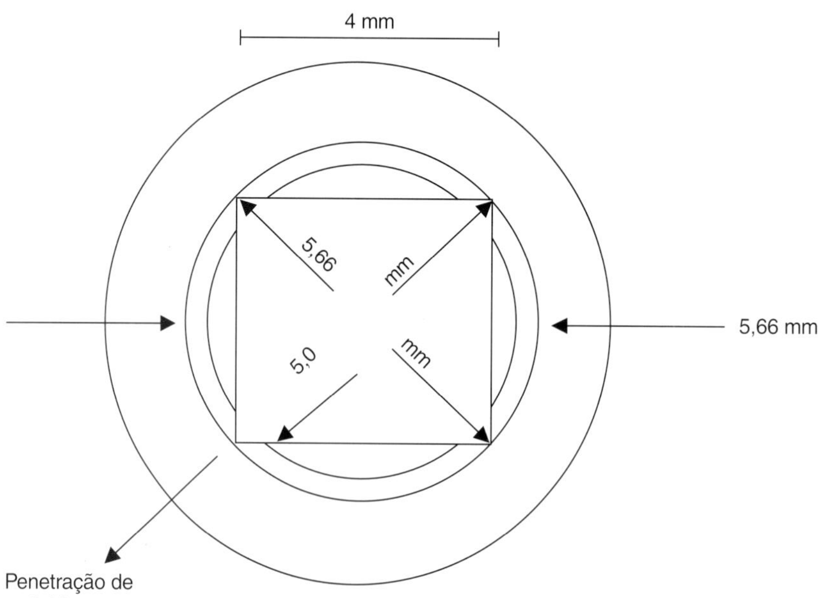

Fig. 16-2. Diâmetro de orifício dilatado *vs.* diâmetro do pino de 4 mm: o círculo externo se iguala ao diâmetro total do pino; o círculo interno se iguala ao diâmetro da broca. A penetração de 0,33 mm dos cantos do pino no interior do córtex.

Quadro 16-1. História da osteossíntese do antebraço

Autor	*Taxa de Consolidação (%)*
Smith/Sage (1957)	79
Sage (1959)	93
Marek (1961)	100
Cotler (1971)	93
Street (1986)	93
Zinar (1992)	97

tados da osteossíntese intramedular do antebraço nas últimas quatro décadas.

Os desenvolvimentos mais recentes incluem testes preliminares com pinos travados para antebraço, semelhantes aos pinos de compressão desenvolvidos por Hoek nos anos 60.[21,22] Ambos os mecanismos de travamento com parafusos, ou do tipo por interferência, estão sendo avaliados em experiências clínicas (Fig. 16-4). Na Europa, DePedro apresentou 20 casos de um pino do tipo travado usado com sucesso na ulna.[23] Estes implantes podem expandir o papel da osteossíntese intramedular do antebraço, do mesmo modo como aconteceu com os pinos travados para o fêmur, tíbia e úmero.

INDICAÇÕES PARA A OSTEOSSÍNTESE INTRAMEDULAR DO ANTEBRAÇO

Fraturas Fechadas

Estas lesões incluem qualquer fratura diafisária do rádio e/ou da ulna em adultos, com pelo menos 5 cm de osso intacto, proximal ou distal, com angulação acima de 10° ou subluxação da articulação radial-ulnar, proximal ou distal.

Fraturas Expostas

A osteossíntese intramedular primária pode ser executada em todos os pacientes portadores de fraturas expostas classificadas nos graus I, II e IIIa[24], após o desbridamento inicial. As lesões expostas dos tipos IIIb e IIIc podem necessitar de fixação externa ou de fixação por placas e parafusos, devido à necessidade de cuidados significativos com o ferimento e para a reconstrução dos tecidos moles, sem imobilização pós-operatória.

TÉCNICA CIRÚRGICA

Na maioria dos pacientes, mesmo nos portadores de múltiplas lesões, recomendamos a execução da operação

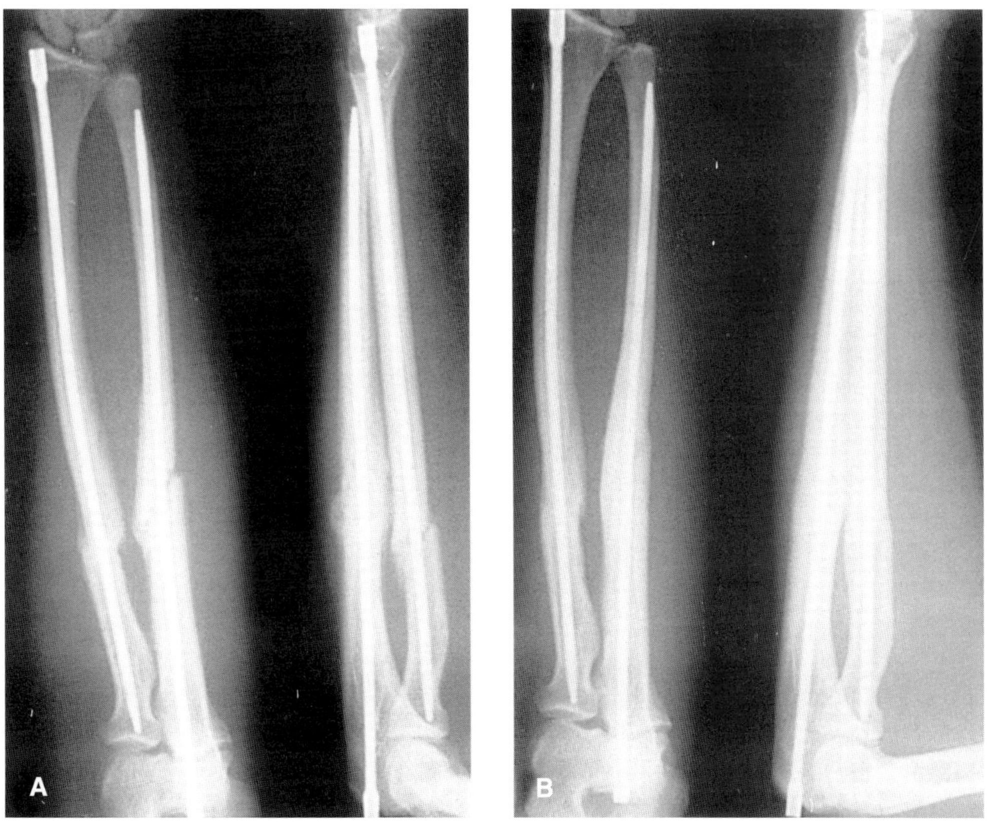

Fig. 16-3. *A,B,* Pino quadrado modificado, de titânio, usado para tratar fratura em ambos os ossos do antebraço. Roscas retraídas no interior da extremidade proximal do pino, para permitir o assentamento nivelado do implante.

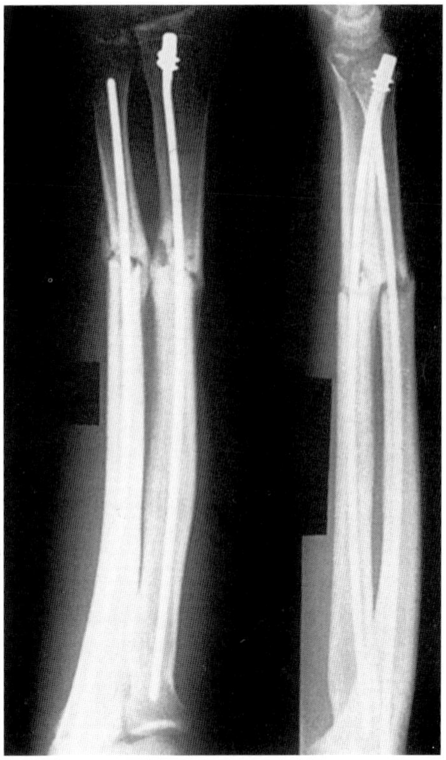

Fig. 16-4. O pino do tipo travado com ajuste por interferência do travamento do tipo rosqueado na extremidade proximal do pino.

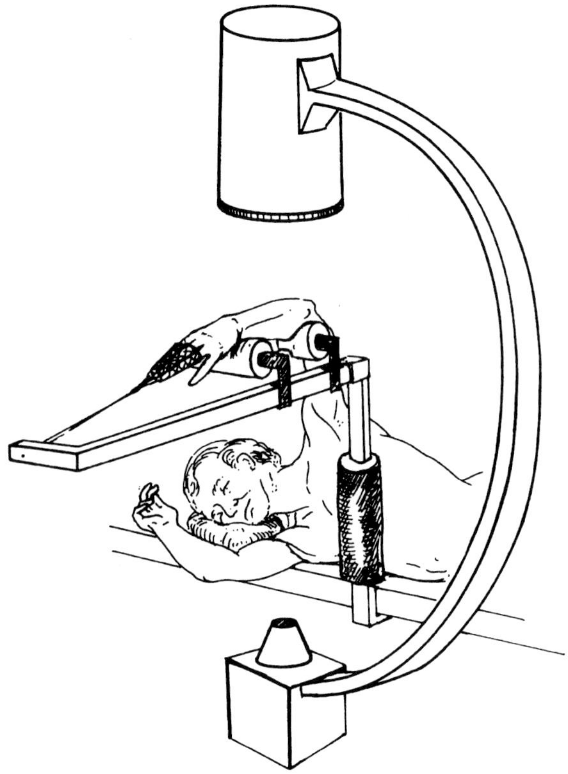

Fig. 16-5. Mesa de tração para tratamento de fratura do antebraço projetada para ser ajustada a uma mesa normal de operação, com o paciente posicionado em decúbito lateral.

o mais rapidamente possível. Quanto mais precocemente o procedimento for executado, melhor será a possibilidade de sucesso da osteossíntese a foco fechado.

Uma vantagem em potencial da fixação intramedular do antebraço é a habilidade em obter uma fixação interna estável sem que o foco da fratura seja aberto. Antes do advento da intensificação de imagens, em 1967, a maioria das fraturas era tratada com técnica aberta. Algumas osteossínteses da ulna isoladamente eram executadas às cegas, por ser facilmente palpável e de se obter o alinhamento desejado. A escolha da técnica aberta ou fechada depende do tempo decorrido entre a ocorrência da lesão e a cirurgia, do grau de cominuição e de desvio da fratura e da experiência do cirurgião. No início de nossa experiência, todas as osteossínteses eram executadas com o auxílio de um intensificador de imagens. Mais recentemente temos utilizado um conjunto de tração pelos dedos da mão modificado como uma mesa para tratamento de fratura de antebraço (Fig. 16-5).

Várias empresas, incluindo Zimmer, Dow Corning Wright, Biomet, Howmedica e Applied Osteo, têm fabricado tanto a haste quadrada intramedular para antebraço como o pino travado, projetados para fornecer controle da rotação. Cada fabricante tem seu próprio conjunto de instrumentos, com detalhes de inserção específicos para cada um destes dispositivos. Aqui serão delineados os princípios gerais. As hastes têm tamanhos que variam entre 18 e 30 cm, em incrementos de 1 a 2 cm.

PLANEJAMENTO PRÉ-OPERATÓRIO

As radiografias são revisadas para determinar o comprimento e o diâmetro adequados do pino. Há três métodos para estabelecer o comprimento: (1) medida do antebraço intacto do paciente com uma fita métrica desde o olecrânio até a estilóide ulnar, subtraindo então 1 cm, (2) durante a operação, tomando-se um pino com comprimento conhecido, e utilizando-se o intensificador de imagens, encostado contra o osso afetado e aplicando tração, para manter o osso no comprimento adequado, ou (3) antes da cirurgia, utilizando-se os gabaritos radiográficos disponíveis dentro de parâmetros conhecidos de ampliação. Devido à dificuldade comum para palpação da cabeça do rádio, o comprimento do rádio também poderá ser determinado subtraindo-se 2 cm do comprimento da ulna.

Brocas com tamanho adequado são essenciais para a osteossíntese intramedular bem-sucedida e devem estar disponíveis. A porção mais estreita do canal intramedular pode variar de 2 a 7 mm. A obtenção da medida deste diâmetro determinará a necessidade, ou não, da fresagem do canal medular antes da inserção do bastão. Se esta dilatação for necessária, em alguns casos selecionados, o aumento do canal em 0,5 ou 1 mm poderá ser necessário para prevenir o encarceramento do pino. Se o pino não é travado, deverá ter um ajuste bem apertado para fornecer uma fixação estável.

OSTEOSSÍNTESE INTRAMEDULAR A FOCO FECHADO

Desde a sua descrição original por Street,[15] a técnica cirúrgica não sofreu mudanças significativas. Tanto podemos usar pinos de 3 ou de 4 mm, dependendo do tamanho do canal medular. Se ambos os ossos estiverem fraturados, devemos abordar o rádio em primeiro lugar. Fazemos uma incisão de 1,5 cm lateralmente ao tubérculo de Lister, no rádio distal. Após a incisão da pele, os tecidos moles são expostos para evitar um prejuízo às estruturas neurovasculares. Identificamos o intervalo entre os músculos radiais extensores curto e longo do punho. Devemos identificar a borda distal do rádio corretamente para evitar a inserção inadvertida através do escafóide. Penetra-se o canal na margem dorsal do rádio com uma broca piloto de 2 mm, com a ponta trabalhando da posição vertical para a horizontal, para evitar a penetração do córtex volar. A flexão do punho sobre uma pilha de toalhas é útil na prevenção desta complicação.

Se necessário, o canal deverá ser aumentado em até 0,5 a 1 mm, para prevenir o encarceramento do bastão ou o afastamento no foco da fratura. Certos pinos são pré-curvados para adaptação à inclinação natural "dorso-radial". Isto poderá exigir um pino separado em direito e esquerdo para o rádio, mas não para a ulna, dependendo do fabricante. A haste ulnar pode ser girada 180° tanto para o braço direito como para o esquerdo, para se adaptar à inclinação lateral normal proximal. Freqüentemente, os pinos de 3 mm são flexíveis o suficiente para se adaptarem à inclinação radial sem a necessidade de uma inclinação prévia, mas se um prego de 4 mm estiver sendo utilizado, recomendamos a inclinação prévia para preservar a curvatura normal do rádio. Pinos com 3 mm podem ser pré-curvados, se desejado.

Devido ao fato de a ulna inclinar em direção ao rádio no terço proximal, o ponto de inserção para a ulna está voltado para o lado radial do olecrânio, cerca de 5 mm do córtex lateral. A preparação adequada do canal ulnar em sentido distal com a broca é essencial para evitar o afastamento do foco da fratura, o que poderia conduzir a uma pseudo-artrose.

Independentemente de a osteossíntese intramedular executada ser aberta ou a foco fechado, ambas as fraturas deverão ser preparadas antes que qualquer osso seja fixado intramedularmente, caso contrário a estabilidade do osso fixado pode dificultar a redução da outra fratura. Quando executamos a osteossíntese intramedular a foco fechado, o controle de rotação obtido pelo apoio do pino é menos importante do que para o procedimento a foco aberto, devido à preservação dos anexos de tecidos moles e à manutenção subseqüente da circulação para quaisquer fragmentos intermediários da fratura.

CUIDADOS PÓS-OPERATÓRIOS

Após a cirurgia, o antebraço deve ser imediatamente colocado em um enfaixamento compressivo suave e volumoso que inclua goteira de gesso para imobilizar o punho, a mão e o cotovelo. Assim que o edema diminuir, usamos um aparelho gessado cilíndrico para todo o membro superior. Nos pacientes confiáveis, as fraturas estáveis podem ser imobilizadas por duas semanas com um aparelho gessado deste tipo. Pacientes não-confiáveis e/ou padrões de fratura instáveis ficam imobilizados por mais duas semanas. Geralmente a fisioterapia formal para a recuperação dos movimentos não é necessária. As atividades diárias podem ser retomadas usualmente dentro de duas semanas após a retirada do aparelho gessado.

RESULTADOS CLÍNICOS

No Centro Médico UCLA/Los Angeles County Harbor foram desenvolvidas revisões tanto retro como prospectivas para a avaliação de osteossínteses intramedular do antebraço. O Quadro 16-2 resume os resultados.

ESTUDO RETROSPECTIVO

Para avaliar a eficiência do pino quadrado de Street para o tratamento de fraturas do antebraço, os registros de 195 pacientes consecutivos não selecionados, com 264 fraturas dos ossos do antebraço, entre 1962 e 1968, foram revisados, retrospectivamente. Neste estudo foram incluídos somente os casos clínicos acompanhados até a confirmação ou não. O acompanhamento mínimo durou seis meses, com média de 23 meses

Quadro 16-2. Avaliação de osteossíntese intramedular do antebraço

	Estudo Prospectivo (%)	*Estudo Retrospectivo (%)*
Taxa de consolidação	97	93
Resultados excelentes/bons	92	83
Complicações intra-operatórias	5	9
Complicações pós-operatórias	6	15

de consolidação. Do total havia 24% de fraturas expostas e 25% de lesões por alta energia, com cominuição óssea e traumatismo nítido aos tecidos moles. Após 1976 utilizou-se o enxerto ósseo precoce em 15% dos casos, mas em nenhum deles antes dessa época.

Os resultados foram tabulados usando-se o critério de Anderson,[25] sendo 58% excelentes, 27% satisfatórios, 7% insatisfatórios e 8% de falhas. A taxa de pseudo-artrose foi de 6,8%. As complicações operatórias ocorreram em 9,4% das osteossínteses intramedulares do antebraço e as pós-operatórias ocorreram em 15,2% dos casos. Estas complicações estão detalhadas no Quadro 16-3.

A consolidação foi definida como a presença de um calo ósseo de união e ausência de dor no foco de fratura após 12 meses (Fig. 16-6). Neste estudo, o tempo de consolidação para os pacientes foi estimado em 6,2 meses para as fraturas da ulna e 6,4 meses para as fraturas do rádio. Embora este tempo de consolidação possa parecer longo, ele é enganoso, pois, logo após o período de uso do gesso, foi permitido que os pacientes reassumissem as suas atividades sem proteção, exceto levantar peso e os movimentos de torção do braço. A função do membro é restaurada bem antes da confirmação radiográfica da consolidação dos fragmentos da fratura.

O caso foi considerado pseudo-artrose quando a consolidação não progredia após 12 meses ou quando houve necessidade de um procedimento cirúrgico adicional para a consolidação. Onze das 13 pseudo-artroses da ulna ocorreram em fraturas cominutivas da porção média da diáfise submetidas à fixação aberta sem o uso de enxerto ósseo.

Quatro em cinco pseudo-artroses do rádio ocorreram distalmente à junção dos terços médio e distal, onde o controle de rotação é mais difícil pelo alargamento da metáfise óssea.

Quadro 16-3. Complicações

	Estudo Retrospectivo (%)	*Estudo Prospectivo (%)*
Intra-operatórias		
Aumento de cominuição	2	1
Perfuração do córtex	2	1
Paralisia transitória	2	1
Penetração de broca quebrada	2	1
Articulação penetrada pelo implante	2	0
Pós-operatórias		
Impacto	4	3
Migração do implante	6	2
Infecção	2	0
Refratura	1	0
Ruptura ELP = extensor longo do polegar	1	0
Miosite ossificante	1	0
Sinostose	1	0

ESTUDO PROSPECTIVO

Esta parte do estudo foi montada para avaliar, padronizar e aperfeiçoar a técnica e as indicações para a osteossíntese intramedular do antebraço prospectivamente. Em 1988, os seguintes critérios de inclusão foram estabelecidos: (1) todos os pacientes deveriam estar com o esqueleto maduro, (2) todos os pacientes deveriam ter fraturas diafisárias do antebraço com pelo menos 5 cm intactos de rádio ou de ulna, proximal ou distalmente, e (3) o cirurgião principal (D.M.Z.) deveria estar presente em todas as cirurgias.

Com base no estudo retrospectivo, nosso objetivo foi o de diminuir as complicações passíveis de prevenção por meio de uma padronização e um refinamento nas técnicas cirúrgicas existentes e a adaptação de uma abordagem mais agressiva com a aplicação de enxerto ósseo nas fraturas cominutivas que exigem osteossíntese intramedular aberta.

Em 65 pacientes (90 fraturas diafisárias) pelo menos um osso foi fixado com haste intramedular. Cinco pacientes foram perdidos no acompanhamento. Seis pacientes com seis fraturas de rádio e dois pacientes com duas fraturas da ulna foram excluídos porque não havia pelo menos 5 cm de osso intacto, proximal ou distalmente. Dois pacientes foram excluídos porque o cirurgião supervisor não estava disponível. Dez pacientes foram tratados pelo método de osteossíntese com placas e parafusos. Cinqüenta pacientes com 75 fraturas foram acompanhados por pelo menos seis meses: eles formam a base deste estudo.

A idade média dos pacientes foi 31 anos (variando entre 14 e 72 anos). O grupo tinha 38 pacientes do sexo masculino e 12 do sexo feminino. Das 75 fraturas do rádio e da ulna, dois rádios e uma ulna apresentaram fratura segmentar; assim, o número total de lesões era 78. Destas, 75 foram tratadas com fixação intramedular, enquanto os outros três pacientes com fraturas em ambos os ossos receberam tratamento por fixação híbrida, sendo a ulna tratada com a técnica da osteossíntese intramedular e o rádio com a colocação de placas, pois havia menos de 5 cm de rádio distal intacto. Cada fratura foi avaliada separadamente, resultando em 75 casos disponíveis para a revisão.

Vinte e cinco dos pacientes apresentavam fratura de ambos os ossos. Das 13 fraturas isoladas do rádio, dez eram fraturas de Galeazzi; das 12 lesões isoladas da ulna, dez eram fraturas de Monteggia. A incidência de cada fratura foi registrada usando-se o sistema de classificação de fraturas da *Orthopaedic Trauma Association* (Figs. 16-7 e 16-8). Vinte e sete (36%) lesões eram cominutivas, nas cate-

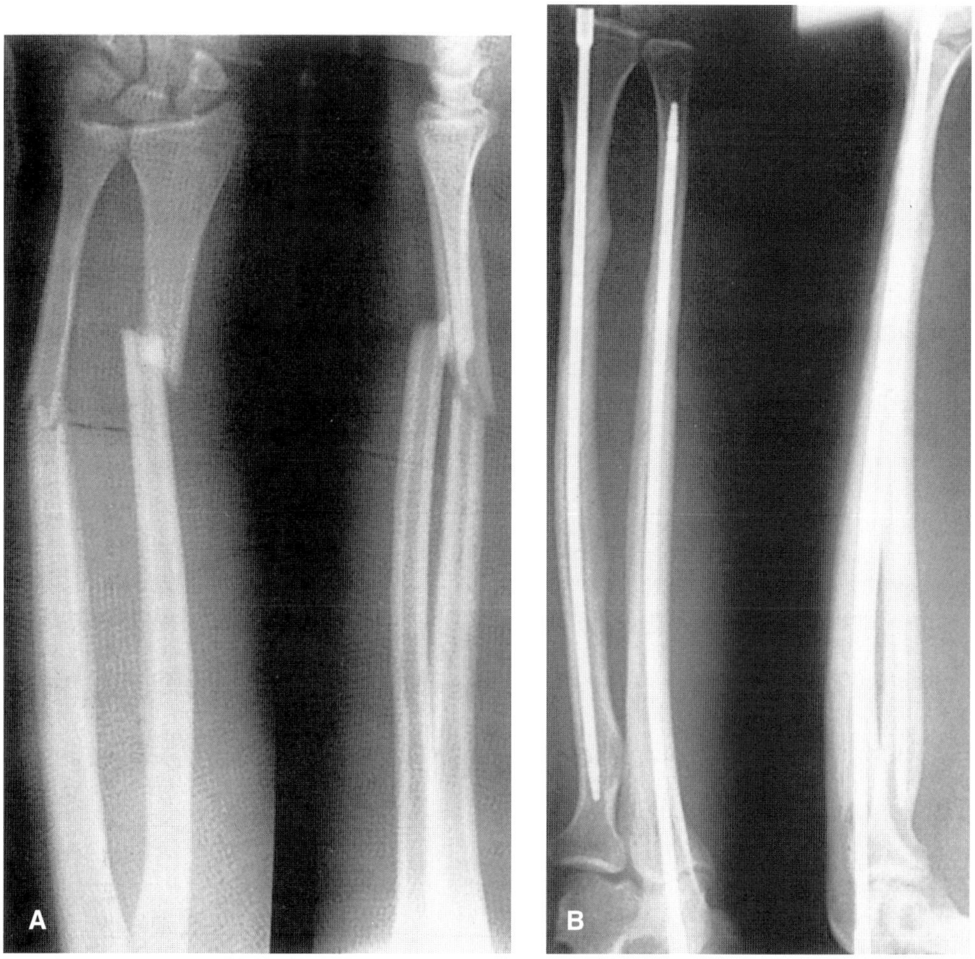

Fig. 16-6. *A,B,* Fratura radial e ulnar tratada por osteossíntese intramedular a foco fechado aos três meses, com formação de calo ósseo em ambas as fraturas.

gorias IV até VII; 60 eram fechadas (88%) e 15 eram expostas (12%). Estas últimas foram depois classificadas de acordo com o sistema de Gustilo *et al.*[24] A maioria delas ficou no grupo de fraturas expostas de grau baixo, tipos I ou II.

Vinte e oito (37%) fraturas foram encontradas em pacientes politraumatizados, vinte e cinco (33%) em pacientes que apresentavam uma ou mais fraturas concomitantes do membro superior ipsilateral. O mecanismo da lesão envolveu acidentes automobilísticos (53%), quedas (27%), assaltos (14%) e ferimentos por tiros em baixa velocidade (6%). Não foram incluídos aqui os casos de ferimentos provocados por projéteis em alta velocidade.

Dois pacientes apresentaram lesão vascular concomitante (Fig. 16-9). Um deles teve reparação bem-sucedida de uma laceração da artéria radial e o outro foi submetido à ligadura de uma laceração da artéria ulnar. Dez pacientes apresentaram lesão neurológica associada. Entre os prejuízos nervosos, houve lesão em seis nervos radiais, em dois ulnares e em dois medianos. Um dos nervos ulnares e um dos nervos radiais foram lacerados. Ambos foram reparados, mas somente o nervo radial apresentou recuperação significativa da função após 14 meses. A neuropraxia foi identificada antes da cirurgia em dois nervos medianos, em cinco nervos radiais e em um nervo ulnar. A recuperação completa ocorreu em um nervo mediano, em quatro nervos radiais e em um nervo ulnar.

FRATURAS EXPOSTAS

Aos pacientes com fraturas expostas administramos cefazolina por via intravenosa ainda na emergência, em conjunto com a profilaxia para o tétano, quando necessário. Após a irrigação e o desbridamento da ferida, executamos a fixação interna, como descrito para a técnica a foco fechado. Se o diâmetro do canal permitir, será preferível inserir os pinos intramedulares sem a fresagem. O ferimento traumático é mantido aberto, com o fechamento da incisão cirúrgica eletiva. Os antibióticos são administrados por 48 horas.

Neste estudo os ferimentos foram fechados entre cinco e 10 dias. O ferimento foi fechado primariamente em todas as nove fraturas do grau I e as três fraturas do grau II foram tratadas com o fechamento retardado do ferimento primário. O paciente com lesão do tipo IIIa precisou de en-

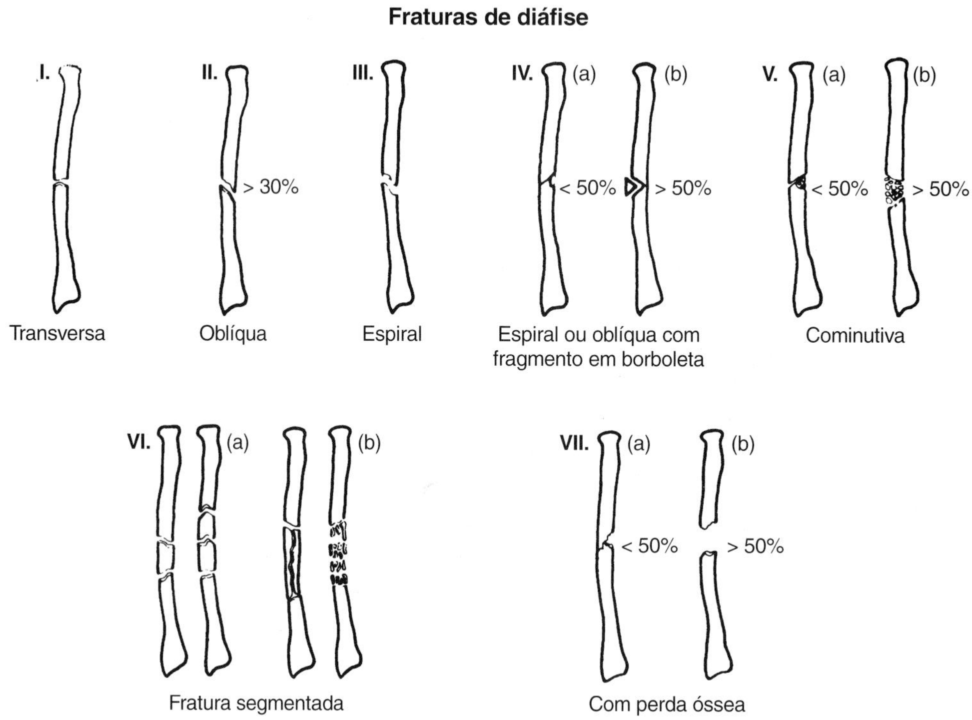

Fig. 16-7. Sistema de classificação de fraturas diafisárias do antebraço da *Orthopaedic Trauma Association*.(Extraído de Chapman, M.W., Gordon, J.E., Zissimos, A.G.; *Compression-plate fixation of acute fractures of the diaphyses of the radius and ulna*. J. Bone Joint Surg. 71A: 159-169, 1989.)

xerto de pele com espessura parcial. As fraturas fechadas com cominuição grave exigindo osteossíntese intramedular a foco aberto, ou as fraturas expostas com baixo grau, com defeitos ósseos ou com cominuição, receberam enxerto ósseo por ocasião do fechamento retardado do ferimento primário, utilizando-se osso esponjoso da crista ilíaca. Quinze das 75 fraturas (20%) receberam enxerto ósseo, todas com cominuição classificadas nos graus IV e acima.

Em 80% das fraturas foi utilizado um bastão de 3 mm, e nas demais utilizamos um pino de 4 mm. Trinta fraturas receberam o tratamento por osteossíntese intramedular no dia da ocorrência da lesão, dez casos foram tratados dentro de 48 horas, 15 entre três e sete dias, 14 entre sete e 14 dias e seis casos receberam o procedimento mais de duas semanas após a ocorrência da lesão.

A consolidação ocorreu em 97,5% das fraturas. O tempo médio decorrido até a confirmação radiográfica da consolidação foi de 18 semanas (numa faixa de 12 até 30 semanas). Das 38 fraturas tratadas com a técnica a foco fechado e das 15 fraturas que receberam enxerto ósseo, todas se consolidaram (100%). Pelo critério de Anderson,[25] os resultados funcionais foram: 70% excelentes, 22% satisfatórios, 5% insatisfatórios e 3% de falhas de implante.

FIXAÇÃO INTRAMEDULAR DO ANTEBRAÇO EM ADOLESCENTES

Os pacientes portadores de fraturas da diáfise dos ossos do antebraço e com a idade variando entre 10 e 14 anos constituem um subgrupo difícil de tratar. O cirurgião fica sempre na dúvida sobre se deve tratar a fratura como uma lesão pediátrica, com a natureza benigna e o potencial de remodelação que caracteriza a maioria dos pacientes mais jovens com este tipo de fratura, ou se deve tratá-los como adultos, aplicando a fixação interna. As indicações de tratamento cirúrgico para as fraturas dos ossos do antebraço em pacientes esqueleticamente imaturos são raras: (1) falta de habilidade para obtenção ou manutenção de uma redução a foco fechado; (2) tratamento de uma lesão flutuante do cotovelo; (3) ou a estabilização do esqueleto para permitir o tratamento de lesões importantes dos tecidos moles.

As fraturas com desvio ou instáveis podem ser tratadas com a técnica da osteossíntese intramedular similarmente à técnica descrita anteriormente para os adultos, em que as cartilagens epifisárias distal-radial ou proximal-ulnar estão fechadas. Se essas fises estiverem abertas, a preferência será pela técnica de osteossíntese intramedular a foco fechado com o pino de Rush, como descrita por Blasier[26] e Amit[27]. Muitos pesquisadores apresentam resultados excelentes, com mínimas complicações, usando técnicas similares.[28,29] Devido à rápida consolidação da fratura, os pinos podem ser removidos após somente seis a oito semanas (Fig. 16-10). Se a ponta dos pinos for deixada sob a pele e não estiver causando irritação, estes implantes poderão ser mantidos por mais tempo. Recomendamos a imobilização com aparelho de gesso durante as primeiras quatro a seis semanas, devido à falta de um controle de rotação satisfatório. Embora esta técnica implique uma segunda cirurgia de

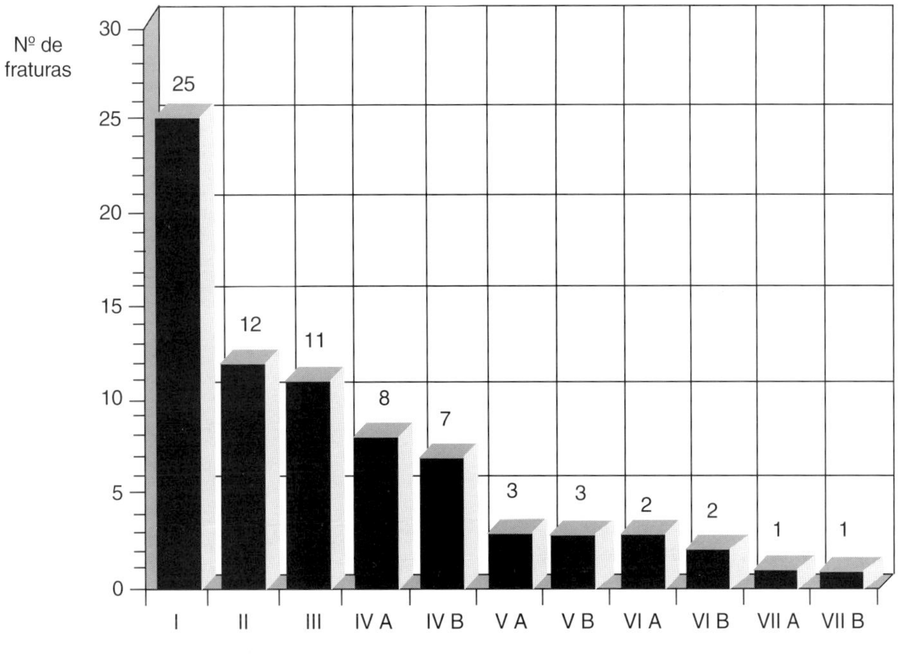

Fig. 16-8. Incidência do padrão de fraturas em um estudo prospectivo do antebraço.

menor porte para a remoção do pino, suas vantagens sobre a redução a foco aberto, como ocorre com a osteossíntese intramedular do antebraço do adulto, são a manutenção de uma redução anatômica estável, exposição cirúrgica mínima com reduzido risco de lesão nervosa ou de infecção, períodos mínimos de convalescença e incapacidade, menor risco de refratura e cicatrizes muito insignificantes.

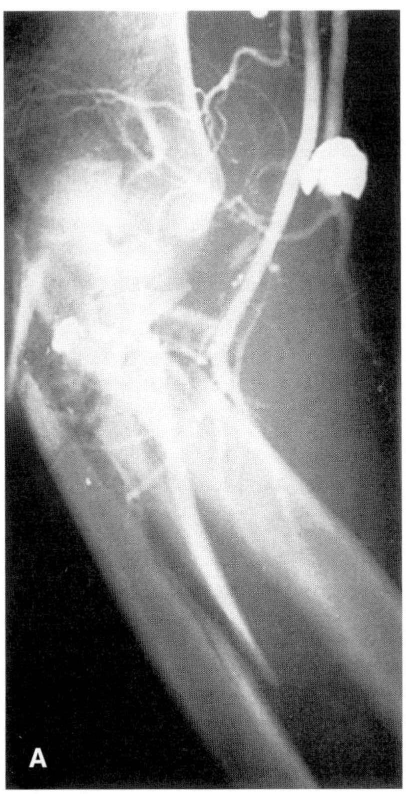

Fig. 16-9. *A*, Fraturas proximais altamente cominutivas da ulna e do rádio com lesão vascular/síndrome de compartimento. (*Figura continua.*)

COMPLICAÇÕES

Conforme detalhado no Quadro 16-3, as complicações podem ser divididas em dois grandes grupos. O primeiro, e maior, ocorre no momento da osteossíntese intramedular e está relacionado à técnica cirúrgica. O segundo grupo ocorre durante o período em que a fratura se consolida ou não, e envolve a natureza da lesão, a força de sustentação do implante e o comportamento do paciente.

Complicações Intra-operatórias

Encarceramento do Pino

Como em qualquer procedimento de fixação intramedular, cuidado deve ser tomado quanto à seleção do implante de tamanho certo para se ajustar à anatomia do paciente. Antes da cirurgia, uma revisão cuidadosa de radiografias de boa qualidade é essencial para se evitar o encarceramento e/ou a divisão de um fragmento da fratura. Algumas vezes, a haste de 3 mm pode ser inserida sem a fresagem do canal medular, mas, em pacientes com canais pequenos, freqüentemente é necessária a preparação desse canal com uma dilatação extra de 0,5 a 1 mm (Fig. 16-11). Este procedimento também vai prevenir uma cominuição mais intensa no foco da fratura, seja eliminando o aumento de linhas incompletas de fratura ou criando novas lesões (fraturas).

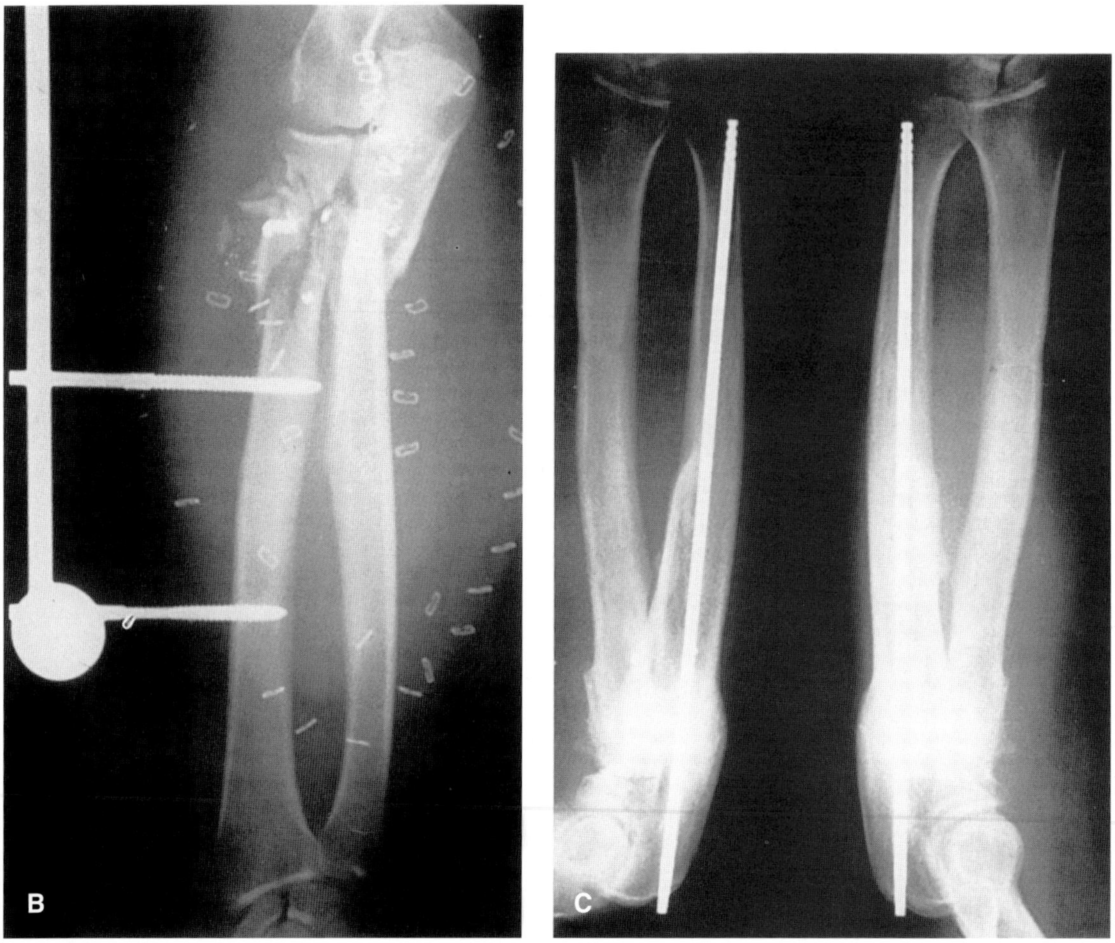

Fig. 16-9. (*continuação*) *B*, Estabilização com fixador externo temporário incluindo o cotovelo para a revascularização e a cobertura dos tecidos moles. *C*, Osteossíntese intramedular a foco fechado da ulna feita 10 dias após a ocorrência da lesão: a fratura se consolidou com sinostose e sem evidência de infecção.

Impacto (Síndrome de Impacto)

Quando o pino não está adequadamente assentado, pode ocorrer dor pela irritação mecânica contra o punho ou o cotovelo. Esta condição pode ser provocada por uma haste demasiadamente longa, que não pode ser mais impulsionada sem penetrar na articulação (Fig. 16-12). Geralmente o implante tem o comprimento adequado, mas ocorre um descuido em seu assentamento completo (Fig. 16-13). As modificações no projeto, alterando a cabeça roscada-macho do modelo original de Street para uma ponta de impulso-fêmea (retraída) do modelo atual, feito em titânio, permitem o assentamento nivelado do implante. É importante dedicar atenção a estes detalhes, pois se o prego não causar nenhum desconforto após a consolidação, em geral a sua remoção não será necessária.

Perfuração do Córtex

Esta complicação pode ocorrer durante a realização do orifício de entrada no interior do canal intramedular ou durante a preparação de um canal estreito com o auxílio de brocas. Utilizamos uma broca convencional para fazer este orifício. No rádio, cuidado para que haja a flexão palmar suficiente no punho sobre um coxim de campos operatórios para prevenir a perfuração cortical descuidada do córtex volar. Modificando as brocas para modelos com a ponta cega, ou com rosca para o corte lateral, este problema de perfuração durante a fresagem do canal intramedular foi eliminado. A dilatação com incrementos de 0,5 mm pode diminuir a probabilidade desta perfuração provocada pelas brocas.

Complicações Pós-operatórias

Migração do Implante

Quando ocorre a migração do implante, esta complicação será geralmente identificada nos primeiros meses após a osteossíntese intramedular. A falha na impactação completa de uma fratura no momento da fixação, a aplicação de um pino curto ou a inserção de um pino de 3 mm em um canal mais largo são fatores que predispõem à migração. O ajustamento do pino no canal não é tão importante na osteossíntese intramedular a foco fechado como o é no pro-

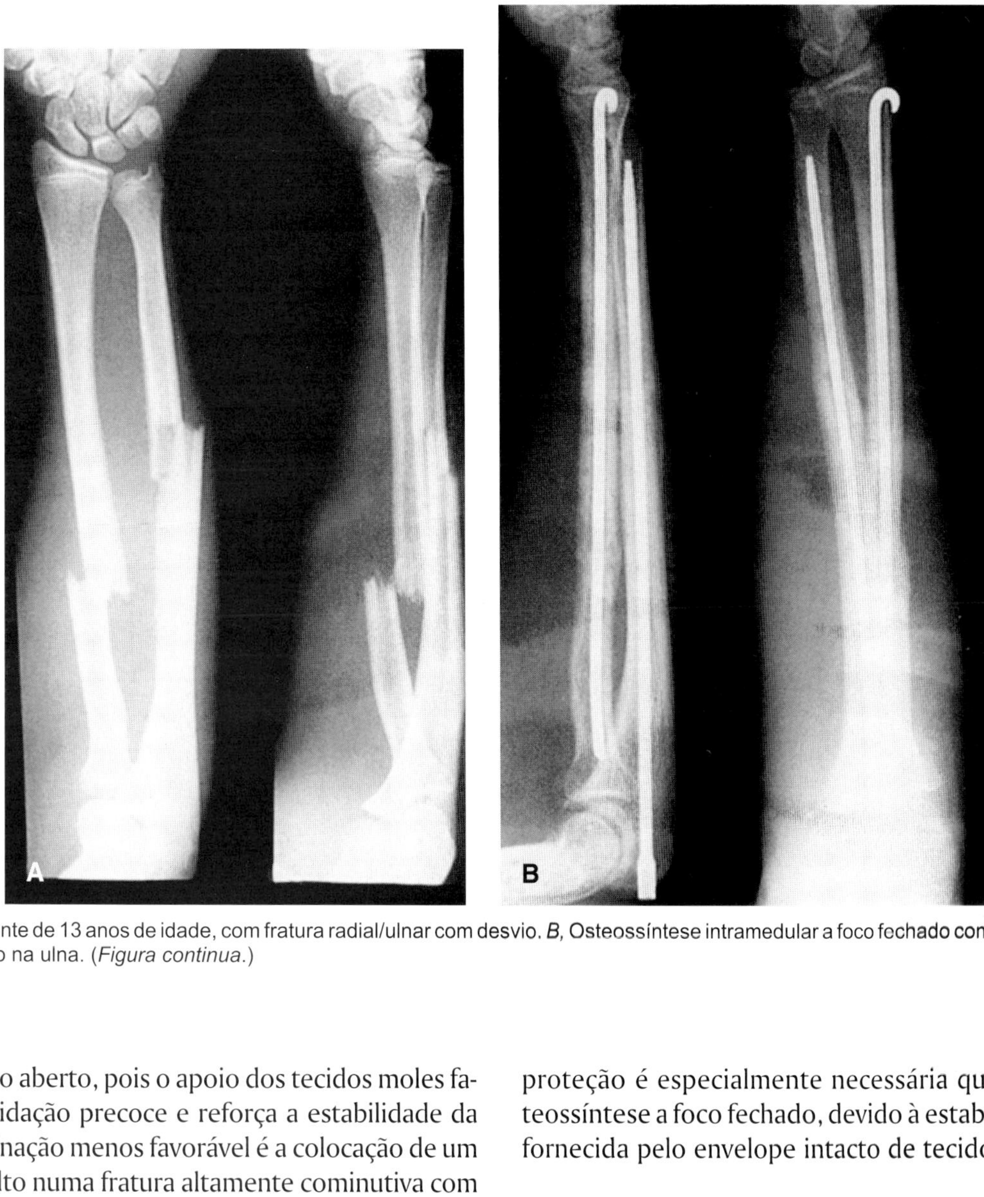

Fig. 16-10. *A*, Paciente de 13 anos de idade, com fratura radial/ulnar com desvio. *B*, Osteossíntese intramedular a foco fechado com pino de Rush no rádio e pino quadrado na ulna. (*Figura continua.*)

cedimento a foco aberto, pois o apoio dos tecidos moles favorece a consolidação precoce e reforça a estabilidade da fratura. A combinação menos favorável é a colocação de um pino que fica solto numa fratura altamente cominutiva com propensão ao encurtamento. O advento dos pinos travados reduz a a incidência desta complicação.

Comportamento do Paciente

O uso rotineiro de um aparelho gessado durante duas a quatro semanas protegerá o paciente da falsa sensação de segurança quando não houver mais a presença da dor. O calo primitivo poderá ser rompido por um paciente vigoroso, que se envolva em atividades intensas ou pelo paciente idoso que sofra uma queda. Uma vez que o calo começa a consolidar em cerca de quatro semanas, o estímulo fornecido pela função básica reforça a consolidação. O paciente superprotetor atrasa não só a reabilitação da mão e do punho como também, até certo ponto, a consolidação da fratura.

Os pacientes confiáveis, com padrão de fratura estável, são geralmente protegidos somente por duas semanas, com um aparelho gessado longo para o braço. Esta proteção é especialmente necessária quando feita a osteossíntese a foco fechado, devido à estabilidade adicional fornecida pelo envelope intacto de tecidos moles.

Infecção

Embora raramente observada nos procedimentos de osteossíntese intramedular a foco fechado, a infecção iatrogênica ocasional ainda constitui um problema nos procedimentos a foco aberto, assim como nas fraturas expostas. Como com qualquer infecção após fixação intramedular, o pino não deverá ser removido até que a fratura chegue à consolidação. A lesão geralmente continuará a drenar até que a haste intramedular seja removida. Quando necessário, devemos proceder à drenagem cirúrgica, com a administração de antibióticos apropriados até que o processo inflamatório agudo regrida.

Nas fraturas expostas, o fechamento retardado do ferimento traumático é essencial na prevenção da infecção. O antebraço, particularmente a ulna, tem menor probabilidade de formar uma ponte com o calo ósseo enquanto houver drenagem ativa. Esta situação é análoga à da tíbia,

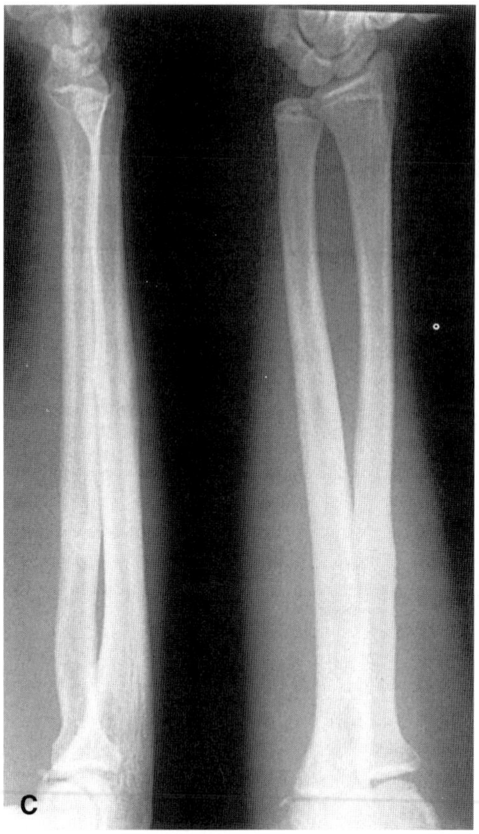

Fig. 16-10 *(continuação). C*, Resultado clínico excelente com três meses.

sendo possivelmente causada pela presença de um menor volume de tecidos moles circundantes que o observado em outros ossos, como o fêmur. Todas as infecções observadas em nossas séries de estudo foram rapidamente eliminadas após o controle com drenagem, antibióticos e a remoção do implante após a consolidação da fratura. Nestes casos não houve necessidade de enxerto ósseo para promover a consolidação da fratura. Raramente, se um pino solto é associado ao processo infeccioso, podemos repetir o procedimento de fixação substituindo o implante por um pino maior, com maior ajustamento, para promover a estabilidade.

Remoção do Implante

O implante intramedular pode, ocasionalmente, ser removido antes de decorrido um ano, sendo recomendado, neste caso, somente quando o paciente for sintomático. Se o pino estiver adequadamente colocado, raramente provocará irritação no punho ou no cotovelo. Se necessário, a remoção constitui geralmente um procedimento simples, que pode ser executado na condição de paciente externo e através de uma incisão de 1 a 2 cm. Diferentemente das precauções necessárias após a remoção de placas, o risco de refratura é mínimo após a retirada do pino intramedular, não existindo a necessidade de proteção externa para o antebraço (Fig. 16-14). Mesmo com a instrumentação correta, a remoção do pino poderá, às vezes, ser difícil ou impossível. As roscas poderão estar desgastadas ou poderá ser necessária uma escavação significativa do osso para expor uma porção do pino de modo a colocar o extrator. Em tais situações, raras, se o pino for suficientemente curto, poderá ser impulsionado para fora do campo visual, para evitar a irritação mecânica, ou, então, poderá ser quebrado. O paciente deverá ser informado sobre a possibilidade de falha na remoção do implante antes de o procedimento ser recomendado.

DISCUSSÃO

O tratamento não-operatório de fraturas diafisárias no adulto não produz resultados clínicos aceitáveis.[30,31] A fixação intramedular de fraturas do antebraço, seja com um pino quadrado ou com uma haste do tipo travado, apresenta muitas vantagens sobre a fixação com placas. O controle das forças de rotação é essencial para a estabilidade adequada da fratura. Com o implante quadrado, o contato no córtex de um canal fresado circunferencialmente protege contra as fortes cargas de torque no antebraço. Embora até o momento não tenham sido relatados resultados clínicos, o advento do pino travado pode reforçar ainda mais esta estabilidade e abreviar a necessidade de qualquer imobilização pós-operatória. Os pinos também fornecem algum espaço para a restauração do fluxo sangüíneo do endósteo.

Uma vez que o bastão intramedular distribui as forças, em oposição à concentração de força (que ocorre com a fixação das placas), o calo periférico que se forma pode conduzir a uma união biomecanicamente mais forte.[32] Apesar da formação ocasional de um calo abundante, não se tem notícia de um bloqueio mecânico à rotação do antebraço (Fig. 16-15). Mesmo nos casos de fixação a foco aberto, a interrupção do suprimento sangüíneo do periósteo é menor do que com as placas e, conseqüentemente, mais favorável à consolidação da fratura.

Apesar das vantagens da fixação intramedular descritas por muitos investigadores,[33-38] a técnica por placas ainda tem proporcionado resultados satisfatórios.[25,39-48] Em nossas séries obtivemos bons resultados quando utilizamos uma técnica híbrida, com a fixação do rádio por meio de placas e osteossíntese intramedular da ulna e vice-versa (Fig. 16-16). Este procedimento foi executado quando as fraturas do rádio ou da ulna eram demasiadamente distais (i.e., a menos de 5 cm da articulação) para a fixação adequada por meio de uma haste intramedular. Nossa experiência ensinou que certas fraturas radiais na junção entre a metáfise e a diáfise não são adequadas para a osteossín-

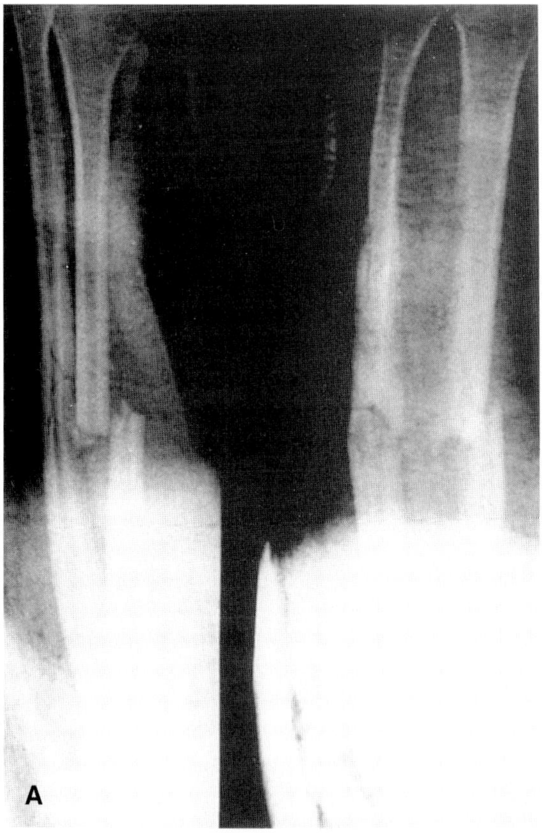

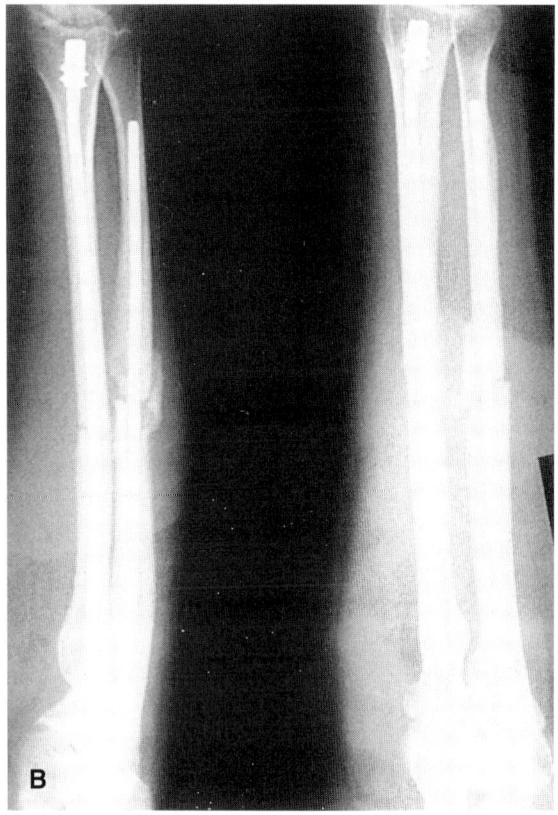

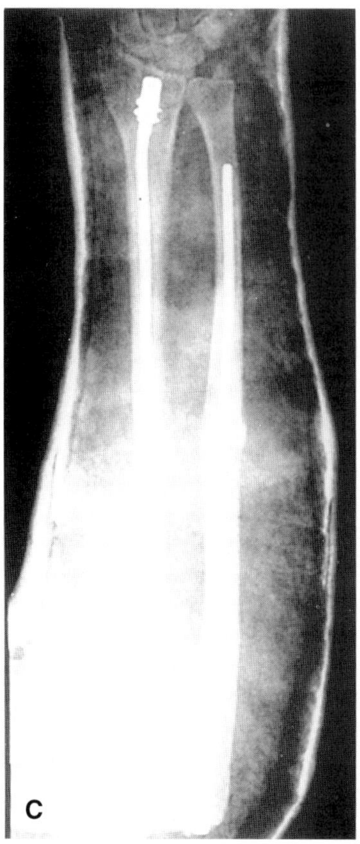

Fig. 16-11. *A*, Fratura radial completa, com lesão ulnar incompleta; o diâmetro do canal ulnar é de 2 mm no istmo. *B*, Embora tenha sido executada a osteossíntese intramedular a foco fechado, houve cominuição maior na fratura ulnar, mesmo com a fresagem inicial. *C*, As fraturas se consolidaram após quatro meses.

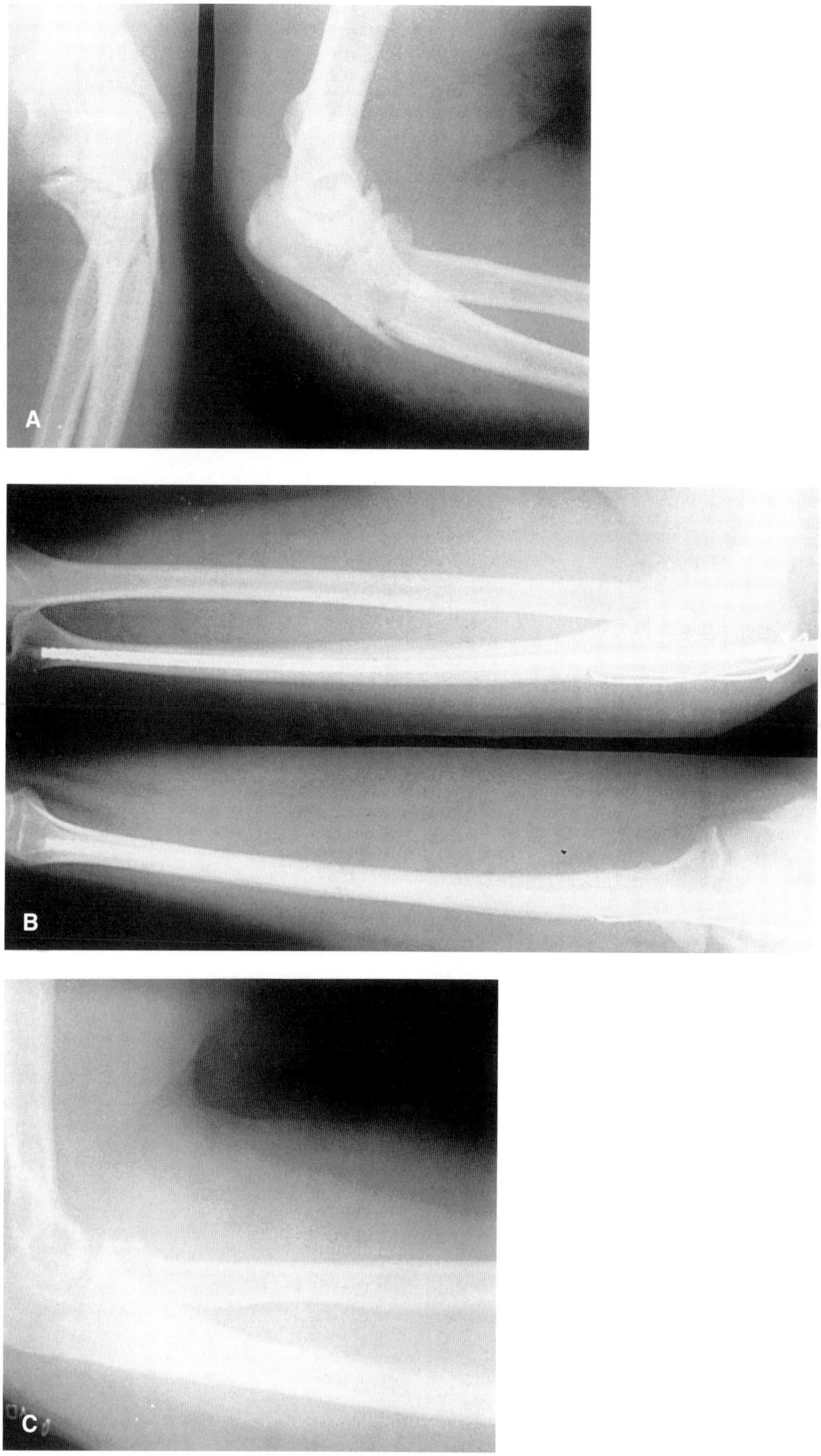

Fig. 16-12. *A*, Variante da fratura de Monteggia com lesão ulnar proximal associada à fratura do colo do rádio. *B*, Tratamento com pino de Street a foco fechado suplementado por banda de tensão. *C*, Apesar do comprimento muito longo do implante, a fratura se consolidou e a recuperação funcional foi excelente. Um pino com comprimento correto poderia ter evitado a necessidade de remoção do implante.

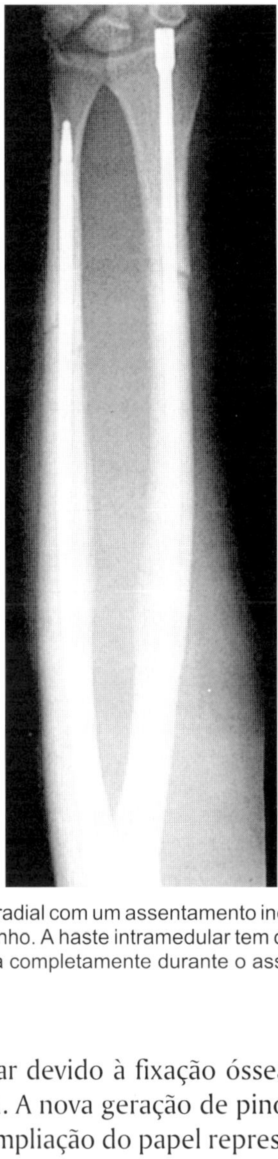

Fig. 16-13. Um pino radial com um assentamento incompleto poderá provocar irritação no punho. A haste intramedular tem o tamanho certo, mas não foi impulsionada completamente durante o assentamento final.

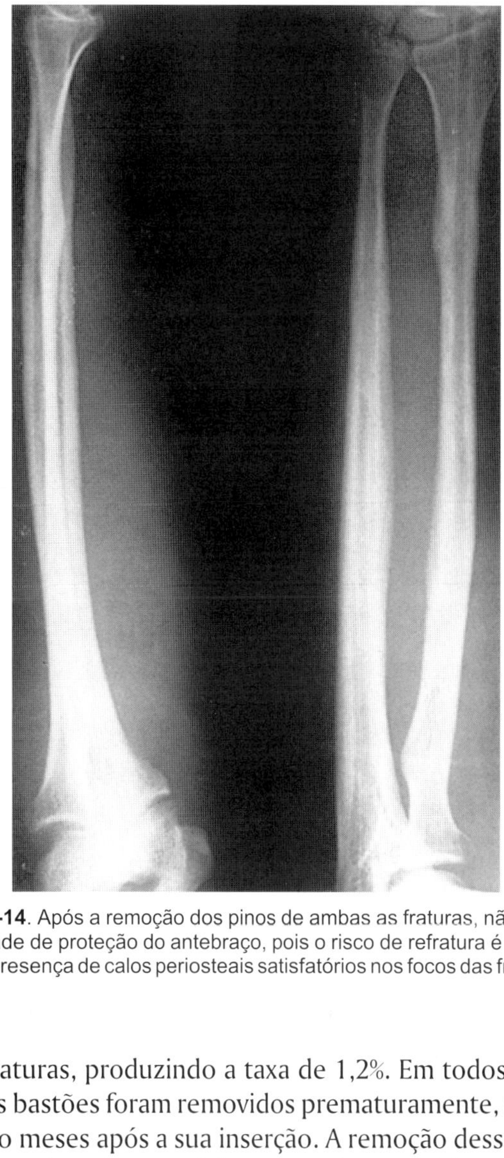

Fig. 16-14. Após a remoção dos pinos de ambas as fraturas, não há necessidade de proteção do antebraço, pois o risco de refratura é mínimo, com a presença de calos periosteais satisfatórios nos focos das fraturas.

tese intramedular devido à fixação óssea inadequada do fragmento distal. A nova geração de pinos travados pode ter sucesso na ampliação do papel representado pela fixação intramedular do antebraço, com a inclusão destas fraturas muito distais.

Em nosso estudo clínico, o enxerto ósseo não foi utilizado em nenhuma fratura antes de 1976. Desde então, o enxerto ósseo da crista do ilíaco foi usado em apenas 15% dos casos (Fig. 16-17). Em todos os casos nos quais se utilizou este recurso as fraturas foram fixadas intramedularmente por meio de uma técnica a foco aberto; o enxerto ósseo não é necessário na osteossíntese a foco fechado. Tanto Chapman[41] como Anderson[39] defendem enxertia óssea em fraturas cominutivas. Seus estudos indicam índices de enxerto ósseo de 53% e de 27%, respectivamente. O uso agressivo de enxerto ósseo pode ser o responsável por taxas tão excelentes de consolidação referidas pelos autores Estes resultados, porém, contrastam com o do grupo suíço que utilizou enxerto ósseo em apenas 7% dos casos.[43]

A refratura ocorrida após a osteossíntese intramedular do antebraço é uma complicação rara que ocorreu apenas quatro vezes em nossa série, composta por mais de 339 fraturas, produzindo a taxa de 1,2%. Em todos os casos, os bastões foram removidos prematuramente, menos de oito meses após a sua inserção. A remoção desses bastões ou pinos intramedulares não é necessária a menos que o paciente seja sintomático. Quando indicado, o procedimento pode ser feito através de uma pequena incisão, na condição de paciente externo, sem a necessidade de proteção pós-operatória ou de imobilização. A elevada taxa de complicações, incluindo a refratura, com ou sem a remoção das placas, levou alguns pesquisadores a desencorajar a remoção rotineira das placas ou atrasar este procedimento por pelo menos dois anos (Fig. 16-18).[39,42,49-55] A osteossíntese intramedular também elimina os problemas adicionais relacionados às refraturas do antebraço no atleta competitivo envolvido em esportes de contato.

A restauração da curvatura normal do rádio é importante na recuperação da função do antebraço. O efeito da consolidação viciosa da diáfise radial já foi demonstrado.[56] A preservação desta anatomia é efetuada por meio de pinos previamente encurvados durante a sua fabricação. Entretanto os pinos de 3 mm são em geral suficientemente flexíveis para se amoldarem a essa curvatu-

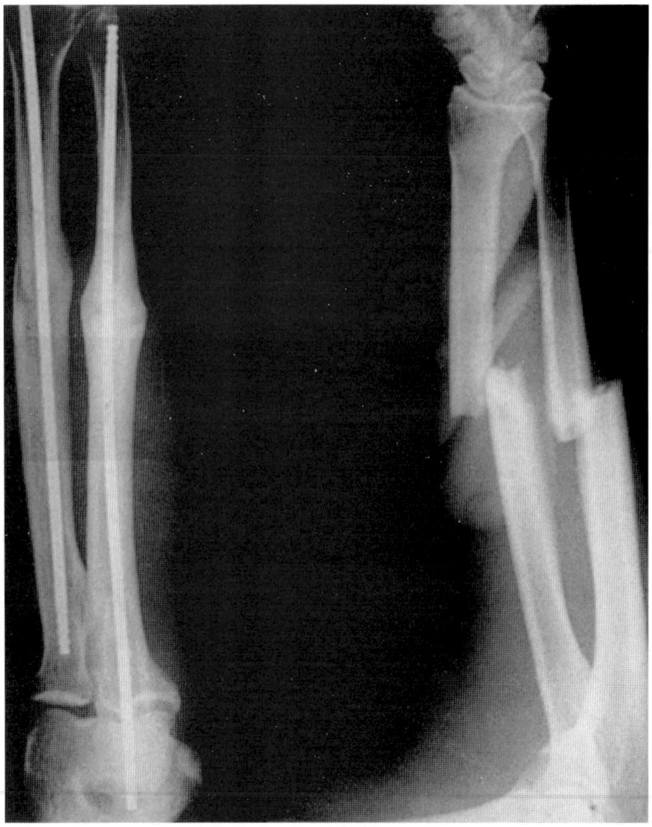

Fig. 16-15. Apesar da formação de calo abundante, a rotação do antebraço é normal nesta fratura de ambos os ossos do antebraço.

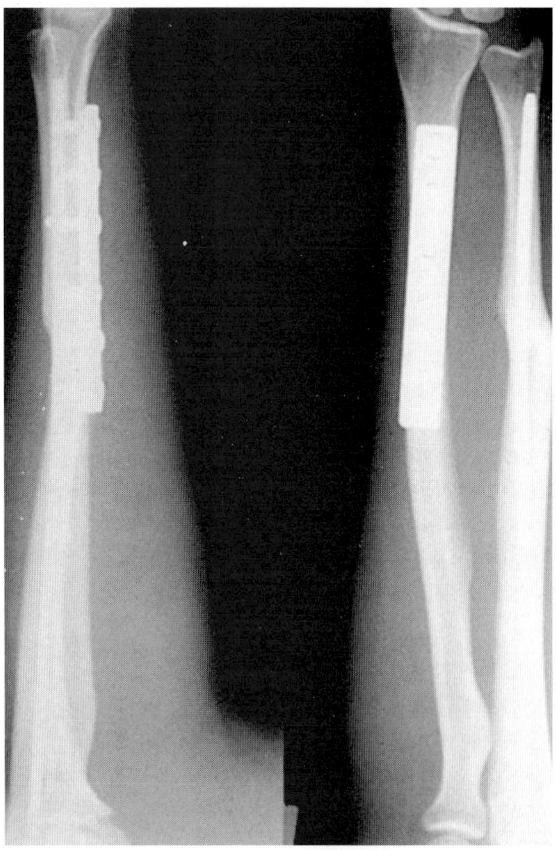

Fig. 16-16. Fixação híbrida utilizada com sucesso, com placa no rádio distal e osteossíntese intramedular a foco fechado da ulna.

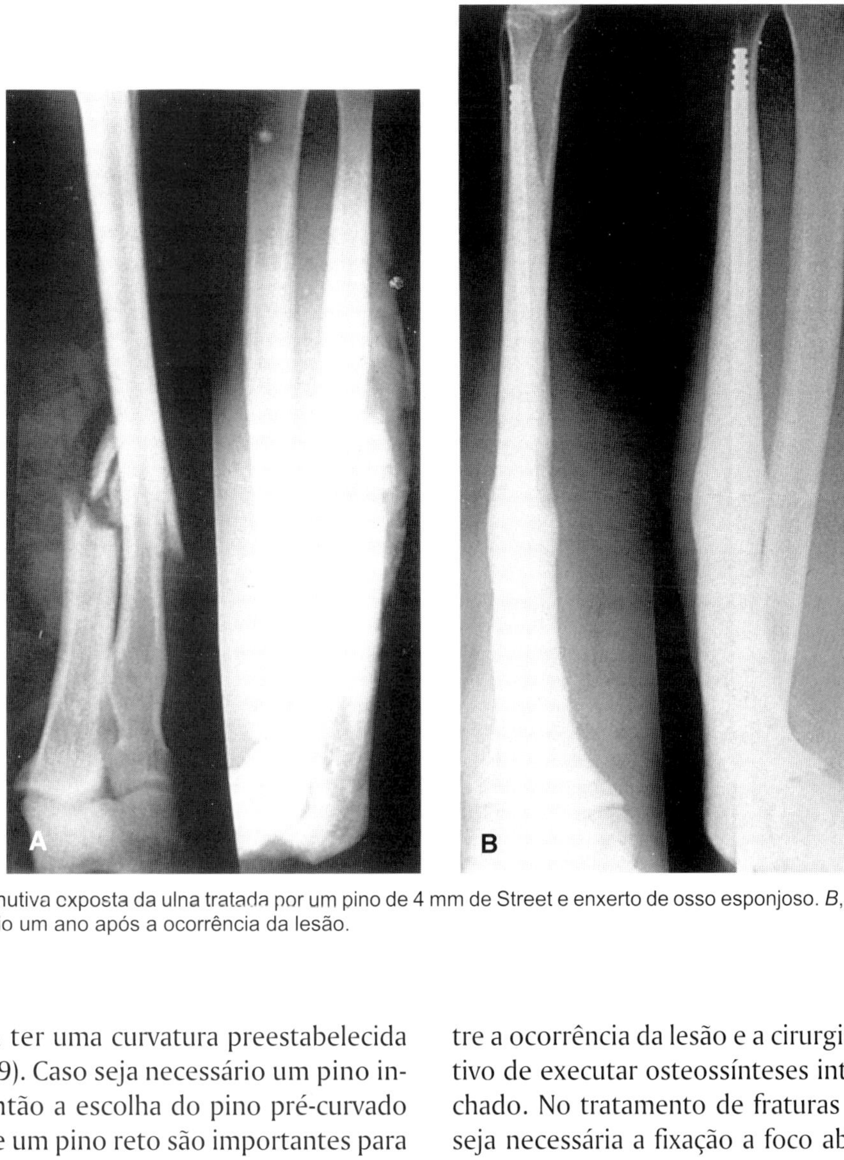

Fig. 16-17. *A*, Fratura cominutiva exposta da ulna tratada por um pino de 4 mm de Street e enxerto de osso esponjoso. *B*, Fratura consolidada com resultado funcional satisfatório um ano após a ocorrência da lesão.

ra radial mesmo sem ter uma curvatura preestabelecida significativa (Fig. 16-19). Caso seja necessário um pino intramedular maior, então a escolha do pino pré-curvado ou o encurvamento de um pino reto são importantes para a melhora da função final.

O índice de 92% de pacientes que atingiram resultados funcionais bons e excelentes nesta série de osteossínteses intramedular do antebraço é comparável ao de relatórios recentes publicados sobre a fixação com placas no antebraço.[41] Os melhores resultados são amplamente atribuídos ao sucesso crescente da fixação intramedular a foco fechado. Com o aumento da experiência, a osteossíntese intramedular a foco fechado poderá ser executada com maior freqüência. Para o cirurgião não-familiarizado com a técnica, a melhor maneira de ganhar experiência é o trabalho com padrões de fratura de um só osso, tais como as fraturas isoladas e com desvio da ulna, ou a fratura de Monteggia. (Fig. 16-20). As lesões mais complexas, incluindo as fraturas segmentares, são particularmente bem adequadas à fixação intramedular à medida que se adquire maior experiência (Fig. 16-21). O uso mais recente de uma mesa para fraturas de antebraço, semelhante àquela projetada por Street em 1979,[57] e a redução do tempo decorrido entre a ocorrência da lesão e a cirurgia têm ajudado no objetivo de executar osteossínteses intramedulares a foco fechado. No tratamento de fraturas cominutivas nas quais seja necessária a fixação a foco aberto recomendamos a aplicação de enxerto ósseo. Embora haja críticas pela demora em obter a confirmação radiográfica da consolidação resultante da osteossíntese intramedular do antebraço, a recuperação funcional do membro ocorre bem antes da confirmação radiográfica da consolidação da fratura.

RESUMO

A osteossíntese intramedular do antebraço exige a mesma atenção aos detalhes que as outras técnicas de fixação intramedular de ossos longos. Devido ao progresso tecnológico ocorrido nos últimos anos com o aperfeiçoamento da instrumentação e à melhor qualidade dos implantes, as complicações anteriormente associadas a esta técnica foram significativamente reduzidas. Tais avanços também aumentaram o sucesso da fixação a foco fechado para limites bem acima de 75%. As vantagens da osteossíntese intramedular do antebraço são a manutenção de uma redução anatômica estável, exposição mínima com risco

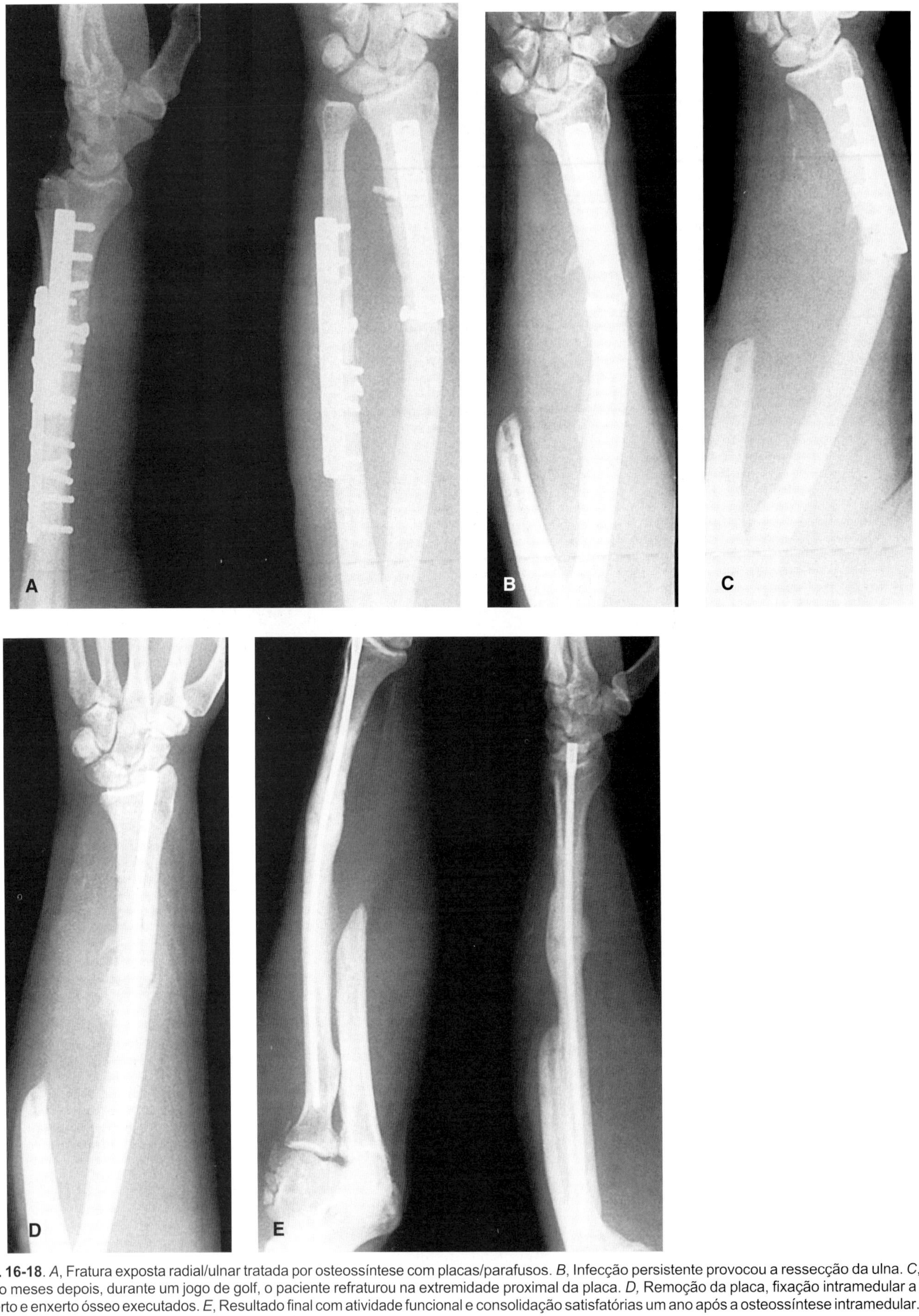

Fig. 16-18. *A*, Fratura exposta radial/ulnar tratada por osteossíntese com placas/parafusos. *B*, Infecção persistente provocou a ressecção da ulna. *C*, Dezoito meses depois, durante um jogo de golf, o paciente refraturou na extremidade proximal da placa. *D,* Remoção da placa, fixação intramedular a foco aberto e enxerto ósseo executados. *E*, Resultado final com atividade funcional e consolidação satisfatórias um ano após a osteossíntese intramedular.

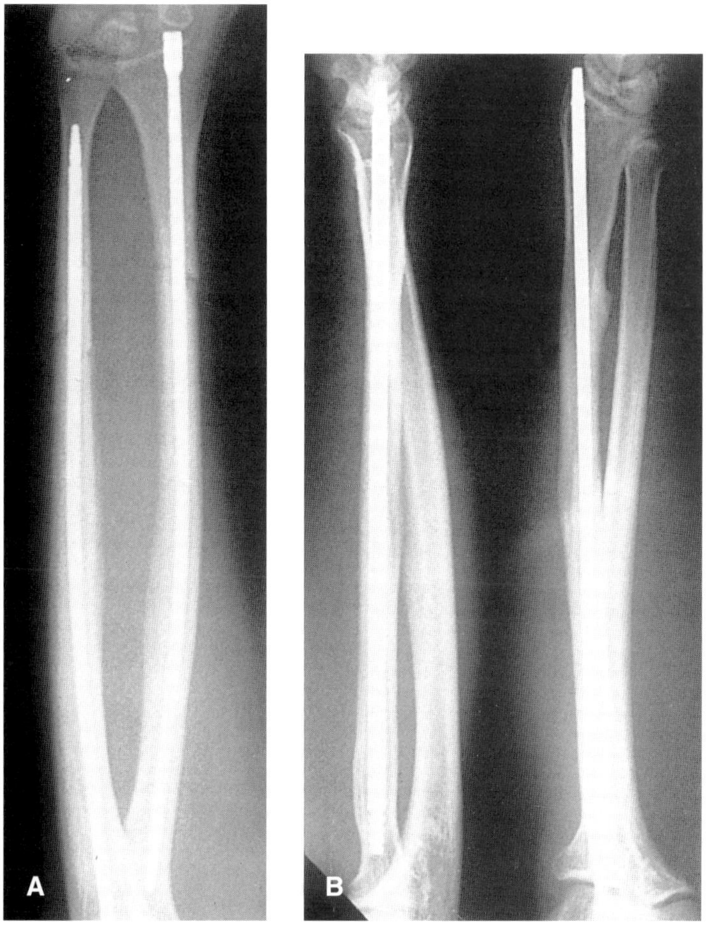

Fig. 16-19. *A*, Preservação da curvatura normal do rádio com pino de titânio de 3 mm. *B*, Pinos maiores, quando não pré-curvados, podem causar alguma perda da curvatura normal.

reduzido de lesão nervosa ou de infecção, períodos mínimos de convalescença e incapacidade, menor risco de refratura e índices significativamente menores de deformidades e cicatrizes. Por estas razões, a popularidade da fixação intramedular do antebraço está em alta. Esta técnica representa uma excelente alternativa à fixação do antebraço por meio de placas, sendo o método escolhido para o tratamento da maioria das fraturas da diáfise do antebraço. Um planejamento pré-operatório cuidadoso, uma técnica precisa e o aperfeiçoamento da instrumentação permitirão ao cirurgião a obtenção de resultados funcionais gratificantes com a osteossíntese intramedular do antebraço, do mesmo modo como acontece com o tratamento do fêmur, da tíbia e do úmero.

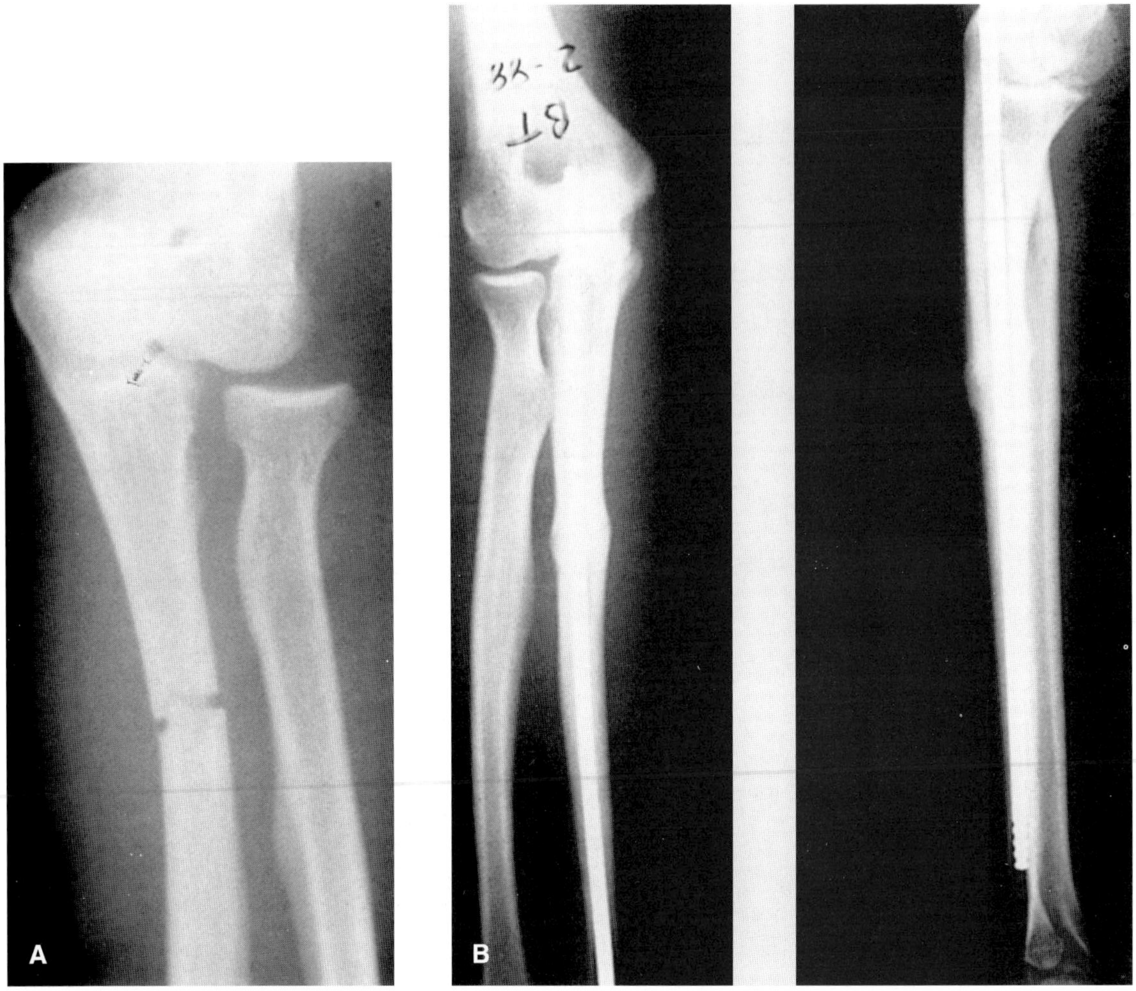

Fig. 16-20. *A,B*, Fratura de Monteggia; subluxação passível de osteossíntese intramedular a foco fechado com o pino de Street e consolidação subseqüente.

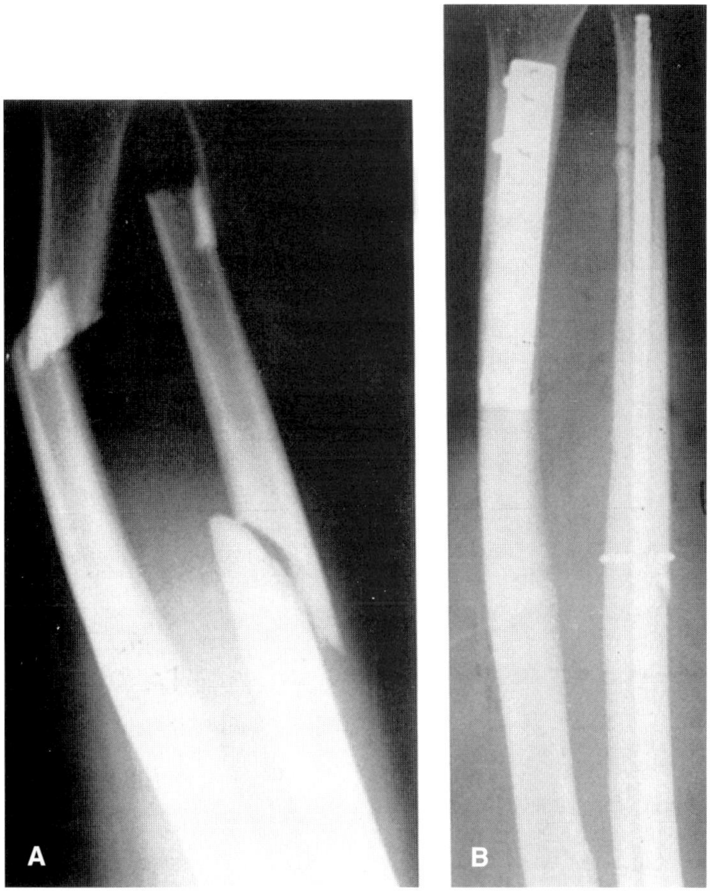

Fig. 16-21. Fratura segmentar da ulna tratada no início da nossa série com osteossíntese intramedular a foco aberto. Fratura radial fixada com placa na cirurgia inicial executada por um outro cirurgião.

REFERÊNCIAS BIBLIOGRÁFIAS

1. Street, D.: Intramedullary forearm nailing. Clin. Orthop. *212*: 219, 1986.
2. Soeur, R.: Intramedullary pinning of diaphyseal fractures. J. Bone Joint Surg. *28*:309, 1946.
3. Dickson, J.A.: Intramedullary fixation of certain fractures of both bones of forearm: report of two cases. Cleve. Clin. Q. *11*:62, 1944.
4. Lambrinudi, C.: Intramedullary Kirschner wires in the treatment of fractures. Proc. R. Soc. Med. *33*:153, 1940.
5. Rush, L.V., Rush, H.L.: Reconstruction operation for comminuted fracture of the upper third of the ulna. Am. J. Surg. *38*:332, 1937.
6. Rush, L.V., Rush, H.L.: Technique for longitudinal pin fixation of certain fractures of the ulna and of the femur. J. Bone Joint Surg. *21*:619, 1939.
7. Böhler, L.: Die Technik der knochenbruchbehandlung im Frieden und im Kriege. Wien, Wilhelm Maudrich, 1945.
8. Böhler, L.: Medullary nailing of Küntscher. Translation by H. Tretter. Baltimore, Williams & Wilkins, 1948.
9. Küntscher, G., Maatz, R.: Die Technik der Marknagelung. Leipzig, Thieme, 1945.
10. Haebler, C.: Experiences with the marrow nail operation according to the principles of Küntscher. Part I. U.S. Naval Med. Bull. *49*:459, 1949.
11. Hall, R.H., Bugg, E.I., Vitolo, R.E.: Intramedullary fixation of fractures of the forearm. South. Med. J. *45*:814, 1952.
12. Von Saal, F.: Review of complications in intramedullary nailing. J. Bone Joint Surg. *32B*:717, 1950.
13. Street, D.M.: Medullary fixation of fractures. In Monographs on Surgery — 1950. Edited by B.N. Carter. New York, T. Nelson & Sons, 1949.
14. Street, D.M.: Medullary nailing in the treatment of industrial injuries. Indust. Med. Surg. *21*:485, 1952.
15. Street, D.M.: Medullary nailing of forearm fractures. J. Bone Joint Surg. *39A*:715, 1957.
16. Sage, F.P.: Medullary fixation of fractures of the forearm. J. Bone Joint Surg. *41A*:1489, 1959.
17. Von Saal, F.: Personal Communication, 1953.
18. Marek, F.M.: Axial fixation of forearm fractures. J. Bone Joint Surg. 41A:1099, 1961.
19. Cotler, J.M., Ingemi, B.J., Prabhakar, M.P.: Experience with Schneider nailing in forearm fractures. J. Bone Joint Surg. *53A*: 1228, 1971.
20. Tibone, J.: Personal Communication.
21. Hoek, K.: Personal Communication, 1993.

22. McFarlane, A.G., MacDonald, L.T.: Parameters of the ulnar medullary canal for locked intramedullary nailing. J. Biomed. Eng. *13*:74, 1991.
23. DePedro, J.A., Garcia-Navarrete, F., DeLucas, F.G., Otero, R., Oteo, A., Stern, L.L.: Internal fixation of ulnar fractures by locking nail. Clin. Orthop. 283:81, 1992.
24. Gustilo, R.B., Anderson, J.T.: Prevention of infection in the treatment of one thousand and twenty five open fractures of long bones. J. Bone Joint Surgery, 58A:453,1976.
25. Anderson, L.D.: Compression plate fixation and the effect of different types of internal fixation on fracture healing. J. Bone Joint Surg. *47A*:191, 1965.
26. Blasier, R.D., Salamon, P.B.: Closed Intramedullary Rodding of Pediatric Adolescent Forearm Fractures. Op. Tech. Orthop. *3*:128-133, 1993.
27. Amit, Y., Salai, M., Checkik, A., et al.: Closing intramedullary nailing for the treatment of diaphyseal forearm fractures in adolescence: A preliminary report. J. Pediatr. Orthop. 5:143-146, 1985.
28. Lascombes, P., Prevot, J., Ligier, J.N., Metaizeau, P., Poncelet, T.: Elastic stable intramedullary nailing in forearm shaft fractures in children: 85 cases. J. Pediatr. Orthop. *10:167,* 1990.
29. Roy, D., Crawford, A.: Operative management of fractures of the shaft of the radius and ulna. Orthop. Clin. North Am. *21*:245, 1990.
30. Key, J.A., Conwell, H.E.: The Management of Fractures, Dislocations and Sprains. St. Louis, C.V. Mosby Co., 1934.
31. Knight, R.A., Purvis, G.D.: Fractures of both bones of the forearm in adults. J. Bone Joint Surg. *31A*:755, 1949.
32. Rand, J.A., An, K.N., Chao, E.Y., Kelly, P.J.: A comparison of the effect of open intramedullary nailing and compression-plate fixation on fracture-site blood flow and fracture union. J. Bone Joint Surg. *63A*:427, 1981.
33. Maatz, R., Lentz, W., Arens, W., Beck, H. (Eds.): Intramedullary Nailing and Other Intramedullary Osteosynthesis. Translated by K. H. Mueller. Philadelphia, W.B. Saunders, 1986, p. 260.
34. Ritchey, S.J.: Rigid medullary fixation of forearm fractures. South. Med. J. *51*:852, 1958.
35. Smith, H., Sage, F.P.: Medullary fixation of forearm fractures. J. Bone Joint Surg. *39A*:91, 1957.
36. Wolgin, M., Zinar, D.M.: Intramedullary Fixation of Forearm Fractures using the Street Square Forearm Nail. American Academy of Orthopaedic Surgeons. New Orleans. 1990.
37. Zanasi, R., Franceschini, F., Rotolo, F., Romano, P., Galmarini, V., Zanasi, L.: Intramedullary Osteosynthesis—4. Küntscher Nailing in the Ulna. Ital. J. Orthop. Traumatol. 16:369-378, 1990.
38. Zinar, D., Wolgin, M., et al.: Prospective Evaluation of Forearm I.M. Nailing. American Acadamy of Orthopaedic Surgeons. Washington D.C. 1992.
39. Anderson, L.D., Sisk, T.D., Tooms, R.E., Park, W.I. III: Compression-plate fixation in acute diaphyseal fractures of the radius and ulna. J. Bone Joint Surg. 57A: 287, 1975.
40. Boyd, H.B., Boals, J.C.: The Monteggia lesion. A review of 159 cases. Clin. Orthop. *66*:94, 1969.
41. Chapman, M.W., Gordon, J.E., Zissimos, A.G.: Compression-plate fixation of acute fractures of the diaphyses of the radius and ulna. J. Bone Joint Surg. *71A*:159, 1989.
42. Dodge, H.S., Cady, G.W.: Treatment of fractures of the radius and ulna with compression plates. A retrospective study of one hundred and nineteen fractures in seventy-eight patients. J. Bone Joint Surg. *54A*:1167, 1972.
43. Drake, J., Jupiter, J.B., Claudi, B., Allgower, M.: Compression plate fixation of diaphyseal forearm fractures. Read at American Academy of Orthopedic Surgeons Meeting, Atlanta, February 1988.
44. Grace, T.G., Eversmann, W.W.: Forearm fractures: Treatment by rigid fixation with early motion. J. Bone Joint Surg. *62A*:433, 1980.
45. Kraus, B., Horne, G.: Galeazzi fractures. J. Trauma, *25*:1093, 1985.
46. Moore, T. M., Klein, J.P., Patzakis, M.J., Harvey, J.P., Jr.: Results of compression-plating of closed Galeazzi fractures. J. Bone Joint Surg. *67A*:1015, 1985.
47. Naiman, P.T., Schein, A.J., Siffert, R.S.: Use of ASIF compression plates in selected shaft fractures of the upper extremity. A preliminary report. Clin. Orthop. *71*:208, 1970.
48. Teipner, W.A., Mast, J.W.: Internal fixation of forearm diaphyseal fractures: Double plating versus single compression (tension band) plating — A comparative study. Orthop. Clin. North Am. *11*:381, 1980.
49. Deluca, P.A., Lindsey, R.W., Ruwe, P.A.: Refracture of bones of the forearm after the removal of compression plates. J. Bone Joint Surg. *70A*:1372, 1988.
50. Hidaka, S., Gustilo, R.B.: Refracture of bones of the forearm after plate removal. J. Bone Joint Surg. *66A*:1241, 1984.
51. Labosky, D., Cermak, M.B., Waggy, C.: Forearm fracture plates: To remove or not to remove. J. Hand Surg. *15A*:294, 1990.
52. Langkamer, V.G., Ackroyd, C.E.: Internal fixation of forearm fractures in the 1980's: lessons to be learnt. (abstr., proceedings) J. Bone Joint Surg. *72B*:530, 1990.
53. Langkamer, V.G., Ackroyd, C.E.: Safe forearm plate removal: Fact or fallacy? J. Bone Joint Surg. *71B*:875, 1989.
54. Rosson, J.W., Petley, G.W., Shearer, J.R.: Bone structure following plate removal from the forearm. J. Bone Joint Surg, *72B*:1092, 1990.
55. Rumball, K., Finnegan, M.: Refractures after forearm plate removal. J. Orthop. Trauma *4*:124, 1990.
56. Schemitsch, E., Richards, R.: The effect of malunion on functional outcome of fractures of both bones of the forearm in adults. J. Bone Joint Surg. *74A*:1068, 1992
57. Street, D., Plut, J., Wood, W.: Intramedullary Forearm Nailing. American Academy Orthopaedic Surgeons Exhibit. 1979.

17

Aplicações das Hastes Intramedulares com Fresagem no Tratamento de Pseudo-Artrose do Fêmur

Keith Mayo

O uso das técnicas de osteossíntese intramedular para pseudo-artrose do fêmur é geralmente restrito à região diafisária. Para o objetivo desta discussão, consideraremos a zona que começa 2 cm abaixo do trocanter menor, estendendo-se distalmente até 10 cm proximais à articulação do joelho. Felizmente, devido à presença de um envelope muscular em circunferência e um suprimento sangüíneo abundante, as ocorrências de pseudo-artrose nesta área são raras. A osteossíntese intramedular a foco fechado com fresagem, que é o tratamento escolhido na maioria dos centros clínicos, resulta em taxas de retardo de consolidação ou de pseudo-artrose menores que 1%.[1-6] As técnicas de fixação intramedular a foco aberto mostram taxas de pseudo-artrose de 2,1%[7] em média. A fixação com placas resulta em pseudo-artrose em cerca de 5 a 7% dos pacientes.[8,9-14] As fraturas expostas, particularmente aquelas do tipo III, envolvendo lesão aos tecidos moles e/ou perda óssea segmentar, têm maior tendência de evolução para pseudo-artrose, independentemente da modalidade de tratamento.[13,15,16] Nestas lesões as taxas de infecção mais elevadas refletem a maior desvascularização e a contaminação do ferimento, aumentando ainda mais o risco de pseudo-artrose da fratura.

Além da gravidade inicial da lesão, outros fatores podem contribuir para a ocorrência de pseudo-artrose. No foco da fratura, a osteossíntese a foco aberto ou as técnicas de fixação com placas podem provocar a desvascularização do local da cerclagem aplicada com a fixação intramedular, e as técnicas de colocação de placas que valorizam a redução anatômica ao invés do suprimento sangüíneo do foco têm sido associadas aos índices maiores de infecção e de pseudo-artrose.[17,18] Isto não é culpa nem da técnica nem do técnico. É evidente que tanto a osteossíntese intramedular a foco aberto quanto com as placas podem ser executadas de uma maneira biologicamente conservadora, para atingir os objetivos de relativa estabilidade e restauração do comprimento e do alinhamento ósseo com o mínimo de prejuízo possível à vascularização do foco da fratura. Embora o advento do pino travado tenha transformado a osteossíntese a foco aberto em tema de interesse principalmente histórico, as recomendações para a colocação de placas ainda persistem em vários serviços e devemos considerar tais fatores. Um erro técnico adicional que pode predispor a pseudo-artrose é a estabilização da fratura em posição desviada. Embora esta condição seja mais comum com o uso de pinos estaticamente arqueados, também poderá ocorrer com a técnica de osteossíntese com placas.

O estado geral do paciente também poderá desempenhar um papel importante na evolução para pseudo-artrose. Esta é uma condição verdadeira nos pacientes com traumas múltiplos ou queimaduras, quando pode facilmente ocorrer um estado catabólico, a não ser que se inicie precocemente a nutrição parenteral ou enteral. A doença metabólica do osso pode ter, embora raramente, algum significado na ocorrência ou na persistência de pseudo-artrose.

Uma possível preocupação futura são as taxas de pseudo-artrose resultantes do uso de pinos femorais sem fresar e travados. Os efeitos pulmonares da fresagem do canal medular, particularmente no paciente politraumatizado, serviram de estímulo para o uso destes implantes.[19,20] Uma outra área de interesse no tema são as fraturas expostas. Teoricamente, quanto menor for o prejuízo ao suprimento sangüíneo do endósteo, melhor será a consolidação, vantagem esta que compensa talvez a perda do efeito da enxertia autógena da fresagem. Os resultados iniciais com o uso de pino travados sem fresar são conflitantes.[8,21,22] Devido à freqüência relativamente baixa de pseudo-artrose com ambas as técnicas, serão necessárias várias séries de experimentações para documentar possíveis diferenças significativas.

AVALIAÇÃO CLÍNICA, RADIOGRÁFICA E LABORATORIAL

A maioria dos pacientes portadores de fraturas diafisárias do fêmur evidenciará, radiograficamente, a formação de algum calo da fratura dentro de seis a oito semanas da ocorrência da lesão, e uma ponte cortical com seis meses.[1,4,5,23] Esta é a base para a definição um tanto arbitrária de pseudo-artrose. O senso comum determina que pacientes mostrando um progresso vagaroso, embora contínuo, no sentido da consolidação além desse limite devem ser adequadamente observados caso os sintomas sejam persistentes.

Na maioria dos casos de pseudo-artrose femoral, a história é direta. O mecanismo do traumatismo pode revelar a quantidade de energia dissipada na lesão. Detalhes do tratamento a foco aberto da fratura, tais como o ritmo dos desbridamentos, a estabilização da fratura e o fechamento da ferida, podem ser relevantes. Uma história de drenagem prolongada, ou recorrente, ou de sintomas sistêmicos poderá ser sugestiva quanto à presença de uma infecção oculta. As queixas quanto à dor variam. Os indivíduos com pseudo-artroses hipertróficas, especialmente aqueles com hastes intramedulares devidamente posicionadas, podem sofrer um pequeno desconforto. Entretanto, a maioria dos pacientes informará uma condição de desconforto significativo e localizado, aumentada pelo apoio do peso. Aqueles pacientes que ainda não tenham iniciado o apoio do peso podem ter desconforto só com a força muscular, como ao erguer a perna em extensão. Alguns pacientes são capazes de perceber movimento no foco da pseudo-artrose. A deformidade, quando evidente, pode ser uma das queixas principais apresentadas pelo paciente.

O exame físico direto começa com a avaliação do comprimento do membro inferior. Isto é feito de maneira indireta, avaliando-se a altura da crista ilíaca no paciente em pé. Corrige-se a inclinação pélvica por meio de blocos de mensuração no lado do membro percebido como o mais curto. Este método pode não ser confiável no paciente obeso ou nos casos em que ocorra uma consolidação viciosa do anel pélvico posteriormente. As deformidades em flexão do quadril ou do joelho também representam fontes potenciais de erro, dificultando assim a interpretação da avaliação clínica. Nestes casos, as técnicas radiográficas se transformam na modalidade fundamental de avaliação. O alinhamento também é medido inicialmente por meio de exame clínico. Esta é uma avaliação em três planos de varo-valgo, flexão-extensão e torção. Esta última mais bem avaliada utilizando-se perfis inclinados de rotação, se as articulações do quadril não foram afetadas. Observamos as condições dos ferimentos, a atrofia muscular e as deformidades articulares. A execução de um exame neurológico detalhado do membro inferior é rotineira. As anormalidades no andar podem ser complexas e refletir a dor, a deformidade e a fraqueza muscular.

A avaliação radiográfica deve incluir, no mínimo, radiografias completas de toda a extensão do membro, em planos AP e lateral. Se os planos frontal ou sagital evidenciarem uma deformidade significativa, visualizações de comparação com o fêmur oposto deverão ser obtidas, para fins de planejamento. A alteração axial do apoio do peso é mais bem avaliada na visualização AP comparativa do apoio total, do quadril até o tornozelo. Alguns programas de tomografia computadorizada também fornecem esta imagem com visualização de reconhecimento maior, embora a posição supina do paciente possa introduzir artefatos. A tomografia computadorizada é mais freqüentemente utilizada para medir o comprimento e a rotação da perna, quando há dúvida sobre a acuidade da avaliação clínica. Se houver deformações significativas do quadril ou do joelho, as medidas das projeções laterais do fêmur são a melhor orientação quanto ao comprimento do membro. Ocasionalmente, a fluoroscopia pode ser útil na orientação do posicionamento do paciente para a obtenção de filmes planos destinados ao planejamento pré-operatório em deformidades complexas ou, raramente, para direcionar a punção ou a biópsia em casos de suspeita de infecção.

Mapeamentos usando leucócitos marcados com gálio e índio têm sido defendidos para a avaliação de pseudo-artrose em potencial. São, entretanto, exames muito dispendiosos e raramente fornecem as informações essenciais que não possam ser obtidas através da história, do exame físico, de simples valores laboratoriais e da avaliação radiográfica delineados acima.

A avaliação laboratorial deverá sempre incluir a taxa de sedimentação como linha básica para infecção subclínica. A avaliação complementar dependerá do estado clínico. Pacientes com traumatismos em vários sistemas e com um período prolongado de convalescença podem justificar análise nutricional como linha básica para orientar o balanço do nitrogênio negativo ou o equilíbrio calórico. Ocasionalmente, trabalho de pesquisa para verificar a presença de doença óssea metabólica também está justificado. Isto geralmente ocorre no caso de pseudo-artrose asséptica refratária ao tratamento cirúrgico inicial apropriado. O paciente em risco é, geralmente, do sexo feminino, de meia-idade ou mais idoso e pode apresentar história de outras fraturas devido a traumatismos insignificantes. A investigação laboratorial e a biópsia do osso marcado com tetraciclina podem ser necessárias nestas situações. Assim, o tratamento da doença subjacente do osso deve preceder qualquer intervenção cirúrgica posterior.

TRATAMENTO CIRÚRGICO DE PSEUDO-ARTROSE SINTOMÁTICA

Comentário Geral

São várias as técnicas já descritas para o tratamento de pseudo-artrose da diáfise do fêmur. O desbridamento e a enxertia com imobilização gessada têm sido relativamente malsucedidos na obtenção de consolidação, com as complicações adicionais provocadas pela atrofia muscular e retração articular.[24-26] A estimulação elétrica também parece estar mal adaptada ao problema da pseudartrose femoral.[27,28] A fixação externa, embora complicada pela morbidade do trajeto dos pinos, desempenha um papel limitado no tratamento da condição quando existe um ambiente de infecção ativa, como discutido a seguir.[29-33] A maioria dos relatórios atuais sobre tratamento de pseudo-artrose da diáfise femoral menciona as técnicas de colocação de placas ou de osteossíntese intramedular, incluindo também as técnicas de enxertia. A comparação entre tais séries tão diferentes é difícil, mas em geral a fixação intramedular tem sido mais bem-sucedida, com poucas complicações.[11,12,34-36,38,47]

Limitações da Técnica de Fixação Intramedular

É natural a tentação existente para estender o uso dos implantes intramedulares aos casos de pseudo-artrose da junção metadiafisária ou mais abaixo. Quando existir uma alteração mínima da anatomia e a qualidade óssea for boa, este procedimento poderá ter sucesso, particularmente com a aplicação dos pinos de reconstrução ou os travados de terceira geração.[39] Entretanto as pseudo-artroses peritrocantéricas e as supracondilares são mais bem tratadas por placas laminares condilares, que fornecem menor fixação metafisária e a restauração precisa dos eixos de anatomia e de carga.[11] Isto é particularmente importante no paciente jovem ou no portador de artrose no membro inferior preexistente.[40] Ocasionalmente pode ser realmente prudente a troca do eixo de carga através de um deslocamento em varo ou em valgo no foco da fratura, em vista da presença de artrite sintomática. O apoio do peso postergado é normalmente exigido para pseudo-artrose nesta área, independentemente do implante utilizado, e a morbidade adicional da fixação com placa é pequena.

Em pseudo-artroses femorais estabelecidas há muito tempo, a obliteração do canal medular é outra contra-indicação relativa ao uso da fixação intramedular. Esta condição ocorre, com mais freqüência, quando o tratamento anterior foi realizado com tração, no qual existe uma aposição óssea do tipo baioneta. Nesta situação, o tratamento cirúrgico exigirá uma exposição maior para a mobilização e a restauração do comprimento e do alinhamento do membro. Embora possa ser possível, tecnicamente, restaurar o canal medular, o sacrifício adicional do suprimento sangüíneo no foco da pseudo-artrose pode eliminar as vantagens da estabilização intramedular. Neste contexto, agora relativamente incomum, a fixação por placas poderá ser a melhor escolha.

Os erros relacionados aos portais de entrada, e decorrentes de uma primeira tentativa de osteossíntese intramedular, constituem outra fonte de dificuldades. Nos casos onde a pseudo-artrose se localiza nos terços distal ou médio da diáfise, pode ser mais seguro utilizar um ponto de entrada mal localizado se levarmos em consideração as forças de inserção crescentes exigidas, aumentando a fresagem em 0,5 a 1,0 mm. Como alternativa, podemos iniciar um novo (e correto) ponto de entrada quando inicialmente não se utilizou um pino com diâmetro grande e quando uma porção adequada de consolidação óssea intacta permanecerá entre estes dois orifícios. Caso esta porção venha a falhar, criamos uma depressão que pode comprometer a fixação proximal, mesmo com os pinos de reconstrução. Existe também, teoricamente, um risco maior à integridade do suprimento sangüíneo da cabeça e do colo do fêmur, com dois pontos de entrada adjacentes à anastomose retinacular superior. Entretanto a preocupação mais importante diz respeito às fraturas do terço proximal. Nestas circunstâncias, o restabelecimento do alinhamento é, em geral, impossível, a menos que o ponto de entrada do implante seja corrigido. Quando isto não é possível, uma redução imperfeita significativa pode persistir, reduzindo assim a possibilidade de chegar à consolidação da fratura. O uso de placa laminar condilar, embora tecnicamente exigente, se torna a melhor opção neste ambiente (Fig. 17-1).

Técnica Cirúrgica

O planejamento pré-operatório completo, baseado na avaliação acima delineada, é crítico. As táticas para a correção de deformidade, se houver alguma, devem ser bem detalhadas. O posicionamento cirúrgico fica a critério do cirurgião, com base em sua experiência. Preferimos a posição lateral para os casos de pseudo-artrose nos dois terços proximais e a posição supina, com um suporte macio sob a coluna lombar, para os casos envolvendo o terço distal. Podemos usar uma mesa de fratura com apoios articulados para os pés, mas optamos por uma mesa cirúrgica padrão radiolucente que permite o acesso fluoroscópico em dois planos, à pelve e ao membro inferior. A extremidade envolvida e a nádega são preparadas e isoladas com campos com o membro livre. A incisão para entrada é feita da maneira habitual e aumentada o suficiente para acomodar o dispositivo de travamento proximal do pino escolhido no planejamento pré-operatório.

A situação clínica mais indicada envolve a substituição da osteossíntese em uma pseudo-artrose que esteja em posição aceitável (Fig. 17-2). Garantimos a preservação do alinhamento rotacional por meio de fios de Kirschner paralelos, nos fragmentos distal e proximal. Estes fios são facilmente colocados na área posterior, ao nível do trocanter menor, e, distalmente, no côndilo femoral lateral. O antigo implante femoral e os parafusos de travamento são, então, removidos. Devemos antecipar as estratégias e a instrumentação necessária para a remoção de implantes quebrados. Os parafusos quebrados podem, em geral, ser removidos por técnicas abertas limitadas, e os pinos, com ferramentas de extração intramedular. Estas técnicas preservam a natureza a foco fechado do procedimento. Uma vez removidos os implantes antigos, a perna pode ser gentilmente manipulada para romper o tecido fibroso no local da pseudo-artrose e estimular a neovascularização local. Executamos, então, a fresagem o suficiente para permitir a passagem de um pino maior que 2 mm. Quando não houver perda óssea, preferimos a utilização de pino com travamento dinâmico, proximal e distal, para permitir a impactação com apoio do peso no foco da pseudo-artrose e ainda garantir o controle da rotação.

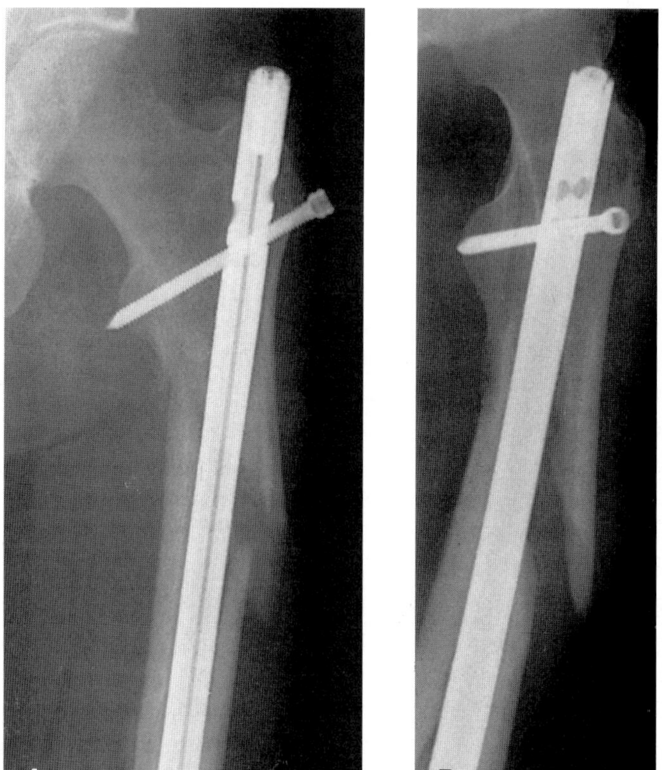

Fig. 17-1. *A,B*, Visualizações AP e lateral do fêmur de um paciente de 32 anos que sofreu esta fratura subtrocantérica segmentar e fechada há seis meses e meio. Ele foi tratado com a técnica de fixação a foco aberto, com dissecção extensa e pino estaticamente travado, inserido por um portal de entrada lateral e mal posicionado anteriormente. Consolidou um grande fragmento em asa de borboleta na região póstero-medial da diáfise femoral e o paciente ficou com pseudo-artrose dolorosa, com deformidade em varo, com ligeira flexão. (*Figura continua.*)

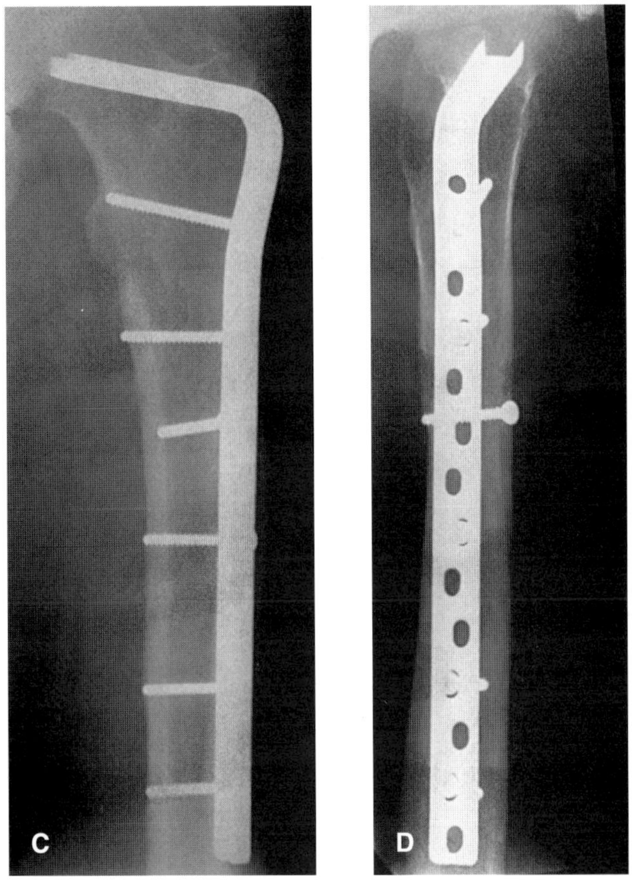

Fig. 17-1. *(continuação) C,D,* Devido à localização proximal, ao mau posicionamento em varo e ao erro significativo do portal de entrada, a melhor maneira de tratar este problema foi a colocação de uma placa condilar de 95°, como aqui mostrado. Esta é a aparência seis meses após a operação, com consolidação sólida indolor e a reconstrução anatômica do fêmur proximal. O apoio do peso para este paciente foi limitado a 20 kg nas primeiras oito semanas, sem quaisquer outras restrições pós-operatórias.

A seqüência é similarmente para a fixação por placas com má evolução, embora sem um mau alinhamento. A exposição cirúrgica da área da pseudo-artrose é limitada apenas com tamanho para a retirada do implante. O restabelecimento de um canal medular permeável é obtido com osteótomos e furadores medulares, diminuindo assim a dissecção cirúrgica.

Quando ocorre combinação de mau posicionamento e pseudo-artrose, a intervenção cirúrgica se torna progressivamente mais desafiante. O encurtamento de mais de 1 cm e a má rotação ou a angulação de mais de 10 a 15° podem apresentar seqüelas funcionais.[41] O mau alinhamento de rotação é a deformidade mais fácil de tratar e pode ser freqüentemente corrigido com a técnica a foco fechado ou com a mobilização percutânea da pseudo-artrose (Fig. 17-3). A correção idealizada para a deformidade rotacional poderá ser realizada com a utilização de parafusos de Schanz (proximal e distalmente) e usando-se um joniômetro esterilizado antes da retirada do implante. A correção da rotação (a derrotação) é realizada em torno de uma haste intramedular guia e travada (bloqueada) na posição de correção com o auxílio do "trator universal" (Synthes; Paoli, PA) até que o pino travado definitivo esteja posicionado.

À medida que as deformidades se tornam mais complexas, a maior exposição cirúrgica da pseudo-artrose é inevitável. A abordagem é, geralmente, médio-lateral, com a elevação *do vastus lateralis* em sentido anterior, para fora do septo intramuscular. A dissecção profunda é, então, executada de maneira a preservar o quanto possível o suprimento sangüíneo para o periósteo. Embora rara, às vezes é necessária a abordagem medial repetida, com a mobilização da artéria femoral superficial e o afastamento anterior do *vastus medialis* e do *rectus femoris*. Isto ocorre na situação de uma fratura exposta prévia com reparação arterial e estabilização com placa medial. A seguir, os antigos implantes são retirados, como acima salientado, e a pseudo-artrose é mobilizada para facilitar a restauração do comprimento, assim como o alinhamento em ambos os planos, sagital e frontal. O trator universal é mais valioso ainda nestes casos com deformida-

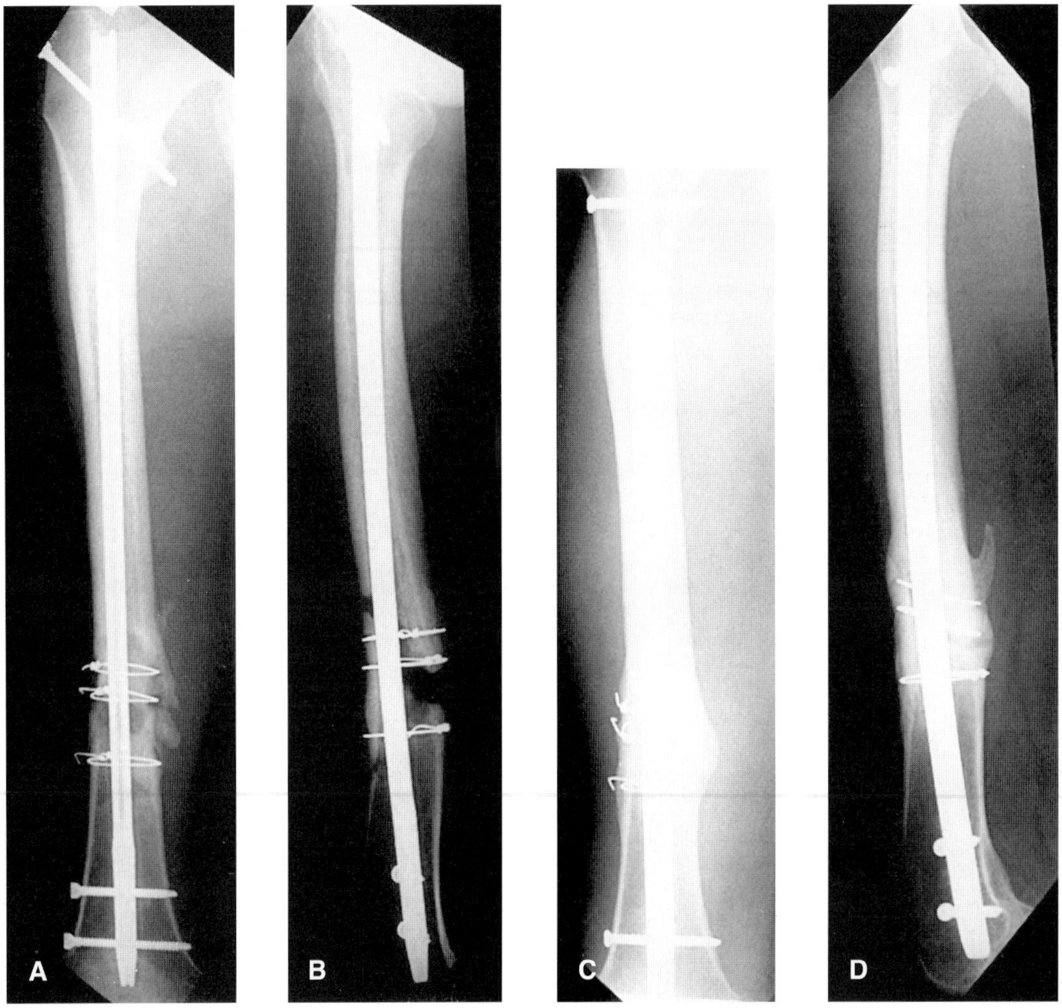

Fig. 17-2. *A,B,* Radiografias de fratura fechada da diáfise distal do fêmur em um paciente de 29 anos, oito meses após a execução de fixação a foco aberto, estaticamente travada e reforçada por cerclagem. O alinhamento é satisfatório, mas o paciente continua a sentir dor com o apoio do peso. *C,D,* Aparência da lesão quatro meses após a troca da fixação por um pino intramedular estaticamente travado 2 mm maior em diâmetro. A consolidação ocorreu rapidamente e o paciente está assintomático.

des complexas. A restauração do comprimento de 3 a 5 cm, em um só estágio, pode ser executada com segurança.[41] Não é necessário, nem desejável, que o desbridamento do foco da pseudo-artrose seja muito aumentado. Após a restauração do alinhamento nos três planos e da correção do comprimento do osso o canal medular será aberto (recanalizado) e fresado. A fixação será realizada com um pino do tipo travado estaticamente.

O sucesso da técnica a foco fechado para o tratamento da maioria das pseudo-artroses diafisárias do fêmur[35,36,38] diminuiu a discussão sobre as técnicas de enxertia óssea e as indicações para os casos com defeitos segmentares e/ou deformidades complexas exigindo o alinhamento a foco aberto. O enxerto medular fechado de osso esponjoso autógeno em defeitos segmentares tem sido descrito na situação de fraturas agudas,[43] mas a sua aplicabilidade na condição de pseudo-artrose é incerta. Isto deixa uma possibilidade para as técnicas a foco aberto de enxerto ósseo como sendo a modalidade principal de tratamento.

Judet[30,31] conseguiu resultados excelentes com a aplicação local de enxerto osteoperiosteal isoladamente em situações de pequenos defeitos. À medida que as dimensões do defeito aumentam, é necessária a aplicação de um auto-enxerto ósseo esponjoso em maior quantidade. O aloenxerto impregnado com proteína óssea morfogênica também tem sido utilizado com sucesso,[41] mas não está disponível em abundância neste momento. Como regra geral, quando é necessário um procedimento a foco aberto, o auto-enxerto esponjoso é o apropriado, pois aumenta muito pouco a morbidade operatória quando executado com cuidado.

Tratamento da Pseudo-Artrose Infectada

A presença de infecção pode complicar seriamente o tratamento até da pseudo-artrose anatomicamente mais rotineira. A técnica de fixação intramedular ainda poderá

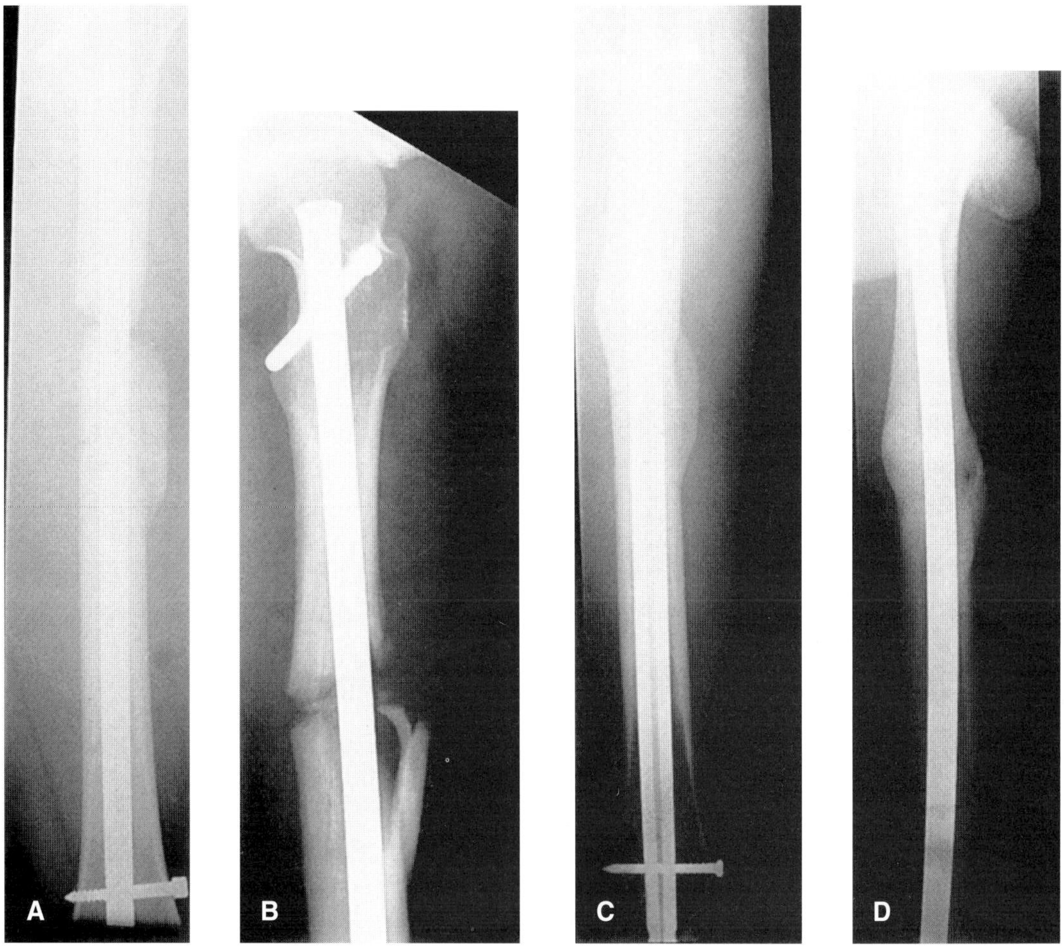

Fig. 17-3. *A,B,* Um pedestre do sexo masculino, de 24 anos, foi atingido por um veículo e sofreu esta fratura aberta do tipo IIIa, há sete meses. Ele foi tratado por irrigação primária, desbridamento e estabilização com um pino com fresagem de 12 mm, estaticamente travado. O ferimento fechou tardiamente e não houve drenagem ou qualquer outra evidência de infecção. A osteossíntese intramedular foi executada com ligeiro afastamento, e ambos os exames clínico e por tomografia computadorizada mostram uma rotação externa de 20° no foco da fratura. *C,D,* Aparência radiográfica seis meses após a fibrólise percutânea, a correção rotacional e a osteossíntese intramedular com travamento dinâmico nas áreas proximal e distal.

ser utilizada com sucesso, mas poderá exigir várias intervenções cirúrgicas com administração de antibióticos de forma intermitente. O procedimento inicial exigirá a retirada dos implantes prévios com a adequada descompressão de quaisquer abscessos profundos, seguida pela osteossíntese intramedular com fresagem do canal medular. O desbridamento primário excessivo não será necessário, a menos que haja seqüestros ósseos óbvios comprovados radiograficamente. O uso inicial de sistemas de sucção-irrigação[44,45] foi substituído pelos drenos de sucção isoladamente. O enxerto ósseo, se necessário, é retardado até que a drenagem ativa pela ferida operatória tenha diminuído. O uso local de pérolas de cimento acrílico impregnadas por antibiótico pode ser útil em alguns casos, e a maioria dos pacientes necessitará da administração parenteral de antibióticos por várias semanas no pós-operatório. Apesar destas intervenções, a drenagem pode persistir até que a consolidação ocorra e os implantes sejam removidos. Esta drenagem, embora desconfortável, poderá ser protetora na prevenção de formação de um abscesso mais tardiamente e de doença sistêmica. Quando esta última condição acontece, pode ser necessária a execução de repetidas descompressões cirúrgicas. O índice de sucesso na obtenção da consolidação neste ambiente ingrato é surpreendentemente elevado (80 a 90%).[37,38,44-46] Quando a consolidação for confirmada, um procedimento prudente é a remoção do pino e a fresagem do canal medular para remover qualquer membrana contaminada do implante. Além disto, o paciente pode se beneficiar com o desbridamento de seqüestros evidentes e com a enxertia óssea em pontos onde a consolidação será tênue (Fig. 17-4). Esta combinação de medidas é, em geral, bem-sucedida na produção de um ferimento seco e de uma consolidação com a resistência adequada. Entretanto, no caso da injeção óssea latente (subjacente), a terminologia "injeção quiescente" (latente) será mais apropriada do que "injeção curada".

Para pseudo-artroses infectadas, várias modalidades de tratamento têm sido aplicadas. O desbridamento suficiente acompanhado por antibióticos sistêmicos ou de deposição, os fixadores externos e a enxertia óssea tardiamente

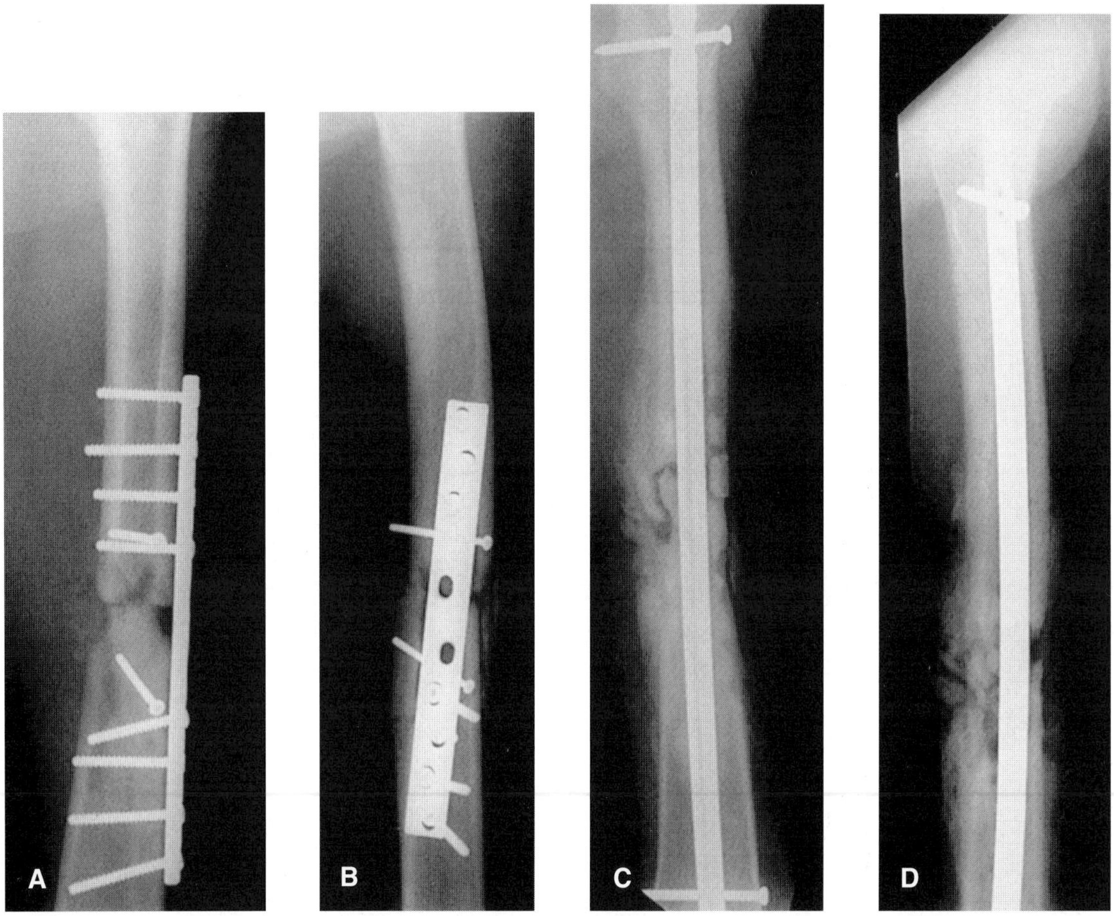

Fig. 17-4. *A,B,* Um paciente de 22 anos sofreu esta fratura de Grau IIIa num acidente de motocicleta, há quatro meses e meio. Devido à presença de outra fratura tibial exposta ipsilateral e traumatismos de vários sistemas, foi escolhida a estabilização com placa. O ferimento cicatrizou após fechamento retardado, mas existe uma nítida falha de progresso no desenvolvimento da consolidação, conforme mostram as radiografias. *C,D,* Esta é a aparência do fêmur três meses após a remoção da placa e a estabilização com um implante dilatado, de 12 mm. Foi descoberta uma infecção profunda causada por *S. aureus* no momento da remoção da placa. Antes da colocação do implante intramedular, foi executado o desbridamento local e a lavagem contínua. O ferimento fechou precocemente mediante a colocação de drenos de sucção. Duas semanas de antibióticos intravenosos foram seguidas por um período de seis semanas de terapia oral. (*Figura continua.*)

têm produzido índices de consolidação razoavelmente satisfatórios.[29,30-32] Entretanto a morbidade apresentada pela infecção contínua nos pontos de emergência cutânea dos pinos dos fixadores externos e a retração cicatricial (fibrose) do mecanismo extensor do joelho (músculo quadríceps) são fatores prejudiciais a estas modalidades de tratamento. A rigidez do joelho poderá ser tão grave a ponto de exigir a realização da quadricepsplastia em alguns pacientes com resultado estético muito ruim, de maneira geral.

Técnicas modificadas de fixação óssea com placas também foram adaptadas com sucesso por alguns cirurgiões para o tratamento de pseudo-artroses infectadas.[33,37] Estes protocolos exigem seqüência semelhante de desbridamento, estabilização, antibióticos locais e/ou sistêmicos e enxerto ósseo.

A decisão final sobre as técnicas de tratamento da pseudo-artrose femoral infectada está fundamentada em vários fatores, incluindo a bacteriologia, os métodos de tratamento cirúrgico anteriores, os sinais e os sintomas presentes e as condições gerais do paciente. A abordagem multidisciplinar poderá ser útil com a colaboração do cirurgião plástico para os casos de ferimentos complexos e a ajuda de um infectologista, quando as bactérias isoladas (os agentes etiológicos isolados) forem incomuns ou a antibioticoterapia de longo prazo for necessária. Em casos selecionados, pode ser necessário o emprego de modalidades seqüenciais diferentes para se obter a consolidação, tais como um breve período de fixação externa após o desbridamento, seguido por uma estabilização definitiva executada com a técnica de osteossíntese intramedular ou de colocação de placas.

RESUMO

As pseudo-artroses da diáfise femoral constituem um problema relativamente incomum. O tratamento apresen-

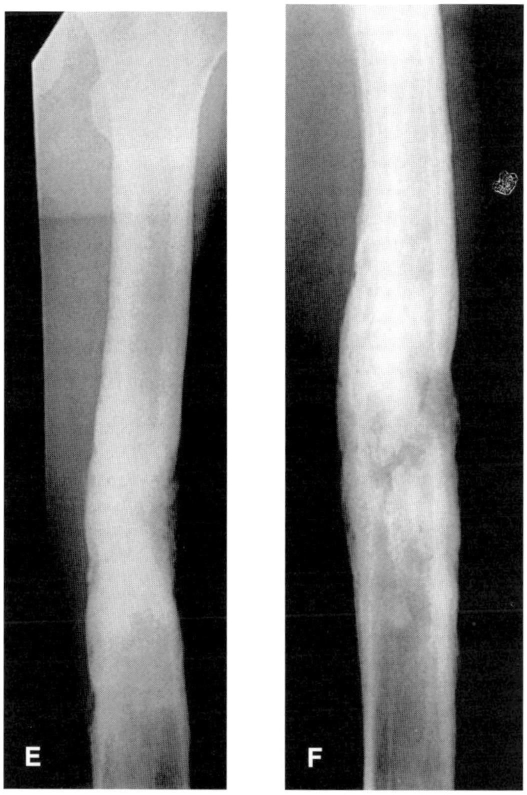

Fig. 17-4. *(continuação) E,F,* Aparência final, 26 meses após a colocação do implante intramedular. A pseudo-artrose cicatrizou com a persistência de pequena fístula e o pino foi removido após um intervalo de 18 meses. No momento dessa remoção a fístula foi excisada e o seqüestro cortical removido, seguido pela aplicação de pérolas de cimento ortopédico com antibiótico. Quatro semanas mais tarde as pérolas foram removidas, com enxerto ósseo autógeno. As feridas cicatrizaram e não houve drenagem mais tarde.

ta um espectro amplo de desafios clínicos desde a troca rotineira do implante intramedular em uma pseudo-artrose hipertrófica bem alinhada até o tratamento por fases de uma pseudo-artrose infectada com perda óssea segmentar. Em ambos os casos podemos utilizar o mesmo implante, mas os níveis de experiência cirúrgica e de especialização técnica exigidos para chegar a um bom resultado são bem diferentes. Em geral, as técnicas de fixação intramedular são bem adequadas a este ambiente clínico, mas o cirurgião deve fazer, individualmente, uma escolha prudente, de acordo com o seu próprio envolvimento, levando em consideração caso por caso.

REFERÊNCIAS BIBLIOGRÁFICAS

1. Brumback, R.J., Uwagie-Ero, S., Lakatos, R.P., et al.: Intramedullary nailing of femoral shaft fractures. Part II: Fracture-healing with static interlocking fixation. J. Bone Joint Surg. *70A*: 1453-1462, 1988.
2. Carr, C.R., Wingo, C.H.: Fractures of the femoral diaphysis. A retrospective study of the results and costs of treatment by intramedullary nailing and by traction and a spica cast. J. Bone Joint Surg. *55A*:690-700, 1973.
3. Christie, J., Court-Brown, C., Kinninmouth, A.W.G., Howie, C.R.: Intramedullary locking nails in the management of femoral shaft fractures. J. Bone Joint Surg. *70B*:206-210, 1988.
4. Kempf, I., Grosse A., Beck, F.: Closed interlocking intramedullary nailing. Its application to comminuted fractures of the femur. J. Bone Joint Surg. *67A*:709-720, 1985
5. Winquist, R.A., Hansen, S.T., Jr., Clawson, D.K.: Closed intramedullary nailing of femoral fractures: A report of five hundred and twenty cases. J. Bone Joint Surg. *66A*:529-539, 1984.
6. Zuckerman, J., Veith, R., Johnson, K., et al.: Treatment of unstable femoral shaft fractures with closed interlocking intramedullary nailing. J. Orthop. Trauma 1: 209-218, 1987.
7. Chapman, M.W.: The role of intramedullary fixation in open fractures. Clin. Orthop. *212*:26-34, 1986.
8. Allgöwer, M., Ehrsam, R., Ganz, R., et al.: Clinical experience with a new compression plate "DCP". Acta Orthop Scand *36*(suppl.):277-279, 1969.
9. Gant, G.C., Shaftan, G.W., Herbsman, H.: Experience with the ASIF compression plate in the management of femoral shaft fractures. J. Trauma *10*:458-471, 1970.
10. Magerl, F., Wyss, A., Brunner, C., et al.: Plate osteosynthesis of femoral shaft fractures in adults: A follow-up study. Clin. Orthop. 138:62-73,1979
11. Müller, M.E., Thomas, R.J.: Treatment of nonunion in fractures of long bones. Clin. Orthop. *138*:141, 1979.
12. Murray, W.R., Lucas, D.B., Inman, V.T.: Treatment of nonunion of fractures of long bones by the two-plate method. J. Bone Joint Surg. 46A:1027, 1964.
13. Riemer, B.L., Butterfield, S.L., Burke, C.J., Mathews, D.: Immediate plate fixation of highly comminuted femoral diaphyseal fractures in blunt polytrauma patients. Orthopedics *15*:907-916, 1992.
14. Ruedi, T., Luscher, N.: Results after internal fixation of comminuted fractures of the femoral shaft with DC plates. Clin. Orthop. *138*:74, 1979.
15. Brumback, R.J., Ellison, P.S., Poka, A., et al.: Intramedullary nailing of open fractures of femoral shaft. J Bone Joint Surg. *71A*:1324-1330, 1989.
16. Lhowe, D.W., Hansen, S.T.: Immediate nailing of open fractures of the femoral shaft. J. Bone Joint Surg. *70A*:812-820, 1988.
17. Baumgaertel. F., Gotzen, L.: The biological plate osteosynthesis in multi-fragment fractures of the para-articular femur. A prospective study. Unfallchirurg *97*:78-84, 1994.
18. Tscherne, H., Haas, N., Krettek, C.: Intramedullary nailing combined with cerclage wiring in the treatment of fractures of the femoral shaft. Clin. Orthop. *212*:62-67, 1986.
19. Pape, H.C., Regel, G., Dwenger A., et al.: Influence of thoracic trauma and primary femoral intramedullary nailing on the incidence of ARDS in multiple trauma patients. Injury *24*:82-103, 1993.
20. Wenda, K., Runkel, J., Degreif, G., et al.: Pathogenesis and clinical relevance of bone marrow embolism in medullary nailing — demonstrated by intraoperative echocardiography. Injury *24*: 73-81, 1993.
21. Hutson, J.J., Zynch, G.A., Latta, L.: Unreamed nine millimeter femoral nailing. A prospective randomized comparison with reamed twelve millimeter femoral nails. Presented at the Orthopaedic Trauma Association Annual Meeting, Los Angeles, California, September 22-24, 1994.
22. Moed, B.R., Watson, J.T.: Retrograde unreamed intramedullary nailing of fractures of the femoral shaft in the multiply injured patient. Presented at the Orthopaedic Trauma Association Annual Meeting, Los Angeles, California, September 22-24, 1994.

23. Klemm, K., Borner, M.: Interlocking nailing of complex fractures of the femur and tibia. Clin. Orthop. *212*:89-100, 1986.
24. Phemister, D.B.: Splint grafts in the treatment of delayed and nonunion of fractures. Surg. Gynecol. Obstet. *52*:376, 1931.
25. Phemister, D.B.: Treatment of ununited fractures by onlay bone grafts without screws or tie fixation and without breaking down of the fibrous union. J. Bone Joint Surg. *29*:946, 1947.
26. Urist, M.R., Mazet, R., McLean, F.C.: The pathogenesis and treatment of delayed union and nonunion. J. Bone Joint Surg. *36A*:931, 1954.
27. Connolly, J.F.: Selection, evaluation and indications for electrical stimulation of ununited fractures. Clin. Orthop. *161:39,* 1981.
28. Day, L.: Electrical stimulation in the treatment of ununited fractures. Clin. Orthop. *161*:54, 1981.
29. Barquet, A., Silva, R., Massaferro, Cubra, A.: The AO tubular external fixator in the treatment of open fractures and infected nonunions of the shaft of the femur. Injury *19*:415, 1988.
30. Judet, R., Patel, A.: Muscle pedicle bone grafting of long bones by osteoperiosteal decortication. Clin. Orthop. *87*:74, 1972.
31. Judet, J., Judet, R.: L'ostéogénèse et les retards de consolidation et les pseudarthroses des os longs, 1960, Huitième Congrès SICOT, p. 315.
32. Jupiter, J.B., First, K., Gallico, G.G., May, J.W.: The role of external fixation in the treatment of post-traumatic osteomyelitis. J. Orthop. Trauma *2*:79-93, 1988.
33. Weber, B.C., Cech, O.: Pseudarthrosis, pathology, biomechanics, therapy, results, Berne, Switzerland, 1976, Berne, Hans Huber Medical Publisher.
34. Brav, E.A.: The use of intramedullary nailing for nonunion of the femur. Clin. Orthop *60*:69-75, 1968.
35. Kempf, I., Grosse, A., Rigaut, P.: The treatment of noninfected pseudarthrosis of the femur and tibia with locked intramedullary nailing. Clin. Orthop. *212*:142-154, 1986.
36. Klemm, K.: Die stabilisierung infizieter pseudarthrosen mit verriegelungsnagel. Langenbecks Arch. Chir. *334*:559-561, 1973.
37. Lhowe, D.W., Cove, J., Goodman, L.J.: The management of diaphseal nonunion of the femur. Presented at the Orthopaedic Trauma Association Annual Meeting, Los Angeles, California, September 22-24, 1994.
38. Webb, L.X., Winquist, R.A., Hansen, S.T.: Intramedullary nailing and reaming for delayed union or nonunion of the femoral shaft. A report of 105 consecutive cases. Clin. Orthop. *212*:133-141, 1986.
39. McLaren, A.C., Blokker, C.P.: Locked intramedullary fixation for metaphyseal malunion and nonunion. Clin. Orthop. *265*:253, 1981.
40. Kettelkamp, D.B., Hillberry, B.M., Murrish, D.E., Keck, D.A.: Degenerative arthritis of the knee secondary to fracture malunion. Clin. Orthop. *234*:159, 1988.
41. Johnson, E.E.: Acute lengthening of shortened lower extremities after malunion or nonunion of a fracture. J. Bone Joint Surg. *76A*:379-389, 1994.
42. Baumgaertel, F., Dahlen, C., Stiletto, R., Gotzen, L.: Technique of using the AO-Femoral distractor for femoral intramedullary nailing. J. Orthop. Trauma *8*:315-321, 1994.
43. Chapman, M.W.: Closed intramedullary bone grafting and nailing of segmental defects of the femur. J. Bone Joint Surg. *62A*:1004-1008, 1980.
44. Klemm, K.W.: Treatment of infected pseudarthrosis of the femur and tibia with an interlocking nail. Clin. Orthop. *212*: 174-181, 1986.
45. Kostuik, J.P., Harrington, I.J.: Treatment of infected ununited femoral shaft fractures. Clin. Orthop. *108:90,* 1975.
46. Patzakis, M.J., Wilkins, J., Wiss, D.A.: Infection following intramedullary nailing of long bones. Clin. Orthop. *212*:182-191, 1986.

18

Osteotomias Intramedulares

Robert A. Winquist

Este capítulo discute o uso de uma serra óssea intramedular nos encurtamentos do fêmur, nas osteotomias para corrigir a rotação e na correção de consolidações viciosas. Vamos focalizar os detalhes técnicos do equipamento e os procedimentos cirúrgicos exigidos para uso destes instrumentos. A partir de uma perspectiva histórica, Gerhard Küntscher merece o crédito por ter projetado a primeira serra óssea intramedular, em 1962.[1] Este instrumento permitia a osteotomia do osso longo após fresagem intramedular prévia.[2-4] Infelizmente, esta serra não oferecia estabilidade e era difícil de controlar. Em 1973, Ray E. Person e a Divisão de Transporte Super-sônico da Boeing Company (em Seattle, WA) foram suficientemente generosos ao dedicar seu tempo e experiência para desenvolver uma serra óssea nova e mais eficiente.[5] Este instrumento surgiu através de vários estágios de projeto que merecem uma breve menção. A princípio, foram utilizadas simultaneamente duas lâminas na execução de ambos os cortes para o encurtamento ósseo. Estas lâminas, semelhantes em tamanho às do projeto original de Küntscher, eram finas e propensas à quebra. Dois cortes simultâneos levavam a uma condição de aderência excessiva e de dificuldade no corte. O projeto inicial não teve sucesso, o que provocou novas modificações. A adição de um mancal para manter a serra estável no interior do canal intramedular foi um recurso de muita ajuda na execução de cortes completos e exatamente posicionados. Um dispositivo de medição, de projeto relativamente simples, ajuda na determinação exata da quantidade do encurtamento. Este dispositivo é facilmente acoplado sobre a serra e possui um descanso trocantérico para controlar a profundidade e uma porca de fechamento para controlar a distância do segundo corte. Usava-se a energia elétrica para impulsionar a serra original, mas o dispositivo de força foi removido, pois provocava a aderência da lâmina e o corte excessivo, queimando o osso.

A Boeing Company encaminhou o projeto à *Orthopedic Equipment Company* (OEC), para ser fabricado (Fig. 18-1). Os vários componentes da serra são agora intercambiáveis, de modo que só é necessária uma alça com um dispositivo direcionador para o acoplamento dos vários mancais e lâminas disponíveis (Figs. 18-2 e 18-3).[6] Após 40 procedimentos cirúrgicos, decidi que a faixa de serras deveria ser ampliada. Existem agora serras de 12, 13, 14, 15, 16 e 17 mm. Na realidade, as serras são 0,5 mm menores que o indicado para permitir a dilatação até o tamanho determinado e o posicionamento correto do instrumento. A quebra da lâmina foi um problema inicial com a serra da OEC, tendo sido corrigido através do aperfeiçoamento do anexo da lâmina. A Boeing também projetou um fragmentador para

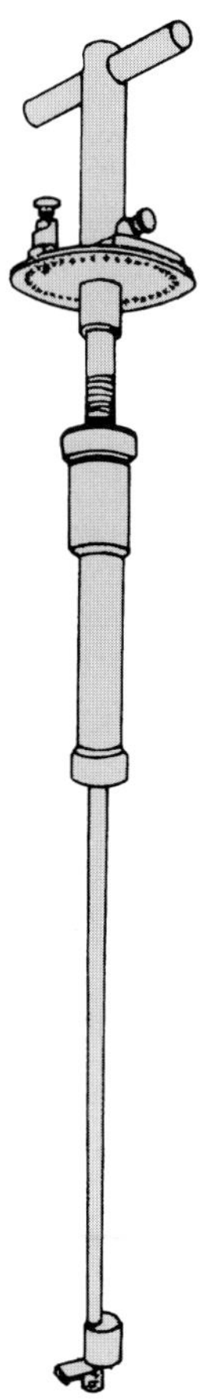

Fig. 18-1. A serra óssea intramedular da OEC.

separar e deslocar o fragmento central.[5] O conceito funcionou razoavelmente bem para a separação, mas não para o deslocamento. Um lado do fragmento separado ficava sempre instável e com movimento, enquanto o outro lado permanecia em posição. Este fragmentador deixou de ser fabricado e o gancho do formão interno de Küntscher é agora utilizado para separar o fragmento e movê-lo para o lado. Este dispositivo é mais simples que o fragmentador de expansão.

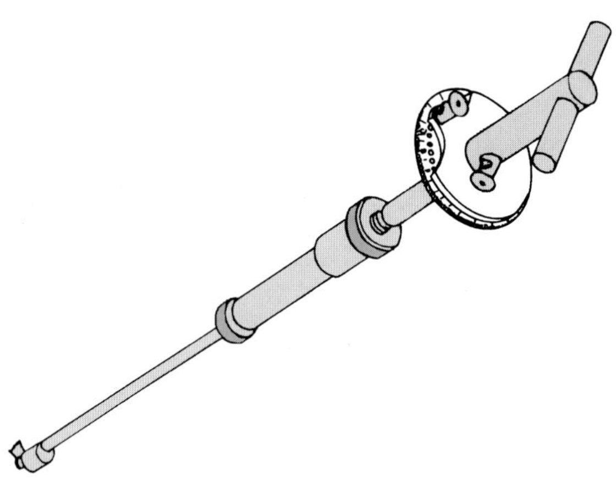

Fig. 18-2. O dispositivo orientador que controla a expansão da lâmina da serra.

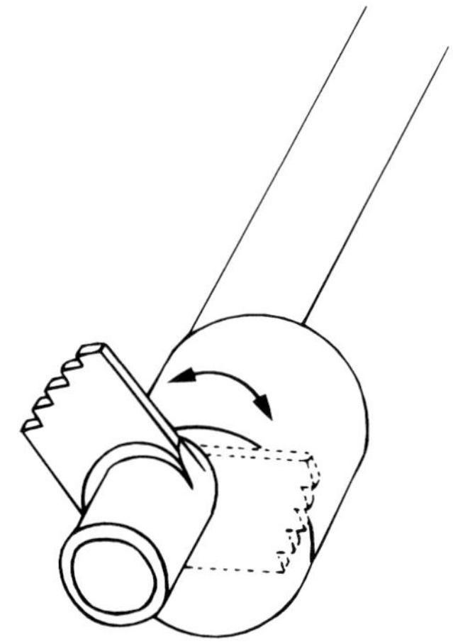

Fig. 18-3. Abertura e fechamento da lâmina da serra.

ENCURTAMENTO INTRAMEDULAR A FOCO FECHADO

Materiais e Indicações

A avaliação e a seleção cuidadosa do paciente são críticas nos encurtamentos intramedulares. Todas as formas de tratamento deverão estar disponíveis para o cirurgião. Este procedimento não é o único método de corrigir a desigualdade de comprimento do membro inferior, e o cirurgião deverá considerar o uso de (1) uma compensação no calçado, (2) o alongamento da tíbia ou do fêmur, (3) o encurtamento da tíbia ou do fêmur, (4) o alongamento da pelve, (5) osteotomias subtrocantéricas em *varo* para displasia do quadril e (6) uma combinação de alongamento e encurtamento, amputação e epifisiodese. Cada paciente deverá ser avaliado em bases individuais, antes que ele e o cirurgião possam selecionar a forma correta de tratamento. Este capítulo discute somente a prática cirúrgica do encurtamento intramedular a foco fechado para a correção da desigualdade de comprimento do membro inferior.[7]

A avaliação radiográfica é crítica. A área de deformidade deverá ser avaliada radiograficamente para determinar se existe a indicação para a correção dessa deformidade. Escanogramas ou ortogramas são benéficos na decisão sobre se a discrepância está localizada na pelve, no fêmur, na tíbia ou no pé. Cortes feitos com o auxílio da tomografia computadorizada também podem ser usados para medir os pontos de referência dos quadris, joelhos, tornozelos e pés. As radiografias com o paciente em pé são usadas para determinar se um paciente portador de escoliose possui uma deformidade fixa ou funcional. Para determinar a quantidade final de correção, a radiografia mais valiosa é obtida com o paciente em pé sobre blocos de nivelamento da pelve e realinhamento da espinha. Esta radiografia deverá incluir a coluna lombar inferior, a crista ilíaca e as cabeças do fêmur, para ajudar a determinar a quantidade correta de equalização.

As radiografias do fêmur a ser cortado também são obrigatórias, pois a variação de um paciente para outro é enorme (Figs. 18-4 até 18-8). O cirurgião deverá avaliar cuidadosamente as dimensões do canal intramedular e determinar a espessura da linea áspera e a do canal medular em ambas as radiografias, AP e lateral. Tais medidas são úteis durante o planejamento cirúrgico subseqüente.

Entre 1980 e 1989, 145 pacientes com etiologia variada da desigualdade foram submetidos a um encurtamento intramedular a foco fechado do fêmur. A idade variou de 12 a 64 anos (média = 27,7). Um total de 34% dos pacientes havia sofrido fratura do fêmur e 11% eram pacientes com fraturas tibiais. Em 9% dos pacientes foi verificada uma combinação de fraturas femorais e tibiais do mesmo lado. Anormalidades idiopáticas e congênitas foram identificadas em 22% dos pacientes, incluindo distúrbios congênitos do quadril em 5%. A poliomielite foi a causa da desigualdade de comprimento do membro inferior em 5% dos pacientes sob estudo.

A seguir apresentamos os sintomas e as queixas manifestados pelos pacientes, que embora relacionadas individualmente foram, com freqüência, observadas em conjunto. Noventa pacientes se queixavam de um andar esquisito e de claudicação. A dor nas costas foi observada em 87 pacientes e 51 deles apresentavam escoliose. Entorses do

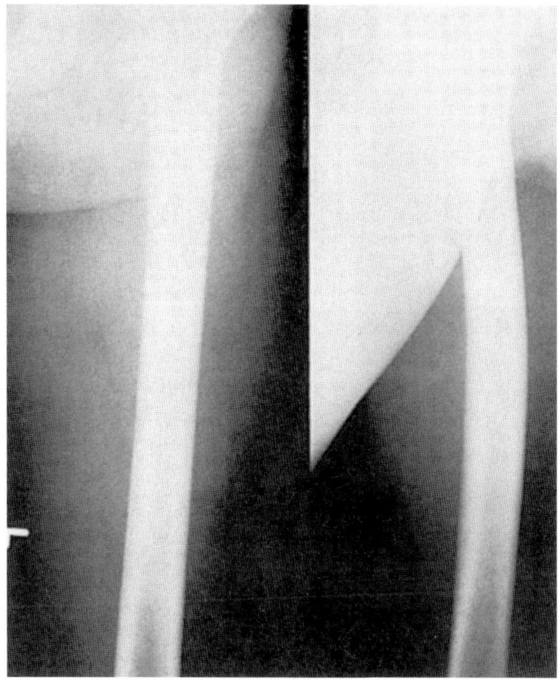

Fig. 18-5. Visualizações AP e lateral mostrando córtices muito espessos que exigem a fresagem intramedular para permitir a inserção de serra com tamanho adequado. Entretanto os córtices são simétricos e deverão possibilitar o encurtamento intramedular plenamente satisfatório.

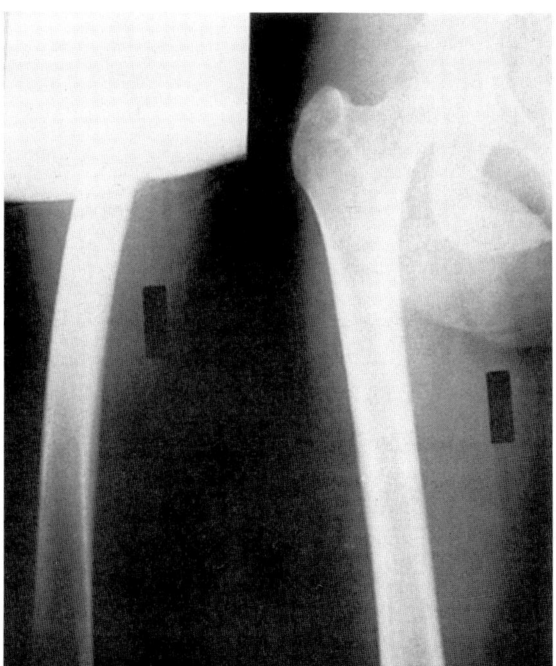

Fig. 18-4. Visualizações AP e lateral mostrando canal largo e simétrico, constituindo excelente fêmur para o encurtamento.

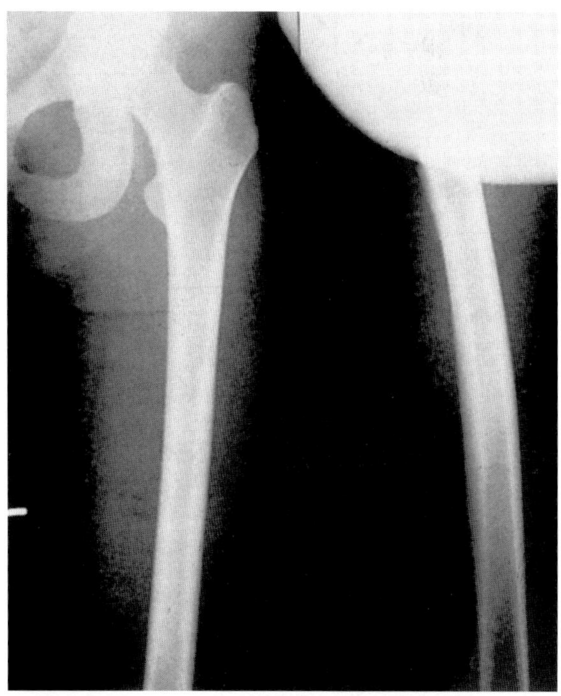

Fig. 18-6. Este encurtamento é tecnicamente mais difícil. O canal é pequeno, particularmente na visualização AP, e a linea áspera é espessa. A dilatação será necessária, mas o uso de uma serra pequena tornará difícil o corte através das paredes e da línea áspera; será, portanto, necessário o uso de um osteótomo percutaneamente.

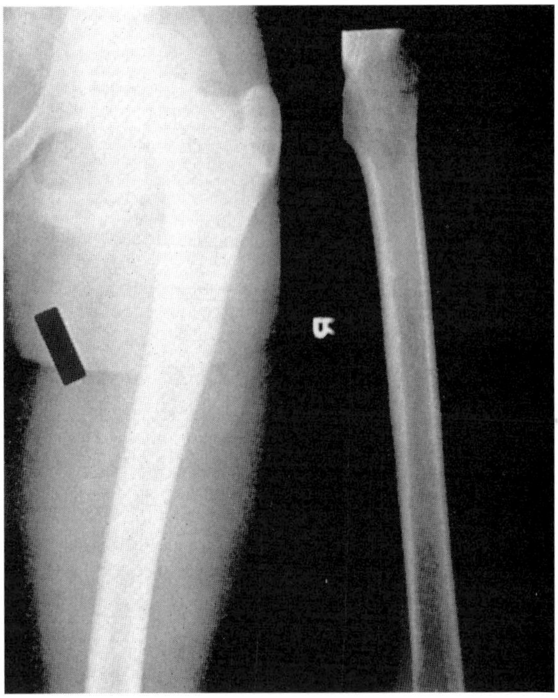

Fig. 18-7. Este paciente é portador de seqüelas de pólio. A diáfise é bem reta na projeção lateral e o canal amplo facilitará o encurtamento. Infelizmente, a visualização AP mostra uma curvatura acentuada do fêmur. A tendência é o adelgaçamento do córtex lateral, o que provocará cominuição adicional ao nível do encurtamento.

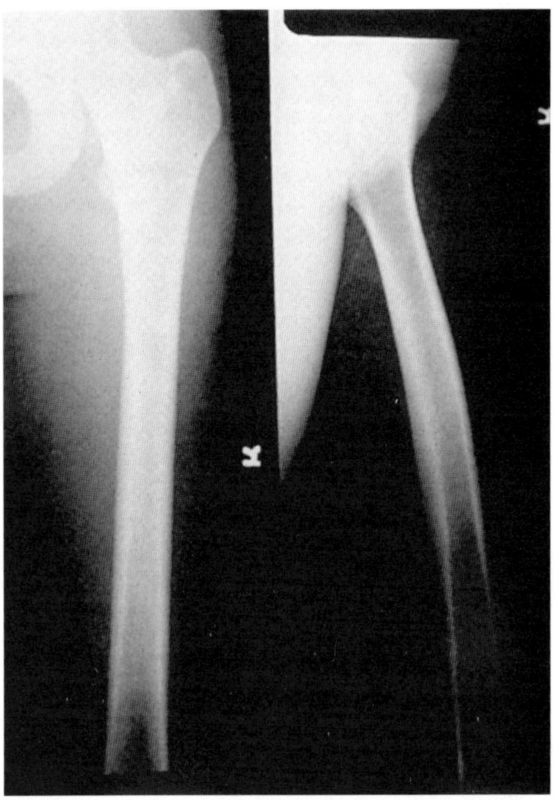

Fig. 18-8. Na radiografia lateral a linea áspera se apresenta espessa, tornando impossível o corte completo com a serra. Será necessário o uso de um osteótomo.

tornozelo foram vistos em 14 pacientes, muitos dos quais estavam usando saltos altos corretivos. Neste grupo a desigualdade variava entre 2 e 10 cm. A diferença média foi de 3,8 cm. Ao avaliar a forma do fêmur neste grupo verificamos que 50 casos apresentavam uma linea áspera espessa e 20 outros possuíam um canal medular estreito. Doze pacientes apresentavam uma inclinação aumentada, tornando o encurtamento ligeiramente mais difícil. A quantidade de encurtamento executada foi de 2 a 7 cm, com média de 3,5 cm. Durante o estudo, o tipo de implante usado para a fixação variou do pino padrão de Küntscher para o uso rotineiro de um pino com travamento estático para todos os pacientes. O diâmetro do pino variou de 11 a 17 mm, com a média de 14,3 mm, e o comprimento entre 29 e 46 cm, com a média de 38,3 cm. Em 36% dos casos foi necessária a execução de uma osteotomia percutânea para completar o corte. O tempo de cirurgia foi, em média, de 98,7 minutos. A queda no nível de hematócritos foi de 10,1 pontos e os pacientes foram solicitados a doar duas unidades de sangue antes da cirurgia para armazenagem.

Técnica Cirúrgica

É obrigatório que o equipamento apropriado esteja disponível, devido à natureza técnica do procedimento. Este capítulo explica as razões das minhas preferências pessoais, mas também reconhece, certamente, as alternativas. Preferimos um conjunto de dilatadores OEC com suas estrias profundas e pequenas hastes flexíveis, assim como uma série de tamanho maior. Estes dispositivos geram menos pressão e menos embolia gordurosa que as

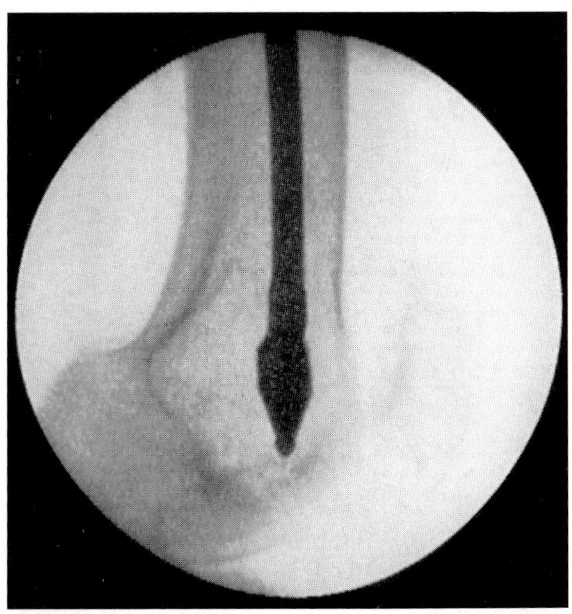

Fig. 18-9. Esta radiografia mostra uma broca longa penetrando livremente o osso subcondral e limpando com a fresagem quaisquer lascas ósseas que permaneçam no canal distal.

brocas AO. Além disso, uma broca mais comprida (12,5 x 60 cm) é necessária para limpar o canal medular (Fig. 18-9).

Utilizamos a mesa modelo Chick 703 (Chick Midmark: Verailles, OH) para este procedimento. Ela tem as vantagens de um bastão perineal de plástico e fácil acesso à área do quadril, o que permite, conseqüentemente, a melhor visualização para procedimentos intramedulares. O braço do intensificador de imagens modelo Siemens fornece a maior mobilidade possível; a rotação do braço acima de 90° permite a visualização do ponto de entrada cirúrgico. Muitos outros braços são maiores e mais pesados e não têm o grau de mobilidade necessário para a visualização da extremidade proximal do fêmur.

As radiografias do fêmur a ser encurtado são cuidadosamente analisadas, e o canal medular é medido em ambos os planos, AP e lateral. O grau de inclinação do fêmur e a espessura da linea áspera, quando comparados com o córtex anterior, também devem ser determinados. Devemos verificar a existência de uma inclinação incomum do osso nos planos AP ou lateral. A inclinação conduz a uma fresagem excêntrica, criando problemas durante a operação. A posição dos cortes é determinada nas radiografias AP. Na maioria das vezes, o segmento deve ser removido desde o meio do istmo, para permitir a fixação adequada nas duas extremidades. Por exemplo, se um fêmur de 44 cm deve ser encurtado em 4 cm, o corte femoral distal deverá ser feito a 24 cm do trocanter e o corte proximal a 20 cm do trocanter, de modo que 20 cm do osso permaneçam em ambos os fragmentos, distal e proximal. A remoção do segmento da região média do istmo é uma boa regra, mas o segmento pode ser ajustado proximal e distalmente caso o fêmur apresente um formato incomum.

Posicionamento na Mesa Operatória e Fresagem

O paciente é colocado na mesa de fratura em posição lateral. O braço do intensificador é movimentado em sentido proximal e distal para assegurar que o fêmur poderá ser bem visualizado em toda a sua extensão. O ponto de entrada cirúrgico na área trocantérica deve ser visto em ambos os planos fluoroscópicos, AP e lateral.

Utilizamos um preparado de iodo/álcool para anti-sepsia. A incisão, com 3 cm de extensão, começa a 1 cm proximal à ponta do trocanter maior e continua no mesmo sentido, em linha com o fêmur. Separamos a fáscia e colocamos um dedo através do músculo, para palpar a borda posterior livre do trocanter maior.[9] A porção tendinosa posterior do *gluteus medius* também é palpada. Uma broca reta, com cabo em T, é então inserida na fossa piriforme. A posição é verificada em ambos os planos, AP e lateral, no intensificador de imagens. Ajustamos a posição desta broca reta até que esteja correta; este passo é um dos mais importantes do procedimento. A seguir inserimos um guia com ponta bulbiforme neste orifício, passando este guia para baixo até o osso subcondral do côndilo femoral distal. Para a medição utilizamos um outro guia com ponta bulbiforme e uma régua. A fresagem começa a 8 mm e continua em incrementos de 1 mm até que se faça o contato com o córtex. A partir deste ponto, a dilatação continua em incrementos de 0,5 mm.

Durante a fresagem, dois fatores devem ser considerados. Primeiro, a maior serra possível executa o corte mais fácil. Segundo, o adelgaçamento excessivo do córtex pode levar a uma cominuição adicional. O fêmur é geralmente dilatado 1 a 2 mm acima do normal para uma fratura, e o córtex anterior deve ser fiscalizado através do intensificador de imagens para evitar o adelgaçamento excessivo. Durante a fresagem as lascas ósseas freqüentemente são acumuladas na extremidade distal do canal femoral, o que provoca dificuldade no direcionamento do pino através do canal. Quando o implante toca este osso intramedular, ele tende a perturbar o foco da osteotomia. Este problema é evitado utilizando-se uma broca de ponta cortante extra-longa, de 12,5 mm (60 cm de comprimento), ao final da fresagem, para limpar o canal até o osso subcondral distal. Os 3 cm proximais do fêmur são dilatados em mais 0,5 mm para permitir a inserção mais fácil da serra.

Pinos de Anti-Rotação

Para evitar uma deformidade rotacional, colocamos pinos no fêmur distal e proximal antes do primeiro corte a ser feito com a serra intramedular. São usados fios de Steinman de 1/8 de polegada, pois os pinos menores são demasiadamente flexíveis e se curvam durante a manipulação do osso. O fio proximal é colocado em primeiro lugar, sendo o mais difícil de ser posicionado. Utiliza-se o intensificador de imagens em posição lateral. Um bastão metálico de redução é colocado no fêmur proximal para simular a posição do pino. O pino-guia vai para o trocanter, anteriormente ao canal medular. Esta é a posição similar em que se colocaria um parafuso anterior a um pino intramedular para fixar uma fratura do colo do fêmur. O intensificador de imagens é utilizado para visualizar esta área, para fins de colocação do pino anterior ao bastão de redução.

Coloca-se então o fio distal na diáfise distalmente à posição final do implante intramedular. O intensificador de imagens é mais uma vez usado para definir o fêmur distal, colocando-se um fio-guia de 1/8 de polegada no osso metafisário, logo acima da articulação. Este pino fica paralelo ao fio colocado no fêmur proximal.

Primeiro Corte da Serra

A inserção da serra é um pouco difícil. O cirurgião deve palpar o orifício no trocanter e colocar a serra em posição, movimentando-a para frente e para trás com um movimento auscultatório. A serra deverá estar justa quando em sentido descendente pelo canal, mas não deve ser forçada. Em pacientes com inclinação femoral excessiva pode ocorrer a quebra da boquilha de montagem. Se o movimento descendente por esse canal estiver demasiadamente justo, pode-se utilizar a serra menor (o próximo tamanho), com a boquilha. Uma vez posicionada, a serra deve ser segurada firmemente para baixo, contra o trocanter. O cirurgião deve depender do trocanter para medições subseqüentes. O cirurgião assistente segura o resto trocantérico firmemente para baixo, contra o trocanter, durante o uso da serra. Executa-se então o primeiro corte (Fig. 18-10). O dispositivo orientador é mantido firmemente com uma das mãos, enquanto o pino de fechamento avança, um orifício de cada vez. Gira-se a serra em duas ou três revoluções para completar o corte em cada demarcação específica do indicador. Avança-se a lâmina vagarosamente, até que o dispositivo de orientação atinja o número 20, que indica o diâmetro máximo do corte.[6] Os números não têm significado específico, pois a quantidade de cortes varia com cada tamanho de serra.

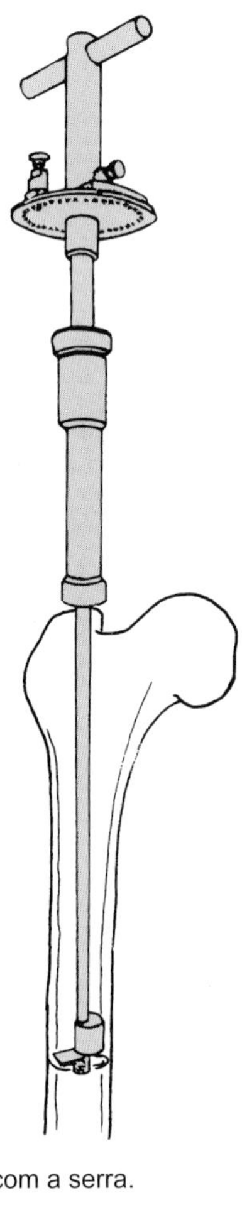

Fig. 18-10. Corte distal com a serra.

A serra corta primeiro através do córtex anterior. A presença de alguma inclinação na haste longa da serra pode provocar seu deslocamento brusco através desse córtex, com ligeira aderência. Forçar a serra neste ponto pode levar à quebra da lâmina. Se muito justa, a serra é retraída cerca de cinco nós indexadores, sendo de novo ligeiramente impulsionada, um nó de cada vez. Quando o dispositivo de orientação atingir o máximo de 20, o corte estará completo e a lâmina começa a fechar novamente. Viramos então esta lâmina para uma posição fechada, na marca zero. Retiramos parcialmente a serra do fêmur para permitir o avanço do dispositivo de medição. Isso se consegue segurando a porca de fechamento firmemente na mão, não permitindo seu movimento. O resto trocantérico é então impulsionado em sentido distal e o intervalo entre esse resto e a porca é medido até que se atinja o tamanho apropriado. A porca de segurança é então novamente ajustada para prevenir o movimento. Inserimos novamente a serra na profundidade máxima; seguramos o resto trocantérico cuidadosa e firmemente contra o trocanter. A serra está agora em posição para executar o segundo corte após a manipulação da perna, que é o próximo passo. Durante a manipulação o cirurgião não deverá segurar a serra, pois isto poderia conduzir à inclinação da haste do instrumento.

Osteoclasia do Fêmur

Este é, em geral, um procedimento simples. Tiramos o pé do paciente da tração e um assistente o mantém livre. O cirurgião não-paramentado manipula cuidadosamente o fêmur para uma posição em varo, pressionando para cima no foco da osteotomia com uma das mãos e pressionando para baixo no joelho com a outra mão. Embora o fêmur geralmente quebre de maneira quase agradável, não deverá ser forçado. Nestes pacientes, o uso de um osteótomo percutaneamente é muito mais seguro. Colocamos um osteótomo delgado de 1/4 de polegada, modelo de Lambotte, através de uma incisão perfurante feita com uma lâmina larga, nº 10. Se a quantidade de encurtamento estiver entre 2,5 e 4 cm, podemos fazer uma única incisão perfurante diretamente entre os dois cortes. Quando se estima um encurtamento maior que 4 cm, podem ser necessárias duas incisões perfurantes para a inserção de um osteótomo percutâneo. Temos usado esse tipo de osteótomo com mais freqüência, aplicando-o atualmente em aproximadamente 36% dos nossos pacientes. Este dispositivo é inserido com muito cuidado. A lâmina fica paralela às fibras do *vastus lateralis,* e ao atingir o osso assume a posição em ângulo reto. Utilizamos o intensificador de imagens para colocar o osteótomo no corte distal, o qual pode, em geral, ser percebido. Movemos, então, o osteótomo ao longo do corte, na direção da borda posterior, onde é utilizado para quebrar através da linea áspera. Devemos agarrar firmemente o osteótomo com uma das mãos, a qual é mantida para baixo, contra a pele, para controlar o excesso de penetração, golpeando-o então ativamente para atravessar a linea. Embora simples, este passo do procedimento exige muito cuidado. Novamente, eu acredito que o uso de um osteótomo percutâneo é uma solução melhor que a quebra violenta.

Um dos passos mais difíceis e mais importantes do procedimento é a laceração do periósteo. Quando intacto, o gancho não consegue ser inserido para separar o segmento, os fragmentos não se movem para fora do caminho e o encurtamento não pode ser feito. O periósteo é lacerado da seguinte maneira: (1) o pé do paciente é removido da tração e seguro pela enfermeira auxiliar; (2) o cirurgião não-paramentado, que é agora o membro mais importante da equipe, flexiona o joelho a 90° para relaxar os tendões e o nervo ciático; (3) com uma das mãos (em uma luva de chumbo) posicionada no aspecto anterior da coxa, este cirurgião estende o sítio da fratura até aproximadamente 70° para lacerar a linea; e (4) o fêmur é então deslocado por meio de uma força em valgo e um empurrão para baixo, pelo lado lateral. Em geral, esta manobra permite um deslocamento de 100% da diáfise distal e, portanto, a realização do encurtamento. Se um deslocamento nesse nível de 100% não ocorrer, devemos repetir a manobra quantas vezes forem necessárias até atingir o objetivo determinado.

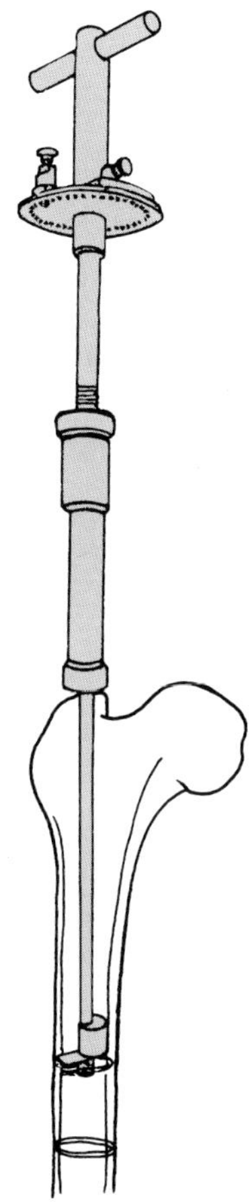

Fig. 18-11. Corte proximal com a serra.

Segundo Corte da Serra

A serra já está em posição. O resto trocantérico é firmemente seguro contra o trocanter pelo cirurgião assistente. O outro cirurgião, então, completa o segundo corte com a serra, de modo semelhante ao do primeiro corte (Fig. 18-11). Este passo é geralmente bem fácil. Removemos, então, a serra. Quando a linea é excepcionalmente espessa, inserimos novamente um osteótomo percutâneo para completar o corte da linea no segundo corte proximal.

Dividindo o Fragmento

Em geral, este passo não apresenta dificuldade. Originalmente, utilizamos um fragmentador projetado para se expandir como parafuso. Esse fragmentador gerava 65.000 libras por polegada quadrada e quebrava o fragmento, mas não o deslocava adequadamente. Abandonamos, então, este equipamento, que não mais é fabricado. Em lugar dele, passamos a utilizar o gancho com buril interno de Küntscher para dividir e deslocar os fragmentos. Este dispositivo é colocado em sentido descendente no canal medular, verificando seu posicionamento com o intensificador de imagens (Fig. 18-12). O buril (ou talhadeira) é girado em sentido póstero-lateral. Executamos um corte no mesmo sentido, para dividir o osso. Se o corte for muito

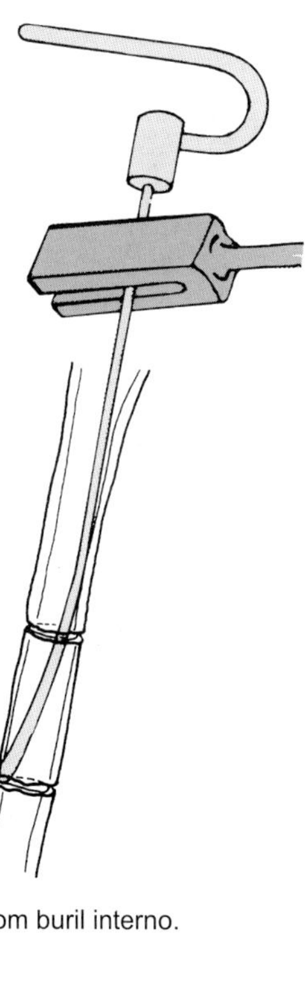

Fig. 18-12. O gancho com buril interno.

anterior, ele só poderá lacerar através do córtex anterior, sem dividir o segmento na metade. Se o corte for muito posterior no interior da linea, corremos o risco de estender a divisão em sentido proximal para cima, no interior da diáfise, quando a linea ainda está intacta. Assim, o gancho é girado na direção da parte póstero-lateral do fêmur, sendo mantido para baixo para forçar o osso para fora, contra o córtex lateral. Usamos um martelo para empurrar o gancho em sentido proximal e separar o fragmento, geralmente em dois lugares (Fig. 18-13). Se movido demasiadamente em sentido proximal, o gancho poderá dividir para cima, no interior da diáfise femoral intacta. Divisões adicionais poderão ser necessárias caso não se consiga executar a fragmentação adequada.

Após a divisão do osso, o gancho é usado para atravessar a linea posterior. Isso é feito mantendo-se o gancho na divisão e girando-o cuidadosamente em cada direção. Haverá resistência e, à medida que o gancho avança, vai rachando através da linea na altura do corte proximal. Quando a resistência for demasiada, devemos usar um osteótomo percutâneo para ajudar a completar a divisão.Quando o gancho encosta no fragmento, sua haste fica para cima, contra o córtex proximal ântero-lateral do fêmur, podendo dividir o córtex se este for muito delgado ou no caso de se usar força em excesso. Após a laceração da linea, o gancho é usado para tentar deslocar os fragmentos o máximo possível.

Encurtamento do Fêmur e Inserção do Implante Intramedular

Esta é a parte mais difícil do procedimento e deverá ser executada pelo cirurgião mais especializado da equipe. Além de encurtar o fêmur, os fragmentos devem ser movidos para o lado, mantendo a rotação correta. Não se deve tentar mover todos os fragmentos lateralmente, pois eles podem formar uma massa desconfortável. O cirurgião paramentado insere um guia com ponta bulbiforme, com uma ligeira inclinação. Um bastão de redução é inserido sobre esse guia para permitir a manipulação do fragmento proximal. O foco da osteotomia é então impactado utilizando-se a diáfise distal como uma vareta para empurrar os fragmentos para fora do caminho. A fratura é, então, encurtada em uma linha. Os pinos de anti-rotação proximal e distal são colocados em posição paralela. Este passo pode ser extremamente difícil e se torna ainda mais complicado quando se remove um segmento grande.

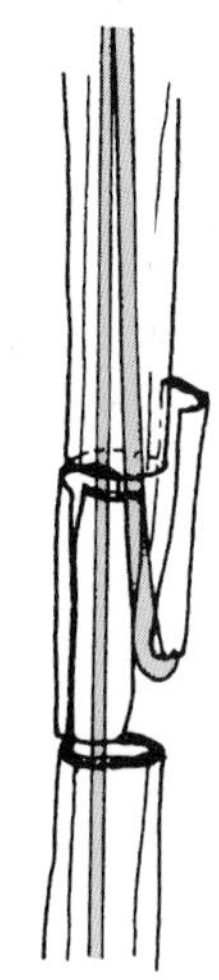

Fig. 18-13. A separação dos fragmentos.

A posição do cirurgião não-paramentado é crítica. Para encurtamento femoral esquerdo, o membro inferior é entalado no braço direito do cirurgião, para controlar a rotação. A palma da mão esquerda empurra contra o joelho do paciente, e o cotovelo esquerdo fica apoiado contra a crista ilíaca do cirurgião (Fig. 18-14). Esta posição é usada para manter a fratura impactada durante o avanço do pino intramedular. A fratura deve permanecer assim impactada até que os parafusos de travamento sejam colocados nas porções proximal e distal. A fratura está agora completamente impactada sobre o guia com ponta bulbiforme, e o fêmur distal é girado ligeiramente de um lado para o outro para aperfeiçoar a impactação. Os pinos proximal e distal deverão estar paralelos entre si. Selecionamos um pino travado que seja 1 mm menor que a maior broca utilizada. Verificamos cuidadosamente a posição do pino nas visualizações AP e lateral, quando atravessar o foco da osteotomia. Este foco será examinado repetidamente com o intensificador de imagens durante o avanço do implante. O cotovelo do cirurgião não-paramentado é mantido cuidadosamente contra a crista ilíaca para prevenir o afastamento no foco. O benefício de uma limpeza prévia do canal distal do fêmur com broca de corte extralonga de 12,5 mm é muito evidente para esta parte do procedimento. O cirurgião paramentado completa o avanço do pino e verifica as porções proximal e distal do implante. Para evitar o choque contra o osso subcondral e o afastamento da osteotomia, deverá ser selecionado um pino que seja 2 a 3 cm mais curto que o comprimento normal para a fixação interna. Após o avanço completo do implante, verificamos o foco da osteotomia nos dois planos. Se houve qualquer perturbação neste local durante o avanço do pino, o cirurgião retrai o implante, o que geralmente impactará a fratura. É possível também colocar o parafuso de travamento distal e então impactar a osteotomia, mas cuidado para não colocar muita força sobre este parafuso, ou ele poderá quebrar.

Ocasionalmente, forma-se uma pequena espícula óssea durante a quebra dos fragmentos. Esta espícula impedirá a impactação completa da fratura e deve ser levada em consideração. Se um fragmento de osso soltar do conjunto e for para o foco da osteotomia, o procedimento de manipulação deverá ser repetido até que este fragmento seja

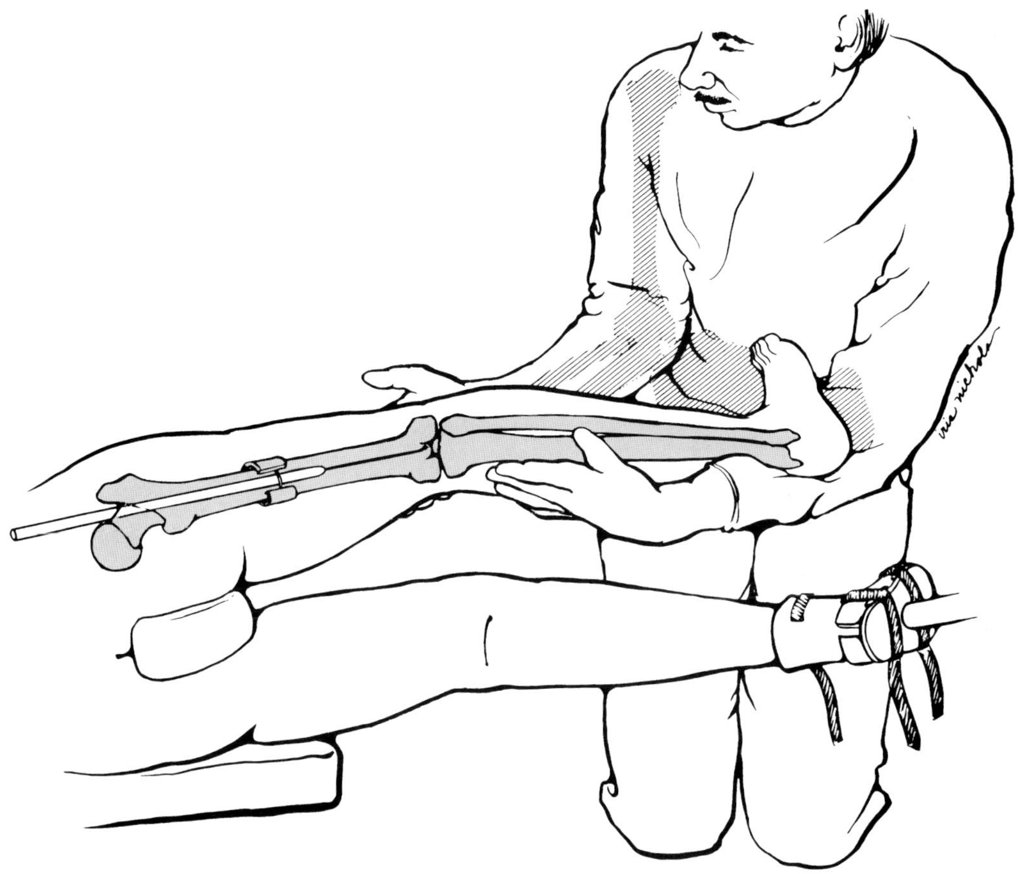

Fig. 18-14. O cirurgião segura o fêmur com um cotovelo preso contra sua crista ilíaca.

retirado do caminho. Utilizamos um único parafuso para o travamento proximal e distal, utilizando quaisquer dos dois orifícios distais.

Tratamento Pós-Operatório

A título de profilaxia administramos cefalosporina antes do procedimento cirúrgico e durante 24 horas após a cirurgia. No dia seguinte à operação, o paciente inicia as séries de exercícios para o quadríceps, para o fortalecimento muscular. Em geral, o paciente trabalha nestas séries por quatro a seis semanas antes da operação, para ajudar o processo de recuperação. Nos primeiros dois ou três dias, utilizamos compressas de gelo. O paciente é autorizado a andar na manhã seguinte à cirurgia. A amplitude de movimentos do joelho não tem sido um problema e, conseqüentemente, não exigirá um trabalho vigoroso por parte do paciente. Repete-se o hematócrito nos primeiros dois dias. A perda sangüínea durante a operação não é significativa, mas o sangramento continua internamente, devido ao corte de músculos e ao periósteo lacerado. Assim, a transfusão de uma ou duas unidades de sangue do próprio paciente tem sido requerida em 23% dos casos.

No dia seguinte à intervenção, o paciente começa a andar com muletas, suportando cerca de 30 a 50 libras (13 a 22 kg) do peso corporal, e utiliza as muletas por seis semanas após a cirurgia. Os exercícios de abdução têm início assim que a ferida cirúrgica do quadril esteja curada. As radiografias são tiradas após seis semanas, aos três meses e com um ano. A reabilitação do quadríceps é extremamente importante para a estabilidade do joelho e para evitar a condromalácia, que é um problema comum. Como na maioria dos procedimentos cirúrgicos, a reabilitação é um processo longo e exigente. O paciente deve trabalhar na maior parte desta reabilitação por si próprio. Começa, por sua conta, com as séries para o quadríceps e com o levantamento da perna reta. Uma fisioterapia excessivamente entusiástica pode agravar a condromalácia. A remoção do pino e dos parafusos de travamento é em geral executada após um ano. Quarenta e sete por cento dos pacientes apresentou desconforto na região da extremidade proximal do implante.

Resultados e Complicações

O acompanhamento deste grupo de pacientes variou entre um e nove anos, com a média de 23 meses. A consolidação foi rápida, com a formação do calo observada entre duas e quatro semanas em 81% dos casos e entre quatro e oito semanas em 96%. A resolução da claudicação, relacionada à desigualdade de comprimento nos membros inferiores, ocorreu em 100% dos pacientes. Uma das principais razões para a correção desta diferença de comprimento foi aliviar a dor nas costas. Oitenta e sete pacientes apresentavam dor nas costas antes da cirurgia, mas no pós-operatório e no período de recuperação 70 pacientes tiveram este problema completamente resolvido. Dezessete pacientes ainda apresentaram dor nas costas, com 13 casos mostrando melhora, enquanto três pacientes ainda permaneceram com dor nas costas de intensidade significativa. Um dos pacientes ficou curado, mas a dor nas costas voltou após sete anos.

As complicações intra-operatórias incluíram dois pacientes com uma lâmina de serra quebrada e dois com quebra do embuchamento no interior do osso. Uma lâmina de serra foi retirada por meio de uma incisão no foco da osteotomia e os outros instrumentos foram removidos através do canal medular. Houve um caso de quebra da broca e esta foi retirada com um guia de ponta bulbiforme. A falha de impactação incompleta no foco da osteotomia ocorreu em 34% dos pacientes, variando entre 2 e 12 mm, mas este problema foi reduzido com o uso dos pinos travados. Não houve casos clinicamente significativos de embolia gordurosa nesta série, apesar da fresagem intramedular do canal femoral fechado. É importante notar que todos os pacientes foram operados com brocas de Küntscher, de estrias profundas e hastes estreitas.

As deformidades de rotação após a cirurgia foram as complicações mais comuns. Sete pacientes apresentaram deformidades de rotação externa entre 10 e 25°, e foram quatro os casos de deformidades de rotação interna. Todas estas complicações ocorreram antes do uso dos pinos de orientação para verificar a rotação e dos implantes travados. O uso destes dispositivos reduziu o ângulo de rotação destas deformidades para não mais de 10°. Em um paciente ocorreu uma pseudo-artrose, o que exigiu a troca do implante. Houve um paciente com retardo de consolidação, que, após a remoção dos parafusos de travamento, evoluiu bem. Um paciente apresentou embolia pulmonar não-fatal, exigindo tratamento de anticoagulação do sangue.

Um sintoma comum foi a condromalácia da patela, significativamente reduzido quando se evitava a extensão do joelho contra resistência. Os pacientes trabalharam com afinco nas séries de exercícios para o quadríceps e no levantamento da perna em extensão para reforçar o músculo, o que aliviou o problema. Também foi observado desconforto com os fragmentos ósseos deslocados em 15 pacientes. Os sintomas eram mais proeminentes com os fragmentos laterais, devido à falta da cobertura de tecidos moles, e com os fragmentos posteriores, que causavam pressão quando o paciente se sentava na borda de uma cadeira. Somente um paciente precisou de remoção aberta de um desses fragmentos um ano após a osteotomia e na ocasião da remoção do implante.

Trinta e quatro pacientes foram solicitados a preencher um questionário classificando a cirurgia com base em seu julgamento pessoal. A escala foi de 0 a 10. A média de satisfação foi de 9,53%, variando entre sete e 10.

OSTEOTOMIAS INTRAMEDULARES A FOCO FECHADO

Materiais e Indicações

A serra intramedular também tem sido usada para osteotomias derrotativas. Tecnicamente, este procedimento é muito mais fácil do que o encurtamento femoral. Utilizamos esta serra para 92 osteotomias de correção da rotação em 72 pacientes. Vinte pacientes foram submetidos a osteotomias bilaterais. A etiologia da deformidade era: (1) pós-fratura, em 47 pacientes (sendo quatro casos com deformidade bilateral); (2) anteversão femoral congênita, 15 pacientes (oito casos bilaterais); (3) paralisia cerebral, seis pacientes (dois bilaterais); (4) retroversão congênita, dois pacientes (dois bilaterais); (5) pós-osteotomia prévia, um paciente; e (6) tumor, um paciente (um bilateral).

O grau de deformidade foi variado. As rotações interna e externa foram medidas com o paciente em posição pronada. A perna foi usada para medir o arco contra uma linha perpendicular desenhada na mesa. Os pacientes com deformidades em rotação externa apresentavam uma rotação interna mínima, e aqueles com deformidades em rotação interna apresentavam rotação externa também mínima. Os primeiros tinham rotação interna abaixo de 10°. Neste grupo de pacientes o grau de rotação imperfeita foi de 40° em média. O segundo grupo, com deformidades em rotação interna, apresentou rotação externa abaixo de 10° e a média de rotação interna foi de 80°. A média de correção cirúrgica para os dois tipos de deformidade de rotação, interna e externa, foi de 40°. Na maioria dos pacientes, o membro afetado não precisou ficar do mesmo comprimento que o normal, mas foi necessário atingir, pelo menos, 10 a 15° de rotação, tanto interna quanto externa.[9]

Técnica Cirúrgica

A técnica para osteotomia de correção rotacional é mais fácil do que aquela usada para o encurtamento femoral. Devido ao fato de que muitos destes pacientes já haviam sofrido fraturas anteriores do canal medular e o volume do calo da fratura antiga ser determinado, a osteotomia será executada acima ou abaixo do calo, para garantir a execução bem-sucedida, de maneira mais simples (Fig. 18-15). Além disto, será necessário remover um dispositivo de fixação prévia, que também poderá alterar o canal fe-

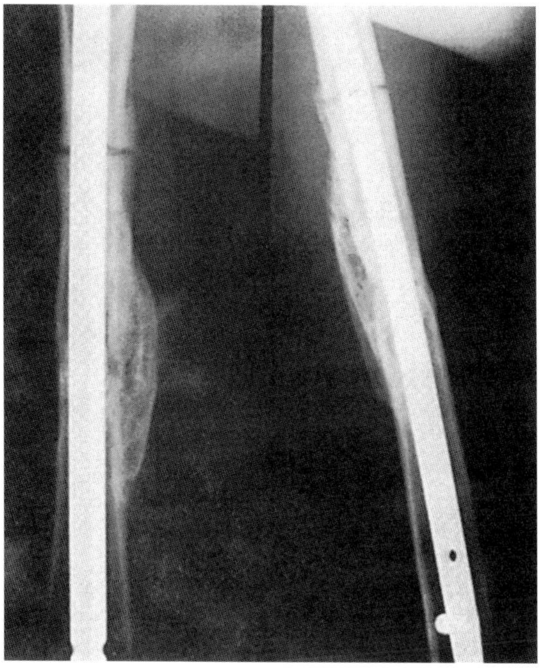

Fig. 18-15. Radiografias pós-operatórias AP e lateral mostrando osteotomia para correção de rotação fixada com pino travado.

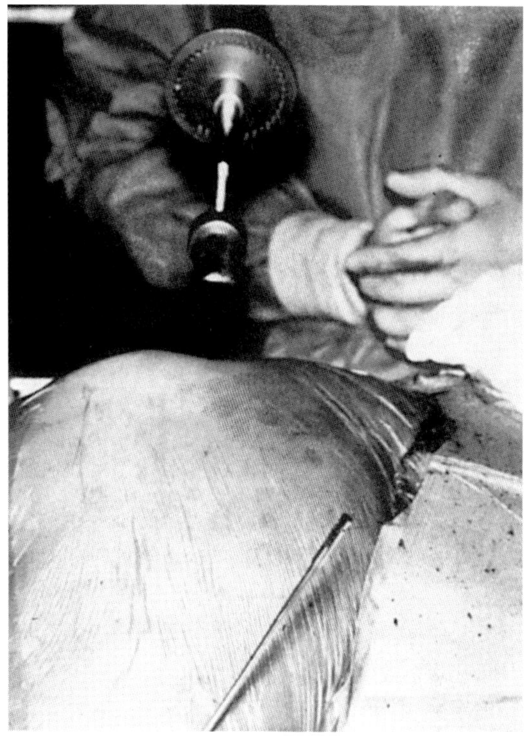

Fig. 18-16. A serra intramedular foi inserida e o pino distal de orientação foi colocado.

moral. Portanto é importante que realizemos a avaliação cuidadosa das radiografias para o planejamento pré-operatório.

O paciente é colocado em posição lateral na mesa de fratura, como para o procedimento de encurtamento do fêmur. O ponto de entrada cirúrgico é visualizado cuidadosamente, com a fluoroscopia AP e lateral. O fêmur é então fresado até o tamanho adequado para o uso da serra intramedular. Medimos o nível do corte da serra com o ossímetro, nas radiografias pré-operatórias. Inserimos então a serra até o nível correto, verificando novamente com o intensificador de imagens para garantir que o corte será feito acima ou abaixo de qualquer calo anteriormente formado.

Após a dilatação do canal intramedular, colocamos um pino orientador no trocanter na região anterior e proximal, como foi descrito na seção sobre o encurtamento do fêmur. Outro pino orientador é então colocado no fêmur distal, utilizando-se goniômetro (Fig. 18-16), e a osteotomia intramedular é completada (Fig. 18-17). Manipulamos, então, a perna em *varo* para quebrar a linea áspera, e o fêmur é girado para dentro ou para fora, para corrigir a deformidade. É importante girar o fêmur além da posição planejada para se ter a certeza de que o periósteo foi adequadamente lacerado e de que não ocorrerá um retrocesso. Os pinos-guia são então colocados paralelos um ao outro, enquanto o implante é impulsionado para a posição projetada (Fig. 18-18). O pino é, então, impulsionado através do foco da osteotomia e nivelado com o topo do trocanter. Colocamos apenas um único parafuso de travamento, tanto proximal como distalmente.

RESULTADOS E COMPLICAÇÕES

As complicações desta técnica foram muito poucas (Fig. 18-19). Não houve casos de pseudo-artrose e de infecção. Em 94% dos casos a formação do calo ocorreu após seis semanas. Antes do uso dos pinos-guia e dos pinos travados, houve quatro pacientes nos quais a correção foi perdida. Isso ocorreu imediatamente após a cirurgia e exigiu a manipulação em quatro pacientes. Dois deles foram colocados em aparelhos gessados. Atualmente todos os pacientes recebem implantes travados estaticamente e a perda de rotação não representa mais problema. Uma paciente submetida a osteotomias bilaterais para corrigir a rotação começou a esquiar quatro meses após a cirurgia. Ela apresentou uma fratura oblíqua pequena através do caminho de um pino-guia. Felizmente esta fratura consolidou-se rapidamente em seis semanas e não exigiu qualquer tratamento adicional.

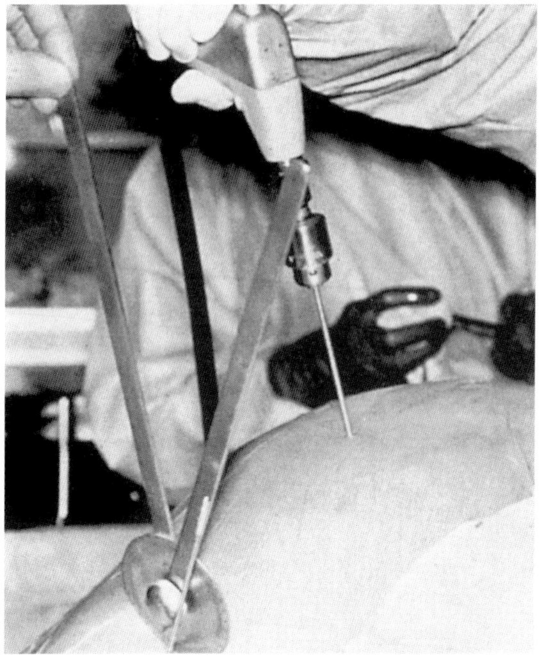

Fig. 18-17. A osteotomia intramedular foi completada e o pino proximal de orientação é colocado e medido com um goniômetro.

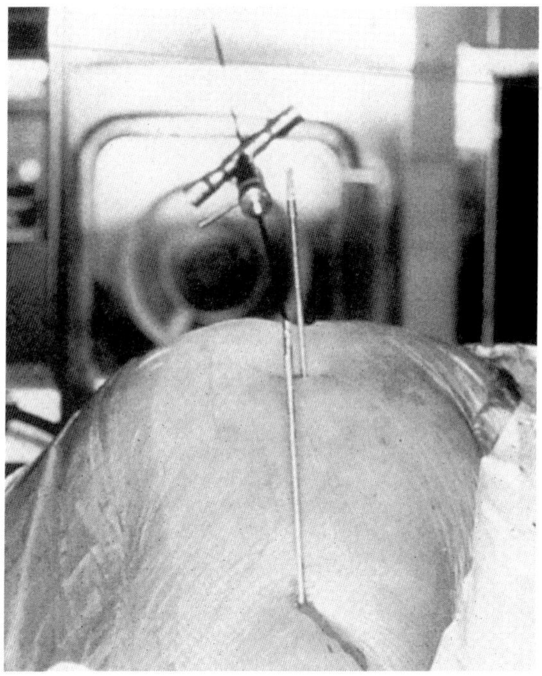

Fig. 18-18. Executou-se a correção da rotação do fêmur até que os pinos ficassem paralelos.

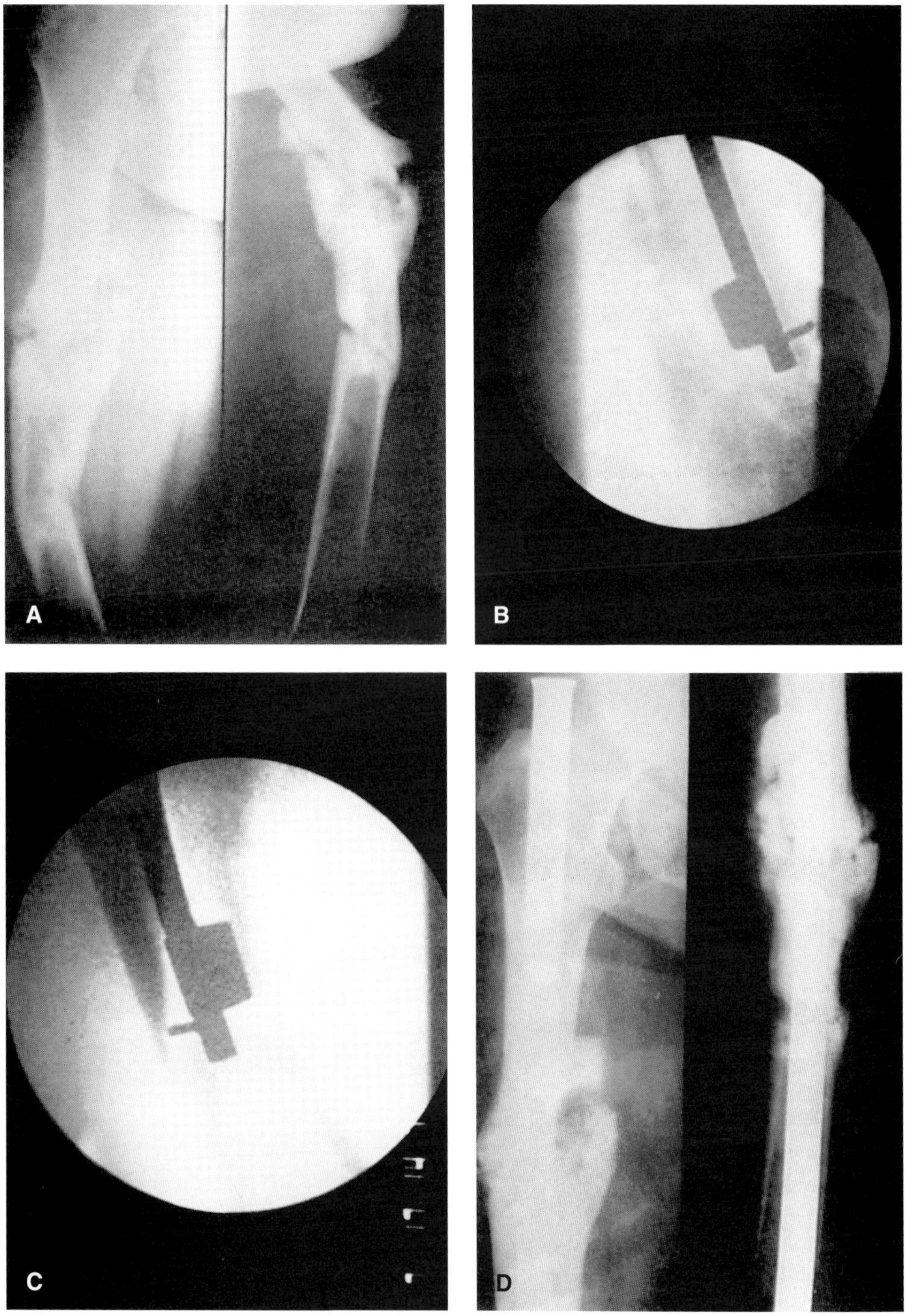

Fig. 18-19. *A*, Radiografias AP e lateral mostram consolidação viciosa imperfeita com dois níveis de pseudo-artrose, com posição inaceitável. *B*, Visualização fluoroscópica com maior aumento mostra a serra intramedular executando a osteotomia proximal. Utilizamos também um osteótomo percutaneamente. *C*, Esta visualização fluoroscópica mostra a osteotomia distal com a serra intramedular na posição correta. *D*, Radiografias pós-operatórias mostram o realinhamento da fratura.

REFERÊNCIAS BIBLIOGRÁFICAS

1. Küntscher, G.: Die geschlossene Osteotomie der längen Röhrenknochen. Chirurg. *33*:273, 1962.
2. Fischer, S.: Geschlossene osteotomie. Chir. Praxis, *12*:435, 1968.
3. Fischer, S.: Operativ Beinverkurzung und Beinverlangerung nach dem verfahren von Knautscher. der Orthopade *1*:50, 1972.
4. Küntscher, G.: Intramedullary surgical technique and its place in orthopaedic surgery. My present concept. J. Bone Joint Surg. *47A*:809, 1965.
5. Winquist, R.A., Hansen, S.T., Jr., Pearson, R.E.: Closed intramedullary shortening of the femur. Clin. Orthop. *136*:54, 1978.
6. Winquist, R.A.: Closed shortening of the femur utilizing a new type of intramedullary saw. In Intramedullary Nailing. Edited by Lotz, B. New York, Thieme-Stratton, 1982.
7. Morscher, E.: Atiologie und Klinik der Beinlangenunterscheide. der Orthopade *1*:1, 1972.
8. Winquist, R.A., Hansen, S.T., Jr.: Comminuted fractures of the femoral shaft treated by intramedullary nailing. Orthop. Clin. North Am., *11*:663, 1980.
9. Winquist, R.A., Hansen, S.T., Jr. Clawson, D.K.: Closed intramedullary nailing of femoral fractures. J. Bone Joint Surg., *66A*:529, 1984.

19

Alongamento Intramedular do Fêmur

Kenneth J. Koval, Victor H. Frankel e Frederick Kummer

Nos EUA e na Europa existe uma longa história de alongamento femoral com o uso de fixadores externos.[1-3] Embora muitos pesquisadores tenham relatado a utilização bem-sucedida destes fixadores para o procedimento, foi demonstrado que o uso da fixação externa para o alongamento do fêmur está associado a muitas complicações.[4] A anatomia da coxa limita a colocação dos pinos (particularmente na região proximal); o volume e a excursão do músculo da coxa durante o andar freqüentemente resultam em problemas nos tratos dos pinos, tais como drenagem e infecção, superficial ou profunda. As seqüelas tardias do alongamento femoral com o uso de fixadores externos, com ambos os pinos, de diâmetro menor ou maior, podem incluir a perda do movimento do quadril e do joelho, a subluxação do joelho e deformidade do fêmur.

A utilização de um implante intramedular representa uma alternativa muito atraente para este procedimento e parece eliminar algumas das complicações potenciais associadas aos fixadores externos (como, por exemplo, a infecção do trato do pino). A fixação intramedular de fraturas é tanto biológica como biomecanicamente superior ao uso de placas e de fixadores externos.[5-7] Além disso, o desbridamento ósseo gerado pela fresagem antes da colocação do pino parece ser ósteo-indutivo, o que pode acelerar a consolidação regenerada quando o alongamento do osso[8,9] for realizado.

A fixação intramedular para alongamento foi, de início, aplicada principalmente em crianças. Bailey e Dubow desenvolveram um modelo de pino intramedular extensível para aplicação em crianças portadoras de osteogênese imperfeita.[10] Este implante extensível é essencialmente um dispositivo telescopado e travado, tanto proximal quanto distalmente. O pino abarca a fise óssea da criança e fornece um alinhamento passivo. À medida que a fise do paciente crescer, o implante se alonga junto com o fêmur, evitando ocorrer deformidades. Com o uso deste equipamento há relatos com resultados mistos; uma das complicações mais freqüentemente relatada é a falha do dispositivo em alongar.[10-12] Lewis desenvolveu uma prótese com alongamento para salvar o membro em crianças portadoras de tumores ósseos.[13] Esta prótese consiste em um segmento artroplástico, proximal ou distal, ou uma substituição total do fêmur incorporando uma haste extensível. Este dispositivo é inserido no momento da resseção do tumor; à medida que a criança crescer, o dispositivo é expandido para igualar o comprimento entre os membros. Esta expansão do dispositivo, entretanto, exige anestesia, e o objetivo é atingido pela inserção de uma chave através dos tecidos moles para dentro dele, a qual é transformada em um mecanismo interno de parafuso em espiral. Um pino para o alongamento femoral intramedular ativo foi desenvolvido por Bliskunov,[5,14] com um braço de expansão proximal acoplado à pelve do paciente. O alongamento do fêmur é executado quando a perna do paciente é girada para fora, o que movimenta o braço em relação ao pino. O braço engata uma lingüeta interna para estender linearmente o segmento distal do implante. Bliskunov apresentou resultados clínicos excelentes com centenas de casos na Rússia.[14,15]

Mais recentemente, pinos intramedulares foram utilizados em conjunto com fixadores externos durante alon-

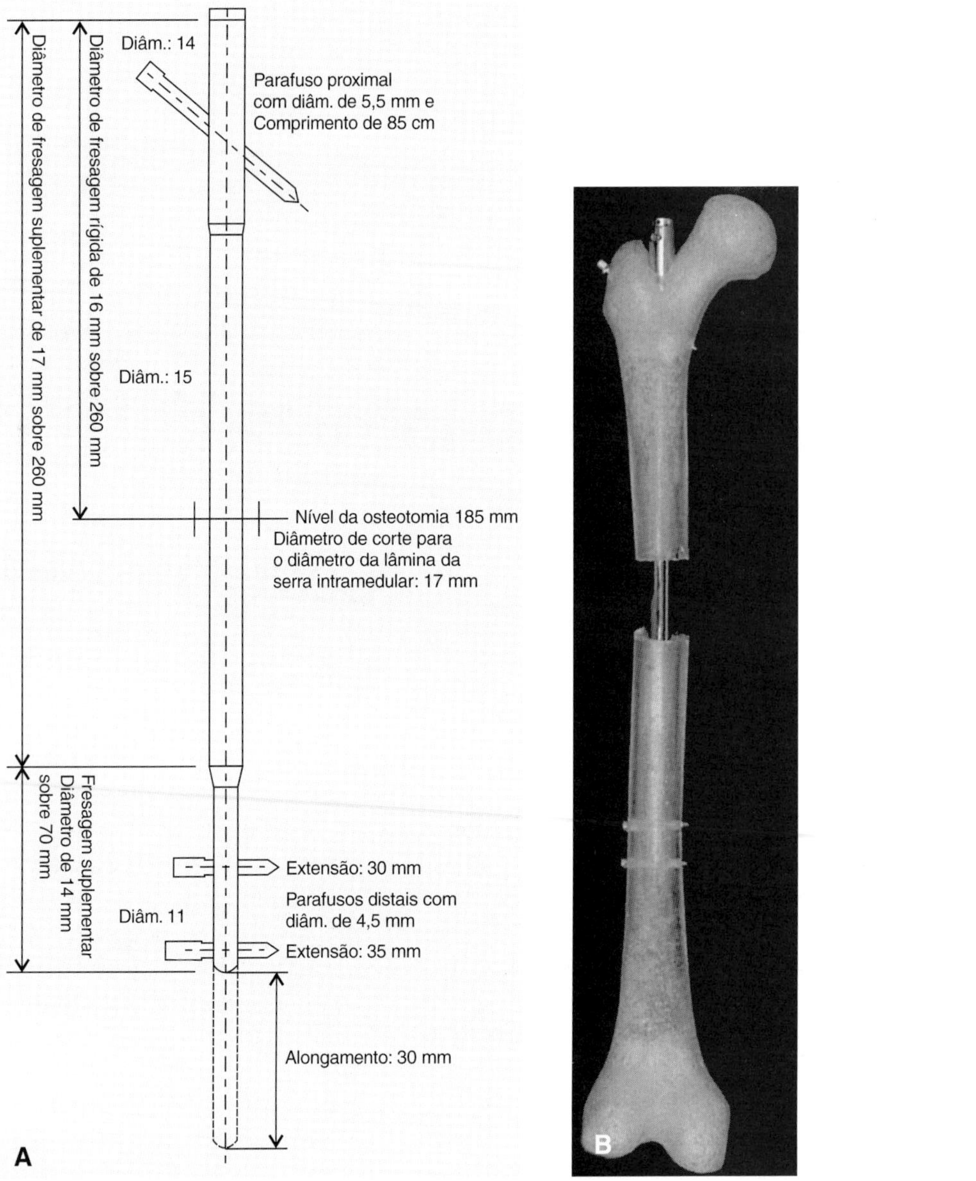

Fig. 19-1. *A*, Diagrama do implante para alongamento gradativo. *B*, Fotografia do pino para alongamento inserido em modelo plástico.

gamento do membro, a fim de diminuir o tempo que o paciente precisa suportar o fixador. Paley *et al.* relataram uma série de 29 pacientes (26 com problemas no fêmur e cinco na tíbia) tratados pela combinação de implantes intramedulares e fixadores externos.[16] Na cirurgia, um pino travado dinamicamente é usado em conjunto com uma corticotomia e um pequeno fixador externo circular. A osteogênese por tração é obtida com o fixador externo. Uma vez atingido o alongamento desejado, o fixador é removido e o pino é estaticamente travado, para evitar o encurtamento. Dezesseis fêmures foram tratados até a consolidação óssea completa. As complicações associadas com estes 16 casos incluíram uma infecção tardia profunda de um local de parafuso de travamento, um caso com perda significativa, e permanente, de movimentos do joelho e consolidação prematura, exigindo recorticotomia, em quatro pacientes. Entretanto o período de tempo com o fixador externo foi de 0,7 meses por centímetro de alongamento, em média, enquanto no grupo comparativo, submetido ao alongamento femoral padrão do tipo Ilizarov, o tempo médio foi de 1,5 meses por centímetro de alongamento com o fixador. Os pesquisadores concluem que a combinação da osteossíntese intramedular com a fixação externa traz um potencial risco de sepse profunda, mas permite a remoção precoce do fixador.

O PINO INTRAMEDULAR PARA O ALONGAMENTO FEMORAL

Um pino intramedular para o alongamento gradativo da forma foi recentemente projetado e clinicamente apresentado na França.[2] Este dispositivo tem orifícios de travamento, proximal e distal, contendo um mecanismo interno de lingüeta para permitir a tração gradual e controlada do segmento distal do fêmur osteotomizado (Fig. 19-1). Este pino reto é construído em aço inoxidável 316L e consiste em um bastão interno distal sólido, que pode ser girado para ativar um mecanismo de alavanca que transporta distalmente o bastão interno em relação ao cilindro externo proximal. Após a osteotomia transversal, a fixação do pino é efetuada através de dois parafusos distais de 4 mm e um único parafuso proximal angulado, de 6,5 mm. O alongamento é executado girando-se alternadamente o membro, para dentro e para fora (Fig. 19-2). Um alongamento de 1 mm é obtido com aproximadamente 15 rotações alternadas. Existem no mercado implantes femorais tanto direito como esquerdo, com diâmetros externos variando de 10 a 16 mm; existem quatro comprimentos de pino variando de 120 a 240 mm. Estes dispositivos alongam entre 2,5 a 4 cm, dependendo do comprimento do implante.

PROCEDIMENTO OPERATÓRIO

O paciente é colocado em mesa de fratura ou em posição supina em mesa operatória plana radiolucente. O canal intramedular é abordado da maneira padronizada, através da fossa piriforme. Este canal é fresado 1 ou 2 mm a mais, utilizando-se brocas flexíveis padrão seguidas por brocas retas. O uso destas brocas retas é necessário porque os pinos não têm inclinação anterior. Executamos a osteotomia a foco aberto ou a foco fechado (Fig. 19-3) e o implante é inserido sem o uso de força; caso contrário, o mecanismo de alongamento pode não funcionar adequadamente. O pino é travado nas áreas proximal e distal. O parafuso de travamento proximal é inserido usando-se um dispositivo de mira, e os parafusos distais são inseridos a mão livre, com o auxílio de orientação fluoroscópica. Após a colocação do implante com o paciente sob anestesia, o dispositivo é alongado aproximadamente 5 mm. Isto garante que o mecanismo de alongamento do implante está funcionando e evita o contato dos fragmentos proximal e distal, que poderá causar dor para o paciente durante o movimento de rotação do membro, necessário ao alongamento do fêmur. Após a cirurgia permitimos o apoio parcial do membro inferior e a descarga do peso corporal. O alongamento começará no quarto ou quinto dia, durante o período pós-operatório. O aumento gradativo do apoio do peso dependerá da consolidação da regeneração óssea (Fig. 19-4).

ESTUDOS BIOMECÂNICOS DO IMPLANTE PARA ALONGAMENTO GRADATIVO

No "Hospital for Joint Diseases" foram desenvolvidos vários estudos mecânicos sobre o implante para alonga-

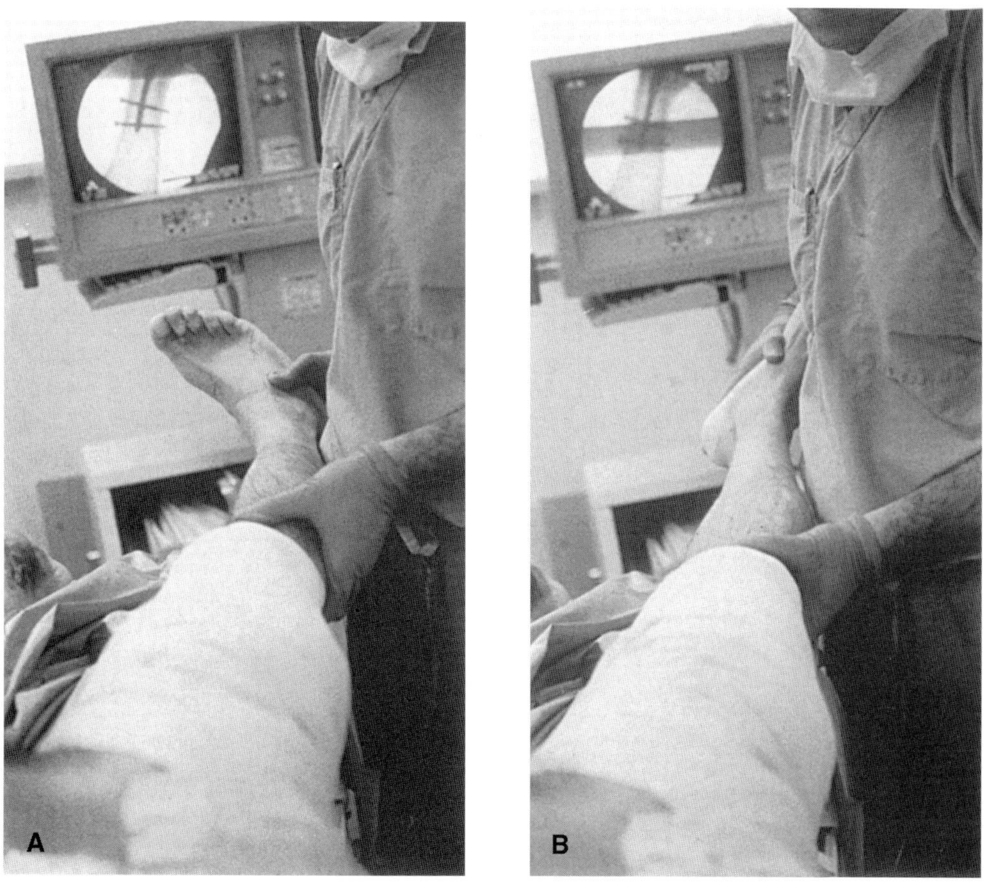

Fig. 19-2. O alongamento é executado por meio da rotação alternada do membro, para dentro (*A*) e para fora (*B*).

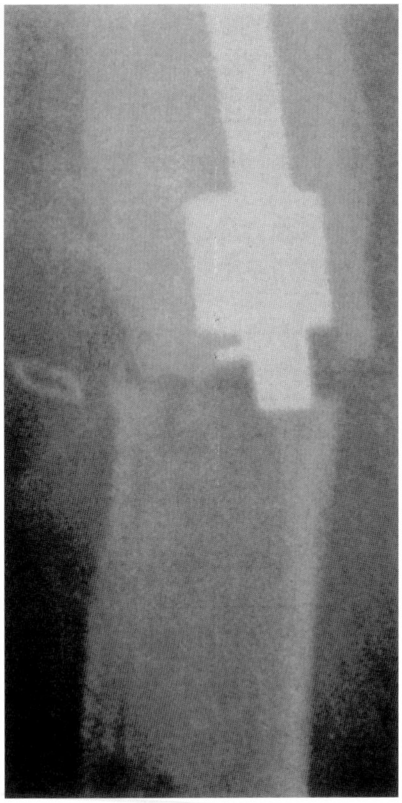

Fig. 19-3. Uso da serra intramedular para executar a osteotomia a foco fechado antes da colocação do implante intramedular.

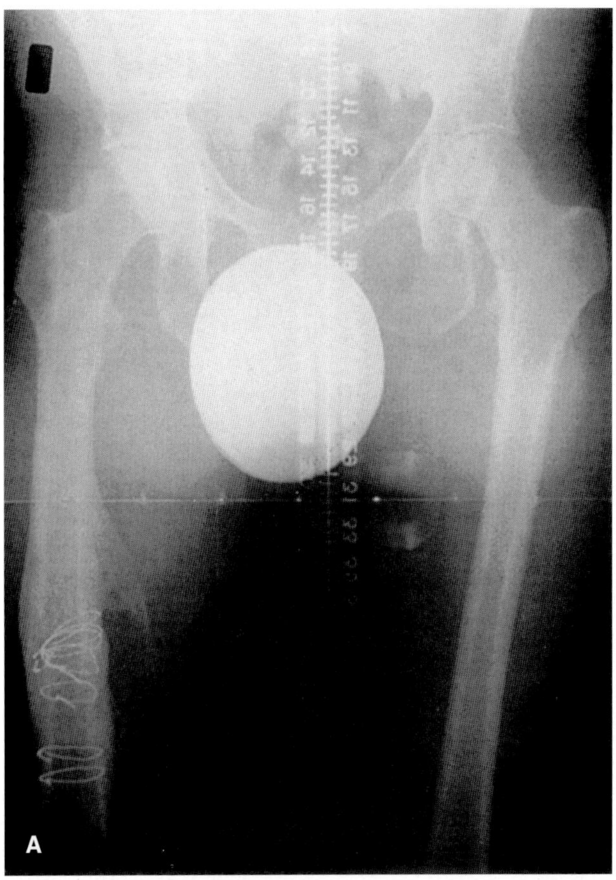

Fig. 19-4. *A,* Radiografia pré-operatória do membro inferior direito encurtado após fratura do fêmur. (*Figura continua.*)

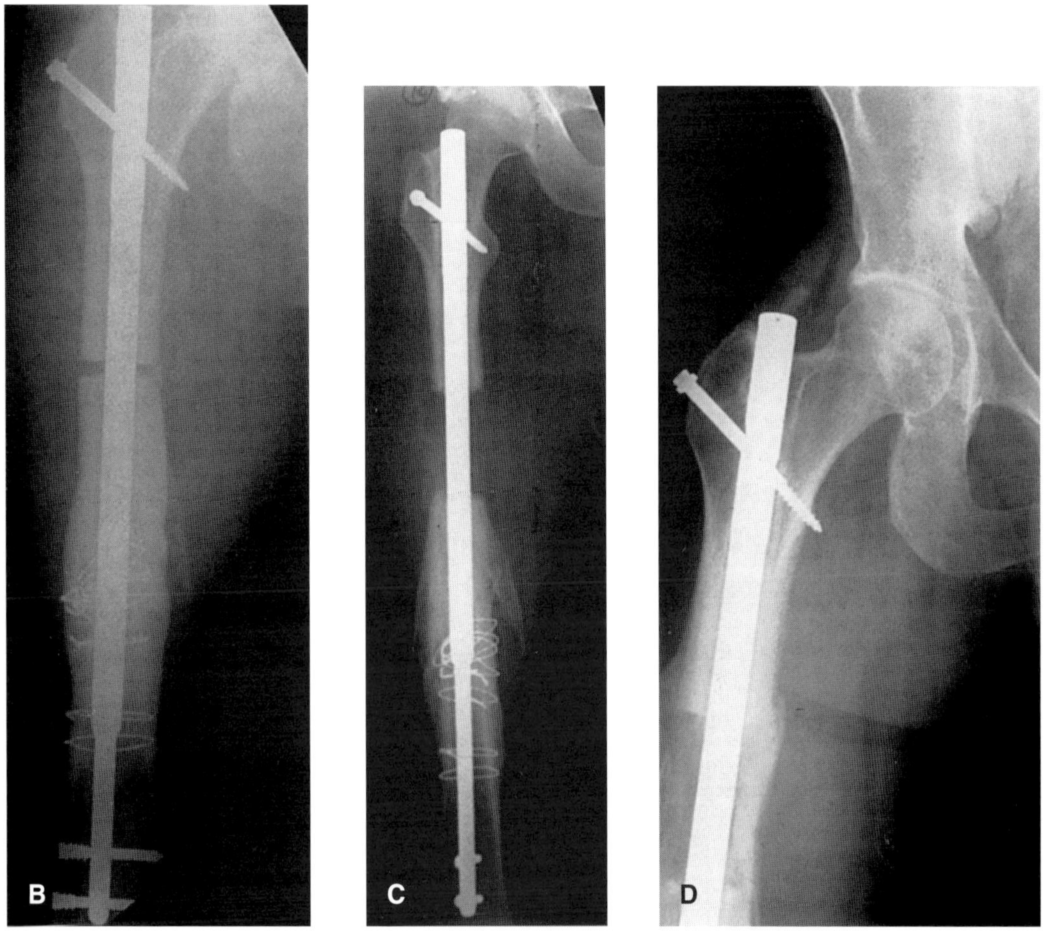

Fig. 19-4. *(continuação) A*, Radiografia pré-operatória do membro inferior direito encurtado após uma fratura do fêmur. *B*, Radiografia inicial pós-operatória após osteotomia a foco fechado e inserção do implante de alongamento gradativo. Observar o afastamento inicial dos fragmentos da osteotomia. *C*, Radiografia AP após alongamento femoral. Observe a formação do tecido ósseo de regeneração em desenvolvimento lateralmente. *D*, Radiografia AP após a regeneração do tecido ósseo.

mento gradativo.[18,19] O pino desse modelo, de 11 mm, foi comparado aos implantes do mesmo tamanho criados por Grosse-Kempf, Russell-Taylor e Synthes, tendo sido determinados dois parâmetros mecânicos: dureza e resistência máxima à flexão e à torção. A dureza à flexão do implante para alongamento gradativo foi examinada em duas posições: com o pino em encurtamento máximo e na posição de alongamento máximo.

Para este tipo de implante, a dureza à flexão dependia da configuração do dispositivo. Quando o pino era encurtado, esta dureza era de aproximadamente o dobro daquela obtida com o alongamento do dispositivo. Em ambas as condições, a dureza à flexão deste implante para alongamento gradativo ficou na faixa obtida para os outros pinos intramedulares. A dureza à torção deste dispositivo intramedular era comparável à dureza à torção do pino "Synthes", e a resistência máxima à torção deste tipo de pino era maior. Os pesquisadores concluíram que o pino de alongamento gradativo possuía propriedades mecânicas com o mesmo valor dos outros implantes intramedulares testados.

REFERÊNCIAS BIBLIOGRÁFICAS

1. Cattaneo, R., Villa, A., Catagni, M.: Lengthening of the Femur. In Maiocchi, A.B. and Aronson, J. (ed): Operative Principles of Ilizarov. Baltimore, Williams & Wilkins, 1991, pp. 310-314.
2. Ilizarov, G.A., Devjatov, A.A.: Operative elongation of the leg. Ortop. Travmatol. Protez. *8*:20-25, 1971.
3. Paley, D.: Current techniques of limb lengthening. Pediatr. Orthop. *8*:73-92, 1988.
4. Paley, D.: Problems, obstacles and complications of limb lengthening. In Maiocchi, A.B. and Aronson, J. (ed): Operative Principles of Ilizarov. Edited by A.B. Maiocchi, J. Aronson. Baltimore, Williams & Wilkins, 1991, pp. 352-365.
5. Allen, W.C., Piotrowski, G., Burstein, A.H., Frankel, V.H.: Biomechanical principles of intramedullary fixation. Clin. Orthop. *60*:13-20, 1968.
6. Böhler, J.: Closed intramedullary nailing of the femur. Clin. Orthop. *60*:51-67, 1968.
7. Bucholz, R.W., Brumback, R.J.: Fractures of the shaft of the femur. *In* Fractures in Adults. Edited by C.A. Rockwood, Jr., R.W.

Bucholz. Philadelphia, J.B. Lippincott Co.,1991, pp. 1653-1723.

8. Chapman, M.: Closed intramedullary bone grafting and nailing of segmental defects of the femur. J. Bone Joint Surg. *62A*: 1004-1012, 1980.
9. Chester, S., Hallfeldt, K., Perren, S., Schweiberer, L.: The effects of reaming and intramedullary nailing on fracture healing. Clin. Orthop. *212*:18-25, 1986.
10. Bailey, R.W., Dubow, H.I.: Evolution of the concept of an extensible nail accommodating to normal longitudinal bone growth: clinical considerations and implications. Clin. Orthop. *159*: 157-170, 1981.
11. Lang-Stevenson, A.I., Sharrard, W.J.W.: Intramedullary rodding with Bailey-Dubow extensible rods in osteogenesis imperfecta: An interim report of results and complications. J. Bone Joint Surg. *66B*:227-232, 1984.
12. Stockley, I., Bell, M.J., Sharrard, W.J.W.: The role of expanding intramedullary rods in osteogenesis imperfecta. J. Bone Joint Surg. *71B*:422-427, 1989.
13. Lewis, M.M.: The use of an expandable and adjustable prosthesis in the treatment of childhood malignant bone tumors of the extremity. Cancer *57*:499-502, 1986.
14. Bliskunov, A.I.: Implantable device for lengthening the femur without external drive mechanism. Meditsinskaia Tekhnika *2*:22-49, 1984.
15. Bliskunov, A.I.: Intramedullary distraction of the femur. Preliminary report. Orthop. Travmatol. Protez. *10*:59-62, 1983.
16. Paley, D., Herzenberg, J.E., Maar, D., Tetsworth, K., Goulet, J.A.: Lower extremity lengthening over intramedullary rods with external fixation. Annual meeting of the Association for the Study and Application of the Methods of Ilizarov, San Francisco, CA, February 1993.
17. Guichet, J.M.: Doctoral dissertation, University of Aix Marseille II, 1991.
18. Guichet, J.M., Casar, R.S., Alexander, H., Frankel, V.H.: Comparative testing of intramedullary nails stiffness and ultimate properties in bending and torsion. Annual meeting of the Orthopaedic Research Society, Washington, D.C., February, 1992.
19. Guichet, J.M., Casar, R.S., Alexander, H., Frankel, V.H.: Mechanical properties of the gradual lengthening nail. Annual meeting of the Orthopaedic Research Society, Washington, D.C., February, 1992.

20

Tratamento de Infecção Decorrente de Osteossíntese Intramedular

David Seligson e Klaus Klemm

> Aprendemos que um implante pode ser inserido com segurança em uma fratura infectada, sem maiores conseqüências. Minha opinião é a de que este método deve ser utilizado como um procedimento estabelecido em casos de fraturas infectadas que não tenham se consolidado com os métodos comuns de tratamento.[1]

A osteossíntese intramedular é uma das medidas terapêuticas mais satisfatórias à disposição dos médicos e dos pacientes na ortopedia e traumatologia modernas. Na olimpíada da consolidação óssea, a fixação intramedular travada é o mergulho mais alto. Esperamos sempre uma execução sem falhas e um portal de entrada livre de impurezas. O paciente é alertado sobre a possibilidade de complicações de natureza infecciosa. Mais ainda, nem o paciente nem o médico realmente esperam nunca atingir esta meta. Também somos de tal forma impulsionados pela necessidade de um bom resultado, que a infecção que certamente ocorre após a osteossíntese intramedular, como em qualquer outra forma de cirurgia óssea, é, invariavelmente, pouco mencionada. Na verdade, a revisão da literatura focal sobre artigos específicos para o tratamento da osteomielite pós-traumática após osteossíntese intramedular é frustrante.[2] Ninguém quer admitir ter tido uma série de casos. Apesar disto, sabemos que a infecção após a fixação óssea intramedular está lá, porque a identificamos e tratamos em pacientes de outros médicos. O objetivo deste capítulo é fornecer aos leitores conceitos sobre a patomecânica da infecção decorrente da osteossíntese intramedular e apresentar, a seguir, rotinas específicas de tratamento para as várias situações clínicas que ocorram com a infecção pós-cirúrgica. A nossa discussão é finalizada com referência às áreas para investigação no futuro.

PATOMECÂNICA

> O primeiro e mais importante passo no tratamento deste problema é a consolidação do foco da fratura. Esta consolidação só ocorre quando a fixação interna rígida é mantida.[3]

A colocação de um pino intramedular é a interação entre um implante esterilizado de metal, um hospedeiro com uma bioflora residente e um osso mais ou menos morto e mais ou menos contaminado. Devido à lesão, o osso fica significativamente comprometido em seu suprimento sangüíneo e, subseqüentemente, pela osteossíntese. Afinal, osso morto é um seqüestro. O resultado normal deste procedimento é a colonização gradativa do implante por bactérias,[4,5] o abrandamento da inflamação e o começo da reparação óssea e a restauração da integridade do hospedeiro. Tanto bactérias como um processo inflamatório estão invariavelmente presentes após a fixação intramedular.[6] A transição da colonização bacteriana para a infecção é apenas uma questão de gradação. Após a osteossíntese intramedular não-complicada, a expectativa normal é a consolidação óssea com a infecção, a inflamação e/ou a destruição tecidual como resultado.

Em nosso ponto-de-vista, cada paciente está posicionado em algum lugar no espectro que vai desde a consolidação não-complicada de uma fratura até uma osteomielite com fístula e saída de secreção. O processo de reparação é individual e depende do equilíbrio entre os fatores do hospedeiro e os do organismo.

Por exemplo, o organismo que mais freqüentemente coloniza um implante medular é o *Staphylococcus epidermidis*. No hospedeiro normal, esta colonização conduz tipicamente a uma cobertura escorregadia de glicocálice e o organismo pode ser introduzido de várias maneiras: (1) pode aderir ao implante durante a cirurgia; (2) pode ser transferido para as luvas do cirurgião durante a palpação do trocanter; (3) pode ser removido da pele durante a inserção do pino, ou (4) ser transportado para o implante por via hematogênica, durante uma bacteremia incidental.[7] No hospedeiro normal com uma fratura bem estabilizada, as bactérias contaminantes crescem de modo esparso no implante e não comprometem o procedimento. Quando, porém, existir um fator local desfavorável do hospedeiro, como uma instabilidade mecânica, ou quando há um problema sistêmico, como o diabetes com insuficiência renal, o resultado poderá ser uma infecção terrível, que pode destruir o osso (Fig. 20-1).

Os fatores mecânicos locais podem ser responsáveis pela progressão do quadro até a infecção após a osteossíntese intramedular. A fresagem, quando executada sem a geração de calor excessivo, na maioria das vezes não é a causa dessa infecção. Küntscher relatou uma incidência de 0,3% de osteomielite em 1.884 casos de fixação intramedular.[8] Implantes instáveis, entretanto, estão associados à evolução da infecção. Tais situações incluem a instabilidade após a fixação intramedular simples, a falha dos parafusos nos pinos travados e a quebra do implante. Particularmente na osteossíntese intramedular flexível (com os pinos de Rush e de Ender) e com a fixação intramedular convencional de Küntscher, a instabilidade precoce de rotação pode lubrificar o osso e o dispositivo com soro e material de fezes. Esta condição poderá levar à reabsorção óssea no foco da fratura e ao desenvolvimento de uma reação inflamatória, com o aparecimento da infecção evidente. Com a instabilidade precoce de rotação, a infecção atinge toda a extensão do pino intramedular. Apesar da vascularização satisfatória no foco da fratura e da tentativa de consolidação, ocorrerá a lubrificação das extremidades do osso fraturado com pus, a persistência de movimentação e da reabsorção óssea. A reação infecciosa será disseminada através do córtex para as camadas externas do osso. Obser-

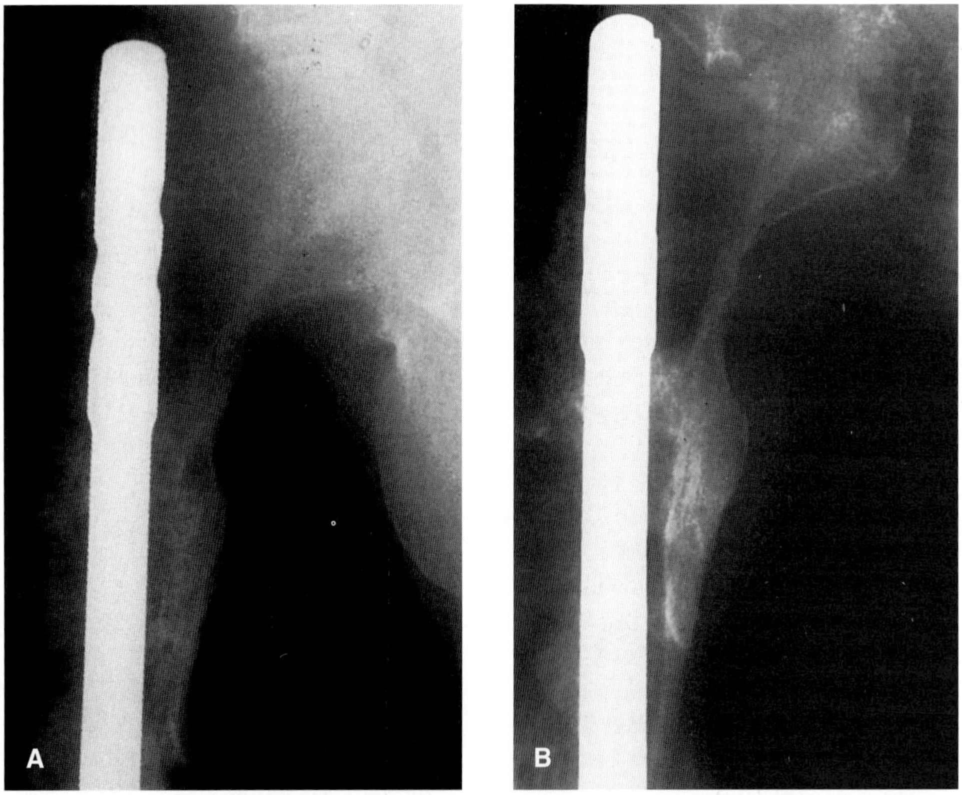

Fig. 20-1. Um paciente imunocomprometido foi submetido a um procedimento de fixação intramedular travada para tratamento de fratura subtrocantérica. *A*, Quando os parafusos de travamento proximal se infectaram, foram removidos. *B*, Meses depois verificamos uma destruição extensa do fêmur proximal, sem evidência de reparação óssea. Quando a infecção complica a osteossíntese intramedular, o implante é totalmente envolvido.

var-se-á uma reação periosteal típica ao longo da diáfise (Fig. 20-2).

A patomecânica da infecção após a osteossíntese por meio de placas é completamente diferente. Se a marca oficial da infecção após a fixação intramedular é a contaminação longitudinal do osso por disseminação de pus ao longo do implante, o processo após a fixação com placas é intercalar. Aqui o osso é envolvido na região abrangida pela placa. Em um caso típico, os tecidos moles foram dissecados do osso, de modo que o suprimento sangüíneo do periósteo está prejudicado. Além disto, com a lesão inicial no momento da fratura, os vasos sangüíneos do endósteo são rompidos. Portanto toda a espessura do osso e muito de sua circunferência estão em condição avascular. A própria natureza da fixação com placas exige que quanto mais complexa e cominutiva for a fratura, maior a desvitalização necessária para a colocação da placa no osso. Nem com a denominada fixação "biológica" com placas resolve-se o problema, pois fragmentos cominutivos avasculares podem permanecer no foco da fratura quando a placa for utilizada apenas como uma "ponte" através de cominuições complexas. Quando a infecção complica a osteossíntese com placa, pode não ocorrer uma reação do periósteo, especialmente se a desvascularização foi profunda. O tratamento acabará criando um defeito ósseo (Fig. 20-3).[9]

A base lógica para o uso da osteossíntese intramedular no tratamento de uma pseudo-artrose infectada é o controle da instabilidade no foco da fratura, fornecido pelo implante travado.[10] Mais especificamente as fraturas consolidam-se com implantes flexíveis simples, pois com a carga

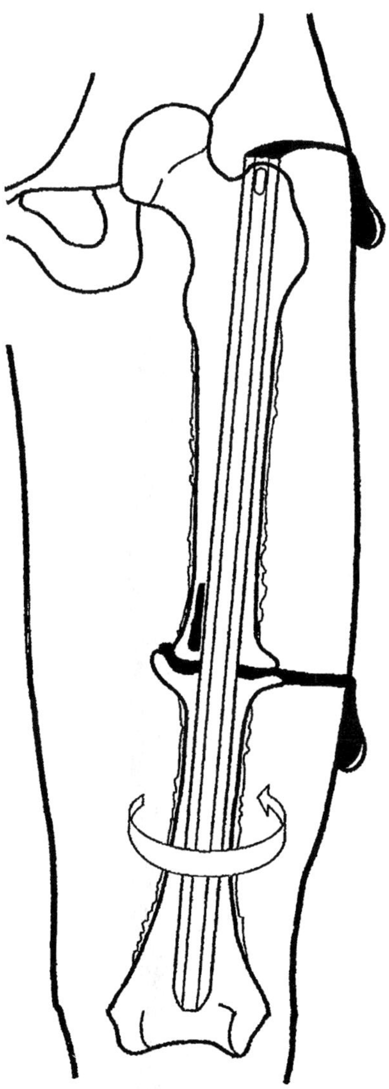

Fig. 20-2. Após fixação intramedular pelo método de Küntscher, a infecção pode resultar em instabilidade rotacional. Observa-se a reação do periósteo ao longo da extensão do pino.

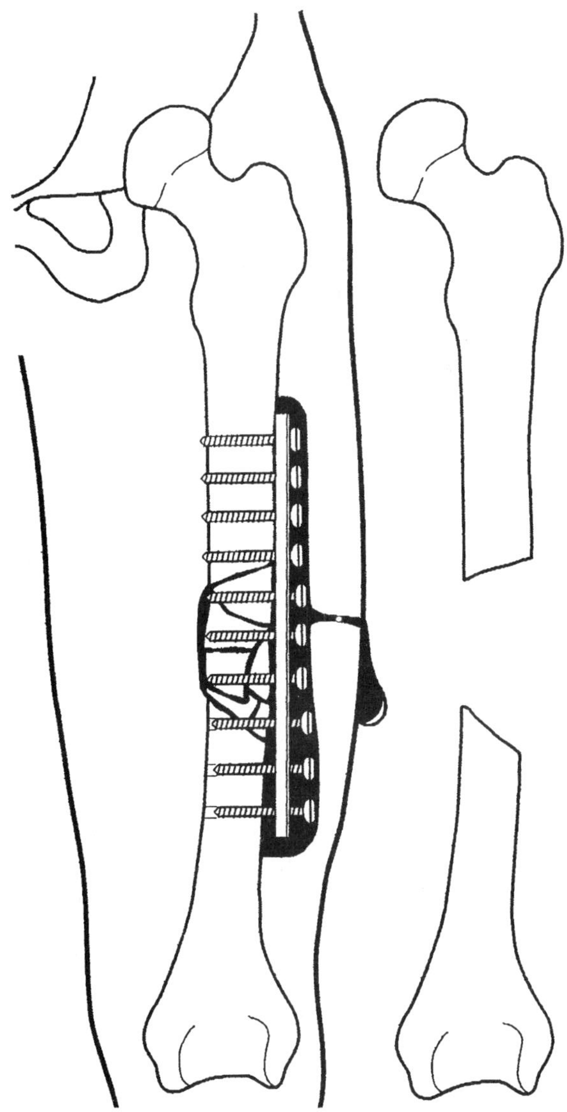

Fig. 20-3. Representação de infecção após osteossíntese com colocação de placas, com a criação de uma área local de seqüestro que necessitará de retirada. Isto provocará um defeito ósseo.

axial as extremidades ósseas da fratura são aproximadas firmemente e se tornam estáveis ("encaixe" de Bigelow).

Os fatores biológicos no foco de fratura também contribuem para o desenvolvimento da infecção. Tais fatores incluem o osso desvitalizado no momento da fratura, a contaminação nos ferimentos graves e os tecidos moles com deficiência.[9,11] Uma situação especial é a presença de cominuição avascular interposta no foco de fratura.[12] Após a osteossíntese com pino travado, a área avascular pode persistir com reabsorção óssea mais lenta. Se o implante for dinamizado ou removido, poderá ocorrer a falha óssea com colapso, instabilidade e infecção.

A instabilidade do tipo pistonagem (ou telescopagem) e a do tipo angular também serão situações possíveis de ocorrer. A instabilidade varo-valgo pode ocorrer quando a infecção enfraquecer os parafusos de bloqueio, os quais deslizarão para dentro e para fora causando pressão no plano osteométrico destes dispositivos (Fig. 20-4).

DIAGNÓSTICO

O aparecimento de febre, de leucocitose, de eritema e de secreção purulenta após a osteossíntese intramedular de um osso longo significa infecção em todo o implante e canal medular até que se prove o contrário.[13-15] Um eritema agudo e edema no ponto de inserção do pino ou onde os parafusos em travamento foram colocados quase sempre são indicativos de que toda a diáfise está envolvida no processo infeccioso.[16] Alguns cirurgiões seguem com o conceito de que a infecção poderá estar localizada apenas no ponto de inserção do pino ou onde os parafusos de bloqueio foram colocados. Na verdade, há continuidade entre toda a extensão do pino intramedular e os seus parafusos, e a infecção envolve todo o implante. Na fase aguda (nos primeiros 30 dias após a fixação intramedular) o diagnóstico é feito cirurgicamente. A ferida será explorada e drenada, para obter culturas do material.[3,13,17] Aqui a fratura não está consolidada. Atrasos no diagnóstico provocados pela

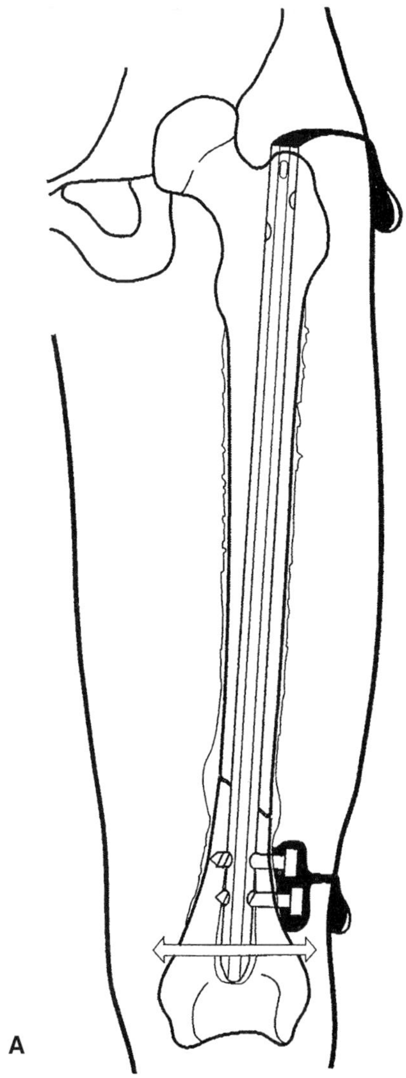

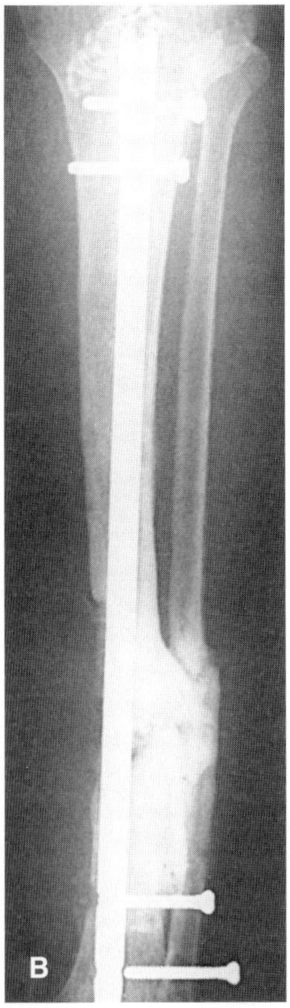

Fig. 20-4. Quadro de instabilidade varo-valgo que ocorre com a infecção. *A*, Esta condição pode provocar o deslizamento, para dentro e para fora, dos parafusos de travamento. *B*, Neste caso, onde se tentou a osteossíntese intramedular travada após fixação externa, a infecção causou instabilidade.

administração de antibióticos ou demora para o diagnóstico por imagem trazem prejuízo à melhora do tecido ósseo, possivelmente complicando o tratamento subseqüente. Testes básicos de laboratório antes da cirurgia fornecem orientações objetivas para a terapia (Quadro 20-1). Um bom conjunto de exames de laboratório ajudará não só o estudo da resposta sistêmica à infecção, mas também o controle dos possíveis efeitos colaterais dos agentes antimicrobianos.

Quadro 20-1. Pesquisa laboratorial para identificação de osteomielite

Hematócrito, contagem de leucócitos, diferencial
Taxa de sedimentação
Tempo de protrombina
Proteína C-reativa
Antiestreptolisina O
Proteína/albumina total
Bilirrubinas
Uréia e creatinina
Fosfatase alcalina
Transaminase

O diagnóstico de infecção nas fases subaguda e crônica após osteossíntese intramedular poderá ser mais difícil. As planigrafias são essenciais, pois responderão às seguintes questões importantes:

1. A fratura está consolidada?
2. Existe osso morto no foco?
3. O implante está coberto ou não? Está posicionado internamente ou externamente?
4. Qual é a resposta do osso?
5. Qual é a resposta dos tecidos moles?

Em muitos aspectos, a avaliação da osteomielite após procedimento de fixação intramedular é semelhante à avaliação de um tumor ósseo. É importante medir com precisão o que a infecção causou ao osso e o que este osso está fazendo a respeito. A vascularização óssea pode ser deduzida a partir das diferenças regionais na densidade óssea nas planigrafias. O osso morto ainda tem a mesma densidade original que possuía no momento do traumatismo, enquanto o osso que retém o seu suprimento sangüíneo está osteoporótico. As áreas no tecido ósseo que aparecem mais densas, especialmente no foco da fratura, podem significar seqüestros ósseos. O aumento na largura do córtex pode ser um sinal de cronicidade. A formação periosteal de osso novo, semelhante ao que é observado na osteomielite hematogênica, é indicativa de processos de reparação.[18]

A radiografia é uma ferramenta importante para se avaliar o grau de consolidação da fratura. A persistência da linha da fratura pode indicar um plano de instabilidade. A reabsorção progressiva do osso é outro sinal de que a fratura não está se consolidando. Planigrafias obtidas com intervalos de tempo são de grande ajuda, pois indicarão as tendências no sentido da reparação e da estabilidade ou de reabsorção e falha. Mas as radiografias também podem ser enganosas. Ligeiras diferenças de projeção e de técnica podem conduzir a uma interpretação errônea dos fenômenos biológicos sob observação. Uma área que aparece consolidada em uma radiografia pode evidenciar um grande espaço no foco de fratura com uma projeção a 10^{0} da primeira tomada radiográfica. A fluoroscopia com posicionamento cuidadoso e a aplicação de força no foco é uma valiosa ferramenta para demonstrar a instabilidade na fratura em avaliação.

A osteomielite deverá ser considerada quando um paciente apresentar dor persistente, fraqueza, febre, alterações de pele ou drenagem de secreção bem depois da consolidação da fratura. Esta infecção crônica poderá estar presente independentemente da retirada do pino.[13] Temos à disposição técnicas auxiliares de imagem que serão usadas para responder às questões específicas suscitadas pelo exame físico e pela planigrafia (Quadro 20-2)[3,19,20]

Cada um destes testes tem uma especificidade relativa e dependerá da habilidade do radiologista em selecionar e manipular as imagens. A ressonância magnética, por exemplo, invariavelmente valoriza demais o tamanho das coleções de fluido no espaço medular. Um recurso muito útil é o desenvolvimento de um bom relacionamento com um radiologista interessado no diagnóstico ósseo por imagem e planejar a seqüência de exames necessários para responder às questões clínicas específicas e necessárias para o esquema do tratamento.

Quadro 20-2. Estudos diagnósticos suplementares para identificação de osteomielite

Estudo	*Achados*
Tomografia linear	Seqüestros, consolidação da fratura
Fistulografia	Localização, extensão da cavidade
Tomografia computadorizada	Abscessos extra-esqueleto, destruição cortical
Cintilografia óssea com tecnécio em três fases	Atividade osteoblástica
Cintilografia com gálio	Inflamação aguda
Leucócitos marcados com índio	Osteomielite ativa
Ressonância magnética	Concentração de fluido, alterações nos tecidos moles

TRATAMENTO

Podemos também proceder em duas etapas... Na verdade, é melhor sair nas pontas dos pés do que arriscar uma aventura para qual não estamos preparados.[21]

A osteossíntese intramedular infectada com uma fratura não consolidada é um problema de difícil solução. Este problema só é pior quando o tratamento for executado sem considerar os princípios biológicos.[11] A consideração crucial não é a presença do implante, mas a estabilidade do foco da fratura.[3,20] Fraturas contaminadas em estudos experimentais consolidam-se melhor quando são estáveis.[22,23] Observe que o tratamento com antibióticos não elimina a infecção nestes casos; o tratamento só a suprime. No caso da osteossíntese intramedular travada, quando a fixação dos parafusos é feita proximal e distalmente à fratura (estático) e a fixação for sólida, é racional que ocorra o controle da secreção, combatendo-se a infecção com antibióticos sistêmicos, para permitir a consolidação.[3,13] Por fim, podemos executar a limpeza medular para reduzir a possível ocorrência tardia de um abscesso intramedular (Fig. 20-5).[16]

Muitas situações não conduzem, por si mesmas, à retenção do implante original até a consolidação da fratura. O problema não é o pino propriamente. O problema é a mecânica desfavorável no foco da fratura ou a existência de fatores biológicos que exigem a remoção do implante e um planejamento em vários estágios para primeiro controlar a infecção e, a seguir, restaurar o membro.[9,24] O passo inicial deste programa é a supressão seguida pela estabilização (Fig. 20-6). Aqui, o implante medular é removido para possibilitar o controle da infecção e, após , o membro poderá ser restabelecido para permitir a consolidação.[18] Os fatores mecânicos que geralmente exigem a remoção do implante valem para todas as formas de pinos flexíveis, não-travados, tais como os de Rush, os de Ender, os modelos de Küntscher e os pinos travados que nunca foram bloqueados ou nos quais os parafusos de bloqueio tenham falhado. Exceto nos casos agudos (nos primeiros 30 dias), não é prático tentar manter um pino intramedular que não foi travado por meio da colocação dos parafusos. Tais implantes já sofreram carregamento mecânico e estão fatigados. Estes pinos poderão falhar quando submetidos às complicações adicionais causadas pelo bloqueio e deverão ser substituídos. As mon-

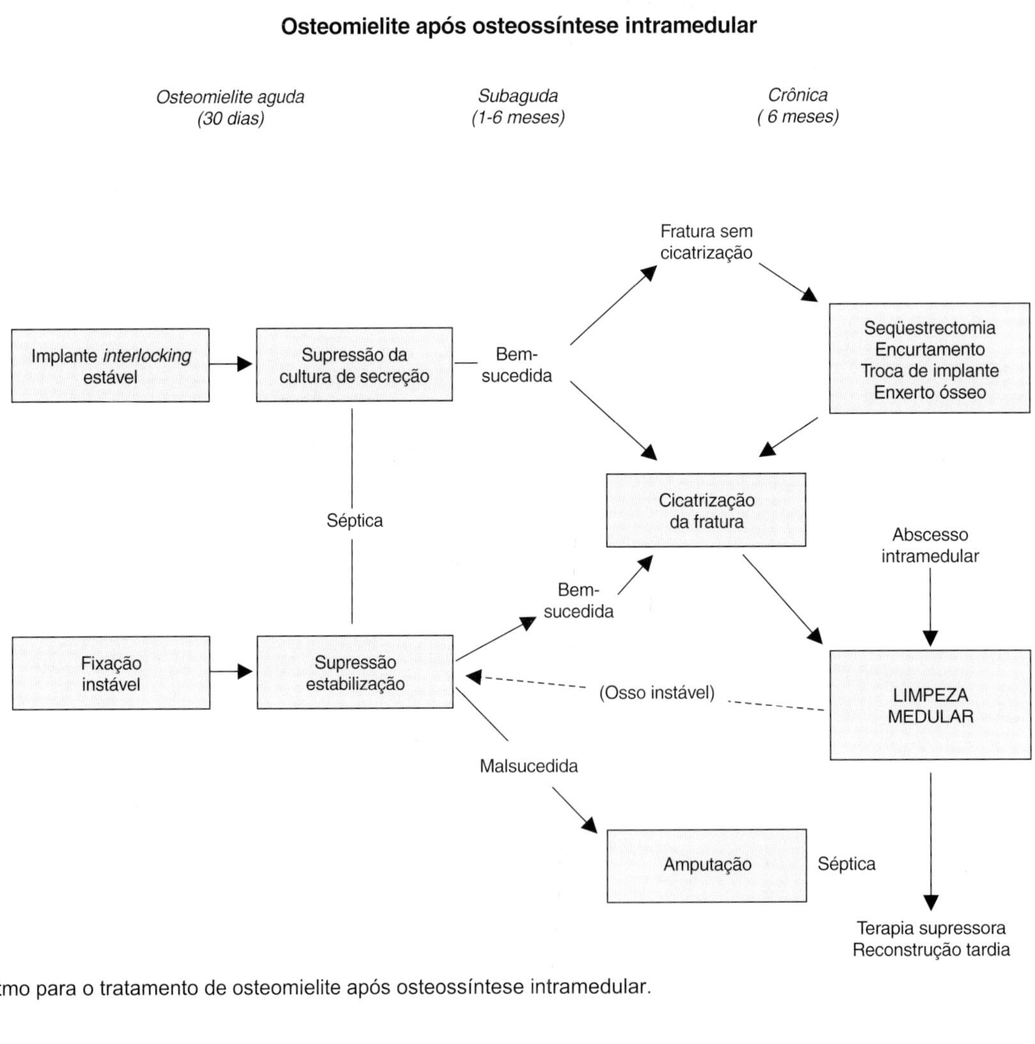

Fig. 20-5. Algoritmo para o tratamento de osteomielite após osteossíntese intramedular.

tagens com pinos flexíveis nunca fornecem a estabilidade suficiente[25] para controlar a infecção e também têm de ser removidas. As exigências terapêuticas são semelhantes às da infecção, que não pode ser suprimida com um pino travado no local. Em todas estas situações, o plano de tratamento é a supressão-estabilização.

O primeiro passo para a execução deste plano é a remoção do implante.[26] As culturas tanto do implante como do canal medular são realizadas. Na presença de infecção ativa e de instabilidade, não é recomendável a introdução imediata de novos pinos até que a infecção tenha sido drenada, a antibioticoterapia de amplo espectro tenha tido a oportunidade de agir sistematicamente e, em menor escala, de controlar a infecção local. Um período de espera de alguns dias às vezes fornece informações específicas sobre o espectro bacteriano dos organismos infectantes.[27,28] Em alguns casos, entretanto, o resultado da cultura será negativo. Quando há resultados disponíveis sobre a cultura, a terapia antibiótica pode ser adequada ao organismo infectante especificamente.[14,15] Em cerca de metade dos casos uma infecção por vários agentes etiológicos é o que ocorre.[20,28] É importante que todos os organismos obtidos do espaço medular sejam identificados e que seus antibiogramas sejam verificados.[29] Muitos laboratórios apresentam relatórios sobre organismos considerando o *Staphylococcus epidermidis* "possivelmente contaminante". A menos que solicitações específicas sejam enviadas ao laboratório de bacteriologia, informações importantes como a resistência à meticilina serão perdidas. Durante os dias que se seguem à remoção do implante, a tração esquelética ou a imobilização por aparelhos gessados controlará o movimento do foco da fratura. Este controle, porém, é insuficiente para permitir que a reação inflamatória cesse completamente. Assim, quando as culturas estiverem disponíveis e a condição geral do paciente melhorar com a terapia específica e com o apoio médico geral, executamos uma segunda cirurgia para obter um melhor controle da infecção.[30]

Na segunda fase da supressão-estabilização, fazemos um desbridamento moderado, por meio de fresagem, para remover o tecido de granulação infectado e os seqüestros lamelares que revestem a parede interna, ocorrendo a drenagem e aplicando um implante PMMA impregnado por antibiótico[31,32] (cadeias de pérolas ou bastões) ou um sistema de aspiração-irrigação.[33-37] As cadeias de pérolas com PMMA podem ser passadas utilizando-se o passador flexível, que permite sua colocação por toda a extensão do canal medular. Em geral, o canal deve ser aumentado em pelo menos 10 mm para permitir a passagem adequada de contas de 6 a 7 mm. Um bastão, com gentamicina PMMA consistindo em um cilindro de PMMA impregnado por antibiótico, monta-

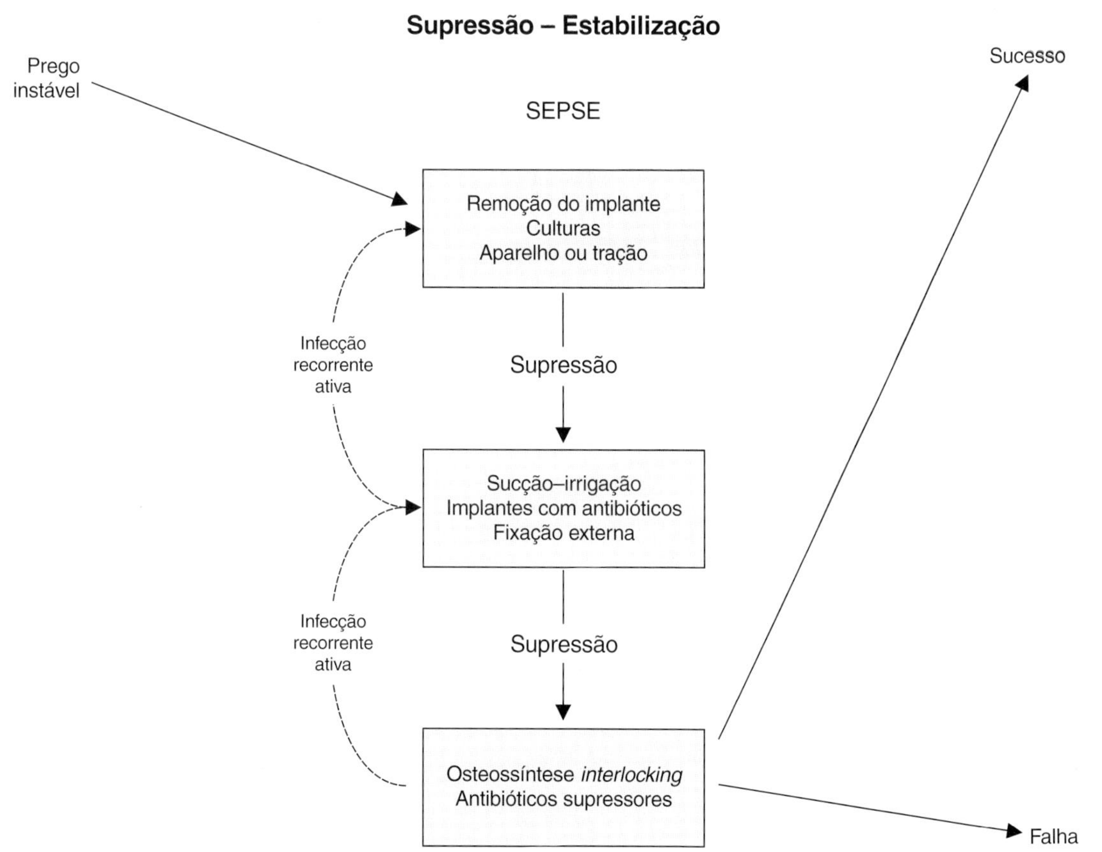

Fig. 20- 6. Algoritmo para a fase de supressão-estabilização.

do em um fio, é flexível para passar como um guia ao longo de toda a extensão do canal e é muito mais simples de utilizar (Fig. 20-7). A aspiração-irrigação é outra alternativa.[12,27,33,38] Um dreno em forma de alça facilita muito a irrigação intermitente do canal medular (Fig. 20-8).[32] Após quatro ou cinco dias de drenagem intermitente a alça poderá ser cortada em ambas as extremidades, possibilitando assim uma drenagem contínua.

A fixação externa reduz a morbidade, mas há o risco de transformar, em drenagem crônica, o trato dos pinos, caso o fixador seja instalado prematuramente. A inflamação ativa deverá abrandar e a drenagem precisa estar sob controle antes da colocação do fixador externo. Esta colocação em um caso com infecção exigirá atenção aos mínimos detalhes. A montagem deverá ser estável. Todos os pinos devem passar através da cavidade medular, pois os pinos intracorticais constituem uma causa de infecção. Os pinos deverão ser passados através de orifícios ósseos feitos com broca apropriada ou deverão ser usados pinos auto-cortantes.

As cadeias de pérolas com antibióticos são incompatíveis com os fixadores externos. Estas cadeias não podem ser passadas ao redor de pinos que atravessem o espaço medular, e se as pérolas são inseridas em primeiro lugar e a seguir os pinos, elas não poderão mais ser removidas. Para resolver este problema foi fabricado um bastão PMMA impregnado com antibiótico[26] por meio de inclusão de PMMA carregado com antibiótico em um fio de aço contínuo monofilamentar, usando-se um processo não muito diferente de "fazer bolas (bolinhos) de carne amarradas" (Kulzer & Co., GmbH, Wehrheim, Alemanha. Distribuído por E. Marck, Darmstadt, Alemanha. Não aprovado pelo FDA para venda nos Estados Unidos até janeiro de 1995). Este bastão "PMMA" passa ao redor dos pinos do fixador externo na cavidade medular e pode ser deixado no lugar por mais tempo que as cadeias de contas. O tecido de granulação, apesar de crescer ao redor do bastão, não impede a sua remoção, como o faz com as cadeias. Observe que o maior efeito de um implante PMMA impregnado por antibiótico ocorre nos primeiros dias após a implanta-

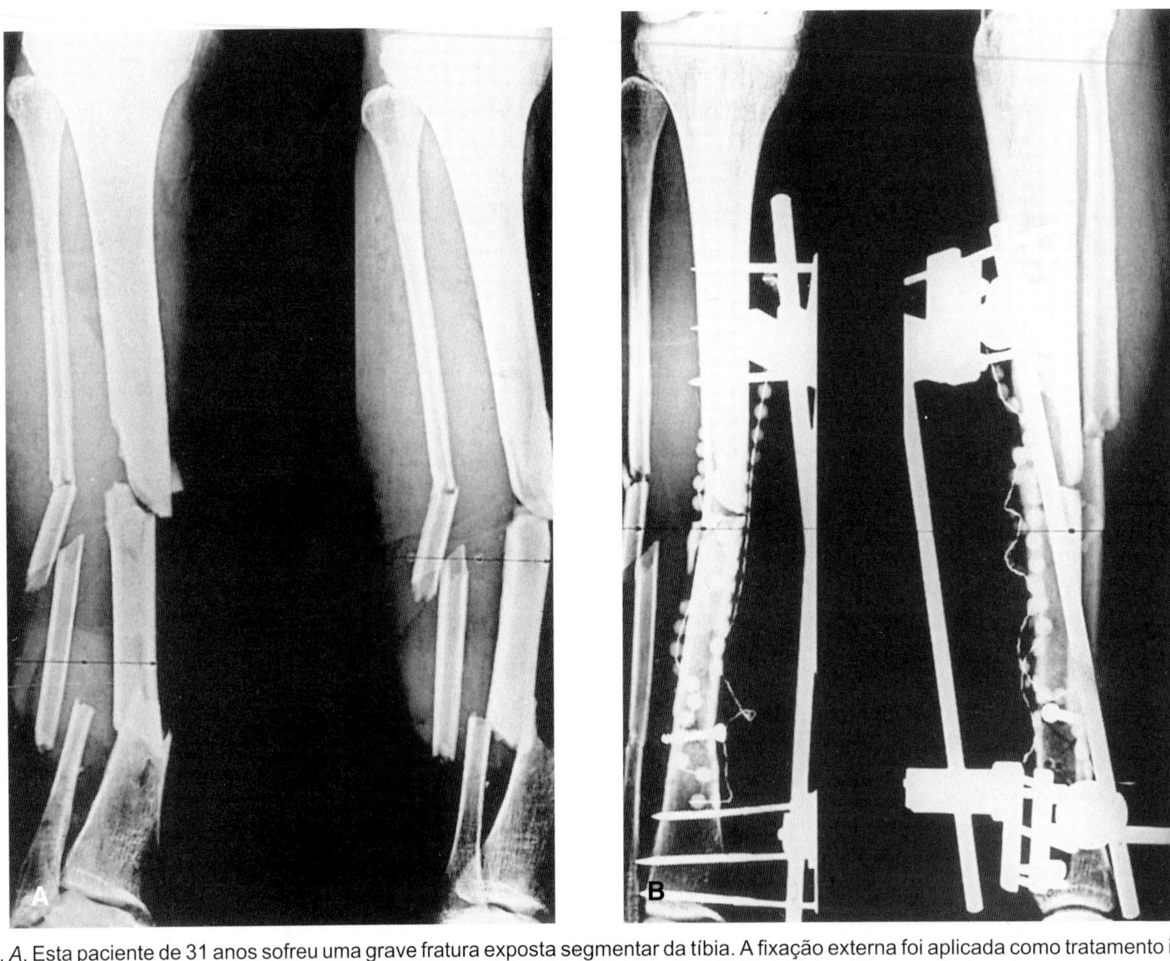

Fig. 20-7. *A*, Esta paciente de 31 anos sofreu uma grave fratura exposta segmentar da tíbia. A fixação externa foi aplicada como tratamento inicial, com implantação de cadeias de pérolas PMMA com gentamicina (Septopal; Kulzer & Co. GmbH, Wehrheim, Alemanha), além de uma cobertura temporária por um substituto de pele sintético. Duas semanas após a ocorrência da lesão, a paciente foi submetida à cobertura definitiva com um retalho livre do *latissimus dorsi*. *B*, Após cinco meses, a fratura proximal não havia se consolidado e havia infecção de baixo grau. Assim, foi executada uma osteossíntese intramedular travada, dinâmica, com a inserção de uma vareta de PMMA com gentamicina na luz do pino. (*Figura continua.*)

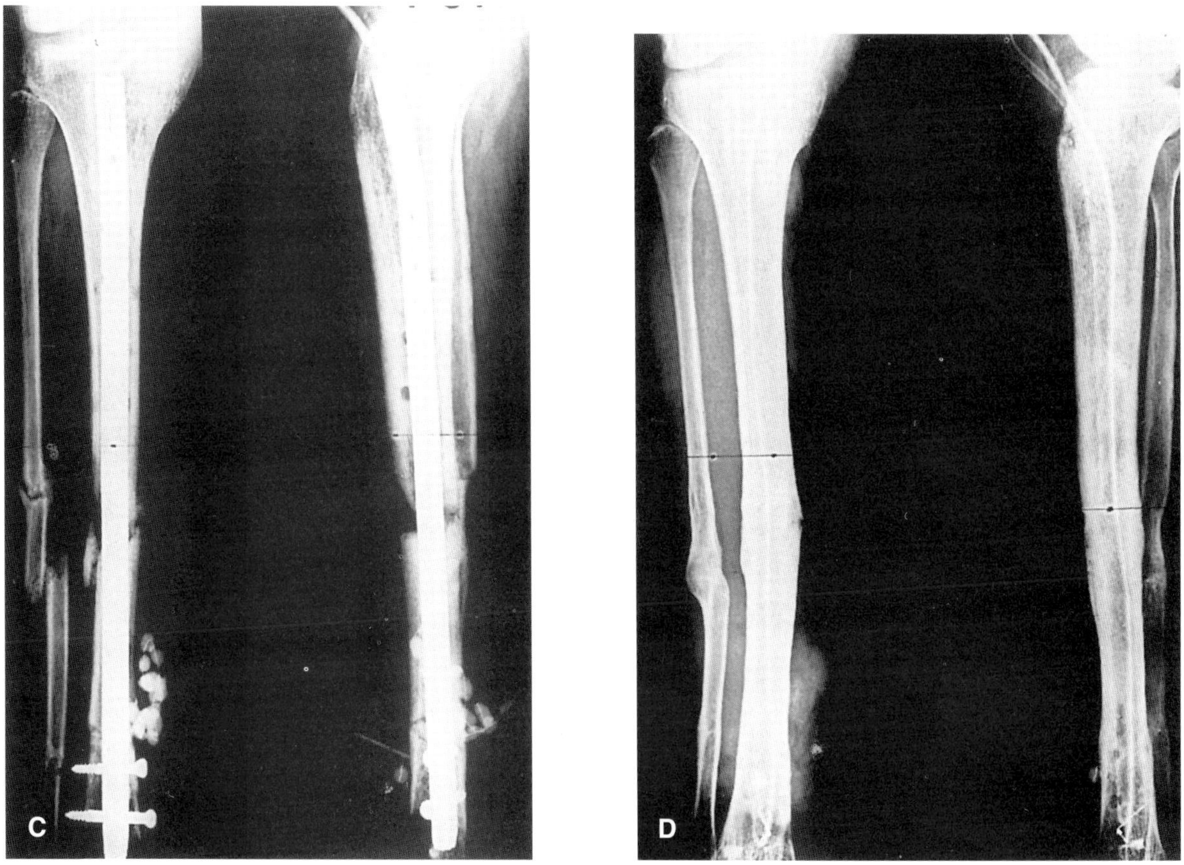

Fig. 20-7. *(continuação) C*, Dois anos mais tarde a fratura estava consolidada sem a recorrência da infecção. Assim sendo, o implante foi removido, o canal dilatado e uma vareta de PMMA com gentamicina foi colocada temporariamente, para limpar o canal medular, *D*.

ção.[31,39,40] Em casos onde existir uma quantidade persistentemente grande de secreção, o bastão poderá ser substituído com um novo procedimento cirúrgico mínimo, para manter o nível de antibiótico o mais alto possível no interior do canal medular.

De início, esperávamos que a fixação externa fosse o método pelo qual a consolidação da fratura poderia ser obtida após uma infecção decorrente de osteossíntese intramedular.[41] Após a colocação do fixador o foco da fratura era explorado e desbridado, colocando-se as cadeias de pérolas PMMA com antibiótico.[10,42-44] Mais tarde, as contas eram removidas e colocávamos um enxerto ósseo. Na verdade, é possível conseguir-se a consolidação com este método; entretanto os resultados não são previsíveis e o tempo de tratamento é demasiadamente demorado. Uma vez que o canal foi fresado na osteossíntese intramedular original e se tornou posteriormente infectado, a ancoragem dos pinos de fixação externa não será ideal. Em geral são necessários fixadores com montagens incômodas, e mesmo a estabilidade poderá ser insuficiente para promover a consolidação.

Assim sendo, o foco da fratura é explorado e desbridado somente com indicações específicas tais como a presença de um seqüestro ósseo cortical.[3,4,11] A maneira mais direta de se obter a consolidação é colocar um novo implante intramedular[1] e travar[45] a fratura assim que a infecção estiver sob controle. Esta reinstalação de um pino intramedular travado é chamada de "osteossíntese secundária", para distinção com a "osteossíntese primária", que é a colocação inicial de um pino para o tratamento da fratura aguda (Fig. 20-9). Esta segunda osteossíntese será executada com a administração pré-operatória de antibióticos. Se os organismos foram identificados, esta terapia será direcionada pela sensibilidade específica.

O sucesso após esta segunda operação é observado pela melhora no estado geral do paciente. A pulsação e a coloração da pele voltam ao normal e o paciente terá bom apetite, dormirá bem e tomará menos medicação contra a dor. O membro será menos edemaciado com melhor função e resistência muscular. Caem as taxas de sedimentação. A contagem de leucócitos e o diferencial voltam ao normal. O paciente volta a ter interesse pelo trabalho, pela casa e pelos amigos. Quando a infecção não é controlada e os sintomas pioram, será necessário repetir os passos de supressão-irrigação. Algumas vezes duas ou três tentativas

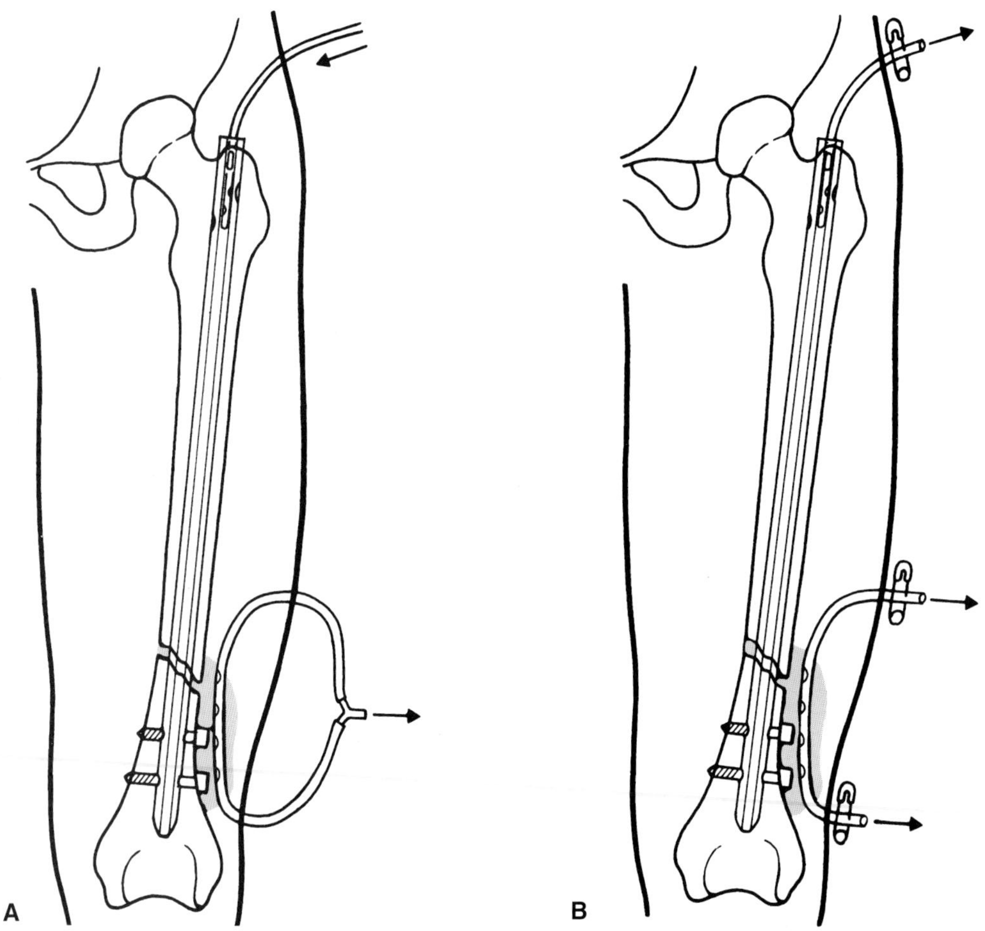

Fig. 20-8. *A*, Caso o pino intramedular seja mantido em processo de infecção aguda, podemos instalar um sistema de aspiração-irrigação colocando-se um cateter de entrada na luz do implante e um dreno em alça no foco da fratura. *B*, Quando a infecção ceder, os drenos podem ser cortados e usados para drenagem gravitacional contínua. (Extraído de Klemm, K., Henry, S., Seligson, D.: *The treatment of infection after interlocking nailing*. Techniques Orthop. 3:54-61, 1988.)

de tratamento serão bem-sucedidas. Cada seqüência de tratamento pode ser caracterizada por um período maior de melhora do quadro clínico. Em certas situações, porém, com a falha contínua do tratamento poderemos pensar em amputação.[46] Estas situações envolvem infecção sistêmica fora de controle e drenagem local dolorosa e persistente, especialmente com cepas de organismos altamente resistentes, tais como *Proteus, Enterococcus* e *Pseudomonas*. Problemas insolúveis de cobertura por tecido local insatisfatório com o membro deformado e com paralisia estabelecida, assim como problemas sistêmicos insolúveis do hospedeiro, tais como distúrbios de imunossupressão ou colágeno-vasculares, também exigem decisões corajosas para indicar a amputação.

Quando o tratamento resulta em um osso sólido sem drenagem, ou com mínima secreção, a fase final dos cuidados médicos será a limpeza do canal medular. Este tratamento é também indicado para tratar um abscesso medular que pode se formar anos após a osteossíntese intramedular bem-sucedida e a remoção do implante.[13,47] A eliminação absoluta da infecção, embora seja a meta desejada, geralmente não é atingida com a tecnologia atual. O objetivo é reduzir a incidência da recorrência e aumentar os períodos com baixa morbidade. O paciente pode conviver socialmente com um mínimo de inconveniência devido à boa supressão da doença.

O procedimento de limpeza do canal medular tem duas fases (Fig. 20-10). Primeiro, removemos o implante e culturas bacterianas são realizadas. Estas em geral serão negativas, apesar da abundância do tecido inflamatório que possa estar presente. Os passos que aumentarão a produção de culturas positivas incluem (1) interromper antibióticos supressores por uma semana, antes da operação, (2) retirar implantes com forma complexa não-linear

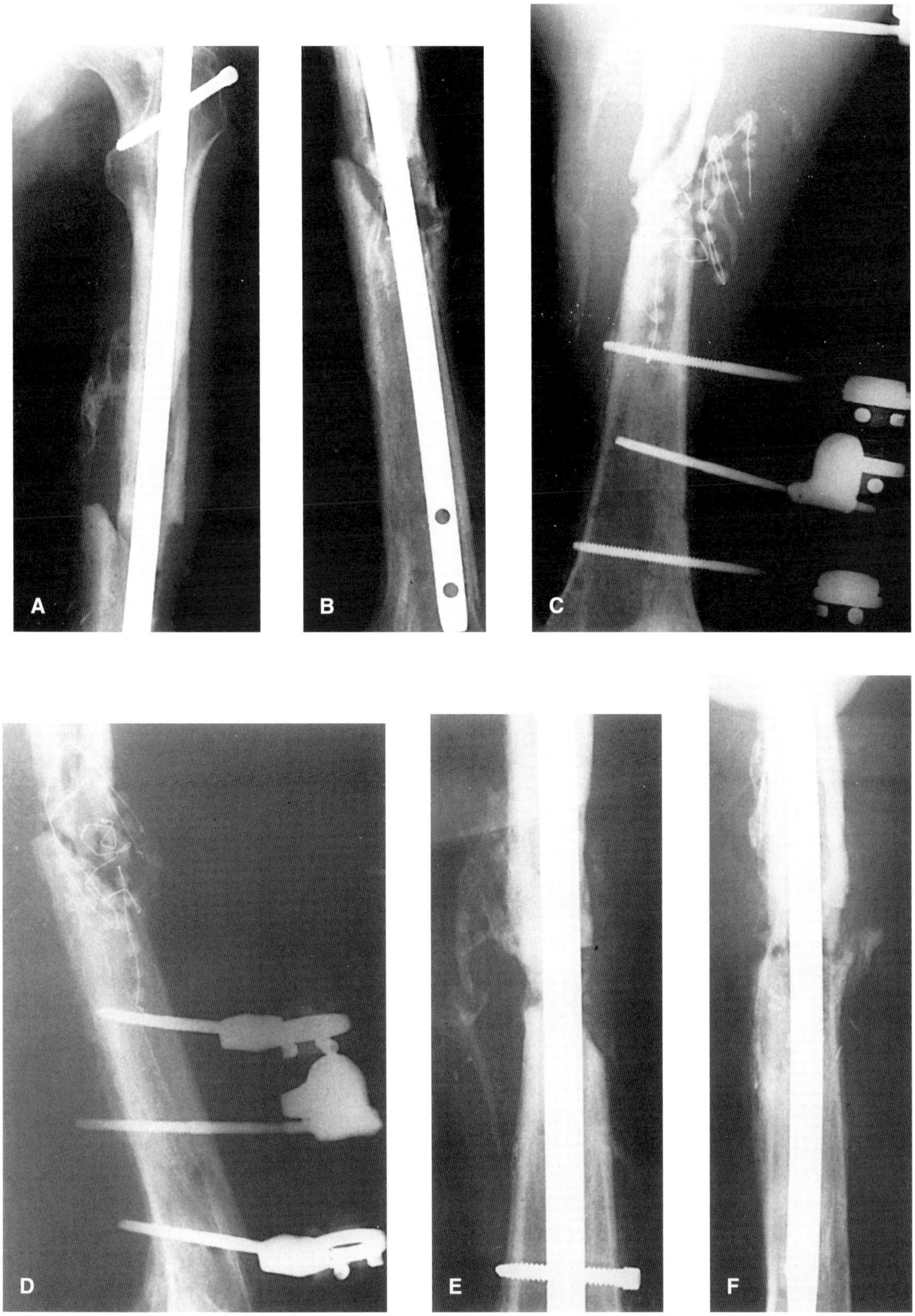

Fig. 20-9. *A,B*, Dinamização de osteossíntese intramedular travada de fratura do fêmur complicada por grave lesão nos tecidos moles; a infecção resultou em instabilidade rotacional e em osteomielite. *C,D*, A infecção foi controlada pela retirada do pino, desbridamento, colocação de correntes de contas PMMA com antibiótico e fixação externa. *E,F*, Finalmente, com o encurtamento em osteossíntese intramedular travada, a fratura está em processo vagaroso de consolidação.

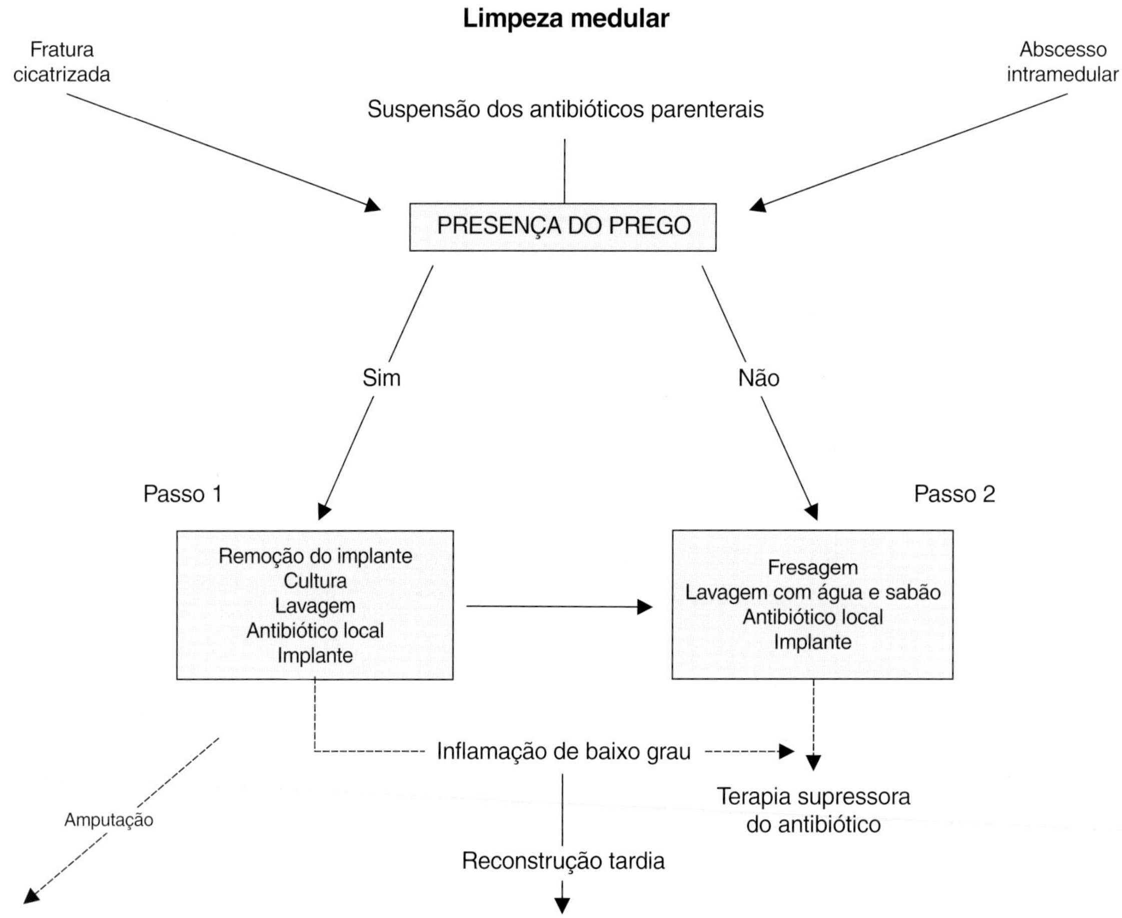

Fig. 20-10. Algoritmo para a fase de limpeza medular.

(parafusos) para identificar os microrganismos aderidos, (3) colocar os espécimens diretamente no meio para cultura(as) termoculturas são convenientes e (4) incubação das culturas por pelo menos quatro dias. A remoção de um implante contaminado de um osso intacto é apenas o mais importante passo para reduzir a morbidade mais tarde.[48] A remoção de um implante estabilizante de um osso instável é simplesmente a pior forma de estimular a consolidação. Tais princípios são consistentes, mas causam alguma confusão. Um mal-entendido pode levar à falta de um diálogo produtivo entre especialistas tentando cuidar de uma osteossíntese intramedular infectada.

Na cirurgia para a limpeza do canal medular, um procedimento útil é a lavagem delicada com água e sabão. Podemos utilizar um cateter de borracha ou um tubo torácico. A escovação mecânica do canal usando a escova que é usada para remover o que restou de uma artroplastia do quadril ajuda a desbridar o tecido de granulação e os seqüestros lamelares que aderem ao endósteo do fêmur. A seguir, colocamos pérolas PMMA com antibiótico[32] ou uma vareta PMMA com gentamicina no interior de todo o canal medular e a ferida cirúrgica é fechada com um dreno a vácuo. Como alternativa poderá ser instalado um sistema de aspiração-irrigação, que é deixado no local durante alguns dias.

A limpeza medular geralmente exige duas etapas. Na segunda fase, o canal é fresado para a remoção dos seqüestros ósseos endosteais. Antes da segunda operação, iniciamos a antibioticoterapia, que é direcionada para os organismos identificados na fase de remoção do pino intramedular. Na cirurgia, primeiro são removidos os implantes com antibiótico. Os seqüestros intramedulares poderão então ser observados como pequenas ilhas do tamanho de grãos de arroz, formadas por osso morto ao longo da superfície endosteal do canal. A fresagem delicada é efetuada com brocas flexíveis. Em geral é suficiente aumentar o canal 2 mm a mais do que o tamanho do implante que foi retirado. Inicie a fresagem com uma broca de ponta cortante e avance com incrementos de 1 ou 2 mm até atingir o tamanho do pino intramedular. Prossiga, então, com incrementos de 0,5 mm. É importante usar brocas afiadas e evitar a produção de calor exagerado, que poderá causar mais lesão no endósteo. No final do procedimento, o canal é lavado com água e sabão e uma cadeia de pérolas ou uma vareta de PMMA impregnada com antibiótico poderá ser colocada temporária ou permanentemente no canal. As cadeias de pérolas deixadas no local por mais de sete a 10 dias serão difíceis de se extrair, enquanto a vareta PMMA será removida com facilidade. A terapia oral supressora com antibióticos será gradativamente reduzida para doses menores, sendo geralmente, útil durante meses ou anos após a osteomielite intramedular.

Em alguns casos, uma infecção crônica de baixo grau produz o espessamento do córtex e a obstrução do canal medular. Esta condição é conhecida como "osteomielite esclerosante de Garré".[49] O tratamento de tais pacientes é difícil. Nos jovens pode ser indicada a excisão de segmentos ósseos curtos e o transporte de osso para restaurar o comprimento do membro. Como alternativa, o canal pode ser restabelecido pela fresagem e a colocação de um implante com antibiótico.[50] A regra é a recorrência. Os pacientes relatam muita dor. As planigrafias mostram um espessamento renovado do córtex e o tamanho da zona de esclerose (Fig. 20-11). O desbridamento repetido e a antibioticoterapia supressora parecem apenas diminuir, e não erradicar este processo.[50]

O FUTURO

As técnicas de osteossíntese intramedular continuam em desenvolvimento. Novos métodos trarão novos conceitos, que não só reduzirão a incidência de infecção, mas também fornecerão novas abordagens para o tratamento da osteomielite. Na fratura fechada, a fixação intramedular tanto dá início à infecção como também é o instrumento para o controle dessa infecção. O sonho de Küntscher de uma osteossíntese funcional com fixação intramedular foi desenvolvido até ao ponto de fornecer mecanicamente pinos de metal inertes e seguros que controlam o comprimento e a rotação do membro durante a consolidação da fratura. Os princípios básicos investigados usando-se implantes corrosivos na cavidade medular e demonstrando a formação de um calo sem a existência de fratura poderiam ser aplicados para estimular o processo de consolidação da lesão.[17] Capas bioativas aplicadas aos pinos na sala de cirurgia poderiam ser adaptadas para reforçar a formação de osso limitada à zona da fratura. Os implantes poderiam ser encapados para resis-

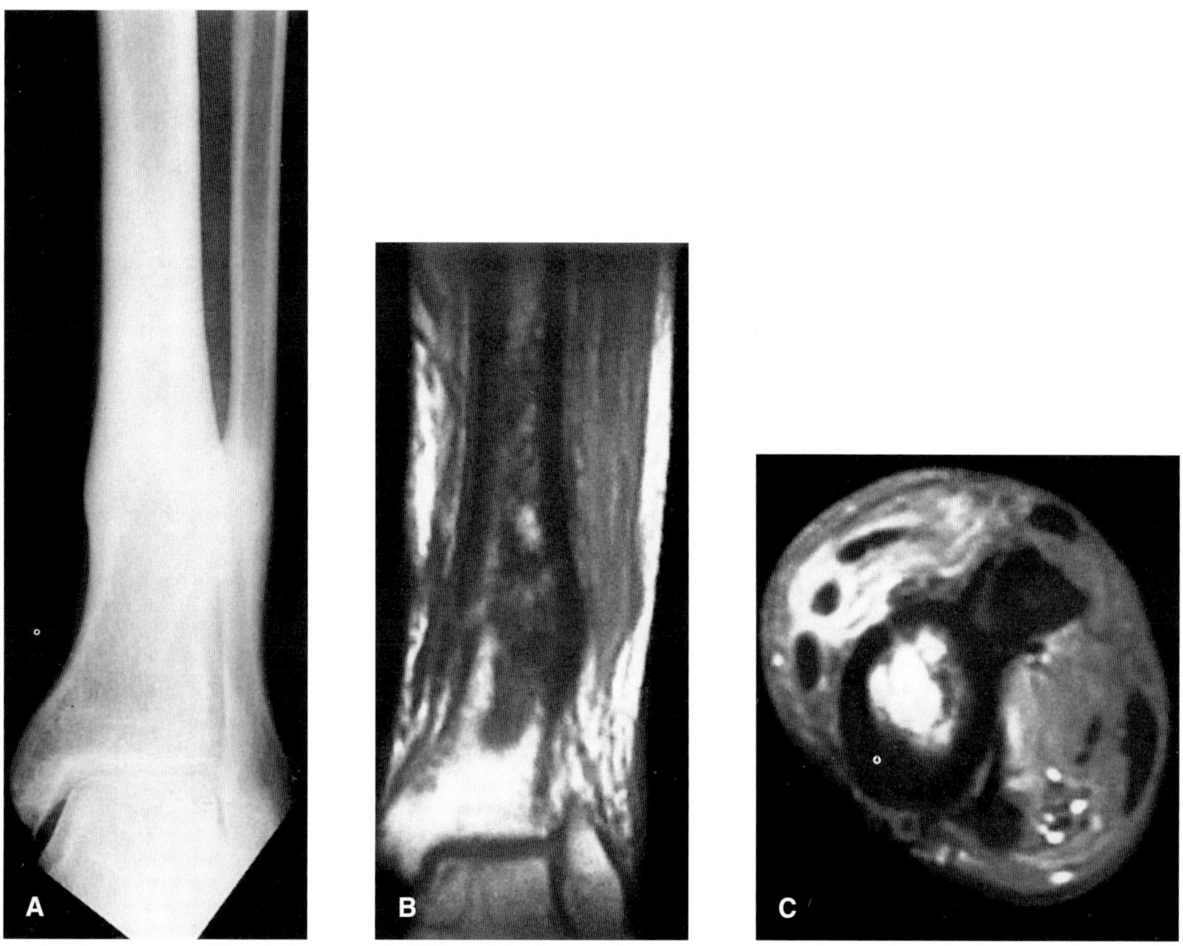

Fig. 20-11. *A*, Na osteomielite esclerosante o córtex se torna espessado e esclerótico. *B*, A RM mostra obliteração da cavidade medular. *C*, No corte tomográfico observamos a presença de abscesso no interior do compartimento anterior, onde este circunda os tendões extensores.

tir à colonização por microorganismos e projetar implantes intramedulares para tratar infecção.

A reconstrução de membros encurtados está no início do desenvolvimento.[51] Pinos travados que podem ser manipulados para aumentar o comprimento, tanto mecanicamente como por meio de motores miniaturizados, estão começando a fazer parte da prática clínica. Estes dispositivos transformarão o encurtamento temporário em uma opção atrativa para o tratamento de infecções difíceis com osso desvitalizado. No futuro, a restauração do comprimento será, provavelmente, mais bem realizada com implantes intramedulares de alongamento encapados com peptídios bioativos.

Como uma proposta geral, a substituição de segmentos doentes do esqueleto é uma técnica que necessita mais do encorajamento pelas agências governamentais do que do estabelecimento de uma regulamentação mínima. Como médicos, nossa própria falta de imaginação e uma falta de disposição para compreender a perspectiva do paciente podem, igualmente, obstruir o progresso. Não ensinaram que o comprimento do úmero não tinha importância, que a compensação no calçado resolve a maioria das discrepâncias dos membros inferiores e que a amputação era mais econômica do que a reconstrução de um membro? Desafiamos como descobrir a cidade onde são comprados paletós com mangas com comprimentos diferentes, onde são vendidas alpargatas com saltos de altura diferente e onde homens e mulheres de uma perna só trabalhem tão bem quanto os que possuem pares sadios.

Por fim, materiais mais sofisticados estarão, sem dúvida, disponíveis para a fixação intramedular. Implantes laminados, absorvíveis e que orientam a consolidação de fraturas serão desenvolvidos. Estes implantes irão prevenir e/ou tratar a infecção e controlar a forma e a geometria do osso consolidado, além de garantir a restauração da arquitetura cortical e medular e terão a resistência mecânica suficiente para permitir o uso funcional do membro durante todo o processo de consolidação.

Durante nossa vida profissional, o tratamento de fraturas da diáfise do fêmur, por exemplo, foi realizado, primeiro, com os pinos de Küntscher e, atualmente, com a osteossíntese intramedular travada, passou de um período mórbido de tração que durava de dois a três meses, seguido por um período de tratamento de mais seis meses, para duas curtas hospitalizações, com pequena morbidade. Em países avançados, os cuidados não-operatórios são impraticáveis apenas por razões financeiras. Ainda, o método de osteossíntese intramedular travada tem, como fator de risco, uma pequena incidência de infecção pós-operatória considerada aceitável.[2,52] Assim, é necessário que sejam liberados recursos e técnicas para que os poucos pacientes que sofrem por um resultado malsucedido de osteossíntese intramedular tenham o benefício das técnicas mais atualizadas e recebam os potenciais benefícios das futuras pesquisas.

Além disto, a ênfase nos dias de hoje sobre as análises dos resultados, o controle dos custos e dos tratamentos tornam mais difícil a garantia dos recursos necessários para reduzir a morbidade das infecções pós-operatórias. Esconder o problema, culpar o paciente ou imputar a falha ao hospital não são os meios produtivos de aprender algo sobre o tratamento da infecção após a fixação intramedular. Áreas que representam um desafio para o estudo são as técnicas aperfeiçoadas para detectar e obter imagens dos membros em risco de uma osteomielite medular, as técnicas de visualização intra operatória do endósteo e o desenvolvimento de métodos para determinar o ônus bacteriano *in vivo*. A fisiologia da osteomielite esclerosante necessita ainda ser mais bem esclarecida e é necessário estabelecer um método para o seu tratamento. Não existem, atualmente, métodos realmente bons para analisar *in vivo* a estabilidade da fratura e para quantificar a consolidação. Questões epidemiológicas importantes ainda necessitam de respostas. Por exemplo, quais são os riscos da manutenção dos implantes em pacientes submetidos a um tratamento imunossupressor ou em pacientes com distúrbios do sistema imunológico? Será que os antibióticos absorvíveis implantados no tratamento inicial[53] mantêm a promessa de prevenir a ocorrência da infecção após a osteossíntese intramedular?

O tratamento da infecção após a fixação medular é difícil. Este desafio, entretanto, encarado honestamente, poderá evoluir para um resultado satisfatório tanto para o paciente como para o médico (Fig. 20-12).

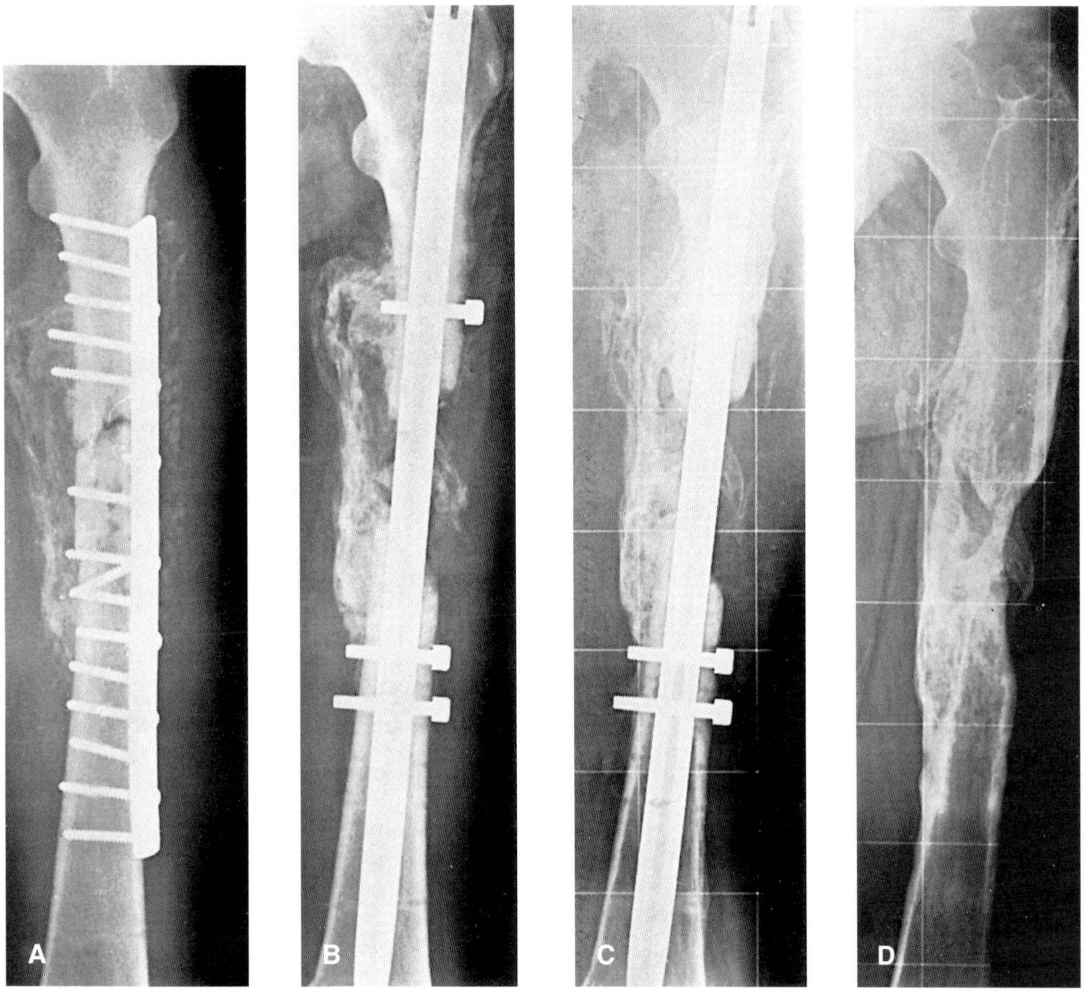

Fig. 20-12. *A*, Neste caso histórico, um homem de 35 anos desenvolveu pseudo-artrose após a fixação com placa de uma fratura femoral exposta com abertura mínima. *B*, O extenso seqüestro sob a placa foi retirado e o fêmur, estabilizado com um implante intramedular travado. *C*, Após 14 meses ocorreu a consolidação parcial e o pino foi dinamizado. *D*, Após três anos a fratura se consolidou e o pino foi removido.

REFERÊNCIAS BIBLIOGRÁFICAS

1. Lottes, J.O.: Medullary nailing of infected fractures of the femur. Clin. Orthop. *60*:99-101, 1968.
2. Jenny, J.Y., Jenny, G., Kempf, I.: Infection after reamed intramedullary nailing. Acta Orthop. Scand. *65*:94-96, 1994.
3. MacAusland, W.R., Jr.: Treatment of sepsis after intramedullary nailing of the femur. Clin. Orthop. *60*:87-94, 1968.
4. Gristina, A.G., Oga, M., Webb, L.X., et al.: Adherent bacterial colonization in the pathogenesis of osteomyelitis. Science *228*:990-993, 1985.
5. Oga, M., Arizono, T., Sugioka, Y.: Bacterial adherence to bioinert and bioactive materials studied in vitro. Acta Orthop. Scand. *64*:273-276, 1993.
6. Andrew, J.G., Andrew, S.M., Freemont, A.J., Marsch, D.R.: Inflammatory cells in normal human fracture healing. Acta Orthop. Scand. *65*:462-466, 1994.
7. Wilkins, J., Patzakis, M.J.: Peripheral Teflon catheters. Clin. Orthop. *254*:251-254.
8. Küntscher, G.: The incidence of infection after enlargement of the medullary cavity. Chirurg *39*:236-240, 1968.
9. Cierny, G. III, Mader, J.T.: Adult chronic osteomyelitis. Orthopedics *7*:1557-1564, 1984.
10. Klemm, K.: Die modifizierte Trummerbruchnagelung zur Stabilisierung der infizierten Pseudarthrosen am Oberschenkel. Unfallheilkunde *110*:240, 1972.
11. Nichols, E.H.: Acute, subacute and chronic infectious osteomyelitis: Its pathology and treatment. JAMA. *42*:439-466, 1904.
12. Weber, B.G., Cech, O.: Pseudarthrosis. New York: Grune & Stratton, 1976.
13. Böhler, L.: Medullary Nailing of Küntscher. Baltimore, Williams & Wilkins, 1948.
14. Burri, C.: Post-Traumatic Osteomyelitis. Bern, Hans Huber, 1975.
15. Mader, J.T., Norden, C., Nelson, J.D., Calandra, G.B.: Evaluation of new anti-infective drugs for the treatment of osteomyelitis in adults. Clin. Infect. Dis. *15*(Suppl l):S155-161, 1992.
16. Thompson, M.S.: Infections following intramedullary fixation. Clin. Orthop. 2:60-65, 1953.
17. Küntscher, G.: Practice of Intramedullary Nailing. Springfield, IL, Charles C. Thomas, 1967.
18. Wilson, J.N.: The management of infection after Küntscher nailing of the femur. J. Bone Joint Surg. *48B*:112-116, 1966.

19. Aliabadi, P., Nikpoor, N.: Imaging osteomyelitis. Arthritis Rheum. *37*:617-622, 1994.
20. Patzakis, M.J., Wilkins, J., Wiss, D.A.: Infection following intramedullary nailing of long bones. Clin. Orthop. *212*:182-191, 1986.
21. Litt, R., Albassir, A.: Résultats de 1' utilisation des prosthèses pour grande résection fémorale de M.E. Muller. Acta Orthop. Belg. *52*:383-389, 1986.
22. Rush, H.L., Fitts, W.T., Gibbons, J., Monroe, E.W.: Intramedullary nailing in the present of infection: An experimental study in dogs. Surg. Gynecol. Obstet. *94*:727-732, 1952.
23. Worlock, P., Slack, R., Harvey, L., Mawhinney, R.: The prevention of infection in open fractures: An experimental study of the effect of fracture stability. Injury *25*:31-38, 1994.
24. Court-Brown, C.M., Keating, J.F., McQueen, M.M.: Infection after intramedullary nailing of the tibia. Incidence and protocol for management. J. Bone Joint Surg. *74B*:770-774, 1992.
25. Seligson, D.: Concepts in Intramedullary Nailing. Orlando, FL, Grune & Stratton, 1985.
26. Klemm, K., Henry, S., Seligson, D.: The treatment of infection after interlocking nailing. Techniques Orthop. *3*:54-61, 1988.
27. Dombrowski, E.T., Dunn, A.W.: Treatment of osteomyelitis by debridement and closed wound irrigation-suction. Clin. Orthop. *43*:215-231, 1965.
28. Patzakis, M.J., Abdollah, K., Sherman, R., Holtom, P.D., Wilkins, J.: Treatment of chronic osteomyelitis with muscle flaps. Orthop. Clin. North Am. *24*:505-509, 1993.
29. Patzakis, M.J., Wilkins, J., Kumar, J., Holtom, P., Greenbaum, B., Ressler, R.: Comparison of the results of bacterial cultures from multiple sites in chronic osteomyelitis of long bones. J. Bone Joint Surg. *76A*:664-666, 1994.
30. Törholm, C.: Treatment of Orthopaedic Infections, thesis. University of Lund (Department of Orthopaedics), Lund, Sweden, 1984.
31. Klemm, K.K.: Antibiotic bead chains. Clin. Orthop. *295*:63-76, 1993.
32. Klemm, K.: Gentamicin-PMMA chains for the local antibiotic treatment of chronic osteomyelitis. Reconstr. Surg. Traumatol. *20*:11-35, 1988.
33. Clawson, D.K., Davis, F.J., Hansen, S.T.: Treatment of chronic osteomyelitis with emphasis on closed suction-irrigation technic. Clin. Orthop. *96*:88-97, 1973.
34. Compere, E.L., Metzger, W.I., Mitra, R.N.: The treatment of pyogenic bone and joint infections by closed irrigation (circulation) with a non-toxic detergent and one or more antibiotics. J. Bone Joint Surg. *49A*:614-624, 1967.
35. Compere, E.L.: Treatment of osteomyelitis and infected wounds by closed irrigation with a detergent-antibiotic solution. Acta Orthop. Scand. 32:324-333,1962.
36. Lawyer, R.B., Eyring, E.J.: Intermittent closed suctionirrigation treatment of osteomyelitis. Clin. Orthop. *88*:80-85,1972.
37. Letts, R.M., Wong, E.: Treatment of acute osteomyelitis in children by closed-tube irrigation: A reassessment. Can. J. Surg. *18*:60-63, 1975.
38. Smith-Petersen, M.N., Larson, C.B., Cochran, W.: Local chemotherapy with primary closure of septic wounds by means of drainage and irrigation cannulae. J. Bone Joint Surg. *27A*:562-571, 1945.
39. Seligson, D., Klemm, K.: Antibiotic bone cement combinations. *In* Orthopedic Infections. Edited by R.D. D'Ambrosia and R.L. Marier. Thorofare, NJ, Slack, 1988.
40. Sørensen, T.S., Sørensen, A.: Bactericidal activity of gentamicin against S. aureus. Acta Orthop. Scand. *64*:82-84, 1993.
41. Klemm, K.: Treatment of infected nonunions with gentamicin-PMMA beads and external fixation. *In* External Fixation—The Current State of the Art. Edited by A.F. Brooker and C.C. Edwards. Baltimore, Williams & Wilkins, 1979.
42. Green, S.A., Moore, T.A., Spohn, P.J.: Nonunion of the tibial shaft. Orthopedics *11*:1149-1157, 1988.
43. Klemm, K.: Infected pseudarthrosis of the femur and tibia. Clin. Orthop. *212*:174, 1986.
44. Klemm, K.: Treatment of infected fractures and pseudarthroses with external fixation and gentamicin PMMA beads. *In* Current Concepts of External Fixation of Fractures. Edited by H.K. Uhthoff Berlin, Springer Verlag, 1982.
45. Klemm, K., Schellmann, W.D.: Dynamische und Statische Verriegelung des Marknagels. Mschr. Unfallheilk *75*:568, 1972.
46. D'Aubigné, R.M.: Infection in the treatment of ununited fractures. Clin. Orthop. *43*:77-82, 1965.
47. Brav, E.A., Jeffress, V.H.: Modified intramedullary nailing in recent gunshot fractures of the femoral shaft. J. Bone Joint Surg. *35A*:141-152, 1953.
48. Kovacs, A.J., Richard, L.B., Miller, J.: Infection complicating intramedullary nailing of the fractured femur. Clin. Orthop. *96*:266-270, 1973.
49. Collert, S., Isacson, J.: Chronic sclerosing osteomyelitis (Garé). Clin. Orthop. *164*:136-140, 1982.
50. Lidgren, L., Törholm, C.: Intramedullary reaming in chronic diaphyseal osteomyelitis. Clin. Orthop. *151:* 215-221, 1980.
51. Spiro, S.A., Oppenheim, W., Boss, W.K., Schneider, A.I., Hutter, A.M.: Reconstruction of the lower extremity after grade III distal tibial injuries using combined microsurgical free tissue transfer and bone transport by distraction osteosynthesis. Ann. Plast. Surg. *30*:97-104, 1993.
52. Wickstrom, J., Corban, M.S.: Intramedullary fixation for fractures of the femoral shaft. A study of complications in 298 operations. J. Trauma *7*:551-583, 1967.
53. Jacob, E., Setterstrom, J.A., Bach, D.E., Heath, J.R. III, McNiesh, L.M., Cierny, G. III.: Evaluation of biodegradable ampicillin anhydrate microcapsules for local treatment of experimental staphylococcal osteomyelitis. Clin. Orthop. *267*:237-244, 1991.

21

Implante Autodirecional

Samir N. Azer e William R. Krause

A estabilização da diáfise femoral fraturada tem intrigado os cirurgiões ortopédicos há mais de 100 anos. A possibilidade de colocação de um dispositivo que compartilhe o carregamento mecânico no interior de um osso cilíndrico e a presença de um excelente envelope de partes moles ao redor da estrutura permitiram ser o fêmur ideal para a técnica da osteossíntese intramedular.[1] Este conceito já havia sido reconhecido em 1886 e em 1913, quando Bircher e Konig tentaram, respectivamente, imobilizar internamente o fêmur utilizando cavilhas intramedulares de osso e de marfim. Em 1918 Hey Groves apresentou três casos nos quais utilizara três projetos diferentes de implantes que se assemelhavam aos pinos intramedulares utilizados atualmente.[2] Até a popularização da técnica por Küntscher, há mais de 55 anos, os relatos sobre este procedimento eram esporádicos.[3] A fixação intramedular oferece as vantagens de diminuir o período de hospitalização e reduzir o risco de eventos que ameacem a vida do paciente, tais como a SARA (Síndrome da Deficiência Respiratória do Adulto) e a falência de múltiplos órgãos no paciente politraumatizado. Embora também restaurasse o alinhamento diafisário, e, portanto, permitisse a função precoce da extremidade, reduzindo assim a incidência de refratura, a elevada taxa de complicações associada à osteossíntese intramedular a foco aberto refreou o entusiasmo inicial pela técnica.[3-8] Entretanto os estudos referindo níveis altamente significativos de baixa taxa de infecção, variando de 0 a 0,4%, de aceleração da consolidação (com tempo médio de 18,4 semanas), de baixos índices de pseudo-artrose e de preservação do mecanismo de trabalho do quadríceps, oferecidos pelo procedimento da osteossíntese intramedular a foco fechado, forneceram o ímpeto para a ressurreição da fixação intramedular.[7,9-14]

Nas últimas duas décadas, o interesse pela osteossíntese intramedular a foco fechado tem sido estimulado pela experiência satisfatória e amplamente divulgada do "Harborview Medical Center", de Seattle. A aquisição de intensificadores de imagens radiográficas pelos hospitais americanos resultou em aumento considerável da popularidade do método.

PINOS TRAVADOS

Uma vez que a maioria das fraturas da diáfise do fêmur é provocada em acidentes com veículos automotivos, a cominuição do osso é um achado freqüente. Na presença de cominuição e no caso de fraturas oblíquas longas e de fraturas espiraladas localizadas nas regiões acima e abaixo do istmo da diáfise femoral, o implante intramedular sem bloqueio não é capaz de impedir as forças que causam angulação, desvio rotacional e encurtamento. Este quadro levou ao advento dos pinos travados.

Em 1951, Modny foi o primeiro a elaborar o conceito de pino travado; o autor descreveu uma técnica aberta utilizando uma viga mestra com perfurações em todo o comprimento da haste intramedular.[15] Em 1967, Huckstep contribuiu com um pino maciço não-canulado, com fenestrações para a inserção dos parafusos de bloqueio.[16] Embora Küntscher tenha projetado, em 1968, o *detensor nail*, colocando parafusos transversais através das extremidades do pino fendido, o termo pino travado não havia sido cunhado até que Klemm e Schelmann publicassem um trabalho sobre este tipo de osteossíntese em 1972.[17] Grosse e Kempf modificaram posteriormente o implante para incluir uma seção cilíndrica proximal que permitia o acoplamento da instrumentação adequada para a inserção do pino e do parafuso. A ampla utilização dos pinos intramedulares travados representa o avanço mais importante no tratamento cirúrgico das fraturas dos ossos longos nas últimas duas décadas. Embora estes implantes forneçam estabilidade imediata do comprimento e da rotação, o conjunto osso-implante é capaz de resistir a forças axiais três a quatro vezes maiores do que aquelas provenientes do peso corporal, e a deslocamento rotacional quatro vezes mais do que a resistência oferecida por um pino convencional não-travado.[18-21]

A maioria dos pinos travados disponíveis no mercado e atualmente utilizada é do tipo parcialmente fendido ou com secção fechada, com uma extremidade proximal rosqueada, o que garante um melhor apoio tanto para inserir como para extrair o implante. Os pinos parcialmente fendidos têm propriedades biomecânicas similares às dos dispositivos completamente fendidos. Dispositivos fendidos, com desenho em trevo, apresentam uma resistência insatisfatória às forças de torção. A resistência de um implante de secção fechada à torção chega aos 50% daquela de um fêmur intacto.[22,23] Os pinos de secção fechada resistirão a cargas axiais de até 3,5 vezes o peso corporal.[23] Quanto maior a resistência do implante à torção, maior será a sua rigidez. Portanto muito cuidado durante a inserção de um pino deste tipo, pois esta rigidez maior pode conduzir a uma cominuição proximal. Pinos canulados (abertos) permitem a reconstituição vascular do suprimento sangüíneo intramedular.[1]

Dificuldades da Osteossíntese Intramedular

A grande maioria dos pinos femorais travados atualmente disponíveis obtém a fixação do fragmento distal com dois parafusos transversais, e a do fragmento proximal, com um único parafuso transversal ou em diagonal. O bloqueio com um único parafuso proximal transversal limita a fixação intramedular das fraturas abaixo da margem inferior do trocanter menor. Para as fraturas mais proximais ou as fraturas da diáfise ou do colo femoral ipsilateral, foram projetados implantes nos quais a fixação é obtida pelo direcionamento dos parafusos para o interior do colo e da cabeça do fêmur. Na maioria dos casos, o alvo proximal é atingido com relativa facilidade e previsibilidade.

Vários relatórios delinearam as dificuldades significativas encontradas para acertar os orifícios distais. O alvo distal tem sido considerado por vários investigadores como sendo a parte mais exigente e demorada da cirurgia. Tem sido aplicada uma grande variedade de métodos com graus variados de sucesso, mas todos confiam no uso da fluoroscopia para visualizar e alinhar o dispositivo de mira com o eixo dos orifícios distais no pino. Kempf *et al.* descreveram um dispositivo montado no intensificador de imagens que apresenta o alvo de modo semelhante à mira de um revólver. Quando o orifício do pino é percebido como um círculo perfeito na tela, o feixe de raios da radiografia é alinhado com o eixo dos orifícios distais. Entretanto um ligeiro movimento da broca ou do braço do intensificador de imagens poderá resultar em erro de alvo.[24]

Mais tarde foi inventado um dispositivo montado no pino. Porém, a deformação torcional e a flexão do implante durante a inserção, além de suaves movimentos do próprio dispositivo, freqüentemente resultavam em um alinhamento irregular entre o implante e o guia. As dificuldades encontradas com os dois sistemas acima levaram ao desenvolvimento de dispositivos do tipo "mira de bombardeiro", montados no implante, os quais exigem numerosos ajustes pelo cirurgião e um técnico especializado em fluoroscopia, sendo um procedimento demorado. Além disto, foram também projetados vários dispositivos para a mira manuais. Todavia, os longos cabos destes dispositivos tornaram a técnica incômoda.[25-28]

Devido às dificuldades gerais com esses dispositivos para mira, a maioria dos cirurgiões agora recorre à técnica a mão livre, na qual o braço do intensificador de imagens é girado até que o feixe de radiação esteja perfeitamente alinhado com o orifício e um círculo completo seja visualizado através dele. O mesmo procedimento é repetido para o segundo dos dois orifícios distais. O resultado satisfatório consistente com o método só será obtido com a experiência adquirida, embora sempre sujeito ao risco da exposição demasiada à irradiação no ato operatório.

Existe uma considerável preocupação sobre a quantidade de irradiação à qual o cirurgião fica exposto durante o procedimento de osteossíntese intramedular com bloqueio, em geral e especificamente durante o acerto do alvo distal. Levin *et al.* relataram exposições de 12 mrem durante a inserção do parafuso distal e um total de tempo de exposição fluoroscópica de 12,6 minutos por procedimento de fixação femoral intramedular. Outros investigadores relataram tempos de exposição variando de 3,4 a 17,9 minutos e tempos de exposição fluoroscópica distal de até 6,5 minutos.[29-34] A irradiação tem sido associada a cataratas e a uma ampla variedade de neoplasmas.[35] A exposição do cirurgião à irradiação poderá ser reduzida com a ajuda de precauções adequadas, incluindo o uso de aventais de chumbo e de blindagens ou protetores da tireóide, além de procurar manter uma distância mínima de 45 cm de distância da fonte.[30,36]

SISTEMA DO PINO "AUTODIRECIONAL"

O conceito principal do sistema "autodirecional" (AD) é fornecer um meio de atingir os orifícios distais com instrumentação mínima e simplificada, diminuindo ao mesmo tempo a exposição do cirurgião e do paciente à irradiação. Atinge-se o alvo distal através de uma técnica "de dentro para fora" pela qual primeiramente um ponto de referência é determinado no fêmur distal. Assim, a fluoroscopia só será utilizada para fins de confirmação.[37]

Considerações sobre o Projeto

Às vezes, o procedimento de travamento com parafusos distais apresenta nítidas dificuldades ao cirurgião que está operando. O sistema do pino AD foi desenvolvido para aumentar a confiabilidade da fresagem nos orifícios distais, enquanto mantendo a simplicidade da instrumentação (Fig. 21-1).

O pino AD está disponível como um implante universal (direito e esquerdo) canolado e de secção fechada, com a forma de um trevo de quatro lóbulos. Ponteiras chavetadas e uma rosca suplementar na extremidade proximal permitem a fixação dos instrumentos para a inserção e a extração do implante. A extremidade proximal expandida pode ficar "saliente" na fossa piriforme ou encaixada no fêmur após uma fresagem adicional do portal de entrada, para acomodar a extremidade dilatada. A extremidade distal é travada por dois parafusos, um colocado através de um orifício no pino e o outro na ponta bifurcada do pino (Fig. 21-2).

O travamento proximal é obtido inserindo-se um parafuso transversal na altura do trocanter menor. Kinast observou que parafusos transversais pela melhor fixação no córtex resistem à deformação e suportam melhor a carga axial do que os parafusos colocados obliquamente.[38] Implantes com parafusos proximais transversais apresentam a vantagem adicional de serem universais.[39]

Conseguimos o bloqueio distal com a determinação de um ponto de referência, feito com uma ponta de broca, inserida em sentido transversal, através do fêmur distal. A ponta bifurcada do bastão-guia AD captura, e trava, sobre a ponta da broca. Este mecanismo estabelece o ponto de referência distal. Este bastão, de diâmetro consideravelmente menor do que o do canal dilatado, não ficará encarcerado no fêmur e, portanto, está livre para ser manobrado para capturar a ponta da broca.

O implante AD tem um formato seccional que é complementar ao do bastão-guia AD. O diâmetro interno do pino é ligeiramente maior que o diâmetro externo do bastão, o que permite o seu deslizamento descendente sobre o guia AD sem a necessidade de rotação. Isso garante a orientação rotacional correta do implante no interior do fêmur e sobre a ponta da broca usada como ponto de referência. Montamos, então, um guia distal no impulsionador do implante, formando um retângulo rígido através do qual o segundo dos dois orifícios distais é colocado em mira, sem o uso da fluoroscopia.

Avaliação Biomecânica

Um teste mecânico foi efetuado no pino AD e em quatro outros implantes com 13 mm de diâmetro, como demonstrado no Quadro 21-1, determinando como parâmetros a rigidez à flexão, a força e a resistência à torção de todos os cinco pinos.

Estes testes mecânicos demonstraram que o pino AD é equivalente, em flexão e torção, aos outros pinos com sec-

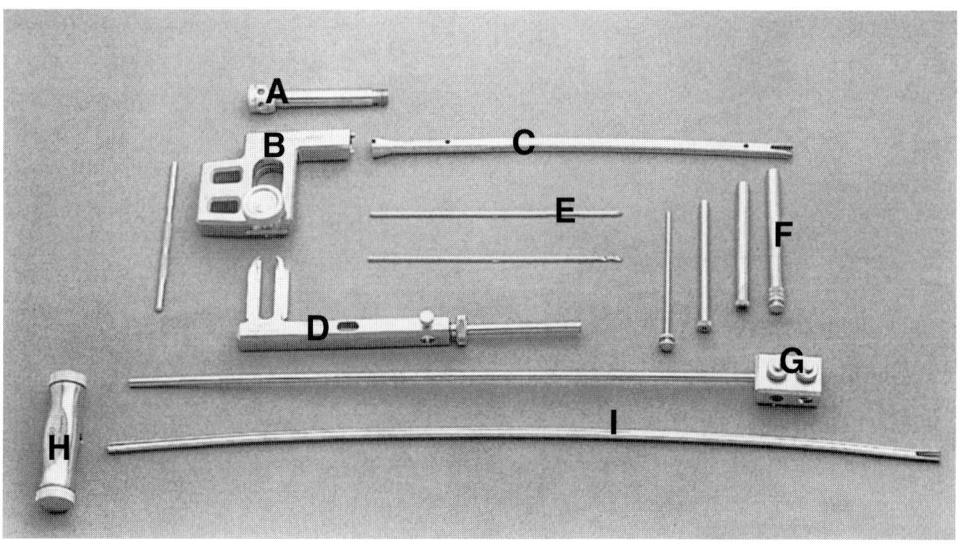

Fig. 21-1. Conjuntos de Instrumentos: *A*, Parafuso especial de travamento. *B*, Impulsionador do pino. *C*, Pino AD. *D*, Guia para mira proximal. *E*, Brocas. *F*, Trocárteres (guia) para broca. *G*, Caixa de mira distal. *H*, Cabo do bastão-guia. *I*, Bastão guia AA.

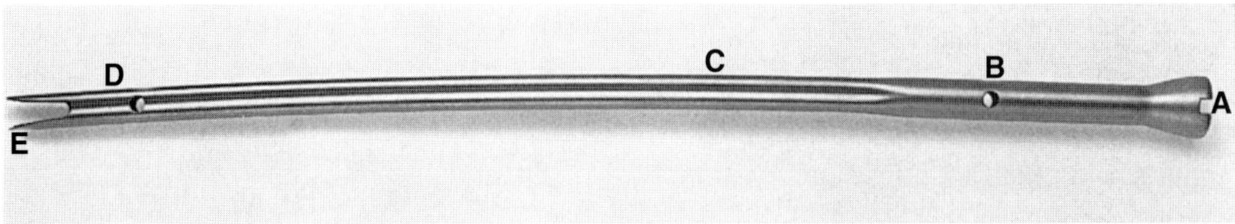

Fig. 21-2. Pino AD. *A*, Extremidade proximal chavetada, com rosca. *B*, Travamento transversal proximal. *C*, Seção fechada canulada. *D*, Travamento distal com dois parafusos. *E*, Extremidade bifurcada do pino.

Quadro 21-1. Pinos Intramedulares Testados

Pino	*Forma*	*Seção Transversal*
Russell-Taylor	circular	fechada
Alta	hexagonal	fechada
Self-Guiding	trevo	fechada
ZMS	semi-sólido	fendida
AO universal	circular	fendida

ção fechada. Não houve diferença significativa na força ou na rigidez de flexão entre os três pinos com secção fechada e o pino ZMS. Os pinos em secção fechada apresentaram uma rigidez de torção significativamente maior que os implantes com secção aberta. O modelo de Russell-Taylor apresentou uma rigidez de torção nitidamente maior do que a dos outros quatro implantes. O pino Alta e o AD foram estatisticamente equivalentes. Os dois pinos com fendas apresentaram uma rigidez de torção menor, em termos de magnitude, do que os implantes com secção fechada (Fig. 21-3).[40]

Procedimento Operatório

A atenção cuidadosa ao planejamento pré-operatório é um elemento chave para o resultado satisfatório da cirurgia. Fissuras longitudinais discretas e cominuição não desviada são mais bem detectadas através da cuidadosa avaliação das radiografias pré-operatórias. O aumento do comprimento ou um encurtamento inadvertido do fêmur só poderão ser evitados dedicando-se atenção especial aos detalhes. O fêmur contralateral é medido clinicamente, desde a ponta do trocanter maior até a linha lateral da articulação do joelho, ou, então, por meio de radiografias.

Momento Adequado da Operação

A estabilização esquelética imediata de fraturas de ossos longos, especialmente no paciente politraumatizado, tem recebido apoio bem documentado na literatura.[30,41] Em fraturas isoladas da diáfise femoral, a fixação imediata ainda é o procedimento preferido, embora não seja fundamental.

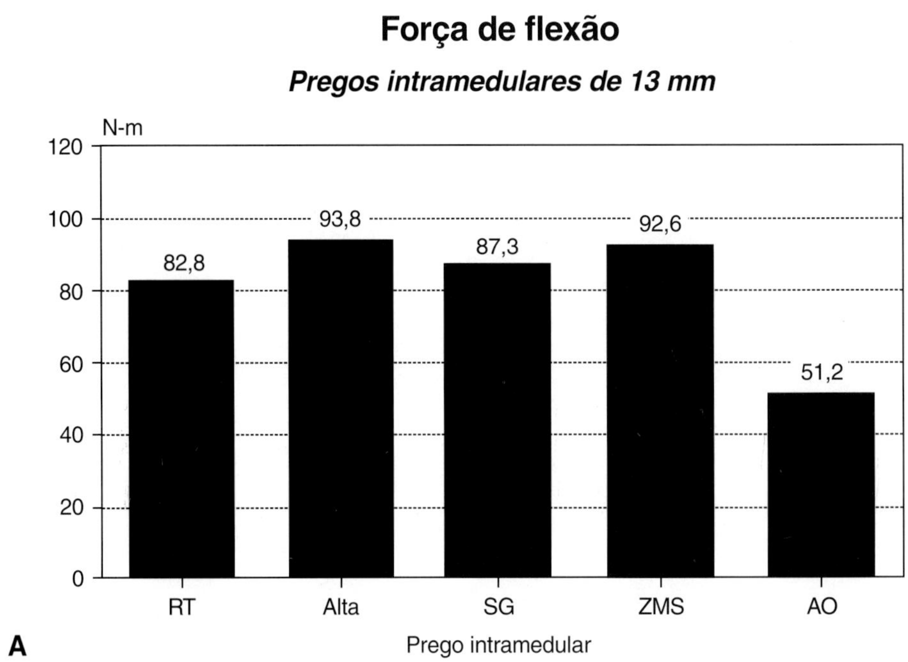

Fig. 21-3. *A*, Resistência à flexão. (*Figura continua.*)

Rigidez de flexão
Pregos intramedulares de 13 mm

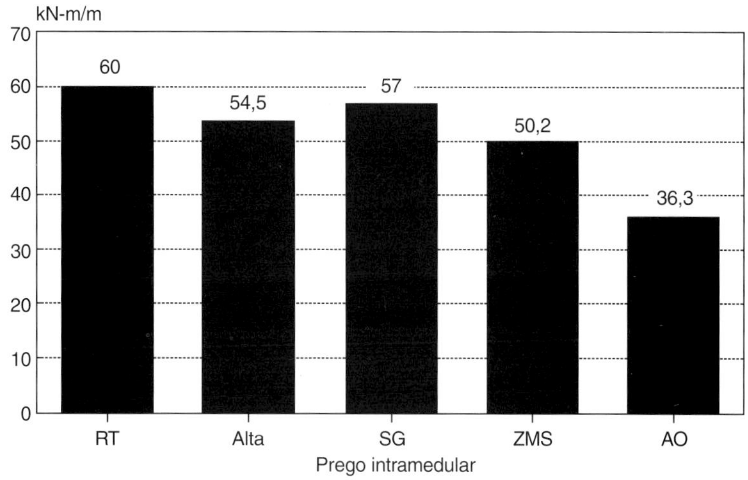

B

Rigidez de flexão
Pregos intramedulares de 13 mm

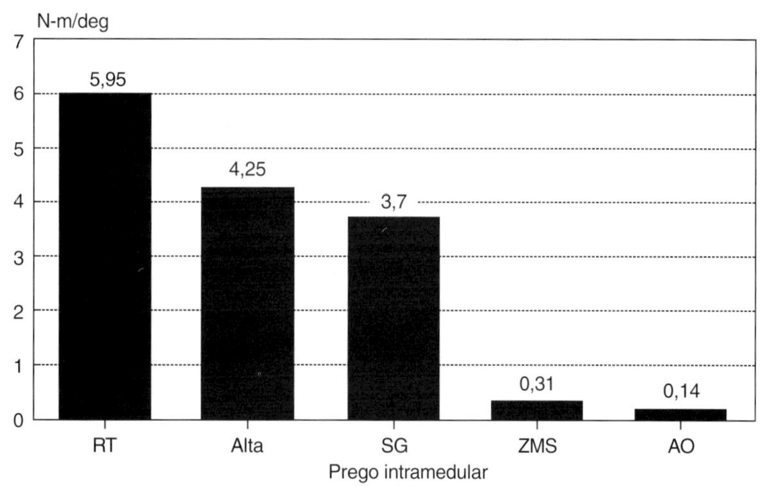

C

Fig. 21-3. *(continuação) B,* Rigidez de flexão. *C,* Rigidez de torção.

Posicionamento do Paciente

O paciente será posicionado em mesa de fratura na posição lateral ou em supinação, com o membro sob tração tibial, femoral ou com bota para tração.[42]

Posição Lateral[39]

Vantagens

Fácil acesso ao fêmur proximal.

Desvantagens

Maior deformidade em valgo e alinhamento irregular rotacional da fratura.

Dificuldade para a inserção do parafuso distal.

Aumento de derivação pulmonar (dificuldade respiratória).

Posição Supina[30]

A região dorsal – o tórax – do paciente será movimentada para o lado contrário. O membro afetado é aduzido e o quadril na extremidade lesada é fletido em 20° a 30°.

Vantagens

Redução mais fácil.

Avaliação mais fácil do comprimento correto e do alinhamento rotacional.

Desvantagens

A dificuldade de abordagem do fêmur proximal é superada pela troca de posição do paciente.

Maior facilidade para atingir o alvo distal.

O membro inferior apoiado na mesa é posicionado em abdução exagerada com o braço do intensificador de imagens localizados entre as pernas do paciente ou em ligeira abdução, com o quadril levemente hiperestendido. Esta posição oferece amplas possibilidades de manobras para o braço do fluoroscópio, sendo a nossa posição preferida (Fig. 21-4).

Redução

Devemos tentar a redução da fratura antes de iniciar a cirurgia. Uma tração intra-operatória excessiva sobre a extremidade lesada poderá dificultar a redução e provocar paralisia do nervo ciático.[43] O uso de uma forquilha bem

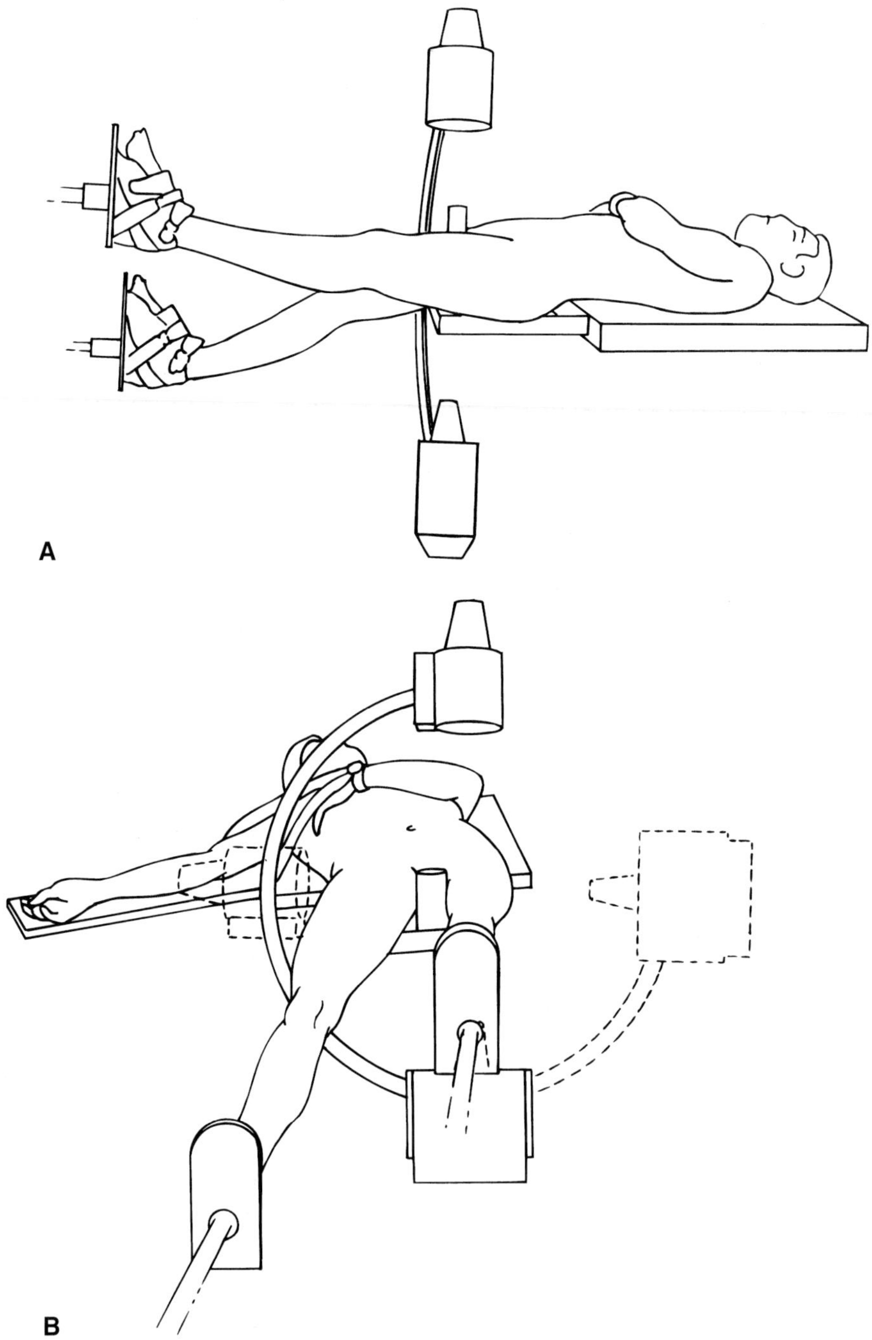

A

B

Fig. 21-4. *A*, A posição em decúbito dorsal com as pernas na posição de tesoura, vista pelo lado afetado. O braço do intensificador de imagens está posicionado para a projeção AP. *B*, O braço do equipamento é girado da visualização AP para a lateral e todo o osso é investigado, girando-se o braço para cima e para baixo.

acolchoada sob o fragmento distal é, em geral, muito útil na redução da fratura.[44]

As fraturas do terço proximal exigem o posicionamento do membro inferior em rotação externa para alinhar o fragmento distal com o fragmento proximal girado para fora. As fraturas no meio da diáfise são geralmente mais bem alinhadas com o membro inferior em, aproximadamente, 15° de rotação interna, para compensar a anteversão do quadril. Em fraturas abaixo do istmo, a tração através de um pino femoral distal permitirá a flexão do joelho, o que relaxará os tendões, enquanto ainda mantendo a tração.[45]

Fraturas segmentares são tratadas considerando-se cada fragmento separadamente e em seqüência. Após a fresagem do fragmento proximal, o fragmento é alinhado com o segmento intermediário, utilizando-se o bastão-guia AD. O fio-guia é, então, inserido neste segmento. Executamos o mesmo procedimento para alinhar o fragmento distal. O encurtamento, especialmente em fraturas cominutivas, poderá ser evitado pela mensuração clínica ou radiográfica do comprimento do fêmur intacto. A redução será confirmada utilizando-se a radiografia em projeção lateral, pois a visualização AP poderá não representar corretamente o grau de afastamento entre os fragmentos.

Exposição (Via de Acesso)

Uma incisão de 8 a 10 cm é feita cerca de 2 cm distais à ponta do trocanter maior e se estendendo em sentido proximal, em linha com as fibras do *gluteus maximus*. A fáscia que cobre o músculo é cortada ao longo da incisão da pele. O *gluteus* é separado em linha com suas fibras, com a palpação da fossa piriforme.

Entrada

Instrumento para Abertura. O furador AD, com desenho em ângulo reto duplo, permite o acesso direto ao interior do canal femoral. A configuração deste instrumento possibilita o alinhamento nos planos sagital e coronal (Fig. 21-5).

Portal de Entrada. O ponto de entrada preferido é situado posteriormente ao ponto neutro da fossa piriforme, pois está anatomicamente centralizado sobre o eixo do canal medular (Fig. 21-6).[46] A entrada através do trocanter maior conduz à fresagem excêntrica com a possibilidade de cominuição e deformação em varo do fragmento proximal. Com esta escolha, a separação do trocanter maior também é possível.[21,41,43,47] A entrada através da porção anterior da fossa piriforme pode resultar em deformação do pino em cominuição do fragmento proximal.[48] Um portal de entrada demasiadamente medial pode conduzir a uma fratura do colo do fêmur. Uma entrada anterior descuidada deverá ser aumentada para evitar a cominuição.[43,49]

Inserção do Fio-Guia

Com a alça acoplada para controlar a rotação, o fio-guia com ponta bulbiforme é inserido no interior do canal medular até ultrapassar o foco da fratura, ao nível da incisura intercondilar.

Essa passagem do fio através do foco e até o interior do fragmento distal fica mais fácil com uma suave flexão deste fio, numa curvatura leve e, também, flexionando-se a ponta em 20° a 25°.

É essencial que esse guia fique centralizado, para evitar a fresagem excêntrica. Se o fio permanecer fora do centro, poderá ser controlada a sua posição inserindo-o através de um pino com diâmetro menor.

Fresagem

Iniciamos o procedimento de fresagem, ou dilatação, com uma broca flexível de 8 mm posicionada sobre o fio-guia. Para evitar a encarceração, a fresagem deve progredir com incrementos de 1 mm, até o contato com o córtex e, daí em diante, com incrementos de 0,5 mm. O canal é dilatado até 1,5 mm a mais do que o diâmetro do implante selecionado.[41] Se o fêmur tiver uma inclinação anterior excessiva, poderá ser necessária a fresagem em mais 2 mm. Não se recomenda, porém, a dilatação do osso cortical do istmo em mais de 4 mm.[50,51]

Uma análise cuidadosa das radiografias pré-operatórias evita o aumento, ou a disseminação, de possíveis fissuras longitudinais. A fresagem numa velocidade maior que a recomendada conduz à necrose térmica do osso.[52] Ao efetuar a dilatação através de um segmento ósseo fragmentado, a fresagem deverá ser vagarosa até que se ultrapasse a área de cominuição. Uma broca emperrada poderá ser desalojada com o martelo, em um processo retrógrado, para retirar o fio com a ponta bulbiforme, ou inserindo um outro fio-guia, com a ponta lisa adjacente à ponta da broca.[53]

Troca do Fio-Guia e Inserção do Bastão-Guia/AD

Introduzimos o tubo de alinhamento medular sobre o guia de ponta bulbiforme, que é substituído por um guia com a ponta lisa. A alça do bastão é, então, acoplada a ele e o instrumento é introduzido no interior do fêmur, sobre o guia com a ponta lisa. Devido ao menor diâmetro em relação ao canal fresado, o bastão AD passa facilmente em sentido descendente pelo canal medular, mantendo a orientação correta de rotação. A passagem deste dispositivo pelo foco da fratura é controlada com o intensificador de imagens. Na condição pouco provável de a ponta do bastão atingir o córtex do fragmento distal, o dispositivo é ligeiramente retraído e redirecionado através do foco. Conseguimos este objetivo manipulando o bastão pela alça e, quan-

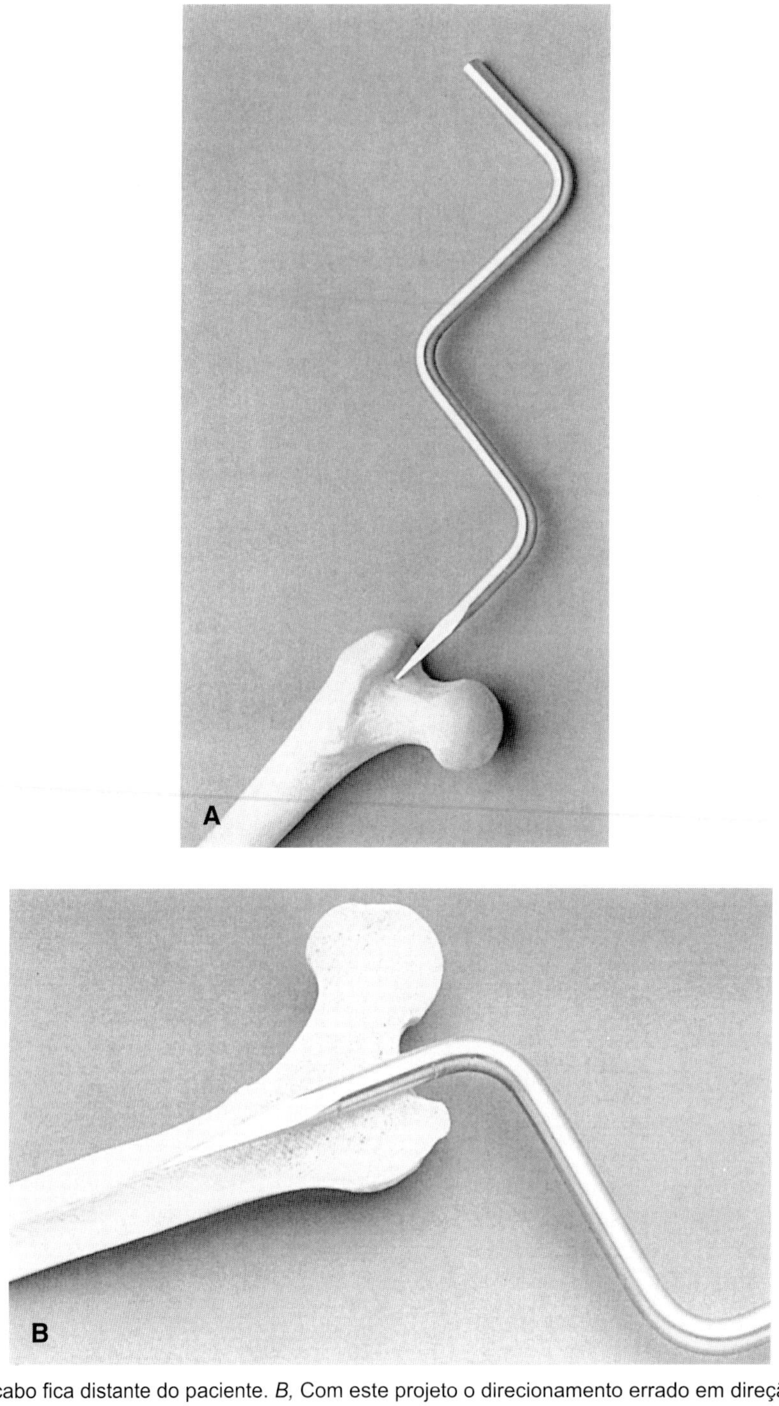

Fig. 21-5. *A*, O furador AD. O cabo fica distante do paciente. *B*, Com este projeto o direcionamento errado em direção ao *calcar* é improvável.

do ele estiver bem além do foco, retiramos o fio-guia com a ponta lisa (Fig. 21-7).

As calibragens marcadas no bastão AD permitem que o cirurgião avance o dispositivo até o ponto desejado no fêmur distal. Isto permite que um ponto específico seja previamente selecionado para o parafuso mais distal. O comprimento do implante apropriado será lido diretamente na calibragem do bastão-guia.

Travamento

Uma única incisão lateral, de 5 a 6 cm, é feita na coxa distal, no local dos orifícios distais. A incisão é estendida através da fáscia e em sentido descendente até o córtex lateral do fêmur. Com o intensificador de imagens visualizando a projeção lateral do fêmur distal, a ponta da broca, com tamanho adequado, será posicionada no córtex lateral do fêmur, em um ponto "que se aproxima" do centro da

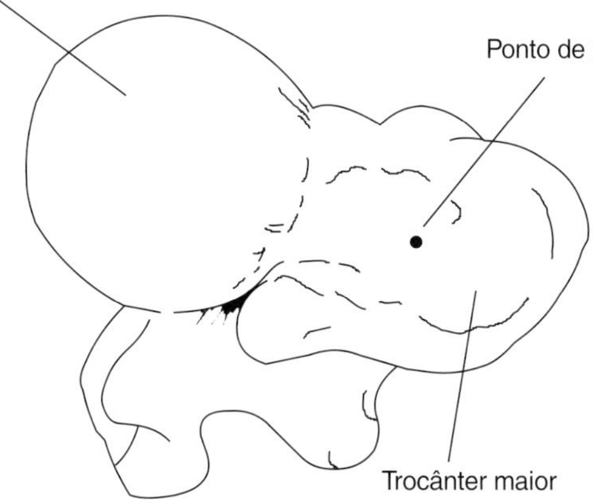

Fig. 21- 6. Entrada posteriormente ao ponto neutro da fossa piriforme.

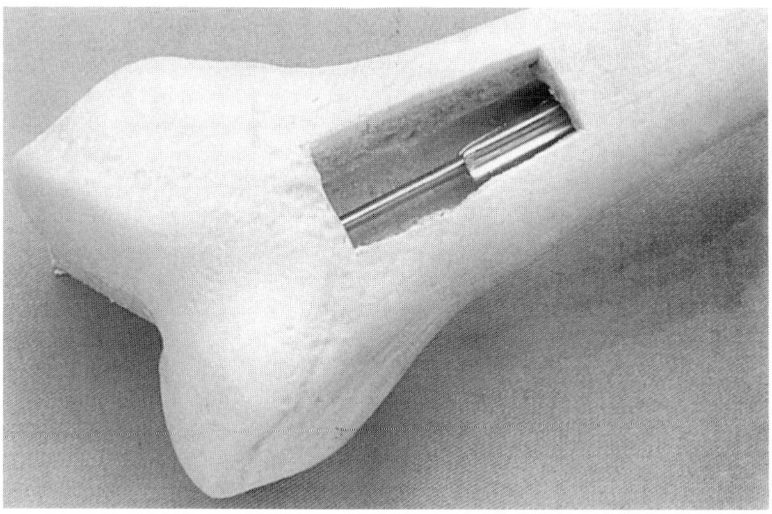

Fig. 21-7. Passagem do bastão-guia AD sobre o fio-guia de ponta lisa.

bifurcação distal do bastão AD. Sem o controle do intensificador, a ponta da broca é inserida através do fêmur distal, devendo ser posicionada em um ângulo reto em relação ao osso (Fig. 21-8).

Travando a Ponta da Broca Distal. Após completar a fresagem através do córtex medial, avançamos o bastão-guia intramedular. A bifurcação em sua extremidade captura a ponta da broca, e com um golpe suave no bastão AD ele será travado sobre esta ponta. O travamento é confirmado manualmente e pelo intensificador de imagens. A confirmação manual é feita puxando-se o bastão AD para trás. Este não deverá retroceder (Fig. 21-9). Para a confirmação radiográfica, o cirurgião deverá ficar afastado do campo de irradiação. Determinamos o comprimento do implante apropriado lendo a marcação no bastão AD na altura da ponta do trocanter maior (Fig. 21-10).

Montagem e Inserção do Pino Intramedular

Selecionamos então o pino AD adequado. O parafuso de travamento é inserido através do impulsionador AD e rosqueado na extremidade proximal do pino. Este procedimento travará o implante no impulsionador (Fig. 21-11).

A alça do bastão-guia AD é, então, desaparafusada do dispositivo. Deslizamos o pino AD sobre o bastão impulsionando-o em sentido descendente pelo canal femoral, sobre o bastão (Fig. 21-12). A secção do implante AD, sendo complementar àquela do bastão, garante a orientação rotacional correta do pino à medida que avançar no canal medular do osso (Fig. 21-13). Os poucos golpes finais necessários para impulsionar o pino são controlados com o intensificador de imagens (Fig. 21-14). O implante é impulsionado para baixo, através do canal, até que "chegue ao fundo", cruzando a ponta de broca pré-dilatada. Obtém-se a posição final do pino quando sua bifurcação ficar completamente sobreposta à do bastão AD. Este posicionamento final é confirmado pelo cirurgião com o intensificador, enquanto ele permanece livre do campo de irradiação (Fig. 21-15). O bastão AD é então retirado com um golpe suave no cabo, utilizando-se um martelo (Fig. 21-16).

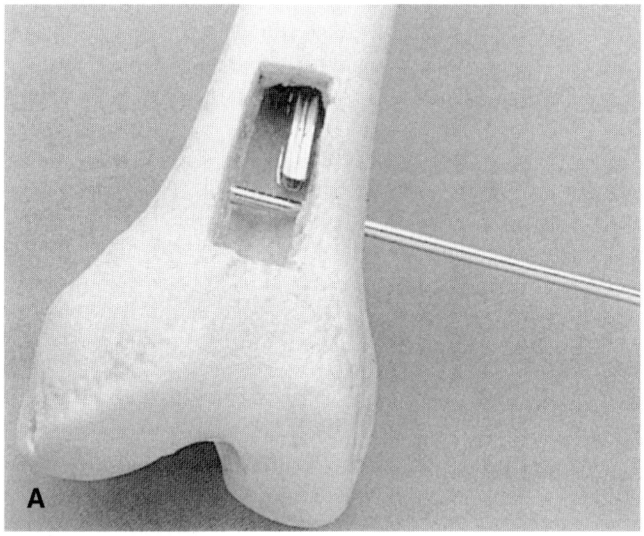

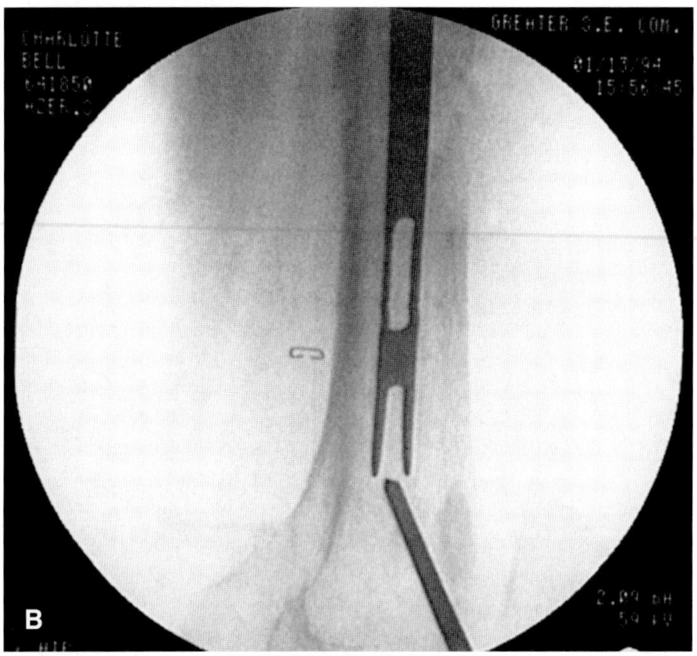

Fig. 21-8. *A*, Bastão-guia AD perto da ponta da broca. Ajustes mínimos do guia, por meio do cabo, podem ser feitos para capturar a ponta da broca. *B*, O bastão-guia visto na radiografia lateral.

Localizando o Segundo Orifício Distal

Montagem do Guia Distal. Os guias internos apropriados são inseridos nos guias externos. Ambos os conjuntos são, então, inseridos através dos dois orifícios da caixa de mira distal. O bastão de extensão lateral da caixa de mira distal é então deslizado no interior do tubo de mira proximal. O raio de curvatura da montagem lateral combinada corresponde ao do implante intramedular. Deslizamos então o guia assim montado sobre o impulsionador AD e a broca pré-fixada (Fig. 21-17). Após completar a montagem, apertamos o parafuso no tubo de extensão lateral para fixar e travar a montagem lateral. A porca do impulsionador AD é então apertada para travar toda a montagem, que agora formará um retângulo rígido. Os pinos de broca avançam então até o córtex lateral do fêmur e são mantidos no lugar apertando-se os parafusos na caixa de mira distal (Fig. 21-18). A distância entre a ponta da broca de referência e a ponta do pino poderá ser confirmada através da janela existente no tubo de mira proximal (Fig. 21-19).

Broqueando o Segundo Orifício Distal e Inserindo o Parafuso. A broca de tamanho apropriado é então inserida no orifício proximal dos dois orifícios distais e fura-se o fêmur distal (Fig. 21-20). Retiramos o guia de broca interno do orifício mais proximal, e também a broca, e utilizamos a sonda para medir o comprimento correto do parafuso. Inserimos o parafuso apropriado através do guia externo,

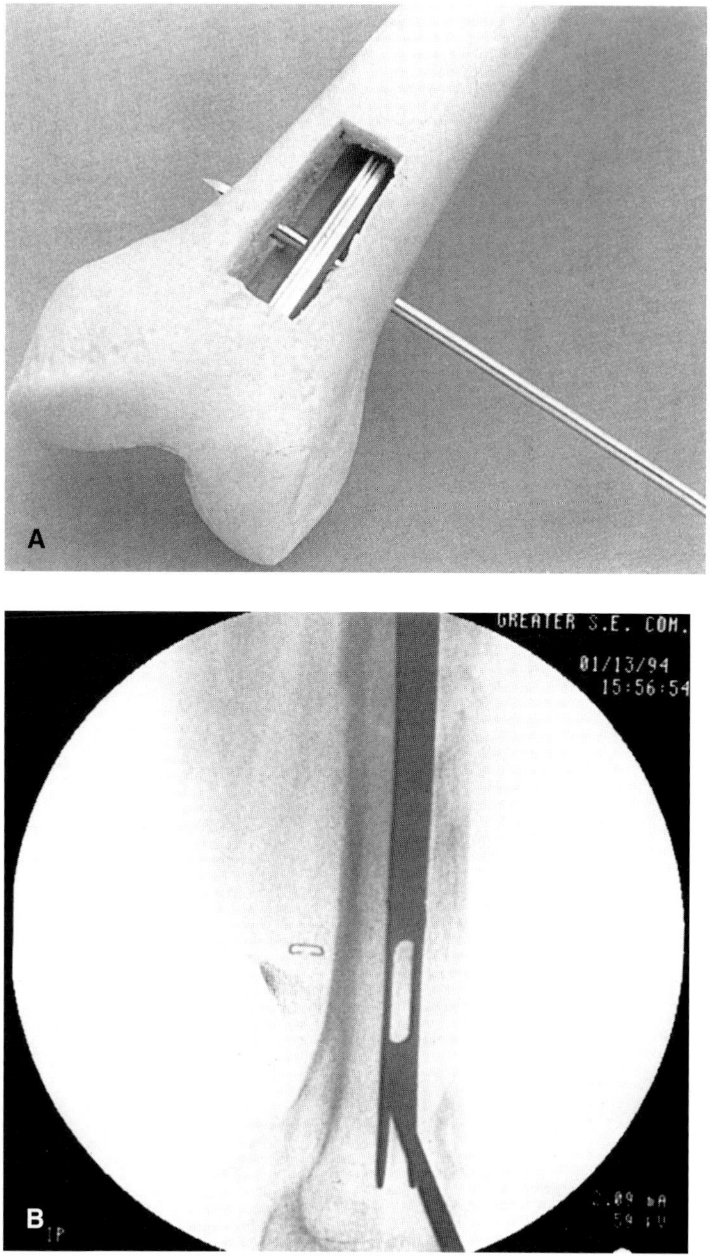

Fig. 21-9. *A*, O bastão-guia AD travado sobre a ponta da broca de referência precedido por um estalido na extremidade. *B*, Visualização através do monitor do braço do equipamento.

para manter o alinhamento da caixa de mira distal (Fig. 21-22). Repetimos o mesmo procedimento para o orifício distal (Fig. 21-23).

Travamento Proximal e Inserção do Parafuso Proximal

A porca de travamento no tubo de mira proximal é afrouxada e toda a montagem distal é removida, por meio de um deslizamento em sentido distal. A montagem com o guia de broca é então inserida através do tubo de travamento proximal e o orifício é broqueado (Fig. 21-24). Removemos o guia interno de broca. A seguir, removemos a broca, utilizando então a sonda para medir o comprimento correto do parafuso. Inserimos o parafuso adequado através do guia externo.

Colocação da Tampa do Pino

Ao completar o procedimento, o parafuso de trava mento é desaparafusado e a tampa do pino é enroscada no topo do implante, utilizando-se a chave-de-fenda adequada (Fig. 21-25). A ferida operatória é fechada e curativos são aplicados.

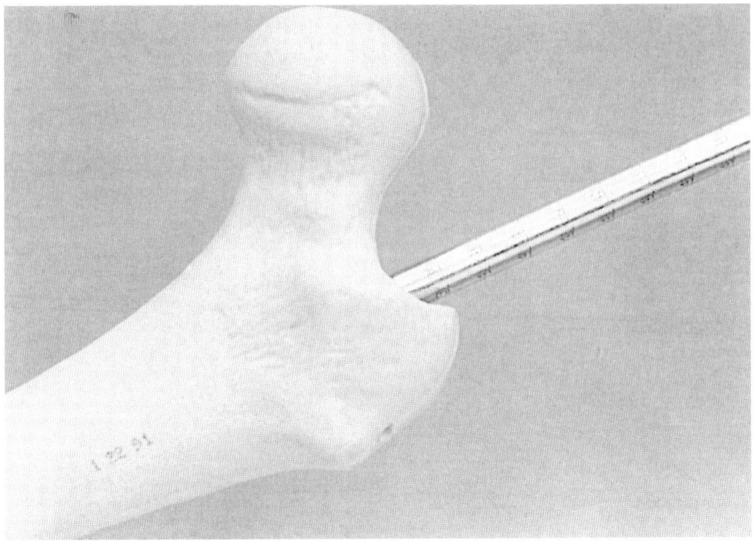

Fig. 21-10. O comprimento correto do pino é lido diretamente da calibragem marcada no bastão guia.

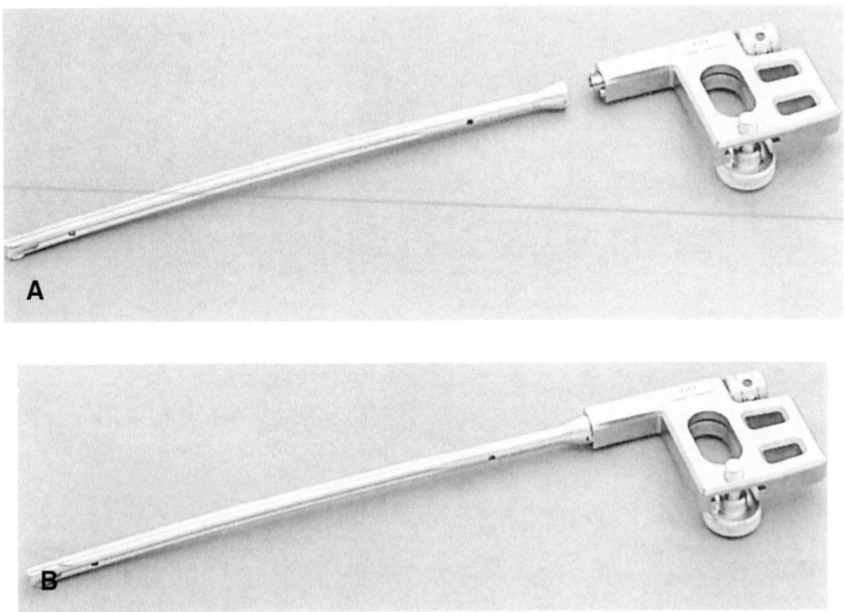

Fig. 21-11. *A*, Montagem do implante. O pino AD é broqueado no impulsionador por meio de ponteiras chavetadas e de parafuso de travamento com porca. *B*, Implante montado.

Tratamento Pós-Operatório

Obtida a estabilização esquelética, permitimos que o paciente saia da cama assim que possível. O apoio de peso, entretanto, vai depender da estabilidade da fratura e da rigidez da fixação. Para evitar a falha do implante ou da fratura, retardamos o apoio do peso em pacientes com fraturas cominutivas situadas nas áreas superior e inferior do istmo. Exercícios de movimentação do joelho e exercícios adequados para o quadríceps e para os músculos de "pata de ganso" (flexores do joelho) são incentivados assim que possam vir a ser tolerados pelo paciente.

EXPERIÊNCIA CLÍNICA

Em um estudo clínico com 29 pacientes, executado durante um período de três anos, os primeiros oito casos representaram a prova piloto, após a qual mudanças significativas foram incorporadas ao sistema. A idade média entre 21 homens e 8 mulheres foi de 45,5 anos. Houve 16 fraturas do fêmur esquerdo e 13 do direito. Dessas lesões, 22 (73,33%) eram fechadas. As fraturas foram produzidas por uma grande variedade de mecanismos de lesão (Quadro 21-2). Três pacientes eram portadores de fraturas patológicas. Dois deles sofreram fraturas decorrentes de lesões

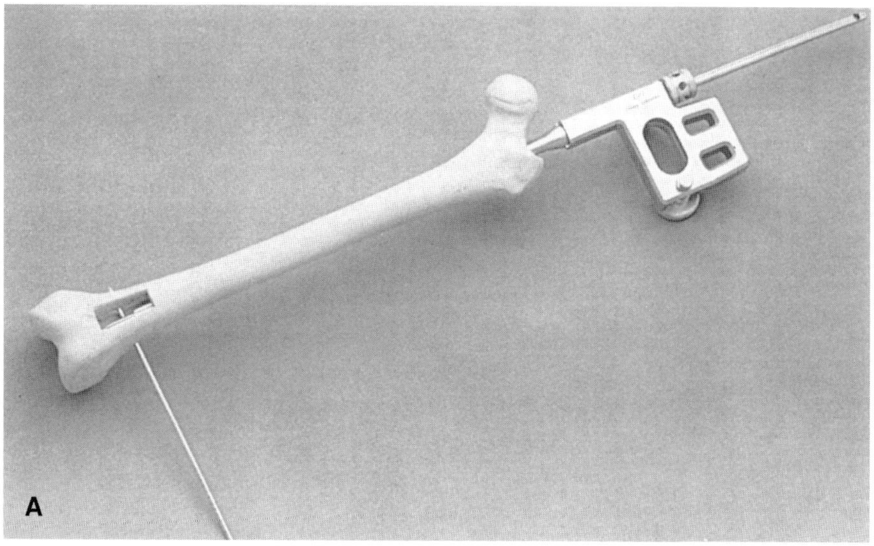

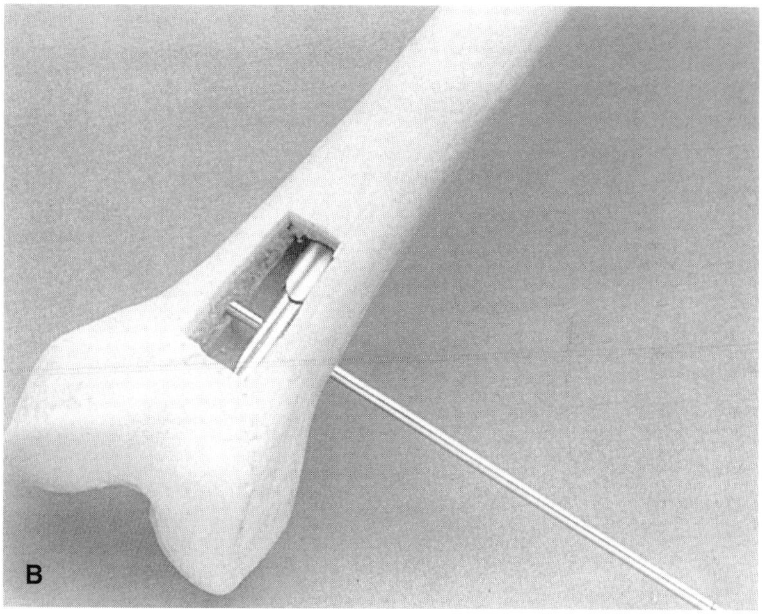

Fig. 21-12. *A*, O implante AD é impulsionado sobre o bastão-guia. *B*, O pino se aproxima da broca de referência. (*Figura continua*.)

metastáticas e o terceiro sofreu a fratura em um osso alterado pela doença de Paget. Dois pacientes foram tratados por pseudo-artroses e ambos estavam com pinos de Russell-Taylor quebrados. O primeiro deles tinha sido tratado com um pino travado no modo dinâmico e o foco da fratura tinha sido exposto em excesso. O segundo fora tratado com um pino com bloqueio estático, e a fratura estava desviada. Ambos os pacientes foram submetidos à extração a foco fechado dos pinos quebrados, a fresagem intramedular, enxerto ósseo liberado através de uma cânula torácica e inserção de implantes AD. As sete fraturas expostas foram causadas por ferimentos por arma de fogo, e todas estavam fragmentadas. As 17 fraturas remanescentes estavam localizadas acima ou abaixo do istmo, ou eram instáveis pela cominuição, ou tinham uma configuração instável. Desde que o estudo só incluiu fraturas instáveis, todas foram tratadas com travamento estático.

Quadro 21-2. Mecanismos da fratura

Mecanismo	*N º de Casos*	*Porcentagem*
Queda acidental	10	34
Acidentes automobilísticos	7	24
Ferimentos por projétil de arma de fogo	7	24
Fraturas patológicas	3	10
Pseudo-artroses	2	7

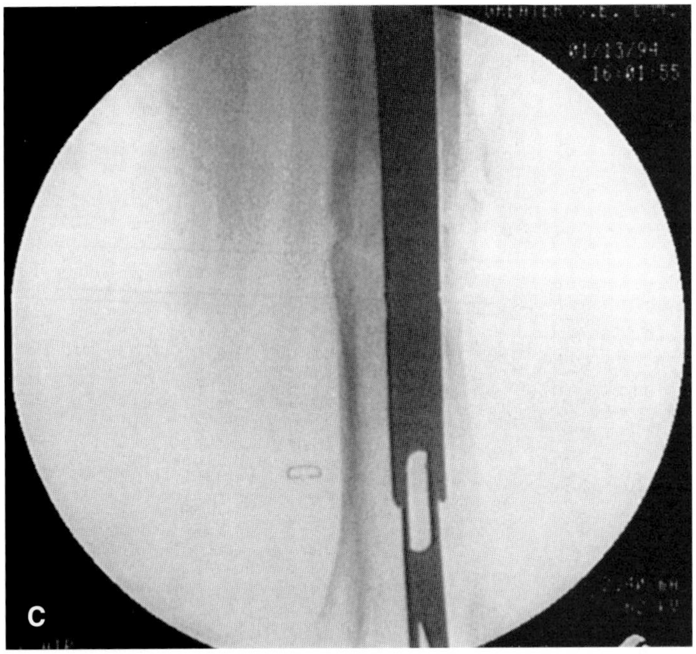

Fig. 21-12. *(continuação) C*, Avanço do implante visualizado no monitor.

O tempo total de operação para os primeiros oito pacientes foi de 141 minutos, em média, dos quais a média de 20 minutos foi gasta com o alvo distal. Nos 21 pacientes subseqüentes o tempo total de cirurgia foi de 85 minutos em média, dos quais 17 minutos foram utilizados para o alvo distal. Tais resultados são comparáveis aos 151 minutos médios para o tempo de procedimento publicado por Sanders (Fig. 21-26).[33]

O tempo total de fluoroscopia para os primeiros oito pacientes foi de 172 segundos, caindo para 60 segundos para os demais pacientes. O procedimento com o alvo distal usou em média 35 segundos de exposição para os primeiros oito casos e 11 segundos para os demais 20 casos. Quando comparados aos resultados publicados por vários investigadores, os resultados obtidos neste estudo revelam uma diminuição substancial em ambos os tempos de fluoroscopia proximal e distal (Fig. 21-27).

Complicações Pós-Operatórias

As dificuldades encontradas com o sistema de pinos AD têm sido associadas principalmente ao projeto inicial do tipo de pino. Os problemas iniciais com o alvo ocasionaram orifícios de broca perdidos e sem posicionamento de parafuso. Além disso, dois parafusos de 4,5 mm entortaram com o apoio do peso. Com as modificações subseqüentes feitas no sistema, utilizado então nos demais 21

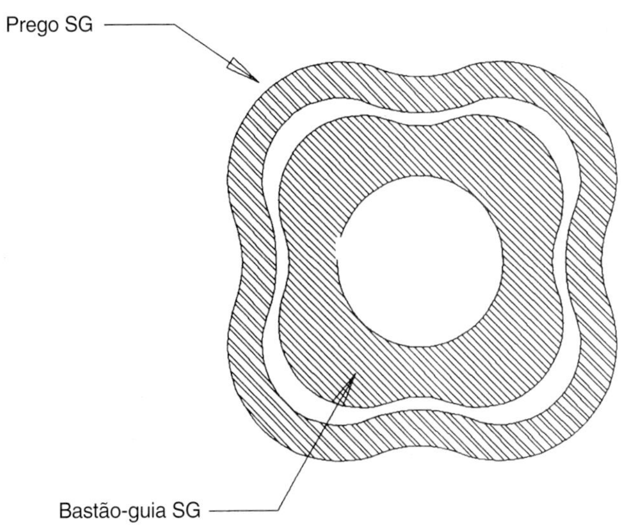

Fig. 21-13. As seções transversais evitam a rotação do pino sobre o guia.

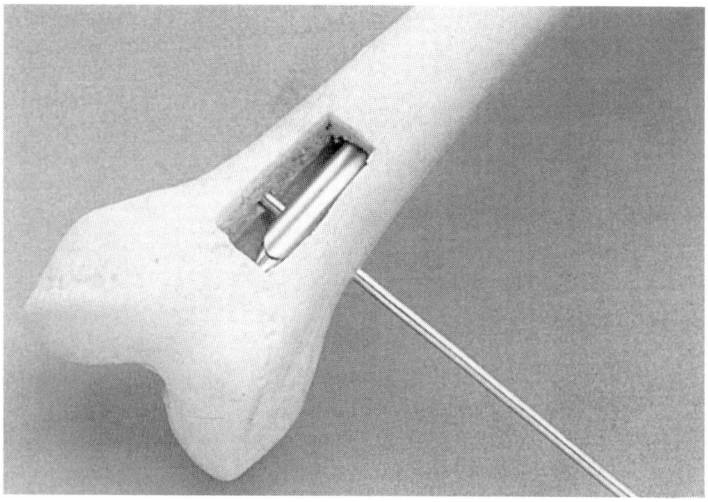

Fig. 21-14. Os dois ou três últimos golpes para assentar completamente o pino serão controlados no monitor.

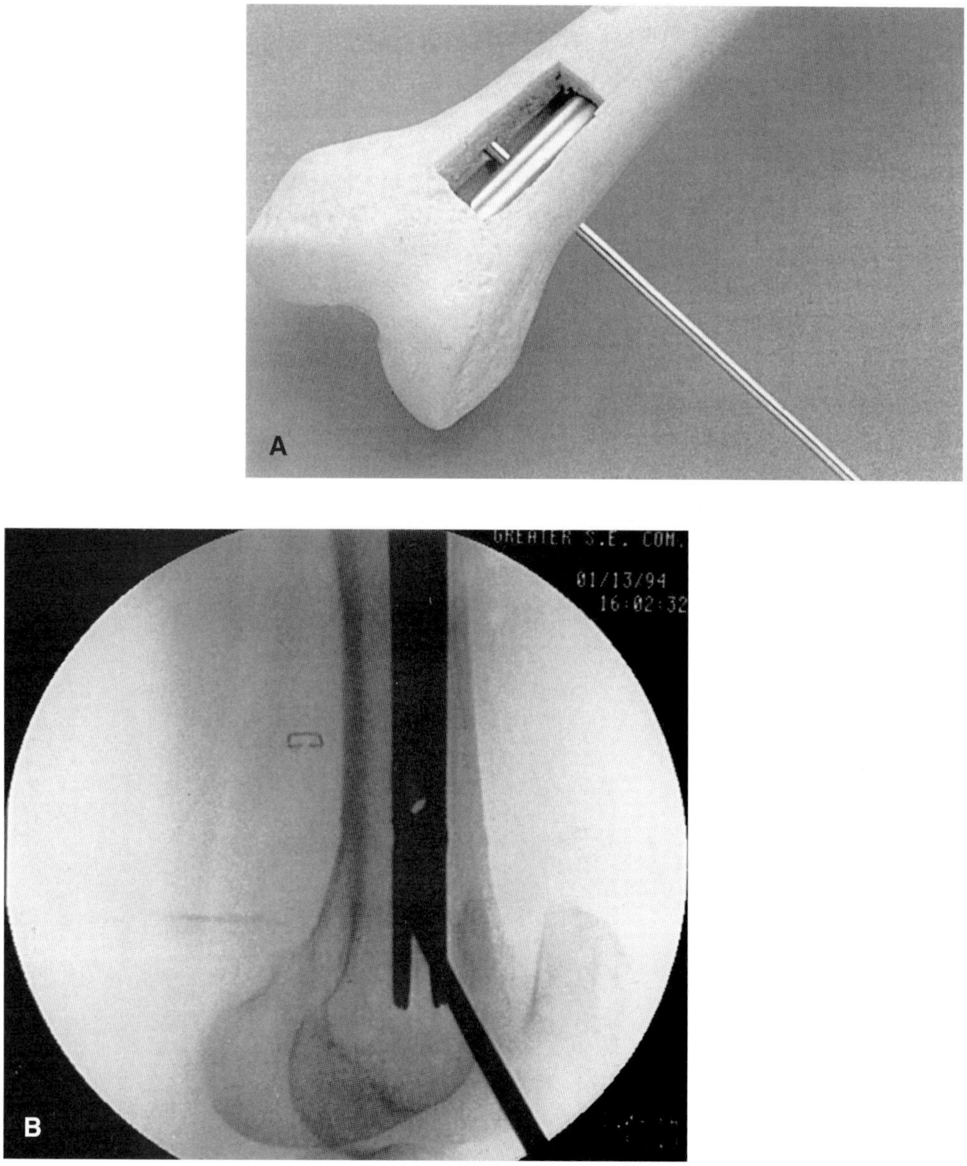

Fig. 21-15. *A*, O implante assentado. *B*, A radiografia lateral é necessária para a confirmação. As pontas das bifurcações no bastão-guia coincidem com o pino.

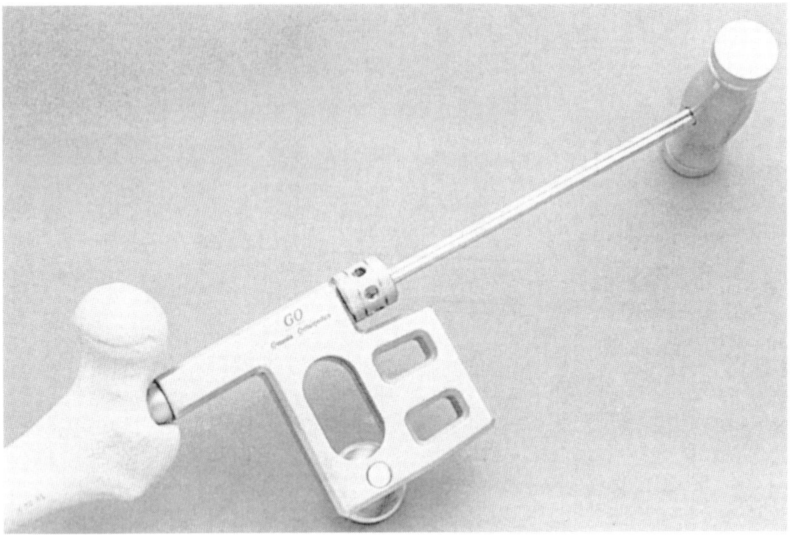

Fig. 21-16. O cabo é reacoplado e o bastão-guia é suavemente golpeado.

pacientes, não houve problemas adicionais de alvo. Quando foi usado um parafuso com diâmetro maior, não foram notadas outras falhas dele dependentes.

As complicações associadas à osteossíntese intramedular travada não foram freqüentes. Entretanto o conhecimento das complicações gerais, apresentadas a seguir, e aplicáveis a todos os procedimentos de fixação interna e seu gerenciamento, é essencial para o cirurgião especializado.

Infecção

Com a técnica de osteossíntese intramedular a foco fechado a incidência de infecção pós-operatória foi reduzida para menos de 1%.[3,47,50,54,55] As manifestações clínicas de infecção incluem febre, aumento da dor, edema, vermelhidão, endurecimento ou fistulização com secreção. Em caso de suspeita de infecção o hemograma completo e velocidade de hemossedimentação são realizados. O diagnóstico poderá ser auxiliado com a bacterioscopia pelo método de Gram, com as culturas da secreção, com as radiografias e com a cintilografia óssea.

Uma vez estabelecido o diagnóstico, a infecção é tratada com desbridamento, irrigação, seqüestrectomia e antibióticos parenterais. A técnica de implantação de pérolas ou impregnadas de cimento com antibióticos também tem os seus adeptos.[56] Os implantes que continuam a fornecer a fixação estável da fratura não serão retirados. Os pinos

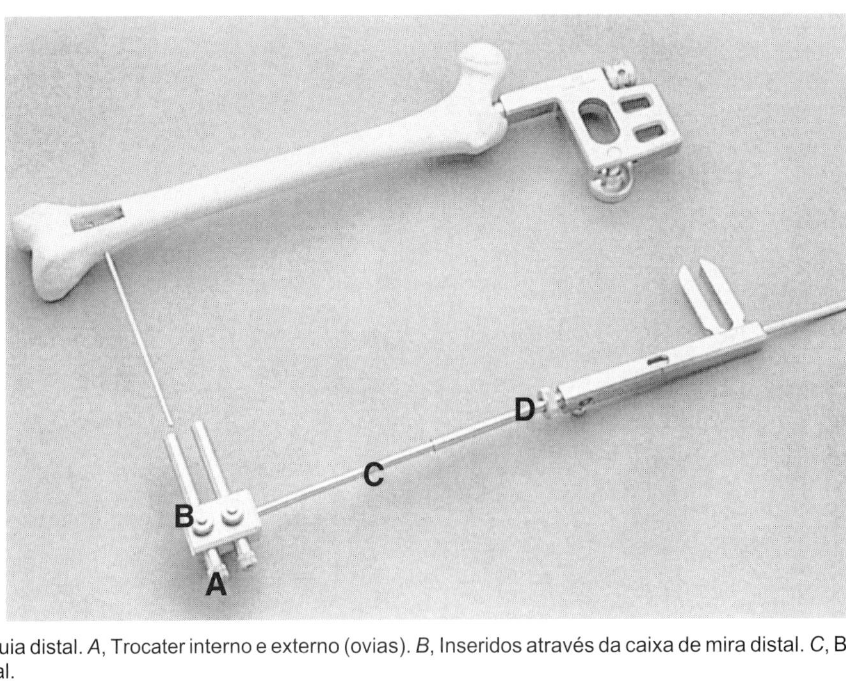

Fig. 21-17. Montagem do guia distal. *A*, Trocater interno e externo (ovias). *B*, Inseridos através da caixa de mira distal. *C*, Bastão de extensão. *D*, Inserido através do guia proximal.

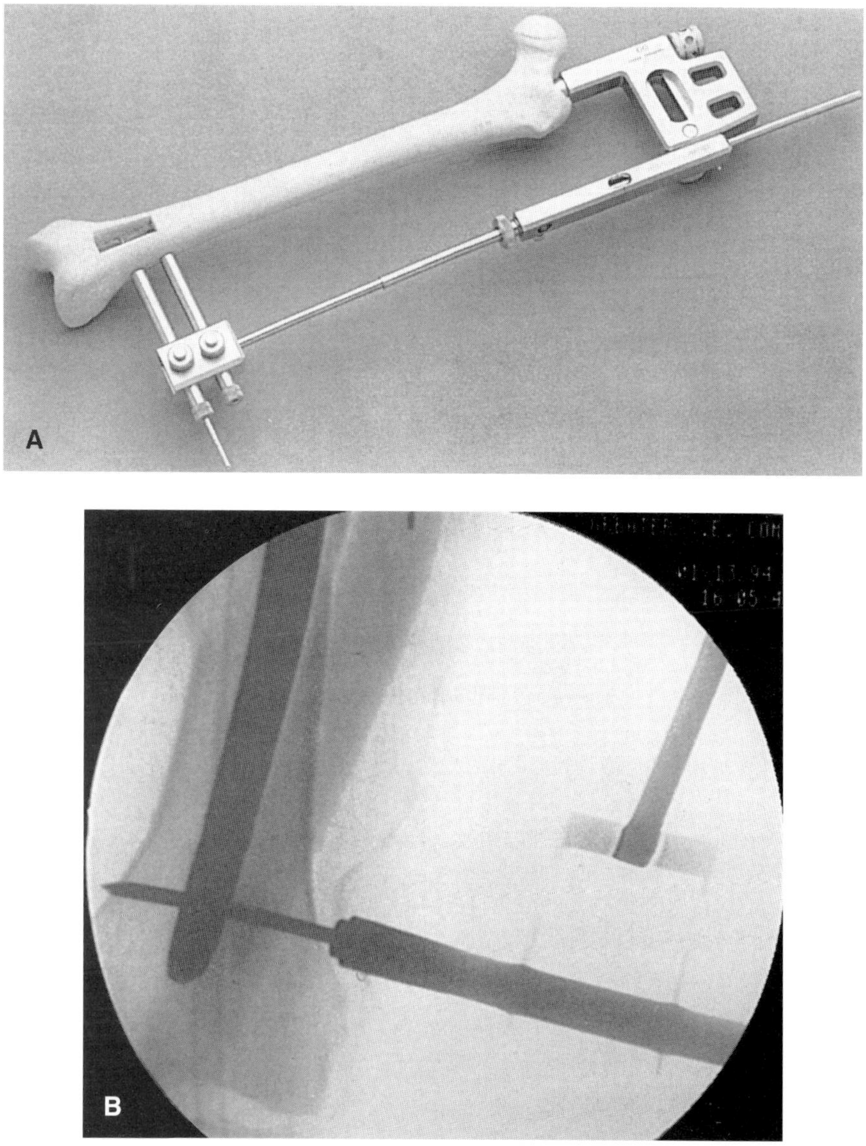

Fig. 21-18. *A*, O conjunto é deslizado sobre a broca em sentido distal e para o interior do impulsionador AD em sentido proximal. *B*, Imagem no monitor antes de broquear o segundo orifício distal.

que já não oferecem a rigidez necessária serão retirados e o canal deverá ser fresado, aplicando-se um pino mais largo. Em casos de infecção grave, pode ser necessário retirar o pino intramedular e tratar a fratura com fixação externa.

Consolidação Retardada e Pseudo-Artrose

Foi estabelecido como consenso geral entre os pesquisadores que um fêmur fraturado que não se consolidou com 26 semanas será considerado consolidação retardada. Este problema é tratado pela dinamização do implante nas fraturas tratadas por bloqueio estático, mas somente nos casos em que a fratura atingiu algum grau de consolidação, para evitar o risco de desvio rotacional e de encurtamento. A dinamização é obtida pela retirada dos parafusos de travamento posicionados o mais distante do foco de fratura.

Nos casos em que a pseudo-artrose estiver estabelecida, a fratura será tratada com a retirada do pino e a fresagem para um diâmetro maior. Um enxerto de osso fragmentado é colocado no foco da fratura por uma cânula torácica usando, então, um pino com diâmetro maior.

Consolidação Viciosa

A maioria destes casos poderá ser evitada dedicando-se especial atenção aos detalhes. Geist sugeriu que uma angulação de mais de 10° e um encurtamento superior a 10 mm deveriam ser considerados como consolidação viciosa.[57] A osteotomia intramedular a foco fechado e a osteossíntese intramedular são especialmente úteis nos casos de desvio rotacional. As deformidades angulares freqüentemente precisam ser tratadas por meio de osteotomia aberta.[58]

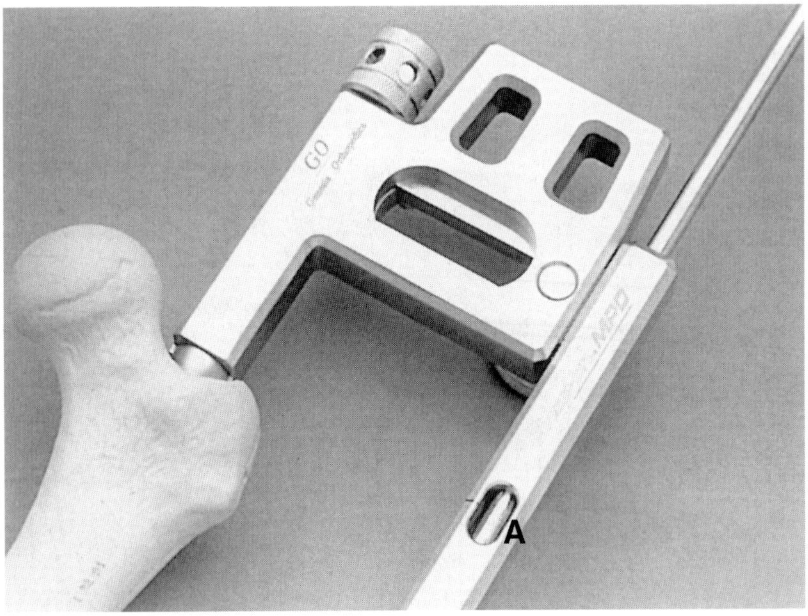

Fig. 21-19. *A*, A leitura na janela *(A)* corresponde ao comprimento do pino.

Falha de Implante

As forças excessivas sobre o pino ou sobre os parafusos de travamento pelo apoio precoce do peso, o retardo de consolidação e a pseudo-artrose poderão acarretar a *falha do implante*. A fadiga e a quebra do metal também podem ser vistas em fraturas demasiadamente altas ou baixas. Caso um pino torto não possa ser endireitado por meio da manipulação e a sua extração seja difícil, será necessário que o cirurgião recorra ao procedimento de transeccionar o implante e removê-lo em duas metades. Pinos quebrados são removidos por técnica a foco fechado, e a fratura será tratada como nos casos de pseudo-artrose.[59]

Ossificação Heterotópica

Mesmo com a ocorrência já documentada de miosite ossificante grave de formação heterotópica de osso em 20 a 30% de todos os procedimentos de osteossíntese, tais fenômenos raramente são sintomáticos.[23,60,61]

Lesões Nervosas

A paralisia do nervo ciático é geralmente causada pela tração excessiva, enquanto a lesão aos nervos femoral e pudendo é freqüentemente provocada por pressão do bastão perineal da mesa. A lesão aos três nervos ocorre com freqüência de 1 a 2%.[4,23,41,62,63]

CONCLUSÕES

Dedicando cuidadosa atenção ao planejamento pré-operatório e com a obediência rigorosa às técnicas cirúrgicas descritas, o resultado de uma osteossíntese intramedular travada deverá ser bem favorável. Neste estudo inicial limitado, verificamos que o sistema do pino AD representa um método confiável para simplificar o alvo distal. Como foi demonstrado pelos dados clínicos apresentados, a redução dos tempos totais de cirurgia e de fluoroscopia tem sido substancial. Foi possível reproduzir a redução do uso do intensificador de imagens para a busca do alvo distal, e este resultado parece ter indicado a necessidae de uma técnica que limita a exposição tanto do paciente como do cirurgião à irradiação.

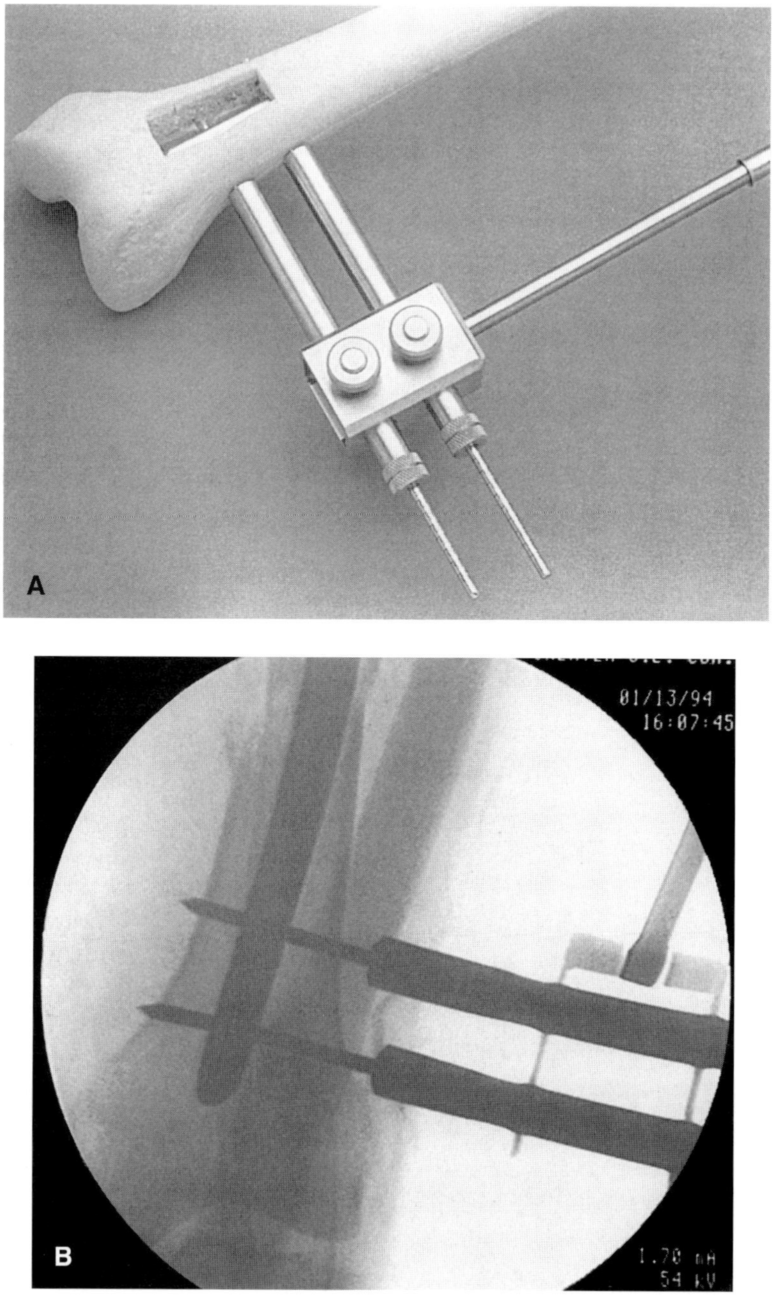

Fig. 21-20. *A*, A segunda broca é inserida através do trocarte (guia) interno. *B*, As brocas distais foram inseridas e estão posicionadas através do córtex medial.

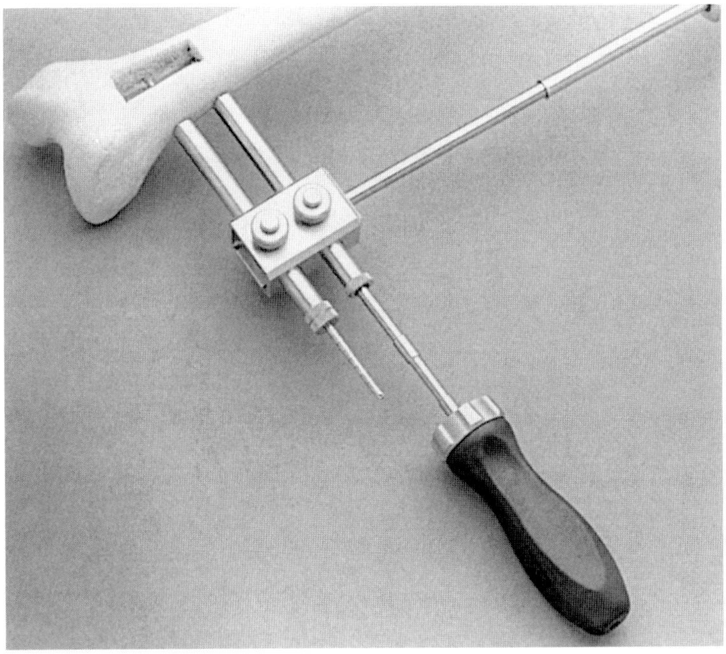

Fig. 21-21. O trocarte externo (guia) é removido e o parafuso é inserido.

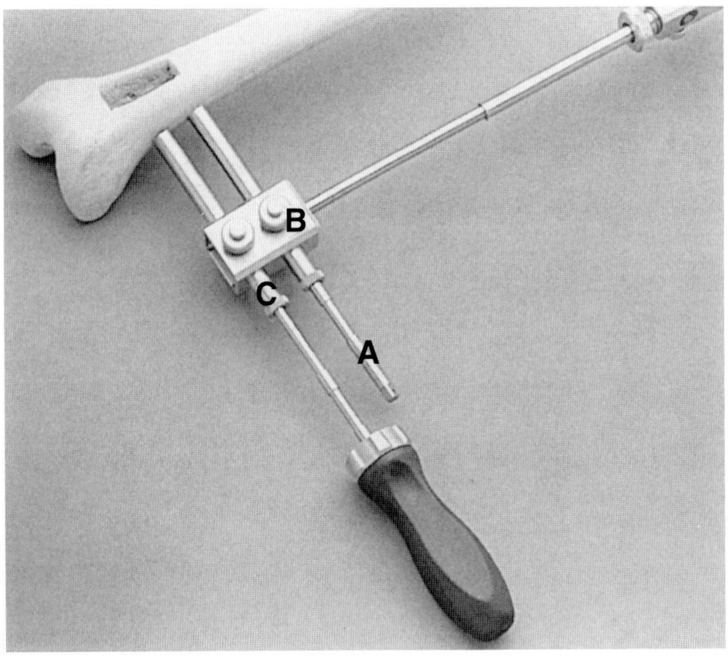

Fig. 21-22. *A*, Deixando a haste da chave-de-fenda no orifício proximal. *B*, A caixa de mira distal é estabilizada. *C*, Parafuso sendo inserido no segundo orifício.

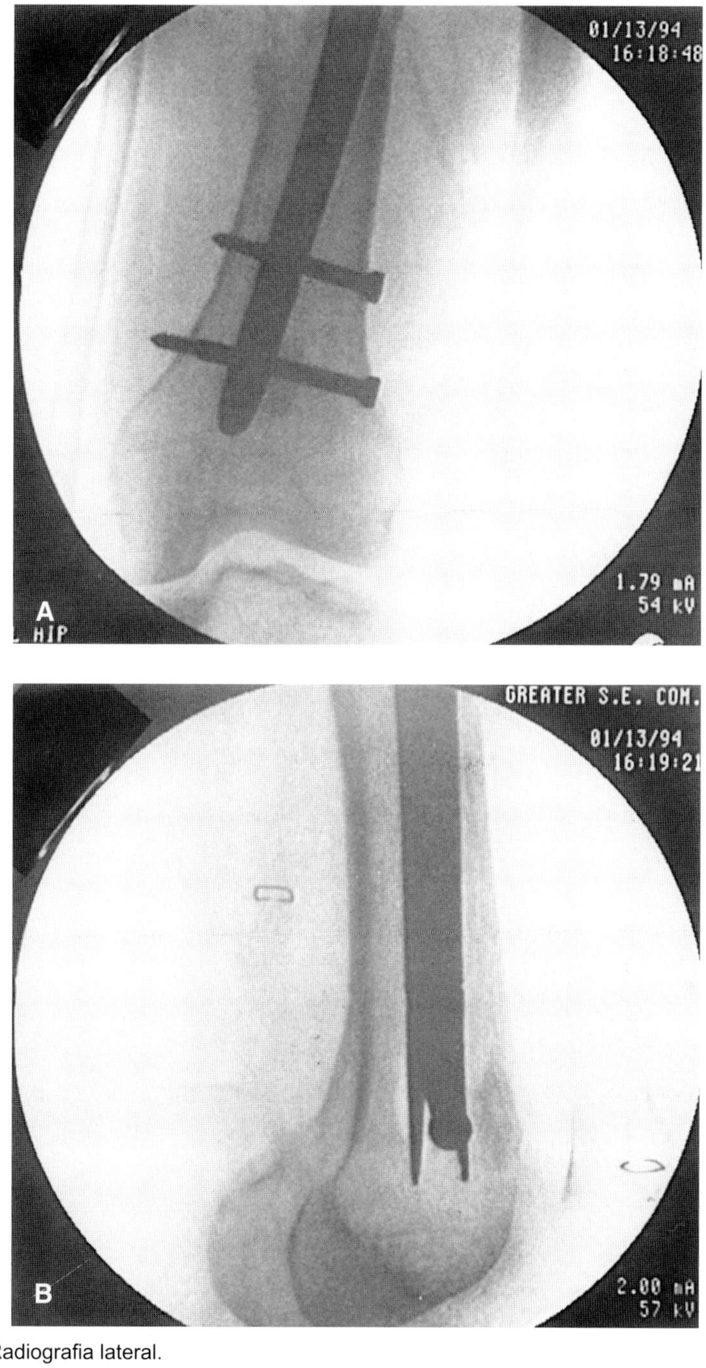

Fig. 21-23. *A*, Radiografia AP. *B,* Radiografia lateral.

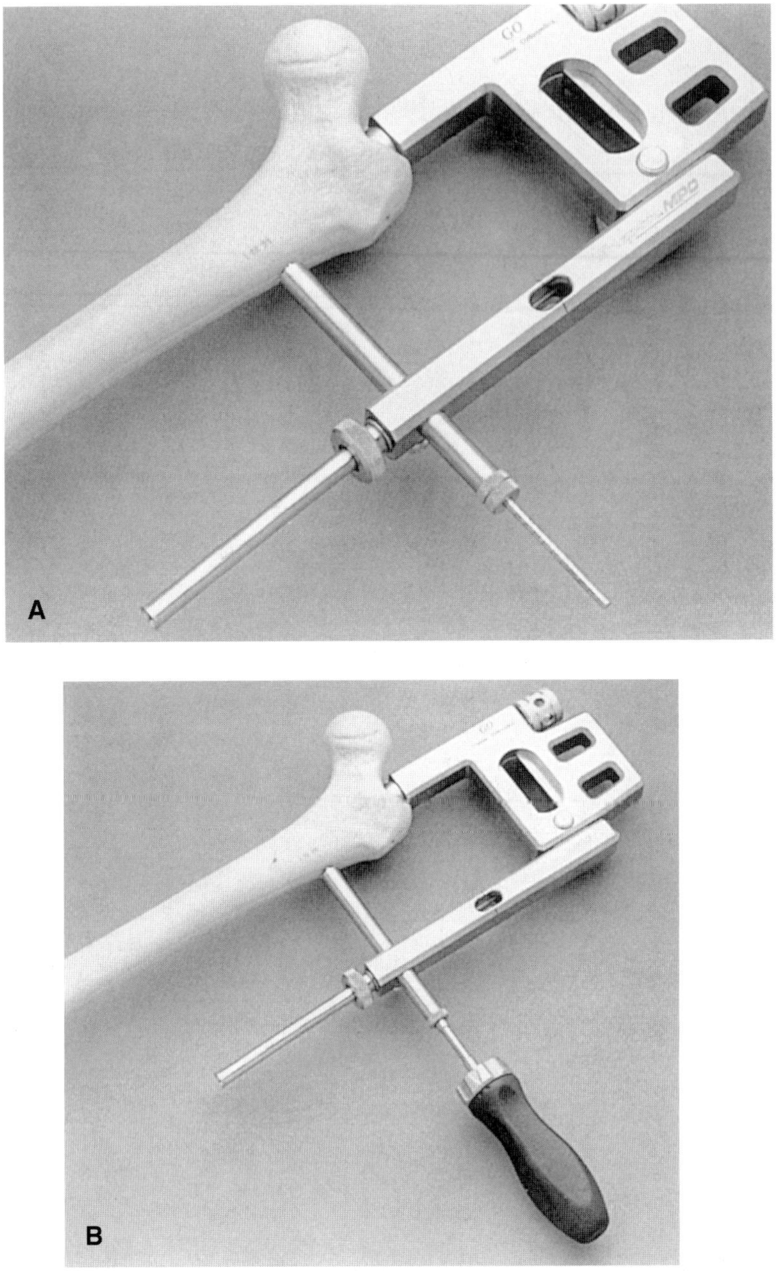

Fig. 21-24. *A*, Guia distal removido e orifício proximal broqueado. *B*, Parafuso inserido através do trocarte luva interna.

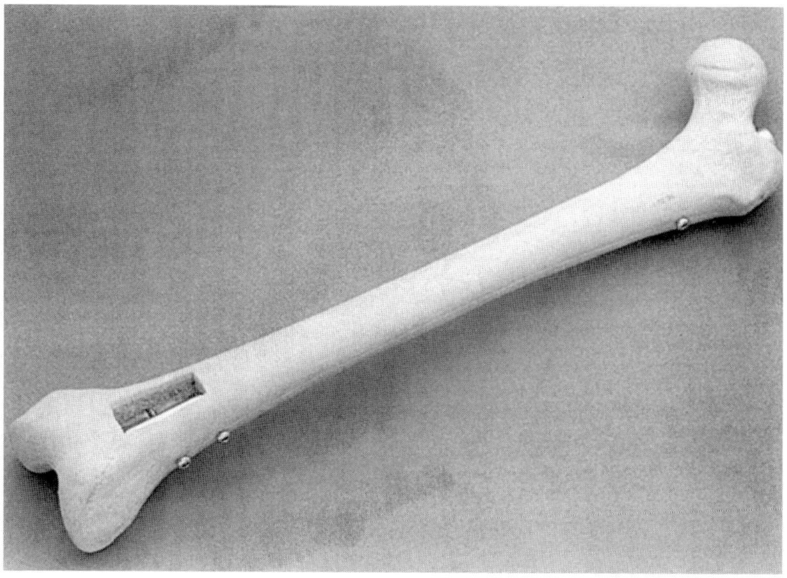

Fig. 21-25. As duas extremidades devidamente travadas.

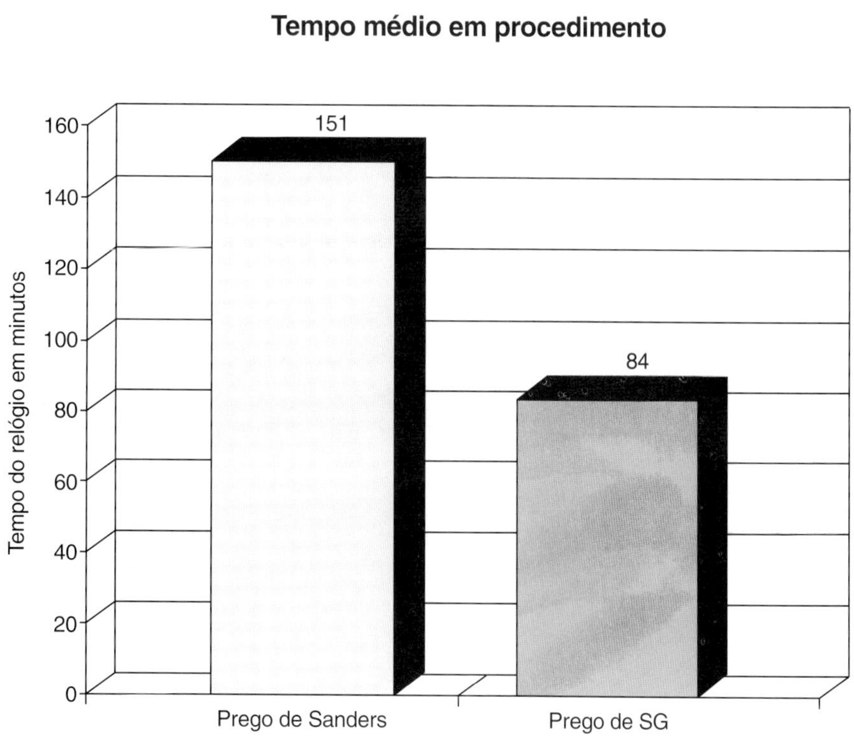

Fig. 21.26 Média do tempo gasto no procedimento.

A

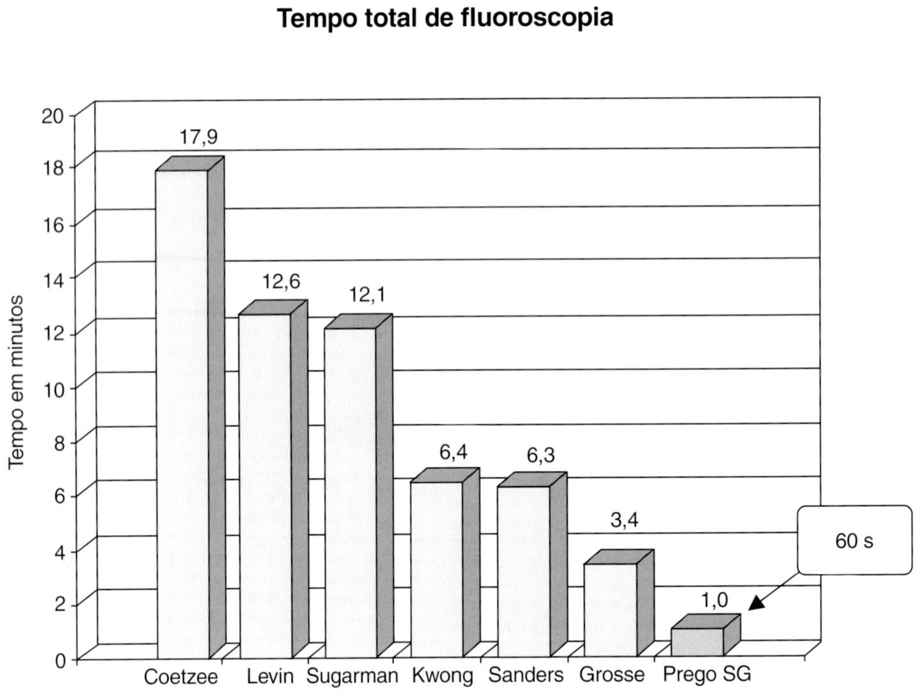

B

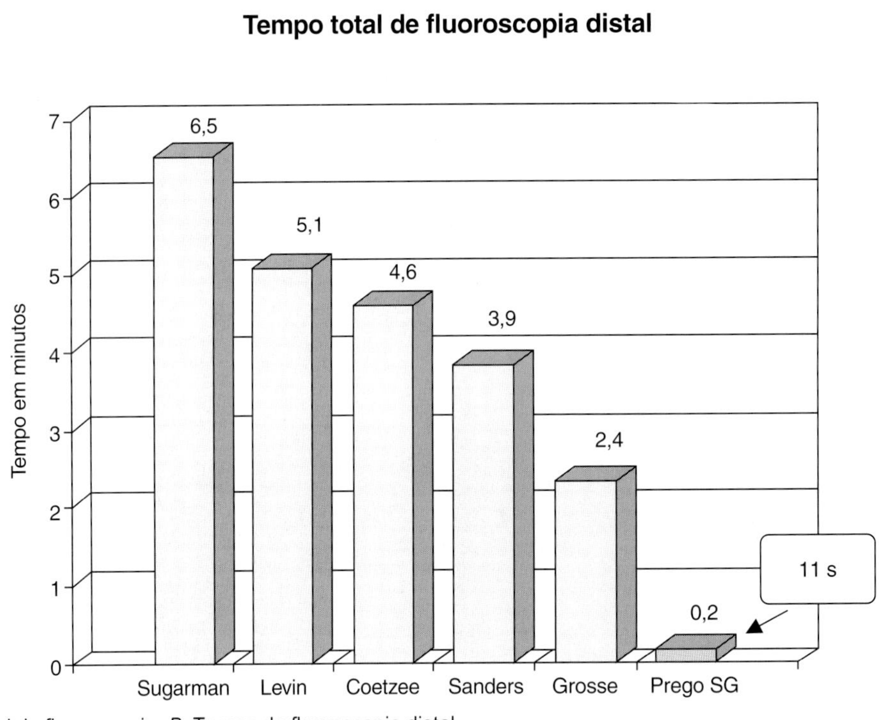

Fig. 21-27. *A*, Tempo total de fluoroscopia. *B*, Tempo de fluoroscopia distal.

REFERÊNCIAS BIBLIOGRÁFICAS

1. Tarr, R.R., Wiss, D.: The mechanics and biology of intramedullary fixation. Clin. Orthop. *212*:10-17, 1986.
2. Street, D.M.: One hundred fractures of the femur treated by means of the diamond-shaped medullary nail. J. Bone Joint Surg. *33A*:659-669, 1954.
3. Böhler, J.: Results in medullary nailing of 95 fresh fractures of the femur. J. Bone Joint Surg. *33A*:670-678, 1951.
4. Champoux, J.A., Chandler, R.W.: Closed versus open nailing of femoral shaft fractures. Orthop. Trans. 8:406, 1984.
5. Johnson, K.D., Johnston, D.W., Parker, B.: Comminuted femoral shaft fractures: Treatment by roller traction, cerclage wires and an intramedullary nail, or an interlocking intramedullary nail. J. Bone Joint Surg. *66A*:1222-1235, 1984.
6. Tscherne, H., Haas, N., Krettek, C.: Intramedullary nailing combined with cerclage wiring in the treatment of fractures of the femoral shaft. Clin. Orthop. *212*:62-67, 1986.
7. Wickstrom, J., Corban, M.S.: Intramedullary fixation for fractures of the femoral shaft: A study of complications in 298 operations. J. Trauma *7*:551-581, 1967.8.

Winquist, R.A., Hansen, S.T., Jr.: Comminuted fractures of the femoral shaft treated by intramedullary nailing. Orthop. Clin. North Am. *11*:633-648, 1980.

9. Chapman, M.W.: The role of intramedullary fixation in open fractures. Clin. Orthop. *212*:26-34, 1986.
10. Chapman, M.W., Pugh, G.A., Wood, L., Day, L.J., Bovill, E.G., Jr., Blackman, R.C.: Closed intramedullary nailing of femoral shaft fractures. Orthop. Trans. *6*:326, 1982.
11. Fedders, O.: Femoral shaft fractures treated with intramedullary nailing. Acta Orthop. Scand. *50*:104, 1979.
12. Green, S.A., Larson, M.J., Moore, T.J.: Chronic sepsis following intramedullary nailing of femoral fractures. J. Trauma *27*:52-57, 1987.
13. Schneider, M.: Closed intramedullary nailing of fractures of the femoral shaft: Historical, physiological, and biomechanical aspects. Instr. Course Lect. 27:88-90, 1978.
14. Zdravkovic, D., Damholt, V.: Quadriceps function indirect nailing of femoral shaft fractures. Acta Orthop. Scand. *49*:73-77, 1978.
15. Modny, M.T., Lewert, A.H.: Transfixion intramedullary nail. Orthop. Rev. *15*:55-60, 1986.
16. Huckstep, R.L.: The Huckstep intramedullary compression nail: Indications, technique, and results. Clin. Orthop. *212*:48-61, 1986.
17. Smith, H.: Medullary fixation of the femur. Radiology *61*:194-199, 1953.
18. Bankston, A.B., Keating, E.M., Saha, S., Engelhardt, J.A.: Biomechanical evaluation of intramedullary rods used in distal femoral shaft fractures. Orthop. Trans. *10:389,* 1986.
19. Bray, T.J.: Indications for locked intramedullary nailing. Techniques Orthop. *3*:9-13, 1988.
20. Kyle, R.F., Schauffhausen, J.M., Bechtold, J.E.: Biomechanical characteristics of interlocking femoral nails in the treatment of complex femoral fractures. Clin. Orthop. *267*:169-173, 1991.
21. Tencer, A.F., Johnson, K.D., Serman, M.C.: Biomechanical considerations in intramedullary nailing. Techniques Orthop. *3*:1-5, 1988.
22. Beaupre, G.S., Schneider, E., Perren, S.M.: Mathematical investigation of the failures of AO/ASIF intramedullary nails. Orthop. Trans. *8*:303-304, 1984.
23. Blumberg, K.D., Foster, W.C., Blumberg, J.F., et. al: A comparison of the Brooker-Wills and Russell-Taylor nails for the treatment of patients who have fractures of the femoral shaft. J. Bone Joint Surg. *72A*:1019-1024, 1990.
24. Jenkins, N.H., Mintowt-Czyz, W.J., Draham, G.P., Jones, D.J.: New problems in old bones: Closed nailing of the shaft of the femur. Injury *18*:274-277, 1987.
25. Knudsen, K.J.M., Grobler, G.P., Close, R.E.W.: Intersecting the distal screws in a locked femoral nail. J. Bone Joint Surg. *73B*:660-661, 1991.
26. MacMillan, M., Grosse, R.H.: A simplified technique of distal screw intersection for the Grosse-Kempf interlocking nail. Clin. Orthop. *226*:252-259, 1988.
27. Pennig, D., Brug, E., Kronholz, H.L.: Operative technique: A new distal aiming device for locking nail fixation. Orthopedics *11*:1725-1727, 1988.
28. Rao, J.P., Allegra, L.P., Benevenia, J., Dauhajre, T.A.: Distal screw targeting of interlocking nails. Clin. Orthop. *238*:245-248, 1989.
29. Coetzee, J.G., Van Der Merwe, E.J.: Exposure of surgeons-in-training to radiation during intramedullary fixation of femoral shaft fractures. S. Afr. Med. J. *81*:312-314, 1992.
30. Kempf, I., Grosse, A., Beck, G.: Closed locked intramedullary nailing. J. Bone Joint Surg. *67A*:709-720, 1985.
31. Kwong, L.M., Johanson, P.H., Zinar, D.M., et al.: Shielding of the patient's gonads during intramedullary interlocking femoral nailing. J. Bone Joint Surg. *72A*:1523-1526, 1990.
32. Levin, P.E., Schoen, R.W., Browner, B.D.: Radiational exposure to the surgeon during closed interlocking intramedullary nailing. J. Bone Joint Surg. *69A*:761-766, 1987.
33. Sanders, R., et al: Exposure of the orthopaedic surgeon to radiation. J. Bone Joint Surg. *75A*:326-330, 1993.
34. Sugarman, I.D., Adam, I., Bunker, T.D.: Radiation dosage during AO locking femoral nailing. Injury *19*:336-338, 1988.
35. Barry, T.P.: Radiation exposure to an orthopaedic surgeon. Clin. Orthop. 182:160-164,1984.
36. Giachino, A.A., Cheng, M.: Irradiation of the surgeon during pinning of femoral fractures. J. Bone Joint Surg. *62B*:227-229, 1980.
37. Azer, S.N., Krause, W.R., Salman, N.N.: Self-guiding Interlocking Intramedullary Nail. Contemp. Orthop. *1*:25-28, 1992.
38. Kinast, C., Wyder, H., Frigg, R., Perren, SM.: Biomechanical investigation of the proximal screw of interlocking nails. Orthop. Trans. *11*:295, 1987.
39. Swiontkowsky, M.F., Seiler, J.G. III: The AO/ASIF universal intramedullary nail. Techniques Orthop. 3: 33-40,1988.
40. Krause, W.R., Azer, S.N.: Design and evaluation of a new interlocking intramedullary nail. Paper. American Society for the study of Mechanical Engineering, Breckenridge CO, June 1993.
41. Winquist, R.A., Hansen, S.T., Jr., Clawson, D.K.: Closed intramedullary nailing of femoral fractures: A report of 520 cases. J. Bone Joint Surg. *66A*:529-538, 1984.
42. Majkowski, R.S., Baker, A.S.: Interlocking nails for femoral fractures: An initial experience. Injury *22*:93-96, 1991.
43. Browner, B.D.: Pitfalls, errors, and complications in the use of locking Küntscher nails. Clin. Orthop. *212*:192-208, 1986.
44. Rascher, J.J., Nahigian, S.H., Macys, J.R., Brown, J.E.: Closed nailing of femoral-shaft fractures. J. Bone Joint Surg. *54A*:534-544, 1972.
45. Stromsoe, K., Alho, A., Ekeland, A.: The Grosse-Kempf nail for distal femoral fractures. Acta Orthop. Scand. *61*:512-516, 1990.
46. Graham, G.P., Mackie, I.G.: Experience with the AO locked femoral nail. Injury *19*:249-253, 1988.
47. Hansen, S.T., Winquist, R.A.: Closed intramedullary nailing of the femur: Küntscher technique with reaming. Clin. Orthop. *138*:56-61, 1979.

48. Johnson, K.D., Tencer, A.F., Sherman, M.C.: Biomechanical factors affecting fracture stability and femoral bursting in closed intramedullary nailing of femoral shaft fractures, with illustrative case presentations. J. Orthop. Trauma *1*:1-11, 1987.

49. Brooker, A.F., Jr.: Brooker-Wills nailing of femoral shaft fractures. Techniques Orthop. *3*:41, 1988.

50. Clawson, D.K., Smith, R.F., Hansen, S.T.: Closed intramedullary nailing of the femur. J. Bone Joint Surg. *53A*:681-692, 1971.

51. Veith, R.G., Hansen, S.T., Jr.: Closed intramedullary nailing of femoral-shaft fractures following reaming: Technique and rationale. Contemp. Orthop. *4*:41-49, 1982.

52. Henry, S.L., Adcock, R.A., von Fraunhoffer, J.A., Selgison, D.: Heat of intramedullary nailing. South. Med. J. *80*:173-176, 1987.

53. Christensen, N.O.: Technique, errors and safeguards in modern Küntscher nailing. Clin. Orthop. *15*:182-188, 1976.

54. Brumback, R.J., Lakatos, R.P., Garbarino, J.L., Poka, A., Burgess, A.R.: Risks of infection with reamed intramedullary femoral fixation in multiple trauma. Orthop. Trans, *11*:490, 1987.

55. Chapman, M.W., Mahoney, M.: The role of internal fixation in the management of open fractures. Clin. Orthop. *138*:120-131, 1979.

56. Patzakis, M.J., Wilkins, J., Wiss, D.: Infection following intramedullary nailing of long bones: Diagnosis and management. Clin. Orthop. *212*:182-191, 1986.

57. Geist, R.W., Laros, G.S.: Femoral shaft fractures: Editorial comment and comparative results. Clin. Orthop. *138*:5-9, 1979.

58. Winquist, R.A.: Closed intramedullary osteotomies of the femur. Clin. Orthop. *212*:155-164, 1986.

59. Kayvanfar, J.F., Azer, S.N., Kim, D.D.: Retrieval of a broken femoral intramedullary nail using a closed technique. Contemp. Orthop. *28*:219-222, 1994.

60. Brumback, R.J., Wells, J.D., Lakatos, R., Poka, A., Bathon, G.H., Burgess, A.R.: Heterotopic ossification about the hip after intramedullary nailing for fractures of the femur. J. Bone Joint Surg. *72A*:1067-1073, 1990.

61. Marks, P.H., Paley, D.R., Kellam, J.F.: Heterotopic ossification around the hip with intramedullary nailing of the femur. J. Trauma *28*:1207-1213, 1988.

62. Seiler, J.G., Swiontkowski, M.F.: A prospective evaluation of the AO/ASIF universal femoral nail in the treatment of traumatic and reconstructive problems of the femur. J. Trauma *31*:121-126, 1991.

63. Wiss, D.A., Brien, W.W., Stenson, W.B.: Interlocking nailing for the treatment of segmental fractures of the femur. J. Bone Joint Surg. *72A*:724-728, 1990.

Índice Remissivo

Impressão e acabamento (pelo sistema direct-to-plate):
Gráfica e Editora Santuário
Rua Padre Claro Monteiro, 342 - Aparecida -CEP 12570-000
http://www.redemptor.com.br - Aparecida-SP

"Um Pouco da Nossa História"

- Descobrimento
- Colonização do Brasil
- Entradas e bandeiras
- Inconfidência Mineira
- Independência do Brasil
- I Reinado
- II Reinado
- Abolição da escravatura
- Proclamação da República
- Imigração
- Revolução de 1930
- Revolução Constitucionalista de 1932
- Estado Novo
- Redemocratização de 1945
- Regime Militar de 1964
- Abertura política
- O Governo FHC

WINDOWS

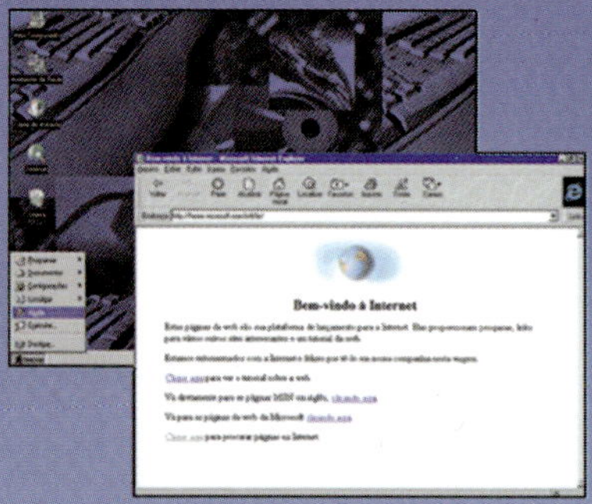

INTERNET

DIFUSÃO CULTURAL DO LIVRO

E-mail: edipar@sti.com.br